地域食材大百科

農文協 編

第1巻

- 穀類
- いも
- 豆類
- 種実

農文協

刊行にあたって

　農文協が『日本の食生活全集』(全50巻)の刊行を開始したのが1984年。昭和初期の日本各地で,主婦として台所を切り盛りしていた方々に,春夏秋冬,日常普段とハレの日の食事を暮らしとともに丹念に聞き取り,料理を再現していただいて編集したこの全集は,郷土食の実用書として,さらには日本の食生活の一級の資料として,高い評価をいただいております。山,川,海,湖沼,水田,畑,里山など地域の自然と農業をベースにした料理・加工品の記録は,その数5万をこえ,日本の地域が育んだ食材と利用法の多様性,豊かさを今に伝えてくれます。

　『日本の食生活全集』刊行開始から四半世紀あまり,時代は大きく変わり,各地に農林漁家が自らの生産物を自在に販売できる直売所が開設され,活況を呈しています。市場流通では忘れられていた地方品種,在来種にも関心が寄せられ,食材として再び光があたっています。こうした地産地消の動きの一層豊かな展開にむけて,この『地域食材大百科』は,実践的かつ本格的な「地域食材」の「大百科」をめざしました。

　本書で取り上げる600を超える品目の多くは,「食材としての特徴」と「調理での活かし方」という大きくは二つの部分から構成されています。第一の大きな柱である「食材としての特徴」の中の「原産・来歴と利用の歴史」では,世界の地域で,あるいは歴史のなかで変化する利用法を整理し,「特徴と栄養・機能性」では,食材の部位に応じた利用法から栄養成分,健康機能性成分の最新知見を解説しています。「種類・品種とその特徴」では,主要品種のほか,機能性などで特徴ある新品種,そして伝統・地方品種も紹介し,「栽培法と品質」へと続きます。「加工品とその特徴」では,伝統的食品まで含めて多様な加工品を取り上げ,その食材としての特徴・活用法を製造過程のあらましとともに解説し,さらに,海外での利用・加工までふれました。

　もう一つの大きな柱となる「調理での活かし方」では,下ごしらえの際の包丁の入れ方やアクの抜き方など素材の特性を生かす調理の基本を,レシピつきの「おすすめの一品」とともに紹介しました。

　さらに,本文とは別だてで「各地の地場・伝統食材」という一項を設け,個性的で,物語性もある食材をまとめて掲載しています。

　農山漁村の女性による加工所,レストランなどの起業,地場産の原料を活かす料理・加工品開発,行政・JAによる地域産業興しのサポート,大学・高校での調理・食材・食文化の教育・研究などに本書を役立てていただき,さらには,本書が食材に関心をもつ人々によって広く読まれ,各地域の農林漁家と結びあって地産地消の輪がさらに広がる一助となれば幸いです。

　おわりに,本書の企画・執筆にお力添えいただいた方々に厚くお礼申し上げます。

2010年2月

社団法人　農山漁村文化協会

各品目の構成

概要

和名／学名／英名／地方名・別名／
分類／原産地／わが国への伝来時期／
主な産地／出回り時期

食材としての特徴

▼原産・来歴と利用の歴史
▼特徴と栄養・機能性
▼種類・品種とその特徴
▼栽培法と品質
▼加工品とその特徴

調理での活かし方

▼調理素材としての特徴
▼基本調理とポイント
▼おすすめの一品

本書で取り上げた品目

穀類・雑穀

粳米	〈003〉
糯米	〈050〉
陸稲米	〈060〉
酒米	〈063〉
香り米	〈072〉
有色米	〈076〉
新形質米	〈082〉
米ぬか	〈091〉
コムギ	〈097〉
ライムギ	〈116〉
エンバク	〈121〉
オオムギ	〈127〉
ソバ	〈138〉
アワ	〈153〉
ヒエ	〈159〉
シコクビエ	〈164〉
キビ	〈167〉
モロコシ	〈175〉
ハトムギ	〈180〉
アマランサス	〈184〉
キノア	〈191〉
トウモロコシ	〈198〉

豆 類

ダイズ	〈211〉
アズキ	〈242〉
インゲンマメ	〈249〉
ラッカセイ	〈253〉
ササゲ	〈260〉
ナタマメ	〈264〉

種 実

ゴマ	〈271〉
ヒマワリ	〈278〉
ナタネ	〈284〉
ベニバナ	〈293〉
エゴマ	〈298〉

いも類

サツマイモ	〈305〉
サトイモ	〈336〉
ジャガイモ	〈343〉
ヤマノイモ（アラタ）	〈355〉
ヤマノイモ（イチョウイモ）	〈358〉
ヤマノイモ（ジネンジョ）	〈361〉
ヤマノイモ（ツクネイモ）	〈364〉
ヤマノイモ（ナガイモ）	〈369〉
ホドイモ	〈374〉
キクイモ	〈377〉
コンニャク	〈380〉
ヤーコン	〈389〉

（掲載順）

地域食材大百科 第1巻 目次

穀類・雑穀

⟨003⟩ 粳米
食材としての特徴
- ▼原産・来歴と利用の歴史　3
- ▼特徴と栄養・機能性　4
- ▼種類・品種とその特徴　11

※〔おもな品種〕春陽／あゆのひかり／華麗舞／越のかおり／コシヒカリ／ひとめぼれ／ヒノヒカリ／あきたこまち／はえぬき／キヌヒカリ／きらら397／ななつぼし／つがるロマン／ほしのゆめ，〔伝統的品種〕旭／亀の尾／農林8号／農林22号／陸羽132号／農林1号

- ▼栽培法と品質　18
- ▼加工品とその特徴　20
  - ▽おもな加工品　20

※〔精米加工〕籾摺り・精米加工／無洗米／無菌米，〔籾を利用した加工食品〕焼き米（煎り米，ひら米など），〔玄米を利用した加工食品〕玄米パン／玄米粉，〔精白米の米粉を利用した加工食品〕上新粉／白玉粉／寒梅粉／微塵粉，〔調理加工米飯の種類と加工〕レトルト米飯／米飯缶詰／冷凍米飯／チルド米飯／無菌化包装米飯（クリーン包装米飯）／アルファー米／易炊飯米／新しい米飯製品，〔米を原料とした菓子類〕米菓／餅／米菓子／スナック菓子，〔米を原料とした発酵品〕清酒，焼酎などの酒類／味噌，麹／米酢，みりん，ビールなど

  - ▽海外の加工・利用に学ぶ　32

※〔世界の米料理，米の利用法〕水分の多い米料理（粥／雑炊／クッパ／リゾット／ミネストローネ），茹でる，蒸す，油で炒めて具と一緒に炊く（バターライス／ピロウ／ピラフ／パエリヤ／ジャンバラヤ），水以外のもので炊く，具とともに炊く，炊いたご飯に具を加える（チャーハン／ナシゴレン／ビビムパ），炊いたご飯に具を載せる（カレーライス／ライスサラダ／ライスプディング／和風どんぶり），すし，発酵米製品（飯ずし，馴れずし／イドリ／タペ，タパイ，カウマー），炊いた米飯を乾燥させる，〔籾を用いた加工食品〕パーボイルドライス／コンバーテッドライス，〔麺類の加工〕ビーフン／河粉（ホーフェン），クイティァオ／カノムチーン／ライスヌードル

調理での活かし方
- ▼調理素材としての特徴　48
- ▼基本調理とポイント　48

※白飯・赤飯・おこわ／かゆ／雑炊／すし飯／餅／半搗き飯

- ▼おすすめの一品　49

※ちらし寿司／汁かけ飯（桜飯）

⟨050⟩ 糯米
食材としての特徴
- ▼特徴と栄養・機能性　50
- ▼種類・品種とその特徴　50
- ▼栽培法と品質　50
- ▼加工品とその特徴　51

※餅／米菓

調理での活かし方
- ▼基本調理とポイント　52

※おこわ，赤飯

⟨060⟩ 陸稲米
食材としての特徴
- ▼原産・来歴と利用の歴史　60
- ▼特徴と栄養・機能性　60
- ▼種類・品種とその特徴　60

※ひたちはたもち／トヨハタモチ／ゆめのはたもち

- ▼加工品とその特徴　61

※米菓原料／生粉製品／白玉粉

調理での活かし方
- ▼調理素材としての特徴　62

⟨063⟩ 酒米
食材としての特徴
- ▼原産・来歴と利用の歴史　63
- ▼特徴と栄養・機能性　66
- ▼種類・品種とその特徴　67

※山田錦／兵庫夢錦／五百万石／兵庫北錦／越の雫／いにしえの舞／さぬきよいまい／弓形穂

- ▼栽培法と品質　68
- ▼加工品とその特徴　70

⟨072⟩ 香り米
食材としての特徴
- ▼原産・来歴と利用の歴史　72
- ▼特徴と栄養・機能性　73
- ▼種類・品種とその特徴　74

※〔おもな品種〕さわかおり／はぎのかおり／サリークイーン／プリンセスサリー，〔伝統的品種〕ヒエリ／十和錦（とおわにしき）／ジャコウマイ

- ▼栽培法と品質　　　　　　　　　　75
- ▼加工品とその特徴　　　　　　　　75
  ※レトルト食品／米菓

調理での活かし方
- ▼基本調理とポイント　　　　　　　75

〈076〉有色米
食材としての特徴
- ▼原産・来歴と利用の歴史　　　　　76
- ▼特徴と栄養・機能性　　　　　　　77
- ▼種類・品種とその特徴　　　　　　77
  ※対馬赤米／種子島赤米／総社赤米／神丹穂／ベニロマン
- ▼栽培法と品質　　　　　　　　　　79
- ▼加工品とその特徴　　　　　　　　79
  ※〔赤米利用〕酒／めん類／菓子類，〔紫黒米利用〕赤米清酒／黒いうどん

調理での活かし方
- ▼基本調理とポイント　　　　　　　81

〈082〉新形質米
食材としての特徴
- ▼原産・来歴と利用の歴史　　　　　82
- ▼特徴と栄養・機能性　　　　　　　83
- ▼種類・品種とその特徴　　　　　　85
  ※低・高アミロース米／低タンパク米，低アレルゲン米／有色米（色素米），香り米／巨大胚米，リポキシゲナーゼ欠失米／大粒米，小粒米，超多収米
- ▼栽培法と品質　　　　　　　　　　87
- ▼加工品とその特徴　　　　　　　　88

調理での活かし方
- ▼調理素材としての特徴　　　　　　90

〈091〉米ぬか
食材としての特徴
- ▼原産・来歴と利用の歴史　　　　　91
- ▼特徴と栄養・機能性　　　　　　　91
- ▼種類・品種とその特徴　　　　　　93
- ▼栽培法と品質　　　　　　　　　　93
- ▼加工品とその特徴　　　　　　　　93
  ※食用米油／ぬか漬け

調理での活かし方
- ▼調理素材としての特徴　　　　　　94
- ▼基本調理とポイント　　　　　　　94
  ※炒り米ぬか／米ぬか天ぷら／米ぬかふりかけ／玄米と米ぬかのスープ

- ▼おすすめの一品　　　　　　　　　95
  ※米ぬかのおにぎり，だんご汁／米ぬかボーロ／米ぬかとダイズでつくる　おこまめちゃん

〈097〉コムギ
食材としての特徴
- ▼原産・来歴と利用の歴史　　　　　97
- ▼特徴と栄養・機能性　　　　　　　98
- ▼種類・品種とその特徴　　　　　　101
  - ▽めん用コムギ品種　　　　　　　103
    ※きたほなみ／ねばりごし／きぬの波／あやひかり／ふくさやか／さぬきの夢2000／イワイノダイチ／さとのそら
  - ▽製菓用コムギ品種　　　　　　　104
  - ▽パン用コムギ品種　　　　　　　104
    ※春よ恋／はるきらり／キタノカオリ／ゆきちから／ユメアサヒ／ハナマンテン／ニシノカオリ／ミナミノカオリ／ユメシホウ／ゆめちから
  - ▽中華麺（ラーメン）用コムギ品種　107
  - ▽新たなタイプのコムギ品種の開発　107
    ※糯（もち）コムギ／スイートウィート／デュラムコムギ
  - ▽伝統的な品種，地方品種　　　　108
    ※農林61号／伊賀筑後オレゴン
- ▼栽培法と品質　　　　　　　　　　109
- ▼加工品とその特徴　　　　　　　　110

調理での活かし方
- ▼調理素材としての特徴　　　　　　113
- ▼基本調理とポイント　　　　　　　114
  ※パン／麺，皮，パスタなど／ケーキ，菓子／ルウ，ソース／天ぷらの衣
- ▼おすすめの一品　　　　　　　　　114
  ※ほうとう／お焼き

〈116〉ライムギ
食材としての特徴
- ▼原産・来歴と利用の歴史　　　　　116
- ▼特徴と栄養・機能性　　　　　　　117
- ▼種類・品種とその特徴　　　　　　118
- ▼栽培法と品質　　　　　　　　　　118
- ▼加工品とその特徴　　　　　　　　118

調理での活かし方
- ▼調理素材としての特徴　　　　　　118
- ▼基本調理とポイント　　　　　　　119
  ※ライ麦粉100％のライ麦パン／ライ麦粉約55％のパン
- ▼おすすめの一品　　　　　　　　　119
  ※プンパーニクル／トルティーヤ風ライ麦パン

⟨121⟩ エンバク

食材としての特徴
- ▼原産・来歴と利用の歴史 　121
- ▼特徴と栄養・機能性 　122
- ▼種類・品種とその特徴 　123
- ▼栽培法と品質 　123
- ▼加工品とその特徴 　124

※中国での伝統料理／イギリス式えん麦クッキー

調理での活かし方
- ▼調理素材としての特徴 　126
- ▼基本調理とポイント 　126

※オートミール粥

- ▼おすすめの一品 　126

※オートミールパンケーキ

⟨127⟩ オオムギ

食材としての特徴
- ▼原産・来歴と利用の歴史 　127
- ▼特徴と栄養・機能性 　128
- ▼種類・品種とその特徴 　130
  - ▽おもな種類・品種 　130
    - ※小粒オオムギ／大粒オオムギ／ビールオオムギ／ハダカムギ
  - ▽近年の育種プロジェクトから生まれた品種 　130
    - ※ファイバースノウ／シルキースノウ／シンジュボシ
  - ▽伝統品種から生まれた糯（もち）性品種 　131
  - ▽伝統的な品種，地方品種 　132
    - ※御島裸／ヒデノハダカ
- ▼栽培法と品質 　132
- ▼加工品とその特徴 　133

※〔チベットでの裸むぎ利用〕甜酪（ティエンペイ）／菓子／糌粑（ザンパ）／餅（ビン）／青稞酒（チンクージュー）

調理での活かし方
- ▼調理素材としての特徴 　135
- ▼基本調理とポイント 　136

※麦飯／麦がゆ／麦粉菓子

- ▼おすすめの一品 　136

※あまがし／麦とろ／大麦入りミネストローネ／大麦リゾット

⟨138⟩ ソバ

食材としての特徴
- ▼原産・来歴と利用の歴史 　138
- ▼特徴と栄養・機能性 　138
- ▼種類・品種とその特徴 　141

※キタワセソバ／サンルチン／高嶺ルビー／信州大そば

- ▼栽培法と品質 　145
- ▼加工品とその特徴 　146

※〔全粒利用〕そば米／そば茶／酒（焼酎，酒，ビール）／そばこうじによる味噌，〔製粉利用〕めん―そば切り／山都そば（福島県）／出石そば（兵庫県）／富倉そば（長野県）／へぎそば（新潟県）／蕎麦ぼうろ，蕎麦板，〔茎葉利用〕そばもやし

調理での活かし方
- ▼調理素材としての特徴 　150
- ▼基本調理とポイント 　151

※そばがき／そば切り（手打ちそば）

- ▼おすすめの一品 　151

※そばかっけ／韃靼そば粉のお焼き

⟨153⟩ アワ

食材としての特徴
- ▼原産・来歴と利用の歴史 　153
- ▼特徴と栄養・機能性 　154
- ▼種類・品種とその特徴 　155

※ムコダマシ

- ▼栽培法と品質 　155
- ▼加工品とその特徴 　156

調理での活かし方
- ▼調理素材としての特徴 　157
- ▼基本調理とポイント 　158

※アワ飯／糯アワだけでつくるアワ餅／糯米と合わせてつくるアワ餅／アワぜんざい

- ▼おすすめの一品 　158

※アワ漬け／いも入りあわ飯／アワとタコのサラダ

⟨159⟩ ヒエ

食材としての特徴
- ▼原産・来歴と利用の歴史 　159
- ▼特徴と栄養・機能性 　159
- ▼種類・品種とその特徴 　160
- ▼栽培法と品質 　160
- ▼加工品とその特徴 　160

※ヒエ粉／ひえしとぎ／笹巻き／飯，かゆ／酒／味噌，醬油／ヒエ芽，あめ

調理での活かし方
- ▼調理素材としての特徴 　162
- ▼基本調理とポイント 　162

※ヒエ飯

- ▼おすすめの一品 　163

※ヒエのクラムチャウダー

〈164〉シコクビエ

食材としての特徴
- ▼原産・来歴と利用の歴史　164
- ▼特徴と栄養・機能性　165
- ▼種類・品種とその特徴　165
- ▼栽培法と品質　165
- ▼加工品とその特徴　165

※酒

調理での活かし方
- ▼調理素材としての特徴　166
- ▼基本調理とポイント　166
- ▼おすすめの一品　166

※あかびえ（シコクビエ）のはらみもち／あかびえ（シコクビエ）のいりこ

〈167〉キビ

食材としての特徴
- ▼原産・来歴と利用の歴史　167
- ▼特徴と栄養・機能性　169
- ▼種類・品種とその特徴　170
- ▼栽培法と品質　170
- ▼加工品とその特徴　170

※〔糯性品種の加工食品〕おこわ／もち／しとぎ／酒、焼酎、発泡酒／めし、〔粳性品種の加工食品〕めし／粒がゆ／しとぎ／うどん／パン／菓子類／醤油／味噌／納豆の補助材料

調理での活かし方
- ▼調理素材としての特徴　173
- ▼基本調理とポイント　173

※キビ飯／キビ餅／キビ団子

- ▼おすすめの一品　174

※浮き浮き団子／キビのチキンライス風

〈175〉モロコシ

食材としての特徴
- ▼原産・来歴と利用の歴史　175
- ▼特徴と栄養・機能性　176
- ▼種類・品種とその特徴　177
- ▼栽培法と品質　177
- ▼加工品とその特徴　178
  - ▽おもな加工品　178

※〔兵庫県，岡山県，京都府の中山間地帯での加工例〕寒ざらし粉／だんご／だんご汁，〔沖縄・宮古島での加工例〕うぶぎゃむむつ（タカキビもち）／うぶぎゃむふきやぎ（アズキだんご）

- ▽海外の加工・利用に学ぶ　178

※スーダン；クウオン（粉がゆ）とコンゴ（地酒）／オートヴォルタ；サガボ（粉がゆ）とダーム（地酒）

調理での活かし方
- ▼調理素材としての特徴　179
- ▼基本調理とポイント　179

※モロコシ飯／モロコシ餅

- ▼おすすめの一品　179

※おつめり／モロコシ（赤）と栗のぜんざい

〈180〉ハトムギ

食材としての特徴
- ▼原産・来歴と利用の歴史　180
- ▼特徴と栄養・機能性　180
- ▼種類・品種とその特徴　181
- ▼栽培法と品質　182
- ▼加工品とその特徴　182

※脱稃・精白・精白粉／味噌／はと麦茶／ぽん菓子

調理での活かし方
- ▼調理素材としての特徴　183
- ▼基本調理とポイント　183

※はと麦飯

- ▼おすすめの一品　183

※はと麦茶／ハトムギとエビ入りわんたん

〈184〉アマランサス

食材としての特徴
- ▼原産・来歴と利用の歴史　184
- ▼特徴と栄養・機能性　185
- ▼種類・品種とその特徴　187
- ▼栽培法と品質　187
- ▼加工品とその特徴　188

※全粒利用／製粉利用／ポップ，焙煎利用／発酵食品／色素原料

調理での活かし方
- ▼調理素材としての特徴　190
- ▼基本調理とポイント　190

※アマランサス飯

- ▼おすすめの一品　190

※ブラウニー

⟨191⟩ キノア

食材としての特徴
- ▼原産・来歴と利用の歴史　191
- ▼特徴と栄養・機能性　191
- ▼種類・品種とその特徴　193
- ▼栽培法と品質　194
- ▼加工品とその特徴　194
  - ▽おもな加工品　195
    - ※製粉とその加工品／キノア入りバゲット／ソテー／トースト／茹でる
  - ▽海外の加工・利用に学ぶ　196
    - ※アンデス地方での利用方法／「幻の酒」チチャ

調理での活かし方
- ▼調理素材としての特徴　196
- ▼基本調理とポイント　197
- ▼おすすめの一品　197
  - ※ピーマンのキノア詰め焼き

⟨198⟩ トウモロコシ

食材としての特徴
- ▼原産・来歴と利用の歴史　198
- ▼特徴と栄養・機能性　201
- ▼種類・品種とその特徴　203
  - ※デント種（馬歯種）／フリント種（硬粒種）／デント・フリント種／スィート種（甘味種）／ポップ種（爆裂種）／ミニの種類／その他の種類
- ▼栽培法と品質　205
- ▼加工品とその特徴　205
  - ▽発酵食品　205
    - ※酒類／味噌
  - ▽菓子類，その他　205
    - ※ドン，ポップコーン／あられ／おかきなど／ヤングコーン（幼穂）／絹糸（シルク）

調理での活かし方
- ▼基本調理とポイント　206
  - ※〔基本食〕飯類／雑炊，かゆ，〔副食・間食〕だんご／だご（だんご）汁／もち／うす焼き／お焼き／おねり／ブクサラタシケア（薬膳食）／こうせん

豆類

⟨211⟩ ダイズ

食材としての特徴
- ▼原産・来歴と利用の歴史　211
- ▼特徴と栄養・機能性　213
- ▼種類・品種とその特徴　220
  - ※〔おもな品種〕トヨムスメ／スズマル／ユウヅル／スズユタカ／コスズ／エンレイ／タマホマレ／さやなみ，〔伝統品種・地方品種〕白鶴の子／ミヤギシロメ／青畑／納豆小粒／信濃鞍掛／丹波黒
- ▼栽培法と品質　228
- ▼加工品とその特徴　229
  - ※〔醤油〕こいくち醤油／うすくち醤油／たまり醤油／さいしこみ醤油／しろ醤油，〔味噌〕米味噌／麦味噌／豆味噌，〔納豆〕糸引き納豆／唐納豆／納豆菌，〔豆乳〕豆乳／調整豆乳／豆乳飲料／大豆タンパク飲料，〔豆腐〕豆腐の種類／豆腐の揚げ物類／凍豆腐（凍み豆腐）／湯葉／ゆし豆腐／堅豆腐／六浄豆腐／豆腐蒲鉾／豆腐よう／つと豆腐／栃尾揚げ／豆腐の味噌漬，〔その他のダイズ加工品〕打ち豆／煎りダイズ／きな粉／呉汁／しとぎ／煮豆／ずんだあえ，〔海外での加工〕醤／乳腐／コチジャン／テンペ

調理での活かし方
- ▼調理素材としての特徴　241
- ▼基本調理とポイント　241
  - ※煮豆／呉汁／煎り豆／水煮ダイズ利用
- ▼おすすめの一品　241
  - ※大豆飯／大豆のポタージュ

⟨242⟩ アズキ

食材としての特徴
- ▼原産・来歴と利用の歴史　242
- ▼特徴と栄養・機能性　242
- ▼種類・品種とその特徴　243
  - ※サホロショウズ／きたろまん／エリモショウズ／アカネダイナゴン／ほくと大納言／とよみ大納言
- ▼栽培法と品質　244
- ▼加工品とその特徴　244
  - ※生こしあん／乾燥あん／練りあん

調理での活かし方
- ▼調理素材としての特徴　246
- ▼基本調理とポイント　246
  - ※小豆がゆ／赤飯（おこわ）／小豆の雑煮
- ▼おすすめの一品　247
  - ※小豆かぼちゃ／小豆の味噌汁／小豆入りポテトサラダ

⟨249⟩ インゲンマメ

食材としての特徴
- ▼原産・来歴と利用の歴史　249
- ▼特徴と栄養・機能性　249
- ▼種類・品種とその特徴　250
  ※手亡／金時／白金時／大福／鶉／虎豆
- ▼栽培法と品質　250
- ▼加工品とその特徴　250
  ※甘納豆／あん

調理での活かし方
- ▼調理素材としての特徴　251
- ▼基本調理とポイント　251
  ※煮豆／きんとん
- ▼おすすめの一品　251
  ※ポタージュ・コンデ／インゲンマメのクリームスープ

⟨253⟩ ラッカセイ

食材としての特徴
- ▼原産・来歴と利用の歴史　253
- ▼特徴と栄養・機能性　254
- ▼種類・品種とその特徴　255
  ※千葉半立／ナカテユタカ／タチマサリ／サヤカ／改良半立／おおまさり
- ▼栽培法と品質　255
- ▼加工品とその特徴　256
  ※煎り莢，煎り豆／バターピーナッツ／ピーナッツバター／豆菓子／茹でラッカセイ／製菓原料／ピーナッツ味噌／ラッカセイ油／脱脂ラッカセイ

調理での活かし方
- ▼調理素材としての特徴　258
- ▼基本調理とポイント　258
  ※煎り豆／茹で豆／揚げ豆
- ▼おすすめの一品　259
  ※砂糖ころがし／落花生豆腐

⟨260⟩ ササゲ

食材としての特徴
- ▼原産・来歴と利用の歴史　260
- ▼特徴と栄養・機能性　260
- ▼種類・品種とその特徴　261
  ※赤ササゲ／黒ササゲ／白ササゲ／ジュウロクササゲ／三尺ササゲ／五尺ササゲ
- ▼栽培法と品質　261
- ▼加工品とその特徴　262
  ※あん

調理での活かし方
- ▼調理素材としての特徴　262
- ▼基本調理とポイント　262
  ※赤飯／つぶしあん／甘納豆
- ▼おすすめの一品　263
  ※ささげもち／ササゲと豚肉の炒め物

⟨264⟩ ナタマメ

食材としての特徴
- ▼原産・来歴と利用の歴史　264
- ▼特徴と栄養・機能性　265
- ▼種類・品種とその特徴　266
- ▼栽培法と品質　266
- ▼加工品とその特徴　267
  ※花の酢漬／若莢の塩漬／ナタマメもやし／味噌／糸引き納豆／ナタマメコーヒー

調理での活かし方
- ▼調理素材としての特徴　268
- ▼基本調理とポイント　268
  ※味噌漬け（若莢）／煮豆
- ▼おすすめの一品　268
  ※福神漬け

種実

⟨271⟩ ゴマ

食材としての特徴
- ▼原産・来歴と利用の歴史　271
- ▼特徴と栄養・機能性　272
- ▼種類・品種とその特徴　273
  ※ごまぞう／ごまえもん／ごまひめ／関東1号／真瀬金
- ▼栽培法と品質　274
- ▼加工品とその特徴　274
  ※〔インドでの伝統的食品〕ラッドゥ／ポーリ／チェットニイ／マサラ

調理での活かし方
- ▼調理素材としての特徴　276
- ▼基本調理とポイント　276
  ※ゴマ和え
- ▼おすすめの一品　277
  ※なすの黒光あえ／珠光飯（じゅこうめし）

⟨278⟩ ヒマワリ

食材としての特徴
- ▼原産・来歴と利用の歴史　278
- ▼特徴と栄養・機能性　279
- ▼種類・品種とその特徴　280
- ▼栽培法と品質　281
- ▼加工品とその特徴　282

※ヒマワリ油／ヒマワリ花抽出物によるドリンク／ひまわりナッツ

⟨284⟩ ナタネ

食材としての特徴
- ▼原産・来歴と利用の歴史　284
- ▼特徴と栄養・機能性　287
- ▼種類・品種とその特徴　289

※アサカノナタネ／キザキノナタネ／菜々みどり／キラリボシ／ななしきぶ／タヤサオスパン（T-830）

- ▼栽培法と品質　290
- ▼加工品とその特徴　290

※〔ナタネ油〕一般的なナタネ油／伝統的「赤水」／〔ナタネ油の加工品〕食用植物油／食用加工油脂

⟨293⟩ ベニバナ

食材としての特徴
- ▼原産・来歴と利用の歴史　293
- ▼特徴と栄養・機能性　294
- ▼種類・品種とその特徴　295
- ▼栽培法と品質　295
- ▼加工品とその特徴　295

※サフラワー油／ベニバナのスプラウトほか／乱花

調理での活かし方
- ▼調理素材としての特徴　296
- ▼基本調理とポイント　297
- ▼おすすめの一品　297

※紅花ずし／紅花ジェリー／紅花らくがん

⟨298⟩ エゴマ

食材としての特徴
- ▼原産・来歴と利用の歴史　298
- ▼特徴と栄養・機能性　298
- ▼種類・品種とその特徴　299
- ▼栽培法と品質　300
- ▼加工品とその特徴　300

※〔種子の利用法〕練りじゅうねん／エゴマ油，〔葉の利用法〕エゴマキムチ

調理での活かし方
- ▼調理素材としての特徴　302
- ▼基本調理とポイント　302

いも類

⟨305⟩ サツマイモ

食材としての特徴
- ▼原産・来歴と利用の歴史　305
- ▼特徴と栄養・機能性　308
- ▼種類・品種とその特徴　313

※〔焼きいも，ペースト用〕高系14号／ベニアズマ／べにまさり／クイックスイート，〔食用色素，パウダー用〕アヤムラサキ／サニーレッド，〔飲料用〕ジェイレッド，〔蒸し切干し用〕タマユタカ／タマオトメ／ハマコマチ，〔焼酎用，澱粉用〕コガネセンガン／ときまさり／コナホマレ／ジョイホワイト，〔調理用〕オキコガネ／アヤコマチ，〔茎葉利用〕すいおう／シモン1号

- ▼栽培法と品質　317
- ▼加工品とその特徴　320

※〔加工食品〕切干しいも／フレーク／グラニュール／いも粉／冷凍品／いもかりんとう，いもチップス／レトルト焼きいも／いも甘露煮，いも納豆／からいもあめ／いも飲料，〔発酵食品〕本格いも焼酎／純いも焼酎／有色サツマイモの発酵食品／発泡酒／乳酸発酵食品／味噌様食品／紫いもアヤムラサキの醸造酒，〔澱粉〕，〔茎葉の加工〕パウダー／ペースト

調理での活かし方
- ▼調理素材としての特徴　333
- ▼基本調理とポイント　333
- ▼おすすめの一品　335

※つめ飯，つめがゆ

⟨336⟩ サトイモ

食材としての特徴
- ▼原産・来歴と利用の歴史　336
- ▼特徴と栄養・機能性　336
- ▼種類・品種とその特徴　337

※石川早生／早生蓮葉（わせはすば）／土垂（どだれ）／えぐ芋／鳥播（うーはん）／赤芽（あかめ）／唐芋（とうのいも）／八つ頭（やつがしら）／蓮芋

- ▼栽培法と品質　339
- ▼加工品とその特徴　339

※干しずいき／サトイモ澱粉／水煮，レトルト食品

調理での活かし方
- ▼調理素材としての特徴 　341
- ▼基本調理とポイント 　341
  ※煮物:含め煮／揚げ物:素揚げ
- ▼おすすめの一品 　341
  ※さといもでんがく／さといも飯

〈343〉ジャガイモ
食材としての特徴
- ▼原産・来歴と利用の歴史 　343
- ▼特徴と栄養・機能性 　345
- ▼種類・品種とその特徴 　346
  ※〔油加工タイプ〕トヨシロ／ワセシロ／スノーデン／きたひめ／こがね丸／ベニアカリ、〔一次加工タイプ〕男爵いも／キタアカリ／マチルダ／メークイン／ニシユタカ／さやか／とうや／シンシア／十勝こがね／インカのめざめ
- ▼栽培法と品質 　349
- ▼加工品とその特徴 　349
  - ▽おもな加工品 　349
    ※〔油加工タイプ〕チップス／フライドポテト／新スナックフライ、〔一次加工タイプ〕特殊フィルムパックを利用した一次加工品／ホールポテト／プレサラダ、〔即席料理タイプ〕コロッケ／サラダ／ロスティ／ハッシュドブラウン／いももち／レンジポテト、〔澱粉の加工品〕バンデケージ／冷麺
  - ▽海外の加工・利用に学ぶ 　351
    ※パパセカ(アンデス地方)／チューニョブランコ(アンデス地方)／クレッケリー(ロシア)
調理での活かし方
- ▼調理素材としての特徴 　352
- ▼基本調理とポイント 　353
  ※マッシュポテト／汁物／肉じゃが／ポテトフライ
- ▼おすすめの一品 　353
  ※じゃがいももち(栃木県)／はちまき・ばおりもち／じゅうねあえ・はっと・いももちまんじゅう・おづけばっと(青森県下北半島)／なしもどき

〈355〉ヤマノイモ(アラタ)
食材としての特徴
- ▼原産・来歴と利用の歴史 　355
- ▼特徴と栄養・機能性 　355
- ▼種類・品種とその特徴 　356
- ▼栽培法と品質 　356
- ▼加工品とその特徴 　356
  ※冷凍トロロ／凍結乾燥粉末／菓子素材
調理での活かし方
- ▼調理素材としての特徴 　357

〈358〉ヤマノイモ(イチョウイモ)
食材としての特徴
- ▼原産・来歴と利用の歴史 　358
- ▼特徴と栄養・機能性 　358
- ▼種類・品種とその特徴 　358
  ※相模原選抜1号／ふさおうぎ
- ▼栽培法と品質 　358
- ▼加工品とその特徴 　359
  ※乾燥粉末／山芋そば／がんもどき
調理での活かし方
- ▼調理素材としての特徴 　360

〈361〉ヤマノイモ(ジネンジョ)
食材としての特徴
- ▼原産・来歴と利用の歴史 　361
- ▼特徴と栄養・機能性 　361
- ▼栽培法と品質 　362
- ▼加工品とその特徴 　362
  ※かるかん
調理での活かし方
- ▼調理素材としての特徴 　363

〈364〉ヤマノイモ(ツクネイモ)
食材としての特徴
- ▼原産・来歴と利用の歴史 　364
- ▼特徴と栄養・機能性 　364
- ▼種類・品種とその特徴 　365
  ※丹波ヤマノイモ系／加賀丸イモ／大和イモ／伊勢イモ／新丹丸
- ▼栽培法と品質 　366
- ▼加工品とその特徴 　367
  ※上用まんじゅう／ねりきり／田舎まんじゅう
調理での活かし方
- ▼調理素材としての特徴 　368

⟨369⟩ ヤマノイモ(ナガイモ)

食材としての特徴
- ▼原産・来歴と利用の歴史 　369
- ▼特徴と栄養・機能性 　370
- ▼種類・品種とその特徴 　370
- ▼栽培法と品質 　370
- ▼加工品とその特徴 　370

※かまぼこ,せんべい／漬物／まんじゅう,パイ／焼酎

調理での活かし方
- ▼調理素材としての特徴 　371
- ▼基本調理とポイント 　372

※生食用:トロロ料理／煮もの:白煮など／揚げもの:磯辺揚げ／むかご

- ▼おすすめの一品 　372

※ながいものきんとん(岩手県)／やまいもだご汁／やまのいも茶きん絞り

⟨374⟩ ホドイモ

食材としての特徴
- ▼原産・来歴と利用の歴史 　374
- ▼特徴と栄養・機能性 　374
- ▼種類・品種とその特徴 　375

※日本産ホド(ホドイモ)／アメリカ産アピオス(ホドイモ)／中国産ホドイモ(土欒児,山紅豆花)／タイワンホドイモ

- ▼栽培法と品質 　375
- ▼加工品とその特徴 　376

※滋養強壮酒／蒸しいも／若芽の利用

⟨377⟩ キクイモ

食材としての特徴
- ▼原産・来歴と利用の歴史 　377
- ▼特徴と栄養・機能性 　377
- ▼種類・品種とその特徴 　378
- ▼栽培法と品質 　378
- ▼加工品とその特徴 　378

※塩漬け／粕漬け／味噌漬け／乾燥加工

調理での活かし方
- ▼調理素材としての特徴 　379
- ▼基本調理とポイント 　379

※塩漬け／味噌漬け

- ▼おすすめの一品 　379

※おみ漬け／天ぷら

⟨380⟩ コンニャク

食材としての特徴
- ▼原産・来歴と利用の歴史 　380
- ▼特徴と栄養・機能性 　381
- ▼種類・品種とその特徴 　382

※在来種／備中種／支那種／はるなくろ／あかぎおおだま／みょうぎゆたか／みやままさり

- ▼栽培法と品質 　383
- ▼加工品とその特徴 　384

※いもこんにゃく／粉こんにゃく(半凝固こんにゃく／ダブルこんにゃく／半凍結こんにゃく)／色ものこんにゃく／こんにゃくゼリー／しらたき,糸こんにゃく

調理での活かし方
- ▼調理素材としての特徴 　386
- ▼基本調理とポイント 　387

※煮物:煮しめ／刺身

- ▼おすすめの一品 　387

※味噌でんがく／煎出し

⟨389⟩ ヤーコン

食材としての特徴
- ▼原産・来歴と利用の歴史 　389
- ▼特徴と栄養・機能性 　390
- ▼種類・品種とその特徴 　391

※ペルーA群系統／サラダオトメ／アンデスの雪／サラダオカメ

- ▼栽培法と品質 　392
- ▼加工品とその特徴 　392

調理での活かし方
- ▼調理素材としての特徴 　393
- ▼基本調理とポイント 　393

※サラダ,酢の物,和え物／炒め物:きんぴら,酢豚／揚げ物:天ぷら,フライ,かき揚げ

- ▼おすすめの一品 　394

※はさみ揚げ

各地の地場・伝統食材

■コメ
▷香り米　万石〈熊本県水俣市〉……… 397

■オオムギ
▷金子ゴールデン〈東京都練馬区〉……… 397

■コムギ
▷柳久保小麦〈東京都東久留米市〉……… 398

■アワ
▷みどよ〈奈良県奈良市〉……… 398
▷むこだまし〈奈良県十津川村〉……… 399

■キビ
▷タカキビ（高黍）〈岩手県県北〉……… 399

■ソバ
▷信濃霧山ダッタンそば〈長野県長和町〉……… 400
▷そば〈青森県南部地方〉……… 400
▷戸隠そば〈長野県長野市〉……… 401

■トウモロコシ
▷甲州もろこし〈山梨県富士山北麓ほか県内全域〉…… 401
▷八列とうもろこし〈北海道空知・十勝地方〉……… 402

■アズキ
▷丹波大納言〈兵庫県丹波地域〉……… 402
▷能登大納言〈石川県珠洲市〉……… 403

■ダイズ
▷青大豆・黒豆〈青森県南部地方〉……… 403
▷あけぼの大豆〈山梨県身延町〉……… 404
▷あやみどり〈長野県長野市・上水内郡（西山地域）〉… 404
▷大白大豆〈群馬県片品村〉……… 405
▷小糸在来〈千葉県君津地域〉……… 405
▷信濃鞍掛〈長野県長野市〉……… 406
▷丹波黒〈兵庫県 淡路を除く県内全域〉……… 406

■インゲンマメ
▷漆野いんげん〈山形県金山町〉……… 407
▷銀不老〈高知県大豊町〉……… 407
▷桑の木豆〈岐阜県山県市〉……… 408

■ササゲ
▷てんこ小豆〈秋田県秋田市・山本郡八峰町〉……… 408
▷みどり豆〈大分県宇佐地方〉……… 409

■ラッカセイ
▷豆落花生〈千葉県市原・海匝・山武・長生地域〉…… 409

■エゴマ
▷じゅうねん〈福島県県内全域〉……… 410

■キクイモ
▷きくいも〈岐阜県恵那市〉……… 410

■サツマイモ
▷川越いも（紅赤）……… 411
　〈埼玉県三芳町・川越市・さいたま市など〉
▷五郎島さつまいも〈石川県金沢市〉……… 411

■サトイモ
▷赤だつ〈岐阜県中濃・東濃地域〉……… 412
▷烏播〈奈良市高樋町〉……… 412
▷海老芋〈静岡県磐田市〉……… 413
▷大野さといも〈福井県大野市・勝山市〉……… 413
▷からとりいも〈山形県庄内地方全域〉……… 414
▷日田一号〈大分県日田地域〉……… 414
▷といもがら, みがしき〈鹿児島県甑島ほか〉……… 415
▷西方いも〈岐阜県中津川市〉……… 415
▷はすいも〈高知県室戸市・須崎市・津野町〉……… 416
▷二子さといも〈岩手県北上市〉……… 416
▷やはたいも〈山梨県甲斐市〉……… 417
▷大和〈富山県南砺市・砺波市・上市町・滑川市〉…… 417

■ジャガイモ
▷おちあいいも〈山梨県丹波山村〉……… 418
▷ごうしゅういも（祖谷いも）〈徳島県三好市〉……… 418
▷下栗芋〈長野県飯田市上村下栗地区〉……… 419

■ナガイモ
▷とっくりいも〈福島県いわき市平赤沼地区〉……… 419

■ヤーコン
▷天栄ヤーコン〈福島県天栄村〉……… 420

○品目名索引（地方名・別名含む）　421
○執筆者・写真提供者一覧　423

穀類・雑穀

粳米

和名：イネ（粳米）
学名：*Oryza sativa* L.
英名：rice
地方名・別名：—
分類：イネ科イネ属
原産地：中国南部
わが国への伝来時期：縄文時代
主な産地：東北・北陸・北海道および日本全国
出回り時期：秋（新米の時期），食材としては周年

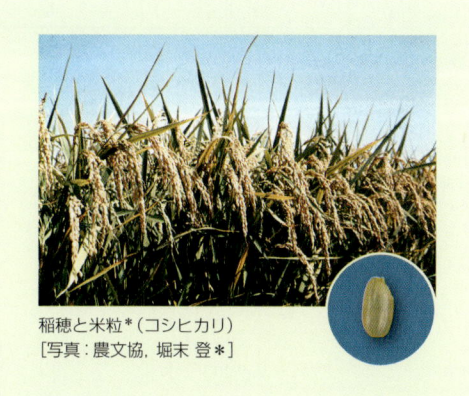

稲穂と米粒＊（コシヒカリ）
［写真：農文協，堀末 登＊］

食材としての特徴

原産・来歴と利用の歴史

コメは分類も多様である。品種系統では，ジャポニカ，インディカ，ジャバニカに分けられ，栽培条件では水稲・陸稲，内容成分からは粳米（うるち米）・低アミロース米・高アミロース米，糯米（もち米）などに分けられる。精米度合からは籾・玄米・白米に分けられる。このほかに酒米・えさ米などの加工用米，黒米・赤米・香り米，大粒米・巨大胚芽米，低アレルゲン米など新形質米として一括される一群もある。

イネは，これまで便宜上，長粒のインディカ種，短粒のジャポニカ種，中間のジャバニカ種に分けられ，それぞれに対応した草型が示され，原産地は中国雲南省南部からミャンマー北部の熱帯低地であると考えられてきた。その一部がインド・中国方面に伝わり，多様性を増してインディカ種になり，中国方面に伝わったインディカのなかから温帯モンスーンに適応した一群がジャポニカ種になり，中国の南部・中部から朝鮮半島や日本へと伝搬したとされてきた。

しかし，最近の遺伝子解析による結果では，長江流域でまず短粒のジャポニカ種として栽培化され，これが南・西に伝わり，野生稲と交雑しながら多様なインディカ種が生まれ，熱帯ジャポニカであるジャバニカ種になったとする考え方が出されてきている。

長江流域から日本に渡来したジャポニカ種は，近年，雲南省の冷涼な山岳高地の気候に適応して耐冷性を獲得した系統の遺伝子を用いて，耐冷性を高め，冷害を克服するとともに，保温折衷苗代などの開発とともに，一気に北海道まで栽培域を広げた。現在では，中国の東北地方・黒竜江省にまで日本の品種と技術が伝わり，日本の品種が大量に栽培されるまでになっている。

日本は「みずほの国」といわれ，夏季には高温多湿になる温帯モンスーンの国であり，有史以前からイネの栽培が行なわれてきた。古代のイネは，脱粒性のある赤米，黒米などの有色米が中心であったと考えられているが，時代とともに雑草に打ち勝つための苗の移植による栽培方法が開発されてきた。江戸時代には栽培法と収穫・貯蔵技術などが発展した。イネの収量性が大きく改善されたのは戦後のことであり（図1），耐冷性が向上し，冷害を克服できるようになるとともに高収量地域が北に上り，食味が顕著に改善されたのも戦後のことである。

（石谷孝佑）

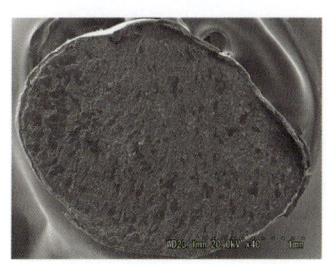

写真1）
コメの断面
［写真：中村幸一］

穀類・雑穀

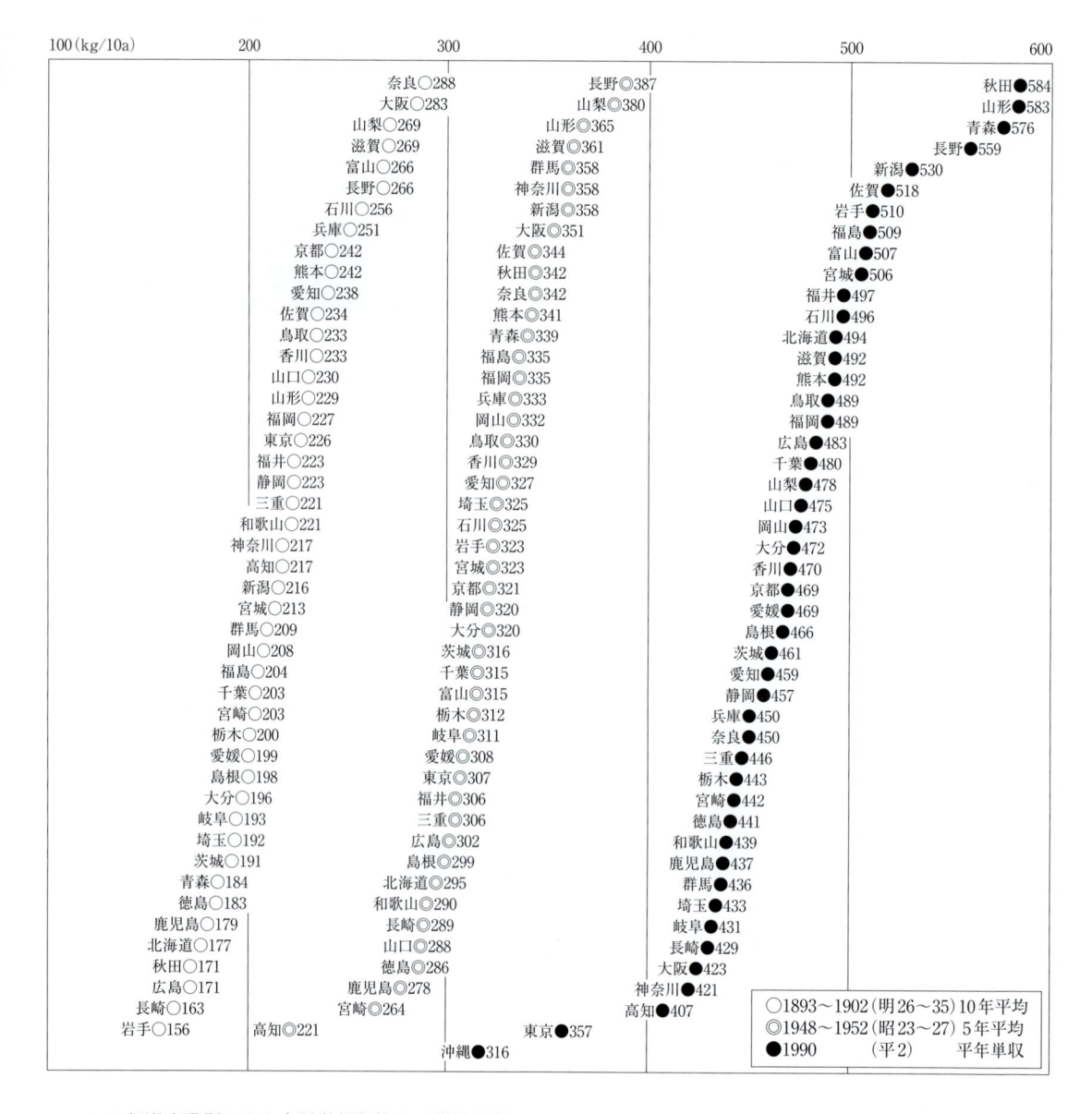

```
100 (kg/10a)        200              300              400              500              600
                                  奈良○288        長野○387                        秋田●584
                                  大阪○283        山梨○380                        山形●583
                                  山梨○269        山形○365                        青森●576
                                  滋賀○269        滋賀○361                        長野●559
                                  富山○266        群馬○358              新潟●530
                                  長野○266        神奈川○358             佐賀●518
                                  石川○256        新潟○358              岩手●510
                                  兵庫○251        大阪○351              福島●509
                                  京都○242        佐賀○344              富山●507
                                  熊本○242        秋田○342              宮城●506
                                  愛知○238        奈良○342              福井●497
                                  佐賀○234        熊本○341              石川●496
                                  鳥取○233        青森○339              北海道●494
                                  香川○233        福島○335              滋賀●492
                                  山口○230        福岡○335              熊本●492
                                  山形○229        兵庫○333              鳥取●489
                                  福岡○227        岡山○332              福岡●489
                                  東京○226        鳥取○330              広島●483
                                  福井○223        香川○329              千葉●480
                                  静岡○223        愛知○327              山梨●478
                                  三重○221        埼玉○325              山口●475
                                  和歌山○221      石川○325              岡山●473
                                  神奈川○217      岩手○323              大分●472
                                  高知○217        宮城○323              香川●470
                                  新潟○216        京都○321              京都●469
                                  宮城○213        静岡○320              愛媛●469
                                  群馬○209        大分○320              島根●466
                                  岡山○208        茨城○316              茨城●461
                                  福島○204        千葉○315              愛知●459
                                  千葉○203        富山○315              静岡●457
                                  宮崎○203        栃木○312              兵庫●450
                                  栃木○200        岐阜○311              奈良●450
                                  愛媛○199        愛媛○308              三重●446
                                  島根○198        東京○307              栃木●443
                                  大分○196        福井○306              宮崎●442
                                  岐阜○193        三重○306              徳島●441
                                  埼玉○192        広島○302              和歌山●439
                                  茨城○191        島根○299              鹿児島●437
                                  青森○184        北海道○295             群馬●436
                                  徳島○183        和歌山○290             埼玉●433
                                  鹿児島○179      長崎○289              岐阜●431
                                  北海道○177      山口○288              長崎●429
                                  秋田○171        徳島○286              大阪●423
                                  広島○171        鹿児島○278             神奈川●421
                                  長崎○163        宮崎○264              高知●407
                                  岩手○156                                        ┌──────────────────────────────┐
                                                  高知○221                        │○1893～1902(明26～35) 10年平均│
                                                                                  │◎1948～1952(昭23～27) 5年平均 │
                                                                  東京●357        │●1990     (平2)      平年単収│
                                                  沖縄◎316                        └──────────────────────────────┘
```

図1) 都道府県別にみた水稲単収順位の時代的変遷 [西山岩男, 1996より一部改訂]

特徴と栄養・機能性
●食材としての活かし方

　米は図2, 図3に示すような構造をしており, 通常, 玄米を搗精してぬか層や胚芽(全体の8～10％)を除き, 胚乳部を白米として食用に供する。米の成分は表1に示すとおりであるが, 搗精による成分の変化が栄養素の種類によって一様でないのは, 成分の分布に特徴があるからである。一般に脂質・繊維・鉄・ビタミンB群などはぬか層や胚芽に多く含まれるため, 搗精による減少が顕著である。

　米は非常に多くの可能性を秘めている。現在, 米の美味しさの目安に, コシヒカリ, 日本晴などの品種・銘柄が使われているが, 実際の米の美味しさは, 稲の品種と栽培法のほかに, 収穫後の乾燥や保存, 米の成分や炊飯方法などに大きく左右される。成分的には, 米飯の軟らかさや粘りに関係しているタンパク質と澱粉の成分組成に関係しており, タンパク質含量が少なく軟らかいもの, アミロース含量の低

粳米

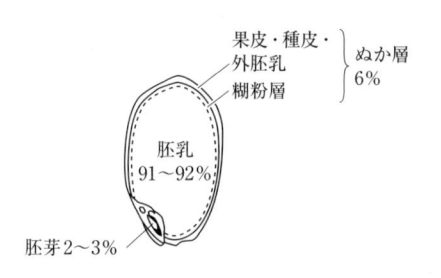

図2) 玄米の構造

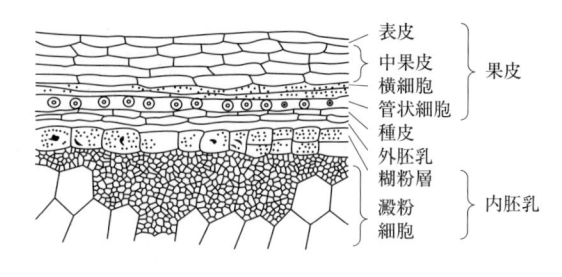

果皮・種皮・外胚乳・糊粉層 → ぬか層 6%
胚乳 91〜92%
胚芽 2〜3%

図3) 米粒の構造 [大川, 1976]

表皮・中果皮・横細胞・管状細胞 → 果皮
種皮
外胚乳・糊粉層・澱粉細胞 → 内胚乳

表1) コメの栄養成分（可食部100g当たり）[五訂食品成分表より]

食品名		エネルギー (kcal)	水分	タンパク質	脂質	炭水化物	灰分	ナトリウム	カリウム	カルシウム	マグネシウム	リン	鉄	レチノール	α-カロテン	β-カロテン	B₁	B₂	ナイアシン	C
				(g)				(mg)						(μg)			(mg)			
水稲穀粒	玄米	350	15.5	6.8	2.7	73.8	1.2	1	230	9	110	290	2.1	(0)	0	1	0.41	0.04	6.3	(0)
	半つき米	353	15.5	6.5	1.8	75.4	0.8	1	150	7	64	210	1.5	(0)	(0)	(0)	0.30	0.03	3.5	(0)
	七分つき米	357	15.5	6.3	1.5	76.1	0.6	1	120	6	45	180	1.3	(0)	(0)	(0)	0.24	0.03	1.7	(0)
	精白米	356	15.5	6.1	0.9	77.1	0.4	1	88	5	23	94	0.8	(0)	0	0	0.08	0.02	1.2	(0)
	はいが精米	354	15.5	6.5	2.0	75.3	0.7	1	150	7	51	150	0.9	(0)	(0)	(0)	0.23	0.03	3.1	(0)
水稲めし	玄米	165	60.0	2.8	1.0	35.6	0.6	1	95	7	49	130	0.6	(0)	0	0	0.16	0.02	2.9	(0)
	精白米	168	60.0	2.5	0.3	37.1	0.1	1	29	3	7	34	0.1	(0)	0	0	0.02	0.01	0.2	(0)
	はいが精米	167	60.0	2.7	0.6	36.4	0.3	1	51	5	24	68	0.2	(0)	0	0	0.08	0.01	0.8	(0)
水稲全かゆ	精白米	71	83.0	1.1	0.1	15.7	0.1	Tr	12	1	3	14	Tr	(0)	0	0	0.01	Tr	0.1	(0)
水稲五分かゆ	精白米	36	91.5	0.5	0.1	7.9	0	Tr	6	1	1	7	Tr	(0)	0	0	Tr	Tr	Tr	(0)

Tr: 痕跡程度

く粘りのあるものが一般的に美味しい米とされている。また，少糖類や遊離のアミノ酸などの呈味成分や，新米の香りなども食味に影響していると考えられている。米のタンパク質は飯の硬さに影響し，アミロース含量は飯の粘りに影響する要因であり，物理性が大切な米飯の食味に大きな影響を及ぼしている。

世界には多様な品質・特性の米があり，日本の米は世界からみれば非常に変異の小さな特殊な米の一群である（図4）。昭和初期の日本の農村での米利用について図5に示す。

表2，表3に，米のもっている成分や形態などの特性からみた米加工品の種類と特徴などを示した。多様な米を有効に利用していくためには，米の成分や形態などの特性を詳細に調べることが必要であり，これによって米の新たな可能性と用途が開けてくる。また，特定の成分や形態などの特性が重要な開発要素である場合，その成分・特性をターゲットにしたイネの育種を行なうこともできる。

●栄養成分の特徴

【タンパク質含量】

タンパク質含量は一般に6〜10％程度であり，米飯の食味ともっとも関係の深い成分で食味測定装置の原理の重要な部分にもなっている。米のタンパク質は，胚乳部にある2種類のタンパク質顆粒（プロテインボディー，以下PB1およびPB2）に蓄えられ

玄米長	短い				大長粒	長い
	4.2	4.9	5.9 (mm)			9.3

長幅比	丸い				細長粒	細い
		1.6	2.0 (mm)			4.0

千粒重	軽い	小粒	中粒		大粒	重い
	10	22 (g)	30			48

アミロース含量	低い	糯	半糯←	粳	高アミロース	高い
	0		16 (%)	23		36

タンパク質含量	低い	←低タンパク質←		→		高い
	0		6 (%)	12	14	

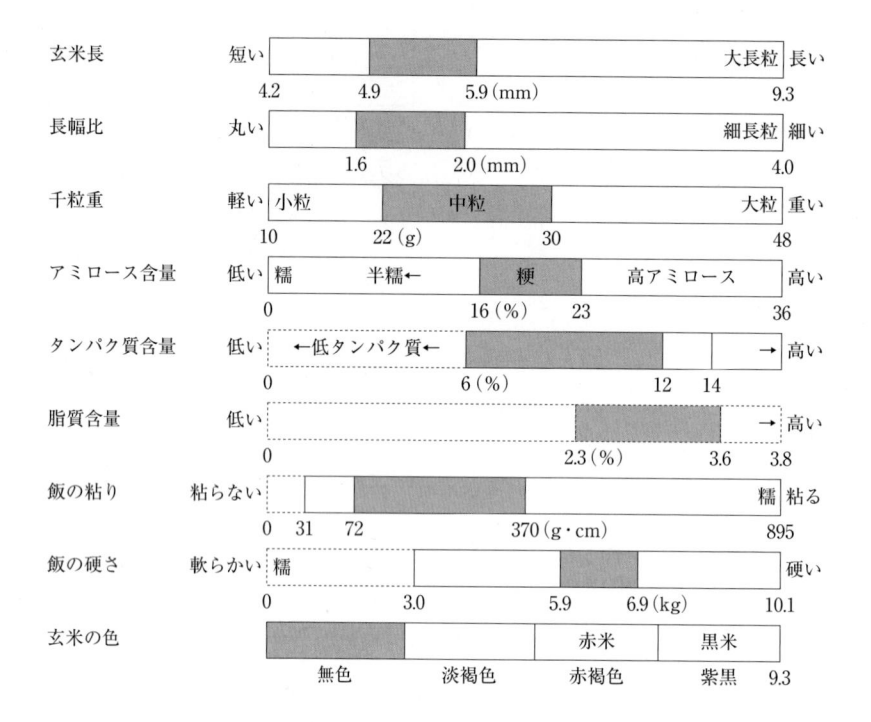

脂質含量	低い			→		高い
	0		2.3 (%)	3.6	3.8	

飯の粘り	粘らない				糯	粘る
	0 31	72	370 (g・cm)			895

飯の硬さ	軟らかい	糯				硬い
	0	3.0	5.9	6.9 (kg)		10.1

玄米の色			赤米	黒米	
	無色	淡褐色	赤褐色	紫黒	9.3

図4) 世界と日本(■)の米の特性分布 [原図:横尾政雄, 石谷孝佑修正]

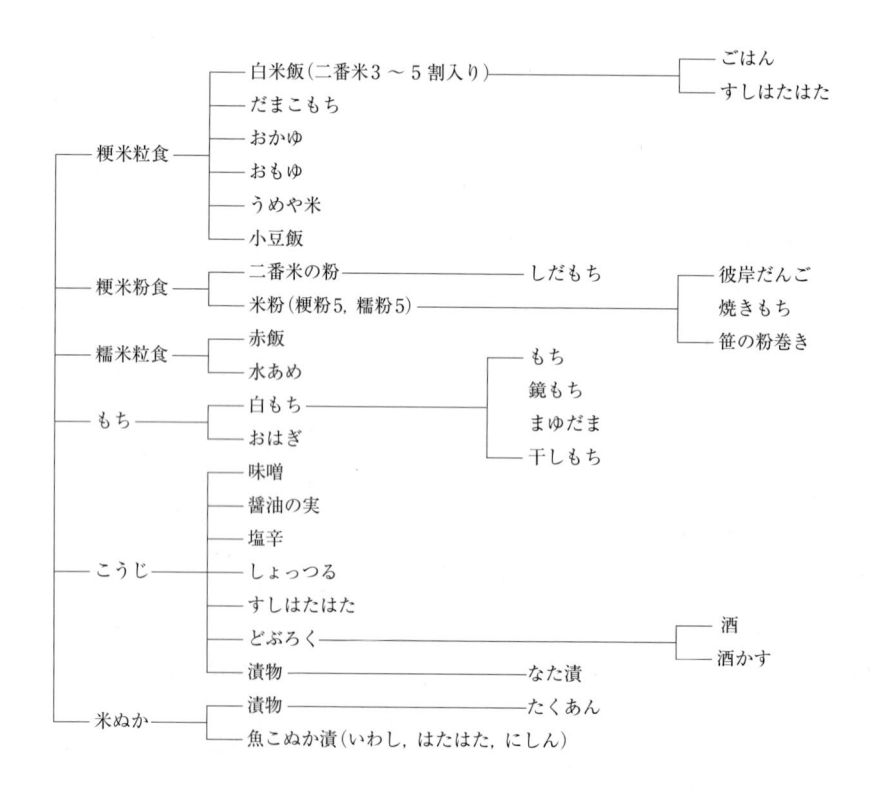

- 粳米粒食
  - 白米飯(二番米3〜5割入り)
    - ごはん
    - すしはたはた
  - だまこもち
  - おかゆ
  - おもゆ
  - うめや米
  - 小豆飯
- 粳米粉食
  - 二番米の粉 — しだもち
  - 米粉(粳粉5, 糯粉5)
    - 彼岸だんご
    - 焼きもち
    - 笹の粉巻き
- 糯米粒食
  - 赤飯
  - 水あめ
- もち
  - 白もち
    - もち
    - 鏡もち
    - まゆだま
    - 干しもち
  - おはぎ
- こうじ
  - 味噌
  - 醬油の実
  - 塩辛
  - しょっつる
  - すしはたはた
  - どぶろく
    - 酒
    - 酒かす
  - 漬物 — なた漬
- 米ぬか
  - 漬物 — たくあん
  - 魚こめぬか漬(いわし, はたはた, にしん)

図5) 昭和初期の農村での米利用のしかた (男鹿市北浦) [『日本の食生活全集・秋田の食事』より]

粳米

表2）米の成分特性からみた米加工食品の種類と特性

成分項目	成分・特性			加工食品の種類など
タンパク質	高タンパク質含量	10.1%以上		
	高消化性タンパク質（高グリテリン）			高栄養食品, 乳児食
	中タンパク質含量	5.1〜10.0%		一般用
	低タンパク質含量	5.0%以下		病態別食材（腎臓病など）, 清酒, 製菓
	低グルテリン			病態別食材（腎臓病など）
	低アレルゲン（アレルゲン欠）			病態別食材（アレルギー患者用）
	粉質米			粉食, 易炊飯米
	・タンパク質濃度分布特性			低タンパク米（搗精による低タンパク化）
	・タンパク質成分分布特性			低アレルゲン米, 低グルテリン米など
	グルテリン, プロラミンの比率			（吸水特性, 米飯の硬さ, 消化性と関連）
	・含量の不均一性の解明			（均一化方策）（不均一特性）
ペプチド, アミノ酸				（呈味成分, 食味向上）
				機能性食品（機能性成分）
アミロース含量	超高アミロース	35%以上		
	高アミロース	24%以上		調理飯, ビーフン
	粳	16〜23%		白飯, 調理飯, 和菓子, 団子, 煎餅
	低アミロース（半糯）	1〜15%		白飯, 調理飯, 和菓子, 米菓
	（母本）	5%前後, 10%前後		冷えても美味しいご飯
	糯	0%		もち, 和菓子, 団子, みりん, あられ
	・アミロース濃度分布特性			
	・アミロペクチンの構造特性			（物理特性の多様化）
澱粉	老化性, 硬化性, 粘り, コシ			米菓加工, もち加工
	・含量の不均一性の解明			（均一化方策）
	・澱粉＋タンパク質	団粒構造特性		団子などの和菓子類
		粒度, 粒度分布		
グルコース・マルトースなど	低温性アミラーゼの活性？			（呈味成分）
核酸関連物質				（呈味成分）
脂質	胚芽	トコール類		胚芽油
		生理活性物質		機能性食品など
	ぬか			米ぬか油
		生理活性物質		機能性食品など
	・不飽和脂肪酸の濃度分布特性			日本酒
ヘミセルロース細胞壁成分	繊維（セルロース）, ペクチン			（細胞の硬さ・食味などとの関連）
	グルコマンナンの有無＋タンパク質	易崩壊性		かゆ, 雑炊, おじや, 炊き増え
	・形状保持性, 硬さ			
無機質	Mg＋オリゴ糖			（呈味成分）
	鉄			（酒造に悪影響）
	・成分分布特性			
ビタミン	ぬか, 胚芽	ビタミンE		栄養剤
		ビタミンB群		栄養剤, パーボイルドライス
酵素	アミラーゼ, リパーゼ, プロテアーゼ			（種類と機能）
	リポキシゲナーゼ欠			脂質酸化抑制（貯蔵安定化, 食味改善）
	・粒内分布特性			
他の生理活性物質	プロテアーゼインヒビター			試薬などへ（稲の耐虫性との関連）
	オザノール, フィチン酸など			医薬品, 化粧品など
香気成分	アセチルピロリン	全量タイプ		調理飯
	他の香気成分	添加タイプ		白飯, 調理飯, 製菓原料
色素	タンニン系	赤米		赤飯, 赤酒, 菓子類
	アントシアニン系	紫黒米, 黒米		赤飯, 紫もち, 黒酒, 菓子類
	・種類・含量でぬか層の色調が異なる			（パーボイルド加工で胚乳部を着色）
その他	水分			（品質の安定性）

表3) 米の形態特性からみた米加工食品の種類と特性

特性項目	成分・特性		加工食品の種類など
米粒形態	粒形	長粒(中粒)短粒	
	千粒重	大粒・心白	(酒米)清酒,押しずし
		(中粒)小粒	
	巨大胚		胚芽米,栄養剤,機能性食品
澱粉粒形態	超微粒子澱粉		(工業用途)糊料,滑剤
白度	ぬか層の厚さ		
	表面の凹凸状態		
	ぬかの付着		無洗米
微生物	一般生菌数		(新古判別,品質)
	耐熱性芽胞菌数		無菌包装米飯
	(原料の新古,搗精法,洗浄法など)		無菌生菓子原料など
	カビ		安全性

ている。PB1はリジンとトリプトファンが少ないプロラミンというタンパク質が主であり,疎水性が強く炊飯によってもほとんど変化せず,微生物や酵素によってもあまり分解されない性質をもっている。PB2はグルテリンが主成分で,炊飯によって膨脹しやすく消化されやすいタンパク質顆粒である。

一般に,タンパク質含量の高い米や陸稲,インディカ系統の米ではPB1が多くなる傾向にある。しかし,プロラミンの含量,グルテリンとの比率が米の硬さと関係しているという報告もあり,食味が低下し加工適性が変化する要因ともなっている。現在,品質や栄養価(可消化性タンパク質量)を変えるために,遺伝的にPB1の量を減らしたり,PB2との含量比率を変化させた突然変異系統がつくりだされたりして,食味と栄養価の両面から検討が行なわれている。

特殊タンパク質米 タンパク質の含量を制御した米としては,高タンパク質米,低タンパク質米,低グルテリン米,低グロブリン米(低アレルゲン米)などがつくられている。消化性のよいグルテリンが多く含まれている高タンパク質米が開発されれば,食味が低下せず栄養的にもすぐれた米になると考えられ,開発途上国における栄養改善という目的にもかなうので世界的に注目されている。

日本米では,米飯の食味はタンパク質が低いほどよくなる傾向にあるので,施肥管理などでタンパク質含量が高くならないように栽培指導がなされ,良食味米の生産が行なわれている。

タンパク質が身体の負担となる腎臓病患者には4%以下の低いタンパク質含量の米が必要となる。このような目的には,一般米をタンパク質分解酵素で処理したものや澱粉などをエクストルーダーで成型したものが用いられているが,価格が高く食味も劣るという問題があり,2008年末で約1100万人といわれる低タンパク質米の潜在的ニーズにはほとんど応えられていないのが現状である。そこで,育種によって低タンパク質米や,消化性の高いグルテリンをあまり含まない低グルテリン米の開発研究が行なわれ,突然変異系統や品種がつくられている。酒造用米や製菓用の加工米などにも良質の低タンパク質米が望まれており,新しい大粒・低タンパク質系統の米が開発されている。

低アレルゲン米 アトピー性皮膚炎に代表される食物アレルギーが増加するなかで,アレルギーのため米が食べられない人も多い。これらの人たちにはアレルギーの原因となるグロブリンを含まない米が必要であり,現在,一般米をタンパク質分解酵素超高圧で処理した低アレルゲン米や,低アレルゲン品種の米が市販されている。

また,米の粒内のタンパク質成分の分布に関しても,品質改善や新しい加工用途の開発にとって重要な要素になると考えられる。

良食味米のみならず,低タンパク質米,低アレルゲン米などを用い,簡便性を付与した病態食として調理加工米飯を供給することも社会的に重要であると考えられる。

【脂質】

米ぬかや胚芽には大豆にも匹敵する多量の油脂が含まれており,栄養的にも優れているので,ぬか,胚芽の有効利用は重要な課題である。この点では,高脂質米,巨大胚米などの開発が行なわれており,新形質米のぬか中に抗酸化性,生理活性の高いトコール類などを多く含む系統のあることもわかり,機能性食品などへの利用が期待されている。

粳米

【細胞壁成分】

米胚乳部の細胞壁成分はセルロース，ペクチン，ヘミセルロースなどからなっている。その構造は炊飯時に澱粉粒が加熱膨張するのを抑える働きがあり，炊飯米の食味と関係していることが報告されている。とくに，かゆ，雑炊，リゾットなどの水分の多い加工米飯の場合，その膨張度合い，溶解性などと密接な関係があると考えられ，このような製品の加工適性を判断する場合，タンパク質の性質，澱粉の結晶性とともに細胞壁成分の構造も重要な要素と考えられる。しかし，このような観点では細胞壁成分はまだ十分解明されておらず，今後の課題である。

【無機質】

無機質のなかでは，マグネシウムとカルシウムが炊飯米の食味と関係しているという報告があり，マグネシウムはプラスに，カルシウムはマイナス側に影響するといわれている。鉄はよい酒をつくるための阻害要因であり，米粒の外側に多く含まれるので搗精によって除かれる。

【酵素】

アミラーゼは，澱粉を分解し低分子の糖類を生成する働きがあり，米の貯蔵中に還元糖を増加させるとともに，炊飯前の水浸漬中に低分子の糖類を生成し，米の美味しさを高める働きがあるという報告がある。

米は貯蔵中に脂質などが酸化されて古米臭を発するようになるが，この原因は胚芽に多く含まれるリポキシゲナーゼという脂質酸化酵素によるところが大きい。また，リパーゼは，脂質を加水分解し，貯蔵中に食味を低下させるとともに，米ぬか油の歩留りを低くする。米の貯蔵性や加工適性を高めることも重要な課題であり，このような目的で，現在リポキシゲナーゼ欠損米（リポ欠米）の育成が行なわれている。

わが国では古くから玄米貯蔵が行なわれており，籾と玄米では貯蔵性は同程度で白米より品質が安定している（図6）。しかし，東南アジア諸国では害虫抵抗性の強い籾貯蔵が行なわれており，籾摺り後の玄米は白米より品質が不安定となっている。

【香気成分】

炊飯するとポップコーンに似た香ばしい香りのする香り米が日本各地で育成されている。香り米は東南アジアやインド，パキスタン地方では価格も高く好まれている米であり，エスニックブームの際に，

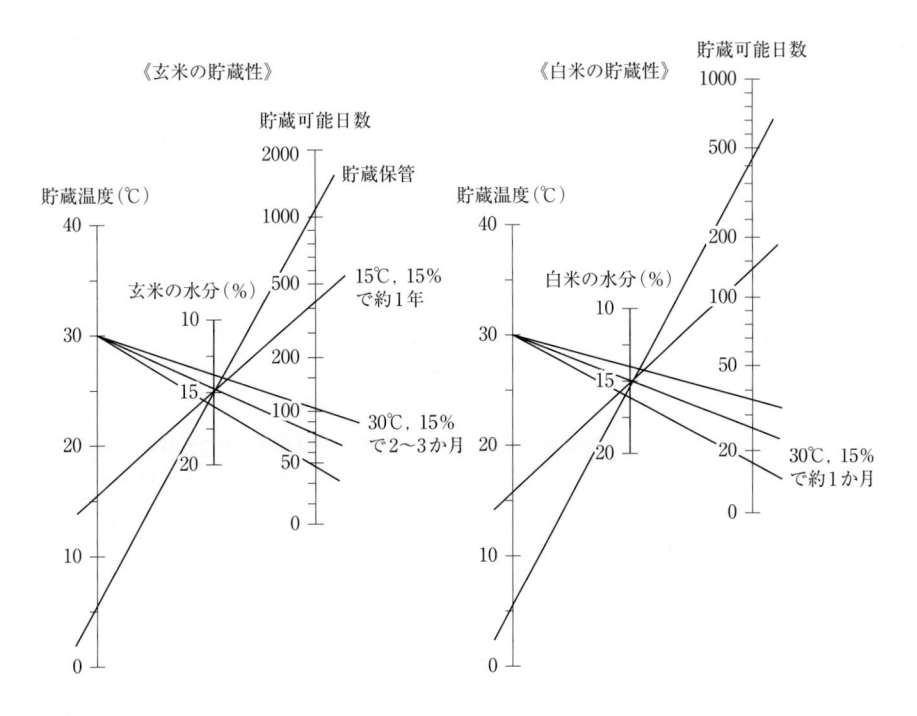

図6) 玄米，白米の貯蔵性

日本においても外食用調理飯などの用途で需要が伸びることが期待されている。

香り米には全量で炊飯する全量タイプと一般の米に少量（3～5%）添加する添加タイプがあるが，高知県などで栽培されている在来の匂い米「ひえり」は後者に属する。宮城県では「はぎのかおり」が育成され，農水省では「サリークイーン」を育成している。後者は全量タイプの香り米であり，炊き増えがよく，食感も軽く，ピラフなどの洋風料理に向く品種として期待されている。また，北海道では香りの強い「キタカオリ」が育成されている。香り米は，調理飯や白飯の風味改善，製菓原料として利用されている。

【色素】

色のついた米には，タンニン系の赤米とアントシアニン系の紫黒米，黒米があり，東南アジア，中国などに広く分布している。かつては，黒米を使った黒酒がつくられていたが，現在では日本在来の赤米を利用した赤酒が製造されている。赤米や紫黒米は糯性で香りのあるものもあり，これらの赤紫から紫，黒の水溶性色素を利用した赤飯や，製菓原料としての新製品開発が行なわれている。色素はすべてぬか層に含まれており，胚乳部に色のついた米はこれまでみつかっていない。しかし，パーボイリング処理を行なうことによって胚乳部にまで色のついた飯米を得ることができ，加工用に利用される。

【澱粉のアミロース含量】

澱粉は，ブドウ糖が直鎖状に結合したアミロースと，枝分かれした巨大分子のアミロペクチンの2種類からなる。澱粉の性質は，主要成分であるアミロペクチンの含量とアミラーゼ活性によるところが大きい。とくに糯米の品質・特性を考える場合には，アミロペクチンの構造を知る必要があるが，構造的に区別することや直接定量することは非常に難しく，重要な研究課題となっている。

粳米の粘りの指標としてはアミロース含量が一般的に用いられており，アミロース含量が低いほど粘りが強く，食味がよくなる傾向がある。糯米はアミロースを含まずアミロペクチンのみであるため，米飯の粘りが強く，製餅やおこわの炊飯などに用いられる。

低アミロース米は，アミロース含量が数%から15%程度までのもので，糯米（0%）と粳米（16～23%）の中間のもので，半糯，ダルなどとも呼ばれている。低アミロースになるとアミロペクチン含量が粳米より高いため粘りがあり，一般に食味が良好である。物理性も糯と粳の中間的なものになり，膨化性がよく老化しにくい特徴があるので，製菓原料や冷えた状態での食味改善を目的とした加工米飯類への添加用に期待されている。

高アミロース米は，日本ではアミロース含量が24%以上のものをいうが，世界的にはさらに高いアミロース含量のものが一般的である。白飯に粘りがなくパサパサしているので，そのまま白飯で食べた場合には日本人の嗜好にはあわない。現在，ピラフ，チャーハン，パエリアなどが外食や加工食品を中心に伸びており，冷凍やレトルトなどの技術を用いた調理加工米飯として利用されている。また，高アミロース米にも硬いものと軟らかいもの，炊き増えの少ないものと多いものがあり，硬質のアミロース米は吸水も悪く加熱炊飯時にも糊化度があがりにくい。このような米を加工に用いる場合には，あらかじめ吸水特性，加熱糊化特性，酵素分解性などを調べておく必要があり，加工にあたっても加熱温度，圧力，補助資材の利用などによる改善効果を把握しておく必要がある。また，製品となった後にも，保存温度と老化性，香りの変化などの問題がある。一般に粘りの低い米は機械適性がよいという特性もあり，泡盛などの発酵製品やビーフンなどへ利用されている。

炊飯する前に30分以上の水浸漬が行なわれるのが一般的だが，このとき酵素の作用によって低分子の糖質が生成され，米飯のうまみが増すことが報告されている。積極的にアミラーゼを作用させて，食味の改善を図ったり，生成した糖による澱粉の老化防止を期待したり，米飯の表面部分の適度な粘りを除いたりするなどの方法も行なわれている。調理加工米飯の美味しさを引きだすための技術，美味しくない原料米の食味を向上させるための技術開発などが各方面で精力的に行なわれており，これらに関する澱粉のかかわりがますます重要になっている。

【粒形態】

米のタンパク質や不飽和の脂肪酸は，ぬか層をはじめ米粒の外側に多く含まれ，中心にいくほど少なくなる。タンパク質や不飽和の脂肪酸の少ない原料米を得るために酒造米では平均70%以上の搗精が行なわれており，このような目的には一般に大粒種が

表4) 紫黒米（玄米）の機能性成分 ［農業研究センター稲育種研究室］

品種	玄米の粒色	ビタミン(mg/100g)				無機成分(mg/100g)						アントシアニン(mg/g)	食物繊維(%)
		B₁	B₂	E	ナイアシン	P	Fe	Ca	K	Mg	Zn		
朝紫	紫黒	0.37	0.07	1.9	5.64	347	1.23	19.2	310	135	2.63	0.15	5.2
上農黒糯*	紫黒	0.30	0.08	2.1	9.17	321	2.07	19.5	298	116	2.18	1.50	3.1
稀珍黒米	紫黒	0.51	0.06	1.3	6.90	367	1.63	13.0	335	136	3.03	0.06	—
コシヒカリ	白	0.43	0.05	1.9	4.99	309	1.23	9.3	218	127	2.15	<0.04	—
日本晴	白	0.39	0.05	1.6	5.61	287	1.16	9.0	230	108	2.24	<0.04	2.3

注：1994年つくば産米（＊は1993年上海産米），日本食品分析センターで分析

向いている。また，前述の低タンパク質米を得るためにも大粒米が利用されている。北陸農試で開発されたオオチカラは超多収の大粒米で，粒が軟らかいため搗精に配慮する必要があるが，吸水が多く炊き増えがすること，こうじにしたときに菌糸の生育がよく醪（もろみ）での溶解性もよいことなどの特徴があり，雑炊，味噌，甘酒などに向いている。

小粒米や細長粒米などの異形状米や甘味のある糖質米，簡単に粉になる粉質米などの系統も育成されている。小粒米などの異形状米を利用した調理製品は食感などの独特の物理特性を示すことが考えられ，この面での利用が考えられる。

粉質米は米粉としての利用，高吸水性を特徴とした用途に，糖質米は日本酒などの発酵原料としての利用が考えられる。

● 機能性成分

米を機能性の面からみると，機能性成分の主なものは米ぬかに含まれており，これを利用した新用途開発が進められている。

細胞壁成分は，含量は少ないが，セルロース，ヘミセルロース，ペクチンなどからなり，動物実験の結果では，血清コレステロールの上昇を抑え，腸内の有用細菌の増殖を促し，大腸ガンの発生を抑制するなどの効果が報告されている。

米ぬかに9.5～15.5％含まれているフィチン酸は，金属イオンとキレート結合することによって酸化を防止し，大豆油の酸化防止，肉や魚の品質保持，ワインなどの鉄分の除去，漬物の褐変防止など，食品の保存に広く利用されている。そのほか，化粧品などの酸化防止，配管の防錆など，食品以外でも利用されている。また，米ぬか油に含まれるγ-オリザノールには各種の機能性があり，臨床的にも自律神経失調症や更年期障害に有効とされている。

さらに，赤米や紫黒米に多いカテキン，アントシアニンなどの抗酸化物質の機能性が最近，注目されている（表4）。

（石谷孝佑）

種類・品種とその特徴

● おもな種類・品種

米の需要が低迷するなかで，外食・中食用，加工米飯用の米は増加の傾向にある。これは，昨今の少子高齢化の進展，単独・二人世帯，孤食・欠食の増加，女性の社会進出の進展，経済成長に伴う生活水準の向上などの社会構造の変化に起因するものと推測される。この状況下で，加工・業務用農産物に関する試験研究を推進し，主に独立行政法人および公立の試験研究機関では，新たな加工製品を生み出すための素材として，穀粒成分に関わる遺伝的変異を利用した新形質米品種の育成に取り組んできた。ここでは，（独）農研機構中央農業総合研究センターで育成された品種，およびその利用について紹介したい。

【低グルテリン品種「春陽」】

「春陽」は，低グルテリン米品種の育成を目的として，低グルテリン米系統「NM67×NM（1-3）」（後のLGC-1）を母とし，極大粒系統「北陸153号」を父として人工交配を行なって育成された。出穂期および成熟期は「ひとめぼれ」（コシヒカリと初星の交配で，1992年品種登録。ササニシキからの転換品種とされ，2005年作付けでも15.4万haで，全国2位となっている）より遅い，北陸地域では"早生の晩"である。耐倒伏性は「ひとめぼれ」より強い「やや強」である。収量性は「ひとめぼれ」より高く，多収である。玄米千粒重は「ひとめぼれ」より明らかに重く，大粒である。春陽のグルテリンの含有量は一般の品種の3分の1まで減少しており，易消化性タンパク質にはグルテリンの前駆体およびグロブリンも含まれるため，

表5)「春陽」のタンパク質組成

品種名	タンパク質組成(%)									タンパク質含有量(%)		
	易消化性タンパク質						難消化性タンパク質					
	76kD以上前駆体	57kD前駆体	37-39kDグルテリンα	26kDグロブリン	22-23kDグルテリンβ	計	グルテリン合計	16kD	13kDプロラミン	計	易消化	難消化	計
春陽	13.8	7.0	10.9	13.0	8.1	52.8	19.0	7.9	39.2	47.2	3.2	2.9	6.1
ひとめぼれ	9.5	9.2	35.2	5.5	26.6	86.0	61.8	1.9	12.0	14.0	5.5	0.9	6.4
ふくひびき	9.8	7.7	38.3	3.7	27.7	87.3	66.0	1.6	11.2	12.7	5.2	0.8	6.0
アキチカラ	10.2	8.5	32.6	5.5	32.1	88.8	64.6	1.4	9.8	11.2	5.8	0.7	6.5
トドロキワセ	10.1	7.3	36.9	4.2	29.7	88.2	66.5	0.9	11.0	11.8	5.7	0.8	6.5

表6)「初摘み春陽」の特性

品名	麹米品種名(精米歩合)	掛米品種名(精米歩合)	アルコール(%)	アミノ酸度(ml)	酸度(ml)	日本酒度
初摘み春陽	五百万石(70%)	春陽(70%)	16.5	0.7	1.6	+1
純米酒	たかね錦(50%)	たかね錦(60%)	18.0	1.2	1.5	+5
大吟醸酒	山田錦(40%)	山田錦(40%)	17.8	0.8	1.4	+1
吟醸酒	たかね錦(50%)	たかね錦(50%)	19.0	0.9	1.7	+5
普通酒	五百万石(70%)	加工米(70%)	21.0	1.2	1.7	+3

表7)「あゆのひかり」の粒形, 粒大

品種名	粒長(mm)	粒幅(mm)	粒厚(mm)	粒長/粒幅	粒長×粒幅	粒形	粒大
あゆのひかり	5.38	2.91	1.47	1.85	15.62	やや細長	中
コシヒカリ	5.22	3.02	2.08	1.73	15.75	中	中

注:1区20粒測定, 2反復の平均値

表8)「あゆのひかり」玄米の成分特性

品種名	GABA(γ-アミノ酪酸)含有量						水溶性多糖(%)	アミロース含有量(%)
	越後製菓(2003年)		新潟食研(2003年)			新潟環研(2004年)		
	原料米(mg/100g乾物)	発芽玄米(mg/100g乾物)	原料米(mg/100g乾物)	発芽玄米(mg/100g乾物)		発芽玄米(mg/100g)		
				浸漬1時間	浸漬24時間			
あゆのひかり	7.2	29.2	7.1	20.6	23.0	37.0	29.3	23.1
コシヒカリ	6.0	12.7	4.0	6.7	9.4	10.0	2.6	17.7

注1:越後製菓:越後製菓株式会社, 新潟食研:新潟県農業総合研究所食品研究センター, 新潟環研:新潟県環境衛生研究所
注2:発芽玄米の調製は, 越後製菓は25℃, 18時間, 新潟食研は, 室温(約25℃), 新潟環研は25℃, 24時間で行なった
注3:アミロース含有量は, 「あゆのひかり」が2000年, 「コシヒカリ」が1999年の材料で測定した

易消化性タンパク質の総量は一般品種の約6割である（表5）。

清酒に用いられる麹菌は水溶性のタンパク質を分解してアミノ酸を作るが、アミノ酸が多いと酒に雑味が出ることが知られている。米のタンパク質は、米の表面に近いほど多く蓄えられるため、雑味の少ない酒を造る時には、米を表面から削って、タンパク質の多い部分を取り除いた高度精白米を利用する。高度精白を行なわなくてもアミノ酸の量を下げられる低コストの酒造用米として、「春陽」の70％精白米を掛け米として用いると、雑味の原因となるアミノ酸の量は、「山田錦」を50％以下に削った高度精白米を用いた大吟醸酒並みに低くなる（表6）。春陽の製造酒は香りが良く、さっぱりとして、やや甘味のある淡麗な酒に仕上がったため、「初摘み春陽」として製品化された。冷害の心配のない北陸、東北中南部、関東以西の広い地域に適応する。

【糖質米品種「あゆのひかり」】

「あゆのひかり」は、新形質米品種の育成を目的として、糖質変異系統の「EM5」と「奥羽331号」（後の「ふくひびき」）を交配した後代から育成された糖質米品種である。出穂期は「コシヒカリ」より3日程度遅いが、後述のように、成熟期は出穂後25日を目途とするため、北陸地域では"早生の晩"に属する粳種である。稈は短く、耐倒伏性は強い。千粒重は15g程度と極軽く、収量は「コシヒカリ」「キヌヒカリ」より少なく、これらの品種の約60％である。玄米の厚さは約1.5mmで極薄い（表7）。発芽時の重量当たりのGABA（γ-アミノ酪酸：抑制性の神経伝達物質で、血圧低下の効果があるとされる）の含有量は、「コシヒカリ」の3倍前後であり、水溶性多糖（植物グリコーゲン）を、乾物重当たり約30％含有する（表8）。いもち病真性抵抗性遺伝子は Pia と Pib を併せ持つと推定され、葉いもち圃場抵抗性は"やや強"、穂いもち圃場抵抗性は不明である。穂発芽性は"極易"、障害型耐冷性は"弱"である。出穂後27日目から、籾の発芽率が上昇し、一方、籾重は出穂後27日前後まで増加し、その後一定となるので、出穂後25日を目途に収穫することで、穂発芽による品質低下を防ぐことができる。

玄米の発芽時におけるGABAの含有量が高いため、この特性を生かし、民間企業との共同研究により、「あゆのひかり」の発芽玄米、おにぎり、おはぎ、さらに、白米の炊飯時に添加し、炊飯米の食味を落とさずにGABAを摂取できる顆粒状食品として製品化されている。

冷害の危険性の少ない東北南部、北陸および関東以西に適応する。

【カレー用調理米飯向き品種「華麗舞」】

「華麗舞」は、多収性と日本人の嗜好にあった調理米飯用品種の育成を目的とし、印度型品種「密陽23号」と日本型品種「アキヒカリ」の交配により育成された。出穂期は「コシヒカリ」より4～5日程度早く、成熟期は5～9日程度早い北陸地域では"中生の早"に属する粳種である。千粒重は「コシヒカリ」より2gほど軽く、粒形は一般日本品種に比べて細長く、細長粒である（写真2）。収量は、多肥では「コシヒカリ」「キヌヒカリ」並で、標肥ではこれらの品種よりやや少ない。

米飯物性は、表層の硬さは硬く、粘りおよび付着性は少ないが、全体の硬さと粘りは「コシヒカリ」と同等である（表9）。とろみのある市販のカレールウを白飯にかけた際、「コシヒカリ」および「サリークィーン」よりも食味の評価が高く、カレールウによく合う。民間企業との共同研究により、カレー用など調理加工米飯としての製品開発を行なっている。

【高アミロース製麺用品種「越のかおり」】

「越のかおり」は、日本型の高アミロース品種の育成を目的として、連続戻し交配により、インド原産の在来種「Surjamukhi」の Wx 座を日本型品種「キヌヒカリ」に導入した高アミロース品種である。出穂期は「コシヒカリ」より2日早く、成熟期は同品種とほぼ同じで、北陸地域では"中生の早"に属する。稈長

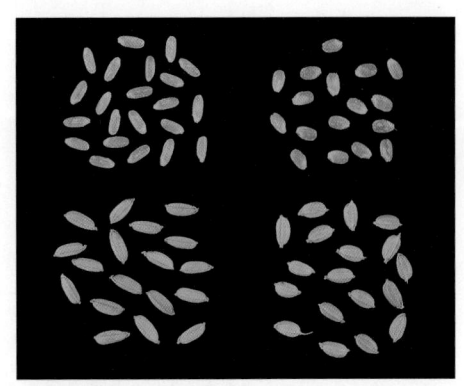

写真2）「華麗舞」の籾と玄米
左：華麗舞，右：コシヒカリ

表9)「華麗舞」のテンシプレッサーによる米飯物性

項目	品種名	
	華麗舞	コシヒカリ
表層の硬さ(H1, 10³dyn：低圧)	84.32	80.78
表層の粘り(−H1, 10³dyn：低圧)	19.28	21.20
表層の付着量(L3, mm)	1.11	1.35
表層の付着性(A3, 10⁵erg)	1.02	1.33
表層のバランス度1	0.23	0.26
表層のバランス度2	0.59	0.83
全体の硬さ(H2, 10⁶dyn：高圧)	2.24	2.24
全体の粘り(−H2, 10⁶dyn：高圧)	0.51	0.53
全体の付着量(L6, mm)	2.39	2.68
全体の付着性(A6, 10⁶erg)	2.29	2.80
全体のバランス度1	0.23	0.25
全体のバランス度2	0.22	0.26

注1：測定条件：テンシプレッサーMy Boy System（タケトモ電機）、ロードセル10kgf、プランジャースピード(6mm/秒)
注2：試料当たりの測定粒数：50粒
注3：バランス度1は、粘り(引き離す時の力)/硬さ(押しつぶす時の力)を示す
注4：バランス度2は、粘り(引き離す時の仕事量)/硬さ(押しつぶす時の仕事量)を示す

は「コシヒカリ」より短く，草型は偏穂重型で，止葉は立ち草姿はよい。耐倒伏性は「コシヒカリ」より強く，"やや強"である。収量性は，標肥区では「コシヒカリ」よりやや少収であるが，多肥区では「コシヒカリ」並である。千粒重は，「コシヒカリ」よりやや重い。いもち病真性抵抗性遺伝子は Pii を持つと推定され，圃場抵抗性は，葉いもちは"中"，穂いもちは"やや弱"である。穂発芽性は"やや易"であり，穂孕期の障害型耐冷性は「コシヒカリ」より弱く"弱"である。

表10)「越のかおり」白米の成分特性

品種名	アミロース含有量(%)	タンパク質含有量(%)
越のかおり	33.1	6.2
コシヒカリ	17.5	6.1

注：2006年度の成績

籾の先端が褐色であり，一般食用品種との識別性がある。玄米の形状は，一般日本品種と同様の短粒であり，玄米の外観品質は，心白の発生が多く，「コシヒカリ」より劣る。白米のアミロース含有量は30%以上で，「コシヒカリ」より15ポイント程度高く，タンパク質含有量は「コシヒカリ」と同程度である（表10）。白米粉の熱糊化特性は，糊化しづらく，老化が速い特徴を有する。

民間企業との共同研究により，「越のかおり」の米粉70%，タピオカ澱粉30%で製麺適性を検討した結果，麺線の付着性が少なく，弾力性のある麺ができることがわかった。澱粉の老化の程度が茹で麺の物性に最も重要な指標であることが明らかにされており，「越のかおり」が製麺適性に優れるのは，高アミロース米の特徴である澱粉の老化の速さに起因するものと思われる。

（三浦清之）

● 伝統的な品種，地方品種
【良食味米の系譜—西の旭，東の亀の尾】

これまでのイネの品種の系譜をたどっていくと，良食味品種は東の「亀の尾」，西の「旭」にその起源を

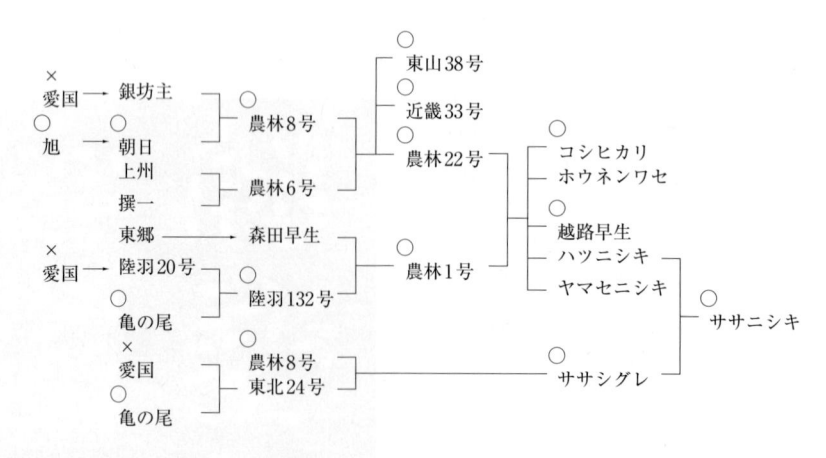

図7) コシヒカリ・ササニシキを中心とした主要品種の系譜
○印は食味良好，×印は食味不良といわれる品種

粳米

発するといわれる(図7)。

旭は明治42年に京都府の老農,山本新次郎により「日の出」から選抜された。大粒で食味が良く,搗精歩留りが当時西日本の主力品種であった「神力」より2～3%も高く,神力にとって代わった。神力に比べ栽培特性はとくに優れた特徴がなかったが,品質・

表11) コメ主要品種の特徴

品種名	組合せ	育成地	特徴	栽培適地
コシヒカリ	農林22号×農林1号	福井県農試	出穂期,成熟期はキヌヒカリより1～2日早い。早晩性は北陸地方の普通期栽培で中生。四国,九州地方の早期栽培で極早生～早生。関東,甲信,東海,近畿,中国地方では栽培様式により早晩性の区分は異なるが,おおむね早生～中生である。穂数はキヌヒカリよりやや多い中間型。炊飯光沢がよく,粘りが強いのが本品種の特徴。その食味評価は現在栽培されている品種の中で最高ランクの上の上。玄米の形状は中,粒大はキヌヒカリよりやや小さい。玄米外観は光沢があるが,ややあめ色が濃い。過剰生育や倒伏により,心白が出やすい傾向がある。搗精歩合は高く,胚芽の脱落性もよい(作物編1995 冨田桂)	関東,北陸以西から九州までの平坦地帯
ひとめぼれ	コシヒカリ×初星	宮城県古川農試	東北ではササニシキの代替品種として作付け面積が急増した。出穂期はササニシキ並みだが,出穂後の登熟速度が速いため成熟期はササニシキよりも4～5日早い。早晩性は岩手県で晩生の中,宮城県で中生の晩,福島県で中生の中,千葉県では初星並みの早生,大分県の普通植ではコシヒカリよりもおそい極早生。ササニシキより粘があり,食味の総合評価ではササニシキにまさる上の中。玄米の形状は中だが,粒大が大きく千粒重はササニシキより大きい。光沢がよく,腹白,心白は少なく,外観品質は上の中。搗精歩合はササニシキよりも高く,精米白度,胚芽残存歩合は同程度(作物編1995 松永和久)	適地は東北中南部平坦地,関東以南の早期栽培や温暖地・暖地の高冷地帯
ヒノヒカリ	愛知40号(黄金晴)×コシヒカリ	宮崎県総合農試	出穂期は日本晴より7日程度遅く,コガネマサリ,葵の風,中生新千本と同程度の熟期で暖地では中生の中に属する。草型は偏穂重型である。コシヒカリと同等の粘があり,飯米の光沢大で味に深みがあり,食味総合評価はコシヒカリと同等以上で上の中。玄米の粒形は中,粒大はやや小,千粒重はコガネマサリと同程度。心白と乳白はわずかに認められるが,腹白少なく,整粒歩合は高く,外観の品質はコガネマサリと同程度の上の下。搗精歩留り,精米白度は普通で,胚芽はやや残存しやすい(作物編1995 滝田正)	適地は近畿以西の温暖地。奨励県は奈良,大阪,和歌山,広島,香川,福岡,佐賀,長崎,熊本,大分,宮崎,鹿児島
あきたこまち	コシヒカリ×奥羽292号	秋田県農試	出穂期はキヨニシキよりも2日早く,成熟期は3～4日早い。早晩性は秋田県では早生の晩,岩手県では中生の早,岐阜県では早生の早,広島県では早生,岡山県では極早生。ササニシキより粘があり冷めても味が落ちない。食味の総合評価では上の中。玄米の大小はやや小で光沢はよく,腹白,心白はササニシキ,コシヒカリより少なく,外観品質は上の中。搗精歩合はササニシキよりも高く,精米白度はキヨニシキ並み,胚芽残存歩合はササニシキ並み(作物編1995 畠山俊彦)	適地は東北中部の平坦地,関東以南では主として高冷地。暖地では早期栽培での作付けもみられる
はえぬき	庄内29号×秋田31号(あきたこまち)	山形県農試庄内支場	出穂期はササニシキより2日おそい。穂数はm²当たり550本程度の中間型。ササニシキを基準品種にした食味官能試験は極良で,平成6年度産の日本穀物検定協会の判定では特Aのランキングとなった。玄米品質は安定した良質性を発揮する。山形県のオリジナル品種として奨励され,県全域の平坦部の肥沃地を中心に作付けされている(作物編1995 佐藤農一)	育成地の山形県では中晩生種に属し,東北中南部の平坦部が適地である

品種名	組合せ	育成地	特徴	栽培適地
キヌヒカリ	収2800 ×北陸100号 ×北陸96号 (ナゴヤユタカ)	北陸 農業試験場	出穂期および成熟期はコシヒカリより1～2日おそい。早晩性はコシヒカリと同じく, 福井県などの北陸および茨城県などの関東の早植え地帯では中生, 関東, 東海, 近畿, 中国, 四国の普通期では早生, 九州の福岡県, 佐賀県では極早生である。草型は中間型である。炊飯米は光沢があり, コシヒカリ並みの味, 粘りがあり, 食味はコシヒカリ並みの上の中である。玄米の形状・粒大は中だが, コシヒカリより粒厚が厚く, 千粒重はこれより重い。まれに心白がみられるが, 見かけの品質はコシヒカリよりよく, 上の下である。搗精歩合, 胚芽残存歩合はコシヒカリと同程度(作物編1995 上原泰樹)	適地は北陸・関東以西の高冷地帯を除く地帯
きらら397	渡育214 ×道北36号 (キタアケ)	北海道立上川 農業試験場	育成地における出穂期および成熟期はともにゆきひかりよりやや早く, 主産地での出穂早晩性は中生の早に属する。草型は穂数型で穂揃いはよい。炊飯米はゆきひかりに比べて外観がよく粘りもあり, 食味総合評価ではゆきひかりにまさり上の中の上。玄米の形状はやや長, 粒大もやや大で千粒重はゆきひかりより大きい。玄米の色沢は淡く, 光沢もよい。腹白, 心白も少なく, 外観品質はゆきひかりにまさり, 上の中の下。搗精歩合はゆきひかり並みであるが, 精米白度および透明度はゆきひかりにまさる(作物編1995 新橋登)	適地は北海道石狩, 空知, 後志, 胆振, 日高各支庁と上川中南部, 留萌中南部, 檜山北部, 渡島北部およびこれらに準ずる地帯
ななつぼし	(ひとめぼれ ×空系90242A) ×空育150号 (あきほ)	北海道立中央 農業試験場	出穂期, 成熟期は「ほしのゆめ」よりやや遅く, 「きらら397」並の「中生の早」。草型は「優穂数型」。耐冷性は「きらら397」に優る「強」, 葉イモチ, 穂イモチとも「やや弱」で, 概して「きらら397」に劣り「ほしのゆめ」に優る。耐倒伏性は両品種に劣る「やや弱」。割籾は「きらら397」より多く「ほしのゆめ」より少ない。玄米千粒重は「きらら397」より軽く, 「ほしのゆめ」よりやや軽い。粒厚は, 「ほしのゆめ」より厚く「きらら397」に近い。玄米品質は両品種並で, タンパク質含有率はやや低い。食味は「きらら397」に優り「ほしのゆめ」並からわずかに優る。2001年の発表時, その食味のよさで道内でも話題になった。粘りは強くも弱くもなく, ピラフ等に適している。収量性は「きらら397」並からやや優る(「現代農業」2002年2月号 丹野久, 2007年2月号 松田清隆)	奨励品種採用県は北海道
つがるロマン	ふ系141号 ×あきたこまち	青森県 農業試験場	出穂期および成熟期はむつほまれより2日程度遅く, 青森県では中生の中である。中短稈・偏穂重型。食味はむつほまれより明らかに優り, あきたこまち並の上の中である。玄米は, 千粒重がむつほまれよりやや重く, 光沢が良く, 心白・腹白の発現は少ない。外観品質は上の中である。精米歩合は高く, 胚芽残存率は低い(作物編1995 三上泰正)	適地は, 青森県の津軽・南部平野地帯で気象条件が良好で安定している地域
ほしのゆめ	あきたこまち ×道北46号 ×上育397号 (きらら397)	北海道立上川 農業試験場	出穂期はきらら397並からわずかに早い中生の早である。穂数型で, きらら397より穂数が多い。粒形はやや細長, 粒大はきらら397より小さい中である。玄米千粒重はきらら397よりも軽く21～22g。玄米品質はきらら397と同程度。玄米等級はきらら397にわずかに劣る。アミロース含有率はきらら397程度。タンパク質含有率がきらら397よりやや低い。炊飯米の白さ, つや, 粘りがきらら397よりも高く, 食味の総合評価がきらら397に優る上の下。搗精歩合はきらら397よりやや高く, 適搗精時の白米白度はきらら397並かやや優る(作物編2002 沼尾吉則)	適地は上川の士別, 留萌中北部, 以南の北海道

注:「農業技術大系作物編」(農文協編)および「月刊現代農業」より作成

粳米

表12) 新旧品種の食味と成分

熟期	品種銘柄	食味官能検査		成分含量(%)		熱糊化特性		
		食味総合	光沢	アミロース	タンパク	最高粘度	ブレークダウン	セットバック値
中生	亀の尾	−0.12	0.06	17.9	8.4	445	238	132
極早生	森田早生	−0.14	0.32	17.1	9.9	463	233	136
	陸羽132号	0.57	0.85	15.3	8.3	480	279	114
	農林1号	0.65	0.72	14.9	9.4	479	287	103
	ササニシキ	0.45	0.55	16.7	8.5	495	300	121
	キヨニシキ	0.19	0.72	17.9	8.5	489	275	119
	イナバワセ	1.17	1.17	15.7	8.4	490	281	113
	フクヒカリ	1.23	1.32	15.9	8.7	495	279	136
	あきたこまち	1.32	1.32	15.6	8.3	505	296	108
早生	愛国	−0.14	0.12	17.4	8.6	462	262	118
	コシヒカリ	1.28	1.21	16.0	8.1	488	297	106
	タレホナミ	−0.09	−0.05	17.3	8.7	460	273	130
	キヌヒカリ	1.18	1.16	16.5	8.5	522	303	120
	ひとめぼれ	1.32	1.32	16.3	8.1	510	310	111
	どんとこい	0.96	1.03	14.9	8.6	523	314	106
中生	農林8号	0.78	0.70	18.0	7.7	473	283	124
	農林22号	0.58	0.61	17.0	8.3	456	281	112
	中生新千本	0.49	0.54	17.3	7.8	470	290	110
	日本晴	0.27	0.43	18.6	8.0	477	280	137
晩生	朝日	0.54	0.49	23.1	7.7	385	210	155
	農林6号	−0.05	0.24	18.8	8.7	448	265	126
	松山三井	0.30	0.42	22.7	8.0	405	218	153
	ハツシモ	1.03	1.09	21.2	7.9	458	269	134
	ヒノヒカリ	1.73	1.47	19.1	7.9	411	253	109
	あいちのかおり	1.06	1.33	22.2	7.2	422	248	135

注：1992年農業研究センター産，食味および光沢の評価値は試験区外のほかの日本晴を標準(±0)として評価した値である。−3(劣る)～±0(並)～+3(優る)によった。各熟期の上段を旧品種，下段を新品種とした

食味が時の米穀市場の要請にマッチしたことから爆発的人気を博した。旭を母体として「農林8号」「農林22号」などの大品種をはじめ，40以上にも及ぶ品種が育成された。

亀の尾は明治26年に山形県の老農，阿部亀治により冷立稲から選抜された。当時の東北地方では早熟種で，作柄の安定多収に貢献した。最大の長所は良質，美味であり，東北米の声価を高からしめた。しかし，亀の尾は栽培特性では倒伏に弱い，いもち病に弱いなど欠点が多かった。この亀の尾を母体として「陸羽132号」が育成され「農林1号」に引き継がれた。

旭の血は農林8号から農林22号へと引き継がれ，そして農林1号と農林22号を通して，旭と亀の尾の両者の血の組合わせに成功したのがコシヒカリとササニシキということになる。

今日では良食味の類型も考慮しながら，大きく言って，コシヒカリ系では，南東北以南の全国でコシヒカリ，北の地方では，ほしのゆめ，あきたこまち，ひとめぼれ，はえぬき，西の地方では，ヒノヒカリ，また，旭系ではハツシモ，あいちのかおりなど多くの良食味品種が普及している。

【伝統的な品種，地方品種の利用】

昔の品種，県独自，民間の育成品種を栽培し，特殊な良食味米や酒を中心とする加工品などを作って，地域おこしに役立てているところがある。主な昔の品種としては，コシヒカリとは食感の違う良食味米として，旭(朝日)，農林22号，農林48号，さわのはななどが栽培されている。また，それらで日本酒を造る短かん渡船，雄町，亀の尾，陸羽132号，改良信交，神力などがある。なお，わら細工には，太郎兵衛糯，彦太郎糯などのようにわらの長い品種を用いている場合も多い。

最近は県独自の育成品種の普及を図っている道・県も多く，大物地方品種としては，ななつぼし，つがるロマン，まっしぐら，あさひの夢（広く普及），こしいぶき，夢つくしなどがある。また小規模であるがもてはやされている，みのにしき，いのちの壱，夢ごこち，コシヒカリつくばSD1号（恋しぐれ），瑞穂黄金，かぐや姫，花キラリ，ヒカリ新世紀などの民間育成品種がある。

このような品種が人を引きつける理由には，地方の消費者にとっての郷土愛や昔を懐かしむ要素もあるが，独特の美味しさを持った良食味米や何らかの特殊な味わいを持った酒などの商品が好まれ生産されている。

（堀末 登）

栽培法と品質
●栽培環境と生育，品質
【気温】

米が実るときには22～25℃の気温がもっとも適するとされており，米粒の外観品質もこの気温の範囲がもっとも良くなるといわれている。米が完全に実るには，出穂後40日間の平均気温が22℃以上必要で，それより低温では粒の重さが減少すると同時に青米や屑米が増加する。この低温による登熟不良は，おもに同化産物の籾への移行が阻害されておこると考えられている。一方，25℃以上の高温では米粒の生長は促進されるが澱粉の蓄積がそれに追いつかず，乳白米，背白米などの不完全米が増加する。高温による登熟阻害は胚乳の炭水化物代謝酵素の活性が低下したり，穂軸，枝梗などが老化することにより養水分を通導する機能が低下したりして，籾の炭水化物を受け入れる能力が低下することによりおこるとも考えられている。

登熟期間の気温はアミロース含量，アミロペクチンの構造，タンパク質含量に影響を及ぼすが，米粒の理化学的特性および食味検査などを総合的にみると，収量や品質と同様に食味においても登熟の最適気温が存在するとみられ，それはおよそ出穂後30日間の平均気温で23～25℃にあると考えられる。

一方，登熟期の昼温と夜温との差が大きいほど生産された米の食味が良くなるといわれる。登熟に及ぼす気温の影響は較差の大小よりも，むしろ昼と夜のそれぞれの適温のほうが大きく，とくに夜温の高低が登熟を支配するとされている。高夜温は呼吸を促進して炭水化物を消耗し，また低夜温は転流そのほかの生理作用を阻害するために最適夜温が存在するものと考えられる。平均気温が比較的低くアミロース含量が食味を左右するような場合には，20～25℃程度の高い夜温が良食味につながり，平均気温が高くアミロース含量が食味の限定要因にならない場合には，20℃以下の比較的低い夜温が良食味米の生産に向くと考えられる。

【日照時間】

登熟期間の日照不足は光合成による炭水化物の同化量を減少させ，米粒の生長・発達を抑制し物質の蓄積を阻害する。とくに，登熟初めの日照不足は，開花が遅く炭水化物が配分されにくい条件にある籾への炭水化物の配分量をいちじるしく減少させ，これらの米粒の発育を停止させる。このような米粒は，その後に炭水化物の分配が受けられるようになっても肥大できず屑米となる。

日照が不足すると米粒のタンパク質含量が高まる傾向が認められており，また，日照が多いと完全登熟の米粒が増加することから，日照条件は登熟の良否を通して美味しい米の生産に影響すると理解される。

【土壌の種類】

土壌の種類が米粒の成分に及ぼす影響はタンパク質含量で大きく，アミロース含量では小さい。

泥炭土壌は，沖積土壌などと比較して，米粒のタンパク質含量が明らかに大きいが，これは生育後期に土壌から出る窒素が多いためと考えられている。土壌からの窒素の発現が多いと玄米のタンパク質含量が増加し，食味検査の粘りが低下することから，土壌の種類による食味特性の差には土壌からの窒素の出方が関連するものと考えられる。なお，砂礫質の土壌では食味特性が良好な事例と不良な事例とが報告されているが，これらは登熟期に土壌からの窒素の出方が少ないために良食味となる場合と，肥効が極端に低下して登熟が阻害され食味が劣る場合であると理解される。

以上のように，土壌の種類の違いはおもに生育後期の窒素の出方と米粒への物質蓄積の良否を通して米粒のタンパク質含量を変動させ，食味に影響するものと考えられる。したがって，登熟を阻害しない範囲で，窒素が出にくい土壌の種類が美味しい米の生産に向いているといえる。なお，泥炭土壌でも客

土を行なったり，出穂期に排水したりして窒素の出方を抑え，米粒のタンパク質含量を低下させて，食味を向上することが可能と考えられている。

● 栽培法と食味

【栽培時期】

栽培時期による食味の変化には，気象条件，とくに気温の影響が大きい。登熟期間の気温が食味から見て適温となるように栽培時期を設定することが美味しい米の生産では重要と考えられる。

【施肥量，施肥法】

籾に転流する炭水化物は，出穂前にいったん茎葉に蓄積され，その後に移行する炭水化物と出穂後の光合成によって新たに同化される炭水化物とに分けられるが，窒素施肥の時期と量はこの両者にいちじるしい影響を及ぼす。出穂前の炭水化物の蓄積は出穂前30日頃から始まり，出穂期頃に最大に達する。通常この時期には光合成によって同化される炭水化物量が茎葉の生長を上回るため，余った炭水化物が澱粉として蓄積される。

この時期に施用する穂肥は，茎葉の生長を促進することから，出穂前の蓄積炭水化物を減少させる。しかし，一方では頴花の分化を促進すること，葉の生長を促進しその寿命を維持すること，登熟期の葉身の光合成速度を高めることなどにより出穂後の炭水化物の同化量を増加するため，籾数を過度に増加させず倒伏しない限り収量を増加させる場合が多い。これに対し，登熟期に施用するいわゆる実肥は，葉身の光合成速度を高めるとともに葉や穂の寿命を維持して登熟を促進するため増収となり，外観品質も向上する場合が多い。

米粒のアミロース含量は，窒素施肥によって増加する事例と減少する事例が報告されているが，多くの報告では窒素施肥によるアミロース含量の変動は小さいとしている。

窒素施肥は，米粒のタンパク質含量を増加させる傾向にある。基肥の窒素施肥は，施肥量が極端に多くて肥効が遅くまで残り，出穂期頃のイネの窒素含量にまで影響する場合を別にすれば，米粒のタンパク質含量には大きな影響を及ぼさない。しかし，穂肥についてはタンパク質含量をやや増加させる傾向が認められ，実肥はタンパク質含量を確実に増加させる（図8）。穂揃期以後の追肥は30日程度後まではタンパク質含量を増加するが，窒素施用量が同じな

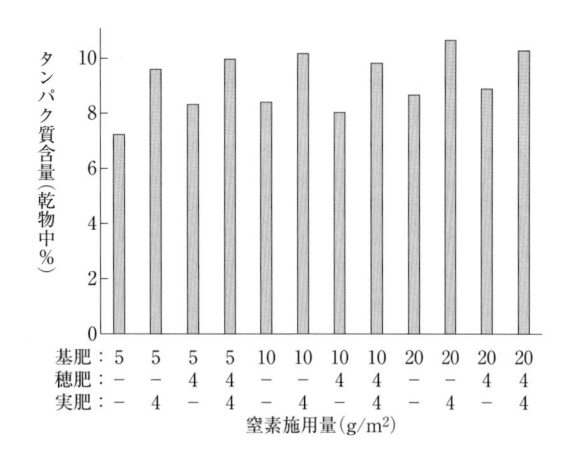

図8）窒素施肥による玄米のタンパク質含量
（品種：マンリョウ）[平，1990]

らば登熟初めのころのほうがタンパク質含量の増加程度は大きいといわれる。

穂肥はタンパク質含量をやや高めて食味を低下させる場合が多く，実肥は収量，品質を向上させるが米粒のタンパク質含量を高めることによって食味を低下させるといえる。

米粒のタンパク質含量は，粒数と集積する窒素量および澱粉量によって決まると考えられる。穂の中の籾の一部を切除することによって実験的に籾の数を減少させると，1粒当たりの窒素の転流量が増加し，窒素含量が増加することが認められている。収量を維持するためには一定の窒素施肥は必須であり，そのなかでタンパク質含量を低下させて食味を向上させるためには，登熟が良好となるよう籾数を過剰にしないこと，登熟期に土壌から出る窒素量を診断して穂肥量を調節すること，水管理により登熟向上を図ることなどの対策を実施することが重要と考えられる。

玄米の窒素含量と食味特性との関係から，窒素含量の上限値を決め，その上限値を超えないように栽培するために，籾数や窒素吸収量の適値を設定する試みが行なわれている。また，出穂期における茎葉の窒素含量と収穫期における玄米の窒素含量や米粒のタンパク質含量との間には密接な関係が認められていることから，葉色計などで葉の窒素含量を推定し，これによって米粒のタンパク質含量を推定することが可能となりつつある。このような米粒の窒素含量を指標とした生育診断に基づく施肥の調節は，おいしい米の生産に有効な手段と考えられる。近年，

施肥の省力化や環境保全の観点からLP肥料などの緩効性肥料を施用する場面が多くなっている。緩効性肥料を使用しておいしい米を生産するためには，その溶出期間や緩効性成分の配合，施肥法などを考慮して窒素の肥効が遅くまで残らないようにするとともに，必要に応じて穂肥を併用することにより，適切な生育と米粒の低タンパク質化のバランスをとる必要があると思われる。

【水管理】

登熟初期の土壌水分の減少は米粒の生長・発達を阻害し，屑米を多発する。また，登熟中期以降の落水などによる土壌水分の減少は，米粒への物質の蓄積を阻害し，不完全米を増加させる。

幼穂形成期以降に土壌水分が減少すると，米粒のアミロース含量およびタンパク質含量は増加する傾向が認められている。米粒の理化学的特性や食味特性に及ぼす水管理の影響についての情報はかならずしも多くないが，化学成分や品質の変動から推定すれば，土壌水分の減少により食味は低下すると考えられる。したがって，現行の水管理では，とくに登熟期における落水時期が過度に早くならないよう留意する必要がある。

【収穫時期】

登熟の進行にともなって米粒は充実し，青米などの未熟粒は減少するが，日数の経過とともに茶米や胴割米が増加するので，品質から見た場合には成熟期に収穫することが最良となる。

米粒の化学成分について登熟経過を追って測定した結果によれば，アミロース含量およびタンパク質含量は次第に減少する傾向が認められる。米粒の理化学的特性は出穂後40日頃までは次第に向上するが，それ以後は低下する場合が多い。炊飯特性は登熟の進行とともに低下するとされ，米飯テクスチャーの調査では，登熟の進行とともに硬さが減少して粘りが増加し，成熟期頃を境として硬さが増加，粘りが減少に転じ，食味特性は成熟期に最高となるとしている。食味の官能試験では，成熟期以後の遅刈りで食味が劣る事例と変わらないとする事例があり，成熟期以前についての報告は少ないが，やはり食味低下の報告がある。

以上のことから，品質と同様に食味から見た収穫適期も成熟期であり，それより収穫が早い場合にも遅い場合にも食味が低下する可能性がある。ただし，収穫期と食味との関係は地域や品種で異なる可能性があり，それらの点に留意する必要がある。

【倒伏】

倒伏は米粒への物質蓄積を阻害して収量，品質を低下させる。倒伏がおこると米粒のアミロース含量，タンパク質含量は増加し，米粒の理化学的特性や官能検査による食味特性も低下するが，これら食味関連特性の低下は倒伏が早いほど大きいとされる。倒伏による食味低下は，澱粉蓄積の阻害により粒厚が薄くなることによると考えられる。また，倒伏にともない穂発芽した米粒が混入すると，アミロース含量を増加させ，物理化学的性質に影響を与え，食味を大きく低下させる。

【移植と直播】

直播栽培は移植栽培と比較して，栽植密度を高めやすく玄米のタンパク質含量を低下させやすいが，生育が不均一になりやすく，出穂が遅延しやすい。このため，良食味となる面とそうでない面の両方をもっていると考えられる。直播栽培で美味しい米を生産するためには，出芽や苗立ちを良好にすることにより水田内のイネの生育を均一にして米粒の登熟を揃えるとともに，施肥法や播種密度など栽培法により登熟期間の窒素吸収を抑制することが重要と考えられる。

【減農薬栽培，有機栽培】

減農薬栽培米，有機栽培米は，慣行栽培米と比較してタンパク質含量が少なく，官能検査による食味特性が優ったという事例と，その逆の事例がある。減農薬栽培や有機栽培など，特定の栽培法が本質的に良食味という事実はなく，いずれの場合も登熟期の環境や水稲の体内条件変化を通して食味に影響を及ぼすものと考えられる。

（丸山幸夫）

加工品とその特徴

●おもな加工品

＜精米加工＞

【籾摺り・精米加工】

商業的に行なわれている精米加工には，主食用，特定米穀用，清酒醸造用などがあげられる。籾摺りは，一般的にはカントリーエレベータや農家で行なわれ，玄米として精米工場に出荷される。精米工場における主食用の精米加工は，基本的には図9に示

すようなシステムで行なわれている。精米加工の本体である精米装置は，圧力式摩擦方式と呼ばれるものが中心で，これに表面を砥石で削っていく研削式が補助的に使われる。酒米の精米加工には研削式が用いられる。飯米用の精米加工では，白度を一定にし，着色米をカラーソーター（色彩選別機）で除去し，調湿装置で水分を一定にし，場合によっては混米され，個包装されて出荷される。

最近では，精米加工時に表面に一定の傷をつけることによって炊飯時の吸水を調節し，美味しく炊き上がるような工夫がなされているものもある。一方，調湿や表面加工は貯蔵安定性に影響を及ぼすと考えられる。

【無洗米】

洗わないで炊飯できる無洗米が注目されている。研ぐ手間が省けるだけでなく，ぬかの付着がなく酸化が遅いので水分が同じであれば保存性が良く，炊き上がりが均一で，研ぎ汁がでないため環境汚染が回避できる。外食産業では人手や水道代が節約できるので経済的にも優れており，各方面から有利な特徴が指摘されている。無洗米の調製方法として，古くはブラシでぬかを取る方法や気流でぬかを吹き飛ばす方法があり，最近では脂質でぬかを取るライスワックスコーティング法，少量の水で短時間洗米し水分を調整する方法などが開発されている。

日常の米を研ぐ手間がなくなり，簡便性が付与されるとともに，研ぎ汁による排水への負荷軽減と水資源の節約といった環境・資源面にまで配慮できる無洗米は，一般家庭のみならず，米飯加工業者にも大きな利益をもたらすものとして普及が期待される。

【無菌米】

賞味期限の長い包装米飯を製造するときの一つの重要なポイントは，原料米からいかに微生物を除去するかである。汚染細菌には耐熱性のバチルス属，大腸菌群のエルビニア属，腐敗菌のシュードモナス属，ミクロコッカス属などがある。収穫直後はシュードモナス属やエルビニア属などが多数検出されるが，貯蔵するに従って総菌数は減り，バチルス属が増加する傾向にある。加熱炊飯した後に検出される微生物は，ほとんどが耐熱性のバチルス属であるので，無菌米飯を作るためには，バチルス属の少ない精米が得られるような原形搗精と搗精歩合を原料米ごとに求めておく必要がある。たとえば，コシヒカリでは，89％以下の搗精歩合でバチルス属が検出されなくなることが報告されている。

＜米加工品の動向＞

日本では，米の加工用途からみると，酒造，製餅は量的に大きな変化はないが，一般加工用米は顕

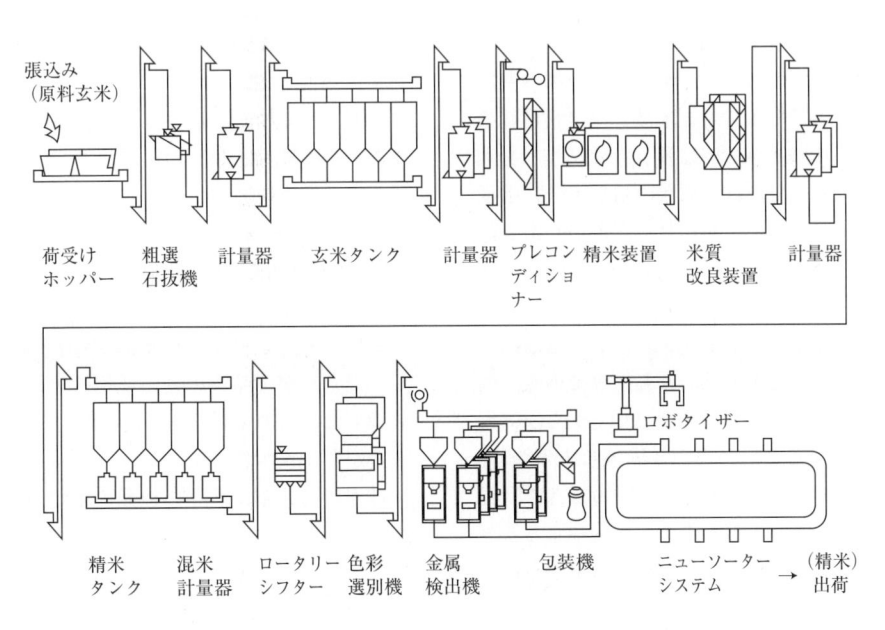

図9）大型精米工場の加工工程の一例［岐阜県経済連：精米センター資料から］

著な伸びを示している。その用途には伝統的な米菓・味噌用などがあるが，伸びているのは調理加工米飯用の米であり，冷凍食品，レトルト食品，無菌化包装食品などの混ぜご飯類，白飯やかゆなどのメニューが作られている。

米を用いた加工食品は多岐にわたっており，図10に加工法を中心とした米製品の分類を示した。米加工品には，調理加工米飯，蒸し加工・麹利用発酵食品，餅と米菓，米粉利用菓子類，膨化食品，早炊き米，かゆ，飯ずし，玄米加工品，胚芽・ぬか利用食品など数多くある。調理加工米飯も冷凍，缶詰，レトルト，無菌化，乾燥などの手段で保存性の向上と簡便化を達成させた製品が作られている。

表13には，食品群別に米加工品の種類と形態，特徴と技術開発のポイントなどについて示した。冷凍米飯では，加工適性（機械適性），食味向上があげられる。無菌化包装米飯（無菌ご飯）では，耐熱性菌の完全除去，安全性の確保，コストの低減などの課題がある。レトルト米飯では，主に品質・食味の向上が課題であるが，レトルトがゆ製品では固形分の保持性と原料米の選択が重要なポイントである。アルファー米では品質・簡便性ともかなり優れているが，コストの低減が課題である。そのほかの製品については，表13の内容を参照されたい。

＜籾を利用した加工食品＞

【焼き米（煎り米，ひら米など）】

焼き米は，日本の米作地帯に広く分布しており，古くからあったものであるが，現在でも一部の農家で自家用に作られている。焼き米は，秋の収穫時の未熟な籾や，春の種まきの時に残った種籾などを利用して作られた。作り方は，原料の籾を十分に水浸漬した後，ざるにあげて水を切り，直接熱した釜に入れて煎るか，水切りした籾を蒸してから煎る方法がある。籾の中心部まで熱が十分浸透するまで煎って，籾が少し口を開けるくらいのところで臼に移し，稲わらで編んだ臼蓋をして熱いうちに杵でつく。糯米の時は，むしろに広げて少し冷ましてから臼に入れてつく。こうすると籾は籾殻と焼き米に分かれ，米はつぶれて少し扁平になるが，食べるときに湯戻りが良くなるという利点がある。長期保存するときにはよく乾燥し，食べるときにはもう一度から煎りする。

現在では，回転ドラムの釜で煎り，ゴムロールの脱籾機などを使って品質の良い焼き米が製造されている。保存には脱酸素剤が利用されている。

＜玄米を利用した加工食品＞

玄米には，繊維，ミネラル，ビタミン，脂質などの機能性成分が多く含まれており，日本では健康を考える消費者を中心に消費されている。玄米は，炊飯するのに加圧釜を用いる必要があり面倒だが，玄米を膨化加工することによって一般の炊飯器でも炊くことのできる玄米製品が作られている。また，水分を少し高めて焙煎し，ポップコーン状の玄米を作って玄米茶に用いる。

【玄米パン】

雑穀混入パンの一種で，小麦粉に炊飯した玄米あるいは玄米粉を加えて生地を作る。大正から昭和初期に普及した玄米パンは，当初炊飯した玄米を小麦粉で作った生地に練り込んでパンに焼き上げていたが，その後，あらかじめ用意した玄米粉を小麦粉に混ぜて作るようになった。一般には，小麦粉に対して玄米粉が10〜20％用いられる。一般にせいろに入れ，蒸気で蒸し上げて作るが，オーブンで焼く場合には，温度を低めにして時間を長くかけて焼くことと，蒸気を多く出しながら焼くなどの注意が必要である。現在では，玄米のもつ栄養価を利用した栄養強化食品となっている。

【玄米粉】

玄米をそのまま焙煎して粉にするものや，玄米を蒸してから乾燥しこれを粉砕して作る全粒粉があり，パン，麺類，菓子・ケーキなど多様な小麦製品やヨーグルトに加えたり，玄米飲料として利用したりすることが提案され，利用されている。このような製品は，健康に関心のある消費者を中心に消費が伸びている。

＜精白米の米粉を利用した加工食品＞

和菓子などの原料を供給している穀粉業界は，これまで砕米，くず米，下級米の処理という地位に甘んじてきたが，品質の良い他用途米の供給もあり，最近では品質の良い原料を用いた品質の良い米粉の製造が指向されている。

日本には非常に多くの種類の米粉があり，原料，加工法や性質，用途に応じていろいろな呼び名で呼ばれている。大きく分けると，原料に「粳（うるち）米」を用いているものと「糯（もち）米」を用いているものがあり，また米を生のまま粉砕するものと，蒸

粳米

穀類・雑穀

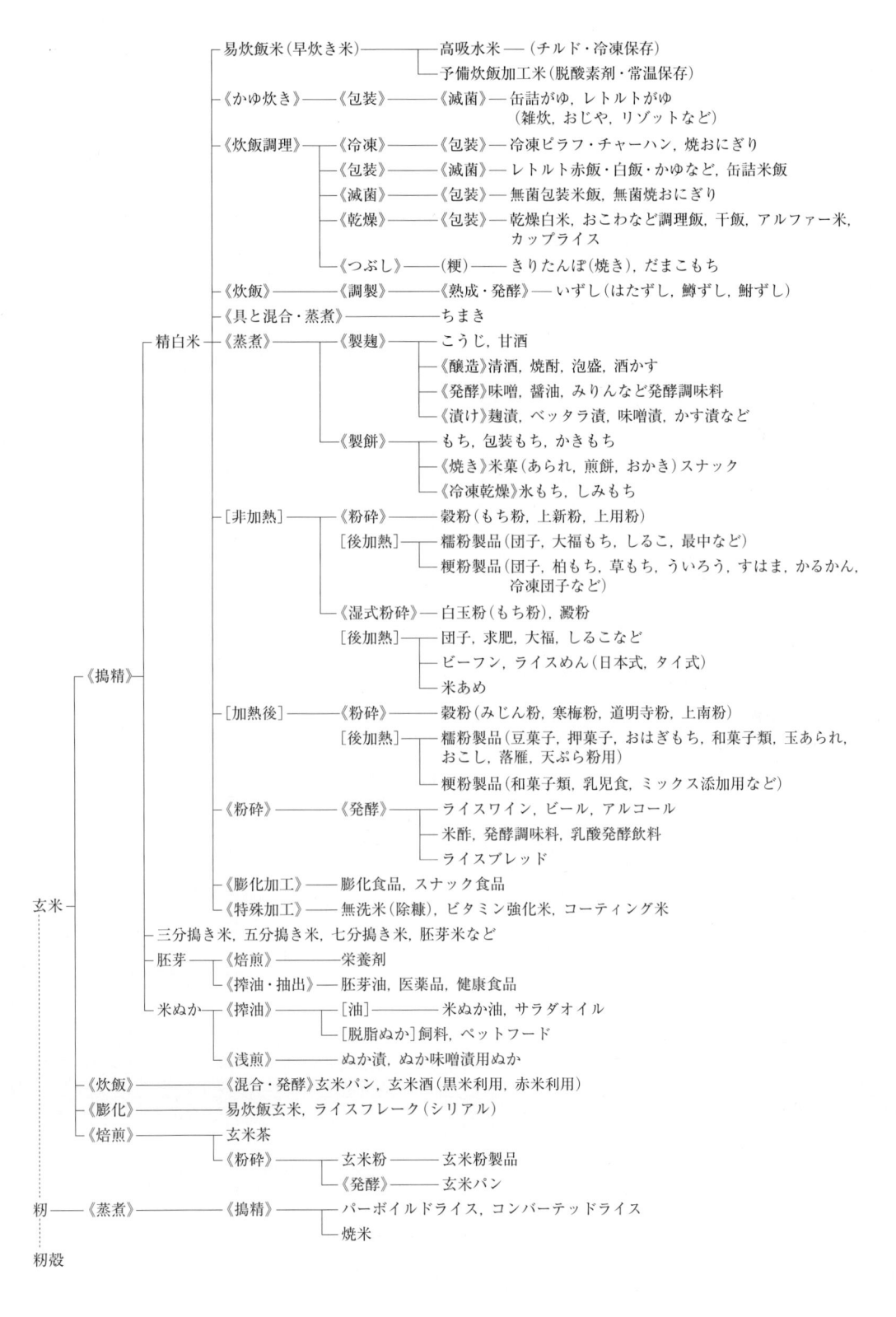

```
玄米 ─┬─《搗精》─┬─ 精白米 ─┬─ 易炊飯米（早炊き米）─┬─ 高吸水米 ──（チルド・冷凍保存）
      │          │           │                        └─ 予備炊飯加工米（脱酸素剤・常温保存）
      │          │           ├─《かゆ炊き》─《包装》─《滅菌》─ 缶詰がゆ, レトルトがゆ
      │          │           │                                  （雑炊, おじや, リゾットなど）
      │          │           ├─《炊飯調理》─┬─《冷凍》─《包装》─ 冷凍ピラフ・チャーハン, 焼おにぎり
      │          │           │              ├─《包装》─《滅菌》─ レトルト赤飯・白飯・かゆなど, 缶詰米飯
      │          │           │              ├─《滅菌》─《包装》─ 無菌包装米飯, 無菌焼おにぎり
      │          │           │              ├─《乾燥》─《包装》─ 乾燥白米, おこわなど調理飯, 干飯, アルファー米,
      │          │           │              │                    カップライス
      │          │           │              └─《つぶし》─（粳）── きりたんぽ（焼き）, だまこもち
      │          │           ├─《炊飯》─《調製》─《熟成・発酵》─ いずし（はたずし, 鱒ずし, 鮒ずし）
      │          │           ├─《具と混合・蒸煮》── ちまき
      │          │           ├─《蒸煮》─┬─《製麹》─┬─ こうじ, 甘酒
      │          │           │          │          ├─《醸造》清酒, 焼酎, 泡盛, 酒かす
      │          │           │          │          ├─《発酵》味噌, 醤油, みりんなど発酵調味料
      │          │           │          │          └─《漬け》麹漬, ベッタラ漬, 味噌漬, かす漬など
      │          │           │          └─《製餅》─┬─ もち, 包装もち, かきもち
      │          │           │                     ├─《焼き》米菓（あられ, 煎餅, おかき）スナック
      │          │           │                     └─《冷凍乾燥》氷もち, しみもち
      │          │           ├─［非加熱］─┬─《粉砕》─┬─ 穀粉（もち粉, 上新粉, 上用粉）
      │          │           │            │          ├─［後加熱］─ 糯粉製品（団子, 大福もち, しるこ, 最中など）
      │          │           │            │          └─ 粳粉製品（団子, 柏もち, 草もち, ういろう, すはま, かるかん,
      │          │           │            │                      冷凍団子など）
      │          │           │            └─《湿式粉砕》─┬─ 白玉粉（もち粉）, 澱粉
      │          │           │                          ├─［後加熱］─ 団子, 求肥, 大福, しるこなど
      │          │           │                          ├─ ビーフン, ライスめん（日本式, タイ式）
      │          │           │                          └─ 米あめ
      │          │           ├─［加熱後］─《粉砕》─┬─ 穀粉（みじん粉, 寒梅粉, 道明寺粉, 上南粉）
      │          │           │                    ├─［後加熱］─ 糯粉製品（豆菓子, 押菓子, おはぎもち, 和菓子類, 玉あられ,
      │          │           │                    │              おこし, 落雁, 天ぷら粉用）
      │          │           │                    └─ 粳粉製品（和菓子類, 乳児食, ミックス添加用など）
      │          │           ├─《粉砕》─《発酵》─┬─ ライスワイン, ビール, アルコール
      │          │           │                  ├─ 米酢, 発酵調味料, 乳酸発酵飲料
      │          │           │                  └─ ライスブレッド
      │          │           ├─《膨化加工》── 膨化食品, スナック食品
      │          │           └─《特殊加工》── 無洗米（除糠）, ビタミン強化米, コーティング米
      │          ├─ 三分搗き米, 五分搗き米, 七分搗き米, 胚芽米など
      │          ├─ 胚芽 ─┬─《焙煎》── 栄養剤
      │          │        └─《搾油・抽出》── 胚芽油, 医薬品, 健康食品
      │          └─ 米ぬか ─┬─《搾油》─┬─［油］── 米ぬか油, サラダオイル
      │                    │          └─［脱脂ぬか］飼料, ペットフード
      │                    └─《浅煎》── ぬか漬, ぬか味噌漬用ぬか
      ├─《炊飯》──《混合・発酵》玄米パン, 玄米酒（黒米利用, 赤米利用）
      ├─《膨化》── 易炊飯玄米, ライスフレーク（シリアル）
      ├─《焙煎》── 玄米茶
      └─《粉砕》─┬─ 玄米粉 ── 玄米粉製品
                └─《発酵》── 玄米パン

籾 ──《蒸煮》──《搗精》─┬─ パーボイルドライス, コンバーテッドライス
                        └─ 焼米
籾殻
```

図10) 米の加工技術と米製品の分類

表13) 米加工食品の種類・形態, 特徴と技術のポイント

食品群	種類と形態		原料と特性	技術のポイント
精白米		無洗米	簡便性・省エネ・省資源	除糠方法 (水洗浄, ブラシ, 空気, 油)
		コーティング・ライス	保存性の向上	
	胚芽米	ビタミン強化米	栄養強化	
	パーボイルドライス	コンバーテッドライス	保存性向上, 栄養強化	嗜好性の向上
加工玄米	膨化加工玄米	パンなどの二次加工	普通炊飯で炊ける玄米	品質の向上
	玄米茶		香り着け	
易炊飯米	高吸水米		チルド流通, 冷凍	前処理・炊飯時間
早炊き米	予備加熱処理米	水分調整(脱酸素剤)	常温流通	品質保持技術
米飯	冷凍米飯	ピラフ, 焼飯, おにぎり	良食味, 簡便性	米の機械適性・食味, 耐熱性菌の除去(搗精法, 洗浄法など), アミロース含量, 米の機械適性・食味
	無菌包装米飯	白飯, おにぎり	良食味, 簡便性	
	レトルト米飯, 缶詰	白飯, 赤飯, 混飯	簡便性, 小回りがきく	
	アルファー米	白飯, 赤飯, 混飯	簡便, 軽量, 長期保存	
	焼き米, 干し飯		残り物利用の伝統食品	
かゆ	レトルト・缶詰がゆ	かゆ, 中華がゆ, リゾット	簡便性・多様化	米の炊飯特性
テイクアウト食品	弁当, おにぎり, すし	チルド, 冷凍	低温良食味・多様性	機械適性(しゃもじ離れなど), 解凍技術
	ライスバーガー	ライスフライ	新規食品開発	
飯ずし	はたずし, 鱒ずし, 鮒ずし, かぶらずし		伝統食品	安全性(加工技術), 熟成期間
もち	板もち	真空包装もち	中期保存	硬化特性, 粘弾性, コシ(アミロペクチン), 座り, 耐熱性菌数
	切もち, 丸もち	脱酸素剤包装もち	中期保存	
		レトルト・無菌包装もち	長期保存可	
	氷もち, しみもち	長野, 福島の伝統食品	即席食材	加工性, 利用特性
米菓	せんべい	草加煎餅, いそべ煎餅	粳米	膨化性, アミロース含量
	あられ, おかき	柿の種	糯米	
穀粉	白玉粉	もち団子, 求肥, 大福もち	糯生粉	アミロース含量, タンパク質含量, 粉砕法, 篩別法, 老化性(添加物), α化法, 加工法, 粒度および分布, 滑らかさ, 味・色・香り
	もち粉	もち団子, 最中, 大福もち	糯生粉	
	上新粉, 上用粉	団子, 柏もち, 草もち, ういろう, かるかん	粳生粉	
	寒梅粉	豆菓子, 押し菓子	糯α化粉	
	みじん粉	和菓子, 桜もち, 落雁	糯・粳α化粉	
		ミックス類, 幼児食など	添加利用	
	上南粉	和菓子, 桜もち, おこし	糯α化粉	
	玄米粉	栄養強化食品	玄米α化粉	新製品開発
めん類	ビーフン		新食品素材開発	アミロース含量, 加工技術
	ライスめん	日本式, タイ式		
パン	ライスブレッド		新食品素材開発	膨化性
	玄米パン	炊飯玄米, 玄米粉利用		
スナック	膨化米	パフドライス	パフマシン利用	膨化特性, アミロース含量
	ライススナック	クネッケ, フレーク	エクストルーダー利用	
発酵食品	こうじ	甘酒, 漬物用	伝統食品	大粒心白, 外硬内軟, 破精込み, 低タンパク質, 低不飽和脂肪・鉄イオン, 吸水特性, 酵素分解性
	清酒, 玄米酒	酒粕(漬物用)	嗜好性, 高級化・多様化	
	ライスワイン, ビール			
	焼酎	米焼酎, 泡盛		
	みりん, 発酵調味料			
	米酢			
	味噌	米味噌, 味噌漬	嗜好性, 高級化・多様化	吸水特性, タンパク質含量
澱粉	糊料		澱粉の粒度(微細度)	接着力
米ぬか	ぬか味噌漬用			酵素の不活性化, 米ぬかを篩別・焙煎
	米ぬか油	サラダ油		
	胚芽		栄養剤, 胚芽油	
	機能性成分(トコール類, オリザノール)	機能性食品	生体酸化防止, 動脈硬化防止	機能特性
		浴剤, 化粧品など		

粳米

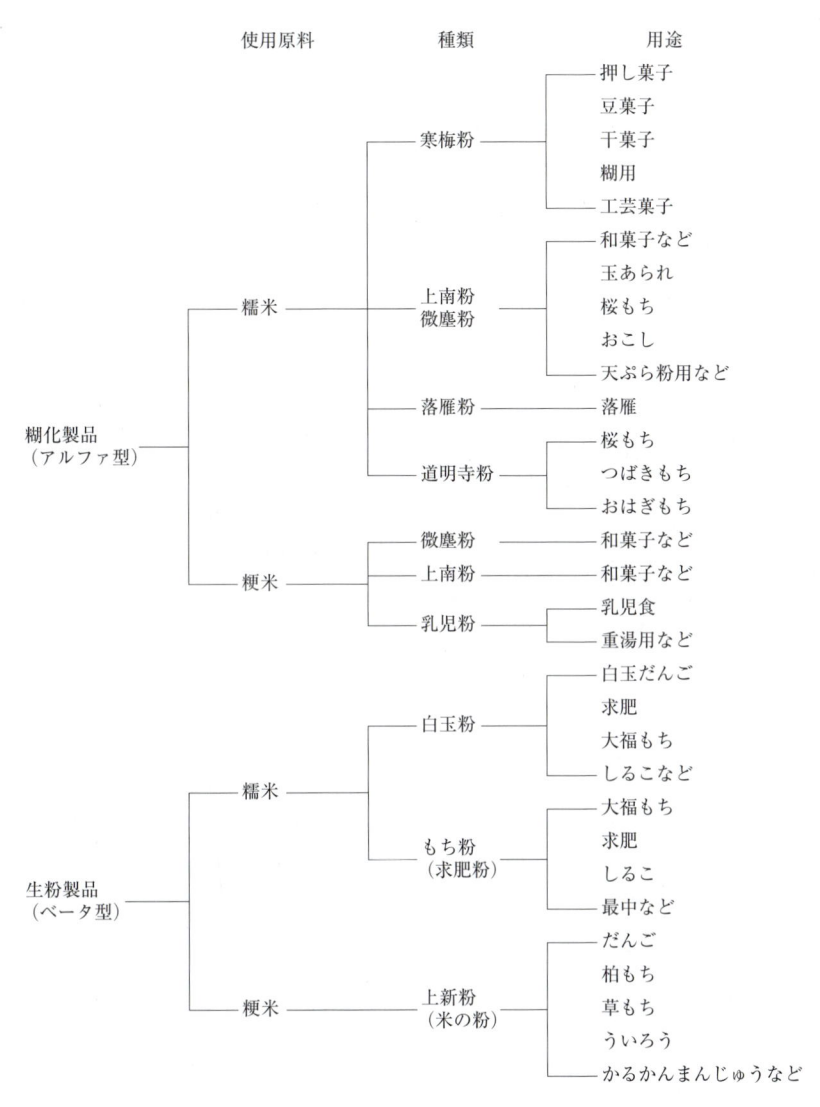

```
使用原料        種類              用途
                            ┌ 押し菓子
                            ├ 豆菓子
                ┌ 寒梅粉 ───┼ 干菓子
                │           ├ 糊用
                │           └ 工芸菓子
                │           ┌ 和菓子など
                │           ├ 玉あられ
                │ 上南粉   ├ 桜もち
         ┌ 糯米 ┼ 微塵粉   ├ おこし
         │      │           └ 天ぷら粉用など
         │      │
         │      ├ 落雁粉 ─── 落雁
         │      │           ┌ 桜もち
糊化製品 │      └ 道明寺粉 ┼ つばきもち
(アルファ型)│                └ おはぎもち
         │      ┌ 微塵粉 ─── 和菓子など
         │      ├ 上南粉 ─── 和菓子など
         └ 粳米 │           ┌ 乳児食
                └ 乳児粉 ─── 重湯用など

                            ┌ 白玉だんご
                ┌ 白玉粉   ├ 求肥
                │           ├ 大福もち
                │           └ しるこなど
         ┌ 糯米 │           ┌ 大福もち
         │      │ もち粉   ├ 求肥
         │      └(求肥粉)  ├ しるこ
生粉製品 │                  └ 最中など
(ベータ型)│                ┌ だんご
         │                  ├ 柏もち
         │      上新粉     ├ 草もち
         └ 粳米 ─(米の粉)  ├ ういろう
                            └ かるかんまんじゅうなど
```

図11）米粉の種類とおもな製品

したり焙焼したりして加熱糊化させてから粉砕するものがある。それらを分類すると図11のようになる。主な米粉の種類をあげると，粳米から製造される米粉は上新粉（じょうしんこ），上用粉（じょうようこ），微塵粉（みじんこ），上南粉（じょうなんこ）などがあり，糯米からのものは白玉粉（しらたまこ），もち粉，寒梅粉（かんばいこ），落雁粉（らくがんこ），微塵粉，道明寺粉（どうみょうじこ），上南粉などがある。それぞれ特徴があり，用途に合わせて使用される。

粳米から作る米粉と糯米から作る米粉で，製造法

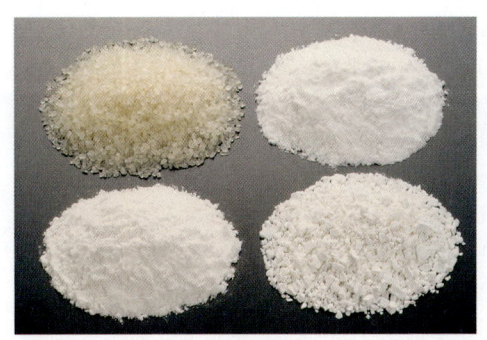

写真3）米粉。左上から時計回りに上新粉，道明寺粉，もち粉，白玉粉［写真：全国穀類工業協同組合］

がほぼ同じでも名称が違うものと，全く同じ名前で呼ばれるものがある。たとえば，上新粉ともち粉は同じ製造法によるが，前者が粳米で後者が糯米である。微塵粉，上南粉は原料米が違っても同じ名称を使っている。また原料米を生のまま製粉するものと，原料米を蒸煮や焙煎などの加熱処理をしてから製粉するものと，二通りの製造方法があり，製造法の違いにより名称が異なる。たとえば，白玉粉と寒梅粉は同じ糯米を使っているが，白玉粉は加熱しておらず，寒梅粉は加熱処理をしている。できた米粉の粒度によって，同じ製造方法でも名称が変わる。たとえば，上新粉と上用粉では，上用粉のほうが粒度が細かく，道明寺粉と微塵粉では，微塵粉のほうが粒度が細かい。

タイ，マレーシア，ベトナムなどの東南アジア諸国にも，米の粉を用いた和菓子風の菓子類や新粉細工のような菓子類がある。もち粉については，インディカ米はジャポニカ米と物性が大きく異なり，一般に粘りは強いがコシが弱いようである。

【上新粉】

粳精白米を水洗いし，水を切った後，これをロール製粉するものと，胴搗（どうづき）製粉機で製粉するものがあり，製粉したものを乾燥して篩別（ふるい分け）し，製品とする。水を切った後，乾燥してから製粉するものもある。製品の粒度が特に細かいものを上用粉と呼んで区別している。上新粉を用いて作った菓子類の物理性（コシ）は，粉の粒度と大きな関係があり，粒度の小さいものほどソフトになる。また，加水量の多いほど物理性の経時変化が少なくなる。粒度の比較的大きな上新粉は大福餅，柏餅，団子，餅菓子などに用いられ，粒度の細かい上用粉は高級和菓子に利用される。

【白玉粉】

白玉粉は，糯米を生のまま製粉したもので，もち粉，求肥粉（ぎゅうひこ）などとも呼ばれる。その製法は次のようなものである。まず，もち精白米を水洗いし，8～18時間水浸漬して十分に水を吸わせる。これを水切りした後，加水しながら石臼で磨砕し乳濁液とする。この操作は水挽きと呼ばれる。この乳濁液を80～100メッシュの篩（ふるい）に通し，粗粒は再び水挽き工程に戻し，細粒は水分40～45％まで圧搾脱水し，これを60～70℃で乾燥して製品とする。昔は，乳濁液を圧搾脱水する前に，寒中の冷たい清流で水晒ししていたので寒晒粉（かんざらしこ）とも呼ばれていた。現在ではこのような製法はほとんど行なわれていない。

白玉粉は，白玉団子，餅菓子，大福餅などに用いられる。求肥粉は，水洗・水切り後，水分18～19％でスタンプミル（杵式製粉機）で製粉したもので，白玉粉よりやや粗粒である。

【寒梅粉】

もち精白米を洗米し，水浸漬をして十分に水を吸わせた後，せいろで蒸し，餅搗き機で餅を調製する。これをホットロール中で温度170～200℃で焼き上げ，粉砕する。蒸したものを焙焼するので，焼き微塵粉ともいう。焙焼した糯米で作る落雁粉には多様な製法のものがあるが，寒梅粉と同じような製法で作られるものもある。寒梅粉は，主に粉菓子，豆菓子の原料として用いられる。

【微塵粉】

もち精白米または粳精白米を水洗，水切りし，蒸煮後これを乾燥して乾飯（ほしいい，干し飯）とし，微粉砕したものである。糯米を用いたものを上早粉（じょうはやこ），粳米を用いたものを並早粉（なみはやこ）という。主に和菓子製造に用いられる。乾飯を粗砕したものを道明寺粉といい，桜餅の製造に用いられる。微塵粉を平煎り機（ひらいりき）で煎ったものを上南粉といい，押し菓子，洋菓子などに用いられる。

＜調理加工米飯の種類と加工＞

最近の調理加工米飯の人気の理由は，冷凍焼きおにぎり，冷凍ピラフなどに代表される冷凍加工米飯の「種類の多様化と風味の向上」であり，無菌米飯による白飯の「簡便化・良食味化」などによるものである。現在，調理加工米飯の業界は多様化，簡便化，風味・品質向上などの点で激しく競争しつつ生産を伸ばしてきている。

このように，調理加工米飯の消費が伸びているなかで，個々の調理加工米飯に合った原料米へのニーズもさらに細かく具体的になってきており，冷えても美味しい米，炊き増えのする米，必要以上に粘らない米，サラッとした米，粘りがあってしかも"しゃもじばなれ"の良い米，水浸漬・むらしのいらない米，速く炊ける米，さらには香り米，色着き米，大粒米など，いろいろな要望が出てきている。そして，これらの原料米・炊飯米に対する多様なニーズに応

粳米

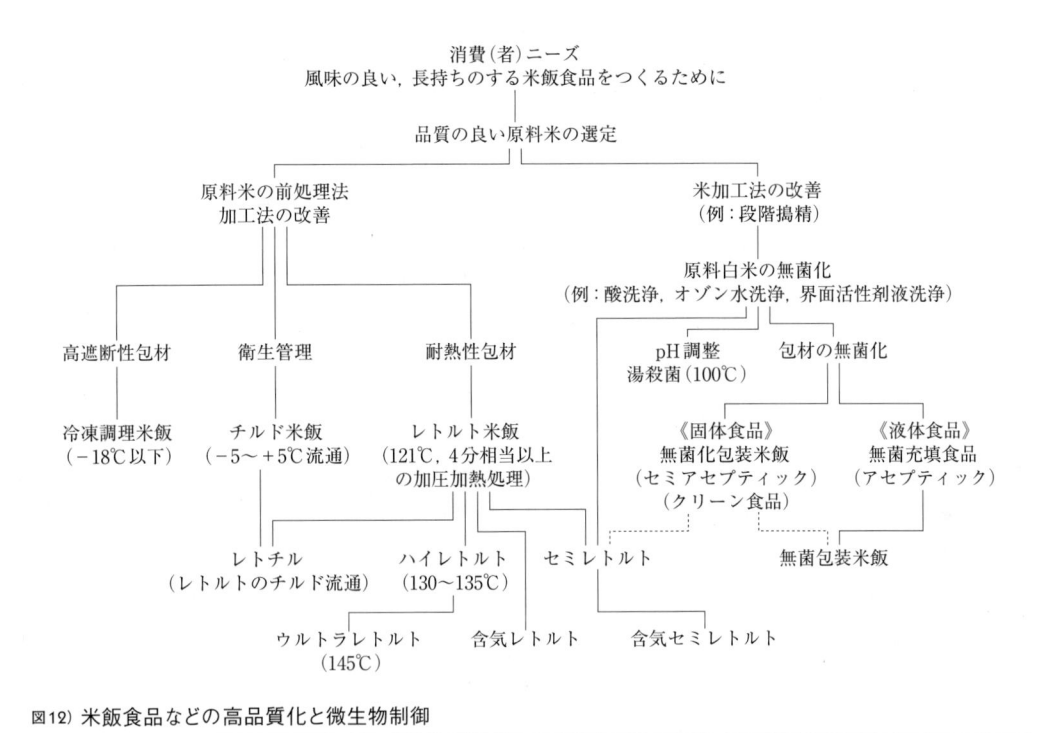

```
                        消費(者)ニーズ
                風味の良い，長持ちのする米飯食品をつくるために
                        品質の良い原料米の選定
                ┌───────────────────────┴───────────────────────┐
        原料米の前処理法                            米加工法の改善
          加工法の改善                              (例：段階搗精)
                                                        │
                                                原料白米の無菌化
                                        (例：酸洗浄，オゾン水洗浄，界面活性剤液洗浄)
                                        ┌───────────────┬───────────────┐
                                    pH調整              包材の無菌化
                                    湯殺菌(100℃)
  ┌──────┬──────┬──────┐         ┌──────┴──────┐
高遮断性包材 衛生管理 耐熱性包材   《固体食品》      《液体食品》
                                  無菌化包装米飯    無菌充填食品
                                  (セミアセプティック) (アセプティック)
                                    (クリーン食品)
冷凍調理米飯 チルド米飯 レトルト米飯
(-18℃以下) (-5～+5℃流通) (121℃，4分相当以上
                         の加圧加熱処理)
          ┌──────┼──────┐      ┌──────┴──────┐
       レトチル  ハイレトルト  セミレトルト      無菌包装米飯
      (レトルトのチルド流通) (130～135℃)
            ウルトラレトルト 含気レトルト 含気セミレトルト
               (145℃)
```

図12) 米飯食品などの高品質化と微生物制御

じた米の開発が必要になってきている。

最近では，消費ニーズに合わせ，美味しく，しかも長持ちのする加工米飯類が数多く開発されてきているが，その技術の流れを図12に示した。耐熱性微生物が少なく品質の良い原料米を選び，菌数を限りなく減らすために原形搗精，段階搗精を行ない，さらに精米の菌数を減らすために種々の洗浄法が用いられている。このような原料を衛生的にあるいは無菌的に加工し，冷凍米飯，チルド米飯，レトルト米飯，無菌化包装米飯など多様なロングライフ米飯，プロロングド・シェルフライフ米飯などが作られている。

調理加工米飯の原料米の選択には，加工適性と食味，経済性の三つの大きな視点がある。粘りの強い米は，加工時の機械適性の点では問題となるが，一般に食味はすぐれるので，加工技術のほうが大きく改善され，粘りの強い米でも加工できるようになり，良食味の調理加工米飯が作られるようになった。

製品の食味を向上させるためには，良食味米を用いることとあわせて，糯米や低アミロース米をブレンドしたものが用いられる。現在では，食味や機能性を大切にするため，原料米の選定と，加工工程における機械適性などの問題を解決するための技術開発との両面からのアプローチが重要になっている。

【一般炊飯】

米の特性が良くても，炊飯方法によって米飯の美味しさは大きく変わる。炊飯は，水洗と吸水，水加減，火加減，むらしなどのプロセスからなっており，それぞれが美味しい飯を炊くための重要な過程になっている。まず，水洗は，表面についているぬかを除くためのもので，香りを悪くしないために大切である。吸水は，米の中心まで水をゆきわたらせ，炊飯時に十分糊化させるために必要であり，「急ぐときでも必ず30分は水浸漬しなさい」といわれるゆえんである。

加水量は飯の物理性に深くかかわっており，一般に炊飯には米の1.2倍から1.4倍の加水が必要である。最適な加水量は米の品種，水分含量，新古の差など，米の性質によって少しずつ異なっている。火加減は大変重要な操作で，温度上昇期，沸騰継続期，蒸し煮期の3段階に分かれている。温度上昇期はさらなる吸水を行なう段階，沸騰継続期は澱粉を糊化する段階，蒸し煮期は火を止める直前に火を強くして焼きの操作を加え，余った水を追いだす段階である。最後のむらしは，火を止めて，水分を均一にし，飯を安定させるとともに，余剰の水蒸気を放散させ

る段階である。

現在では，電気自動炊飯器などで，マイコンに記憶されたプログラムによって自動的に美味しい飯が炊けるようになっているが，これはコシヒカリの場合に良いように設定されているものが多く，米の性質が違った場合には必ずしも美味しい飯が炊けるとはかぎらない。米が多様化し，調理も多様化している現在，炊飯の原理をよく理解し，米の性質が変わっても美味しい白飯，調理飯が炊けるようにしなければならない。

【レトルト米飯】

吸水させた米を耐熱性の包装容器に入れて密封し，中心温度121℃・4分相当以上の条件で加圧・加熱殺菌したものである。レトルト米飯は昭和48年に登場した簡便食品の老舗である。最初に開発された製品は赤飯であり，炊飯時の加水が白飯より少なく粒のつぶれが少ないのでレトルトに向いていることもあり，これまで赤飯製品が非常に多かった。しかし，最近では製品の多様化が進んで赤飯製品が少なくなり，かゆ・ぞうすいや混ぜご飯類が伸びている。レトルト白飯は，電子レンジ食品の普及とともに伸び，袋物だけではなく成形容器に入った含気レトルト製品も開発されている。しかし，加圧下で高温殺菌するので風味がやや劣ることや多少色が着くことなど，品質面からみてもう一つであり，無菌米飯の普及とともに生産量が少なくなっている。

米を水浸漬してから蒸気などで予備加熱と加水を行ない，これを袋に詰めてから空気を押し出しシールして，袋物では116℃・30分程度の条件でレトルト殺菌する。空気を押し出すときなどに米粒がつぶれないよう米の水分を少し低めに調整していることや，そもそも加圧炊飯であるということもあり，理想的な炊飯条件とはいいがたい。米粒のつぶれを少なくするための成形容器・含気レトルトでは，少し長めの加熱条件で殺菌されている。

レトルト米飯は常温で長期間保存できるうえに，製造に小回りがきくという特徴もあり，赤飯や加薬ご飯など水分が比較的少なく，また変色が気にならない製品や水分の多いかゆ・ぞうすいなどに特徴を出すことができる。

【米飯缶詰】

前処理した米あるいは水と米を缶に詰めて巻き締め，レトルト殺菌するもので，古くから作られている。高温で殺菌するため，レトルト米飯と同じような品質問題がある。缶詰米飯は，完全な品質保持性があり何年も長期保存することができるので，非常用，軍事用に作られている。

米粒の形の保持が必要なかゆ・ぞうすいでは缶詰製品が多く作られている。ここではレトルト製品と同様，米の粒が残る特性，炊き増えの程度，液の粘度など，米のもつかゆ・ぞうすい適性を明らかにすることが重要な課題である。

【冷凍米飯】

調理加工した米飯類を−40℃以下の温度で急速に冷凍し，−20℃以下の温度で保存するもので，1973(昭和48)年から上市された簡便な米飯製品の老舗である。冷凍米飯は，そもそも業務用を目的として調理加工された米飯を急速冷凍して製造したもので，当初は種類も限定されていた。

製品の中心は，ピラフ，チャーハンなどの調理飯であったが，最近では製品の多様化と品質の向上により消費量も伸びている。冷凍焼きおにぎりのヒットは異業種の参入をも促進し，開発競争に拍車をかけている。すしロボットを使って製造した冷凍すし，冷凍おにぎりなどへの展開は新しい需要を喚起し，宅配などの新しいチャンネルへも展開している。

これらの冷凍米飯は，家庭用のみならず業務用での利用が広がり，質的にもかなりのものが冷凍で供給されるようになっている。冷凍白飯も市販されているが，米粒表面の粘りを抑えて加工適性を高めたり，米粒につやを出させるために一部で天然添加物が使われており，品質的にはもう一つである。今後の伸びを期待するには，さらなる冷凍面での技術開発と，表面の粘りが少なくても噛むと粘りが出るような機械適性に優れた米を選択し，添加物に頼らない製造技術を開発することが必要である。

【チルド米飯】

チルド米飯は，調理加工した米飯類を包装後冷蔵状態で保存するもので，そもそも業務用として開発されたものであるが，現在ではコンビニやスーパーなどに弁当などと一緒に白飯だけのものが置かれており，少量のご飯が必要な単身者や一部家庭の主婦にも便利に利用されている。最近では，弁当，おにぎりなどの販売期間を延長するために保存温度を低くする傾向にあり，米飯類の老化防止が課題となっている。

【無菌化包装米飯(クリーン包装米飯)】

玄米の搗精過程で細菌および耐熱性胞子を可能なかぎり減少させ，炊飯過程で商業的無菌(実際の流通・消費で微生物的なトラブルが起こらないレベルの無菌性)の白飯を作り，これを無菌室で無菌的に無菌容器に移して包装するという無菌化包装米飯が昭和62年頃から市販された。一つ一つ小さな釜で炊いてそのまま無菌容器に充填する方式のものと，大きな釜で炊いてほぐしてから無菌容器に充填する方式のものがある。落下菌として混入する可能性のあるカビと残存好気性菌の生育を抑えるため，酸素を吸収するトレイに入れられ，この状態で常温6か月の品質保持が可能である。無菌化包装米飯は，通常の100℃の炊飯条件でそのまま製造されているため，炊飯器で炊くご飯と品質的にほとんど同じであるという特徴がある。冷えた後も美味しく食べられるように糯米や低アミロース米を添加したものもある。

無菌化包装製品は，簡便性と良食味性を実現したものであり，無菌化包装の特徴の一つである大袋のものも作られており，白飯以外の混ぜご飯，雑穀ご飯など今後も伸びが続くものと考えられる。

【アルファー米】

昔から作られている簡便な米飯といえば，乾燥米飯のアルファー米である。現在のような製法になったのは昭和19年であり，軍事食として大量に作られた。製法は米を炊飯してから熱風乾燥するものであるが，現在では作り方も改善され，保存もハイバリアー包材と脱酸素剤によって乾燥臭のでない美味しい製品が作られている。一般的には粘りの少ない米のほうが加工に適しているが，粘りのある米でも作れるようになっている。アルファー米製品は，軽いこと，湯を入れると20分ほどで美味しいご飯になることなどが特徴である。製品も，ピラフ，チャーハン，おにぎりなどがあり，登山などの携帯食として，海外旅行やアウトドアライフを楽しむ人たちの簡便食品として，また，災害時の非常食として利用されている。

【易炊飯米】

あらかじめマイクロ波などによって加熱処理をし，炊飯時間を短くするいろいろな易炊飯米が作られている。保存にはハイバリアー包材と脱酸素剤が使われているが，水分調整条件の異なったものが作られており，品質のばらつきが比較的多いという問題点もある。この製品はほとんどが業務用の釜飯などに用いられており，通常の米の炊飯ではむらしを入れると35分ほどかかるものが，易炊飯米の場合には別添のレトルト包装された調味液と具を釜に入れてそのまま炊飯でき，炊飯時間が18分ほどまでに短縮され，むらしがいらないというのを特徴としている。

【新しい米飯製品】

搗精によって耐熱性菌のほとんどいない精白米を作り，これを調味液などでpH調整し，具などとともに包装して100℃より少し高い温度で加熱殺菌すると，常温でも日持ちのする新しい米飯製品ができる。米の配合(糯米添加)と調味により澱粉が老化しにくいように工夫すると，しばらくの間は老化が進まず，そのまま食べられるものになる。また，冷えた状態でも調味によって美味しくする工夫をすれば，簡便で美味しい加工米飯製品ができる。このような試みが各方面で行なわれている。

＜米を原料とした菓子類＞

【米菓】

日本伝統の米菓には，粳米から作った煎餅と，糯米から作ったあられ，おかきがある。現在では欧米などの海外にも輸出しているが，アジア諸国からの輸入量も多く，国際的な商品になりつつある。

煎餅は，精白米を水洗い・水浸漬してから圧扁粉砕機で粉にするが，堅焼きの場合には浸漬時間を短くし粗い粉を調製して作り，ソフトな「浮かせ物」の場合には逆に浸漬時間を長くし，細かい粉を調製する。製品の膨化性は，原料の精白米のタンパク質含量やアミロース含量と関係があることが報告されている。アミロース含量が低い場合には膨化性が良くなり，これを抑える要因としてタンパク質含量が関係している。

あられ，おかきの製造は，まず糯米を6時間から一夜水浸漬して水溶性成分を溶出除去し，水切り後せいろに入れて蒸し，餅搗き機やエクストルーダーなどで餅にする。これを練り機に通して棒状に成形し，容器に入れて冷蔵庫で急冷する。硬化した餅生地は様々な形に切断し，40℃以下の温度で20〜23%程度の水分までゆっくりと通風乾燥する。これを平煎機，運行釜などにより焙焼する。これに食用油や醤油味などを付けて仕上げ乾燥する。

あられ，おかきの製造で最も重要なものは，餅生地が速く硬くなる硬化性である。次いで，膨化性や

風味である。餅生地の硬化性は糯米の品種や登熟温度と関係があり，登熟温度が高いほど冷蔵時の餅生地の硬化性が速いとされている。

【餅】

　精白した糯米を洗米し，水浸漬して吸水させた後，蒸して澱粉を糊化させ，おこわにする。このおこわ(蒸米)を杵でついて，粒々のない滑らかな餅生地にする。これを，取り粉を敷いた板の上に載せ，のばしていく。工場では，プラスチック板にはさんで圧延し，冷蔵庫で硬化させた後，切断し包装して製品とする。

　美味しい餅とは，よくのびて，しかもコシがあり，風味の良いものであり，これには品種・産地や新しい米を選ぶ必要がある。インディカ米の糯米はねばねばしてコシがない傾向があり，餅生地をさらに加工する用途には，これらの多様な物性のなかから最適なものを選ぶ必要がある。

　かつて，餅は主に正月に食べられる保存食的なものであり，暖かい時期ではすぐにカビが生えて食べられなくなった。昭和40年代頃から包装餅が登場し，保存性が飛躍的に延びたため，現在では周年食べられる商品になっている。古くは2週間程度の保存期間しかない真空包装切り餅，90℃以上で加熱殺菌した包装板餅などであったが，現在では，美味しさを考えた切り餅が中心であり，脱酸素剤を利用した包装切り餅，無菌的に包装した無菌包装切り餅，切り餅を個装してレトルト殺菌したレトルト個装餅などがある。

　糯米は，おこわや餅として中国南部の少数民族やインドシナ半島の山岳民族で広く食べられているが，工場で大量に作られているのは日本だけである。

【米菓子】

　和菓子は，神社仏閣の供え物として生まれたものが多く，その後，門前などで土産物として売られ，茶の湯などとともに発達した。和菓子には，米を原料にした餅や団子の類が多い。餅の類には，大福餅，桜餅，うぐいす餅，草餅，柏餅などがある。米を使った和菓子類には，求肥(ぎゅうひ)，羽二重餅(はぶたえもち)，上用饅頭(じょうようまんじゅう)，かるかん，ういろう，おこしなどがある。

　唐菓子(とうがし)・果餅(かへい)類は奈良時代に中国から伝来したもので，米粉や小麦粉を原料にし，油で揚げたものが多い。団喜(だんき，あんの入った餅・団子)，飴子(ついし，蒸し餅)，梅枝(ばいし)・桃子(とうし，米粉を湯で薄くのばして細く切り，着色して揚げたもの)，餢飳(ぶと，餅を油で揚げたもの)，糫餅(まがり，もち粉をこねて揚げたもの)，餛飩(こんとん，米粉にヤマイモをすりこんだうどん様の麺)，粔籹(こめ，米に蜜を混ぜて煎ったもの，岩おこしの原型)など22種類が知られている。また，点心は平安時代に中国から製法が伝えられ，茶道とともに発達した。茶菓子，お茶うけともいわれている。

　現代の和菓子は，過去に伝来した菓子類のなかから18世紀以降，江戸の庶民に好まれ大衆化していったものであり，桜餅，柏餅，大福餅，草餅などがその代表的なものである。

　また，タイ，マレーシア，ベトナムなどの東南アジア諸国では，米を原料にした多様な生菓子類が作られている。

【スナック菓子】

　原料穀類などを高温・高圧の条件下に置いたところで瞬間的に大気圧に戻すと，澱粉がアルファー化するとともに，気圧の急激な低下によって水分が蒸気に変わるため体積が急激に膨張し，穀類の組織が破壊されて大きく膨張した状態になる。このようにして製造した膨化素材に調味をすると，スナック菓子などの膨化食品になる。膨化食品の製造には，パフマシン，穀物膨化機，一軸エクストルーダー，二軸エクストルーダーなどが用いられる。

　膨化米は，チョコレート・糖蜜などの調味をしたスナック食品やシリアル，易炊飯玄米，インスタント米飯などに用いられ，また膨化米を粉砕した粉を用いたパン，麺類，スープなどがある。

<米を原料とした発酵品>

【清酒，焼酎などの酒類】

　清酒の製造は，酒造りに適した米を選ぶところから始まる。良い酒を造るには，酒造りに適した酒米が多く使われる。米の外層部にはタンパク質，不飽和脂肪酸，鉄などの酒の香りや味を悪くする成分が多いので，一般の酒では30％程度の外層部を削り取り，吟醸酒では40％以上精白したものを原料米として用いる。

　精白米を洗米し，蒸してから適度に冷却し，麹菌の種胞子(もやし)を植えて麹を作る。麹作りは酒造りの最も重要な工程の一つで，室(むろ)の温湿度を

粳米

厳密に管理し2日間で白い麹を作る。この麹は、酛（もと；酒母）作りと醪（もろみ）作りに用いられる。

酛作りで、酒造りに必要な清酒酵母を大量に増殖させる。麹、蒸米、水を桶の中でゆっくり攪拌すると麹のアミラーゼが澱粉を分解してブドウ糖になり、これを栄養にして酵母が増殖する。醪は、蒸米と水に麹と酛を加え、麹のアミラーゼで澱粉を徐々に糖に変えるとともに、糖を原料にして酵母にアルコールを作らせる。1回目の蒸米は初添え、2回目は中添え、3回目は留添えといい、3回に分けて仕込む。醪は4～5日で泡立ってくるが、細かい温度管理をしながら約3週間発酵を続ける。発酵が終わったら醪を濾過し、清澄な原酒に火入れ（殺菌）をして少し置き、容器に詰めて出荷する。

酒造用の米は、次のような条件が求められる。①大粒で心白率が高いこと：大粒は精白しやすく、心白（米粒の中心付近の白く見える部分で、澱粉粒の間の微小な空間）は麹を作ったとき中心部まで麹菌の菌糸がよく発育（破精込み）する。②タンパク質、脂肪、鉄など、酒造りにとって好ましくない成分が少ないこと：酒造用の米は、搗精により少なくしている。③米の溝が浅く、原形精白に仕上がること。④適度な硬さがあり、精米時に砕けないこと。⑤吸水性が良く、外硬・内軟な蒸米となること。⑥酒母や醪での溶解性が良いこと。⑦毎年の品質が安定し、品種としての寿命が長いこと。

酒造用米は、米を75％に精白した後、粗タンパク質、消化性（酵素剤による被糖化性）など12の項目を分析し、品質を事前に判断したり、毎年の品質変動を見たり、新品種の品質判定などに利用する。

精米歩合が低く、搗精度の高いほうがきれいな酒になりやすく、高級酒ほど低い精米歩合にされる。清酒全体では約70％、大吟醸酒では50％以下、吟醸酒は60％以下、純米酒と本醸造酒は70％以下であり、近年では全般的に精米歩合を低くする傾向にある。

焼酎は、黄麹の代わりに黒麹や白麹を用いること、醪は一次醪と二次醪に分かれており、清酒造りと異なっている。一次醪は麹に水と焼酎酵母を添加して主に酵母を大量に増殖させることを目的にし、二次醪は一次醪に蒸煮した米、いも、麦、そばなどの主原料と水を加え、澱粉の糖化とアルコール発酵を同時に行なう。二次醪は十分に発酵させた後、蒸留して焼酎を得る。

沖縄の泡盛は、インディカ米を原料に、すべて黒麹菌で麹を作り、麹と水で醪を作り、澱粉の糖化とアルコール発酵を並行して行なうものであり、米焼酎とは作り方が異なる。

【味噌、麹】

味噌は、大きく分けて米味噌、麦味噌、豆味噌があるが、現在は米味噌が圧倒的に多い。米味噌の原料は大豆（S）、米（R）、食塩（N）で、その配合割合（重量）は、$N = (5S - R)/10$ で表わされる。米味噌のタンパク質と脂質は主に大豆から、炭水化物は主に米からきており、米すなわち麹の配合割合が多いと甘い味噌になる。

製造法は、まず米を水浸漬し蒸してから冷却し、これに種麹を接種して30℃に維持する。麹菌は発芽・生育し、菌糸は米の表面のみならず胚乳部の中にまで伸びていく。約40時間、足かけ3日間かけて麹を作り、この間に麹菌はアミラーゼやプロテアーゼなどの酵素を作りだす。この麹を、蒸した大豆、食塩と混合し、樽、タンクなどに仕込み、発酵させる。米や大豆に含まれる澱粉やタンパク質は発酵過程で分解され、糖やペプチド、アミノ酸などになり、さらに耐塩性の細菌や酵母がこの糖やアミノ酸を食べてアルコールや有機酸、エステル類などを作りだし、味噌独特の香味を醸しだす。

味噌の原料としては、これまで国産の他用途米が用いられてきたが、今後は輸入米が多く用いられるようになるであろう。原料米の味噌適性を評価するため、アルカリ崩壊度、吸水性、蒸米の水分蒸散性・酵素分解性などの測定、および製麹（せいきく）試験、味噌仕込み試験などが行なわれる。原料米を

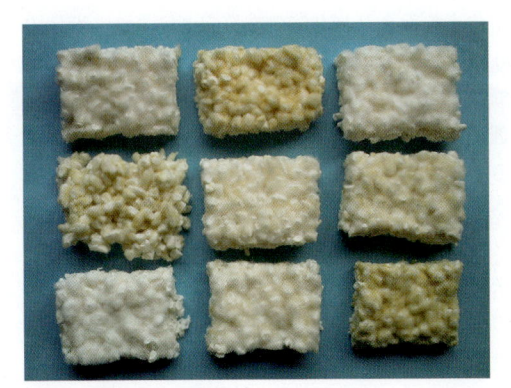

写真4）米麹 ［写真：山下秀行］

品質的に見てみると，ジャポニカの国産米は軟らかいので麹菌の生育が良く，菌糸が米の中まで伸びる（破精込み）ので，酵素の力価が高くなり，なめらかな美味しい味噌ができる。インディカのタイ米は比較的硬いため菌糸の破精込みが劣り，そのため糖化力が弱く，ややざらつく感じになりやすい。超多収米のオオチカラは大粒で軟らかいため，麹にしたときの破精込みが良く，甘酒テストでも強い液化力・糖化力が見られている。

【米酢，みりん，ビールなど】

米から食酢を作る場合には，まず麹を作り，蒸米と麹と水を混合して熱を加え，米の澱粉を糖化させる。温度を下げてから酵母を加えてアルコール発酵をさせる。これを濾過した液・澄汁（すまし）に種酢を添加し，35～80℃に保温して酢酸発酵させる。鹿児島では，麹と蒸米，水を約1:2:10の容積割合でかめに入れ，蓋をして発酵・熟成させる伝統的な黒酢の生産が行なわれている。

みりんは，焼酎に麹と蒸した糯米を混ぜ，糖化分解させたものであり，酵母によるアルコール発酵は行なっていない。したがって，分類ではリキュール類になる。

ビールには，副原料に米が使われているが，これは麦汁成分を調整して香味を改良するためとコスト面での改善を目的としている。

● 海外の加工・利用に学ぶ

＜世界の食文化と米＞

米は世界各地でさまざまな調理法によって食べられている。そこには各地で生産される米の特性に合った調理の習慣と，美味しく食べるために蓄積された知恵の食文化とその流れが見られる。ここでは，米の調理法を分類し，調理によって米の利用にどのような多様性が考えられるかを中心に述べる。

【米の品種，嗜好による調理法の工夫】

米には粳（うるち）と糯（もち）があり，その成分特性や調理特性などが大きく異なり，米を食べる民族の食文化などによっても調理法が大きく異なってくる。主食としては主に粳米が用いられているが，粳米にもインディカ，ジャポニカがあり，それらのなかにも多くの品種があり，品種特性やその栽培・収穫条件，栽培地域の土壌や気象の条件などによって米の成分特性や調理特性が大きく変化する。そのように変化する特性を把握し，その土地でとれる米を美味しく食べる工夫が見られる。

世界的に米は，害虫に強い籾の状態で保存されることが多いが，日本では戦国時代より籾摺りされ，貯蔵効率の高い玄米で貯蔵されるのが一般的である。玄米にすると米のよしあしが良くわかり，品質向上の意欲にもつながり，玄米や三分搗き，五分搗き，七分搗き，胚芽米などでも食べられている。

長粒種の多いインドなどの南アジアでは，そのまま搗精すると砕米が多く出るので，籾の状態でボイルして澱粉を糊化させ，これを乾燥してから籾摺り・搗精をするパーボイルド処理が行なわれている。こうすることにより米が硬くなって砕米が少なくなると同時に，ぬか層のビタミンなどの栄養素が胚乳部に移るという利点もあるといわれる。

世界的には，日本のように粘る米飯が好きな地域と，南アジアのように粘らない米飯が好きな地域と，生煮えの芯のある米飯を好む地域などがある。また，中国のように朝食には粥（かゆ）を多く食べる地域もある。

糯米は，澱粉の成分が粘りのあるアミロペクチン（分枝状澱粉）のみであることから，加熱により粘りの強い米飯になる。また，糯米は飯にするときの水の量が粳米に比べて少なく，水に浸漬すると吸水しやすいので，十分に水浸漬した後に蒸すほうが扱いやすい。タイ東北部やタイ・ラオス山岳地帯などでは糯米を常食にする地域があり，蒸して食べられている。日本でも古くからハレの日などに糯米と小豆を使った赤飯を食べる習慣があるが，これは古代米のもち性の赤米に由来するといわれている。このような糯米を調理する場合には，主に蒸し加熱が行なわれている。

一方，粳米は，澱粉のアミロース（直鎖状澱粉）含量や含まれるタンパク質の性質などにより，米飯の粘りや硬さが大きく異なる。粳米でも調理特性は一様ではなく，米の性質や食習慣などに応じて多様な調理法がとられ，それぞれの料理に適した米が選ばれる。このように，それぞれの地域の粳米の品種特性を生かし，人々の好みに合うように，世界各地で様々な米料理が継承され，発展してきた。

米の食べ方は大きく粒食と粉食に分けられる。粉食の調理には一般に麺やパン，菓子などがあり，加工食品として扱われることが多いので，ここでは主に粒食の調理法と世界の料理について述べる。

粳米

【米粒の特性と炊飯法，調理法】

米は水分の少ない料理素材であり，澱粉質の食材なので，調理の基本は米に水を加えて加熱することにある。しかし，地域によって米の特性や人の好み，風俗・習慣などが異なるために，調理に際して水の加え方や加熱方法などが異なっている。

日本をはじめ，中国の東北部や江南地方，台湾，韓国などで栽培されている短粒種のジャポニカ米は，澱粉中のアミロース含量が比較的低く，アミロペクチンのもつ適度な粘りと柔らかさを生かした米飯にされ食される。このため，米に適量の水を加えて加熱して炊き上げる「炊干し法」が用いられ，箸やスプーンなどで食べられる。特に日本では，粘りのある米飯が好まれ，箸で米飯の塊をもち上げて副菜とともに口中で調味する食べ方と箸の文化が発展した。

登山やアウトドア・キャンプなどで行なわれている飯盒炊飯は，炊干し法の一種である。中蓋で米の量をはかり，目盛まで水を入れて火にかけて炊く。蒸気が噴き始めたら蓋を棒でたたき，重く鈍い音になったら火から下ろし，逆さまに置いて蒸らす。この時，飯盒内は少し陽圧になり，美味しく炊ける。

同じ炊干し法でも，玄米を上手に炊くには2倍の加水量と一夜の水浸漬，長時間と100℃以上の炊飯条件などが必要であり，一般には加圧釜が用いられる。現在では，前処理をして通常の炊飯方法で炊ける玄米商品が市販されている。

中国南部，東南アジア，南アジアなどを中心に広く栽培され，食べられているインディカ米は，澱粉のアミロース含量やタンパク質含量の高いものが多く，炊飯しても硬く粘りの少ない米飯になる。これらの地域では，このような米の特性を生かし，また食志向もあって，「湯取り法」により炊飯し，粘りを取ってパラパラとした感触を楽しむ食べ方が採られている。この炊飯方法は，かつて日本の農村でも行なわれていた方法である。

また，水に浸漬した米を大量の水で加熱し，煮えたら笊で汁を捨てて米を蒸らす方法や，加熱の途中，半煮えの状態で湯を捨てた後，かごに移して蒸す「湯立て法」などがある。米飯と汁気の多い副菜を手で混ぜながら食べることが多いが，スプーンも用いられる。

粘りのないインディカ米は油脂との相性が良く，ソースなどの調味料が浸透しやすいので，南ヨーロッパ，アメリカなどでは，米を油で炒めてブイヨンで炊き上げるいわゆるピラフ式に調理されることが多い。このようなピラフ風の調理法は，米飯を主食として扱うのではなく，米を材料にした一品料理であり，他の料理の添え物としての扱いである。欧米では，米を野菜のように扱うこともあり，ライスサラダや他の料理の付合わせとして茹でた米が用いられる。

このように，世界の米料理は，数千年前に稲作が始まって以来，人々はその地域でとれる米の特性を生かし，いかに美味しく食べるかを工夫し，経験を通して様々な炊飯方法，調理法を開発してきたといえる。

【世界の米料理法の分類】

世界ならびに日本の代表的な米料理を，加水量，加水法と加熱法で分類（調理法1）し，次いで，加熱・炊飯したものに具を加えて調理する方法を中心に，多様化の方法（調理法2）とその料理について分類し，表14，表15にまとめた。

まず，加える水の量によって料理の特性が大きく異なる。加水が多い場合には，かゆ，雑炊，リゾットなどになり，逆に蒸して作るおこわなどでは，加水量は少ない。また，米に水分を加える方法として，水のほかに牛乳，スープ，果汁などが用いられ，多様な食味の米料理がみられる。

加熱調理法としては，加水後に加熱する炊飯法と，給食の大量炊飯のように湯に米を入れて炊飯する方法がある。また，バターなどの油で炒めた後に加水して炊飯する方法や，蒸気で蒸す方法，オーブンで加熱する方法などがある。さらに，炊飯前や炊飯後に様々な具を加えることによって，米の調理品は多様性を増し，いっそう豊かなものになっている。

このようにして世界各地で特徴的な米料理が行なわれているが，スペイン，地中海地方などでは海産物が多く用いられ，インドを中心とする南アジアでは，野菜や魚などを用いたカレー料理やスパイスのきいた米料理になる。日本では，野菜，山菜などを用いたものが多いが，明治以降は肉や魚を使った多様な「どんぶりもの」などが出現した。欧米では，肉を用いたピラフなどの料理が作られる。

これらの分類以外の特殊なものとして，調理器具に竹筒や竹の皮，バナナや蓮の葉などの植物を用い

たり，石焼きビビンバなどのように焼けた石板やうつわなどを用いたりするものもある。

＜世界の米料理，米の利用法＞

それぞれの地域に特徴的な米料理について，その調理法を概説するとともに，使う米の特性や炊飯方法などについて述べる。

【水分の多い米料理】

粥（かゆ）　日本，中国。粥は白米に水を多く加えて柔らかく炊いた半流動の米調理品で，日本では従来，病人食，離乳食などとして用いられてきた。しかし現在では，のど越しがなめらかで消化も良く，低カロリーの健康食として一般の人にも好まれ，家庭はもとより，業務用の製品も多く作られるようになっている。最近では，コンビニやファミリーレストランなどで簡単に食べられる多様なメニューのものが出ている。

日本の白粥は，米と水分の割合により，全粥，七分粥，五分粥，三分粥，一分粥などに分類される。米は洗って1～2時間水に浸漬した後加熱し，沸騰後弱火で約50分煮る。さらに火を消して約5分間むらすと出来上がる。途中でかき混ぜると粘りがでて焦げつきやすく風味も悪くなるので避ける。土鍋を使うと熱伝導がゆっくりで，米粒が躍らず炊きやすい。

中国では，粥は養生食としての歴史があり，朝食として食べることが多く，粥の上に蒸し鶏，魚介類，野菜類，漬物や場合によっては薬効のある食材を具として載せ，日常的に食される。

日本でも，白粥のほか，山口県周防大島，和歌山，奈良などに茶で炊き上げた「茶がゆ」があり，飯粒がしまってべとつかず，さらりとした食感と茶の爽やかな風味を楽しむ地方食がある。また，行事食として「七草がゆ」「小豆がゆ」などがある。

粥は多量の水で炊くので，ジャポニカ米を用いた場合には米澱粉の溶出により粘りがでやすい。一般には粘りの少ない粥が好まれるが，インディカ系の米を用いた場合にはさらりとした粘りの少ない粥になり，ジャポニカ米の粥とは異なった食感が楽しめる。中華粥では，ジャポニカ米とインディカ米を適度にブレンドし，炊く時にゆっくり撹拌し，適度な粘りとつぶつぶ感のある粥に仕上げる調理が行なわれる。また，インディカ米は飯粒が膨張しやすいので，花が咲いたような粒の粥も作られる。

缶詰やレトルト殺菌した粥製品では，製造後に適度な粘りと飯粒になり，流通過程で飯粒がなくならないような特性をもった米の品種を選ぶ必要がある。米の粥適性には，米粒内の澱粉，タンパク質，細胞壁などの特性が影響していると考えられ，ジャポニカとインディカを交配した日印交雑の米を含めて，アルカリ崩壊度や炊飯特性などとの関連性が研究されている。

雑炊（ぞうすい）　日本。米またはご飯に野菜，鶏肉，魚介類などを加え，だし汁で炊いたかゆ状のもので，「おじや」ともいう。古くは，水を増量して炊き上げるので「増水」とも書いたが，様々な材料と一緒に炊くので「雑炊」の字をあてるようになった。

ご飯から仕上げる場合には，ご飯をまず水洗して表面の粘りをとり，塊はほぐしておく。だし汁に具を入れて加熱・調味してから，洗ったご飯を最後に入れ，煮すぎないようにして火を止める。米から炊く場合は，スープで煮て粥状に軟らかくなってから具を入れる。味付けは，醤油，塩，味噌などで，汁物よりやや濃い目にする。主な具によって，かに雑炊，かき雑炊，鶏雑炊，きのこ雑炊など多様なメニューがあり，身近な材料で様々な雑炊ができる。

日常的には，残りご飯，鍋の残り汁などを利用して作られることが多い。ジャポニカ米でも粘りをださないように調理すれば良いが，インディカ米を用いれば，粘りのないさっぱりとした風味の雑炊が楽しめる。

クッパ　韓国。韓国料理の一種で，熱いスープをかけたご飯である。カルビ・クッパは，牛肉を水と一緒に煮込み，アクを除いてから米飯をほぐして入れ，キムチの汁を加え，塩と胡椒で味を整える。仕上げにとき卵をまわし入れ，火を止めて器に盛り，

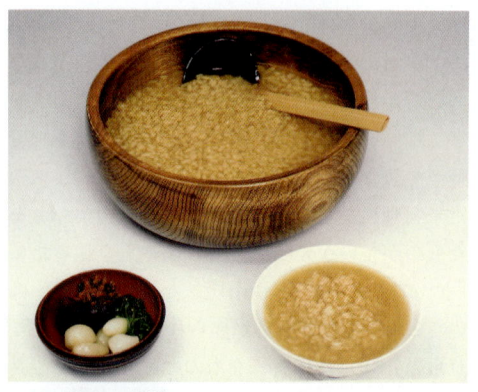

写真5）佐渡の茶粥

刻みネギを散らす。薬味として，ニンニク，唐辛子，ミツバなどを添えることもある。

日本の雑炊と異なり，汁と飯は合わせて煮ないので，ジャポニカ米を用いても粘りはなく，さらっとしている。熱いクッパは，ニンニク，唐辛子などの香辛料で体も温まるので，冬の夜食や疲労回復などに良い。

リゾット（伊：risotto，仏：rizotto） ピラフを雑炊風に仕立てたイタリアの米料理で，スープの代わりとしてメインディッシュの前に供されるが，魚料理などの付合わせとしても用いられる。

基本材料は，米，タマネギ，バター，チーズ，刻みパセリで，加える具は，イカ，エビ，ムール貝，アサリなどの魚介類，鶏肉，仔牛肉，レバー，ハム，ソーセージなどの肉類，アスパラガス，グリンピース，マッシュルームなどの野菜類やきのこ類など，多くの食材が用いられる。また，香辛料として，サフラン，月桂樹の葉，赤唐辛子などが使われる。みじん切りのタマネギと米をオリーブ油とバターで炒め，熱いブイヨン，サフランまたはターメリック，白ワイン，好みによってトマトを入れ，ときどきかき混ぜながら米の硬さをみて約10分煮る。水分がほぼなくなったところで塩，胡椒で味を整える。具は火を通し調味しておき，最後に米と合わせて数分間煮て火を止めてむらす。調理の過程で新鮮なイカ墨を入れれば，イカ墨リゾットになる。器に盛った後，青シソ，粉チーズを散らしてもよい。このほか，中火のオーブン内で炊く方法もある。

リゾットは熱いうちに食べるが，イタリア風では，飯に少し芯が残る程度が好まれるので，供卓までの余熱によってちょうど良い歯触りになるように仕上げる。フランス風では軟らかく仕上げるのが一般的である。いずれにしても，汁に粘りのないものが好まれ，インディカ米が作りやすい。

ミネストローネ（minestrone） 北イタリアのミラノやトリノでは，米のスープであるミネストローネが人気である。土鍋にオリーブ油を入れ，中火でベーコンとタマネギのみじん切りを炒め，次いで米を加えて透明になるまで炒める。これにチキンスープを加え，エンドウマメと細かく切ったセルリ，ニンジン，トマトを加えて，沸騰したら弱火で煮る。最後に塩，胡椒で調味し，出来たてを賞味する。煮る時間は，大粒のインディカ米では18分，小粒では16分である。

【茹でる】

米を茹でる方法には，炊飯途中で湯を捨てる「湯取り法」と，大量の湯で茹でて湯を切って蒸す「湯立て法」があり，日本では江戸時代にも湯立て法が盛んに行なわれていたようである。この方法は，古くは雑穀のヒエを炊くときの炊き方であり，同じ方法が世界中で広く行なわれている。欧米では，茹でた米をサラダに入れるライスサラダが一般的に食べられている。

【蒸す】

糯米は，主に蒸してそのまま食べたり，具を入れておこわにして食べたり，餅に搗いて食べられる。また，竹筒や小さな竹篭などに具とともに入れて蒸す方法もある。さらに，ちまきなどは，十分に水浸漬した糯米を竹の皮や笹の葉などに具と一緒に巻いて蒸す。

【油で炒めて具と一緒に炊く】

バターライス（buttered rice，仏：riz au beurre） 米をバターで炒めてからブイヨンを加えて炊き上げた飯で，タマネギのみじん切りを入れることが多い。この場合にはオニオンライスともいう。欧米では，米は野菜のような扱いであり，鶏肉料理などの付合わせに用いられることが多い。ラテン語圏の国々のアロス・コン・アホ（ガーリックライス），アフガニスタンのチャラオ，サウジアラビアのカブサなどもバターライスの仲間である。

米は30分前に洗ってザルにあげ，水を切っておく。みじん切りしたタマネギを弱火で炒め，洗った米を加えてさらに炒め，タマネギの甘味がでて，一粒一粒の米が半透明になるまで炒める。塩，胡椒で調味してから熱いブイヨンを加えて炊き上げる。飯は糊化されてはいるが，硬めにパラリと炊き上がっているのが良いとされる。

ピロウ（pilaw） 一般にピラフと呼ばれているが，もともとはトルコ地方の米料理で，後にヨーロッパに紹介された。ピラウ（pilau），ピラフ（pirafe）と同義語で，今日では洋風の炊込みご飯の総称になっている。

原型はイスラム教徒が食べる肉入りご飯で，香辛料をきかせた羊肉料理である。作り方は次に述べるピラフと同じで，炒めた米に羊のブイヨンとトマトピューレ，ブーケガルニ（芳香薬味草の束），サフランなどを加え，塩，胡椒で調味して炊き上げる。こ

れに羊のヒレ肉を1cm角に切ってバターで炒めたものと，水で戻したレーズンやチャツネを混ぜ合わせて仕上げる。粘りのないインディカ米が適している。

ピラフ（仏：pilaf(f)）　バターなどの油で炒めた米を様々な具とともに炊飯したもの，またはバターライスに鶏肉，魚，貝類，エビ，きのこ類，タマネギ，ピーマン，トマトなどのみじん切りを炒め混ぜたものをいう。もともとはトルコを中心とした米料理であったものがヨーロッパに紹介された。米の産地のポルトガル，スペイン，イタリアをはじめ，アジアのインドやトルコなどでは，この米を主体としたピラフ料理が多く作られ，日本でも「洋風炊込みご飯」として親しまれている。

炊き上がったときに粘りがなくパラリとして，バターの風味の良さが好まれるので，粘りのないインディカ米が適している。また，料理をするときにも粘りをださないようにするため，洗った米を10倍量の熱湯に入れて数分茹でて粘りを洗い落とし（湯取り法），水気を切ってバターと混ぜ合わせてオーブンで蒸し焼きする方法や，洗って水切りした米を厚手の鍋でバターとともに炒め，粘りがでないようにして，ブイヨンで炊き込む方法（炊干し法）がある。鶏肉，仔牛肉，魚料理などの付合わせに用いられることが多い。付合わせ用には，色どりに1～2種類の具を加えるくらいが良いが，軽食向きには，彩りや味を考慮したいくつかの材料を具として加え，一皿でボリューム感のある料理に仕上げる。加える具には，鳥獣肉類，魚介類，野菜類のほか，ナッツ類や香辛料としてサフラン，月桂樹の葉，カレー粉，唐辛子粉など，実に様々な材料が用いられる。加える具によってピラフの料理名があり，その種類は多い。チキンライス（チキンピラフ），オムライス，ハムライス（ハムピラフ）などはピラフが日本化した料理である。

パエリヤ（paella）　スペイン。パエリヤ（パエジャ）とは，両手の付いた底の平らな浅い鍋の「パエジェラ」（paellere）からきた言葉で，このパエリヤ鍋を使って具の多い炊込みご飯をつくるスペインの代表的な料理である。特にバレンシアなどのイベリア半島東海岸の米作地方が有名である。

この料理には米とオリーブ油とサフランが不可欠であり，加える具にはエビ，ムール貝，アサリ，白身魚などの魚介類，ウサギ肉，鶏肉，ハム，ソーセージなどの肉類，マッシュルーム，アスパラガス，赤ピーマン，トマト，タマネギ，ソラマメなどの野菜類があり，多様なバリエーションがある。

まずオリーブ油を鍋に入れて大きな具から先に炒め，次いで小さな具を炒める。これに生米と磨り潰したサフランを加え，米の容量の1.6倍量のブイヨンを加え，塩，胡椒で味を整えて煮立てる。煮汁がなくなったら上部に具を彩りよく飾り，硫酸紙でぴっちり覆って25～30分間蒸らすと出来上がる。くし型のレモンを飾るが，濃厚な味のパエリヤにはレモンの酸味が良く合う。鍋ごと供し，各自が取り分けて食べる。スープが煮立ったところでイカ墨を加えるとイカ墨パエリヤになる。また，蓋を取り中火のオーブンで数分間焼いて仕上げても良い。

飯は少し芯が残るくらいにパラパラに仕上げるのが良く，粘りのある米ではこのような感じをだすのが難しい。本場のパエリヤには粘りの少ないインディカ米がよく合うが，日本では芯がある米飯は好まれず，ジャポニカ米で作られることが多い。

ジャンバラヤ（janbalaya）　アメリカ南部。スペインのパエリヤに由来しており，アメリカ南部で生まれたエスニック風の米料理である。大きめの鍋にオリーブ油やベーコンの油でタマネギ，ピーマン，角切りハム，薄切りソーセージなどを炒め，さらに米を炒めてブイヨンとトマトソース，白ワインなどを加え，塩，胡椒で味付け，加熱して汁がなくなるまで蒸し焼きする。

【水以外のもので炊く】

スープで炊くのは欧米では一般的に行なわれており，日本でも炊込みご飯や釜めしなどの炊飯ではよく行なわれる方法である。日本人にとって珍しいのは，牛乳やオレンジジュースで炊く方法であり，この応用として豆乳やお茶，野菜ジュースなどのいろいろな液体で炊くこともできる。

【具とともに炊く】

炊込みご飯　日本。米に具と調味料を加えて炊いた飯をいう。具には，鶏肉，魚介類，野菜，きのこ類などいろいろあり，その主材料によってご飯の名称が，五目飯，鶏飯，あさり飯，竹の子ご飯，えんどう飯，松たけご飯などと呼ばれる。具の量は，米の重量の30～50%とし，菜類では15%内外とする。乾物や煮えにくい具は，あらかじめ水に浸漬したり，下煮したりして用いる。味付けは，青菜，豆類では

粳米

塩味とし，鶏肉，魚介類では醤油味とし，少量の酒を入れて風味を良くする。

適度な粘りのあるジャポニカ米は，どのような食品とも相性がよいので，日本各地で，四季折々の海の幸，山の幸をとり入れた炊込みご飯が工夫され，その種類は多い。特に白飯の味が劣る四国などの地方では，ご飯を美味しく食べる生活の知恵として様々な炊込みご飯が工夫されている。

炊いたご飯に調味した具を混ぜる混ぜご飯も，出来上がりの形態が炊込みご飯とよく似ているものが多い。

【炊いたご飯に具を加える】

チャーハン（炒飯：チャオファン）　中国。点心の一種で，中国の炒めご飯である。軽食にも用いられ，日本では最もよく知られている中国料理の一つである。

元は米飯と具をラードで炒めて味付けしたものであるが，中に入れる材料により料理を，蛋花炒飯，八宝炒飯，蟹粉炒飯，肉糸炒飯などと呼び，その種類も非常に多い。具となる材料はあらかじめ火を通しておくか，細かく切って短時間で炒められるようにする。飯粒がパラパラになるまで炒め，一粒ずつがよくほぐれて具と混ざり合ったものがよい。

米飯には粘りの少ないインディカ米が適しており，ジャポニカ米では粘りの少ない冷飯か，やや硬めに炊いた飯が適する。粘りの強いジャポニカ米はチャーハンに適しているとはいえないが，日本では冷えて硬くなった冷飯で作ることが多い。箸では食べにくいので，ちりれんげかスプーンで食べる。

ナシゴレン（nasi goreng）　インドネシア。インドネシアの代表的な料理の一つで，チャーハン風の炒めご飯である。中国から伝わったチャーハンの手法で，残りご飯を鶏肉，魚介類，野菜類とともに炒めて香辛料をきかせて調味する。インドネシアでは，朝食・昼食として食べられる一般的な料理である。

中華鍋に油を熱し，卵をほぐし入れて炒り卵を作り，取り出しておく。再び鍋に油を入れ，つぶしたニンニクとピーマン，唐辛子を炒め，香りがでたら鶏肉を入れ，塩・胡椒する。白飯を加えて全体を炒めたら具を入れ，炒り卵を加えて仕上げる。インドネシア風えびせん（クルプック・ウダン）などを添えて食卓に供する。インディカ米，ジャワニカ米のご飯は油とよくなじみ，具が混ざりやすくパラリと仕上がるので適している。

ビビムパ　韓国の混ぜご飯の一種。日本ではビビンバと呼ばれ親しまれている。炊き上げた白飯の上に，5～6種の具を彩りよく盛り付け，混ぜ合わせながら食べる。日本の散らしずしに似ているが，酢飯ではなく，米は肉のスープでやや硬めに炊く。具はそれぞれ砂糖，醤油，塩，ごま油で味付けしておき，好みによりコチュジャン（唐辛子味噌）を少し混ぜる。牛肉やひき肉の炒め煮，大豆もやしやホウレンソウの胡麻和え，干しぜんまいの炒め煮，薄焼き卵，味付け海苔などを添えるのが一般的である。白飯は粘りけの少ないほうが具と混ぜ合わせやすく，またスープ味やごま油などともなじみやすい。

【炊いたご飯に具を載せる】

カレーライス（curry and rice）　インドなどの南アジア，東南アジア。肉類，貝類，エビ，野菜などをカレー粉で味付けし，硬めに炊いたご飯に煮込んだカレーソースをかけて食べる料理である。南アジア，東南アジアなどでは，アミロース含量の高いインディカ米を湯取り法で炊き，粘りの少ない米飯にさらさらのカレーをかけるのが一般的である。具の種類により非常に多様なカレーが作られ，インドだけではなく，多くの国でポピュラーな料理になっている。カレーとは，インドのタミール語のkari（カリ）からきた言葉で，「汁」または「ソース」の意味である。

カレー粉は20～30種の香辛料の配合によって香りと味がかもしだされるが，その組合わせ方によっていろいろなバリエーションが考えられる。代表的なスパイスは，カルダモン，クローブ，コリアンダー，シナモン，クミン，ターメリック，チリペッパー，レッドペッパーなどである。インドでは各家庭で好みのスパイスを配合してカレーの味を作りだしている。

日本のカレーライスは，本場の調理法とはかなり変わっており，辛味をやわらげ甘味をつけて，小麦粉入りのルーを用いてとろみをつけたものが一般的である。日本式カレーは，日本の若者を中心に非常に愛好されており，国民的料理の一つにもなっている。

ドリア（doria）　フランス。バターライスやピラフにホワイトソースをかけてオーブンで焼いた料理で，一種のライスグラタンである。ピラフの具には，肉

穀類・雑穀

類，貝類，エビ・カニなどの甲殻類，きのこ類，野菜類などが用いられ，ソースはホワイトソースが一般的であるが，カレーソース，トマトソースなどもあり，ピラフの具，味，ソースの組合わせにより多様なドリアが工夫できる。米は，粘りの少ない歯ごたえのあるインディカ米のほうが調味料の浸透がよく，具となじみやすく，濃厚なソース味との相性もよい。

ライスサラダ (rice salad) 硬めに炊いた米飯またはバターライスに，野菜類，果物，チーズ，ナッツ類，ピックルス，オリーブ，下煮した鶏肉など，手近な材料を加え，ドレッシングで混ぜ合わせたものである。サラダの感触をだすには，粘りのないインディカ米が美味しく仕上がるが，インディカ米であるからこのようなサラダ的な扱いができるともいえる。加熱したワイルドライス（黒褐色の細長い米に似たまこもの種子）や玄米なども一緒にだされる場合がある。

ライスプディング (rice pudding) 米を牛乳で柔らかく炊いて，砂糖，ナッツ類，果物などを加えて固めた甘いデザートの一種で，冷やしたり温めたりして食べる。

米は水に1時間くらい漬けて十分に吸水させ，ざるにあげて水を切る。そのままか，あるいは一部麺棒で延ばして小片にし，牛乳とともにミルク粥のように弱火で煮て，砂糖，ナッツ，果物などの他の材料を加える。火を止めデザートボウルに入れて固める。冷蔵庫で冷やすとよく固まる。クリームやジャムをかけたり添えたりして供することが多い。

米澱粉の糊化・ゲル化を利用して作られるので，米澱粉が老化・ゲル化しやすいインディカ米を用いないと上手にできない。卵を加えて固めることもできる。インドのkheer，バングラデシュのfirniなども甘いライスプディングである。

和風どんぶり 炊いたご飯をどんぶりに入れ，上に魚介類，肉類，野菜類，卵など，味付けした様々な具を載せたり，調味していない具の上から独特のたれをかけたりして食べる料理をいう。ご飯にも味が染みわたるのを特徴としている。種類は非常に多く，上に載せる具によっていろいろな名前で呼ばれることが多く，うなぎどんぶり（うなどん），かつどん，天ぷらどんぶり（天どん），親子どんぶり，牛どんなどが代表的なものである。汁が適度に飯に浸透するように，粘りがほどほどの白飯が良いとされる。

【すし (鮨, 寿司)】

日本。ご飯に酢味を加えた「すし飯」に，具またはすし種を取り合わせて調理したものの総称で，代表的な日本料理の一つである。すしとは「酸し」の意で，もとは魚介類の貯蔵法からでたものである。10世紀初め頃は魚を塩蔵し，自然発酵して酸味のでた魚をさしたが，16世紀頃になると発酵を早めるために塩をした魚にご飯を加えて乳酸発酵を促進させ，風味も複雑になった。これが「馴れずし」と呼ばれるもので，現在も滋賀県の「ふなずし」，富山県の「ますずし」，東北地方の「さけずし」「はたはたずし」などがこの流れをくむ。

17世紀頃になると，馴れずしのように長期間漬けて馴れさせるのではなく，酢で調味した飯と酢じめにした魚を重ねて，押しをして一夜漬けて仕上げる方法が開発された。このことから「一夜ずし」「早ずし」とも呼ばれ，江戸時代中期に盛んになった。一夜ずしが主流になると，酢飯のほうが主体となって「飯ずし」となり，ご飯も一緒に食べるものに変わっていき，現在のような江戸前のすしの形が出来上がった。

すしは，材料，形，調理法などにより多くの種類があり，また地方によって特徴ある作り方や食味などのすしがある（図13）。主なものは，東京風の握りずし（江戸前），関西風の押しずし（箱ずし），巻きずし，また地方では北海道の「にしんずし」，東北地方の「ちまきずし」，関東地方の「そばずし」，中国地方の「あゆずし」「ばらずし」，九州地方の「いわしのおかべ」などである。

すしの出来映えは，すし飯によって左右される。良いすし飯を作るには，米の種類，炊き具合，味加減を吟味しなければならない。粒の揃った上質の白米を用い，米と同容量または1割増しの水加減で普通の飯よりやや硬めに炊く。味を良くし，光沢のある飯にするため，昆布だしで炊いたり，酒，みりんを加えて炊くこともある（関西）。蒸らした後，熱いうちに吸湿性のある木製のすし桶に移し，合せ酢を全体に振りかけ，飯粒をつぶさないように混ぜる。うちわであおぐと表面の水分が蒸発し，つや良く仕上がる。合せ酢の酢は米の量の10〜12％，塩は1.2〜2％，砂糖は2〜4％程度でよいが，握りずしは砂糖を少なくし，関西系のすしは砂糖をやや多くして

粳米

甘くする。すし米は，合せ酢が浸透しやすく，飯粒がくずれず混ぜやすいものがよく，適度な粘りと硬さをもつ銘柄が選ばれる。握りずしでは，形づけができるようにある程度の粘りが欲しいが，関西・中国地方の米は硬質米で，粘りが少なく硬いので，飯と具を押し合わせて形づける押しずしが広まった。

【発酵米製品】

飯ずし，馴れずし にぎりずしや押しずしなどの原型であり，琵琶湖の「ふなずし」（写真6）や秋田の「はたはたずし」などがある。かるく塩をした魚介類などを米飯と一緒に樽に漬け込み，乳酸発酵させた保存食品である。

イドリ（idly） インド南部の地方料理。米発酵調理食品の一種であり，様々なカレーを付けて食べる。2カップの白米と1カップのブラックグラム（黒い小豆）を水洗して6時間ほど浸漬し，水切り後，1カップの水で水挽きをする。これをよく混ぜて塩味をつけ，12時間ほどねかせて自然発酵させる。その後，油を塗った型に発酵生地を入れ，15〜20分蒸す。甘くないかるかん饅頭のようなもので，少しぬめりがあるところも似ている。一般にインディカ米の整粒で作るが，砕米でも作ることができる。

タペ，タパイ，カウマーなど インドネシアやブルネイ，マレーシア，タイなどで作られる米飯などを発酵させた伝統食品である。インドネシアの「タペ」はキャッサバや黒米などを原料に，発酵のスターターである「ラギ」を用いて発酵させる。この種のスターター（大麹）には，乾燥に強い乳酸菌や酵母が含まれており，澱粉質の食品素材に使うと，甘酸っぱくアルコール風味のある美味しい発酵食品や飲料ができる。

タイでは，カウマーという発酵米飯が冷たくして食べられている。スターターには，ラギより小型の「ルックマー」が使われる。

ブルネイやマレーシアでのスターターは「ラルー」といわれ，米の粉と数種類の微量原料とスターターの粉砕物を混ぜ，水で固めて成形し，これを木の葉に載せて乾燥したものである。「タパイ」は，白飯を原料にこのラルーを使って発酵させた食品であり，アルコール性の飲料である。炊いたご飯を少し冷まし，これにラルーの粉末をよく混ぜ，保温して一晩置く。翌朝には，ほのかなアルコール臭の甘いタパイが出来上がる。ニッパヤシの葉で作った容器に入

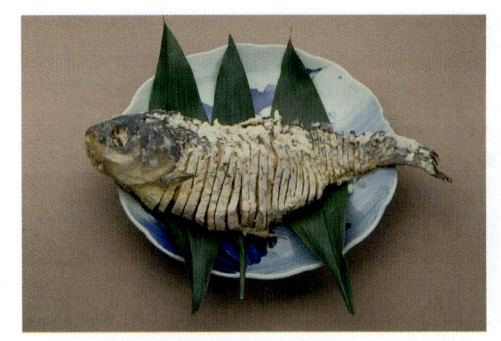

写真6）ふなずし（滋賀県）［写真：小倉隆人］

れて出来たてが朝市などで売られる。昼頃になると発酵はさらに進み，かなりアルコール臭が強くなり，翌日には溶けて飲料になる。タパイに米の粉と砂糖少々を混ぜて蒸すと，蒸しパンのような「カティラパン」ができる。カステラやかるかんに似た食感の米菓子である。

【炊いた米飯を乾燥させる】

炊いたご飯を乾燥したものが「干し飯（ほしいい）」であり，大昔から携帯食として利用されていた。戦前に携帯食として人工乾燥された飯が作られてアルファー米と呼ばれ，戦後は登山や海外旅行などに用いられている。最近では糯米でも品質よく乾燥できるようになり，脱酸素剤とガスバリアー性の良いフィルム包装で，長期保存できる山菜おこわ，赤飯，ピラフなどの様々な製品が作られるようになっている。

インドなどの南アジアの国々で主に利用されているパーボイルド・ライスは，日本でも古くから行なわれていたことが知られている。籾の状態で蒸して乾燥してから搗精する目的は，長粒米が精白時に砕米になるのを防ぐと同時に，ぬか層の栄養分を胚乳部に移行させることにあるとされている。

【その他の米料理】

きりたんぽ 秋田県北部の代表的な郷土料理で，粳米を硬めに炊いてすり鉢で米飯粒が少し残る程度につぶし，これを杉の木串に「ガマの穂」状に握りつけて形を整え，囲炉裏の火や炭火で焼いたものである。形が稽古用の槍先「たんぽ」を切った形に似ているところからこの名がある。串からはずした「きりたんぽ」は竹輪状になるが，これを3〜4cmで斜めに切り，名産の比内鶏やネギ，セリ，ゴボウ，きのこ，焼き豆腐などとともに醤油味で煮込んだきりたんぽ鍋にする。このほか，串に刺したままで納豆味噌，く

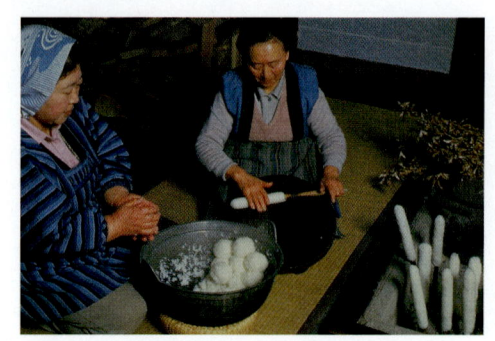

写真7）きりたんぽづくり（秋田県）［写真：千葉 寛］

るみ味噌、山椒味噌などを塗って、田楽風に焼いて食べることもある。元来は猟師たちが山で残りご飯を串に刺し、山鳥やきのこを煮た鍋に入れたのが起こりといわれている。焼いていない丸い形のものは「だまこもち」と呼ばれ、同様に鍋物に入れて食べる。

【米加工品の種類】

これからは、製品に合った最適な原料米を選び、これを用いて品質の良い製品を作っていくことが製品開発、技術開発の重要なポイントであり、この面での基礎的な研究・開発が必要である。米も小麦と同じような視点に立って品質・特性と利用・加工の研究・開発を行なえば、小麦以上に多くの優れた米製品が生まれると考えられる。世界の米加工品のなかには、多くの開発のヒントが隠されており、伝統加工食品のなかから新しい米製品を生みだす努力が今後ますます重要になってきている。

世界の米生産は、中国、インドで半分以上を占め、東南アジア諸国、日本・韓国を加えると世界の80％以上を占めている。インドでは、パーボイルド加工は行なわれているものの、くず米、砕米の多くは飼料として使われており、加工食品としての利用はあまり多くないようである。中国や東南アジア諸国では、糯米や砕米・下級米の利用を中心に、菓子類や酒類、麺類などへの利用が見られるが、総じて伝統的なものである。

世界的に見ると、日本における米加工は製品の多様性や品質の面で非常に進んでおり、1980年代以降の食の高品質化、多様化の時代に入って、品質向上へ向けての加工技術・保存技術の研究・開発がかなり進んでいる。ここでは、日本の米加工を中心に述べ、関連のある外国の食品を合わせて述べる。

米の加工には、籾や玄米をそのまま原料として用いる加工用途もあるが、大部分は搗精され精白米として利用される。インドなどの南アジアの国々では多くの人が米を主食としているが、インディカ米の搗精時に出る大量の砕米は、加工食品の原料としてほとんど利用されていない。タイをはじめとする東南アジア諸国では、砕米、下級米の多くがライスヌードル（ライス麺）や菓子類、酒類の製造に用いられているが、欧米、ラテンアメリカ、アフリカなどの国々では、調理に米を使っているものの、米を主食として食べる習慣が比較的新しいので、米加工品といえるようなものはあまりない。

調理品でも、調理加工米飯として工場で作られるようになれば、米加工食品である。ライスバーガーや弁当類などの新しいテイクアウト食品まで米加工食品に含めることができる。日本では、伝統料理からヒントを得た加工食品が数多く作られているが、今後、世界の米料理からヒントを得て、新しい米加工食品が生まれてくるであろう。また同時に、日本食ブームも手伝って、米の食べ方、加工方法などについて世界に情報発信されていくものと考えられる。

＜籾を用いた加工食品＞

籾を利用した加工食品は、籾摺り・搗精を含むものであり、南アジアにおけるパーボイルドライス、アメリカで開発されたコンバーテッドライス、日本伝統の焼き米などがあげられる。

【パーボイルドライス】

パーボイルドライスは、アジア諸国、特にインドとその近隣で古くから作られている米加工食品で、現在もインド、パキスタン、スリランカ、中近東、ミャンマー、アフリカの一部などで広く食べられている。製法は、まず米を籾のまま一昼夜ほど水に浸漬し、水を切った後、蒸気で30～60分ほど蒸し、この後火力または天日で乾燥し、籾摺り・搗精を行なう。このようにすると、加熱により澱粉が糊化し乾燥によって胚乳部が硬くなるので、砕米の発生が少なくなるとともに、害虫やカビによる被害を受けにくくなる。また、ぬか層や胚芽に含まれているビタミンB_1などの水溶性成分が胚乳部に移行し、白米の栄養価が高くなる。しかし、精米が淡黄褐色になり、においも悪くなるという問題がある。

なお、インドでは約70％の籾がパーボイルド加工されているという。このときに出る籾殻は燃料として利用され、ぬかは米ぬか油の製造に用いられている。

粳米

【コンバーテッドライス】

　パーボイルドライスのもつ色とにおいの欠点を改善し，加工効率を高めたものがコンバーテッドライスであり，第二次大戦中，アメリカにおいて開発された。工程はパーボイルドライスとよく似ており，まず籾を精選し，密閉された水浸漬槽に籾を入れ，減圧にして籾中の空気を除き，93℃の熱水を入れて約45kg/cm^{2}の圧力を加えて約3時間加熱処理をする。この籾に生蒸気を吹き込んで澱粉を糊化し，減圧乾燥して籾摺り・搗精を行う。加工工程に減圧操作を用いることによって加工時間を著しく短縮することができ，搗精歩留りも向上し，白色のにおいの少ない製品が得られる。

<麺類の加工>

【ビーフン】

　高アミロースのインディカ米を原料にして古くから台湾で作られている押出し麺の一種である。白米を水に浸漬し水挽きしてから，厚手の木綿袋で米粉をこし分ける。これを適当な塊（水分約40%）にしてせいろ（蒸籠）に入れ，30分ぐらい加熱して3分の1程度が白く加熱されずに残った状態で取り出し，練り機で均一になるように練る。この生地をしばらく放置した後，押出し機（「米粉車」という自動的に上下する円筒状のノズルが用いられる）に入れ，湯の煮立った釜の中に麺状に押し出して茹でる。これを放冷後，冷蔵庫で1日硬化させる。硬化した麺を再度せいろに入れて完全に糊化させ，冷却後水洗してほぐし，竹製の乾燥棚で天日乾燥する。

　ビーフンではインディカ米を用いることによって麺線間の付着を少なくし，加工性を高めている。また，調理するときに煮崩れがなく，歯ごたえも良いものにしている。ビーフンは，1～2時間水に漬けた後，肉や野菜と炒めたりスープに入れたりして食べるのが一般的である。麺線の弾力性，歯ごたえが品質評価のポイントである。

【河粉（ホーフェン），クイティアオ】

　精白した高アミロースのインディカ米を水浸漬し，水挽きして適当な濃度の米粉乳を作り，これを平たい容器に入れて蒸気で蒸す。糊化し平板状に固まったものを幅広の麺状に切断しライス麺にする（写真8）。大型のライス麺工場では，回転ドラム上に米粉乳を連続的に塗布して加熱糊化させ，連続した帯状のシートにし，切り刃で麺線にする方法で作られている。タイでは「クイティアオ」，中国南部やマレーシアなどの中国文化圏では「河粉」などと呼ばれている。これらのライス麺は，肉や野菜などの具の入ったスープに一緒に入れて食べたり，具とともに油で炒めて食べたりする。タイのクイチャップは米粉乳を加熱糊化させた平板状のものを正方形に小さく切ったもので，ワンタンのようにスープに入れて食べるのが一般的である。

【カノムチーン】

　タイには，部分糊化させた米粉乳をノズルから熱湯中に押し出して作るバーミセリ類のほかに，砕米を自然の微生物によって発酵させて作る発酵ライス麺「カノムチーン」がある（写真9）。この作り方は高アミロースのインディカ米の砕米を水洗し，大きな袋の中に2～3日置いて主に天然の乳酸菌によって発酵させる。これを水挽きしてから粉をよく水洗し，布でこし取り，よくこねてから適当な塊にしたものに蒸気を当てて部分的に糊化させる。これに少量の水を加えて練ったものをノズルから押し出し，煮立った鍋の中に入れて茹でる。これを素早く冷水で洗浄し，竹かごの中に一玉ずつ並べて出荷する。

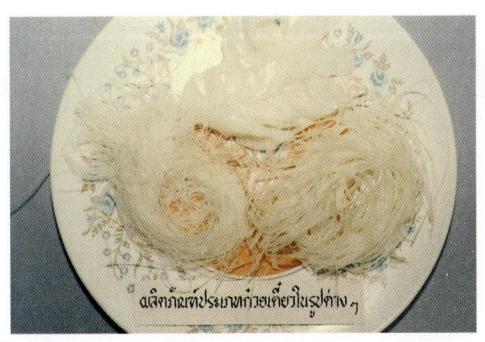

写真8）タイのライス麺。クイティアオ（上）とバーミセリ

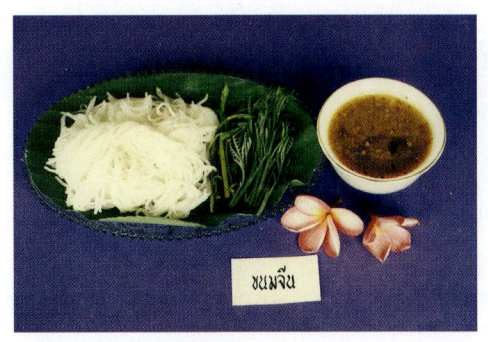

写真9）タイのライス麺。カノムチーン

生のまま独特のたれをかけて食べるが，完全な日配食品であり，消費期限は常温で2～3日である。

【ライスヌードル】

昭和50年代の米の過剰在庫を背景に新しく日本で開発されたのがライス麺である。これには，米粉100％に水または湯を加えて練り，これを成形した麺帯から作ったものと，米粉30％以上，小麦粉70％以下の割合で配合して作った麺帯から製造するものの2種類がある。そのほか，玄米粉などを原料にしたものも作られている。

米粉100％のライスヌードルは，まず粳米の粉(上新粉)に35％量の水を加え，蒸練機で加熱しながら10分程度練り，これを練出し機で練りながら約30％の生米粉を加える。これを圧延機で圧延し，うどんと同じようなシート状の麺帯を作り，麺状に切り出して冷蔵庫で硬化させて生ライス麺を製造する。茹であげると冷麺のようなシコシコした食感のある美味しいライス麺になる。このような製法のライス麺は日本独特のものである。

(石谷孝佑)

表14) 世界の米料理と調理法

◉加水量，加水法，加熱法：調理法①	➡再調理法：調理法②	●さまざまな米料理
1. 適量の水で炊く(炊き干し法)		
◉適量の水で炊飯(ジャポニカ米)		●白飯(日本，韓国，中国北部)
2. 具とともに炊く		
◉肉と米をキャベツで巻いて煮る。肉と米と微塵切り野菜をブドウの葉で巻いて煮込む		●サルマーナ(トルコなど) ●サルマ(バルカン地方)
◉具と米をピーマン，トマトに詰めて煮る		●ドルマ ●ドルマス(トルコ，バルカン地方)
◉鶏肉とアボガドスライスと一緒に煮込む		●セコ・デ・ポヨ(エクアドル)
◉トマトと野菜で煮込む		●ジョロフ・ライス(西アフリカ)
3. 湯で茹でる		
◉炊飯途中で湯を捨てそのまま蒸す(湯取り法，インディカ米)		●白飯(南アジア，東南アジア)
◉大量の湯で茹で，湯切りし，かごに入れて蒸す(湯立て法，インディカ米)		
◉大量の湯で茹でる(インディカ米)		●白飯(南アジア，東南アジア) ●ボイルドライス
4. 多めの水で炊く		
◉かゆ炊き(ジャポニカ米)		●日本ほか
◉かゆ炊き(ジャポニカ・インディカ米)		●中国ほか
◉具を入れ，かゆ炊きする	➡具を入れる	●中華がゆ ●海鮮がゆ(中国) ●具入りかゆ(東南アジア，欧米) ●薬膳がゆなど(中国)
5. 蒸す(もち米)		
◉かごに入れて蒸す(もち米を十分水浸漬して蒸す)		●カオ・ニャオ(タイ)
◉水浸漬したもち米に具を入れ，竹の皮や笹の葉に包んで蒸す		●ちまき(中国，韓国，日本，東南アジア)
◉蓮の葉に具と一緒に包んで蒸す		●蓮の葉おこわ(中国・雲南)
◉竹筒に入れて蒸す	➡ココナツミルクを加える	●カオ・ラーム(タイ)
6. 水以外のもので炊く		
◉牛乳で炊く		●ミルクライス(欧米) ●アロスコンレチェ(スペイン，中南米)
◉オレンジジュースで炊く		●オレンジライス
◉野菜を入れスープでかゆ炊きする		●ライススープ(欧米)
◉バターを入れてスープで炊く		●バターライス
◉ベーコンと野菜とともに煮る		●ミネストローネ(イタリア)
◉生米と挽肉，野菜でボールを作り，スープで煮る。ブドウの葉で包んで煮る		●ユバルラキア，ドルマキア(ギリシャ)
◉少なめのスープで具と生米を煮て蒸す		●パエリア ●いかすみご飯(スペイン，フィリピン)

粳米

7. 生米を炒める		
●バターで炒めて	➡スープで炊く	●バターライス
	➡炒めたタマネギと炊く	●オニオンライス
	➡サフランを加え炊く	●サフランライス(インド)
	➡うこんを加え炊く	●ターメリックライス
●油で炒めて	➡オレンジジュースで炊く	●プラオ(アフガニスタン)
	➡トマトジュースで炊く	●ビルヤーニ(パキスタン)
	➡具とスープで炊く	●ピロウ(トルコ)
		●ピラフ(欧米)
		●プラオ,ビリアニ(インド)
		●ポロウ,チェロウ(イラン)
		●パロフ(ロシア)
	➡鶏肉とスープで炊く	●アロス・コン・ポヨ(ペルー)
	➡ベーコン,ハムと野菜などとオーブンで加熱	●ジャンバラヤ(アメリカ南部)

8. 適量の水で炊飯する		
●炊いたご飯に	➡具をのせる	●コム・ディア(ベトナム)
	➡具を加えて混ぜる	●ビビムパプ(韓国)
	➡具をかける	●カレーライス(南アジア,東南アジア)
		●ハヤシライス(日本)
		●フェジョアーダ(ブラジル)
	➡熱いスープと具を加える	●クッパ,カルビクッパなど(韓国)

9. 適量の水で炊飯する		
●炊いたご飯に	➡だし汁と具を加えて炊く	●リゾット(イタリア)
	➡スープと具を加えて炊く	●イカ墨リゾット(地中海地方)

10. 適量の水で炊飯する		
●炊いたご飯に	➡具を加えて炒める	●チャーハン(中国)
		●ナシゴレン(インドネシア)
	➡パイナップルと炒める	●カオパット・サパロット(タイ)
	➡ホワイトソースをかけオーブンで焼く	●ドリア
		●ライスグラタン(欧米)
	➡握って味を付け焼く	
	➡握って油で揚げる	●揚げおにぎり(ラオス)

11. 適量の水で炊飯する		
●炊いたご飯に	➡生クリーム,卵,牛乳,砂糖を加えて蒸す	●ライスプディング(欧米)
	➡ゼラチンとともに冷やして固める	●ライスババロア

12. 適量の水で炊飯する		
●炊いたご飯を	➡物に詰めて煮る	

13. 茹でたり湯取り法で炊飯する		
●炊いた米飯を	➡そのまま利用する	●ライスサラダ
	➡カレーなどをかける	●白飯またはカレー(東南アジア,南アジア,中国南部など)
	➡バターで炒める	●プロリ(フランス風バターライス)

14. 炊飯する		
●米飯を具材として,ご飯に	➡具を入れてボールを作り油で揚げる	●チーズ入りライスボール(イタリア)
	➡ホワイトソースと野菜を入れてボールを作り油で揚げる	●ライスコロッケ
	➡挽肉,野菜などでハンバーグを作り弱火で焼く	●ライスハンバーグ
	➡肉類,魚介類を加え,生地シートにのせ焼く	●ライスピザ
		●ライスお好み焼き

15. 炊いたご飯を		
●薄く成形し,フライパンで焼いたり,油で揚げて「おこげ」を作り	➡汁をかける	●おこげの汁かけ(韓国)
●油で揚げたお焦げを乾燥し	➡スープにする	●プァリ・ラヌー(マダガスカル)
	➡熱いあんをかける	●鍋巴(グォバ:中国四川)
		●揚げおこわあんかけ(イラン)

16. 炊飯する		
●炊いたご飯を発酵させる	➡乳酸発酵	●馴れずし(日本,中国,東南アジア)
	➡乳酸発酵, アルコール発酵	●タペ(インドネシア) ●タパイ(ブルネイ) ●カウマー(タイ)

17. 乾燥させる		
●通常炊飯	➡天日乾燥	●古いタイプの干し飯
	➡人工乾燥	●アルファー米 　(加水して戻して米飯とする)
●常圧蒸煮	➡常圧乾燥	●パーボイルドライス 　(インド, 南アジア：再度炊飯)
●加圧蒸煮	➡減圧乾燥	●コンバーテッドライス 　(アメリカ：再度炊飯)

表15) 日本の米料理と調理法

●加水量, 加水法, 加熱法：調理法①	➡再調理法：調理法②	●さまざまな米料理
1. 適量の水で炊く(炊き干し法)		
●適量の水で炊飯(ジャポニカ米)		●白飯(日本, 韓国, 中国北部)
●適量の湯の中に米を入れて炊く(給食などの大量炊飯)		●給食ご飯
●適量の水で炊飯し, 少し加圧して蒸す(飯盒炊飯, ジャポニカ米)		●飯盒ご飯
●適量の水で加圧炊飯(玄米)		●玄米ご飯
●適量の水で炊飯を繰り返す(玄米)		●玄米ご飯
2. 具とともに炊く		
●黒米・雑穀などを少量混ぜて炊く		●雑穀ご飯
●アズキ, インゲン, クリなどとともに炊く		●赤飯, 栗ごはん
●具ともち米を調味料とともに炊く		●おこわ
3. 多めの水で炊く		
●かゆ炊き(ジャポニカ米)		●全かゆ ●七分かゆ ●五分かゆ ●重湯など
4. 蒸す(もち米)		
●もち米を十分水浸漬して蒸す	➡調味した山菜を加える	●山菜おこわ
●調理済みのアズキ, インゲン, クリなどとともに蒸す		●赤飯, 栗おこわ
●水浸漬したもち米に具を入れ, 竹の皮や笹の葉に包んで蒸す		●ちまき 　(日本のほか中国, 韓国, 日本, 東南アジア)
●調理済みのアズキ, インゲン, クリなどとともに蒸す		●赤飯, 栗ごはん
5. 水以外のもので炊く		
●オレンジジュースで炊く		●オレンジライス
●野菜を入れスープでかゆ炊きする		●バターライス
6. 生米を炒める		
7. 適量の水で炊飯する		
●炊いたご飯に	➡具を混ぜる	●混ぜご飯
	➡具とともに握る	●おにぎり, おむすび
	➡物をのせてたれ・つゆをかける	●天ぷら丼 ●鰻丼 ●親子丼 ●かつどん　など
	➡お湯, お茶を加える	●お茶漬 ●湯漬

粳米

8. 適量の水で炊飯する		
◉炊いたご飯に酢を加え, 酢飯に	➡具を添える	●握りずし
	➡具を混ぜる	●ちらしずし
	➡具を混ぜて押す	●押しずし

9. 適量の水で炊飯する		
◉炊いたご飯に	➡だし汁と具を加えて炊く	●雑炊, おじや

10. 適量の水で炊飯する		
◉炊いたご飯に	➡握って味を付け焼く	●焼きおにぎり
	➡鶏肉, タマネギなどとケチャップで炒める	●チキンライス
		●オムライス
		●ケチャップライス(日本のほか米国)

11. 適量の水で炊飯する		
◉炊いたご飯を	➡物に詰めて煮る	●いか飯
		●蓮根飯

12. 適量の水で炊飯する		
◉炊いたご飯を	➡半搗きにして成形する	●だまこもち
	➡この表面を軽く焼く	●きりたんぽ

13. 茹でたり湯取り法で炊飯する		
◉炊いたご飯を	➡そのまま利用する	●ライスサラダ

14. 炊飯する		
◉米飯を具材として	➡ホワイトソースと野菜を入れてボールを作り油で揚げる	●ライスコロッケ
	➡挽肉, 野菜などでハンバーグを作り弱火で焼く	●ライスハンバーグ
	➡肉類, 魚介類を加え, 生地シートにのせ焼く	●ライスピザ
		●ライスお好み焼き

15. 炊飯する		
◉魚などと一緒に漬けて発酵させる	➡乳酸発酵	●馴れずし(日本のほか中国, 東南アジア)

16. 通常炊飯		
◉炊いたご飯を	➡天日乾燥	●古いタイプの干し飯
◉炊いたご飯を	➡人工乾燥	●アルファー米(加水して戻して米飯とする)

図13) 日本のすしの系譜 [作図：奥村彪生]

すしの原型（東南アジアの山岳部）

→ **なれずし**
岐阜県のアユずしや滋賀県のふなずしで代表される。塩魚と飯と塩。飯は魚の漬け床。自然（乳酸）発酵。魚だけを食べる。アユや小ブナで3か月，大きなフナで1年はかかる。3年，5年という古漬を尊ぶ

→ **生なれ（半なれ）（飯（いい）ずし）**
紀北のサバのくされずし，熊野のアユずしなど。開いた塩魚に塩味をつけた飯を詰めて2週間～1か月間漬ける。なれずし同様，飯の自然発酵だが，完熟する前に食べる。魚の生ぐさみが少々残る。魚も飯も食べるところから飯ずしともいう。たけのこ，なすなども用いられた

→ **浅なれ**
鹿児島の酒ずしはこの系統に入る。塩魚と野菜と飯。飯に酒をふりかける。現在は，発酵させないで，つくってから5～6時間で食べる。昔は，5～15日かけて自然発酵させてから食べた。釣瓶ずしで有名な奈良県吉野の〈弥助〉では5～6日でならしたアユずしを浅なれと呼んだ

→ **早ずし**
酢と塩で飯に味付けをし，飯の発酵を待たずに食べる。味付けした魚介類，野菜，乾物とすめし。すめしが主役。数時間ないしは1夜（あるいは半日）ぐらいおくのを当座ずしと呼ぶ。1～2日おく場合もある

粟漬け
米の代わりに粟を使う。コハダの粟漬け。現在は酢漬けにする。朝鮮半島でもハタハタを粟漬けする

→ **いずし**
金沢のかぶらずしや秋田のハタハタずしなど。魚（いお）ずしの転訛。なれずしとは別の系統。塩魚と根菜と飯とこうじと塩。飯とこうじは漬け床。自然（乳酸）発酵。魚，根菜，飯を食べる。なれずしでは使われない。こうじを使うことによって発酵が早くなる。飛驒地方では油揚げやスルメイカを使う。朝鮮半島経由のすしである

→ **かぶら漬け，にしん漬け**
塩魚と野菜をこうじで漬ける。飯を使わない。いずしから漬物へと移行。サケ，ハタハタ，ホッケなども使う

丸ずし

姿ずし・棒ずし（押しずし・箱ずし）
京都のサバずし，大阪の小タイずし，奈良県吉野のアユずしなどに代表される。開いた塩魚に酢めしを詰めて，すし桶（すし箱）に入れ，重石をして，1～2日おく。3～4日おくこともある

↓ **生（き）ずし**
酢じめの魚を刺身にするなますへ移行。サバの生ずし

当座ずし
笹巻きずし，柿の葉ずしなど。酢に漬けた魚介類をそぎ切りにし，小さくにぎったすめしにのせ，ササの葉やカキの葉で包みすし箱に並べ，落としぶたをし，重しをのせて半日ぐらいおく。1～2日おくこともある

こけらずし
大阪ずしなど。すめしを箱に入れ，そいだ魚介類の身や野菜類（いずれも味付け済み）を，屋根の瓦を葺くように張り付け，落としぶたをして，重石をする

卯の花ずし
すめしの代わりに卯の花（おから）に酢で味を付け，魚に詰めて押す

粳米 / 穀類・雑穀

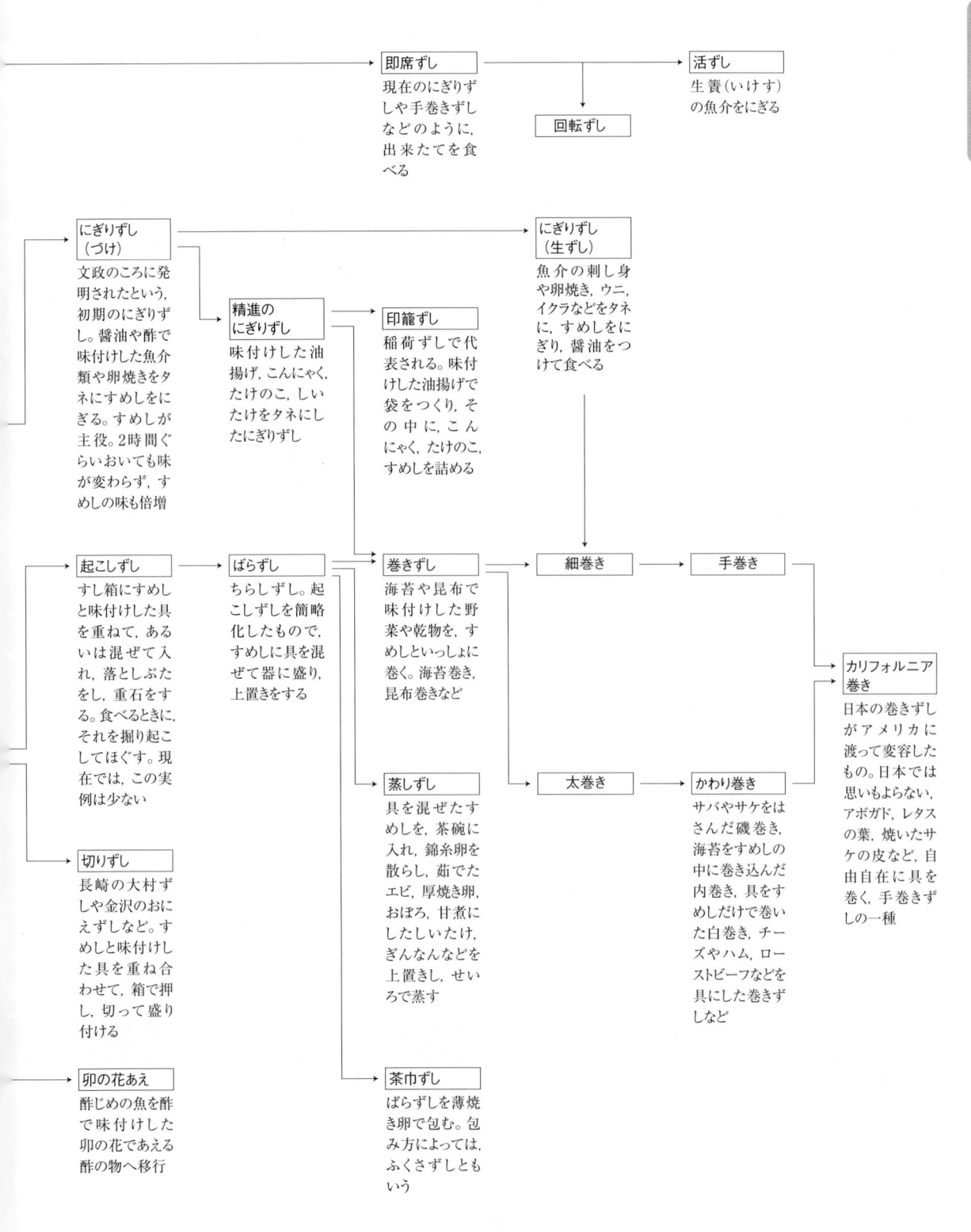

```
                          即席ずし ─────────────→ 活ずし
                          現在のにぎりず              生簀（いけす）
                          しや手巻きずし             の魚介をにぎる
                          などのように，
                          出来たてを食     回転ずし
                          べる
```

- **即席ずし**: 現在のにぎりずしや手巻きずしなどのように，出来たてを食べる
- **活ずし**: 生簀（いけす）の魚介をにぎる
- **回転ずし**

- **にぎりずし（づけ）**: 文政のころに発明されたという，初期のにぎりずし。醤油や酢で味付けした魚介類や卵焼きをタネにすめしをにぎる。すめしが主役。2時間ぐらいおいても味が変わらず，すめしの味も倍増

- **にぎりずし（生ずし）**: 魚介の刺し身や卵焼き，ウニ，イクラなどをタネに，すめしをにぎり，醤油をつけて食べる

- **精進のにぎりずし**: 味付けした油揚げ，こんにゃく，たけのこ，しいたけをタネにしたにぎりずし

- **印籠ずし**: 稲荷ずしで代表される。味付けした油揚げで袋をつくり，その中に，こんにゃく，たけのこ，すめしを詰める

- **起こしずし**: すし箱にすめしと味付けした具を重ねて，あるいは混ぜて入れ，落としぶたをし，重石をする。食べるときに，それを掘り起こしてほぐす。現在では，この実例は少ない

- **ばらずし**: ちらしずし。起こしずしを簡略化したもので，すめしに具を混ぜて器に盛り，上置きをする

- **巻きずし**: 海苔や昆布で味付けした野菜や乾物を，すめしといっしょに巻く。海苔巻き，昆布巻きなど

- **細巻き**
- **手巻き**
- **カリフォルニア巻き**: 日本の巻きずしがアメリカに渡って変容したもの。日本では思いもよらない，アボガド，レタスの葉，焼いたサケの皮など，自由自在に具を巻く，手巻きずしの一種

- **太巻き**
- **かわり巻き**: サバやサケをはさんだ磯巻き，海苔をすめしの中に巻き込んだ内巻き，具をすめしだけで巻いた白巻き，チーズやハム，ローストビーフなどを具にした巻きずしなど

- **切りずし**: 長崎の大村ずしや金沢のおにえずしなど。すめしと味付けした具を重ね合わせて，箱で押し，切って盛り付ける

- **蒸しずし**: 具を混ぜたすめしを，茶碗に入れ，錦糸卵を散らし，茹でたエビ，厚焼き卵，おぼろ，甘煮にしたしいたけ，ぎんなんなどを上置きし，せいろで蒸す

- **卯の花あえ**: 酢じめの魚を酢で味付けした卯の花であえる酢の物へ移行

- **茶巾ずし**: ばらずしを薄焼き卵で包む。包み方によっては，ふくさずしともいう

調理での活かし方

調理素材としての特徴

●調理上の特徴

米には水稲と陸稲とがあり，ほとんどが水稲米である。また，うるち米ともち米とに大きく分けられる。米を食べられるご飯の状態にするためには，水分と加熱することが必要である。

もち米は，澱粉の成分が粘りのあるアミロペクチンのみでできていることから，加熱により粘りの強い飯になる。米から飯にするために使われる水分がもち米は少なく，水浸漬により吸収しやすいので，十分に水浸漬した後は炊くより蒸したほうが扱いやすい。

一方，うるち米の澱粉はアミロースとアミロペクチンを含み，適量の水で炊く方法をとり，適度な粘りと柔らかさをもっている。

一般に飯に炊く前に米を研ぎ，十分に浸水させることが必要である。少なくとも30分の浸漬が望ましい。浸漬が十分でないと芯のある米飯になりやすい。加水量は，米の重量の1.5倍（容量の1.2倍）が標準的とされる。火をつけて加熱を始め，沸騰して，沸騰温度98℃以上を15分から20分間保つことが必要である。消火後10分ぐらい蒸らすことが必要である。

東南アジアを中心に栽培されているインディカ米は，アミロース含量，タンパク質含量も高いため，炊いても硬く粘りが少ない飯になり，湯取り法で炊き粘りを取り，パラパラとした感触の飯を食している。また粘りが少ないため，油脂との相性も良く，ソースなどの調味料が浸透しやすいため，ピラフのように油脂で炒めスープなどを加えて炊く調理が多い。

古くは，炊いた時にポップコーンのような香りがする香り米が栽培されていたが，明治以降生産量が減っている。外国ではパキスタンやタイ，インドなど多くのアジア諸国には多く生産されている。

現在日本においては，白い米は一般的であるが，一部の地域で古代米といわれている赤米や黒米，紫米などの有色米が栽培されている。東南アジアでは赤米や紫黒米を常食としている地域もある。

●生の食材と一次加工（下処理）済み食材の違いと使い分け

米の利用には粒食としての飯のほかに，かゆや雑炊，お供えや切り餅，氷餅などの餅類などのほかに，酒米に麹を加え酒やみりん，酢の発酵調味料にも加工される。米を挽いて上新粉，白玉粉，微塵粉，道明寺粉など多種類の粉類に加工される。その粉類から多くの菓子類や麺が作り出される。

基本調理とポイント

【白飯】

精白米を研ぎ，水に30分浸漬し，水加減は米の重量の1.5倍（容量の1.2倍）量を加えご飯に炊く。鍋の場合は沸騰させ，沸騰が続く火加減で20分ぐらい火にかけ，火を止めてから10分蒸らす。

【赤飯・おこわ】

赤飯：もち米を水に浸漬させ，アズキかササゲの茹で汁に漬けることで，赤い色が付く。蒸し器で，2～3回振り水をして柔らかくなるまで蒸す。他のおこわも同様にする。

【かゆ】

米を研ぎ，鍋にたっぷりの水を入れ，米を加え柔らかくなるまで弱火で加熱する。短時間で煮込む時は，ご飯から煮てもよい。

【雑炊】

だし汁に洗った米を入れ，味をととのえる。具は野菜など，なんでも良い。卵をとじてもよい。

【すし飯】

ご飯を通常の水加減より，合わせ酢を加えるため通常より減らし，重量に対し1.3倍（容量の1.1倍）で炊く。炊きあがったら飯が熱いうちに合わせ酢を合わせる。ちらしずしやにぎりずしなど多種の「すし」にする。

【餅】

もち米を研ぎ，一晩水に浸漬し，蒸し器で柔らかくなるまで何回か打ち水をして蒸しあがったら，餅に搗く。餅が熱いうちに片栗粉にとり成形をする（お供え・切り餅）。

【半搗き飯】

ぼたもち，おはぎ，きりたんぽ，五平もち，だまこもちなどをいう。炊きあがったご飯（うるち米，もち米）を熱いうちにすりこぎで餅を搗くように搗く

粳米

(半ごろしともいう)。

　搗いたご飯を棒に巻いて焼いたものを鍋料理に入れたものが，きりたんぽである。合わせ甘味噌をぬって焼いたものが五平もち，搗いたご飯の周りに餡やごま餡，きな粉，ずんだなどをまぶしたものが，ぼたもち・おはぎである。ご飯を丸めて，鶏肉や根菜などを入れた汁に入れたものは，だまこもちという。

おすすめの一品

【ちらし寿司】
　通常よりも一割水を減らしてご飯を炊く。中に入れる具や上に飾る具は，季節により，また地方によって違う。雛の節句や，祭りなど何かの折に作って食することが多い(全国各地)。

【汁かけ飯(桜飯)】
　炊いた飯にタコの色がうつり，うすい桜色のきれいな色になる。器にそのご飯とタコを盛り，味噌味をつけただし汁をはり，食する(江戸時代の料理書『名飯部類』より)。

　材料(4人分)　米2カップ(320g)，茹でタコ小さいもの1本，味噌大さじ2，だし400ml，木の芽。

　つくり方　①タコは小口から薄切りにする。②飯を炊き，①のタコを混ぜあわせてふたをする。③②を器に盛り，だしに味噌を溶かし，うすたれ汁を作り飯にかける。好みで木の芽をのせる。

(櫻井美代子)

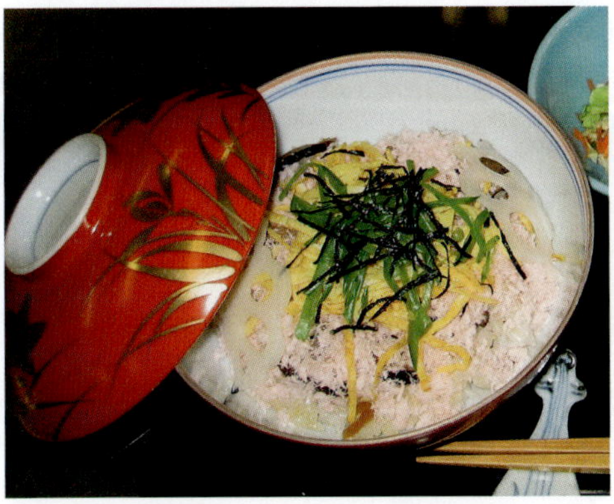

写真10) ちらし寿司

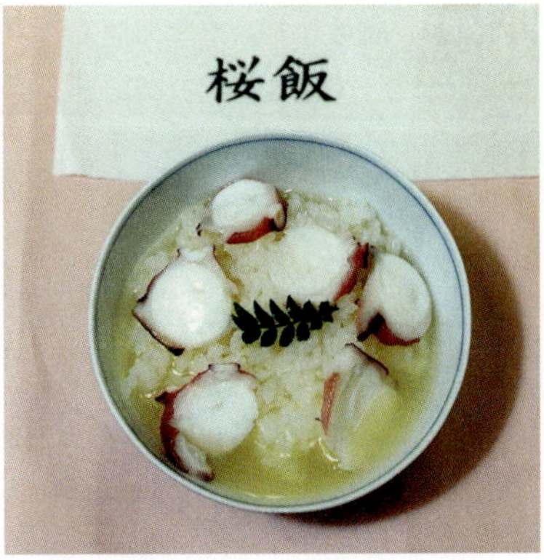

写真11) 桜飯

糯米

和名：イネ（糯米）
学名：*Oryza sativa* L.
英名：rice
地方名・別名：―
分類：イネ科イネ属
原産地：中国南部
わが国への伝来時期：縄文時代
主な産地：東北，北陸，北海道
出回り時期：秋（新米の時期），食材としては周年

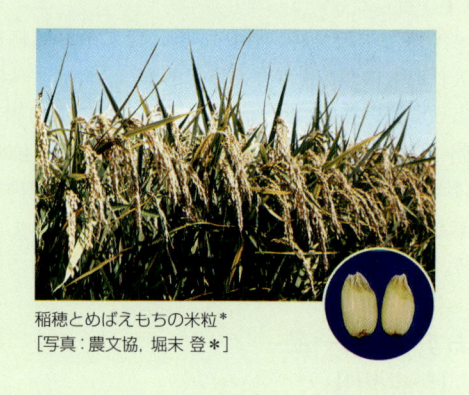

稲穂とめばえもちの米粒*
［写真：農文協，堀末 登*］

食材としての特徴

特徴と栄養・機能性

●食材としての特徴と活かし方

糯米はアミロースを含まずアミロペクチンのみであるため，米飯の粘りが強く，製餅やおこわの炊飯などに用いられる。また，白飯，加工米飯などが冷えたときの美味しさを高めるために3～5％程度添加されることもある。糯米は，含まれるアミロペクチンとアミラーゼの特性によって老化性，粘り，コシなどが大きく異なる。

一般に水稲糯は陸稲糯より粘りが強く，登熟期の温度が高いともち生地が速く硬化する傾向がある。あられ加工では，速く硬化するほうが望ましく，大福もちなどでは遅いほうが適しており，用途によって使い分けられる。

糯米の加工適性は，図1に示したように，菓子用のもちでは伸びとコシの強さ，あられ，おかきの製造では作業性と膨化性の点から一般に評価される。もち菓子はそのまま食べられることが多く，できるだけ長い期間軟らかさを保つものがよいとされる。あられ，おかきの製造の作業性については，もちとしてコシが強く，圧延，整形をはじめとする取扱いが容易であり，しかも冷蔵による生地の硬化が速く，切断，乾燥などの次の工程へ容易に移行できることが重要である。また，膨化性については，製品として煮上げたり，焼き上げたりしたとき，良好に膨張し，高い歩留りが得られることが重要である。そのほか，もち生地では，色の白さ，据わりのよさが要求される場合もある。

種類・品種とその特徴

品種による糯米の加工特性については表1（53ページ）にまとめた。

栽培法と品質

【登熟気温と餅の硬くなる速度の関係】

斉藤らは，米菓製造にあっては，作業性と膨化性の2点を中心に加工適性を評価するとともに，総合評価にかかわる理化学的要因や地域の気象変動による特性変化の傾向，さらには特性変化にかかわる米の性状やそれらの原因としての登熟気温との関係な

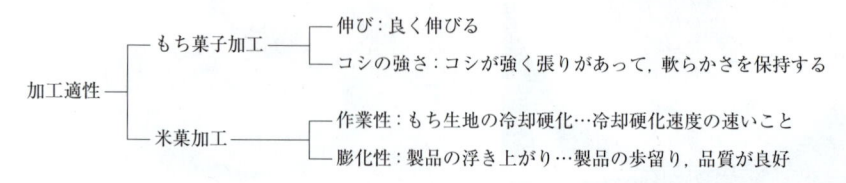

```
                ┌─ 伸び：良く伸びる
       ┌ もち菓子加工 ┤
加工適性┤            └─ コシの強さ：コシが強く張りがあって，軟らかさを保持する
       │            ┌─ 作業性：もち生地の冷却硬化…冷却硬化速度の速いこと
       └ 米菓加工   ┤
                    └─ 膨化性：製品の浮き上がり…製品の歩留り，品質が良好
```

図1）糯米の加工適性

糯米

などについて研究を行なっている。

その成果を図2に示した。糯米の加工適性については、澱粉の性質に起因して地域差が現われることが知られている。もっとも特徴的な地域差は、もちを冷却したときの硬化速度の違いである。「柿の種」用のもち生地として棒状に延ばし、1日間5℃の冷蔵庫に放置して硬化させてから、中心を釘で支えて、その両側へのたわみを比較してみると、地域により明瞭な差が認められた。この差を登熟平均気温との相関で検討してみると、非常に密接な関係があり、登熟平均気温の高いものは冷却硬化が速く、登熟気温が低いものほど硬化速度が遅いことがわかる。またこれは、出来上がり直後のもちの物理性や膨化性とも関係し、加工適性から3つのグループに分類することができると考えられた。

もちろんこの分類は、米菓の製造技術の現況や市場性などから判断したものなので、一概にはいえない。ただ、これらの結果を参考にして、それぞれ品質の類似した糯米をグループ化し、それぞれの性状にあわせて加工技術や製造品目を決めることによって、製品の品質を高位に安定化するとともに、米菓製造の効率化を図ることが可能となる。

登熟気温は、米の性状のうち、吸水分布、成分分布などではなく、澱粉そのものの性状に影響を与えていることが明らかになっている。また、糯米の加工適性にかかわる米の性状は、精白米のアミログラフの結果などから、ある程度の推定ができる。登熟気温が高いものが、一般に作業性、品質とも良好となる。

一方、北海道、瀬戸内海沿岸、山地高冷地帯の糯米は、米菓加工のうえで問題があるとされている。図3に、日本における産米の登熟等温線を示した。低温登熟の産米は、アミログラフ、フォトペーストグラフで測定すると、澱粉の糊化開始温度が低くなる。そのため、糊化・膨潤も容易であり、常温の蒸しでは糊化が進みすぎ、老化が遅れるものと考えられる。もちろんこれらの地帯で生産された糯米は、餅の出来上がりの物理性は弱いものの、老化による生地の硬化が遅くなるので、一般に生で食べるだんごやもち菓子類の製造には適している。

(1) もちの冷却1日後の硬化程度と登熟気温

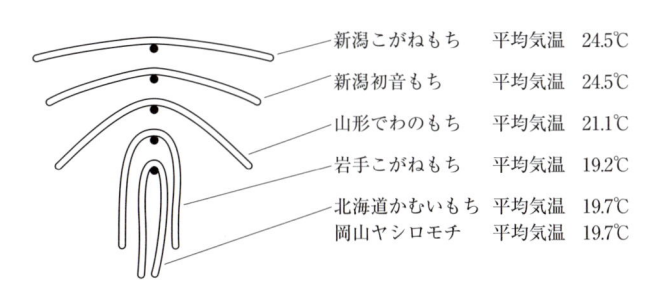

- 新潟こがねもち　平均気温　24.5℃
- 新潟初音もち　平均気温　24.5℃
- 山形でわのもち　平均気温　21.1℃
- 岩手こがねもち　平均気温　19.2℃
- 北海道かむいもち　平均気温　19.7℃
- 岡山ヤシロモチ　平均気温　19.7℃

柿の種用もち生地を棒状に延ばして、1日5℃冷蔵庫で硬化後、釘を支点として曲がり程度を比較した

(2) 加工適性による産地別分類
① 上位グループ…新潟県、富山県、三重県、千葉県、山形県など
② 中位グループ…栃木県、福島県、岩手県、秋田県、長野県など
③ 下位グループ…北海道、兵庫県、岡山県、岐阜県、群馬県など

図2) 糯米の加工適性と地域差

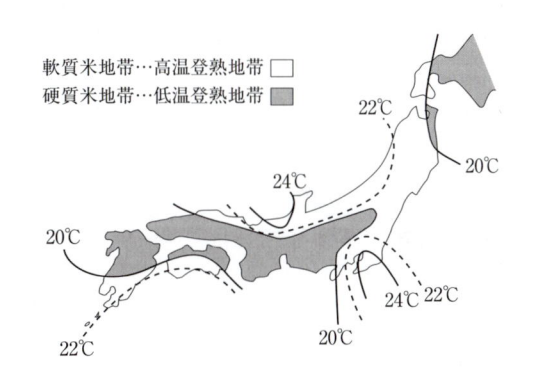

軟質米地帯…高温登熟地帯 □
硬質米地帯…低温登熟地帯 ■

図3) 日本産米の登熟等温線 [食糧研 久保ら]

加工品とその特徴
●おもな加工品
【餅】

精白した糯米を洗米し、水浸漬して吸水させた後、蒸して澱粉を糊化させ、おこわにする。このおこわ（蒸し米）を杵で搗いて、粒々のない滑らかな餅生地にする。これを取り粉を敷いた板の上に載せ、

伸ばしていく。工場では，プラスチック板にはさんで圧延し，冷蔵庫で硬化させたあと，切断し，包装して製品とする。おいしい餅とは，よく伸びて，しかもコシがあり，風味のよいものであり，これには品種・産地や新しいコメを選ぶ必要がある。インディカ米の糯米はねばねばしてコシがない傾向があり，餅生地をさらに加工する用途には，これらの多様な物性のなかから最適なものを選ぶ必要がある。

昭和40年代頃から包装餅が登場し，保存性が飛躍的に伸びたため，現在では周年食べられる商品になっている。古くは2週間程度の保存期間しかない真空包装切り餅，90℃以上で加熱殺菌した包装板餅などであったが，現在では，おいしさを考えた切り餅が中心であり，脱酸素材を利用した包装切り餅，無菌的に包装した無菌包装切り餅，切り餅を個装してレトルト殺菌したレトルト個装餅などがある。

糯米は，おこわや餅として中国南部の少数民族やインドシナ半島の山岳民族で広く食べられているが，工場で大量につくられているのは日本だけである。

【米菓】

糯米の米菓への加工適性の差と各加工技術の関係について図4にまとめた。実用的には，糯米の蒸し時間を短縮することなどにより生地の硬化の遅れが改善され，品質の良い製品の製造につながることが明らかになっている。また，可溶性澱粉などの老化を促進する素材の添加により，加工適性を改善することができる。いわゆる原料特性に合わせた品質の良い製品の加工技術が開発され，広く実用化している。

●海外の加工・利用に学ぶ

糯米を扱う調理の場合には，世界的に共通して「蒸し加熱」の方法がとられている。ラオス山岳地帯やタイ東北部などで糯米を常食とする地域があるが，これらの地域では蒸して食べている。日本でも古くから祝儀などの時に，糯米とアズキを使った赤飯を食べる習慣があり，これは糯米の古いタイプである赤米に由来するものといわれている。

(石谷孝佑)

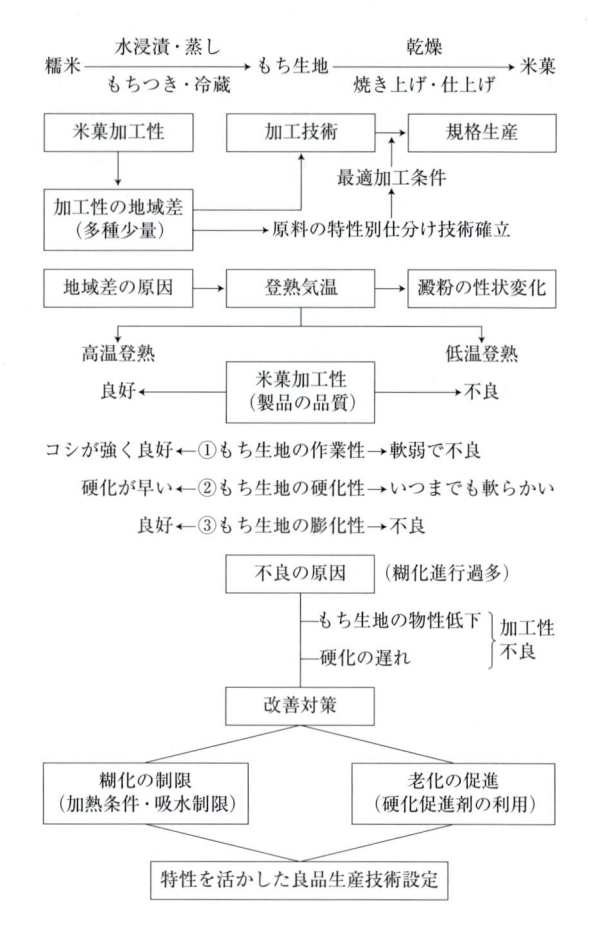

図4) 糯米の米菓加工適性の差と加工技術

調理での活かし方

基本調理とポイント
【おこわ，赤飯】

昭和初期の各地の食生活を，当時主婦だった女性たちから実際に食事を再現してもらいながら聞き書きで集大成した「日本の食生活全集」のなかから，おこわの例を紹介したい。

「もち米の芯が早くやわらかくなるように，もち米を一昼夜水につけ，そのあと，せいろで蒸す。途中で3～4回びっくり水(ふつうの水をもち米の上にふってびっくりさせることをいう)をふる。分量は米の量によって増減させるが，1回に5勺ていどの水をふる。小豆は水から入れて炊き，これも3，4回足し

糯米

水をしてやわらかくなったら塩で味つけをする。大皿にもち米と小豆を別々に盛って，食べるときに小豆をもぶして（混ぜて）食べる。このように，もち米のごはんと小豆を最初から混ぜておかないのは，腐るのを防ぐためである。農上がり休みとか，盆，来客または他家への使いものとしてよくつくる（「日本の食生活全集　愛媛の食事」より）。

（石谷孝佑）

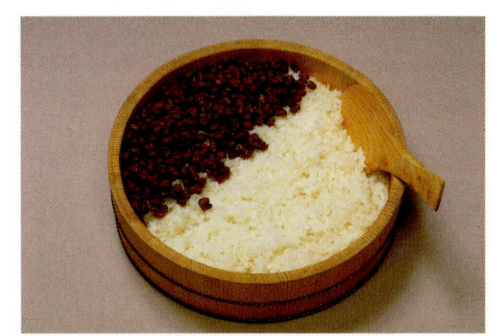

写真1）おこわ（愛媛県）[写真：千葉 寛]
糯米とアズキを別々に盛り合わせる

表1）糯米の品種と特性（年次は西暦）

品種名	育成地	*生産量					**食味	粒形・加工適性・作付面積など	主産地
		1	2	3	4	5			
愛知糯90号	愛知農総試	○					3	粘りが強く，味・外観ともに優れている	愛知
葵糯	静岡農試	○					3	カグラモチ，マンゲツモチよりも千粒重が大きい。穂発芽しやすい	静岡
アキシノモチ	東海近畿農試	○					3	栽培面積は83年の128haをピークに減少した	大阪
旭糯	愛知農試	○					3	33年奨励品種に指定されてから62年間栽培され，60年代後半には400～500haあったが，89年には100haと減少した	奈良
アネコモチ	青森農試藤坂支場		○				2	千粒重は，わせとらもちよりやや重い。精米白度もわせとらもちより高く，もち食味もやや上回りサカキモチ並み。もち質はお供えもち，かきもち，あられなどの米菓加工向き	青森
石川糯24号	石川農試	○					3	もち食味はカグラモチに近く，白山もちを上回る。白山もちの後継品種	石川
ウルマモチ	鹿児島農試	○					2	玄米は中粒で良質。沖縄全域の自給もち生産地帯に適する	沖縄
オトメモチ	東北農試		○				3	玄米は円粒で小粒。ハゼが良く，もち質も良好。秋田ではたつこもちが登場して作付けが減少した	鳥取・栃木・山梨・秋田
おんねもち	北海道北見農試	○					2	年次により着色米が多発するなど品質問題が生じ，ほかの品種に置換えが進んだ	北海道
カグラモチ	農事試				○		3	玄米は中粒でもち質はコシが強く，もち食味はコトブキモチを上回る。60年代後半には9,000haまで普及した	富山・三重・福井・石川・京都
カグヤモチ	青森農試藤坂支場		○				3	粒形はわせとらもちよりもやや長く，粒大が大きい。粒張り，白度，光沢が良く，品質はわせとらもちよりも優れる	岩手・長野

品種名	育成地	生産量 1	2	3	4	5	食味	粒形・加工適性・作付面積など	主産地
風の子もち	北海道立上川農試	○					2	玄米は中粒で,もち食味はつきもち,こわめしともにたんねもちを上回り,はくちょうもち並み	北海道
喜寿糯	愛知農試		○				3	80年代前半から94年まで作付面積300haを維持した	愛知・神奈川・三重
きぬのはだ	秋田農試		○				3	玄米の形は中,大きさはやや小。胴割れはきわめて少ない。たつこもちとは姉妹品種	秋田
キヨハタモチ	茨城農試		○				1	粒形・粒大とも中でハッサク,ワラベハタモチより大きい。年次による変動が少なく,91年産は478haで最大	茨城
クスタマモチ	宮崎総農試	○					3	粒形,粒大とも中で,千粒重はヒヨクモチ並み。サイワイモチ,ナンゴクモチ,ヒヨクモチに代わる品種である	長崎・宮崎
工藤糯	北海道民間農家	○					2	道南の農家が選抜。道内では食味上位と評価されていたが,米作付減少とともに減少した	北海道
クレナイモチ	九州農試			○			3	良質多収。玄米は中粒でもち食味は良好	香川・愛媛・熊本・長崎
群馬糯5号	群馬総農試	○					3	もち食味はマンゲツモチを上回る	群馬
こがねもち	新潟農試中条試験地		○				5	製品の色の白さやコシの強さは定評がある。糯品種の中では最上級の品質といわれる。もち食味はサカキモチ,ヒメノモチより一段上	新潟・福島・岩手・富山
ココノエモチ	愛知農試山間技術実験場		○				3	94年主産地岡山では生産量の6割を占めた	岡山・島根・岐阜・茨城・愛知
コトブキモチ	明石農改実	○					2	玄米の粒形は中から大粒。58年には17,000haを超えたがその後減少している	山梨・東京
サイワイモチ	九州農試			○			3	多収。粒厚が薄く米選後の歩留りが劣る。脱粒性は中。玄米はヒヨクモチよりやや小粒で色白,胴割れはきわめて少ない。収量性ともち質が劣る	福岡・鹿児島・大分・高知・長崎
サカエモチ	宮崎総農試		○				3	佐賀の主力ヒヨクモチより食味は劣るものの,和菓子原料としての適性がある。関東のメーカーの要望により奨励品種に復活した	佐賀
サカキモチ	青森農試藤坂支場	○					3	82年1,913haまで拡大したが機械移植後は減少した。奨励品種としてはユキミモチに座を譲った	青森
サキハタモチ	茨城農試	○					1	もち食味はハッサクモチと同等だが,搗精特性が優れる	埼玉
滋賀羽二重糯	滋賀農試			○			5	もちとしての評価は最高級である。玄米の形状はやや長く,中小粒。94年には作付け1,000haを突破した	滋賀

糯米

品種名	育成地	生産量 1	2	3	4	5	食味	粒形・加工適性・作付面積など	主産地
静系糯13号	静岡農試	○					3	極晩生で粳米作業との絡みから大規模農家向け品種。収量性は葵糯より低く，中から強。もち食味も葵糯と同等	静岡
信濃糯3号	長野農試	○					3	玄米はやや小粒で粒揃いが良く豊満。もち食味が優れることから，関東，九州に普及。耐病性に劣り減少傾向	長崎
しろたえもち	兵庫中央農技センター		○				3	玄米の形はやや細長，中粒。はりまもちの姉妹品種	兵庫
新大正糯	富山農試				○		4	穂発芽しやすいが，良質でもち食味に優れる。大正12年に富山で育成。成熟期は遅いがもち質最高で94年には1,000haに乗せた	富山
新羽二重糯	京都農試			○			4	良質良食味品種として46年以来京都の主要糯品種。近年は100～200haで推移。脱粒しやすい	京都
十五夜糯	愛知農総試			○			3	94年に100haを超えた。玄米の粒形は紅糯より長く，幅，厚さもやや大きく，茶米，胴割れ米の発生は少ない。もち食味は外観，粘りともに紅糯を上回る	愛知
鈴原糯	愛知・小木曽氏				○		3	愛知の篤農家小木曽氏が育成。栽培面積は50ha前後で推移している。良質	鳥取
するがもち	静岡農試			○			3	静岡の基幹品種で作付け500haで安定。刈遅れは脱粒多い。玄米は小粒，もち質はコトブキモチより優れる	静岡
西南糯50号	鹿児島農試			○			2	多収，良質の早生もち。近年は200ha前後で推移	鹿児島
タカサゴモチ	東海近畿農試				○		3	玄米は中粒，品質，もち食味は中の上	広島・愛媛・奈良
たかやまもち	岐阜高冷地農試				○		3	山間高冷地の肥沃地に適す。穂発芽しやすいが，品質，もち食味がよい。玄米はやや小粒	岐阜
たつこもち	秋田農試			○			3	玄米の粒形は中で，大きさはやや小。胴割れはきわめて少ない。きぬのはだの姉妹品種	秋田
タツミモチ	青森農試藤坂支場	○					2	冷害常習地に適する。70年代前半には600から700haの面積を有したが減少傾向	青森
たまひめもち	高知農試			○			2	低温登熟に優れている。94年でも高知の基幹糯品種としてシェア30%	高知
タンチョウモチ	中国農試			○			3	70年代後半までは500haを超える面積だったが，縮小	広島・福井
たんねもち	北海道上川農試				○		2	良質多収。89年9,199haで全国の糯米シェアの10%を占める。登熟日数が長いのが欠点	北海道

品種名	育成地	*生産量 1	2	3	4	5	**食味	粒形・加工適性・作付面積など	主産地
ツキミモチ	農事試		○				3	玄米は中粒, 穂発芽性は難。74年には2,614haの作付けだった	千葉
ツクバハタモチ	茨城農試		○				1	陸稲糯。旱魃に強い。陸稲糯のシェア4～5%を占め作付けベスト5	茨城
でわのもち	山形農試尾花沢分場		○				3	晩生の糯米。70年代後半から作付け200haを維持して安定生産	山形
とうげもち	長野農総試	○					3	標高900～1,000mの高冷地に適す。カグヤモチが出て作付けは激減した	長野
とみちから	富山農試			○			3	安定多収で良質なことから, 採用以来1,000haを超える面積に作付けされる	富山
トヨハタモチ	茨城農試			○			1	東北南部から関東以西の陸稲糯。陸稲糯の中では良食味。88年以来陸稲糯の第1位である	茨城・栃木・千葉・群馬・福島
ナエバハタモチ	茨城農試	○					1	陸稲糯。もち食味はワラベハタモチと同等, 津南畑糯を上回る	新潟
ながのもち	長野農総試	○					3	玄米の粒形はもちひかり, 信濃糯3号よりやや長め, 厚さは同等。もち食味は外観, 粘りとも信濃糯3号を上回る	長野
ナツハタモチ	茨城農試	○					1	陸稲糯。作柄が安定している。ハタフサモチの代替品種として奨励されたが, 普及していない	群馬・宮崎・鹿児島
ナンゴクモチ	宮崎総農試			○			2	収量性は高く, 玄米は中粒, 良質で, もち質もよい	宮崎
農林糯1号	三重農試	○					1	陸稲糯。米収量性がやや劣る。85年産前後は500ha台を維持していたが減少した	大分・三重
農林糯4号	三重農試	○					1	陸稲糯。60年代後半には1,000haを超える作付けを維持していたが, ナツハタモチへの転換で現在は限定作付け	群馬
農林糯20号	秋田農試大館試験地	○					1	陸稲糯。60年代には陸稲糯の作付け第2位	福島
農林糯26号	茨城農試石岡試験地		○				1	55年から75年まで陸稲糯の作付け第1位を占める。旱魃に強くやせ地でも栽培できた	栃木・神奈川・熊本・東京
白山もち	石川農試				○		3	カグラモチに代わる基幹品種。94年に1,000haを超えた。玄米はやや細長く, カグラモチよりやや大きい。もち食味はカグラモチよりやや下回る	石川
はくちょうもち	北海道北見農試				○		2	94年おんねもち, たんねもちに代わって作付け9,804ha。白度が高い。もち食味はおんねもち, たんねもちと同等かやや上回る	北海道

糯米

品種名	育成地	*生産量 1	2	3	4	5	**食味	粒形・加工適性・作付面積など	主産地
ハクトモチ	中国農試		○				3	良質多収。玄米の粒形は中、粒大は小でコトブキモチよりやや小さい。もち食味はコトブキモチ、ヤシロモチより優れる	鳥取・大分・福岡
ハタキヌモチ	茨城農試石岡試験地	○					1	陸稲糯。60年代後半から70年代後半まで陸もちの10%のシェア。玄米の形・大きさは農林糯26号に似てやや長形	茨城
ハタフサモチ	茨城農試石岡試験地		○				1	晩生の陸稲糯。77年で1,773haまで普及したが減少してきている	鹿児島
はつかざり	新潟農試		○				4	収量性はヒデコモチ並み。もち食味は初音もち、こがねもちと同等。粘度はこがねもちに次いで大きい	新潟
ハツキネ	福井農試	○					3	70年代後半に500haを超える面積を有したが、近年は40〜70ha	兵庫
ハッサクモチ	宮崎農試都城分場	○					1	東北南部から関東以西の平坦部に適する陸稲糯。75年から87年まで陸稲作付け第1位。その後トヨハタモチの台頭で減少。玄米は小粒	埼玉・茨城
はりまもち	兵庫農総センター		○				3	玄米の形はやや細長でやや小粒。もち質は良好。しろたえもちの姉妹品種	兵庫
ヒデコモチ	東北農試				○		3	収量性、品質はヒメノモチ並み、玄米の粒形は中。88年産で4,834haまで普及したが、ヒメノモチに置き換えられて減少した	新潟・佐賀・高知・福島
ひみこもち	九州農試	○					3	収量性はヒヨクモチ並み、玄米の粒形は中で、粒大はサイワイモチよりやや大。サイワイモチ、ヒヨクモチより白度が高い。もち生地冷却後の硬化速度はヒヨクモチより速く、サイワイモチ並み	大分
ヒメノモチ	東北農試				○		3	整粒、光沢がよいという品質面と多収性からヒヨクモチと並ぶ代表的な糯品種。94年は15,604haの最大普及面積で糯米の16%のシェア。もち食味はオトメモチより上回る	岩手・山形・福島・千葉・新潟
ヒヨクモチ	九州農試				○		4	晩熟で登熟低下が懸念される。92年からヒメノモチを押さえ糯米の作付け第1位。収量は高く多収。粘りがあり、もち食味はよいがあめ色で白度が物足りないという指摘もある	佐賀・熊本・福岡・鹿児島・大分
フクハタモチ	茨城農試	○					1	陸稲糯。83年で1,860haまで普及し、陸稲糯の11%を占めたが、トヨハタモチの台頭で減少。玄米に厚味があり、千粒重はハッサクモチより重い	茨城
へいせいもち	埼玉農試		○				2	94年産で400haを超えた。むさしもちより粒大、粒重は小さいが、品質は優れる。玄米がややハゼにくい欠点がある。もち食味はむさしもちを上回る	埼玉
マンゲツモチ	農事試			○			3	玄米は中粒で、もち質、もち食味はコトブキモチを上回る。作付けは、近年2,000ha前後で安定	茨城・山口・群馬・兵庫・山梨
ミサトハタモチ	茨城農試	○					1	陸稲糯。90年は185haで最大面積。良質で安定多収、陸稲の減少とともに縮小	熊本

品種名	育成地	*生産量 1	2	3	4	5	**食味	粒形・加工適性・作付面積など	主産地
みすずもち	長野農試	○					1	標高900m以下の中山間地に適す。やや小粒だが粒揃い良く豊満で良質。74年には2,950haまで拡大,基幹糯品種となったが,もちひかりに置き換わりつつある	長野
ミズハタモチ	茨城農試	○					1	陸稲糯。83年に779haまで拡大したが,減少傾向。玄米の形,大きさはホウネンワセ並み	茨城・群馬・大分
ミナミハタモチ	鹿児島農試	○					1	晩生の陸稲糯。60年代後半には200ha台の作付面積。近年では2から3haの限定栽培	鹿児島
峰の雪もち	北陸農試		○				2	オトメモチに代わり普及。収量性はオトメモチよりやや優れ多収。玄米は中粒で良質。もち食味はオトメモチ,ヒメノモチより優れる	静岡・埼玉
みやこがねもち	新潟農試中条試験地			○			3	こがねもちと同名異種。こがねもちと同様のもち食味を有する。宮城,新潟,福島,岩手の順で評価が高いが年次によって異なるともいわれる	宮城
宮崎もち	宮崎総農試	○					1	多収で良質。85年産で239haまで拡大。94年から宮城県の早期地帯で奨励されている	宮崎
ミヤタマモチ	宮崎総農試		○				2	多収品種として普及している。粒形は中,粒大は大で千粒重は期存品種の約1.5倍程度大きい。もち食味はナンゴクモチと同程度。加工適性は新潟ヒデコモチと同等	宮崎
むさしもち	埼玉農試	○					1	日本晴との自然交雑から選出された品種。89年278haまで普及したが,へいせいもちに置き換わり佐賀のみとなった	佐賀
恵糯	愛知農総試		○				2	刈り遅れで茶米,胴割れ米が発生しやすいので注意。もち食味は良好で,近年は150〜200haで安定している	福井・愛知・三重
もちひかり	長野農事試	○					3	標高900m以下の中山間に適す。みすずもちの改良品種で,91年産では長野県内で64%のシェア。玄米の粒形はみすずもちより大きく,光沢,粒揃いは同品種を上回る	長野
モチミノリ	農研センター				○		3	94年で1,140haまで拡大。もち食味はしのはぶたいより優れている。柔らかく粘りがあるためせんべい用には切りにくいが焼上がりは良い。あられ向きで加工適性はマンゲツモチより良い	栃木・岐阜・徳島・長野・香川
ヤシロモチ	島根農試		○				2	島根,岡山が導入し70年に作付け3,548haまで普及。現在は600ha台で推移。玄米はやや大粒でもち食味は中位	岡山・島根
ヤマフクモチ	中国農試		○				2	兵庫で採用され,近年の作付けは300〜400haで安定している。玄米は中粒で,もち食味はしろたえもちより上位	兵庫
ユキミモチ	青森農試藤坂支場	○					1	わせとらもちと千粒重は同じだがもち食味は良い。玄米粒形はやや小粒。精米白度はサカキモチ,わせとらもちより高い。もち白度も高くきめが細かいので,切もち,大福もち,おこわ,おはぎに向く	青森

糯米

品種名	育成地	*生産量 1	2	3	4	5	**食味	粒形・加工適性・作付面積など	主産地
らいちょうもち	富山農技センター	○					1	多収。玄米は大粒でこがねもち,カグラモチよりも大きい	富山
わせとらもち	青森農試黒石本場		○				2	89年産では744haまで普及したが米質がやや不良で,もち食味が劣ることから,アネコモチ,ユキミモチに転換されている。90年から採用した大分が主産地。玄米は小粒でやや円	大分・青森
わたぼうし	新潟農試			○			3	玄米千粒重ははつかざり,こがねもち,ヒデコモチよりも重く,もち食味はヒデコモチを上回り良好	新潟
ワラベハタモチ	茨城農試		○				2	栃木を中心に87年陸もち作付けシェア14%を占める1,790haまで普及したが,トヨハタモチの登場で減少。玄米は大きく,粒形は円に近い。玄米の品質,もちの食味は中	栃木

注1:＊生産量1(500t未満),2(500t以上,5,000t未満),3(5,000t以上,50,000t未満),4(50,000t以上,500,000t未満),5(500,000t以上)(米穀データバンク編『米品種大全』1996年より作成)
注2:＊＊食味は5段階評価で平年作時の期待値。最高値は5

陸稲米

和名：イネ（陸稲米）
学名：*Oryza sativa* L.
英名：upland rice
地方名・別名：オカボ，ノイネ，オカイネ
分類：イネ科イネ属
原産地：中国南部，ミャンマー，タイ，インド東部など諸説あり
わが国への伝来時期：縄文時代後期
主な産地：主産地は茨城県北部。ほかに栃木，千葉，埼玉
出回り時期：9～10月上旬に収穫し周年出荷。加工業者向けに販売，一部自家消費

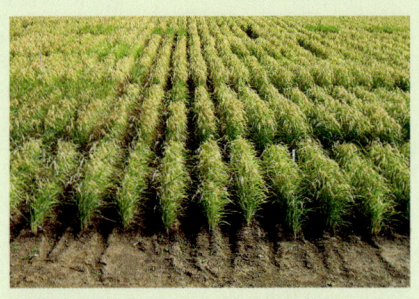

登熟期を迎えた「ゆめのはたもち」の育成圃場
［写真：平山正賢］

食材としての特徴

原産・来歴と利用の歴史

わが国のイネは縄文時代から弥生時代にかけて朝鮮半島，中国，台湾などのルートを経て渡来してきたとされる。これらの水陸未分化稲のなかから，焼畑などの陸稲的栽培法に向いたイネが陸稲として栽培されてきた。その後，農家自身による選抜が行なわれ，明治中期からは国立農事試験場を中心に在来種の比較試験や純系淘汰による選抜が進み，オイランやヤカンなどの品種が優秀と認められ，栽培面積が増加した。特に1929（昭和4）年に農林水産省の指定試験として全国5か所で陸稲の育種が始まり，育成品種が普及し始めると同時に栽培面積も増加し始めた。

もともと陸稲は水田率の低い畑栽培地帯の農家が自家消費の飯米用として栽培してきた作物であり，粳・糯両品種とも栽培されてきた。特に糯品種は加工用原料米として畑作物のなかでも安定した収入源として作付け率が増加し，1960年の陸稲栽培面積は18万5,600ha（糯の占有率60％）に達した。その後，米の生産過剰が進み，陸稲は他の収益性の高い畑作物へ代わり，2009年には3,000ha（糯の占有率99％）に減少した。

現在，生産されている陸稲糯米は，水稲糯米と同様に，もちやあられなどの加工用原料米として消費されている。しかし，陸稲糯米は水稲糯米より加工適性が劣るとされ，陸稲独自の商品は見当たらない。

特徴と栄養・機能性

●食材としての特徴と活かし方

陸稲糯を原料としたもちは，水稲糯のそれと比較して一般に，色が黒く，肌のキメが荒く，煮崩れしやすく，また伸展性に乏しいのが最大の欠点で，食感も悪いとされる。しかし，後述するように陸稲糯の白度は水稲糯より高く，また，もち生地を煮沸した後で溶出残存液を採取し，蒸発乾固量を測定した湯溶け固形物量は，水稲・陸稲間に差がない。さらにもち生地の膨化伸展性と糯米澱粉の膨化力の間には，水稲・陸稲間，あるいは新米・古米の間に大差を認められない。

一方，もちとしての組織の不均一は，陸稲精米における最外層の吸水が悪く，蒸してもちに加工しても，最外層部の未崩壊澱粉粒がそのまま残るためと考えられる。したがって伸展性の差は，化学的性質よりも単に米粒の構造上の差によるものと推定される。しかも，この粗さの特性は，白玉粉に加工したとき，舌感を害しない程度であれば物理性の強化のために必要とされている。

●栄養成分の特徴

粳米を参照のこと。

（平澤秀雄）

種類・品種とその特徴

●おもな種類・品種

【ひたちはたもち】

2005（平成17）年に茨城県農業総合センター生物工学研究所（1992年までは茨城県農業試験場）で育成し，茨城県で採用された早生の糯品種。

陸稲米

短強稈で倒伏は少なく，両親から耐干性に強い特性と耐冷性に強い特性を引き継ぎ，干害や冷害に強く安定して多収である。玄米の大きさは大きい。搗精歩留りや白度，あられ・おかきへの加工適性はトヨハタモチと同程度である。

【トヨハタモチ】

1985（昭和60）年に茨城県農業試験場で育成され，茨城県など東北地方南部から関東地方の7県で奨励品種に採用された，広域適応性に優れた早生の糯品種。

早生としては生育量が多く，短稈で野菜跡の肥沃地でも倒伏が少なく，出穂期が早いため，干ばつ害を回避し安定した収量を得ている。玄米形状は円粒で玄米の大きさはやや大きく，搗精歩留りは高く，白度は玄米，精米ともに他の比較品種より高い。もち食味は他の早生品種より優れて良食味である。陸稲栽培面積の65％を占める。

【ゆめのはたもち】

1996（平成8）年に茨城県農業総合センター生物工学研究所で育成し，茨城県，栃木県，群馬県で奨励品種に採用された中生の糯品種。

交配親に使用したインド在来品種JC81から深根性をとり入れ，耐干性極強の品種である。玄米千粒重は大粒で粒形は細長である。粒張りが良く玄米品質は比較的良い。もちとしての食味は，水稲糯の「中」に分類されるココノエモチと同等で，陸稲品種のなかではこれまでにない極良食味である。

（平澤秀雄・平山正賢）

加工品とその特徴

●おもな加工品

【米菓原料】

ゆめのはたもちでつくったあられ（焼き物）は，他の陸稲品種に比べて甘味があり，焼いたときの膨らみ具合（うき）が良い。また，焼き上げた後にしんが残っていたが，乾燥法の改良によって解決できるものである。また，同品種でつくったスナック菓子（揚げ物）は，ほかの陸稲品種でつくったものに比べて柔らかく仕上がったという報告がある。

【生粉製品】

陸稲は水分含量が低いために精米時に砕米を誘発し，搗精歩留りを悪くする原因となっている。特にゆめのはたもちは長粒のために砕米が発生し，精米歩留りは劣る傾向にあるが，生粉製品に加工するうえでは問題とならない。また精米白度（WB）については，実測値が示すとおり「白さ」はあるが，これは陸稲糯特有の白さであり，水稲糯の乳白色とは異なるため，白米製品にしたときの色質に違いを生じブレンドしにくくしている（表1）。

もち生地物性はトヨハタモチでは硬く老化程度も高かったが，ゆめのはたもちは比較的柔らかく水稲に似た物性で老化程度も低かった。ゆめのはたもちのこの特性は，大福もちなどの加工原料に適すると考えられる（表2）。

精白米の限界吸水率をみると浸漬増加率，蒸上増加率，最終歩留りともに水稲糯より陸稲糯が優れ，特にゆめのはたもちは，白米で使用するときの加工適性が優れていると考えられる（表3）。

表1）精米歩留りと白度

品種名	精米歩留り (%)	精米白度 (WB)	もち生地白度 (WB)	玄米水分 (%)
トヨハタモチ	86.1	53.3	50.2	13.6
ゆめのはたもち	84.0	53.8	51.9	13.4
風の子もち（水稲）	88.3	47.5	50.0	15.4

注1：風の子もちは道立上川農試で育成した水稲糯の農林糯333号
注2：WB（ホワイトブライトネス）は白度単位。日本電色工業株式会社製の白度計を使用

表2）もち生地の老化程度

品種名	加工直後（TU）	冷蔵6時間後（TU）
トヨハタモチ	3.4	7.1
ゆめのはたもち	2.6	5.4
風の子もち（水稲）	2.3	5.3

注：TU（テクスチュロメーターユニット）は硬さを示す

表3）精白米の限界吸水率

品種名	浸漬増加率 (%)	蒸上げ増加率 (%)	最終歩留り (%)
トヨハタモチ	37.7	5.5	145.3
ゆめのはたもち	40.0	6.3	148.5
風の子もち（水稲）	35.0	4.2	140.6

【白玉粉】

　搗精の結果は，トヨハタモチに胴割米が多くみられ，砕け米になりやすいため歩留りは悪い。白玉粉の乾白度，湿白度はともに水稲糯のヒメノモチより低く，色がくすみやや劣った。

　白玉に加工した食感をヒメノモチと比較すると，トヨハタモチは陸稲糯特有の形のしっかりした白玉となった。また，ゆめのはたもちはヒメノモチにちかい粘りがあり，水稲糯にちかい特性をもっていた。

　この白玉粉を用いて求肥をつくりその特性を比較してみると，トヨハタモチは弾力が強く粘りが弱いために形のしっかりした求肥になった。ゆめのはたもちでは粘りが強く弾力が弱いため柔らかすぎて，べたつく感じとなった。後者でつくった求肥の色は最も白くできたが，7℃での低温保存後は変わらなくなった。

　このように，陸稲糯を加工原料として使用するとき，陸稲のもつ欠点は加工技術や使用方法の開発によりほとんどが解消できると考えられる。今後は，これら陸稲の特性を生かし，消費者のニーズに対応した加工製品の開発が望まれる。

（平澤秀雄）

調理での活かし方

調理素材としての特徴

　「粳米」の項，「調理での活かし方」および「加工品とその特徴」を参照のこと。

酒米

和名：イネ（酒米）
学名：*Oryza sativa* L.
英名：sake-brewing rice
地方名・別名：酒造好適米，醸造用玄米
分類：イネ科イネ属
原産地：日本
わが国への伝来時期：酒造適性の高いイネ系統を日本で選抜
主な産地：兵庫，新潟，長野，福井，富山
出回り時期：9～12月，極早生品種から順次出荷。全量契約栽培

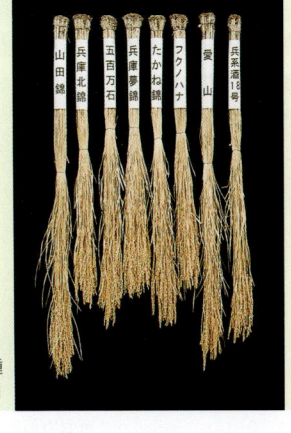

兵庫県の主な酒米品種
[写真：池上 勝]

食材としての特徴

原産・来歴と利用の歴史
●酒米品種の成立

　米を原料とした日本の酒の歴史は定かではないが，およそ二千数百年前に稲作とともに朝鮮半島や中国から渡来した人々によって伝えられたと推測されている。奈良時代に編纂された『日本書紀』にもすでに「やしおりの酒」の記載があり，米と麹（こうじ）と水で何回も仕込みを繰り返したとされており，日本酒の原型がしのばれる。

　その後，徐々に醸造技術の発達はあったが，飛躍的に発達したのは近世になってからである。『灘酒沿革誌』によると，慶長年間（1596～1614年）には，伊丹，灘方面ではじめて清酒が醸造され，各産地の米の適・不適が問われ，摂津，播州の米が好まれた，とある。灘では文化時代（1800年頃）からすでに米の価格に産地間差がつけられていた。伊丹では文政年間（1818～1829年）の「酒造米の手引き」に，摂津米の産地の格付けが記されている。醸造技術の発展とともに米の品質が問われるようになり，酒造に適した米が「酒米」として一般の米と区分されてきたのであろう。

　兵庫県の現在の「山田錦」の主産地では，良質な米の産地で，藩政時代，報奨的な領土が飛領として多くあり，また，領主の移封が頻繁に行なわれた。彼らは国元のイネをいろいろ持ち込んで，この地に適する優良な品種を選定し，より収量を上げようと努めた。そのため，他の地域に比べて，栽培された品種数は非常に多い。栽培された品種のなかから，酒造に適する米が経験的に選抜され，一般の米とは区分されて流通し始めた。

　この地に飛領を持っていた鳥居氏は，領内で殖産興業に熱心に取り組み，稲作の改良にも取り組んだ。良質な米を大坂蔵屋敷を通じて灘五郷（今津郷，西宮郷，魚崎郷，御影郷，西郷をさし，神戸市灘区から西宮市今津に至る湾岸12kmの地域）の酒造家に直接売り込んだ。鳥居領の米を含めて播州地帯全体の酒造好適米は「鳥居米」とよばれて，灘をはじめとする近隣の酒造家に好評を得ていた。伊丹，池田，灘の酒が江戸で高く評価され，摂津や播州が，酒造用の米の産地としてよく知られた地域であったので，その後も多くの品種的な素材をも

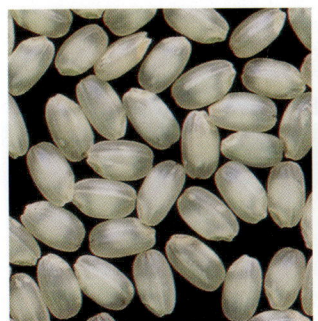

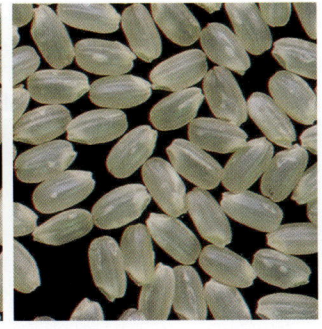

写真1）酒米と一般の粳米の比較（玄米）
左：酒米（品種：山田錦）。粒の中央に白く見えるのが心白。心白の発現する大粒の米が酒づくりに適する。粒は日本晴よりやや大きい
右：一般の粳米（品種：日本晴）

とに篤農家や公共機関によって品種の改良が進められ，現在の山田錦をはじめとする酒米品種が生まれる素地になったと考えられる。

●**生産，流通の現状**

酒造用原料米は，製造段階の用途によって，もと米，こうじ米，掛米に分けられる。もと米およびこうじ米には，心白を有する大粒の米が酒造好適米として好まれてきた。一方，掛米は蒸し後放冷して直接もろみに仕込む米で，一般粳米を使用することが多い。最近では全量酒造好適米を使用して高級化を図る酒も多くなっている。広義には酒づくりに使用される米はすべて酒米と称されるが，通常は，心白の発現する大粒の米を酒米（酒造好適米）という（写真1）。農産物検査法では酒造好適米を醸造用玄米

図1) 平成21年度醸造用玄米の産地品種銘柄一覧

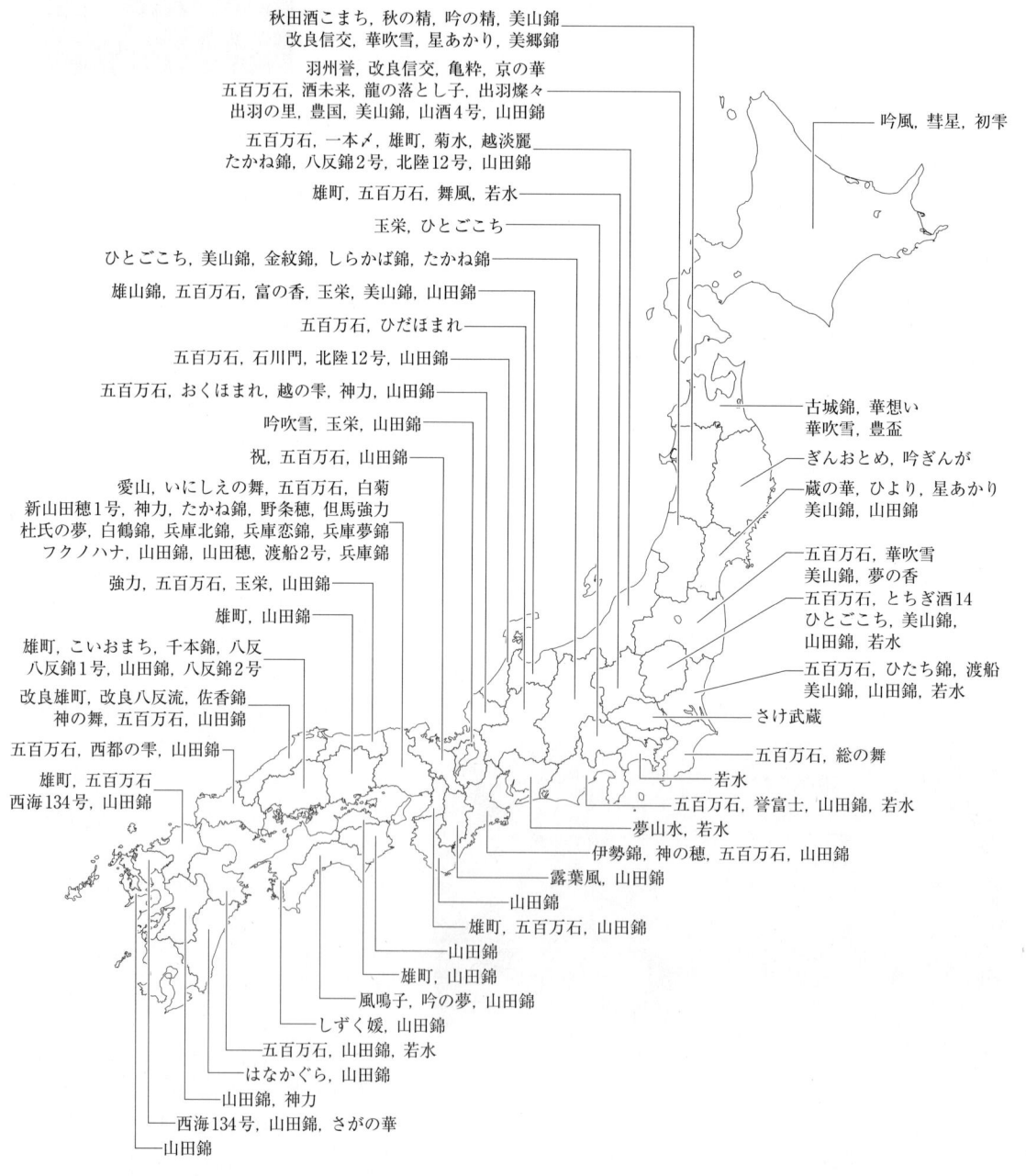

秋田酒こまち, 秋の精, 吟の精, 美山錦
改良信交, 華吹雪, 星あかり, 美郷錦
羽州誉, 改良信交, 亀粋, 京の華
五百万石, 酒未来, 龍の落とし子, 出羽燦々
出羽の里, 豊国, 美山錦, 山酒4号, 山田錦
五百万石, 一本〆, 雄町, 菊水, 越淡麗
たかね錦, 八反錦2号, 北陸12号, 山田錦
雄町, 五百万石, 舞風, 若水
玉栄, ひとごこち
ひとごこち, 美山錦, 金紋錦, しらかば錦, たかね錦
雄山錦, 五百万石, 富の香, 玉栄, 美山錦, 山田錦
五百万石, ひだほまれ
五百万石, 石川門, 北陸12号, 山田錦
五百万石, おくほまれ, 越の雫, 神力, 山田錦
吟吹雪, 玉栄, 山田錦
祝, 五百万石, 山田錦
愛山, いにしえの舞, 五百万石, 白菊
新山田穂1号, 神力, たかね錦, 野条穂, 但馬強力
杜氏の夢, 白鶴錦, 兵庫北錦, 兵庫恋錦, 兵庫夢錦
フクノハナ, 山田錦, 山田穂, 渡船2号, 兵庫錦
強力, 五百万石, 玉栄, 山田錦
雄町, 山田錦
雄町, こいおまち, 千本錦, 八反
八反錦1号, 山田錦, 八反錦2号
改良雄町, 改良八反流, 佐香錦
神の舞, 五百万石, 山田錦
五百万石, 西都の雫, 山田錦
雄町, 五百万石
西海134号, 山田錦
山田錦
西海134号, 山田錦, さがの華
山田錦, 神力
はなかぐら, 山田錦
五百万石, 山田錦, 若水
しずく媛, 山田錦
風鳴子, 吟の夢, 山田錦
山田錦
雄町, 五百万石, 山田錦
山田錦
露葉風, 山田錦
伊勢錦, 神の穂, 五百万石, 山田錦
夢山水, 若水
五百万石, 誉富士, 山田錦, 若水
若水
五百万石, 総の舞
さけ武蔵
五百万石, ひたち錦, 渡船
美山錦, 山田錦, 若水
ひとごこち, 美山錦, 山田錦, 若水
五百万石, とちぎ酒14
五百万石, 華吹雪
美山錦, 夢の香
蔵の華, ひより, 星あかり
美山錦, 山田錦
ぎんおとめ, 吟ぎんが
古城錦, 華想い
華吹雪, 豊盃
吟風, 彗星, 初雫

酒米

として，一般の粳玄米と分けて取り扱う。

ここでは，特に断りのない場合には，この醸造用玄米を酒米として取り扱う。

清酒は，全国1,893の醸造所（2008年3月現在の免許場数。ただし，試験のための免許場数を除く）で年間50万2000kl（2007BY〈酒造年度〉：平成19年7月1日〜20年6月30日）程度製造されている。主な清酒生産地は，兵庫県（全国の約30％），京都府，新潟県，愛知県，秋田県，埼玉県，福島県，広島県である。酒造用には年間約27万tの米が原料として使用されるが，このうち酒米は7万2000t程度（2007BY）を占めている。主な生産県は，兵庫県，新潟県，長野県，福井県，富山県である。酒米は図1のように都道府県ごとに醸造用玄米の産地品種銘柄に指定されている。2009年度は93種類の酒米品種がある。生産は表1のように2008年度では45都道府県で，7万6588tである。生産量の多い品種は，五百万石，山田錦，美山錦の3品種である。

醸造用玄米は，全量契約栽培が行なわれ，ほとんどが自主流通米として流通しており，良質・均一なものを安定的に供給することが強く求められている。

1995（平成7）年11月から新食糧法が施行され，特定の酒造メーカーと酒米生産者が直接個別に契約する流通も認められるようになった。そして有機栽培を行なうことや希少価値のある品種などを使うことによって付加価値の高い清酒をつくる動きがあちこちでみられるが，付加価値の高い米であるから特定名称酒を選択されることが多く，その場合には原料となる玄米は，農産物検査法により3等以上に格付けされたものでなければならない。

さらに醸造用玄米の1等以上の上位格付けを得るには，米の品種は産地品種銘柄に登録されたものでなければならないので，必ずしも酒造好適米でなくてもよいが，昔の品種のリバイバルなどでは事前にその認可を受けなくてはならない。醸造用玄米の検査規格を表2に示す。

（世古晴美）

表1）酒米の品種別検査数量と作付面積

品種名	検査数量（2008年）		作付面積（2005年）		主な生産県	産地品種銘柄指定数
	数量(t)	割合(%)	面積(ha)	割合(%)		
五百万石	23,996	31.3	4,324	29.5	新潟，富山，福井	21
山田錦	21,337	27.9	4,781	32.6	兵庫，福岡，徳島	31
美山錦	7,016	9.2	1,394	9.5	長野，秋田，山形	8
雄町	1,780	2.3	358	2.4	岡山	8
八反錦1号	1,591	2.1	237	1.6	広島	1
出羽燦々	1,439	1.9	219	1.5	山形	1
吟風	1,274	1.7	177	1.2	北海道	1
兵庫夢錦	1,104	1.4	390	2.7	兵庫	1
秋田酒こまち	1,059	1.4	95	0.6	秋田	1
華吹雪	902	1.2	190	1.3	青森	3
ひとごこち	880	1.1	149	1.0	長野	3
玉栄	872	1.1	166	1.1	滋賀	4
ひだほまれ	771	1.0	133	0.9	岐阜	1
たかね錦	743	1.0	149	1.0	新潟	3
八反	621	0.8	128	0.9	広島	1
合計	76,588	(85.4)	14,665	(87.9)		(93)

注1：合計欄の検査数量の割合および作付面積の割合は，表中の上位15品種の合計が占める割合を示す
注2：産地品種銘柄指定数の合計欄の数字は，全国で銘柄に指定されている品種の種類数を示す

表2）農産物規格規程（醸造用玄米）[平成15年度農産物検査手帳より]

等級	最低限度			最高限度					色
	整粒(%)	形質	水分(%)	被害粒,死米,着色粒,もみおよび異物					
				計(%)	死米(%)	着色粒(%)	もみ(%)	異物(%)	
特上	90	特上標準品	15.0	5	3	0.0	0.1	0.0	品種固有の色
特等	80	特等標準品	15.0	10	5	0.0	0.2	0.1	品種固有の色
1等	70	1等標準品	15.0	15	7	0.1	0.3	0.1	品種固有の色
2等	60	2等標準品	15.0	20	10	0.3	0.5	0.4	―
3等	45	3等標準品	15.0	30	20	0.7	1.0	0.6	―

規格外：特上から3等までのそれぞれの品位に適合しない醸造用玄米であって，もみおよび異物を50％以上混入していないもの

附（一部抜粋）
・次の道県で生産された醸造用玄米に限り，その水分の最高限度は各等級とも本表の数字にそれぞれ次の数値を加算したものとする
　北海道，青森，岩手，宮城，秋田，山形および福島の各道府県　1.0％
　新潟，富山，石川，福井，鳥取，島根および沖縄の各県　0.5％
・醸造用玄米には，もみを除く異種穀粒および異品種粒が混入してはならない

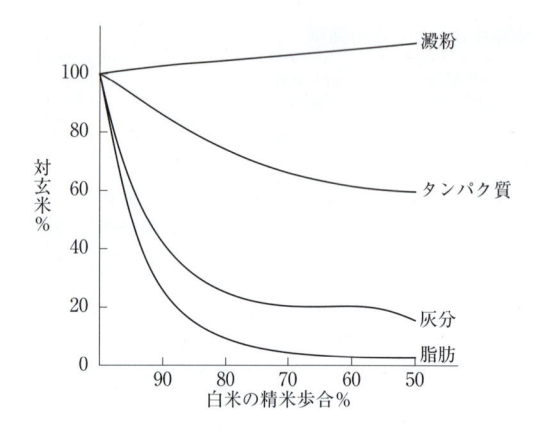

図2) 精米による成分含量の変化 [日本醸造協会, 1974]

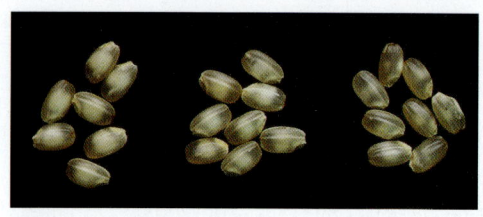

写真2) 心白の大きさの区分
左から, 大, 中, 小

特徴と栄養・機能性

●食材としての特徴と活かし方

酒米には, 一般粳米と異なるいくつかの酒造適性が要求される。

【粒形】

大粒で粒揃いが良いことが酒米にはまず求められる。これは土壌条件と気象条件もかかわってくるが, 農家の腕の見せどころでもある。酒米の精米歩合は, 普通酒で70%程度, 吟醸, 大吟醸酒ではそれぞれ60%以下, 50%以下と定められており, いずれの場合も飯用米の90%程度に比べてかなり高度な精米を行なう。

一般に精白程度とタンパク質, 灰分, 脂肪含量の標準的な関係は図2に示すとおりである。胚芽や米の外層部は多量のタンパク質, 灰分, 脂肪を含み, それらは製麹(せいぎく)時に品温の上がり過ぎやもろみでの発酵の急進をまねき, 酒質を劣化させる。精米の主な目的は, これらの酒造阻害成分を取り除くことにある。

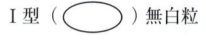

【心白】

心白というのは, 米の中央部にある白色不透明な部分をさす。この部分は澱粉の集積が少なく, 細胞内に間隙が生じ, 光を乱反射するため白く見える(写真2)。酒米の場合, 心白が鮮明に中央にあることが求められる。心白はこうじ菌のはぜ込みをよくする大切な条件である。ただし, 高度精白に支障のない程度の大きさと形状という制限がつく。

心白の横断面の形状は図3, 写真3のように品種によりさまざまである。最近は, 吟醸酒などのように, 原料米を高度に精白することが多くなりつつあるので, 心白の横断面は小さいものが好まれる。検査規格においても, 1997(平成9)年産から「醸造用玄米は心白の発現が見られることをその検査上の要件とするが, その発現程度(大きさ)は限定しない。品種固有の特性を持つことを踏まえ, 形質全体の中で判定することとする」となった。

【タンパク質含量】

タンパク質が少ないことも酒米の加工適性として重要である。タンパク質含有率が高いと, 吸水性は低下し, 放置蒸米の消化性も悪くなる。また, 清酒中に窒素含量が多くなり, アミノ酸度も高く, 貯蔵や日光の照射により着色しやすくなり, 雑味も多くなる。最近の研究で, 酒質に関連する米のタンパク質はさらに詳細に解明されつつある。

Ⅰ型 ( ) 無白粒
Ⅱ型 ( ) 点状心白粒
Ⅲ型 ( ) 線状心白粒
Ⅳ型 ( ) 眼状心白粒
Ⅴ型 ( ) 腹白状心白粒

図3) 心白型の分類 [秋田県の図を模式化]

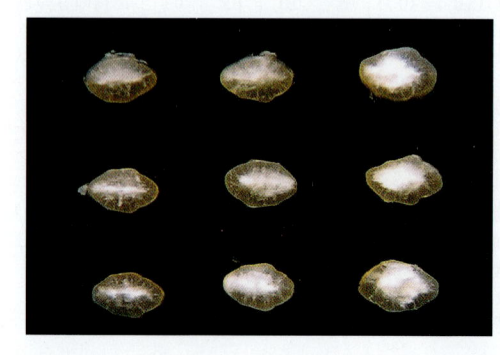

写真3)
酒米の心白横断面
左：線状, 中：中間,
右：眼状
細い線状のほうが高
度精米に適する

酒米

表3）兵庫県産主要酒米品種の酒造適性

品種名	産地	検査等級	千粒重(g)	真精米歩合(%)	無効精米歩合(%)	砕米率(%)	吸水率(%) 20分	吸水率(%) 120分	蒸米吸水率(%)	消化性 Brix(%)	消化性 F-N(ml)	タンパク質含有率(%)	カリウム含有率(ppm)
山田錦	三木市吉川町	特等	26.5	72.0	2.0	8.6	28.7	29.4	33.1	10.1	0.7	4.8	366
兵庫夢錦	姫路市夢前町	1等	26.9	72.0	2.0	10.8	27.9	29.2	32.9	9.7	0.7	5.2	437
五百万石	豊岡市	1等	25.8	72.6	2.6	9.3	27.9	29.5	33.5	8.4	0.7	5.2	503
兵庫北錦	豊岡市	1等	30.3	72.2	2.2	8.8	28.9	29.8	33.9	9.7	0.7	5.5	433

注1：山田錦は1999〜2005年，兵庫夢錦は2001〜2004年，五百万石は2000〜2004年，兵庫北錦は2001〜2004年の平均値
注2：分析は灘酒研究会による。千粒重は玄米の水分13.8%の重量
注3：見かけ精米歩合(%)=白米全重量／玄米全重量×100。真精米歩合(%)=白米千粒重／玄米千粒重×100
注4：無効精米歩合(%)=真精米歩合−見かけの精米歩合
注5：吸水率(%)=20分または120分浸漬して吸水した水分重量／浸漬前の白米重量×100
注6：蒸米吸水率(%)=(蒸米重量−白米重量)／白米重量×100
注7：Brix；蒸米に酵素を作用させて24時間糖化し，そのろ液を糖度計分析用屈折計で測定。高いほど分解されやすい
注8：F-N；フォルモール態窒素。フォルマリンを用いて測定したアミノ酸濃度のこと
注9：カリウム含有率；酵母の増殖にかかわる成分

原料米のタンパク質含有率は，現在のところ，玄米で6〜7%，精米歩合75%の白米で5〜6%が適当とされている。

【その他の留意点】

酒米の全国統一分析法の各項目にも留意する必要がある。この方法は酒米研究会や醸造試験所(現(独)酒類総合研究所)が中心となって，原料米の酒造適性を判定するために研究され，1976(昭和51)年に全国的に統一された分析法のことで，毎年各地の原料米についてその分析結果は酒米研究会から発表される。兵庫県の主要酒米品種について，兵庫県の灘酒研究会が分析した結果の一部を示す(表3)。

(世古晴美)

種類・品種とその特徴

●おもな種類・品種

全国で作付けされている主要品種は五百万石，山田錦，美山錦で，生産量(検査数量)はこの3品種で約7割を占める(表1)。

【山田錦】

山田錦は，兵庫県が1936(昭和11)年に育成した品種で，現在も全国の酒造家から高く評価されている。そのため他府県でも山田錦の栽培を試みるケースが多く見受けられ，産地品種銘柄に指定している府県数は31に上る。

山田錦の栽培特性は，長稈(稈長105cm)で倒伏しやすく，いもち病に対する抵抗性も弱い。しかし，酒造適性は大変良好である。玄米の特徴は大粒(千粒重27.5g)で光沢があり，心白発現率は70〜80%と高く，玄米横断面の心白の形状も線条の一文字形で，高度精白に耐える形質である。タンパク質含有率は少なく(玄米で約6%，70%精米で4〜5%)，吸水性や消化性も良い。はぜ込みの良いこうじができ，各醸造工程での操作がしやすい。また，山田錦でつくられた酒は，香味がよく，きめの細かいまろやかさとふくらみをもち，しかもコクがあるとも評価されている。

【地酒ブームと新品種】

一方では，地酒ブームもあって，「地元の米と水」をモットーに，自県産米で，特徴のある酒をつくるため，近年，各道府県の農業試験場や酒造家など関係者が力を合わせて独自の新品種を育成することがたいへん盛んである。表4にあげた品種はこうして最近育成されたものである。越の雫はJAテラル越前と生産者が育成した品種である。白鶴錦，いにしえの舞は，それぞれ白鶴酒造株式会社，大関株式会社の酒造メーカーが育成した初めての登録品種である。また，最近は香川大学や三重大学などの大学が品種育成に携わり，さぬきよいまいや弓形穂(ゆみなりほ)が育成された。

酒米はタンパク質が多くなると酒の雑味が多くなるため，タンパク質含有率は低いほうがよいとされる。このためタンパク質の内容についても研究が進み，消化されるタンパク質であるグルテリンを少なくしたみずほのかや吟さやかなどの低グルテリン酒米品種も育成された。

● 伝統的な品種, 地方品種

　地元にゆかりの昔の品種などを復活させて希少価値の高い酒をつくるため，米づくりから酒造りまでの過程をイベントにして町おこしをする動きもある。雄町(岡山)，渡船(茨城，滋賀)，山田穂(兵庫)，亀の尾(山形)，強力(鳥取)，神力(熊本・兵庫)，穀良都(山口)，祝(京都)などがそれぞれの物語を携えて復活した。こうした動きは，まだまだ増えそうである。

(池上 勝)

栽培法と品質

● 土壌・環境条件

　兵庫県では，昔から「酒米買うなら土地を買え」といわれ，立地条件は特に重要とされてきた。酒造家に高い評価を得ている山田錦の適地とされるのは，兵庫県のなかでも六甲山の北側に位置する，全層がモンモリロナイトを主体とする粘質土地帯である。このような土地では，根の伸長が深くまでみられる。土壌は塩基置換容量が高く，石灰，苦土，カリウムなどの塩基に富んでいる。地形的には山間，山麓または盆地で，夏季の気温日較差は10℃以上に達し，米粒はじっくりと登熟し，心白の発現もよい。

　表5に示す西日本の代表的な酒米品種とその生産環境の関係にも，共通項が読みとれるであろう。

● 作業上の留意点

　良質な酒米の条件を満たすには，一貫して登熟条件を整えて登熟歩合および千粒重を高める栽培を心がけることである。また，酒米には長稈品種が多いので，倒伏を常に念頭におき，初期生育を制御することが栽培上の大きなポイントとなる。以下に，主な作業の留意点について述べる。

【種子更新】

　自家採種では自然突然変異による異型や他品種の混種の可能性があるため，種子は毎年更新するのがよい。奨励品種以外の特殊な品種については，独自に綿密な採種事業を計画的に行なう必要がある。

【作期】

　各品種とも好適出穂期があるので，その時期に出穂するように逆算して播種期や移植期を決める。酒米の場合，高温登熟より低温登熟のほうが千粒重が大きく，心白が鮮明でタンパク質含有率が低くなる傾向がある。特に夜温が高温に経過すると，千粒重が小さく，心白の発現も減少し，乳白米や背白米の

表4) 最近育成された酒米品種

品種名	来歴	育成地・者	登録年次
越の雫	美山錦／兵庫北錦	JAテラル越前・他11名	2003
秋田酒こまち	秋系酒251／秋系酒306	秋田県	2004
杜氏の華	兵庫北錦／ひだほまれ	兵庫県	2004
杜氏の夢	兵庫北錦／吟の精	兵庫県	2004
佐香錦	改良八反流／金紋錦	島根県	2004
風鳴子	露葉風／新潟酒28号	高知県	2005
華想い	山田錦／華吹雪	青森県	2006
つくし酒舞	中間母本農10号／山田錦／ミヤコ95	福岡県	2006
彗星	北海278号／空育158号	北海道	2006
出羽の里	滋系酒56号／山形酒49号	山形県	2007
さけ武蔵	改良八反流／若水	埼玉県	2007
越淡麗	山田錦／五百万石	新潟県	2007
とちぎ酒14	信交480号／関東177号	栃木県	2007
西都の雫	穀良都／西海222号	山口県	2008
白鶴錦	山田穂(九大)／渡船2号	白鶴酒造㈱	2007
いにしえの舞	兵庫夢錦／早大関	大関㈱	2007
誉富士	山田錦のγ線処理変異	静岡県	2009
平成亀の尾	亀の尾の突然変異	山形県酒田市	(2006)
さぬきよいまい	オオセト／山田錦	香川大学・他3団体	2009
しずく媛	松山三井の培養変異	愛媛県	(2007)
弓形穂	伊勢錦の突然変異	三重大学	(2007)
越神楽	山田錦／北陸174号	北陸農研センター	(2007)
みずほのか*	LGC1／兵庫北錦	近中四農センター	(2007)
吟のさと	山田錦／西海222号	九州沖縄農研センター	(2007)
神之穂	越南165号／中部酒97号	三重県	(2008)
石川酒52号	予236／新潟酒28号	石川県	(2008)
富の香	山田錦／富山酒45号	富山県	(2008)
兵庫錦	山田錦／西海134号／山田錦	兵庫県	(2008)
吟さやか*	北陸183号／岩南酒13号	岩手県	(2008)
舞風	群馬酒23号／佐賀酒12号	群馬県	(2008)
人気しずく	五百万石の突然変異	丹野幸雄(福島県)	(2009)

注1：2009年6月現在。育成年は品種登録年次，括弧内は品種登録出願公表年次
注2：*は低グルテリン米

表5) 兵庫, 広島, 岡山各県の酒米品種と生産環境の関係

早晩別	県別	出穂期	品種	標高(m)	土壌			登熟期間気象			
					土性	透水性	母岩	登熟日数(日)	平均気温(℃)	日較差(℃)	日照時間(hr)
早生種	兵庫	7月下旬	兵庫北錦	200以下	細粒質埴壌土〜埴土	不良	礫岩・砂岩泥岩の互層	39	26.5	9.5	242
	広島	8月2半旬	八反35号,八反錦1号,八反錦2号	300〜400	細〜中粒質砂壌土〜埴壌土	良	花崗岩,火山灰,流紋岩	45	23.4	10.2	202
中生種	兵庫	8月5半旬	兵庫夢錦	50〜200	細粒質砂壌土〜壌土	やや不良	非固結堆積岩	43	23.2	9.3	237
晩生種	兵庫	8月6半旬	山田錦	50〜150	細粒質埴壌土〜埴土	不良	頁岩,凝灰岩,花崗岩	50	21.0	10.1	278
	広島	8月6半旬	改良雄町	100〜300	細〜中粒質埴壌土〜埴土	やや不良	頁岩,流紋岩,花崗岩	50	20.6	10.3	222
	岡山	9月1半旬	雄町	150以下	細粒質埴壌土〜埴土	良	花崗岩	50	20.8	10.3	262

注:「稲作の技術革新と経営戦略」(1996)より

発生が多くなるので過度の早植えは適さない。低温の年でも安全出穂期内に入りうる範囲で出穂は遅いほうがよい。しかし,一定の時期を過ぎると,出穂が遅れるに従い腹白米が増加し,品質が悪化する場合がある。

【栽植密度】

倒伏しやすい品種では,倒伏防止を目的とした疎植が多く試みられているが,冷夏などの気象条件下でも安定した収量を得るためには極端な疎植は好ましくない。また,酒米は品質面で粒揃いが重視されるが,疎植して大株になって分げつが増えると,粒揃いが悪くなる場合がある。そのため,むしろ酒米は密植ぎみにし主稈でとるほうがよいともいわれている。ただし,過繁茂にならないように施肥法などで調節する。

【施肥】

心白の発現やタンパク質含有率は,窒素の施肥量や施肥時期に大きく影響を受ける。また,酒米品種は長稈で倒伏しやすく,いもち病などの耐病性も弱いものが多いので,施用しすぎないよう十分な配慮が必要である。実肥は玄米のタンパク質含有率を高めるので施用しない。

【水管理】

肥効の調節,倒伏の防止にきわめて有力な手段である。活着後の浅水間断灌水,中干し,幼穂形成期以降も浅水と,常に根の活力を維持するよう管理する。このことが登熟を良好にし,収量と品質の向上につながる。ただし,強度の落水は,根を傷め,また,体内水分が不足し,登熟歩合や千粒重が低下するので好ましくない。また,いもち病の発生も助長するようである。

一般に酒米栽培に適する圃場は粘質な土壌で,コンバインによる収穫作業などに支障がないよう,早くから落水することが多い。やむをえない場合もあるが,収穫前の早期落水は,せっかくこぎ着けた終盤戦で根の生命力を絶ち,粒の肥大を放棄して,収量,品質を低下させることになる。できるだけ水分を保ち,生育が中断しないよう慎重に最後の落水時期を決定することが大切である。

【除草と病害虫防除】

除草剤の散布にあたっては,酒米では特に低次分げつで有効茎を早期に確保することが重要なので,薬害を出さないよう注意が必要である。また,病害虫に対しては,酒米品種には弱いものが多いので,より注意が必要である。有効茎の早期確保のうえから,縞葉枯病対策もおろそかにできない。特に,生育後期の穂いもち,紋枯病,カメムシ類は,登熟に悪影響を及ぼし,死米,黒点米,斑点米などの発生をきたし,品質を著しく低下させる。近年増加傾向にある内頴褐変病や籾枯細菌病にも注意を要する。

【収穫・乾燥・調製】

酒米の品質にとっては，収穫・乾燥・調製は栽培管理以上に重要であるといってもよい。刈取り適期の幅も，高度精米を念頭に置き，一般食用米より厳しく判定する。早刈りでは未熟粒が，逆に刈取り時期が遅くなると胴割れが生じ，いずれも精米時に砕米となってしまう。出荷時の検査でも，これらは一般食用米より厳しく検査される。ちなみにコンバイン収穫の場合，青味籾率が全体の5～10％になった時であり，バインダーの場合は10～15％の時である。登熟期の気温が高いほど収穫適期幅が狭くなるので，極早生種の場合や高温の年には十分注意する。

胴割れは刈遅れなどで立毛中に乾湿が繰り返されると生じるが，乾燥中に起こる場合も多い。酒米は一般食用米に比べて粒が大きく，表面積も大きいので乾燥初期は乾燥しやすい。また，それ以降も心白部分の乾燥過程に入ると，水分の移動が容易で乾燥速度が速く，心白部分は細胞間の結合力が小さいため，胴割れしやすくなる。大粒酒米の生籾は同一風量で一般食用米の場合より温度を5～10℃下げ，毎時乾燥率を0.5％程度に抑えて，検査基準にあった乾燥籾に仕上げる。

(池上 勝)

加工品とその特徴

●おもな加工品

清酒の種類は，製法，貯蔵法などによりいろいろあるが，ここでは所定の製法品質表示基準の要件を満たした特定名称酒をとり上げる。製法の要件とは玄米規格，精米歩合，醸造用アルコールの使用の有無などであり，吟醸酒，純米酒，本醸造酒に区分される。さらに細分化されて表6のように分類される。ちなみに特定名称酒に入らない普通酒の精米歩合は73％程度である。清酒全体の出荷量のうち特定名称酒の占める割合は，近年27％（2007年）前後で推移している。

毎年春に開催される全国新酒鑑評会は，日本酒業界最大規模の全国的な酒のコンテストである。独立行政法人酒類総合研究所と日本酒造組合中央会の共催で開かれ，各酒造メーカーが腕を競う。入賞酒は金賞と公表される。明治44年から始まり，酒造技術の発展に寄与してきた。

●海外の加工・利用に学ぶ

海外の清酒事情　海外に商業的に清酒が出て行ったのは，ごく最近のことである。品質がデリケートなため，貯蔵や運搬が難しかったためであろう。海外で働く日本人が多くなり，需要がしだいに高まり，

表6) 特定名称酒

	名称	原材料(表示)	精米歩合	こうじ米使用割合	香味等の要件
吟醸酒	純米大吟醸酒	米・米こうじ	50％以下	15％以上	吟醸造り，固有の香味，色沢が特に良好
	大吟醸酒	米・米こうじ，醸造アルコール	50％以下	15％以上	吟醸造り，固有の香味，色沢が特に良好
	純米吟醸酒	米・米こうじ	60％以下	15％以上	吟醸造り，固有の香味，色沢が良好
	吟醸酒	米・米こうじ，醸造アルコール	50％以下	15％以上	吟醸造り，固有の香味，色沢が良好
純米酒	特別純米酒	米・米こうじ	60％以下または特別な製造方法(要説明表示)	15％以上	香味，色沢が特に良好
	純米酒	米・米こうじ	—	15％以上	香味，色沢が良好
本醸造酒	特別本醸造酒	米・米こうじ，醸造アルコール	60％以下または特別な製造方法(要説明表示)	15％以上	香味，色沢が特に良好
	本醸造酒	米・米こうじ，醸造アルコール	70％以下	15％以上	香味，色沢が良好

酒米

また，米の価格等のコストの問題から，海外で直接生産を始める酒造メーカーが現われた。大関酒造は1979年にアメリカのカリフォルニアで先鞭を切り，続いて，月桂冠，宝酒造，ヤエガキ酒造もアメリカで，また1996年から小西酒造がオーストラリアで，おのおの現地の米を使って清酒を製造している。ほかにも海外旅行をするといろいろな清酒に出くわす。

海外での生産量は正確なデータはないが，国内出荷量の1割近くに当たる9万klに達しており，年々増加の傾向だそうだ。今では，日本食ブームもあって，世界中の人々にユニークな酒として清酒が知られつつあり，ファンも増えつつある。2007年の輸出量は53か国，11,333klに達する。さらに2008年には日本各地の中小の酒造メーカー25社が日本酒輸出協会と協力して，香港，ニューヨークなど海外で宣伝活動をした。海外のファンのなかには，清酒がフランスのワインにも劣らない，歴史や文化に根ざした芸術的な飲み物であると賞賛する人も多く，ワインのエキスパートや世界のフード業界が清酒に関心を寄せている。自動車や電子産業のように，国内でさらに技術を高めて，日本の文化とともに高級な清酒が海外に羽ばたきそうである。

〔世古晴美〕

香り米

和名：イネ（香り米）
学名：*Oryza sativa* L.
英名：aromatic rice, scented rice, fragrant rice, pecan rice
地方名・別名：匂い米（においまい），かばしこ，麝香米（じゃこうまい），ねずみ米，有臭米
分類：イネ科イネ属
原産地：東南アジア，南アジア，中国
わが国への伝来時期：古い時代から，遅くとも中世
主な産地：高知，宮城，山形，宮崎，和歌山など
出回り時期：新米は9月から

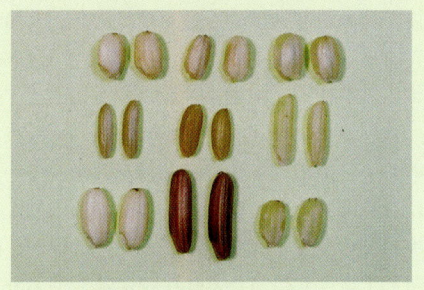

8種の香り米玄米。右下はコシヒカリ
[写真：猪谷富雄]

食材としての特徴

原産・来歴と利用の歴史

香り米は，普通米と同様，イネの起源地と推測される中国南部から東南アジアにかけての地域からわが国に渡来したものであり，アジアイネのなかで，炊飯するとポップコーン様の独特な香りを発する米またはイネ品種の総称といえる。わが国最古の農書『清良記』（親民鑑月集，1628）に薫早稲，香餅（こうばし）の名がみられるように，その栽培は非常に長い歴史をもっている。

外国では，香り米は南アジアや東南アジアの諸国を中心に，古くから栽培され，珍重されてきた。現在これらの諸国においては，香り米はパキスタンのバスマティやタイのカオドマリ（ジャスミンライス）を中心に，高価格で取引され，世界の米市場でも一種の特別な地位を占めている。

わが国の香り米は，小規模ながら各地で古くから栽培されてきた（図1）。しかし，この香り米の匂いは，食べなれた農家にとっては

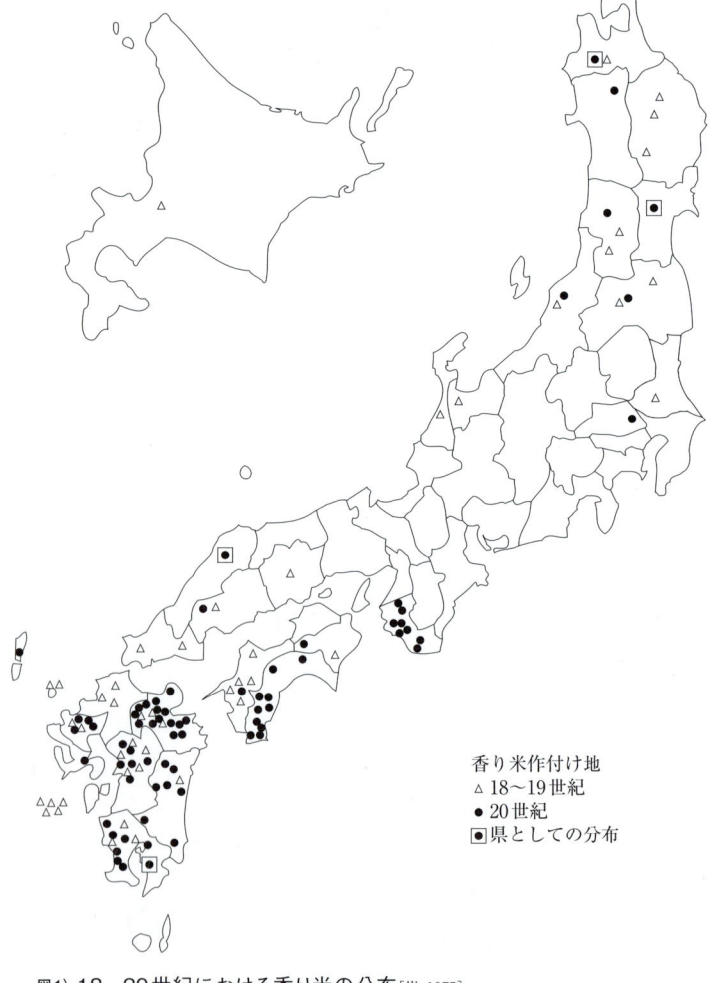

香り米作付け地
△ 18～19世紀
● 20世紀
◨ 県としての分布

図1）18～20世紀における香り米の分布 [嵐, 1975]

香り米

表1) 和歌山県, 奈良県, 宮崎県の香り米栽培地における実態調査結果

地域名 (調査農家数)	調査農家	品種名または呼称	栽培年数	栽培面積	普通米との栽培法の差	同時に栽培する普通米品種	品種の特性	利用法 時節	利用法 形態	混米率(%)	その他
和歌山県 東牟婁郡大塔村(6)	A	ニオイ米	14〜15年	3a	同じ	○ニホンマサリ ○秋晴	収量8割,長稈	毎日	かゆ	10〜15	
	B	ニオイモチ	35年以上(戦前から)	2a	同じ,有機質主体の施肥	○秋晴 ○大空	短稈	正月,節句	もち	100	香りがやや弱
	C	ニオイ米	4年	3a	窒素減施	○大空 ○ヤマヒカリ ○クロモチ	収量8〜9割,長稈	毎日	かゆ	20	
同郡古座川町(2)	D	白早生	13年	1a	追肥なし	○黄金錦	長稈,倒伏易	毎日	かゆ、飯	10	
奈良県 吉野郡十津川村(1)	E	ネズミ米	40〜50年	5a	窒素減施	○晴々 ○カグラモチ	収量6割,倒伏易	毎日	茶がゆ、飯	5〜10	
宮崎県 東臼杵郡西郷村(8)	F	カバシコ(ワラトリ,クロゴメ)	50〜60年以上	5a	堆きゅう肥主体,窒素施さず混播	○黄金錦 ○コガネマサリ ○ミナミニシキ	長稈,わらがしなやか,倒伏易	毎日	飯	5	わらの工芸的利用
	G	カバシコ	3〜4年	3a	生育途中で高刈り	○黄金錦	長稈	毎日	飯	10	
同郡南郷村(2)	H	カバシコ(オチャド)	50年	3a		○黄金錦	長稈	毎日	飯	10	
東諸県郡国富町(1)	I	カバシコ(ケイトク)	10年	2〜3a	追肥なし	○日本晴 ○コシヒカリ	長稈	毎日	飯	10	30年前頃,焼米とした

注:1981年10月を中心に調査した。品種名または呼称は,たとえば匂い米,ニオイ米など人により筆記法は異なるが,一応上記のように整理した

快適なものの,未経験者には異臭として感じられ,外部へ販売される場合には忌避されたという。明治以降,近代的育種によって育成された良質多収の普通米品種の普及が進むにつれて在来香り米の栽培は減少し,多くの品種が失われていった。

わが国の香り米は,最近まで九州,紀伊半島および東北の中山間地帯などにおいて,自家用として小規模な生産が行なわれていたが,現在でも高知県のように,香り米を特産品としてとり上げ,県経済連が中心となって組織的に香り米の生産,販売を行ない,生産が定着している例もある。

特徴と栄養・機能性
●食材としての特徴と活かし方

香り米は,古くから日本あるいは世界各地に分布する,炊飯すると独特の香りを漂わせる米である。その香りは,炊飯米だけではなく植物体全体からも発し,特に開花中はかなり遠くからでもそれとわかる品種もある。炊飯時の香りは,煎りダイズやポップコーン様,またはネズミ尿臭と形容され,好き嫌いは香りの強さ,調理法,経験や慣れなどで判断が分かれるようである。

香り米は,ご飯として用いるのが最も一般的であ

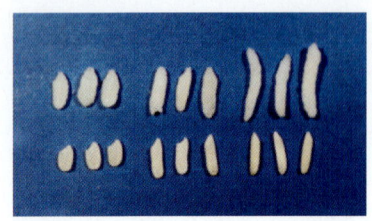

写真1) パキスタンの香り米, バスマティ
炊くと米粒が伸長する。上段：炊飯米,
下段：精白米

り，品種によって混米型と全量型に区分される。混米型は普通の米に数％混米して炊飯するもので，古米臭のマスキング効果が知られている。不適切な乾燥調製や貯蔵によって香りの損なわれた米に添加することによって，食味を改善できる。全量型は香り米100％で炊飯されるもので，サリークイーンはアミロース含量が高く，カレーやピラフに適する。インドやパキスタンから輸入されたバスマティは，炊いたときに非常にソフトでかつ米粒が伸長し(写真1)，世界で最高の米と評価されている。

両型の香り米とも食品メーカーがレトルト食品への利用を図っている。一方，はぎのかおり100％でつくった米菓は，特有の香りが好ましい風味と判断され，膨化性，外観，食感とも高い評価が得られている。

●栄養成分の特徴

アメリカ農務省のButteryら(1983)は，バスマティ，カオドマリ，ヒエリなど8種の香り米から，白米乾物に対して0.04〜0.07ppm，普通米品種に比較して数倍から十数倍の2-アセチル-1-ピロリン(図2)を検出した。タイやフィリピンなどでは，香り米が高価なため，その代用としてパンダン(アダン科タコノキの一種)の葉を飯米と一緒に炊き込んだり，吸水させた糯米と一緒に石臼で挽きプトという蒸しパンをつくったりしているが，この葉からもこの物質が検出されている。このように，香り米を特徴づける主な香り成分としては，2-アセチル-1-ピロリンが指摘されており，ほかに数種のカルボニル化合物が推定されている。しかし，微妙な香りの品種間の違いは化学的には解明されていない。

種類・品種とその特徴
●おもな種類・品種

【さわかおり】
高知県農業技術センターで1987年に育成された混米型粳香り米品種。交配親の「ヒエリ」より栽培しやすく，玄米の品質も著しく改善されている。

【はぎのかおり】
宮城県古川農業試験場で1991年に育成された。日本で最初の香り米改良品種「みやかおり」を交配親に，耐冷性，いもち病耐性，収量性，玄米品質について改良された混米型粳香り米品種。

【サリークイーン】
農業研究センターで1991年に「バスマティ370」と「日本晴」の交配から選抜されたインド型細長粒の全量型粳香り米品種。日本の普通種よりもアミロース含量とタンパク質が高めで，カレーライス，ピラフやリゾットなどに向く。

【プリンセスサリー】
農業研究センターで2001年に育成されたインド型細長粒の全量型粳香り米品種。母本の「サリークイーン」より早生・短稈化し，栽培しやすくなった。名前が女王から王女(娘)になっている。

●伝統的品種, 地方品種

【ヒエリ】
高知県の在来種から選抜された混米型粳香り米品種で，大粒で香りが強く，改良種「さわかおり」の交配親となった。現在でもかなりの栽培面積がある。

【十和錦(とおわにしき)】
高知県幡多郡十和村(現四万十町)で発見され，地元で普及した混米型粳香り米品種。全量型としても使用可能で，ブレンドせずに炊いてもおいしく食べられる。

【ジャコウマイ】
山形県，宮城県などの中山間地域で昔から栽培されていた混米型粳香り米品種。在来種で栽培が難し

図2) 香りのキー物質
2-アセチル-1-ピロリン(2-acetyl-1-pyrroline)

香り米

いが，希少価値がある。

栽培法と品質

栽培地の標高が高く，登熟期の気温が低めで，早刈りの香り米は香りが高く，一方，籾の著しい高温乾燥や高温・高水分での貯蔵は香りを低下させることが指摘されている。多肥では香りが低下する傾向があるので，極端な多肥栽培は避ける。また，玄米の表層ほど多くの2-アセチル-1-ピロリンを含むので，精白歩合に留意する必要がある。

加工品とその特徴

●おもな加工品

【レトルト食品】
サリークイーンやプリンセスサリーなど全量型香り米は，長粒でいわゆるインディカ型であり，レトルトのチャーハンに向く。

【米菓】
ポン菓子製造機でパフ化すれば，ポップコーンと同じ香りで好評である。大粒の香り米「BG 1」や「SLG」（スーパー・ラージ・グレイン）も試作の価値がある。

（猪谷富雄）

調理での活かし方

基本調理とポイント

香り米は，チャーハンやリゾットなど，米単体でなく野菜・肉類・香辛料・油類とのなじみがよい。

長粒種だけでなく，短粒種も同様である。中国四川省の奥地には，歴代朝廷への貢物で600年以上の歴史をもつ長粒の香り米があり，普通米への「味付け米」として高く評価されている。

*

調理については「粳米」の「調理での活かし方」および「加工品とその特徴」の項も参照のこと。

（猪谷富雄）

有色米

和名：イネ（有色米）
学名：*Oryza sativa* L.
英名：colored rice
地方名・別名：色素米，古代米
分類：イネ科イネ属
原産地：東南アジアから中国にかけての地域
わが国への伝来時期：赤米の日本型は二千数百年前，インド型は11～14世紀中国から。紫黒米は戦後，タイ，インドネシア，中国などから
主な産地：福岡，兵庫，静岡，秋田など日本各地。とくに紫黒米は広く栽培されている
出回り時期：新米は9月から

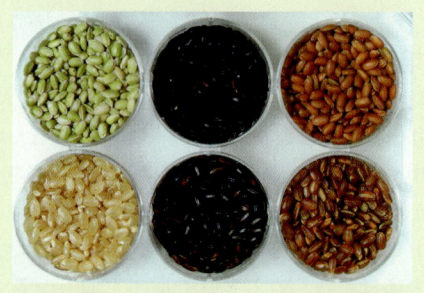

有色米。上段左よりあくねもち，朝紫，つくし赤もち。下段左よりコシヒカリ，おくのむらさき，ベニロマン
［写真：猪谷富雄］

食材としての特徴

原産・来歴と利用の歴史

●分類，来歴

「有色米」とは，赤米あるいは紫黒米（黒米，紫米），緑米のように，その玄米が遺伝的に普通米とは異なった色を呈するものをいう。「色素米」ともいわれる。「着色米」という呼称では，カビ類や害虫によって着色したものと誤解・混同するおそれがある。有色米は，玄米の表面が遺伝的に着色しているものの総称であり，タンニン系で赤褐色を呈する赤米（red rice），アントシアニン系で黒色を呈する紫黒米（purple-black rice），クロロフィル系で緑色を呈する緑米（green rice）に分類できる。

とくに赤米（あかごめ，あかまい）には「古代」のイメージがある。これは，①野生稲はほとんどが赤米であること，②玄米の赤色が白色に対して遺伝的に優性であること，③種子島，対馬，総社の3つの神社で古くから受け継がれてきたイネが赤米であることなどから，二千数百年前にわが国に渡来したイネのかなりの部分が赤米であったが，時代の推移とともに白米（しろごめ）が選択され，赤米から白米におき代わってきたと推測されることによる。

わが国の赤米は，古くから渡来した日本型と11～14世紀の頃に中国から導入されたインド型の2つに大別される。赤米のインド型は，たいとうごめ（大唐米），とうぼし（唐干・唐法師）とも呼ばれ，糯種もあった。いずれも明治以降日本の水田から急速に姿を消した。

紫黒米の来歴については日本の古文献でもわからないことが多く，今後の研究の進展に待たなければならない。少なくとも，紫黒米は中国，ネパールなどでの栽培，利用が確認されており，またインドネシアのバリ島では赤米とともに信仰の面で重要な役割と価値を与えられているとの報告がある。詳細は不明だが，戦後，タイ，インドネシア，中国などから旅行者によってもたらされた可能性が高い。

一方，緑米は赤米や紫黒米のように遺伝的なものというより，早刈りや低温で登熟が不完全なまま収穫されて生じた可能性もある。筆者は2種の系統を保存しているが，1種はインド型のため自然条件下では稔らず，もう1種は日本型糯種で，玄米色は年によって程度が違うが淡い緑色であった。後者は，穂の籾色が鮮やかな青紫色で，熟期が遅いこともあって，水田アートやドライフラワーとして利用されている。

写真1）玄米表面の成分による色の違い
タンニン系の赤米（右上・下），アントシアニン系の紫黒米（中上・下），クロロフィル系の緑米（左上）。左下はコシヒカリ

有色米

● 「古代米」として再評価

巷間，赤米や紫黒米は「古代米」と呼ばれる。「古代米」とは，学術用語ではなく商品名のようなものである。われわれの祖先が栽培していた，いわば「古代のイネ品種」がもっていた特色を色濃く残した品種群をイメージしている。品種改良の対象にもならず，それでも日本や世界の片隅で栽培され続けてきた。古代のコメや古代の稲作へのロマンにより，全国各地で地域の歴史を活かした産品の開発，学校教育の一環として食べ物や環境を考えるための教材の一つとして利用されている。

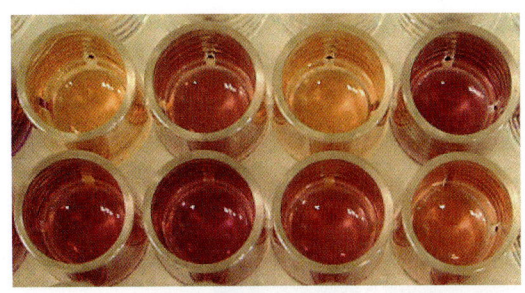

写真2) 紫黒米の機能性成分
(1%TFA抽出液：1.6μl/200μl assay)
活性酸素を抑えるDPPHラジカル消去物質があると紫色が淡くなる
上段左から，朝紫，おくのむらさき，紫血糯，紅血糯
下段左から，修善寺黒米，上海香血糯，岡紫米，中国黒米

特徴と栄養・機能性

● 食材としての特徴と活かし方

有色米の色素は，玄米の種皮あるいは果皮，すなわちいわゆる糠（ぬか）層の部分に含まれ，完全に精米するとほとんど白い米と区別できない。したがって，その特色を生かすために玄米のまま，または軽く精白するか，玄米の米粉にするかして利用される。色素の種類としては，タンニン系赤色色素をもつ「赤米」，アントシアニン系で黒色に近い紫黒色の色素をもつ「紫黒米」，さらにクロロフィル（葉緑素）による「緑米」に分類できる（表1）。赤米の多くは粳種，紫黒米の多くは糯種であるが，いずれも粳種と糯種が育成されている。

赤米の粒色は，品種・系統によってかなりの濃淡があって，淡赤色のものから濃褐色を呈するものまである。紫黒米の粒色も，全体が濃黒紫色のものと，黒褐色でその色がまだらのものもある。「紫米」は一般的には紫黒米のことであるが，紫色になる程度に軽く精白したものを特にそう呼ぶこともある。

● 機能性成分

紫黒米は中国では古くから病人や産婦の栄養食品とされており，ネパールでも赤米は薬用として食されている。これらの科学的証明はまだであるが，赤米のタンニンも紫黒米のアントシアニンも，いずれもポリフェノールの一種であることから，抗酸化性や抗変異原性などさまざまな生理的機能にわが国でも関心が高まっている（写真2）。わが国では，赤米は赤飯のルーツではないかといわれているが，中国では紫黒米が慶事に用いられるという。紫黒米は，島根県飯南町赤米や静岡県伊豆市修善寺などで，薬膳料理として活かされている。

種類・品種とその特徴

● おもな種類・品種

対馬赤米　古くから長崎県対馬の多久頭魂（たくずたま）神社で伝承されてきた粳赤米品種。長稈，晩生であるが，出穂期の籾と穂の鮮紅色が印象的である。

種子島赤米　古くから鹿児島県種子島の宝満（ほうまん）神社で伝承されてきた粳赤米品種。出穂期の籾は黄白色，芒は白色である。

総社赤米　古くから岡山県総社市の新庄と本庄の2つの国司（くにし）神社で伝承されてきた粳赤米品種。やや長粒で，籾は黄白色，芒は薄い赤色である。総社商工会議所では，赤うどん，酒，菓子などの特産品を製造し，町おこしに利用している。

神丹穂（かんにほ）　徳島県の山間部で発見された

表1) 有色米の分類

種類	玄米色	色素	分布（報告のあるもの）
赤米	赤褐色（淡〜濃）	タンニン系	日本，中国，南・東南アジア，USA，ブラジル
紫黒米（黒米）	黒紫色（斑〜全面）	アントシアニン系	東南アジア，中国，ネパール
緑米	緑色	クロロフィル	ネパール，ラオス

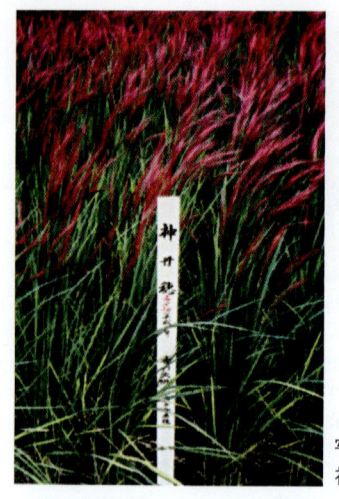

写真3) 神丹穂の出穂

在来種で、長い芒と籾の色が鮮紅色で美しく、ドライフラワーや水田アートとして用いられる粳赤米品種(写真3)。

つくし赤もち　福岡県農業総合試験場で1995年に育成された長稈、晩生の糯赤米品種。玄米色は淡い赤色であるが、糯性なので加工しやすい。出穂期の穂も美しい。「対馬赤米」から育成された。

ベニロマン　九州沖縄農業研究センターで1996年に育成された粳赤米品種。交配親の「対馬赤米」よりも短稈で、耐倒伏性である。

紅香(べにか)　新潟県農業総合研究所で2001年に育成された糯の香り米の赤米品種。赤米遺伝子は「篠ノ井」に、香り米遺伝子は「はぎのかおり」に由来する。

紅衣(べにごろも)　東北農業研究センターで2002年に育成された早生の粳赤米品種。明治30年代には青森県下で100ha以上も栽培されていた赤米品種「赤室」に由来する。耐倒伏性があり、収量性にすぐれた品種。

あかおにもち　岡山県農業総合センターで2003年に育成された糯赤米品種。「総社赤米」に由来する。

朝紫(あさむらさき)　東北農業研究センターで1996年に育成された、東北向けの糯紫黒米品種。インドネシア・バリ島の紫黒米に由来する。早生、短稈で、西日本でも広く栽培されている。

おくのむらさき　東北農業研究センターで2000年に育成された、東北向けの粳紫黒米品種。インドネシア・バリ島の紫黒米に由来する。早生、短稈で、西日本でも広く栽培されている。

むらさきの舞　兵庫県中央農業技術センターでインドネシア・バリ島在来の紫黒米を母本に2002年に育成された粳紫黒米品種。大粒で、アントシアニン含量が高く、酒や飲料への利用が期待できる。食味も良好である。

紫宝(しほう)　新潟県農業総合研究所で2004年に育成された糯紫黒米品種。紫黒米遺伝子は、「朝紫」に由来する。

あくねもち　鹿児島県阿久根産といわれる糯性緑米。出穂期の穂が青紫色で美しく、水田アートにも利用される。晩生であるが、刈り取りが遅れると緑色が消える。

●品種選択のポイント

赤米は、全国的に「古代米」が普及するきっかけとなった「総社赤米」が広く栽培されていたが、「対馬赤米」のほうが出穂期の芒と籾の鮮紅色が美しい。古代米というイメージを活かすには、古くから日本の神社で種籾が守り続けられてきた在来種が好ましいものの、それらは晩生で丈が高く、倒伏しやすく収量も低いという欠点がある。インド型赤米のように脱粒性の強い品種は、翌年以降雑草化しやすいので細心の注意が必要である。紫黒米では、中国から導入されたいくつかの半改良種が栽培されているが、いずれも脱粒性が大きく、収量も低いという欠点がある。

上記改良品種は、栽培特性が非常に改善されている。また、上記「神丹穂」のように、赤米としては色の発現が低いが、穂や芒の色がピンクや鮮紅色で、観賞用としてドライフラワーや水田アートに向く品種も見出されている(写真4)。

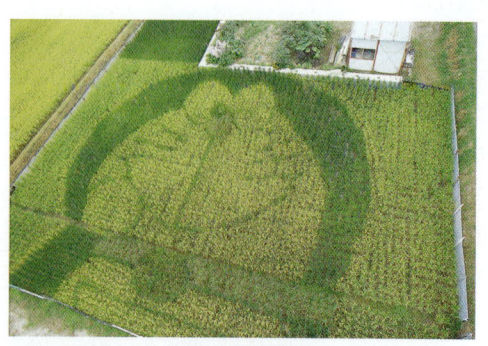

写真4) 水田アートの例(鳥取県南部町)[写真：田中康弘]
使った品種は、あさひの夢・緑米・神丹穂・ベニロマン・紅染めモチ

有色米

有色米ではないが，葉色により紫稲，黄稲，縞稲（しまいね）があり，水田アートによく使用される。

品種選択のポイントとしては，①糯か粳か，②早生か晩生か，③収量，倒伏性，脱粒性，芒性，④栄養・機能性成分，⑤普通品種との識別性，⑥色の発現程度，⑦加工特性，⑧地域の文化・歴史との関連，などが挙げられる。

栽培法と品質

赤米，紫黒米とも，開花後登熟期間中に玄米色は徐々に濃くなっていく。赤米の場合の色素発現は，高気温で促進され，遮光条件下で抑制されること，そして晩植えの多肥栽培で発現が不良となることが観察されている。また，赤色を帯びた玄米は収穫後の貯蔵中に，より濃い赤褐色に変化する。紫黒米は，品種間でアントシアニン含量の差異が大きく，また登熟期間中の気温が高いと含量が低下することがわかっている。早期栽培は登熟期間中の気温が高くなるため，玄米色がまだらになることがある。両品種群とも，登熟を高めることが着色をよくする。一方，緑米の着色程度は天候の影響を受けやすいが，早刈りが重要であり，油断すると白い色になる。早めに穂抜きをして玄米色の確認をすべきである。

加工品とその特徴

●おもな加工品

赤米・紫黒米を材料とした加工の試みは，特産品開発の自然志向，健康志向もあって，全国的に行なわれている。その利用例を表2にまとめた。ご飯，おはぎ，雑炊，かゆなど粒のまま利用するものから，粉にしたり，つぶしたりして，ケーキ，まんじゅう，そば，うどん，味噌などの加工食品，赤酒の原料として，また学校教育や芸術工芸分野でも使われている。福岡県二丈町や山口県萩市須佐町では，「赤米の花見会」として，出穂直後の芒や籾の鮮紅色が葉の緑に映える様をイベントとして活かしている。

〈岡山県総社市における赤米の利用例〉

【取組みの経緯】

岡山県総社市では，新本にある国司神社に伝わる赤米神事にちなみ，商工会議所青年部が企画して，赤米を使った特産品づくりに取り組んでいる。これまでは国司神社でご神饌米として代々栽培を続けてきた赤米だが，1991年から栽培を始めた。青年部で地元への浸透をはかる活動を行なう一方，青年部会員である赤米業者が製品づくりに取り組んだ。地元厚生年金休暇センターによる料理法の開発，総社市の後援など，地域ぐるみで取組みがなされている。以

表2) 赤米・紫黒米の利用例

分類	加工品
玄米	米飯添加用，黒米雑穀
米飯	赤飯，かゆ(レトルト，缶詰)，赤もち，桜もち，おはぎ，茶漬け
菓子	まんじゅう，煎餅，おかき，落雁，あめ，クッキー，ポン菓子，カステラ，ういろう，ちまき
めん	うどん(乾・半乾)，ざるそば風うどん，そうめん，パスタ
酒類	日本酒，黒ビール，甘酒
その他食品	パン，味噌，醤油，玄米茶，米粉
工芸	布・和紙の染色，注連飾り，リース，ドライフラワー

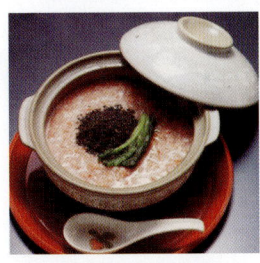

写真5) 有色米によるかゆ
[京都かじわら米穀，監修・奥村彪生]

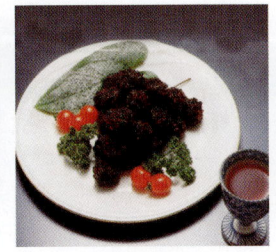

写真6) ぶどうシュウマイ
[京都かじわら米穀，監修・奥村彪生]
シュウマイの皮の代わりに黒米でミンチをくるんだもの

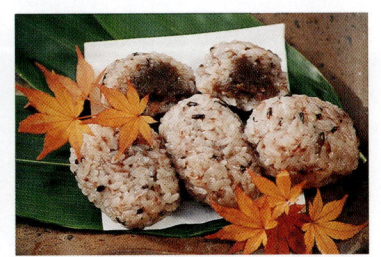

写真7) 紫黒米のおはぎ
[写真：中島法子]

下，その取組みのなかから赤米の加工例を紹介する。

【赤米の栽培】

　原料の赤米は，徳満米穀店が担当し，農家との契約栽培によって全量を確保している。栽培にあたり，除草剤1回以外は農薬を使用しないようにしており，合鴨栽培の農家もあるとのこと。栽培，収穫，乾燥，籾摺，精米の各段階で他品種と混じらないようにするための手間がかかる。粳種は「総社赤米」，糯種は「あかおにもち」を栽培している。後者は岡山県立農業試験場において「総社赤米」を母に，「サイワイモチ」を父にして1987年に交配し，2006年に品種登録された系統である。総社赤米より30cmも稈長が低く，収量性はサイワイモチと同程度で，玄米は赤色である。

【酒の醸造】

　赤米だけを材料に醸造した酒が1993年から松永酒造で製造，販売されている。麹米として精米歩合70％の赤米を用い，麹は15％と多めに（普通は7％），精米歩合92％の掛米で，三段仕込みを行なっている。東京農大や岡山県工業技術センターの指導を得て，古代的仕込みに徹し，酸度は3.5～3.8と高く（普通1.3），乳酸でなくクエン酸が多い。1年おいてまろやかな古酒としている。色は淡黄色で，日本酒にワインを加えたような味であり，酸味が強く，苦味が味を引き締めている。酒質のデータなどはインターネット上で紹介されている。

【めん類の加工】

　赤米を利用しためん類は総社麺業が開発した。最初半生をつくっていたが，1か月しかもたないということで，現在は乾めんが主流である。「赤米うどん」は強力粉7：中力粉3に赤米糯粉2％と塩水を加えて練り，3～5時間ねかして，製麺，乾燥する。早く茹であがり，さらさらした食感である。「赤米そば」は小麦粉のほうを強力粉2：中力粉8とし，加水量を少なく，ねかしを長くして製造する。

【菓子類，その他の加工】

　赤米を利用した菓子類は備庵が製造販売している。「赤米吉備団子」は求肥の一種で，赤米糯粉20gと白米糯粉80gに水200gを加えて蒸し，砂糖200gを加え，練る。「うらどん」は小麦粉80g，赤米糯粉20g，ツクネイモのすりおろし100g，砂糖200gでできた皮に，つぶあんを入れ，オーブンで焼く。うらどんとは，地元の桃太郎伝説で桃太郎が退治した鬼のことである。

　そのほか，赤米を利用した味噌，甘酒なども開発され，「かみよ」（神代）の統一ブランドで備中国分寺境内の「くろひめ亭」などで販売されている。

＜島根県雲南市大東町における紫黒米の利用例＞

【取組みの経緯】

　大東町下久野地区の「こぶしの里開発グループ」では，島根県農業試験場が育成した紫黒米品種で愛称「天紫」（あまむらさき，赤名系紫黒米3号，粳種）を使い，各種の加工品を製造販売している。木次農業改良普及センターをはじめ，島根県が特産品の製造や直販施設の経理運営面についても協力している。

　天紫の栽培はメンバーの1人が，一般の栽培品種への混入や交雑を避けるため，中山間地域の隔離圃場で栽培している。

【赤米清酒】

　飯南市赤来町の赤名酒造では，時間をかけて柔らかく蒸した紫黒米を酵素で糖化し，四段仕込みの段階で添加，発酵させることで美しい赤紫色の酒を製造している。この段階は，アントシアニン系の色素と甘味，各種微量要素が水分とアルコールで十分抽出される。発酵が進み，最高に発色した段階で搾りに入る。使用される米の20％が紫黒米である。「鼓舞紫」（こぶし）と命名され，大東町内で販売される。同社はもともと紅酵母を使った赤酒の製造免許を得ており，そのノウハウを生かして製造された。酒かすは，アイスクリームに入れられ，「ときめきアイス」と名付けられている。

【黒いうどん】

　黒いうどん「あま紫」は，天紫の粉を小麦粉と混ぜて製造したうどんである。独特のコシが出ており，

このコシはコシヒカリでも出せないとのことである。熱い湯で練ることで紫黒米から発色するとのこと。天紫は色素含有量が高く、食品用天然系着色料として優れており、色素成分はシアニジン-3-グルコシドが主である。

● 海外の加工・利用に学ぶ

中国では、古くから糯性の紫黒米を「薬米」として薬膳料理や漢方薬として用いたり、病人や産婦の栄養食品としたりして使用していた。最近では、紫黒米がビタミン類、ミネラルが豊富であることから、黒米酒、黒米酢、スポーツ選手用飲料、乳酸飲料、幼児用ビーフン、黒米粉、蒸し菓子、餅、缶詰ご飯などが製造されている。

タイなどの東南アジアでは、竹筒に糯性紫黒米とココナツミルクを注いでから栓をして、焚き火にかざして焼く竹筒飯(タイ語でカオ・ラーム)が販売されている。一方、ネパールには「チューラー」という米の食べ方がある。数日間、水につけておいた籾を炒り、臼と杵または機械でつぶし、籾殻を取り除く。赤米のほうがおいしく、お茶の時間や祭りの時に食べるという。

(猪谷富雄)

調理での活かし方

基本調理とポイント

紫黒米(玄米)を水でざっと洗い、一晩適当量の水に浸けた後、鍋で加熱したものを冷ましておき、白い精白米に煮汁ごと加えて炊飯すれば、やわらかく濃い色のご飯ができる。赤米の場合も、糯種を同様に行なえば、モチモチした食感になり、かなり食味が改善する。

*

調理については「粳米」の「調理での活かし方」および「加工品とその特徴」の項も参照のこと。

(猪谷富雄)

有色米

穀類・雑穀

新形質米

和名：イネ（新形質米）
学名：*Oriza sativa* L.
英名：rice for new tait
地方名・別名：―
分類：イネ科イネ属
原産地：アッサム，雲南にかけての高原地帯
わが国への伝来時期：2,300年以上前
主な産地：北海道から沖縄に至る日本全国
出回り時期：一年中

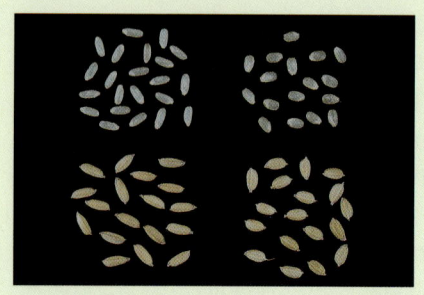

カレー用品種「華麗米」の玄米と籾（左）。右はコシヒカリ
[写真：三浦清之]

食材としての特徴

原産・来歴と利用の歴史
●新形質米研究の背景

　近年，国内の一般飯米用品種では，品種の食味向上はほぼ完成されている。今後は，低コスト・安定・多収生産に適応した諸特性の強化とともに，消費者の嗜好や調理用途などに対応した品質の多様化が重要である。たとえば，食の簡便化としての外食，インスタント食品，テイクアウト利用の伸びが著しくなり，加工米飯向きの米の消費が増加するとみられる。そのため，各種の調理・加工用途により適した米のほか，健康性，栄養性，機能性などに注目した米の需要が増加するだろう。

　一方，米の味の面からは，個人の嗜好に対応した「コシヒカリ」とは味の異なる米や，調理用途別の美味しい米などが要望されてくる。また，美味しいだけでなく外国産米との比較において，より安いより安全な米も求められよう。

　これらの要望に応えるために，1989（平成元）年から1994（平成6）年までに農林水産省のプロジェクト研究「スーパーライス計画」が実施された。このなかでは，米のもつ可能性を多面的に引き出すための新しい成分・形質をもつさまざまな「新形質米」品種が開発され，同時に利用・加工用途の研究が進められた。この研究は基本的に現在の品種育成に引き継がれている。

●とり上げる新形質米の内容
【食用】

　ここでは新形質米として，低・高アミロース米，低タンパク・低アレルゲン米，有色米（色素米），香り米，巨大胚米・リポキシゲナーゼ欠失米，大・小粒米，超多収米をとり上げる。なお，これらのほかに，育成された品種・系統のなかには，粒の形（長・円粒）の改変品種，澱粉の代わりに糖を蓄積する糖質米（あゆのひかり），胚乳が粉質となる粉質米の品種（北海303号），茎葉の飼料適性が高い品種（ホールクロップサイレージ専用のリーフスター，タチアオバ）などがあるが，ここではとり上げない。また，これらの形質がいろいろ組み合わさった新形質の稲・米が開発されており，今後の利用用途の拡大が期待できる。

【観賞・景観資源用】

　食用としての利用ではないが，観賞・景観資源用イネについてもここで触れておきたい。イネの葉・茎（葉身・葉鞘という）あるいはその一部，穂・籾などを使って，景観形成作物に利用するほか，ドライフラワー，生け花，鉢植えイネ，屋外の田圃に絵を描いて彩りを添えるなどの活用がすすんでいる。生け花としては，特にお盆用として好評である。屋外での景観用は，水田機能のアピールにもなる。鉢植用にして飾っても美しいほか，イネへの親しみを感じさせてくれる効果もある。

　観賞用イネの品種も育成されてきた。適地からみて東北以南では朝紫，九州では対馬赤米，ベニロマン，あくねもち，ほかに大黒稲，黄稲，紫稲，その

新形質米

ほかの外来あるいは在来種がある。対馬赤米およびこの後代のベニロマンは，籾が褐色に着色し，先端の芒（のぎ）は長く，それが赤橙に着色するが，米粒は赤米である。あくねもちの葉は普通の緑色だが，穂・籾が紫黒に濃く着色し，粒は糯米である。朝紫の葉は緑色であるが葉節・葉縁などは黒紫に着色する。穂・籾の色は緑―紫黒―紫灰色と変化する。中の粒は紫黒糯米である。大黒稲は丈が短く，籾が小さく円粒である。黄稲は，葉が薄黄色っぽい。紫稲は葉，穂・籾が全部紫色のイネである。最近では，北海道では北海道農業試験場（現北海道農業研究センター）育成の「北海281号」，東北では赤穂の「祝い茜」，紫穂の「祝い紫」，関東では黒穂で紫黒糯の「関東観207号」，九州ではピンク穂で赤糯の「西海観246号」などがある。このなかで，後の2品種は成熟後は収穫して，高付加価値米の生産も可能である。

生け花用は，出穂後から穂が傾き始める頃までの目的部分の色などが美しいうちに刈り取り調製する。発色を美しく維持するため特殊の酸を用いる場合もある。鉢植えイネについては，植物体の大きさに応じてコップや植木鉢に工夫をこらして植える。

最近は特に茎葉や穂に独特の色彩をもつイネを使って，田圃に絵を描いて地域・町おこしに意欲を見せている地域が多くなってきた。これも，新形質米をつくる生産者が多くなったことの表われである。屋外の田圃に彩りを添える場合には，あらかじめ決めた配置に基づいて観賞用品種の田植えを行ない，絵文字を書いたりしている。

以下では，新形質米品種の調理・加工特性と加工用途について，「スーパーライス計画」以後の結果も含めて述べる。

●種子の入手・問合わせ先

ここでとり上げる新形質米のうち，品種登録されたものの種子は，特定非営利活動法人新形質米普及会，彩の国籾種生産組合，（株）のうけん，富山県主要農作物種子協会などで生産されており，手に入れることができる。

なお，国予算による法人の育成品種についての直接の問い合わせは，農業・食品産業技術総合研究機構内の各地域研究センターの育成地に行なうのが早い。

特徴と栄養・機能性
●食材としての特徴と活かし方
【低・高アミロース米】

米の主要成分のうち澱粉は，アミロースとアミロペクチンの2種類に分けられる。日本における糯米はアミロース含量が0%であるが，一般の粳米はアミロース含量が17～23%であり，残りがアミロペクチンである。このアミロースとアミロペクチンの構成比の改変によって，アミロース含量が5～16%の低アミロース米，27%以上の高アミロース米と呼ばれる新しい品種・系統が開発されている。米の粘弾性を変化させることによって，利用・加工の拡大が期待できる。

低アミロース米　低アミロース米は，アミロース含量で5～9%の極低アミロースと10～16%の低アミロースの2つに大別できる。5～9%の米は常時，10～16%の米は時により白く濁る。低アミロース米の特徴はこれまでの粳米に比べて炊飯米は粘りが強く，冷えても硬くならず，老化しにくい点である。

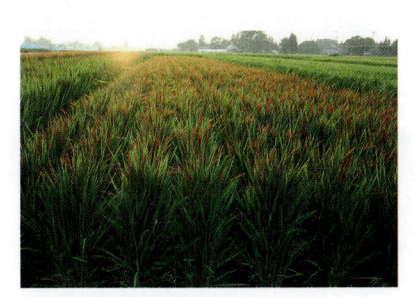

写真1）祝い茜の草姿

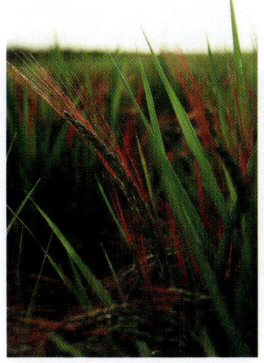

写真2）祝い茜の穂

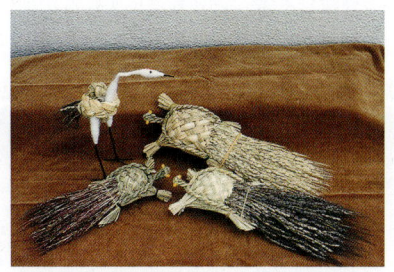

写真3）有色米のわら加工（わらクラフト）
［写真：岩手県花泉古代米生産組合］

高アミロース米　高アミロース米のアミロース含量は27～33％にある。炊飯した米は粘りがなく，冷えると硬くポロポロして日本人の嗜好には合わないが，かゆや，ピラフ，カレーほかのエスニック料理には適する。また，最近の研究で高アミロース米には難消化性澱粉（レジスタントスターチ）が多く含まれ，食後の血糖値が低く推移するという特徴が見出されており，新しい需要が期待されている。

【低タンパク米,低アレルゲン米】

米の総タンパク質含量は，一般の品種では6～10％を占めている。タンパク質の構成の改変により，実用上の低タンパク米としての低グルテリン米，低アレルゲン米としての低グロブリン米が開発され，ともに医療食用などへの利用が期待されている。

低タンパク米　育成された初期の代表品種LGC-1は，米中の総タンパク質量は普通品種と変わらないが，消化されやすいタンパク質の一種であるグルテリンが普通の品種の約40％に減少し，消化されにくいタンパク質のプロラミンが多く集積している低グルテリン米である。また，最近はこれに低アミロース性を導入してより美味しくした品種，可消化性タンパク質をさらに減じた品種がある。

低アレルゲン米　低アレルゲン米とは米アレルギー原因物質が少ない米の総称である。現在，この種の代表品種では，タンパク質の16kDa（kDaは分子量の単位）グロブリン含量が低いLA1がある。しかし，アレルギー患者用の米としては内容的にまだまだ不十分である。

【有色米（色素米）,香り米】

米に色素を含んだり，香りを含んだりした品種が開発されている。米を中心とした食生活に，さらなる健康性と楽しさをもたらすことが期待できる。

有色米　玄米の果皮にアントシアニン系色素を含む紫黒米，タンニン系色素を含む赤米，そして葉緑素を含む緑米などがある。さらに突然変異によって新しく育成された胚乳が黄色の米もある。紫黒米や赤米の色素は機能性をもつポリフェノール類であり，ビタミン類（B類，E，Pなど），鉄，カルシウムなどの有用無機成分にも富んでいる。色素米の色素は玄米の糠層に含まれ，完全に精白すると失われてしまうため，玄米か七～八分搗き精米，またはパーボイルド処理により胚乳部まで染めてから精白するなどの工夫が必要である。

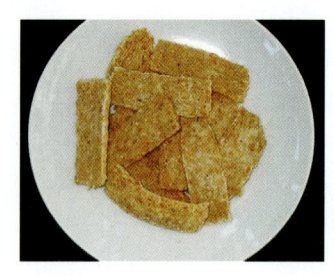

写真4）巨大胚米「めばえもち」による「おかき」

香り米　炊飯すると特有の香り（麝香〈じゃこう〉臭，ポップコーン臭）のある米をいう。香りを発する主な成分は揮発性物質の2-アセチル-1-ピロリンである。香りの程度によって通常の米に混ぜて食べる混米用と，そのまま食べる全量用の2種類の香り米タイプに分けられ，主に炊飯米で利用される。

【巨大胚米,リポキシゲナーゼ欠失米】

機能性成分を多く含む胚芽の大きい巨大胚米，また，糠層の脂質の酸化が抑えられる，リポキシゲナーゼ欠失米のイネ品種が開発されている。米の健康食品への利用が期待できる。

巨大胚米　胚芽の重さが通常の3～5倍ある米である。玄米の糠層にはもちろんビタミンB類が多いが，胚芽の中には多くの機能性成分を含んでいる。巨大胚品種はそれらを多量に蓄積する品種といえる。

特に最近，玄米を水に浸漬すると胚芽内のグルタミン酸が脱炭酸され，γ-アミノ酪酸（GABA，ギャバ）が胚芽内に高濃度で蓄積されることが明らかになった。GABAを蓄積させた胚芽や玄米を食べると高血圧や，不眠やイライラなどを抑制する効果がある。加えて胚芽にはコレステロール増加抑制作用をもつγ-オリザノール，肥満防止や糖尿病の予防に期待されるフィチン酸，動脈硬化などに効果のあるα-トコフェロール（ビタミンE）など多くの機能性成分が含まれている。

リポキシゲナーゼ欠失米　米の脂質の劣化に関与する酸化酵素（リポキシゲナーゼ3）が欠失した品種が見出された。貯蔵中の脂質の酸化が抑えられるため古米臭が少ない特徴がある。

【大粒米,小粒米,超多収米】

米粒の大きさなどについて特徴をもつ大粒米，小粒米などが開発されている。現在の一般品種は酒米を除いて，千粒重が19～23gであるが，おおむね大粒米は25g以上，小粒米は15g以下のものを呼んでいる。ともに粳と糯がある。

新形質米

粒の大きさは，米の収量のほか，澱粉やタンパク質の構造や構成変化を通して，食感や加工適性に大きな影響を与える。

大粒米 一般に大粒米は，多収で低タンパク質米となりやすく，また，タンパク質，脂質，無機成分は米粒の外層部に多く存在している。そこで，大粒の場合は強く精白することによってこれらの成分含有率を少なくすることができ，醸造用米などへの利用が期待される。

小粒米 小粒米は一般に収量が低く，やや円粒でタンパク質が高くなりやすい。炊飯米の粘りは少なくなる傾向があるが，粒形や硬さからくる食感に特徴がある。

超多収米 一般の品種より収量がおおむね30％多い品種を超多収米という。超多収品種には大粒米のほかに，インド型の多稔性，登熟性を備えた品種がある。これらについては，パンや麺のような大口の加工用途に適した適性を調べていく方向が求められる。

● 栄養成分の特徴

いろいろある新形質米の栄養成分については，一般のコメに比較して，澱粉の中のアミロース含量を変動させることによって高アミロース米や低アミロース米が，タンパク質については，可消化性のグルテリンや26kDaグロブリンなどの含量を低下させたもの，アレルゲン作用をもつ16kdグロブリンなどのタンパク質を少なくしたもの，などがある。また，無機成分類では，有色米の場合，糠部分に鉄，カルシウム，ビタミンなどが多い。

これらによって，一般の食用と異なった加工用途，健康上や医療への用途が可能となっている。詳しくは上記の，低・高アミロース米，低タンパク米・低アレルゲン米，有色米の項を参照いただきたい。

● 機能性成分

コメの機能性成分については，玄米の糠層や胚芽にある成分が注目される。これを育種的にいかに増加させたり，これらを加工・利用の面から有効にかつ美味しく利用するかの方法が開発されている。

一般の玄米では，糠や胚芽を玄米や胚芽米として利用する方法があったが，近年は発芽処理を加えてGABAを集積させて利用する方法が実用化されている。新形質米の巨大胚芽米では，その効果が普通の米の3～5倍となる。一方，色素米の利用においても玄米の糠層にあるポリフェノールなどの機能性成分を利用することができる。他の米や雑穀との混米利用や麺に混和したり，酒の醸造，米菓の製造などで機能性成分を摂取するための，加工利用を行なっている。詳しくは上記，巨大胚芽米，有色米の項を参照いただきたい。

種類・品種とその特徴

● おもな種類・品種

【低・高アミロース米】

低アミロース米 品種には適地からみて，北海道では彩，はなぶさ，あやひめ，おぼろづき，東北ではスノーパール，シルキーパール，たきたて，ゆきむすび，ゆきの舞，東北中南部以南ではミルキークイーン，ミルキープリンセス，夢ごこち，関東IL7号，関東以西ではさわぴかり，ソフト158，九州では柔小町，秋音色，みやゆたかなどがある。このうち，関東IL7号は秋田県では早生，沖縄県では晩生となり，どちらででも適熟期となる性質をもっている。

現在，低アミロース米は全国的に普及が広がっており，北海道，秋田，山形，福島，茨城，熊本，宮崎，鹿児島，沖縄などの道県で栽培が増えている。これらのうち，ミルキークイーンは多くの県で銘柄指定を受けており，おぼろづき，たきたて，ニューヒカリ，ゆきの舞，信交483号などは各道県の奨励品種となっている。

高アミロース米 品種には適地からみて，北陸以南では夢十色，近畿以西ではホシユタカ，関東以西ではホシニシキ，北陸では越のかおりなどがある。前の2つは長粒種，後の2つは短粒種である。

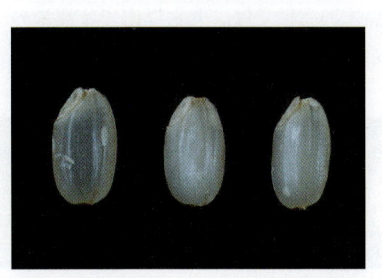

写真5) ミルキークイーン（右）とミルキープリンセス（MP）（中）。左はコシヒカリ

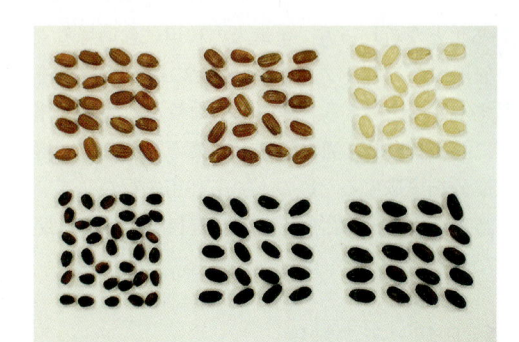

写真6) 有色米品種
上段左から，夕やけもち，紅衣，あきたこまち
下段左から，紫こぼし，朝紫，おくのむらさき

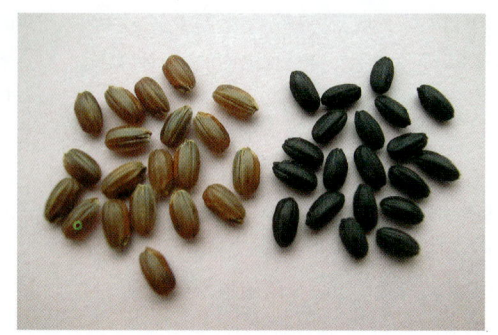

写真7) 紅衣(左)と朝紫(右)の玄米

【低タンパク米，低アレルゲン米】

低タンパク米 品種としては適地からみて，東北中部以南では春陽，関東以西ではLGC-1，みずほのかや低アミロースを導入して美味しくしたLGCソフトなどがある。また，グルテリンに加えてさらに可消化性タンパク質の26kDaグロブリンを欠失した，東北南部以南向きのエルジーシー活，関東以西向きのエルジーシー潤がある。後ろの2品種は，易消化性タンパク質含有率がLGC-1よりさらに低い米として期待されている。

ちなみに，LGC-1などの可消化性タンパク質含量は普通品種の約25％減であるが，後者の26kDaグロブリン欠失の遺伝子を追加した品種は約50％減となっている。

低アレルゲン米 東北中部以南に適するLA-1は，アレルゲンタンパク質の一種である分子量16kDaグロブリンが減少している低グロブリン米の品種である。この後代には多くの系統がある。今後は各種のアレルゲンタンパク質を欠失したいろいろの品種を開発していく必要がある。

【有色米(色素米)，香り米】

有色米 紫黒米の品種では，東北以南では糯米の朝紫(あさむらさき)，粳米のおくのむらさき，赤米では，東北以南で粳の紅衣，糯の夕やけもちがある。九州では粳米のベニロマン，糯米の紅染めもちなどが代表的品種である。これらのほかにも峰のむらさきなど各県で多くの育成品種がある。緑米の実用系統は育成中である。

香り米 高知県での特産米として，在来品種のひえり，十和錦(とうわにしき)があった。現在では高知県のさわかおりのほか，栽培特性や収量性の優れた新しい香り米品種が数多くある。混米用品種では，北海道ではキタカオリ，東北以南では，はぎのかおり，ちほのかおりなどが，全量用としては，関東以西のサリークイーン，プリンセスサリーなどがある。また，香りをもつ糯米としては，南海糯163号がある。

【巨大胚米，リポキシゲナーゼ欠失米】

巨大胚米 品種には適地からみて，北海道ではゆきのめぐみ，東北以南では恋あずさ，北陸以南ではめばえもち，中国以南でははいみのり，はいいぶきなどがあり，北海道，福島県，新潟県，広島県，山口県などで栽培が行なわれている。

リポキシゲナーゼ欠失米 遺伝資源のなかからリポキシゲナーゼ3のタンパク質およびその活性が欠けた品種Daw Dam(タイ)，地谷(中国)などを見出した。これらの品種とキヌヒカリ，日本晴との交配により実用系統の育成が進められている。需要の有無のほか，収量，品質などの特性も考慮されるので，まだ品種はない。

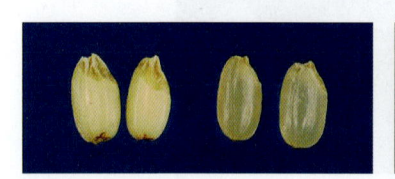

写真8) 巨大胚米「めばえもち」(左)。右はコシヒカリ

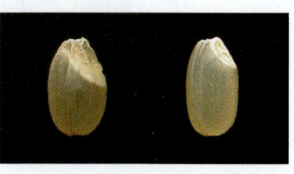

写真9) 巨大胚米「恋あずさ」(左)。右はコシヒカリ

【大粒米，小粒米，超多収米】

大粒米 適地からみて，東北中南

新形質米

部以南ではオオチカラ，べこあおば，夢あおば，関東以西ではクサユタカ，中国以南ではホシアオバ，九州ではニシアオバ，ミヤタマモチ，ひとはななど，多くの大粒品種・系統が育成されてきた。これらは総じて多収の品種でもある。

小粒米 これまで多くの系統が育成されているが，収量性がネックとなっている。実用品種には青森県で育成された，つぶゆきがある。東北では紫こぼしがあるが，紫黒米の形質もあわせてもつ。

超多収米 上述の大粒・超多収の品種を除くと，北海道のきたあおば，東北のふくひびき，北陸の北陸193号，関東以西のタカナリ，九州のミズホチカラなどがある。

今後は，積極的に超多収米品種の澱粉，タンパク質を目的とする加工適性，飼料適性に合わせた方向で改変していくことが計画されている。

●伝統的な品種，地方品種

昔の品種をつくって良質米や酒を主とした加工品を製造し，地域・町おこしに役立てているところがある。おもな品種としては，それで日本酒を造る雄町，亀の尾，陸羽132号，改良信交，神力などがある。また，コシヒカリとは食感の違う良食味米としては，旭，農林22号，農林48号などがある。なお，わら細工には，太郎兵衛糯，彦太郎糯などのようにわらの長い品種を用いている場合も多い。

こういう品種を使う理由は，消費者にとっての懐かしさも要素ではあるが，美味しさのほかに何かの特殊性をもった良食味米や商品をつくることが重要になる。

栽培法と品質

【低・高アミロース米】

低アミロース米 アミロース含量は高温でより低くなり，低温でより高くなる傾向にある。また，この温度による変わり方には品種の差があり，変動しやすい品種では，加工用途に望ましいアミロース含量の米を得るため栽培地域の選定が必要である。

この代表的な例にスノーパールのチルドずし用（アミロース含量9%程度）としての栽培適地の決め方がある。その利用について特許をもつN社（食総研と共有）は，適地帯を出穂5〜20日後の平均温度をある基準で定め，それを確保できるところを選び生産の指導を行なった。

高アミロース米 高アミロース米には長粒種がいくつかあるが，精白する時には砕米の発生を防ぐために，長粒用の精米機を使う必要がある。

【低タンパク米，低アレルゲン米】

低タンパク米 低タンパク質の米を得るため，一般に多肥栽培を避ける必要があり，遅い穂肥・実肥の施用をひかえる。また，20%以上の搗精をする場合には砕米を避けるためにも，刈り遅れず収穫を適期に行なうとともに，研削搗精を行なう必要がある。また，この種の米の形質を商品名に表示する際には，総タンパク質量のほか，可消化タンパク質の含量の表示が求められる。

低アレルゲン米 当然のことながら，この種の米にはアレルゲンを示すタンパク質の種類別の含量の表示が求められる。La1の遺伝子による低グロブリン米については，玄米が白い乳白粒となりやすい形質があるため，低圧力で精白する必要がある。

【有色米（色素米），香り米】

有色米 紫黒米は高温下で登熟すると玄米色がやや淡くなり，玄米の腹部が部分的に茶色を帯びて，紫黒米としての品質が低下する。適品種の選定や作期の移動で対応する。

香り米 登熟期の温度によって香りの程度が影響され，一般に低温で香りが強くなる。そのため，気温の高い平坦地では晩生品種を用いたり，晩植えによって気温の低い時期に登熟させたりするよう，栽培を工夫する。

【巨大胚米，リポキシゲナーゼ欠失米】

巨大胚米 巨大胚米品種の栽培上の最大の欠点は，出芽・苗立ち率が劣り，揃いにくいことである。種籾の消毒をよく行なった後，十分に催芽して，やや厚めに播種し，覆土を薄くすることが重要である。また，灌水管理にあたっては水をやりすぎないようにする必要がある。箱育苗の時には重ね方式がよい。

リポキシゲナーゼ欠失米 育成中の系統を含めて，今後，本特性をもつ品種の米品質ならびに栽培にかかわる生理的な解明が行なわれる予定である。

【大粒米，小粒米，超多収米】

大粒米は一般には品質が不良で，砕けやすいので，それを避けるためには，登熟の良化を図るとともに，収穫を適期に行ない，低圧力精米機によるなど搗精にも気を配る必要がある。小粒米についても，登熟が早い傾向にあるので，適期の収穫に気を配る

必要がある。超多収米については，多収を得るにはもちろん多肥栽培が必要である。

なお，これらの品種を多肥で栽培する場合，特にいもち病抵抗性は，時に新しい菌が発生した場合は被害をこうむることがある。また，直播する場合は，インド型の品種では休眠の強いもの，大粒品種のなかには苗立ちが不良なものなどがあるので注意が必要である。休眠打破を十分に行ない，種子の選別に気を配って出芽率を向上させる必要がある。

加工品とその特徴
● おもな加工品

【低・高アミロース米】

低アミロース米 ミルキークイーンは，一般飯米のほか，おにぎり，調理飯（炊込み飯など）などに適している。特徴を最大に利用した例は，今はやりの玄米ご飯，発芽玄米ご飯としての利用であろう。また，雑穀との混米適性もよく，逆に低アミロース玄米の混米飯への利用も妥当である。

加工用途としては，炊込み飯や冷蔵米飯などの調理・加工米飯に適する。例としてスノーパールは，これらのほか特に，チルドずし，災害時やレジャー時に利用するアルファ米（白飯，おこわなど）などに特徴的な適性を示す。また，総じて米粉だんご，アルファ米，膨化性がよいことからソフト米菓原料などへの適性が高い。

高アミロース米 用途は，カレー，ピラフ，チャーハン，パエリア，リゾット，かゆ，アラブ民族料理のクスクス（コムギ，アワ，ヒエなどの粗い粉でつくる小さなボール状のもの。シチューに添えたり，野菜と煮たココット風サラダなどで日本でも親しまれつつある），オレンジライス（セルリなどの野菜の風味を効かせオレンジジュースで炊く中近東風の米料理）などの調理飯への利用に向いている。

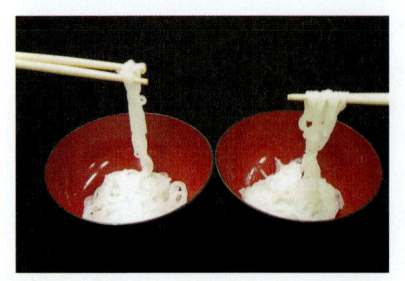

写真10）米粉めん。越のかおり（左）と春陽（右）

加工利用では，粘りが少ないため機械などによる作業適性がよいという特性がある。味噌，酒などの発酵製品や，ビーフン，ライスヌードル，アルファ米（ピラフ，カレー）などへの適性がある。米菓では硬焼き米菓に適している。

加工の例としては，過去には熊本県でホシユタカがピラフ用に生産されたことがある。夢十色，ホシニシキなどのレトルトがゆ，加工米飯のなかではホシユタカを用いたアルファ米のドライカレー（混米使用），ピラフなどがある。そのほかでは，越のかおり，ホシユタカのライスヌードルや硬焼き米菓（サクサクしたソフト米菓に対して，草加煎餅に代表されるような歯ごたえのある米菓）などがある。調理米飯では，夢十色のクスクス，オレンジライスなどがある。

【低タンパク米，低アレルゲン米】

低タンパク米 現在，腎臓病患者の病態食用の低タンパク米としては，酒米などの大粒米を4割以上削り込んだ米や普通の米を乳酸発酵させて，タンパク質のほかリン（P）やカリウム（K）などの無機成分を低減させた米，澱粉から成型した米などが用いられているが，あまり美味しくなく，高価なのが欠点である。

開発された品種は，腎臓病患者の病態食用，長期的にはその前期症状である糖尿病患者用の米としての利用が考えられ，臨床試験が今も継続されている。また，低タンパク米が要望される酒の製造にも適する可能性は大きい。

LGC-1など育成初期の品種は食味が不十分である。この対策としては，一般の米が10％搗精とされるのに対して，タンパク質含量の低減効果も考慮して20％搗精が推奨される。

低アレルゲン米 現在，市販されているアレルゲン物質を除いた米は，酵素処理を行なったものであり，価格が高く，食味も不十分といわれる。開発されたLA-1は，16kDaグロブリンに反応するアレルギー患者向けの低アレルゲン米としての利用が期待されるが，さらに処理を加えアレルゲン含量を下げる必要がある。

低タンパク米や低アレルゲン米は，家族全員で食べるには高くつく。また患者の食事療法ではタンパク質などの摂取量の把握が必要であるため，「レトルトパック米飯」に加工，利用されるのが適切である。

新形質米

【有色米（色素米），香り米】

有色米　利用としては，着色酒のほか，赤飯や赤餅，麺への混入，米菓など様々である。有色米は含まれるポリフェノールなどの機能性成分を活用した健康食品や色を生かした利用が多い。また，天然色素としても利用されている。

玄米を用いての赤飯の場合は，好みに応じて5％以上を通常米に混ぜて炊飯する。また，最近は，普通の白米への雑穀と一緒の混入利用が一般化している。有色米の玄米自体を各地の観光地で古代米などと銘打って販売している例も多い。

香り米　通常の米に混ぜる混米用では，好みに応じて5〜10％程度通常米に混ぜて炊飯する。全量型はピラフ，カレーなどのエスニック料理に使われるが，そのなかでも，サリークイーンは米は細長粒で，アミロース含有率はやや高く，タンパク質含有率が高い。そのため，炊き増えがよく，軽い食感で特異的であり，一般の炊飯米よりもピラフやリゾットなどに向くとされる。

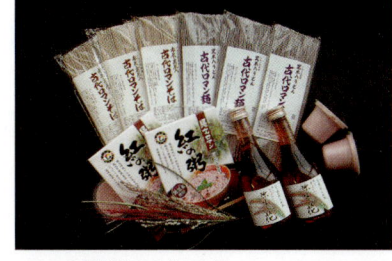

写真11）「朝紫」の加工品
粥，麺，清酒，プディング

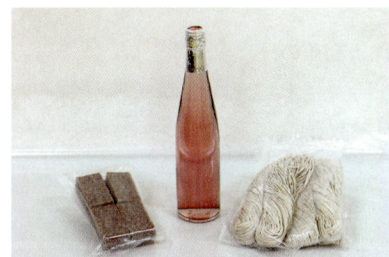

写真12）「夕やけもち」の加工品
左から，切もち，清酒，麺

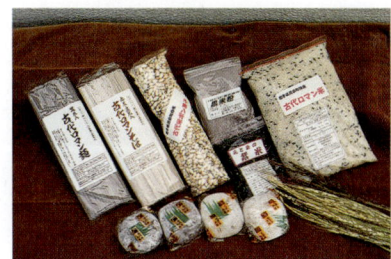

写真13）有色米（古代米）の加工品
[写真：岩手県花泉古代米生産組合]
麺，ぽん菓子，黒米粉，古代米大福など

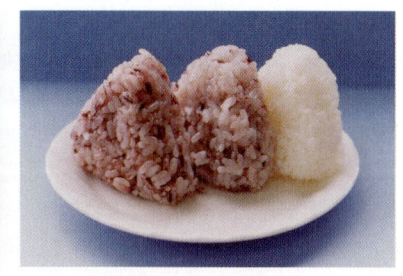

写真14）紫おにぎり（おくのむらさき）

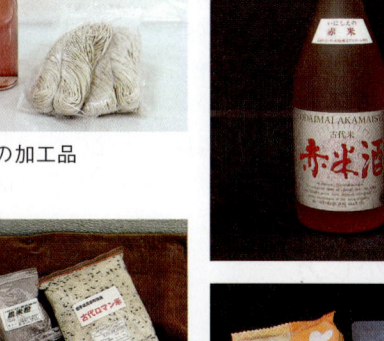

写真15）古代米赤米酒

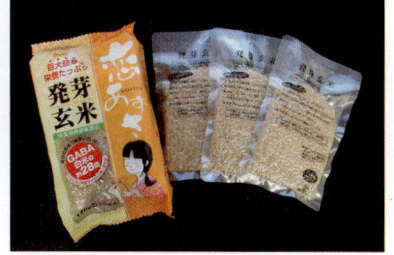

写真16）発芽玄米「恋あずさ」
[写真：ファインフーズ梓川]

【巨大胚米，リポキシゲナーゼ欠失米】

巨大胚米　巨大胚米を大きな胚を残したまま精白するのは難しいので，玄米のまま，あるいは胚芽だけを取り出しての加工・利用が中心となろう。胚芽ご飯あるいは胚芽玄米飯，胚芽茶（GABA茶）のほか栄養剤あるいはその原料として利用される。

最近，発芽玄米にして，高いGABA成分を利用する健康食品が脚光を浴び相次いで商品化されているが，それに最も適した米であるといえる。今後は，巨大胚の機能性成分を活用した様々な高付加価値食品の開発が期待される。

リポキシゲナーゼ欠失米　米の品質保持と貯蔵性を向上させるためにリポキシゲナーゼ欠失米は適した米である。特に巨大胚米などの玄米での利用には，この形質の導入が期待される。

【大粒米，小粒米，超多収米】

大粒米　大粒米は一般に多収となりやすいので，米菓あるいは味噌・醤油などへの低価格の加工用米としての利用が可能である。さらに大粒米はほかの米との区別性から，家畜に与える飼料用として好適である。通常米よりも牛の反芻性が増すため，消化性の向上も期待できる。

加工用途としては，酒造用，米菓などのほか，糯米では餅があるが，米粉適性についても調べて用途

の拡大を図る必要がある。

　小粒米　多くの品種は，玄米の形が丸く，米飯の粘りが弱く，やや硬めであるため，小粒としての食感を生かしたライスサラダやピラフ，チャーハン，カレーなどの調理飯に利用される。また，玄米おこしなどの米菓，玄米茶用，中華肉団子の外側（特に糯米）用などへの用途が考えられる。東北では紫こぼしがあるが，紫黒米の形質もあわせて利用できる。

　超多収米　超多収米には大粒米が多いが，インド型の超多収米とともに，澱粉などの改変を伴って，パンや麺に適した米粉など，今後の米の加工利用の拡大に期待が寄せられている。そのため，今後は米粉適性や加工用途適性を評価していく方針である。

　これまでの結果では，米粉適性が評価され，タカナリ，ミズホチカラなどのようにパン製造用などに利用できるものもある。もちろんこれらの米は，家畜の飼料やバイオエタノール用としても適している。

（堀末　登）

調理での活かし方

調理素材としての特徴

　調理および加工については「粳米」を参照のこと。

米ぬか

和名：イネ（米ぬか）
学名：*Oryza sativa* L.
英名：rice bran（米ぬか）
地方名・別名：こぬか
分類：イネ科イネ属
原産地：イネ原産地は中国南部，ミャンマー，タイ，インド東部など諸説あり
わが国への伝来時期：縄文時代後期にイネ渡来
主な産地：北海道〜沖縄まで全国。主産地は東北・北陸地域
出回り時期：玄米保存して精米するため通年産出するが，出荷ピークは夏から秋

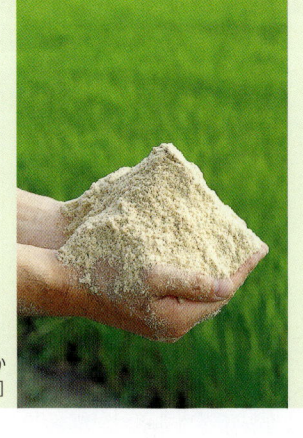

精米時に10％とれる米ぬか
[写真：赤松富仁]

食材としての特徴

原産・来歴と利用の歴史

米ぬかの一番古い記述は734年（天平6年）の正倉院文書の「尾張国正税帳」といわれている。1573年には，沢庵和尚は米ぬかを漬物の漬け床として利用した。白米の普及とともに江戸時代には米ぬかが広く漬物に利用されるようになった。また，それまでには米油は燈明用が一般的だったが，江戸時代のころにやっと天ぷらにして食する文化が始まった。米油の原料は米胚芽と米ぬかである。

特徴と栄養・機能性

●食材としての特徴と活かし方

玄米を精米すると約10％の米ぬかが発生する。したがって米消費量1,000万tのわが国では，約100万tの米ぬかが発生すると考えられる。集荷可能な米ぬかは大規模精米所のものがほとんどであり，その量は現在，約85万tに達している。

精米によって得られる全米ぬかのうち，約40％は食用米油の製造に使用されている。それ以外では，家畜の飼料として25％，エノキダケ，シメジなどのきのこ類栽培の培地として10％，漬物用として5％，肥料として5％，自家消費その他として15％が用いられている。

米ぬかには，鈴木梅太郎によって発見されたビタミンB_1のほかに，図1に示すように種々の有効成分が存在する。このなかで現在，製造・販売されているものは，天ぷら油，サラダ油などの食用米油，脂肪酸，γ-オリザノール，フェルラ酸，フィチン，フィチン酸，イノシトールなどである。

また，米ぬかから食用油を得たあとの脱脂ぬかも利用されている。最大の利用分野は家畜飼料であるが，いろいろな食品の食物繊維原料としても利用されている。脱脂ぬかは，タンパク質，ミネラル成分，ビタミン類（窒素は2〜2.5％，リン酸5.5％，カリウムが1〜1.5％）が含まれるため，肥料としても優れている。工業的にはフィチン，フィチン酸，イノシトールの原料となっている。

米ぬかを利用する場合に最も大事なのは，新鮮な米ぬかを用いることである。米は，玄米のままでは長期間の保存に耐えることができる。しかし，玄米を精米して生じる米ぬかは，米ぬか中に含まれる酵素（リパーゼなど）によって急速に劣化する。これは米ぬかを高温で保存するときに顕著になり，独特の腐敗臭を発する原因になる。特に，食用米油の製造，きのこ類の培地，漬物用に用いる場合には，新鮮な米ぬかを用いなければ優れた米油，きのこ，漬物は得ることができない。

米ぬかを長期間室温で保存すると，自然発生的にコクゾウムシなどの虫が発生してくる。米ぬかを新鮮なうちに脱脂すると，脱脂ぬかは腐敗することなく，長期保存に耐えることができ，虫も発生しない。

●栄養成分の特徴

米ぬかに含まれる有効成分は図1に示した。それらの特徴を紹介する。

【脂肪酸】

米原油には遊離脂肪酸が多く含まれている（表1）。

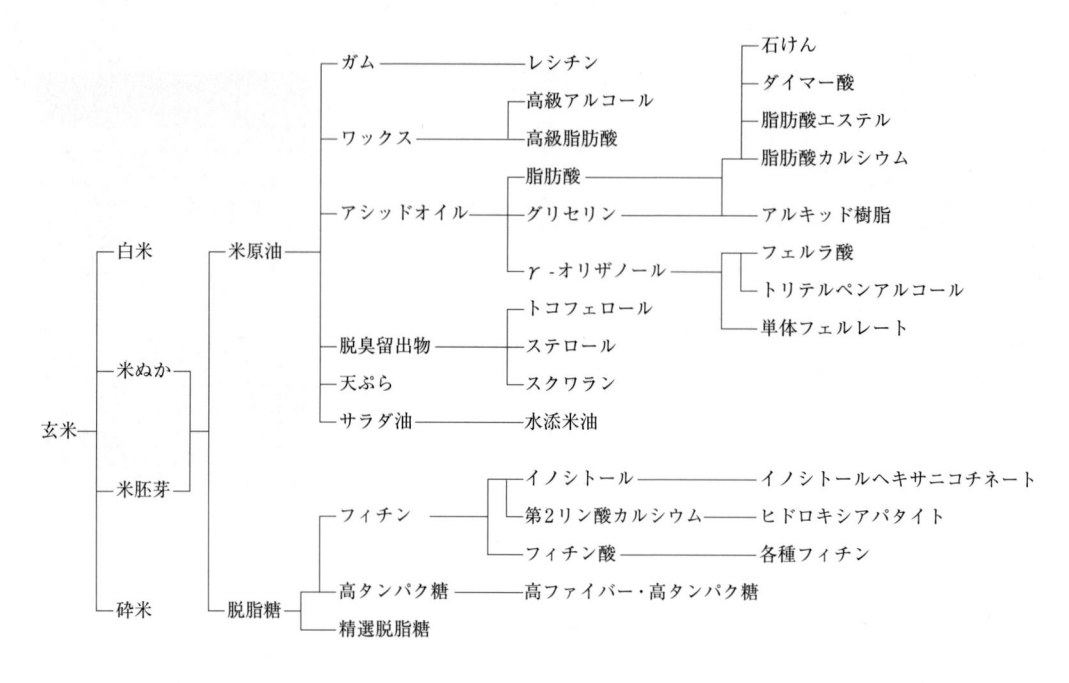

図1）米ぬかの成分

```
                    ┌─ ガム ──────── レシチン                    ┌─ 石けん
                    │                                              ├─ ダイマー酸
                    │                ┌─ 高級アルコール           ├─ 脂肪酸エステル
                    ├─ ワックス ─────┤                            ├─ 脂肪酸カルシウム
                    │                └─ 高級脂肪酸              ─┤
                    │                ┌─ 脂肪酸 ──────────────────┤
          ┌─ 白米   ├─ アシッドオイル┤                            └─ アルキド樹脂
          │        │                ├─ グリセリン
          │        │                │                              ┌─ フェルラ酸
          │        │                └─ γ-オリザノール ─────────────┤─ トリテルペンアルコール
          │ 米原油 │                                              └─ 単体フェルレート
          │        │                ┌─ トコフェロール
玄米 ─┬─ 米ぬか ─┤├─ 脱臭留出物 ───┼─ ステロール
          │        │                └─ スクワラン
          │        ├─ 天ぷら
          │        └─ サラダ油 ───── 水添米油
          ├─ 米胚芽
          │                          ┌─ イノシトール ─────────── イノシトールヘキサニコチネート
          │        ┌─ フィチン ─────┼─ 第2リン酸カルシウム ──── ヒドロキシアパタイト
          │        │                └─ フィチン酸 ────────────── 各種フィチン
          └─ 砕米 ─┤ 脱脂糖
                   ├─ 高タンパク糖 ── 高ファイバー・高タンパク糖
                   └─ 精選脱脂糖
```

これは，米ぬか中のリパーゼの働きにより，油脂が加水分解されたためである。米原油を精製する過程において，これらの遊離脂肪酸を回収することができる。その用途としては，主に塗料原料，繊維用油剤，粉石けん用原料などがある。

【γ-オリザノール】

米ぬかには，γ-オリザノールが存在する。これは，各種トリテルペンアルコール類とフェルラ酸がエステル結合した物質の総称であり，土屋知太郎によって，米油のなかから発見，単離されたものである。

表1）米原油の成分

成分名	含有率(%)
中性油	78.0
遊離脂肪酸	12.5
モノ，ジグリセリド	0.5
ガム（リン脂質・糖脂質）	3.0
γ-オリザノール	2.0
ワックス	2.0
不けん化物（ステロールなど）	1.5
その他	0.5

γ-オリザノールは，工業的には，米原油の精製工程で分離される。白色粉末で味はない。135～137℃で融ける。γ-オリザノールは，自律神経失調症，更年期障害，潰瘍などに対する治療に用いられている。

【フェルラ酸】

フェルラ酸は，米ぬかから米油製造の精製工程で排出される「米ぬかピッチ」とよばれる黒色粘性液体から抽出して製造される。和歌山県工業技術センターと築野食品工業株式会社との共同開発によって効率的な抽出製造法が世界で初めて開発された。わずかに黄味を帯びた白色針状結晶であり，174℃で融解する。

フェルラ酸は，いわゆるポリフェノールの一種で，抗酸化作用を示す。そのため，1996（平成8）年に「化学的合成品以外の食品添加物」として，食品への使用を厚生省によって認可された。2001年には紫外線吸収作用を有する化粧品原料としても厚生労働省より認可された。また，2004年には，効能をうたわなければ機能性食品へ利用できることが認められた。

また，フェルラ酸は長波長領域の紫外線を非常によく吸収する性質をもつため，この特徴を生かした紫外線吸収剤も開発されている。これを原料とし

米ぬか

た化粧品の開発が期待されるところである。さらにフェルラ酸を原料とする大腸発がん予防物質の開発が進められ，舌がん発がんや皮膚がん予防物質の開発も進められている。

ごく最近のことであるが，フェルラ酸はアルツハイマー病（認知症の一種）の予防・改善に寄与することがわかってきた。

【フィチン酸，フィチン】

フィチン酸はイノシトールとリン酸からなるエステルである。米ぬかのなかでは，フィチン酸はそのマグネシウム塩とカルシウム塩の混合物塩（フィチン）として存在する。米ぬか中にフィチンの占める含有量は，9.5～14.5％である。フィチン酸は黄茶色のシロップ状の液体であり，フィチンは白色，無味の粉末である。フィチン酸は水やアルコールとよく混合し，鉄イオンなどの金属イオンとキレート化合物を形成する。

用途としては，キレート形成作用を利用して缶詰（アサリ水煮缶の黒変防止など）に用いられている。ほかには発酵食品（味噌，醤油），練り製品やめん類の保存料としても用いられている。また金属用塗料，メッキにおける洗浄剤，防錆剤，平版印刷などの工業用薬剤としての用途もある。

最近ではフィチン酸がある程度分解した1,4,5-イノシトール三リン酸が細胞内に情報を伝達するセカンドメッセンジャーとしての役割を果たすことが明らかになってきた。また，各種のがんを予防する効果が存在することも明らかにされつつある。

【イノシトール】

イノシトールは脱脂ぬかから得られるフィチンを原料にして製造される。イノシトールの異性体は9つあり，米ぬかに含まれるイノシトールはmyo-イノシトールとよばれるものである。myo-イノシトールは水に非常によく溶ける白色の粉末である。イノシトールはショ糖の約半分の甘味があるため，各種ドリンク剤に使用されている。また，飼料添加物として，クルマエビの養殖に使用されている。

最近では，イノシトールの各種の薬理作用（抗脂肪肝，動脈硬化予防，カルシウム吸収促進，コレステロール血症改善）が報告されている。特に，きわめて最近，ネズミによる実験ではあるが，イノシトールとフィチン酸の混合物に発がん予防と抗がん効果のあることが明らかにされた。

【その他の成分】

米ぬかには上述の成分のほかに，リン脂質であるレシチン，ビタミンEのトコフェロール，長鎖不飽和炭化水素であるスクワラン，ライスワックス，植物ステロール類が存在する。

● 機能性成分

米油には，ほかの植物油には存在しない不けん化物（油脂以外のγ-オリザノールや植物ステロール，ビタミンE，トコトリエノールなど）が多く含まれ，これらが血中の総コレステロールを低下させることがわかっている。特に，他の種々の植物油脂に比べて，米油のみがHDL（いわゆる善玉コレステロール）を残し，LDL（いわゆる悪玉コレステロール）のみを低下させることがわかってきた。

一般に油脂は加熱すると空気中の酸素と反応して過酸化物ができるが，米油は，他の植物油脂と比較して過酸化物が生じにくい傾向がある。これは，米油には微量の抗酸化物質類が含まれているためと考えられる。

種類・品種とその特徴

● おもな種類・品種

通常，玄米から約1割の米ぬかが採れるが，最近では品種の改良により，約3割の米ぬかが採れる品種の開発が日本ですすめられている。

● 伝統的な品種，地方品種

インディカ米とジャポニカ米および日本の各地で栽培されている品種の米ぬかを対比した正確なデータは，今のところ存在しない。

栽培法と品質

米の糠層は内部の胚乳を空気中の酸素や紫外線から守るために存在すると考えてよい。そのため，栽培による米ぬかの品質は変化しないと考えられる。

加工品とその特徴

● おもな加工品

【食用米油】

植物油脂には，菜種油，大豆油，ゴマ油，コーン油，サフラワー油など多くの油脂があるが，これらの油脂原料はほとんど輸入に頼っている。米油は輸入に頼らないわが国唯一の植物油脂である。しかし，現在，この米油の生産量は市販全油脂中の5～6％を

占めるにすぎない。

米油は米ぬかをヘキサンで抽出し，その後ヘキサンを留去した米原油を精製することによって得られる。米原油には表1に示すように，種々の成分が含まれている。この米原油を精製したものが食用米油である。米油はグリセリンと脂肪酸がエステル結合した化合物であり，その脂肪酸の主成分はパルミチン酸，オレイン酸，リノール酸である。

【ぬか漬け】

まず，新鮮な米ぬかを炒る。これによって病原性菌などは死滅する。ぬか漬けに用いる水は一度沸騰させたあと冷却したものがよい。米ぬか2〜3kg，食塩800g，水2lを合わせて捏ねると耳たぶの硬さになる。このぬか床に新ビオフェルミン（タケダ）など乳酸菌，ビフィズス菌を含むもの（ヨーグルトなど）を加えると，ただちに使えるぬか床ができあがる。

● 海外の加工・利用に学ぶ

東南アジアなど米食文化圏，たとえばタイ王国やベトナムでは，米ぬかから米油を採っている。

（谷口久次）

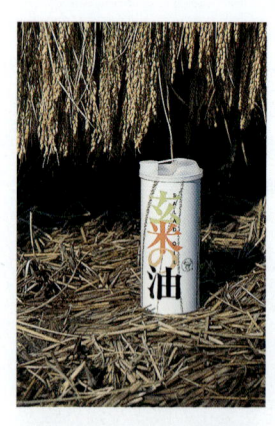

写真1）
食用米油（米ぬか油）
［写真：農文協］

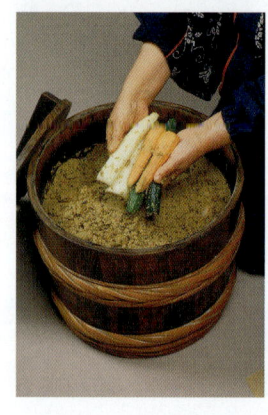

写真2）
漬物用のぬか床
（福岡県）［写真：千葉 寛］

調理での活かし方

調理素材としての特徴

【酸化されにくい米ぬか油】

米ぬか油は他の植物油に比べて，不けん化物（ビタミンE，トコトリエノール，γ-オリザノールなど）が多いため，空気中の酸素によって極めて酸化されにくい。そのため，天ぷら油としては最適である。また，ドレッシングとして用いてもよい。

（谷口久次）

【菓子加工でビタミンなどを有効摂取】

栄養的にみると，炭水化物とタンパク質以外の米の栄養素の大部分は米ぬか（ぬか層と胚芽）に含まれている。特にぬか層は，ビタミンB群，アミノ酸，各種ミネラル，食物繊維を豊富に含んでいて，ぬか層を取り除いてしまった精白米と玄米を比べてみると，ビタミンB_1が4分の1に，ビタミンB_2は3分の1に減ってしまう。

ところがこれほど栄養的にはすぐれている玄米も，その調理のしにくさと消化吸収の悪さがネックになっている。噛む力や消化吸収力で劣るお年寄りや子供たちにとっては，必ずしも身体によい食べ物ではない。精白米は精白米として美味しく食べながら，その一方で大量に排出される米ぬかを，菓子のような別の形に変えて体内に摂り入れられるならば，結果として，玄米を食べているのと同じことになる。ここに，米ぬかを菓子に加工する意義があると思うのである。以下で紹介するような菓子なら，子供もお年寄りも何の問題もなく食べられる。

（奥薗壽子）

基本調理とポイント

【炒り米ぬか】

菓子づくりに利用する場合，米ぬかは新鮮なうちに一度きつね色になるまで「から炒り」する。炒ることで，さらにこうばしい香りを引き出すことができる。炒りたての新鮮な米ぬかは，それこそきな粉にも劣らないくらい，こうばしくて美味しそうな香りがするし，事実口に含めば甘さが広がっていく。

炒るときのポイントとしては，まず油も何も引かないフライパン（できれば厚手のもののほうが火の

米ぬか

あたりがやわらかい)に米ぬかを入れ,「弱火でゆっくり」がいい。最初は,米ぬかのぬかくささが一度に立ち上がり,決して良い香りとはいえないのだけれど,ゆっくり炒ってきつね色になるにつれて,それがこうばしい香りに変わる。強火でやってしまうと一気に焦げてしまって,美味しさを引き出すことができないので,要注意である。

きつね色に炒った状態で冷蔵庫に入れておけば,1週間くらいは,まったく問題なく保存できる。けれど,これとて,鮮度が命なので,できるだけ早く菓子に加工したほうがよいことはいうまでもない。

(奥薗寿子)

【米ぬか天ぷら】
米ぬかに炒りゴマとゴボウのきんぴらをまぜて水で溶き,普通の天ぷらの要領で揚げる。

【米ぬかふりかけ】
新鮮な米ぬかをすり鉢ですりつぶす。これを,焼きそば,白あえ,葱ぬた,ホウレンソウのおひたし,味噌汁,牛乳,スープ,カレー,天ぷらの粉,卵焼きなどにふりかけて,まぶして食べる。

【玄米と米ぬかのスープ】
玄米1カップに対し,米ぬか2カップを水1.8ℓでとろ火でことこと煮る。梅干しを入れると,ぬか臭が消える。

(谷口久次)

おすすめの一品

【米ぬかのおにぎり,だんご汁】
上述したとおり,米ぬかにはいろいろな有用成分が存在する。この有用成分をとるために,この米ぬかをそのまま食べる手段が,米ぬかおにぎりと米ぬかだんご汁である。

米ぬかおにぎり 米ぬか中に含まれる各種の酵素作用をなくすために,新鮮な米ぬかを炒る。きな粉1に対して,この炒った米ぬか3分の1,さらに黒砂糖の粉を4分の1ほどと塩を少々加えてよく混ぜ,これをにぎりずしぐらいの小さめのおにぎりにタップリまぶして食べる。

米ぬかだんご汁 蒸したサツマイモを潰して,この中に小麦粉と小麦粉の3分の1量の炒ったぬかを混ぜ,塩少々と卵を加えて練り,だんご状の玉をつくる。このだんごを味噌汁などに入れて食べる。

(谷口久次)

【米ぬかボーロ】
保存のきく焼き菓子で,バターなどの油分を使わない元祖和風クッキーともいえる。つくり方は以下のとおりだが,ポイントだけ補足説明しておこう。しぼり出しで成型していくので,なれるまで少し練習が必要。しぼり出し袋の口は,生地が飛び出さないように軽くねじっておくとよい。そのねじった部分を片手でしっかり握り,もう一方の手で袋の中の生地を押し出しながらしぼっていくと,やりやすい。5つしぼり出して梅の花の形にするのが難しいようなら,一口大の丸いボーロにするのも手である。

材料 米ぬか50g,小麦粉50g,重曹小さじ1/2,砂糖50g,卵1個,水大さじ2〜3。米ぬかはあらかじめきつね色になるまで炒ったものを使う。

つくり方 ①卵を割りほぐしたところに砂糖と水を混ぜる。②小麦粉と米ぬか,重曹を混ぜる。③直径1cmくらいの丸形にしぼりだす。④180℃のオーブンで10〜15分,カリッとなるまで焼く。

【米ぬかとダイズでつくる おこまめちゃん】

材料 ダイズ1カップ,砂糖1カップ,水大さじ1〜2,米ぬか1/2〜1カップ。米ぬかはあらかじめきつね色になるまで炒ったものを使う。

つくり方 ①ダイズを一晩水に浸ける。②オーブンシートを敷いた天板に広げ160℃のオーブンで30〜40分焼く(カリッとなるまで)。③フライパンに砂糖と水を入れ,完全に溶けてあめ状になったら,炒り豆を入れて一気に絡める。④あめが豆に絡まったら,炒った米ぬかを全体に絡める。⑤バットに広げて冷ます(固まっているところは熱いうちに手でバラバラにする)。

つくり方のポイントは,まずは歯ごたえのよい美味しい炒り豆をつくることだ。カリッと歯ごたえのよい炒り豆にするには,ダイズを一晩水に浸け,しっかり水を吸わせて戻しておくことが大事である。どうせ炒って水分を飛ばすのだからと,中途半端な浸け方で炒ってしまうと,硬くてまずい炒り豆になる。しっかり水を吸わせてから炒ると,なぜかカリッと香ばしく仕上がるのである。

炒り豆さえ美味しくできれば,後は簡単。あめがけして,炒りぬかをまぶせばできあがり。

あめがけのあめをつくるときのポイントとしては,砂糖のもつ水分だけで,ゆっくりあめにしていくこと,その時かき混ぜないで,むしろ鍋のほうを動か

しながら，全体にあめ状にしていくこと，この2つ。砂糖が溶けていくとき，ついつい木べらなどでかき混ぜたくなるものだが，そうしてしまうと，砂糖が結晶化してしまって，ぽろぽろと固まり，きれいに豆にからまらない。とろりとした透明のあめをつくるには，かき混ぜない，これが鉄則である。

　砂糖がきれいに溶けたら豆を一度に入れ，ここではじめてかき混ぜる。あめが全体にからまったら，手早く炒りぬかを入れ，さらに混ぜながらまぶすことで，砂糖が豆の表面で結晶化し，カリッとした砂糖衣になる。

　バリエーションとしては，米ぬかにゴマを混ぜるのもいいし，少し抹茶を入れるのもいける。砂糖衣のところで，黒砂糖を使えば，またコクのある味になる。また，炒りぬかに塩を少し混ぜておくと，甘さのなかにピリッと塩味がして，これもなかなかいける。

（奥薗寿子）

コムギ

和名：コムギ
学名：*Triticum* spp.
英名：wheat
地方名・別名：まむぎ
分類：イネ科ウシノケグサ亜科コムギ属
原産地：アフガニスタンからカスピ海南岸地域。パンコムギはカスピ海西岸トランスコーカサス地方
わが国への伝来時期：中国・朝鮮半島を経て4～5世紀ころ
主な産地：北海道，福岡，佐賀，群馬，埼玉，滋賀，愛知，三重
出回り時期：収穫は5月末の九州から8月中旬の北海道まで順次北上。収穫1か月後から出荷

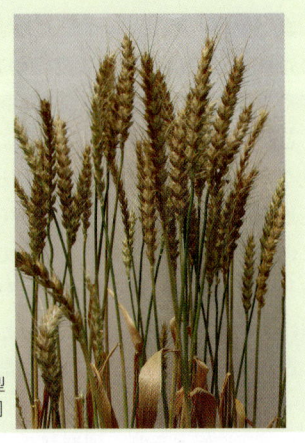

普通系コムギの穂型
［写真：農文協］

食材としての特徴

原産・来歴と利用の歴史

●栽培種の原産・来歴

コムギの原産地は中近東と推測されており，北中国から朝鮮を経て伝来したと考えられている。そのなかで染色体の構成により栽培種でないものを含め4つの種に分別されている。これらの種のうち栽培種は，1つの小穂に稔実する粒数によって一粒系，二粒系，普通系に分けられる。

現在これらのコムギのなかで，世界中で食用として栽培されているのは，ほとんど普通系のなかの普通コムギ（パンコムギともいう）であり，日本でも栽培されているのは普通コムギ（写真1）である。普通系のなかではクラブコムギがアメリカ東部など一部の地域で少量栽培されている。二粒系コムギのなかではマカロニ用のデュラムコムギが地中海沿岸やアメリカ，カナダで栽培されている。ほかの一粒系，二粒系コムギはごくわずかしか栽培されていない。

●世界の加工と利用の歴史

古くから中近東では麦類が，そしてアジアでは米が食糧として利用されてきた。種皮が軟らかく胚乳が硬い米と，種皮が硬く胚乳が軟らかいコムギでは，それぞれ粒食と粉食という異なる利用形態がとられてきた。コムギの利用・加工には粒の粉砕（一次加工）と粉の食物への加工（二次加工）がある。

人間は原始時代から麦類を石で粉砕し，水で練ったものを石の上に置いて焼いて食べていたらしい。平らな石の上に麦（コムギ・オオムギ）をのせ，小さい石片で圧して粉にする方法が行なわれていたことは，紀元前3000年の古代エジプトの遺跡からうかがえる。平らな石が真ん中のくぼんだ鉢形のものに変わり，くぼみに合うような石で突き砕くという臼と杵の方式に進歩していった。そしてこの方式は，くぼみの深い鉢にコムギを入れ，石の棒を回す様式に変わっていくことをエジプトの遺跡の壁画はものがたっている。突き砕きから挽き砕きへと変わり，その後さらに，平らな石の上で石を回転して磨る石臼

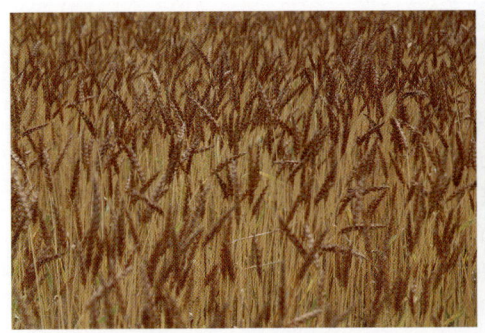

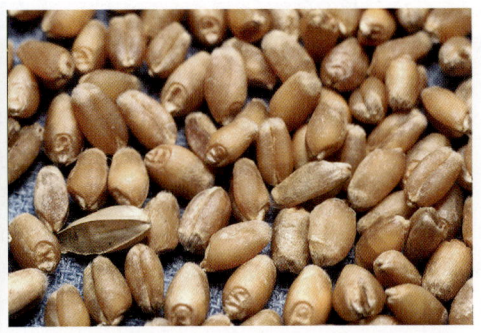

写真1）日本で栽培される普通コムギの草姿（左*）と穀粒（右）［写真：金沢大地*］

製粉へと進歩していったとみられる。

また製粉の際，コムギを湿らすことにより，外側の外皮が比較的粗いまま内側の胚乳を分離粉砕し，篩や風で粉砕物から外皮を取り除き，良い粉を得ることができるようになっていった。粉を水で捏ねて焼くと軟らかくて美味しいパンとなること，捏ねた生地を放置し自然発酵させてから焼くとさらに美味しいパンとなることも見出されていった。発酵物を種とし生地を発酵させたパンの製造は紀元前2000年頃にエジプトで行なわれていたと推測されている。

古代エジプトで発生した発酵パンはギリシャ，ローマに引き継がれ，さらにイタリアの製パン法はフランスに伝えられ，副原料の少ない大陸式のリーンなパンにつながっていった。ローマから海路イギリスに伝えられたパンは，さらに新大陸のアメリカに移されてアングロ・アメリカ式パン，すなわち副原料の多いリッチな大型パンになっていった。

めんへの加工は古くから中国で行なわれ，しだいに近隣国に伝わったとされているが，詳しいことは不明である。パスタはマルコ・ポーロが中国からその製法を伝えたという説もあるが，伝説にすぎないようである。イタリアで1244年（マルコ・ポーロ以前）に書かれた文書の中に茹でたパスタの語がでている。

●日本の加工と利用の歴史

弥生時代の中末期とされる登呂遺跡の発掘により，その時代水田耕作が行なわれていたこと，またコムギ，オオムギも畑作でつくられていたことがわかっている。コムギは粒食には向かないから，砕いて粉の状態で食べていたのではなかろうか。古い時代から石臼的な製粉方法が利用されていたと推測される。奈良時代に唐から菓餅（唐菓子ともいう）14種が伝えられたが，当然石臼製粉による粉が存在していたことになる。この14種のなかにそうめんやうどんの原型と推定される名前の索餅（サクベイ），餛飩（コントン），餺飥（ハクタク）がある。室町時代の初期の『庭訓往来』には饂飩，素麺，碁子麺などの名称がみられ，この時代にはうどんやそうめんが現在と似た製法でつくられていたと思われる。

昔の製粉は人や水車による小規模の石臼製粉であり，明治（1867年以降）に入っても大部分は水車製粉であった。日本の機械製粉は，国が1872（明治5）年にフランスから石臼製粉機を輸入し札幌に水車動力により工場を建設し，次いで1873（明治6）年に東京に蒸気の原動力を使用した工場を建設したのが始まりとされている。民営では，1893（明治26）年東京深川に東京製粉合資会社（現在の日本製粉）が，1900年に群馬県館林に館林製粉株式会社（現在の日清製粉）が設立されている。

明治の頃は国内製粉による小麦粉の供給力はわずかで，大部分をアメリカなどから輸入していた。輸入小麦粉はメリケン粉と，国内製粉による小麦粉はうどん粉と呼ばれていた。しかし日露戦争（1904年）開始後，小麦粉の需要が急増したために機械製粉が急速に発達し，日露戦争前後に10％程度であった機械製粉は1912（大正1）年には約60％を占めるようになった。さらに第一次世界大戦が始まると，好景気の波や輸入小麦粉の減少のため，製粉工場の拡張や新設が進んだ。それまでのコムギの生産地にある「山工場」に加えて，コムギの輸入港に近代的な「海工場」が建設されるようになった。

第二次大戦後はコムギ加工品の消費増加により製粉工場数が急増したが，その後構造改善事業による工場の統廃合が行なわれ，工場数も著しく減少した。山工場が減り，輸入港に近代的な大型の海工場が設立されている。

2008（平成20）年産の国内小麦生産量は約88万tで，自給率は14％にとどまっている（輸入量は約550万t）。用途別の国内産比率をみると，めん用全体では23％。その内訳は，日本めん用で63％，中華めん用で1％，即席めん用で8％である。パン用ではわずかに1％，菓子用で22％，家庭用で32％となっている（平成18年度，農林水産省調べ）。

近年，パン用や中華めん用に適した特色ある品種が開発されてきており，一方で国内産小麦粉を要望する消費者や実需者も増えてきており，新たな動きも始まっている。

（柴田茂久）

特徴と栄養・機能性
●食材としての特徴と活かし方
【粒の構造と利用】

食用としては穀実が利用される。

種皮が硬く胚乳が軟らかいコムギは，硬い種皮を取り除くために粉砕して利用（粉食）する。種皮が軟らかく胚乳が硬い米が粒で利用（粒食）されてきたの

コムギ

表1) コムギ粒の構成区分の化学的組成

区分		全粒中(%)	水分(g)	タンパク(g)	脂質(g)	炭水化物(g)		灰分(g)	ビタミン(mg/100g)		
						糖質	繊維		B_1	B_2	ニコチン酸
全粒		100	15	12.0	1.8	67.1	2.3	1.8	0.40	0.15	4.2
皮部(ふすま)	果皮	4	15	7.5	0	34.5	38.0	5.0	0.48	0.50	25.0
	種皮(含珠心層)	2	15	15.5	0	50.5	11.0	8.0			
	糊粉層	7.5	15	24.5	8.0	38.5	3.5	11.0			
胚乳部	外辺部	28	15	16.0	2.2	65.7	0.3	0.8	0.45	0.18	18.8
	中心部	56	15	7.9	1.6	74.7	0.3	0.3	0.06	0.07	0.5
胚	子葉部	1.5	15	26.0	10.0	32.5	2.5	4.5	16.5	1.50	6.0
	胚軸部	1							0.9	0.15	6.0

注：H. M. R. Hintezer(1949)による

表2) コムギ胚乳内の成分組成の傾向

成分	中心部		周辺部
タンパク質の量	少ない	→	多い
タンパク質の質	よい	←	劣る
澱粉量	多い	→	少ない
脂質量	少ない	←	多い
灰分量	少ない	←	多い
色	よい	←	劣る
ビタミン量	少ない	→	多い

とは大きく異なる利用形態がとられてきた。コムギの利用・加工には，粒の粉砕(一次加工)と粉の食物への加工(二次加工)の2工程がある。

図1にコムギ粒の縦断面および横断面を示した。粒は胚乳，胚芽および外皮の3部分に大別される。この3部分の割合は粒の大きさなどにより差があるが，胚乳部分が84％前後で，ここが小麦粉になる。胚芽は2％程度で，副産物として利用される。外皮は糊粉層(アリューロン層)を含めて14％前後を占め，ふすまとして飼料になる。

【成分組成】

コムギ粒の構成区分の化学的組成は表1に示したとおりである。また，胚乳内の化学的組成の傾向を表2に示した。タンパク質，脂質，灰分，ビタミンなどは胚乳の中心が少なく，周辺に向かうにしたがって含量が多くなる。反対に澱粉は中心に多く，周辺は少なくなる。色やタンパク質の性質(生地の粘弾性)も中心のほうが良い。製粉して小麦粉になった場合スムースロール下段の粉のタンパク質の性質が良くないが，これは後段の狭いロール間隙を通過するためにタンパク質の高次会合がダメージを

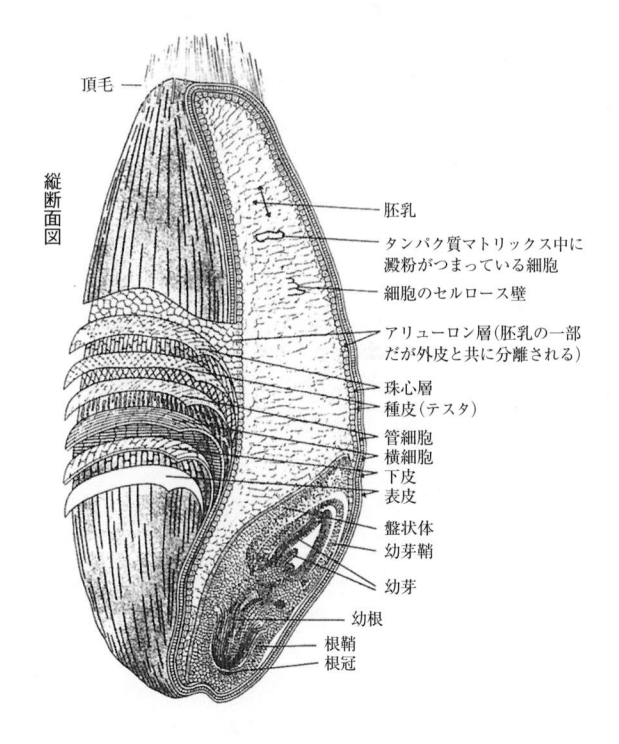

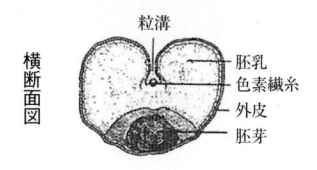

図1) コムギ粒の縦断面と横断面
["From Wheat to Flour"(Wheat Flour Institute 発行)より]

受けていることもあろう。変色に関与する酵素活性も中心が低い。

● 栄養成分の特徴

【粉の種類と栄養成分】

　胚乳の中心部と周辺部には多くの成分が傾斜的に分布していることはすでに述べた。胚乳の中心に澱粉が多く、外層に向かうにしたがってタンパク質、灰分などの含量が多くなってくる。最外部外皮では繊維やヘミセルロース含量が非常に高くなるが、タンパク質含量はあまり高くはない。灰分は外皮よりその内側のアリューロン層のほうが高い。

　多数のロールにより段階的に製粉すると、粒の中心部からだんだんに粉砕され、最初にとれた粉ほど胚乳の中心からのもので、粉の歩留りが上がるにつれて胚乳の周辺部になっていく。このため、製粉の歩留りによって粉の成分組成に差ができる。1等粉、2等粉という等級分類は歩留りによって分けられている。低い歩留りの粉は澱粉含量が高いが、歩留りが高くなるとタンパク質、灰分などの含量が増加してくる。日本の小麦粉の標準的な成分組成を次に示す（『五訂日本食品標準成分表』より。いずれも100g当たり）。

　強力粉1等：水分14.5g、タンパク質11.7g、脂質1.8g、炭水化物（糖質＋繊維）71.6g

　強力粉全粒粉：水分14.5g、タンパク質12.8g、脂質2.9g、炭水化物（糖質＋繊維）68.2g

　中力粉1等：水分14.0g、タンパク質9.0g、脂質1.8g、炭水化物（糖質＋繊維）74.8g

　薄力粉1等：水分14.0g、タンパク質8.0g、脂質1.7g、炭水化物（糖質＋繊維）75.9g

【糖質】

　小麦粉の成分中、最も多く含まれているのが糖質である。糖質の大部分は澱粉であり、粉中に約70％含まれている。その他ショ糖、ラフィノース、ブドウ糖、デキストリンなどが少量含まれている。これらの糖質はエネルギー源である。

　茹でめんの食感のなかの硬さには、硬軟とその質（粘弾性）の2要素がある。茹でめんの硬軟は、粉のタンパク質含量と茹でめんの水分含量に影響される。ところが、茹でめんの粘弾性や滑らかさなどが品質に重要であり、これにはタンパク質より澱粉の性質の影響のほうがはるかに大きいことがわかってきた。

　澱粉の性質はコムギの品種特性に大きく影響されるが、栽培地や気候条件も関係してくる。さらに製粉の際はロールごとに粉が採取されるが、その粉の採り口によっても粉の澱粉の粘度特性は異なっている。これは小麦粒の構造部分によって澱粉の性質に差があることを意味している。また茹でうどんの粘弾性に影響する澱粉の性質としては、構成成分、高分子特性（糊の粘度）、澱粉粒の大小などがあげられる。

　澱粉の構成成分には直鎖状のアミロースと分岐した房状のアミロペクチンがあり、小麦粉には通常アミロースは25％前後含まれているが、低アミロースの粉がうどん適性が良い。実際アミロペクチンを添加した茹でうどんは食感が改善される。高分子特性は、小麦粉から分離した澱粉をビスコグラフ（アミログラフ）にかけた場合、糊化開始温度が低く、最高粘度が高く、ブレークダウンが大きいものはうどん適性が良い。

　なお、小麦粉のアミログラフは粉のアミラーゼ活性の簡易測定法であり、糊化の際のアミラーゼの影響をみているもので、澱粉の粘度特性の測定法ではない。

【タンパク質】

　栄養価を比較する方法のひとつであるタンパク価による各食品の比較を表3に示した。卵の100に対して小麦粉のタンパク質は47と栄養価が低い。これはリジンが欠乏しているためであり、リジンを多く含む動物性タンパク質である乳製品や卵製品を副原

表3) 食品タンパク質のタンパク価と制限アミノ酸

	タンパク価	制限アミノ酸		タンパク価	制限アミノ酸
卵	100		小麦粉	47	リジン
牛乳	78	メチオニン＋シスチン	米	72	トリプトファン
牛肉	83	トリプトファン	大豆粉	73	メチオニン＋シスチン
魚肉	70	トリプトファン	トウモロコシ	42	トリプトファン

資料：芦田淳著「栄養化学概論」（第2次改著）

コムギ

料としてコムギ加工品を製造すればタンパク質の栄養価は改善される。また動物性タンパク質を一緒に摂取すれば小麦粉タンパク質の栄養価は向上する。

小麦粉のタンパク質の大半を占めるものがグルテンであり、これは他の穀類にはないタンパク質である。小麦粉に水を加えて捏ねるとグルテン形成という網目構造ができるが、これが小麦粉特有のパン、めん、菓子などの加工適性の元になっている。小麦粉の加工はタンパク質含量とその質により、その加工品の種類や適性が決まる。特にパンの加工にとってはグルテンの性質が非常に重要であり、生地の物理性の測定による加工適性評価も広く行なわれている。

しかし、生地の物理性の測定はうどん適性の評価にはあまり関連がないことがわかってきている。タンパク質の性質も製麺適性に関与しているだろうが、パンの場合のように大きくなく、また澱粉の影響より少ない。しかし機械製麺と手打ちや手延べ製麺の間の食感の差は、タンパク質のグルテン形成の影響が関与しているだろう。また機械製麺の大量生産の際の生地のロール耐性にはグルテンの質が関係している。

めんの種類により加工適性としてのタンパク質含量が異なってくる。硬い食感のめんほど、粉のタンパク質含量は高くなる。

【脂質】

小麦粉中の脂質は2%くらいの含有量であり、量が少ないので栄養的には問題とならない。しかし脂質の存在は生地の粘弾性に影響するので、粉の加工適性に関与している。小麦粉やコムギ加工品を貯蔵している際に脂質の酸化による品質低下が起きる。

【無機質】

小麦粉中には栄養上必要な無機質のほとんどが少量含まれている。日本で普通の食生活をしていて不足が問題となるのはカルシウムと鉄である。小麦粉中にはそれらが少ないので、無機質供給源としての期待はもてない。

【ビタミン類】

小麦粉中に含まれているビタミンは、主にB_1、B_2、ナイアシン、パントテン酸、Eなどであり、A、DおよびCはほとんど含まれていない。小麦粉中にはビタミンB群を広範囲に含んでいるが、量的な面では不足している。また表2に示したようにビタミン類は粒の外層に多いので、低歩留りの上位等級の粉ほどビタミン類の含量は少なくなっている。

● 機能性成分

食物繊維は胚乳に少なく、皮部に多いので、製粉歩留りを高くした下級の粉は食物繊維の含有量が高くなる。このような皮部の混入は、小麦粉加工品の嗜好性を悪くすることや消化率が低下する点などから以前はできるだけ排除してきた。

近年、欧米先進国型の食生活をする人の間に常に多く見られる動脈硬化、心臓病、糖尿病、大腸ガンなどの成人病の発生は、食物繊維の摂取量の低下と深いかかわり合いがあるといわれている。このため、欧米型の食生活の国においては全粒粉や高歩留り粉からつくったパンを愛好する人が増えてきている。また、食品用に精製したセルロースやふすまを添加した小麦粉加工品も増加している。

(柴田茂久)

種類・品種とその特徴

● コムギ品種のタイプと品質

【硬質コムギと軟質コムギ】

粒の切断面が透明に見えるものを硝子質コムギ、白く不透明なものを粉状質コムギという(写真2)。また、硝子質で粒が硬いものを硬質コムギ、粉状質で軟らかいものを軟質コムギという。硬質に準ずるものを準硬質コムギといっている。硬質コムギは一般にタンパク質含量が高く、パン用に利用されている。

また、タンパク質含量の多いものを強力コムギ、

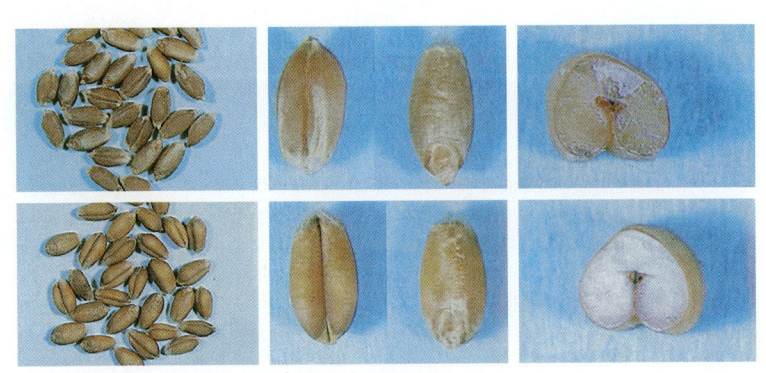

写真2) 硝子質コムギ(上)と粉状質コムギ(下)[写真:島 家春]

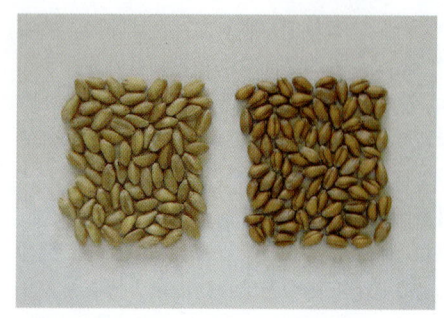

写真3) 白コムギ(左)と赤コムギ(右)[写真:農文協]

少ないものを薄力コムギと呼び，その間に，中力コムギと強力に準ずるものとして準強力コムギがある。

【赤コムギと白コムギ】

粒の外皮の色が黄色から褐赤色のものを赤コムギ，薄黄色系のものを白コムギといっている(写真3)。赤コムギで外皮が砕けやすいものは，その微粉が混入して粉色に影響を与えるともいわれる。白コムギのなかには，オーストラリアのASW(オーストラリアスタンダードホワイト)を構成する品種のように，うどん適性の非常に高いものがある。しかし，白コムギは穂発芽性が高く，収穫期に雨の多い日本の気候では栽培が困難である。品種改良の遺伝資源としての利用も，穂発芽性が高いことや晩生であることなど(日本は農作業や気候の点から極早生コムギが必要)難しい点が多い。

【国産コムギの品質の特徴】

国産コムギは早熟で，稈長が短く，粒は比較的小粒で濃赤褐色の外皮をもっている。またコムギは乾燥地が適しているが，成熟期に雨の多い日本では雨濡れによる穂発芽の被害を受け，粒内のアミラーゼ活性が高くなりアミログラム(アミラーゼ活性測定のデータ)の粘度の低い，いわゆる低アミロコムギになりやすい。

国産コムギはタンパク質が中間，あるいはそれより軟質寄りの性格のものが大部分を占めている。これらのコムギは昔からうどん用に使われており，日本人のうどんに対する嗜好，とくにテクスチャーは国産コムギの性質にならされてきたといえよう。

パン用には春まきの強力コムギがよいが，気候的な問題や収量が低いなどのことから北海道の一部でのみの栽培にとどまっている。しかし，北海道では気候条件などからカナダ，北米産のようなパン適性の良い強力コムギはできない。東北および関東東山の山間部には比較的タンパク質の含量が多い準強力コムギが栽培されている。

消費者の国産コムギを使ったパンに対するニーズの高まりに押され，本州各地で秋播き性パンコムギの育成が進められている。また，うどん用コムギでは低アミロース品種を利用した食感のよい品種の育成が各地で広く進められている。

【コムギの種類，銘柄および等級】

国産小麦の規格は，2005(平成17)年度産からの麦の民間流通全量移行にともない，それまでの農産物検査規格(1等，2等，規格外。1等，2等のみが食用に供される)に加えて，小麦粉にしたときその品質に強く影響を与える要素(タンパク質，灰分，容積重，フォーリングナンバー)によるランク区分が設定された。品質評価の基準値とA〜Dのランク分けは表4に示したとおりである。

(柴田茂久)

表4) 品質評価の基準(日本めん用コムギ)

	基準値	許容値
タンパク	9.5〜11.5%	8.0〜13.0%
容積重	833g/l以上	—
灰分	1.60%以下	1.70%以下
フォーリングナンバー	300以上	200以上

Aランク ・品質評価項目の基準値を3つ以上達成し，かつ，許容値をすべて達成している麦
Bランク ・品質評価項目の基準値を2つ達成し，かつ，許容値をすべて達成している麦
Cランク ・品質評価項目の基準値を1つ達成し，かつ，許容値をすべて達成している麦
・品質評価項目の基準値を2つ以上達成しているものの，許容値を達成していない麦
Dランク ・品質評価項目の基準値を全く達成していない麦
・品質評価項目の基準値を1つ達成しているものの，許容値を達成していない麦
・雑銘柄の麦
・異なる銘柄を混合している麦

コムギ

●めん用コムギ品種
＜めん用コムギに求められる品質＞

これまでの国産コムギは，主用途であるうどん用のASWを目標に品種改良が進められてきた。特に，めんの色や粘弾性の改善と製粉性の向上が重要な育種目標であった。めんの色は，少し黄色みのかかったクリーミーホワイトを目指して，小麦粉やめん色の明るさの向上，くすみの指標となる赤みの低減，適度な黄みについて分光測色計を用いた選抜改良が進められ，近年育成された品種は，国産コムギの標準品となる農林61号よりも色相が大きく改善されてきた。

うどんの粘弾性にはアミロース含量の影響が大きい。ASWはアミロース合成遺伝子の$Wx\text{-}B1$遺伝子が機能していないため，アミロース含量が少し低く（やや低アミロース）うどんの粘弾性に優れる。アミロース含量の測定，澱粉糊化特性のラピッドビスコアナライザーによる測定やアミロース合成遺伝子に関するDNAマーカーの開発と，これを用いた選抜などを駆使してやや低アミロースの品種の育成を進めた結果，国産コムギの粘弾性もASWに近づいてきた。チクゴイズミやつるぴかり，あやひかり，ニシホナミ，ネバリゴシは$Wx\text{-}B1$に加え$Wx\text{-}A1$の2つの遺伝子が機能していないため，さらにアミロース含量が少ない低アミロースコムギであり，うどんの茹で時間が短くなることや粘りの強いうどんができる。しかし，必ずしも好ましい粘弾性ではないことなどから，単一品種での利用は限られている。

麺帯の物性に関しては，製麺に適したタンパク質含量にするために施肥を中心とした栽培方法が指導されている。また，グルテンタンパク質の一種である低分子量グルテニンの$Glu\text{-}B3g$対立遺伝子が物性に寄与していると考えられており，DNAマーカーなどにより導入が進められている。あやひかり，きたほなみ，ホクシンなどは$Glu\text{-}B3g$をもっている。

日本向けのASWはうどん用に開発された軟質コムギのASW Noodle品種（Eradu, Cadoux, Arrino, Callingiliなど）と硬質コムギを含むAPH（オーストラリアプレミアムホワイト）品種をブレンドして調整されており，製粉性（製粉歩留り，ミリングスコアや篩抜け性）にも優れる。国産コムギの製粉性もいく分かは改善されてはきたが，その要因が十分に解明されておらずASWには及ばなかった。しかし，北海道で新たに育成されたきたほなみは製粉性，製麺性のいずれについてもASWと同等の水準にまで改良されており，今後の普及が待たれるところである。

＜最近の主なめん用コムギ品種＞
【きたほなみ】

北海道立北見農業試験場で北見72号（＝きたもえ）と北系1660の交配から育成された（写真4）。現在の主力品種ホクシンと比べて，めんの色，粘弾性および製粉性に優れ，ASWと同程度の加工適性をもつ（表5）。また，ホクシンよりも1割程度多収であり，穂発芽抵抗性や縞萎縮病抵抗性にも優れる。多収のためタンパク質含量がホクシンよりやや低くなりや

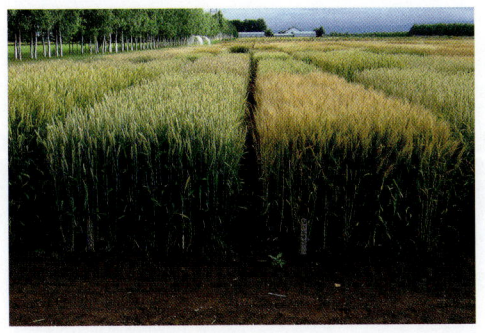

写真4）きたほなみ（左）とゆめちから（右）

表5）きたほなみの製粉性と製麺性の評価結果

			きたほなみ	ホクシン	ASW
製粉歩留り（％）			74.2	66.5	68.9
ミリングスコア			91.1	81.3	82.1
めんの官能評価	色（20）		16.6	14.2	16.3
	外観（15）		10.7	10.6	10.7
	食感	硬さ（10）	7.0	6.9	7.5
		粘弾性（25）	18.9	18.9	19.2
		滑らかさ（15）	11.3	10.9	11.3
	食味（15）		10.5	10.5	10.5
	総合（100）		75.0	72.0	75.5

注：コムギ新品種決定に関する参考成績書を基に作成。製粉研究所による平成14～16年度の平均

すい傾向があることから，タンパク質含量を確保するための栽培方法と併せて普及が進められている。

【ねばりごし】
東北農業研究センターで関東107号とチホクコムギの交配から育成された低アミロース品種で，めんの粘弾性やなめらかさに優れる。

【きぬの波】
群馬県農業試験場で関東107号と関東100号（＝バンドウワセ）の交配から育成されたやや低アミロースの品種。農林61号よりもめんの色が良く，粘弾性に優れる。

【あやひかり】
作物研究所で関東107号と西海168号（＝きぬいろは）の交配から育成されためんの粘弾性に優れる低アミロース品種である。

【ふくさやか】
近畿中国四国農業研究センターでシラサギコムギとシロガネコムギの交配から育成された通常アミロース含量の品種である。めんの色に優れるほか，同じ通常アミロースの農林61号よりもめんの粘弾性に優れる。

【さぬきの夢2000】
香川県農業試験場で西海173号（＝ニシホナミ）と中国142号の交配から育成されたやや低アミロース品種で，香川県だけで栽培されている。さぬきうどんの特徴の一つである多加水めんに適し，うどんの色や粘弾性に優れる。

【イワイノダイチ】
九州沖縄農業研究センターで秋9と西海168号の交配から育成されたやや低アミロース品種で，めんの粘弾性に優れる。寒さに当たらないと茎立ちを始めない秋播性の強い特性をもつため，早まきをしても凍霜害を受けにくい温暖地向けの早生品種である。

【さとのそら】
群馬県農業技術センターで東山25号（＝しゅんよう）と西海168号（＝きぬいろは）のF_1にニシカゼコムギを交配して育成された早生，短稈の品種である。農林61号と同じ通常アミロースの品種だが品質が優れ，関東地方での普及が期待されている。

（高田兼則）

●製菓用コムギ品種

製菓用には，アメリカのWW（ウエスタンホワイト）が最適とされている。国産コムギも菓子用に利用されているが，菓子用としての品質区分がないため，これまでのところ菓子適性についての選抜や菓子用としての品種育成は行なわれていない。

WWはタンパク質含量が低く，グルテンが弱いことが求められているため，米国ではグルテニンサブユニットや小麦粉生地物性について分析されるほか，小麦粉の吸水などに関係するペントサン含量についても測定されている。さらに，スポンジケーキやクッキーなどの加工適性が評価されている。また，WWは通常のアミロース含量であり，うどん用の低アミロース系のコムギとは加工適性が異なる。しかし，国産の通常アミロース含量の品種（農林61号，シロガネコムギ，ふくさやかなど）でもWWとは菓子の加工適性が異なる。近年，低アミロース系の品種が増えてきたため，一定量の通常アミロースのコムギの栽培も求められており，今後，製菓適性を含めた品質評価も必要となってくると考えられる。

（高田兼則）

●パン用コムギ品種

<パン用コムギに求められる品質>

強力粉や準強力粉の原料として使用されているコムギは，カナダ産の春コムギ銘柄1CW（カナダウエスタンレッドスプリングNo.1），米国産春コムギDNS（ダークノーザンスプリング）と冬コムギHRW（ハードレッドウィンター），オーストラリア産PH（プライムハード）である。このうち，PHは中華麺に使用されている。これらのコムギ銘柄はいずれもグルテンが多く，かつ強い，またコムギ穀粒が硬い硬質コムギである。

コムギの製パン性にはタンパク質の量と質が影響する。国内では，以前はパン用といえば北海道の春まきコムギであったが，品種改良により現在では，日本各地でパン用の秋まきコムギが栽培されるようになった。しかし，秋まきコムギでは製パンに必要なタンパク質含量にするために，開花期に窒素追肥を行ないタンパク質を高める栽培が必須となる。

【グルテニンとグリアジン】

製パン性に関係するタンパク質の質の違いは遺伝的に決定されることから，コムギ品種の製パン性の改良は主としてタンパク質の質の改良によって進められてきた。製パン性に大きく影響するグルテンはグルテニンとグリアジンとからなる弾力性と伸展性に富むタンパク質であり，一般に，グルテンが強け

表6) 主なコムギ品種の高分子量グルテニンサブユニットと低分子量グルテニンの遺伝子型

品種名	高分子量グルテニン			低分子量グルテニン		
	Glu-A1	Glu-B1	Glu-D1	Glu-A3	Glu-B3	Glu-D3
あやひかり	null	7+8	2.2+12	c	g	a
イワイノダイチ	null	7+8	2.2+12	c	i	a
きたほなみ	1	7+8	2+12	d	g	a
きぬの波	2*	7+8	2.2+12	c	g	a
さぬきの夢2000	null	7+8	2.2+12	c	d	a
シロガネコムギ	null	7+8	2.2+12	d	d	a
チクゴイズミ	1	7+8	2.2+12	a	d	a
つるぴかり	2*	7+8	2.2+12	c	g	c
ニシホナミ	null	7+9	2.2+12	d	i	a
ねばりごし	2*	7+9	2+12	f	g	a
農林61号	2*	7+8	2.2+12	d	i	a
ふくさやか	null	7+8	2.2+12	d	d	a
ホクシン	1	20	4+12	f	g	a
キタノカオリ	1	7+9	5+10	f	j	c
ニシノカオリ	null	7+8	2+12	c	d	a
ハナマンテン	null	7+9	5+10	d	g	a
春よ恋	2*	7+9	5+10	c	h	a
ミナミノカオリ	2*	7+8	2.2+12	d	i	c
ゆきちから	1	7+8	4+12	c	b	a
ユメアサヒ	2*	7+9	5+10	c	d	a
ユメシホウ	null	7+8	5+10	d	i	c

注:*グルテニンサブユニットと遺伝子型はcatalogue of gene symbols for wheatに基づく

ればパンはよく膨らむ。パン生地の強さに大きく影響する成分はグルテニンであり，グルテニンはさらに高分子量グルテニンと低分子量グルテニンに分けられる。高分子量グルテニンと低分子量グルテニンは別々の遺伝子によってつくられるタンパク質であり，コムギは3種類のゲノム（AゲノムBゲノム，Dゲノム）からなるので，計6個の遺伝子により分子量の異なるさまざまなグルテニンがつくられる（以下，グルテニンサブユニットと記す）。

品種による製パン性（グルテンの強さ）の違いは，特に高分子量グルテニンサブユニットの5＋10（Payneらの命名法による。5＋10は，1つの遺伝子がサブユニット5と10の2種類の分子量の異なるタンパク質をつくることを表わす）の有無によるところが大きい。このサブユニットはDゲノムの第一染色体長腕にある Glu-D1d 対立遺伝子によってつくられる。パン用として輸入されているコムギはいずれも5＋10サブユニットをもつ。高分子量グルテニンサブユニットはほぼ同一である1CWとDNSの小麦粉の生地物性の違いの一要因としては，低分子量グルテニンサブユニットの違いが影響していると考えられている。

国内のパン用品種も5＋10サブユニットの導入をはじめとしてグルテニンサブユニット構成を輸入コムギと同様の構成をもつように改良が進められているが，まだ製パン性は劣っている。低分子量グルテニンを含めたサブユニットの改良が進めば，これまでよりも製パン性の向上が期待できる（表6）。

【穀粒の硬軟質性】

製パンに適するもう一つの要素はコムギ穀粒の硬軟質性である。前述のパン用の輸入コムギや国内のパン用品種のいずれも硬質コムギである。硬質コムギから得られる小麦粉は軟質コムギよりも吸水量が多くなる。加水量の少ない小麦粉からつくられるパンは，焼成後の時間の経過とともに硬くなりやすく，ぱさついたパンになる。この吸水量の違いの一つには小麦粉中の損傷澱粉含量が影響している。損傷澱粉の多い小麦粉は吸水量が多いことが知られている。

硬質コムギは種子が硬く，澱粉粒が細胞質から外れにくいため，軟質コムギに比べて製粉時にロール間を通過する際に物理的ダメージを受けやすく，損傷澱粉量が高くなる。損傷澱粉のもう一つの効果

は，パン生地の炭酸ガス発生量への影響である。澱粉は分解酵素（α-アミラーゼ，β-アミラーゼ）によって糖に分解されイーストの栄養源となるが，損傷澱粉含量が多いとアミラーゼによる分解の効果が高く，発酵が促進され製パン工程の後半での発酵量が高く維持され，結果としてパンがよく膨らむ。現在，硬軟質性については，単一穀粒分析評価システム（SKCS）による選抜や，硬軟質性を決定するピュロインドリン遺伝子に関してのDNAマーカーも開発され，グルテニンサブユニットの選抜と併せて製パン性の効率的な選抜が可能となっている。

＜最近の主なパン用コムギ品種＞

【春よ恋】

ホクレン農業総合研究所で育成され，製パン性がこれまでの品種よりも優れ，穂発芽抵抗性もハルユタカより強く多収であることから急速に普及し，ハルユタカに置き換わった。ハルユタカとStoaとの交配に由来し，パン用の輸入コムギに近いグルテニン構成をもつ。その製パン性は1CWなどの輸入コムギ銘柄には及ばないものの，大手製パン業者からも工場製パンに対応できる品質のコムギとして評価されている。北海道では2006年産で8,501haが作付けされている。

【はるきらり】

北海道立北見農業試験場でC9304/KatepwaのF_1と春のあけぼのの交配から育成された春まきコムギで，製パン性が高く，赤かび病抵抗性や穂発芽耐性に優れる。このことから今後，春よ恋の一部に置き換えて普及が進められる。

【キタノカオリ】

北海道農業研究センターで育成された秋まきパン用コムギで，ホロシリコムギとGK Szemesの交配に由来する。高分子量グルテニンサブユニット5＋10をもつが，コムギの染色体の一部をライムギ由来の染色体1RL（ライムギ第一染色体長腕）と置換しているため，ライムギの遺伝子*Glu-B3j*によってつくられるセカリンタンパク質により，製パン性はハルユタカよりやや劣る（写真5）。縞萎縮病に弱く，穂発芽抵抗性も十分ではないため栽培地域が限られている。北海道では2006年産で1,628haが作付けされている。

【ゆきちから】

東北農業研究センターで東北141号とさび系23号の交配から育成された。製パン性への寄与が高い5＋10サブユニットはもたないものの，コユキコムギなどと比べて製パン性は優れる。パンのほか中華麺用としての特性も高く評価されており，東北地方では需要に追いつかないほど人気となっている。赤かび病や穂発芽の抵抗性は中程度なので，防除の徹底や収穫期の降雨に注意する必要がある。岩手県，宮城県，福島県で奨励品種に採用され，山形県でも試験栽培を行なっている。2006年産で754ha栽培されているが，需要に追いつかないほど人気となっている。

【ユメアサヒ】

長野県農事試験場でKS831957と西海179号の交配組合わせから育成された。高分子量グルテニンサブユニット5＋10をもち，地元の実需者からの製パン性の評価が高いことから，長野県で認定品種に採用された。耐雪性が弱いことや稈長が長く倒伏しやすいなどの栽培上の注意点がある。2006年産は25haの栽培がある。

【ハナマンテン】

ユメアサヒと同じ交配組合わせの姉妹品種である。高分子量グルテニンサブユニット5＋10と低分子量グルテニン*Glu-B3g*および*Glu-A3d*をもつことからきわめてグルテンが強い超強力コムギの特徴をしめす。通常の製パン方法ではその適性は低いが，中力粉とブレンドして製パン性の高い小麦粉に改質する効果がある。グルテンの強い特性を生かして，めんの茹でのびが遅い中華麺としての用途が有望視されている。長野県と埼玉県で認定品種に採用されている。2006年産の栽培は19haである。

【ニシノカオリ】

九州農業研究センターで北見春42号と西海157号の交配組合わせから育成された初めての温暖地向け

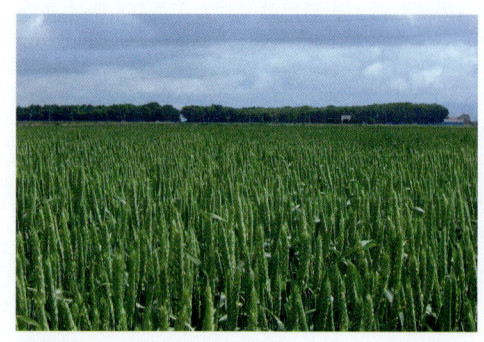

写真5）キタノカオリ

コムギ

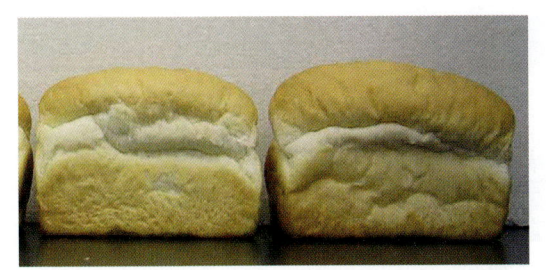

写真6) ミナミノカオリ(左)と1CW(右)の100g製パン試験

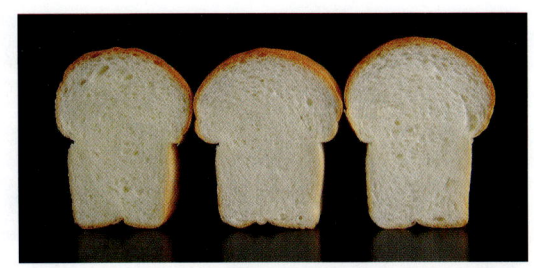

写真7) 製パン適性[写真:谷口義則]
左:キタノカオリ, 中:ゆめちから, 右:1CW

のパン用品種である。グルテンがあまり強くないことから、本格的な製パン用ではなく菓子パン用途に向く品種として開発された。2006年産では、佐賀県、大分県、熊本県、山口県、京都府、三重県で合わせて1,903haが栽培されている。

【ミナミノカオリ】

九州農業研究センターにおいてPampa INTAと西海167号の交配から育成された。ニシノカオリの製パン性を大きく改善した品種で、製パン性に大きな寄与のあるグルテニンサブユニットをもたないため、パン生地の強さはパン用の輸入コムギ銘柄には及ばないものの、サブユニット構成から推定される以上の高い製パン性をもつ(写真6)。2006年産は福岡県、熊本県、大分県、広島県でパン、中華麺、醬油醸造用として661haが栽培された。

【ユメシホウ】

作物研究所で関系W421と谷系RA4965の交配から育成された。地元つくば市の製パン業者から製パン性が評価され、つくば市の町おこし「パンの街つくば」向けに利用が検討されているほか、温暖地の各府県でも適応性が調査されている。

【ゆめちから】

北海道農業研究センターで札系159号とKS831957のF_1と月系9509(=キタノカオリ)との交配から育成され、キタノカオリの問題であった縞萎縮病や穂発芽抵抗性が改良された品種である(写真4、前掲)。また、小麦粉の生地物性が強い超強力コムギで、中力粉とのブレンドで優れた製パン性を示すほか、タンパク質含量が高く醤油原料にも適する(写真7)。

(高田兼則)

● 中華麺(ラーメン)用コムギ品種

PHの中華麺適性が高いように、強力系のコムギが適しており、PHのほかDNSやHRWが中華麺用として利用されている。中華麺はめんの色が重要な形質であり、胚乳色によるめん色のほかに、ふすまの切込みによるホシと呼ばれる微細な点が少ないことが重要である。PHは種皮が白い白粒コムギであり、ホシが少なくめんの色に優れる。また、めんの茹でのびにはグルテンの強さが影響しており、グルテンの抗張力が強いコムギが適している。さらに、PHはアミロース含量が1CWやDNS、HRWよりもやや低い。これはPH構成品種にアミロース合成遺伝子のWx-$B1$が欠失しているコムギが含まれているためで、北米のコムギは通常のアミロース含量である。このことも、めんの好ましい食感に影響していると考えられる。国産の春よ恋やキタノカオリはPHと同じWx-$B1$を欠失したやや低アミロースコムギである。

中華麺用に最適のPHは、近年のオーストラリアの干ばつの影響で安定した輸入が困難になっている。国内では、パン用として育成したユキチカラ、ハナマンテン、ミナミノカオリなどが地産地消向けの中華麺にも利用されてきたが、パン用に加え中華麺用の国産コムギの開発も進められている。たとえば、福岡県では地元の要望に応え2008(平成20)年に博多ラーメン用のちくしW2号を開発したところである。今後、中華麺適性に優れた品種の開発が進めば国産コムギの新たな用途として期待できる。

(高田兼則)

● 新たなタイプのコムギ品種の開発

近年、需給の逼迫懸念から穀物価格が急騰し、コムギの国際取引価格も上昇しており、小麦粉製品の価格も徐々に引き上げられている。国産コムギの生産量は年間約90万tであるが、生産目標に達していることからこれ以上の増産は困難である。一方で、安心安全や地産地消の動きから国産コムギへの注目も高まっている。従来のうどん用だけでなく、パン

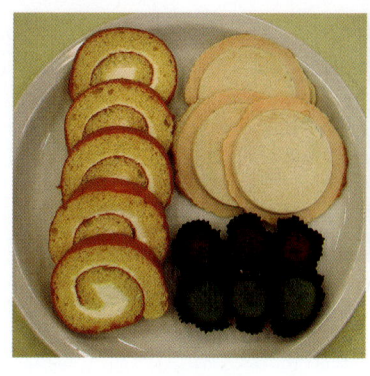

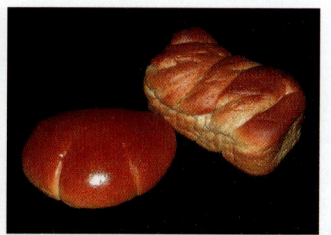

写真8)「もち姫」を利用した加工品
[写真：谷口義則]
ロールケーキ，南部せんべい，しんこもち
などの菓子類(左)とパン類(右)

用や中華麺用の国産コムギに対する要望も増えてきており，栽培性と品質を兼ね備えた品種の育成が進められている。また，以下に述べるように，これまでとは異なる品質をもつコムギも開発されつつあり実用化が期待される。

【糯(もち)コムギ】

糯コムギは，日本が世界に先駆けて開発した新形質のコムギであるが，これまでは育成品種の栽培および加工適性が不十分なためほとんど普及していなかった。これらの特性を改良したもち姫(東北農業研究センター)とうららもち(作物研究所)が新たに育成され，糯性の特性を活用した地域特産品の開発が進められている(写真8)。また，作物研究所では低アミロース品種よりもさらにアミロース含量の低いコムギ中間母本農7号や，糯性で澱粉の粘度安定性に優れるコムギ中間母本農8号を開発している。このように，日本では従来のコムギよりも広い範囲のアミロース含量をもつコムギが開発されてきているが，実用化が進んでいない。普及に向けては加工業者と連携した新たな用途開発が必要となる。

【スイートウィート】

東北農業研究センターと日本製粉株式会社との共同研究により世界で初めて開発された甘いコムギである。すなわち，糯コムギと高アミロースコムギの交配から，DNAマーカーによってアミロースとアミロペクチンの合成に関係する二重変異体を選抜し作出され，マルトースを中心とするオリゴ糖を多量に含んでいる。小麦加工品に独特の風味や食感を付加できることから，実用化に向けて栽培性の改良と各種の変異体についての研究が進められている。

【デュラムコムギ】

パスタは年間約25万tの消費量があるが，パスタに使用されるデュラムコムギは4倍体種で，6倍体種のパンコムギ(4倍体コムギをデュラムコムギと呼ぶように，6倍体コムギを別名パンコムギと呼ぶ)とは異なり全量を輸入している。これまでにもデュラムコムギの試験栽培が行なわれたが，成熟期が遅い，穂発芽抵抗性が弱い，赤かび病抵抗性が弱いことなどから品種が導入されることはなかった。現在ではコムギ品質に関係する遺伝子の研究も進んできており，将来的にはパスタ適性に関係する形質のみを選抜して日本の栽培に適したパスタ用のコムギの開発も期待される。

(高田兼則)

●伝統的な品種，地方品種

【うどん用コムギの伝統品種】

国産コムギは中力コムギが大部分を占めている。うどん用の中力コムギでは農林61号が標準的な品種である。農林61号は1944年に佐賀県で育成されたが，広域適応性があり，関東から九州までの広い範囲で栽培されている。一時は全国で八十数％の栽培面積割合を占め，現在でも栽培面積割合が21％で2位である。したがって国産コムギの生産が多かった時代には，品種間の品質の差は少なかったといえる。国産コムギの栽培が急減した際に，うどん適性の優れたコムギの輸入が多くなり，国産コムギと輸入コムギのうどんの色と粘弾性の差が目立つようになったのである。

うどんの粘弾性は食べてみないとわからないが，色は見てすぐわかるので，色の嗜好性は早く定着する。また，食品の嗜好性は習慣的な要素が大きいが，色の嗜好が一番変わりやすい。国産コムギのうどんは，ASWの明るい色に比べて色がくすんでいるといわれる。しかし，そういう色が地粉うどんだと

いう嗜好の人ならそれでよいのである。

【パン用コムギの伝統品種】

昔から北海道の一部，東北，関東東山の山間部では，タンパク質含量が高く粒が硬質なコムギが栽培されてきた。このなかには，以前農産物検査規格上強力コムギとされていたものもある。パン用強力コムギの輸入が十分でなかった1955年頃までは，北海道産の春まきコムギはもちろん，製パン性が良くないとされていた東北，関東東山の準強力コムギもパン用コムギの増量用に使用されていた。長野県に多かった伊賀筑後オレゴンは国産コムギのなかでは良質であり，パン用，中華麺用の輸入コムギとの配合用として需要が多く，1955年頃には3,000～4,000tの生産があったが，供給不足だったといわれる。しかし収量が低かったので作付けが減少し，現在ではつくられていない。

副原料を多く使用するリッチな大型のアングロアメリカ式パン（食パン）には，グルテン（麩質）の強い強力コムギが必要になる。あまり麩質が強くない国産の準強力コムギでは，フランスパンのようなリーンな小型パンをつくるほうがよい。西ヨーロッパやスカンジナビア，東ヨーロッパ，中東には，それぞれの国でとれるコムギに合わせたパンがつくられている。ライ麦粉の配合や高歩留り小麦粉の使用も行なわれている。国産コムギでパンをつくるなら，アメリカ式な大型の食パンでなく，ヨーロッパ式のパンを参考にして特色のある製品を考えるべきであろう。

（柴田茂久）

栽培法と品質

●冬コムギと春コムギ

栽培する季節により，冬コムギと春コムギがある。秋に播種し，初夏に収穫するタイプを冬コムギ，春に播種し，秋に収穫するタイプを春コムギという。日本では北海道の一部で春コムギが栽培されている以外は冬コムギがつくられている。

春コムギは冬コムギより収量が低いが，同じタンパク質含量なら製パン性が高くなる。カナダ，北アメリカの製パン性の高い強力コムギは春コムギである。

●栽培条件とコムギ品質

コムギは気象，地勢，土壌などの栽培環境の影響を受けやすいものであり，コムギの生産される地域によりその品質はかなりの違いを生じるものである。またコムギの品質で重要であるタンパク質含量は気候，土壌，施肥などの環境条件と品種の影響を受ける。北海道は普通コムギが多いが，一部に硬質でタンパク質含量が高い春まきコムギがつくられていて，品種の影響が大きい。

タンパク質含量に注目してみると，次のようになる。

【栽培地域とタンパク質含量】

コムギのタンパク質含量は一般に関東から九州に向かうにつれて低くなる傾向がある。農林61号が関東と九州で栽培された場合，関東のほうがタンパク質含量が1%以上高くなる。これは気候などの環境条件の影響のためであろう。

東北地方は全般的にタンパク質含量が高いが，気候条件もさることながらナンブコムギ，アオバコムギのような準強力品種の影響が大きい。タンパク質含量が高いほうがうどんは硬くなるため，この地域によるタンパク質含量の差は，北の東北，関東で硬い食感を好み，南の関西，九州では軟らかい食感を好むうどんの地域的な嗜好の差に影響しているだろう。香川とその近辺において硬い讃岐うどんの嗜好があるのは，原料粉の品質よりうどんの製法の影響が大きい。

また，コムギは比較的狭い地域内においても予想以上に品質（特にタンパク質含量）が変動する。比較的狭い地域内でのコムギのタンパク質含量の高低の差は，例年傾向的に現われる地域と，年により変動がある地域の両者がみられる。

コムギのタンパク質含量は，二次加工品の加工適性上重要な要素である。窒素施肥量はコムギの収穫量とタンパク質含量に影響する。窒素追肥によりコムギ粒のタンパク質含量は高くなる。

パン用に使用する春まきコムギはできるだけ高タンパク質含量にすることが望ましい。めん用にも，パン用ほどではないが一定のタンパク質含量が必要である。ややタンパク質不足の傾向のある品種では適切な時期に追肥を行ない，タンパク質含量を上げる必要がある。

【環境条件と品質】

環境条件については，下記の傾向が調査や経験により知られている。

・畑作地帯のコムギは水田裏作地帯よりタンパク質含量が高く，容積重も高い傾向がある。硝子率は

畑作のほうが高い。水田裏作のほうが粉の色が良く，畑作のほうは灰分が低い割に色がややさえない。ブラベンダー機器による生地の特性は，タンパク質含量に比例して畑作のほうがやや強力的である。ただこのような畑作と水田裏作の品質の差は，はっきり現われる地域とそれほど大差は認められない地域がある。

・山間部のコムギは平野部よりタンパク質含量は高い。

・土壌の種類では，黒ボク土はタンパク質含量が高く，灰色低地土や泥炭土などの湿性土壌および地力の低い赤色土壌やれき土壌ではタンパク質含量が低くなる。

・都市近郊の園芸作物との輪作，あるいは間作の盛んな地区のコムギはタンパク質含量が高い。これは窒素肥料の残留の効果であろう。

・穀粒の充実が悪い（容積重が低い）コムギはタンパク質含量が高い。たとえば，不作で収量が低い場合や早刈りはタンパク質含量が高くなる。

・窒素肥料の追肥はタンパク質含量を高くする。

(柴田茂久)

加工品とその特徴
●小麦粉（一次加工品）

今までは，玄麦のタンパク質含量に応じて，強力コムギから採れば強力粉，準強力コムギからは準強力粉，中力コムギからは中力粉，薄力コムギからは薄力粉と，玄麦の種類によって粉の種類も分けられ，おおまかな用途として，パン用，パンと中華麺用，日本麺用，菓子用とされてきた。また，灰分含量は胚乳の中心が少ないが，外側は多くなる。さらに外皮は灰分含量が非常に高い。したがって灰分の多い粉は皮部の混入が多く，品位が低い粉ということになり，灰分含量は粉の品位（等級）の指標に用いられている。

小麦粉の等級の分け方に規格はないが，だいたいのところ，1等粉が灰分0.34～0.4%，準1等が0.45%前後，2等粉が0.5%前後，3等粉が0.9%前後というところだろう。製粉会社は灰分含量による粉の品位分けを行なっているが，カタログなどでは等級の言葉では分けていない。会社によって違うが，最高級，高級，標準などの言葉で分けている。

等級が下がると，灰分が上がるだけでなく，タンパク質含量も高くなる。表7に小麦粉の種類別，等級別のタンパク質含量を示した。強力粉の1等より，準強力粉の3等のほうがタンパク質含量が高い，また中力粉の1等より薄力粉の3等のほうがやはりタンパク質含量が高い，などという逆転現象が起きる。最近は種類別の粉より用途別に重点をおく傾向になってきた。

表7）小麦粉の種類別・等級別のタンパク質含量

粉の種類	等級別タンパク質含量			
	1等粉	準1等粉	2等粉	3等粉
強力粉	11.7	12.0	13.0	14.5
準強力粉	11.0	11.5	12.0	13.5
中力粉	8.0	8.5	9.5	10.5
薄力粉	6.5	7.0	8.5	9.5

さらに，タンパク質含量だけでなく，粉の品位も考えた用途別の小麦粉が必要とされてきている。たとえば，生中華麺用には変色に関与する酵素活性の低い粉が必要である。そうすると，強力粉の低歩留り区分で胚乳の中心部が，タンパク質含量，低酵素活性の点から生中華麺用に適合する。焼きそば用の蒸し中華麺は，製造工程中に加熱操作があるため酵素活性の低い粉の必要性は低いが，食感の点から生中華麺用よりもタンパク質含量を1%程度低くする必要がある。そうすると，準強力粉より準強力粉と中力粉を配合した粉の2等でよいことになる。

最近は種類別から用途別の粉をカタログにのせることが多くなった。さらに特定の用途に適合する特徴のある専用粉も増えてきている。

(柴田茂久)

●小麦粉加工品（二次加工品）

小麦粉を加工・利用した二次加工品は多岐にわたる。最終加工品の品目だけを列挙しても，パン，うどん，そうめん，冷やむぎなどの伝統食品，中華麺，パスタ類，餃子などに用いる皮類，ケーキ，菓子，天ぷら粉，ルーやソースなど，じつに幅が広い。それぞれ小麦粉の特性をいかした加工品が生まれている。また，パン生地，ピザ生地，ケーキミックスなどといった中間加工品，その貯蔵・保存法として乾麺やゆで麺など商品も多様である。

昭和初期の日本各地の食生活を綿密に調べ上げた

コムギ

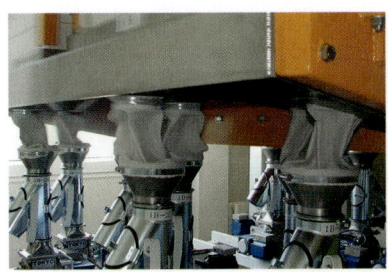

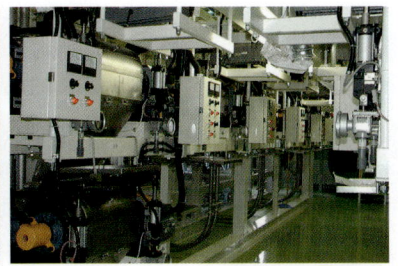

写真9）2t程度の小ロットでも高品質製粉できる「F-ship」
北海道江別市の江別製粉（株）が開発。転作での小規模栽培にも対応できる

『聞き書　日本の食生活全集』には，当時のコムギ利用の多様な知恵がおさめられている。

たとえば岩手県九戸郡軽米村では，うどん（めん類：小麦はっとう，釜あげうどん，送りばっとう），ひっつみ（すいとん：野菜汁，味噌汁，小豆ばっとう），もち・まんじゅう（焼いたもの：けえばもち・でんがくもち，蒸したもの：かしわもち，まんじゅう），油焼き（油もち），南部せんべい，ふすま（生ふ，焼きふ，しょうふ：飼料としても利用）といった具合である。また，栃木県鬼怒川流域では，粉食としてうどん，炭酸もち，だんご汁，焼きもち，たらしもち，天ぷらころも，粒のまま麹として醤油や味噌（色出し）に利用されている。長崎県北松浦郡では，粉食としてめん（だご汁，うどん），ぞうすい（ぼうぶらぞうせ），だんご・まんじゅう（あげぽうちょう，ふな焼き，しばつけだんご，のべだご，酒まんじゅう）など，粉にしてからの利用だけでなく粒のまま利用してきた，コムギ利用の多様な姿が浮かび上がってくる。

（編集部）

●小ロット製粉機「F-ship」導入による地産地消

コムギの地産地消がなかなか進展しない背景には，少量では品種や生産者まで限定した製粉ができなかったため，せいぜい国産といったアピールにとどまり，「安全・安心で，産地や顔が見える」コムギを加工した商品開発がむずかしかったことがある。それを解決したのが，江別製粉（本社：北海道江別市）が独自に開発した小ロットミル「F-ship」である。1t単位でコムギを高品位で製粉できるこの製粉機（写真9）によって，江別産の初冬まき栽培ハルユタカという地域限定の小麦粉が生産できるようになり，江別市では「江別小麦めん」「江別小麦パン」，茨城県つくば市では，新品種ユメシホウを使った新しい個性的な商品が生まれ，地域活性化に大きく貢献している。

江別小麦めんは，江別市に環境重視の大型工場をもつ製麺会社菊水が，産官学民の異業種連携組織「江別経済ネットワーク」のなかから開発したもので，江別産ハルユタカをF-shipで製粉し，それを従来のラーメンにない新しい価値を求めて水分50％という超多加水めんとして完成させたものである。そのために，菊水では独自に超低速で熱を持たない小型ミキサーを開発し，圧倒的なうま味をもつ江別小麦めんを創りあげた（写真10）。現在，江別市内のラーメン店など数十店でメニュー開発もすすみ，ラーメンはもとより，ざるうどん風，パスタ風，サラダ風など，和洋中100種類を超えるメニューとなって市民に喜ばれている。コムギ穀粒で市外に出荷すれば約7,000万円のものが，地産地消の展開による経済波及効果は約40倍の28億円に上っている。

同様に，F-shipによる小ロット製粉のよさを生かし，その地域のコムギとその他の農産物を組み合わせたオリジナルパンを創りだしているのが，札幌に本社を構える製パン業シロクマ・北海食品である。

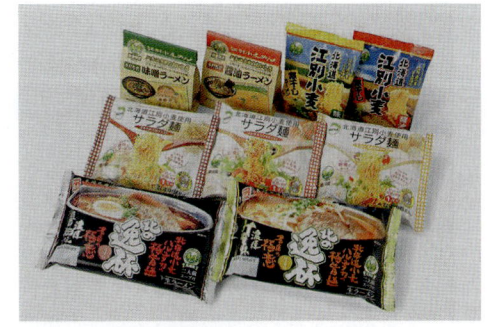

写真10）江別小麦めんシリーズ［写真：（株）菊水］
官民学連携の「江別麦の会」会員でもある（株）菊水が開発。江別産コムギを使い超多加水のラーメンに仕上げた

111

写真11)
地元産タマネギを練り込んだ「全粒粉の玉ねぎパン」
[写真:シロクマ・北海食品(株)]
江別市にある「江別麦の会」会員シロクマ・北海食品(株)が開発。全粒粉を使い地元の農作物をとりこんだ風土性豊かなパン

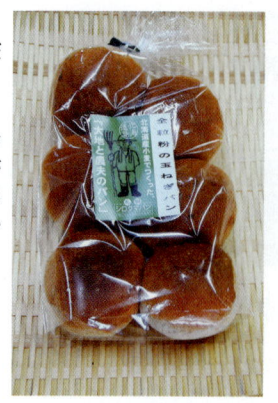

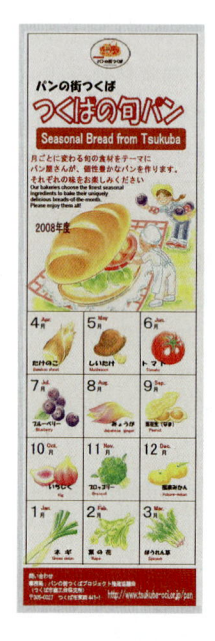

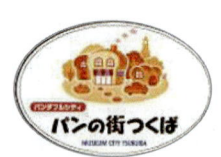

写真12)
パンの街つくばのシンボルマーク(上)と「つくばの旬パン」(左)のポスター[写真:松中 仁]
茨城県のつくば市ではパン用コムギ「ユメシホウ」を使い,パン屋さんたちがパンの街づくりをすすめる

そのアピールポイントは,「北海道産コムギのパン」と一括りにはしないで,使用したコムギの特徴をいかしたパンである。その地の特産品や名物などと組み合わせた商品づくりで,たとえば滝川産のハルユタカとタマネギを加えた「滝川産全粒粉の玉ねぎパン」(写真11)といった個性的なパンを商品化した。よそにない商品をめざしている。

茨城県つくば市の「パンの街つくば」プロジェクトから生まれたのが,パン用コムギ品種ユメシホウである。やはり小ロットで製粉できるF-Shipを導入し,地元のリテールベーカリー(製造工房設備を持つ店)と手を結んでユメシホウの製パンレシピが開発されている(写真12)。

(編集部)

●喜多方ラーメンと品種「ゆきちから」

いったん忘れ去られそうになったコムギ品種が,喜多方ラーメン用品種として復活し,大きな動きを創り始めている(写真13)。品種の名前はゆきちからである。年間170万人以上の観光客が訪れる福島県喜多方市。目当ては「喜多方ラーメン」で,市内には100軒以上のラーメン店がしのぎをけずる。しかし,使用されている小麦粉は地場産ではなかった。何とかして地元産のコムギでラーメンをつくりたいという機運が生まれるなか,市が喜多方ラーメンの地産地消プロジェクトを立ち上げた。それが,忘れられようとしていたゆきちからを復活させ,めんの色調を低下させずにタンパク質含量を確保する,製粉分画を見直した製粉法が考案された。

イネ刈り前にコムギの播種を行なう(早期播種)栽培技術の開発で,収量・品質ともに安定し,独自の製粉技術はむしろ中小規模の製粉業者にとってのこだわりのオリジナル小麦粉となっている。また,地元製麺業者が,独自の製麺方法によるめんを供給するとともに,スープとめんをセットにした商品も開発されている。

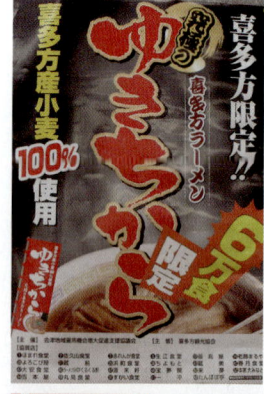

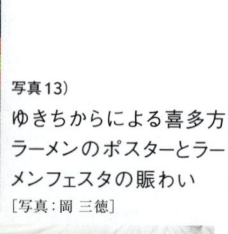

(編集部)

写真13)
ゆきちからによる喜多方ラーメンのポスターとラーメンフェスタの賑わい
[写真:岡 三徳]

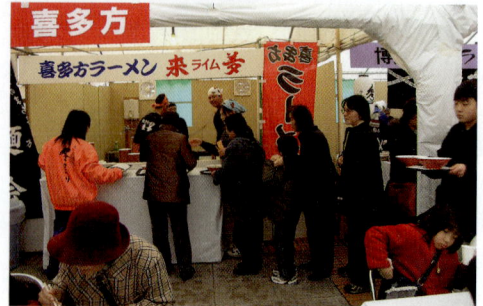

コムギ

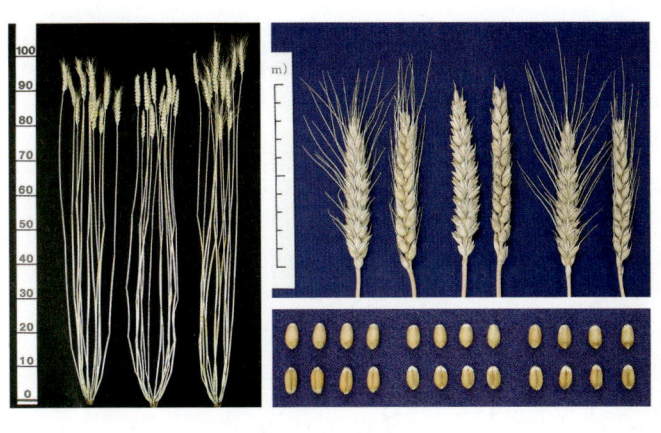

写真14）
もち姫の株標本，穂，粒［写真：谷口義則］
左からもち姫，ネバリゴシ，はつもち

●糯（もち）性コムギによる商品開発

2005年に世界で初めて農研機構で育成された糯性コムギだが，現在，温暖地に適し収量性や製粉性を改良した糯性コムギうららもち，寒冷地（東北・北陸地域）向けにはもち姫がある（写真14）。アミログラムの値を通常のアミロース含量のキタカミコムギと比較すると最高粘度時の温度が明らかに低く，ブレークダウンが大きい特徴をもつ。

【南部せんべい】
もち姫は膨張性が大きく，重曹を添加しなくても製造することができる。また，重曹を添加しなくても焼き型からはみ出すほど膨張するため，玉の量を通常の約半分に減らして焼いている。このため，従来の南部せんべいより軽い食感のせんべいに仕上がっている（108ページ写真8参照）。

【ロールケーキ】
もち姫の小麦粉だけでスポンジケーキを製造すると，膨張は良いものの，窯出し直後に自重でつぶれて製品にならない。そのため，薄く焼いてロールケーキにしている。しっとりとした食感で，食べくずがでないという特性を有している。

【しんこもち】
試作をお願いした加工業者では，通常は上新粉と白玉粉を半分ずつ混ぜて製造しているが，写真8では白玉粉をもち姫の小麦粉に代えて製造している。もちもち感のある食感に加え，糯米のようなべとつきはなく，つるっとした食感が味わえる。なお色相にくすみが見られるため，試作例では抹茶およびココア粉末をまぶしている。

【パン類】
パン類の製造についての評価には「もちもちした食感」「日持ちが良い」などのプラス評価と，「ねちゃつく」「ケービングを起こす」などのマイナス評価があり，全般に糯性小麦粉の混合比率が高いほどマイナス評価が多かった。写真8は，もち姫を10％混合した試作例である。

【その他】
めん類のほか，和菓子，洋菓子，餃子の皮，もんじゃなどさまざまな製品への応用が有望と思われる。

（谷口義則）

調理での活かし方

調理素材としての特徴

●小麦粉の特性と利用

小麦粉の主成分は炭水化物（70～75％）とタンパク質（6～14％）である。澱粉および水不溶性タンパク質のグリアジンとグルテニンが多くの割合を占めており，これらの成分が小麦粉調理の多様性を高めている。小麦粉に50～60％の水を加えて捏ねると，グリアジンとグルテニンが吸水して結合し，グルテンが形成される。そのため生地は粘弾性，伸展性，可塑性をもつようになる。グルテンの網目構造の間に澱粉粒子や水分，気泡が保持される形で存在するため，うどんのような麺としてのつながりや，パン生地の骨格をつくることができる。このように小麦粉のグルテンや澱粉を利用して，さまざまな小麦粉の調理が行なわれる。一般に，その弾性を利用するのがパン類で，粘性，伸展性を利用するのが麺類である。

市販の小麦粉は，タンパク質含量の多いものから順に，強力粉，準強力粉，中力粉，薄力粉に分類さ

れる。粉の種類によって形成されるグルテン量が異なるため，調理する際は用途別に粉を使い分ける。パンなど主にグルテンの性質が必要な調理には強力粉，伸展性を必要とする麺類には中力粉が使われる。一方ケーキ，菓子，天ぷらなどのように，主に澱粉の調理性を利用し，グルテンを形成しすぎないことが必要な調理には薄力粉が使われる。国産小麦（内麦）は輸入小麦よりタンパク含量が7％程度少ないため，ふっくらしたパンにはなりにくい。そのため，捏ねた生地をねかす時間を多めにとるなどして，内麦特有のうまみとモチモチした食感を生かしたパンづくりが工夫されている。

● 食材の見分け方と保存法

国産小麦粉は輸入小麦粉に比べてややくすんだ色合いである。湿度，温度の低い場所に保存し，製造年月日から3か月以内に使い切る。変質を避けるため，開封後は缶などに移し変えるのがよい。粒子が細かく表面積が大きいためにおいを吸収しやすいので，においの強いものと一緒に保存するのを避ける。

基本調理とポイント

小麦粉生地の性質は粉の種類だけでなく加える水量や温度，捏ね方，添加物などによっても異なるため，調理の目的に応じて適正な粉や条件を選ぶ必要がある。

【パン】

ふっくらしたきめの細かいパンをつくるには，グルテンの網目構造を十分に形成させることが大切。強力粉を使い，食塩を加えた水でよく捏ね，イーストの発酵もかねて，適温で生地をねかせる必要がある。

【麺，皮，パスタなど】

伸展性を利用して，小麦粉生地をひも状や薄い板状の皮にする。生地の硬さや伸ばしやすさには水量と水温が影響するが，粉の50％の水を加えた生地は，水温に関係なく扱いやすい。生地は，塩を加え，捏ね回数を多くし，ねかすことで強いグルテンが形成されて伸展性が増すので，弾力のある伸ばしやすい生地になる。

【ケーキ，菓子】

卵白や膨化剤によってできた気泡が熱膨張し，その周りに澱粉粒が均一に分散して固定化するため，膨らんだスポンジ生地ができる。グルテンの粘性は気泡の破壊を招くため，ケーキの膨らみが悪くなる。したがって粉を混ぜるときはグルテンができないよう，さっくり混ぜるようにする。

【ルウ，ソース】

澱粉の粘性を利用して食品のつなぎやとろみにする。小麦粉を炒めるとタンパク質が変性するためグルテンは形成されない。澱粉は一部デキストリン化するので，炒め温度が高くなるほど液体で伸ばしたときのソースの粘度は低下する。

【天ぷらの衣】

軽いテクスチャーの衣をつくるためには，グルテンが形成されないほうがよい。薄力粉を使い，揚げる直前に冷水（15℃）でさっくり混ぜるようにする。

市販の天ぷら粉は，グルテンを薄めるために，澱粉を配合することが多い。

おすすめの一品

● 注目したい伝統料理

【ほうとう】

山梨県の郷土料理で，麺と野菜を一緒に煮込み，味噌を加えて仕上げる（写真15）。捏ねた生地をあまりねかさないので，うどんのような弾力はなく，糊化澱粉の粘りと歯ざわりが特徴となっている。生麺を下茹でせずに汁の中に入れるため，煮込んでいる間に小麦粉の澱粉が溶け出してとろみがつく。味噌も入っているので冷めにくく，秋から冬にかけて多く食される。カボチャを使うことが多く，煮崩れたカボチャの甘みが汁の味をひきたてる。主食と副食

コムギ

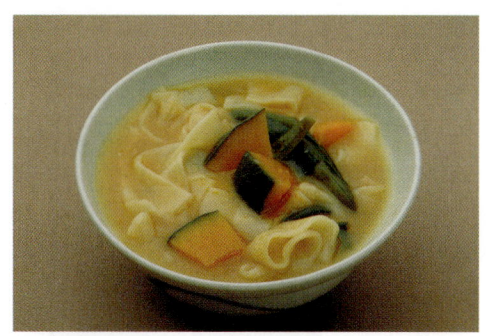

写真15）カボチャのほうとう（山梨県）［写真：小倉隆人］

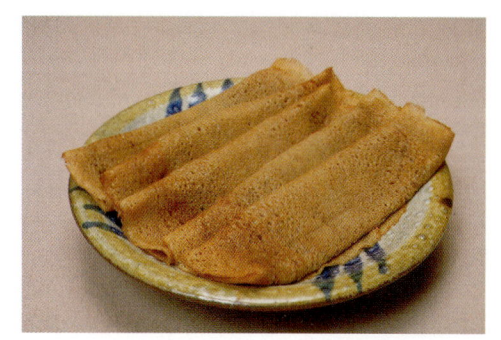

写真16）小麦粉のヒラヤーチー（沖縄県）［写真：嘉納辰彦］

を同時に摂取できる，簡便で栄養的にも望ましい料理である。

ほうとうの材料としては，強力粉200g，薄力粉200g，水180ml（粉100gに対し45mlが基本）を準備する。汁の材料としては，豚肉100g，カボチャ1/4個，サトイモ4個，ニンジン1本，ダイコン5cm，シメジ1パック，油揚げ1枚，ナガネギ1本，煮干だし汁5カップ，味噌80gを準備する。

つくり方は次のとおり。①粉に水を加えてよく捏ね，ビニール袋に入れて1時間程度ねかす。②打ち粉した板の上で3～5mmの薄さに伸ばす。③打ち粉を振って生地を折りたたみ，8mm程度の細さに切り揃える。④だし汁に，適当な大きさに切ったネギ以外の材料を入れて煮る。⑤野菜がやわらかくなりかけたところで味噌少量とほうとうを入れる。⑥ほうとうがやわらかくなったら残りの味噌を加えて味を整え，ネギを散らす。⑦火を止め，ふたをして1～2分蒸らす。

【お焼き】

長野の「ニラせんべい」，埼玉の「行田フライ」，沖縄の「ヒラヤーチー（写真16）」など，日本各地には種々の「おやき」があり，軽食におやつにと利用されてきた。いずれも，小麦粉に水を加えて流れるくらいの生地をつくり，フライパンでうすく焼いたものである。具材は何でもよく，生地に入れて一緒に焼いてもいいし，焼いた後上にのせてもよい。また，さまざまな具材を包んで食べてもよい。簡単につくれ，様々なバリエーションが楽しめる。膨らませる必要がないので，モチモチ感があり粉のうまみが味わえる国産小麦の利用に適している。

共通に準備する材料としては，国産小麦粉，水（粉の重さの2～4倍程度），油，醤油，酢などである。これに以下のような具材を使ってバリエーションを与える。

- 韓国チヂミ風のニラせんべい：ニラ，好みで豚肉など適量。
- 行田フライ：ねぎ，豚肉，卵。
- ヒラヤーチー：ツナ（缶詰），ニラ。
- チンビン：黒砂糖（溶かして蜜にする）。

つくり方は次のとおり。①小麦粉に水を入れて混ぜ（捏ねない），連なって流れるくらいの生地をつくる。②ニラ，ネギは小口から細かく切り，豚肉も火が通りやすいように小さめに切る。③チンビン以外のおやきは，材料を①に混ぜる。④フライパンに油を熱し，生地をうすく流して焼く。表面が乾いたら裏返し，肉や野菜に火を通す。⑤好みのタレ（酢醤油，ラー油など）で食べる。⑥チンビンは，焼いた後に黒蜜を塗り，くるくる巻く。

（瀬尾弘子）

ライムギ

和名：ライムギ
学名：*Secale cereale* L.
英名：rye
地方名・別名：クロムギ（黒麦）
分類：イネ科コムギ族ライムギ属
原産地：中央アジア；トランスコーカサス地方と考えられている
わが国への伝来時期：作物としては明治以降に導入
主な産地：日本では北海道。海外ではロシア（400万t），ポーランド（320万t），ベラルーシ（140万t），ウクライナ（80万t），世界の生産量は約1,600万t
出回り時期：夏前に収穫し，乾燥貯蔵。必要に応じ出荷

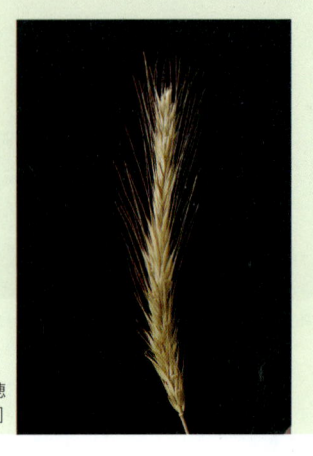

ライムギの穂
［写真：中田 昇］

食材としての特徴

原産・来歴と利用の歴史

●栽培種の原産・来歴

ライムギは染色体数$2n=14$の二倍体種で，自家不和合性遺伝子が存在する風媒の他殖性作物である。栽培ライムギはコムギ，オオムギ畑の随伴雑草である雑草型ライムギから成立した二次作物と考えられている。すなわち，ヨーロッパにおけるコムギ，オオムギ栽培とともに雑草として北進し，その過程で1年生，早熟，小穂非脱落性，大粒などの畑地適応性を獲得し，耐寒性，痩せ地に対する適応性からコムギ，オオムギより優位になり，約5,000年前北欧で作物として栽培されるようになったと考えられている。

他殖性であるライムギは，自家不和合性遺伝子の違いにより他殖性に変異があり，実験的に自殖系統が育成されている。ライムギはコムギの二倍体祖先種ならびにオオムギなどのコムギ族植物と共通の二倍体種から分化成立したものであり，それらとの類縁性は高く，コムギとも交雑が可能である。ライムギを随伴雑草として栽培されてきたヨーロッパのコムギ品種はライムギとの交雑を抑制するKr遺伝子を有するが，日本のコムギ品種はKr遺伝子を持たず，周辺にライムギが栽培されている場合には容易に自然交雑を行なう。なお，ライムギはその耐寒性，耐旱性，痩せ地に対する適応性，耐病性をコムギに導入する遺伝子源としての利用も多く，さらに，コムギとの雑種として，ライコムギが育成されている。

栽培ライムギは分布，生育習性，生殖様式（他殖性）から多年生の*Secale montanum* Guss.を，あるいは異質染色質の量から1年生自殖性の*Secale sylvestre* Hostを祖先種とすると考えられている。しかし，*S. montanum*は栽培ライムギとの間に3種の染色体が関与する二つの相互転座をもつことから，進化の過程で2回の相互転座が生じ，転座ホモとなる可能性がほとんどないこと，さらに*S. montanum*と同じ染色体構造をもつ雑草型ライムギが見つかっていないことから，直接の祖先種とするには大きな弱点がある。また，*S. sylvestre*は自殖性であり，進化の原則は他殖性から自殖性への変異であり，他殖性の栽培ライムギへの変異は考えられない。そのため，*S. cereale*と同じ染色体構成をもつ雑草ライムギの一種*Secale vavillovii* Grossheimと*S. montanum*との雑種に由来するとの考えもあり，栽培ライムギの直接の祖先種は確定されていない。

（中田 昇）

●加工と利用の歴史

ライムギは日本へは明治以降に導入され，耐寒性の穀作物として北海道を中心に栽培された。栽培面積は1946（昭和21）～1950（昭和25）年には約5,500haに及んだが，1965（昭和40）年には1,000haまで減少した。近年は穀実用としてライムギはほとんど栽培されず，飼料用または緑肥用青刈り作物，あるいは山陰北陸の砂丘地農業の飛砂防止用として栽培されている。

ライムギ穀実は，コムギ，オオムギ畑の雑草として存在しているときには，コムギやオオムギと一緒

ライムギ

に収穫され，そのまま製粉利用されていた。また，コムギとライムギとの意図的な混作も行なわれ，土壌条件などによりライムギの割合を変えた。ライムギはタンパク質含量がコムギより高い傾向にあるが，その貯蔵タンパク質であるセカリンが形成するグルテンは，コムギのグルテニン，グリアジンで形成されるグルテンよりガス保持能力が弱く，小麦粉でつくられるパンに比べてほとんど膨らまない。作物として北欧を中心に栽培されてからは，黒パンの原料として小麦粉に混ぜて使用されるか，クッキーに用いられている。また，北欧ではウォツカ，ウィスキーなどのアルコールの原料として用いられている。

日本でのライムギの消費量は2008年では17万tで，そのほとんどすべてが輸入であり，飼料として15万t消費され，食用などへの利用は2万tである。国内での穀実利用のライムギは，北海道で栽培されている程度である。

(中田 昇)

●北海道産「ライ麦粉」

北海道江別市にある江別製粉(江別市緑町東3丁目91番地)では，道内のいくつかの産地(北海道上川町，美瑛町など)との契約栽培によるライムギを原料に，各種のライ麦粉を製造している(写真1)。一般の小麦粉は100μm以下と細かく粉砕されているが，ライ麦粉の場合はその持ち味を残すため粗めに製粉しているのが特徴である。

「ライムギ全粒粉」は1,250μm以下の粗挽きの粉で，紙袋包装の20kg，5kg，ポリ袋包装の500gのものがある。「石臼挽きライ麦」は文字どおり石臼で挽いた粒度300μm以下の粉で，紙袋包装の5kg。「細挽ライ麦」は，ライ麦全粒粉より少し粒度を細かく(800μm以下)挽いたもの，「ライフラワー」は菓子類やケーキ用に細かく(300μm以下)挽いたものである。ちなみに，自分で好みの粒度に挽きたい人のために，ライ麦粒も販売している。

(編集部)

特徴と栄養・機能性

●食材としての特徴と活かし方

ライムギ穀粒は長さ8mm，幅3mm前後の長大粒で，しわ種子で，千粒重はコムギの30g程度に対して25〜35g程度である(写真2)。しわが多いため，製粉では種皮がはいりやすく，粉が黒くなる。

●栄養成分の特徴

ライ麦全粒粉とライ麦粉の栄養成分は，『五訂食品成分表』によると次のようになっている。

全粒粉：水分12.5g，タンパク質12.7g，脂質2.7g，炭水化物70.7g，灰分1.4g，食物繊維(水溶性＋不溶性)13.3g。

ライ麦粉：水分13.5g，タンパク質8.5g，脂質1.6g，炭水化物75.8g，灰分0.6g，食物繊維(水溶性＋不溶性)12.9g。

食物繊維の含有量が多いのが特徴で，コムギの強力粉(1等)に含まれる2.7gと比べるとその量の違い

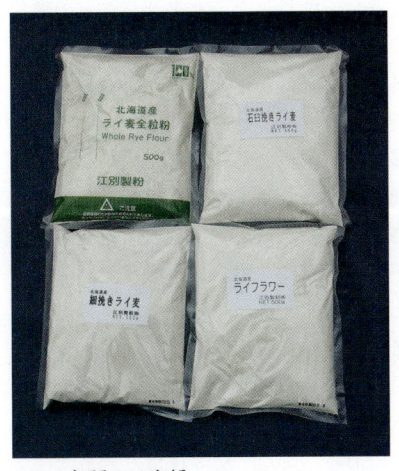

写真1) 各種ライ麦粉
上段左から：ライ麦全粒粉，石臼挽きライ麦
下段左から：細挽きライ麦，ライフラワー

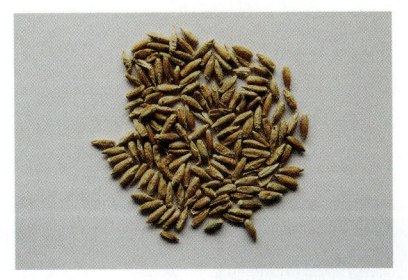

写真2) ライムギ穀粒(長さ8mm，幅3mm前後)

がわかる。

●機能性成分

経験的には、ライ麦パンが血糖値を上げにくいということが知られており、糖尿病患者の人たちの間ではとりわけ全粒粉を使ったライ麦パンが話題になっている。

(中田 昇)

種類・品種とその特徴

●おもな種類・品種

海外の品種　Vegetale(ベゲターレ)、Vulgare(ブルガーレ)、Petkus(ペトクーザ)、King-II(キングツウ)。

日本の品種(青刈り用飼料作物)　日本での栽培はほとんどが青刈り用飼料作物で、春一番、サムサシラズ(雪印種苗)、キングライ麦(タキイ種苗)などがある。

●伝統的な品種、地方品種

日本でもっとも知られている古い品種はドイツから導入されたPetkus(ペトクーザ)であるが、朝鮮半島経由で導入された系統も存在する。農家の自家採種で栽培されている系統が存在する可能性があるが、詳細な研究は進んでいない。

(中田 昇)

栽培法と品質

ライムギの栽培はコムギに準じて行なわれるが、ライムギは耐寒性に優れ、痩せ地に対する適応性も高く、コムギの栽培に適さないところでも栽培が可能である(写真3)。また、ライムギはpH4.0～8.0と酸性からアルカリ性までの幅広い土壌で栽培できるが、過湿にはコムギより弱い。日本でのライムギ栽培は春まき品種も存在するが、通常は秋まきである。栽培は基本的にコムギと同様で、施肥もほぼコムギと同等で、元肥は窒素で10a当たり8kgを施用し、生育状況に応じて追肥(窒素3kg/10a)を行なう。ただし、ライムギは草丈が高いので過度の施肥は倒伏をもたらす。

(中田 昇)

加工品とその特徴

製粉されてクッキーや黒パンなどの原料として、また穀粒はウィスキー、ウォッカなどのアルコール飲料の原料として用いられている。

(中田 昇)

調理での活かし方

調理素材としての特徴

●調理からみた特性と基本調理

ライムギは寒冷な気候や痩せた土壌でも育つ強い性質で、ロシアや北欧、ドイツなどで、コムギが栽培できにくい地域につくられている。日本では北海道で少量栽培され、国内産ライ麦粉として流通している。小麦と同様に製粉してパンに用いられることが多い。子実は黒みをおびていて黒麦ともいわれ、小麦粉のようにグルテンを形成しないため、粘りが少ない。

ライムギのパンは黒パンと呼ばれ、独特の酸味がある。ライ麦粉は、酸性になるとタンパク質の膨化力がよくなるので、発酵に時間をかけて酵母や乳酸菌により生地に乳酸発酵をさせて製パンする。パン生地の一部をとっておき、それを種につくる中種法での製法が多くとられている。そのためパンには独特の酸味と風味がある。ライ麦粉には、全粒粉と精製粉・粗挽き粉などがあり、ライ麦粉のみでつくるパンや小麦粉と混ぜてつくるなど、ライ麦パンの種類はたくさんある。また、ライ麦はウォッカやウィスキーなどアルコール飲料の原料となる。

一般には製粉したライ麦粉を購入することが多いため、できるだけ製粉した期日の新しいものを求めることが大切である。また、購入後はできるだけ早く消費する。保存する時は、直射日光が当たらない冷暗所が好ましい。

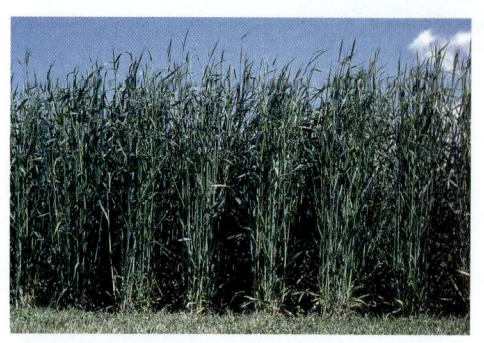

写真3) **ライムギの生育** [写真：雪印種苗]

ライムギ

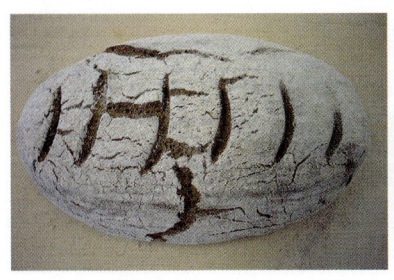

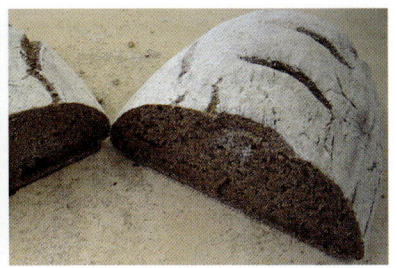

写真4) ライ麦粉100%パン

小麦粉と同じように製粉したものを料理に使用するため，特にパンにすることが多い。

基本調理とポイント

【ライ麦粉100%のライ麦パン】

ライ麦粉のみ，またはライ麦粉と小麦粉を混合した粉でパンにする。配合によっていろいろなパンがある。ライ麦粉を多く使用してつくるパンは，小麦粉のパンのようにイーストを用いるのと違い，ライムギに付着している酵母によって発酵させて「初種」をつくる。

初種は，ライ麦粉に水を加え，数日かけてライ麦粉と水をつぎ足して生地を酸化・熟成させたもので，それをもとにいろいろなパンに仕上げる。初種の一部を取り置き，翌日の種生地に使用する。ここではライ麦粉（全粒粉）100%のパンづくりを紹介する。

初種づくり 国産のライ麦全粒粉400gに水200mlを加え混ぜ合わせ，常温で24時間発酵させる（季節や気温により発酵度合が違う）。次の日に，その種生地300gをとり，そこにライ麦全粒粉200gと水100mlを加え，生地と粉・水をよく混ぜ合わせる。また一晩常温に置き，その種生地から300gとって，さらにライ麦全粒粉200gと水100mlを加えて一晩おき，発酵種とした。

材料 種生地300g，ライ麦全粒粉300g，水180〜200ml弱，塩9g，砂糖15g，ショートニング15g。

つくり方 ショートニング以外を全体に混ぜ合わせて生地をまとめ，そこにショートニングを加え，全体になじませてまとめる。ボウルに湯を張り，生地を入れたボウルを浮かせて1時間ほど一次発酵させる（気温により常温でも良い）。生地をまとめ，粉を振り入れた網の目の型などに入れ，成形をして1時間ほど常温で発酵させる。型から出し，表面に切り込みを入れて200℃のオーブンで25分間焼く。

種生地の状態やその日の気温・湿度が，パン生地の柔らかさに影響する。ほんの少しの水分量の違いで生地に影響が出るが，手粉で調整するとよい。ライ麦粉に水がまわればよいので，通常のパンなどのように，グルテンを形成させるための捏ねる作業は多くなくてよい。成形したあと時間を少し長めにとったほうが，切った断面は均一である。通常の小麦のパンよりも粉の分量は多く使用することになる。

【ライ麦粉約55％のパン】

ライ麦粉55％くらいの割合のパンもつくってみた。味やパンの弾力などは好みで，ライ麦粉が多いほうが，中のパンは小麦粉パンのようなフワフワではなく，モチモチした生地に仕上がる。ライ麦粉55％くらいのほうが小麦パンに近く，生地にフワフワ感がでる。

ショートニングを入れると生地はなめらかになり，堅めの生地の時は扱いやすい。また味もしっとりするようである。しかし，パンの膨らみは悪くなる。ハムやチーズなどを挟んだり，クリームチーズを塗ったりしても，酸味と独特の風味と合い美味しい。

ライ麦粉55％のパンの場合の配合割合は次のようである。ライ麦全粒粉種生地300g，ライ麦全粒粉100g，水180〜195ml，国産強力粉200g，ドライイースト小さじ1，塩9g，砂糖15g，ショートニング15g。

焼き方は，100%ライ麦粉パンと同様である（写真4）。

おすすめの一品

【プンパーニクル】

ドイツのプンパーニクル（ロッゲンブロート）は，粗挽きライ麦粉からつくる，ドイツ北西部の伝統的なパンのひとつである。中身がぎっしりとつまり，ずっしりと重く，酸味が強い。ごく薄く切りバター

をぬり，生ハムと一緒に食すると美味しい。腹もちがよく，日持ちがするパンである。

【トルティーヤ風ライ麦パン】

無発酵のパンをつくる。ライ麦粉だけでは伸縮性がないため小麦粉を加え，水（粉の重量の約70％）と塩（粉重量の約1％）を加えよく捏ね，のばして焼いたもので，香ばしく，焼きたてで具をくるんで食する。具をくるむことで，野菜やタンパク質も一緒に摂ることができ，チリソースをかけることでアクセントになり，タコスやトルティーヤに似て食べやすい。

材料　パン生地：ライ麦全粒粉100g，小麦粉（薄力・強力粉どちらでも可）100g，塩2g，水140ml。

具：レタス，トマト，チーズ，チリビーンズ，チリソース，牛ひき肉・タマネギ・ニンニク・塩・コショウ・オレガノ・コリアンダー（写真5）。

（櫻井美代子）

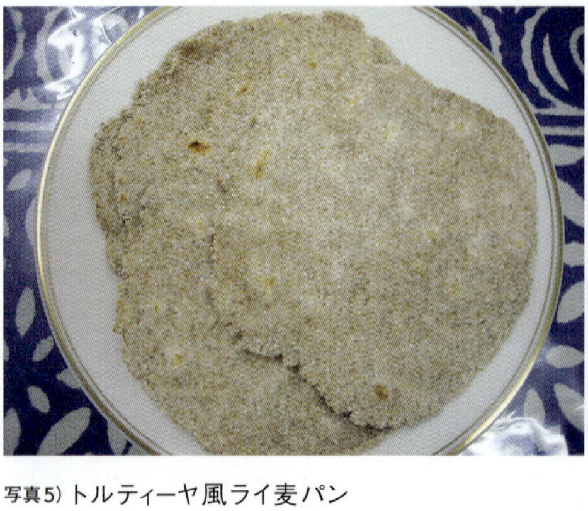

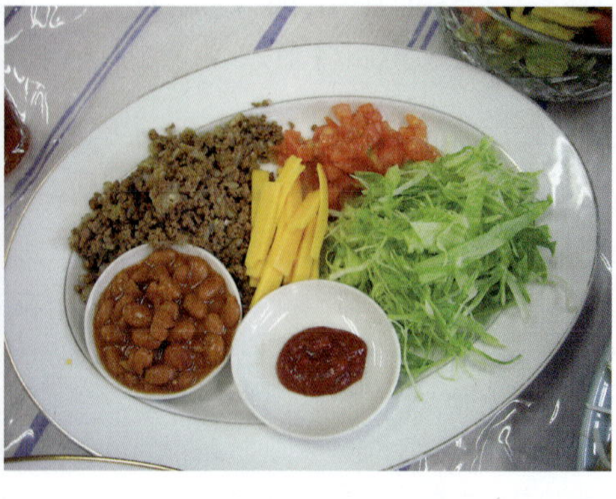

写真5）トルティーヤ風ライ麦パン
無発酵のパン（左）で具材（右）をくるんで食べる

エンバク

和名：エンバク
学名：*Avena sativa* L.（皮性），*Avena nuda* L.（裸性）
英名：oat
地方名・別名：マカラスムギ，雀麦，野麦，カラスムギ，オートムギ
分類：イネ科カラスムギ属
原産地：中央アジアまたはアルメニア地方
わが国への伝来時期：明治期にヨーロッパから馬用の飼料作物として導入
主な産地：競走馬の飼料用として北海道でわずかに生産
出回り時期：食用は輸入品。北海道でのカワエンバク収穫は8月中下旬，量的には非常に少ない

生育期のエンバク（上）と
えん麦オートミール（下）
[写真：石谷孝佑]

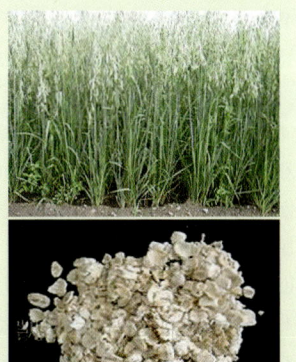

食材としての特徴

原産・来歴と利用の歴史

　エンバクはイネ科の一年あるいは二年草で，英語ではoat（オート，オーツ）と呼ばれる。日本語では，エンバク，マカラスムギ，雀麦，野麦，カラスムギ，オートムギなどとさまざまな呼び方がある。中国語では，燕麦（イエンマイ，yanmai），莜麦（ユーマイ，youmai），油麦（ヨウマイ，youmai）あるいは玉麦（イゥマイ，yumai）などと呼ばれている。

　雀麦やカラスムギ（エンバク）という名前からも窺えるように，昔は鳥の餌であり，あまり人手で栽培されていなかった作物である。今まで日本では，エンバクは主に馬用の飼料として生産されるだけで，人の食生活であまり触れるチャンスがなかったが，中国やヨーロッパでは古くから広く食べられている。種実は穀物のなかで小麦，米，トウモロコシ，大麦に次ぐ第5位を占め，栄養的にも優れており，非常に重要な穀物である。研究者のなかには，「えん麦は地球を救う」と主張する人もいるくらいである。

　エンバクの原産地は，小原によると中央アジアまたはアルメニア地方で，古代スイス住民やゲルマン民族により栽培されていたことが知られている。エンバクの原種はヨーロッパ原産のカラスムギであると考えられているが，中国でエンバクと呼ばれるものの原種は，スズメノチャヒキという雑草である。

　このように，世界には起源の異なる2種類のエンバクがある。ひとつは，稃によって硬く包まれている皮の付いたカワエンバク（*Avena sativa* L.）であり，主にヨーロッパやカナダ，アメリカ，オーストラリアで栽培され，オートミールに加工されるほか，家畜の飼料として利用されることが多い。もうひとつは，穎果（穀実）が稃から離れやすい，皮のないハダカエンバク（*Avena nuda* L.）であり，中国のエンバクの9割以上を占め，莜麦（ユーマイ）と呼んで燕麦（イエンマイ）と区別されている。

　エンバクは生長が旺盛で，穀実や麦わらの収量がともに高い穀物のひとつであり，穀実は優れた食品原料になり，麦わらや青刈りしたエンバクは動物の良い飼料になる。そのため，欧米，特に牧畜の盛んな北欧や，東ヨーロッパ，ロシアではエンバクが多く栽培され，ノルウェーの東海岸，イギリスのスコットランドの一部，フィンランドの西南部などでは，かつては主要なイネ科の作物になっていた。現在では，ロシア（生産量490万t），カナダ（360万t），アメリカ（216.5万t）などで多く栽培されている。2006年の世界全体におけるエンバク生産量は2,621万tにのぼる。

　えん麦の国民1人当たりの消費量では北欧が最も多く，フィンランドは1人当たり62g/週と最も多く（1988年），次いでデンマーク，スウェーデン，イギリス，ニュージーランドの順になっている。最も多いフィンランドでも，年間では3kgと非常に少なく，食物エネルギーに占めるえん麦の割合はまだ少ない。ちなみに，中国では，消費が北西部に限定されているため，平均すると0.0065kg/人・年であり，日本の消費量はゼロである。

特徴と栄養・機能性
●食材としての特徴と活かし方

えん麦の利用は，精白から始まる。えん麦の精白は，大麦の精白と同様であるが，穀粒が大麦より細長く，細粒が多くなることと，表面に多くの短毛が密生しているので，これを除去する必要がある。したがって，えん麦の処理工程は，まず脱稃し，次いで脱毛し，精白する。

欧米では，これをさらに調理しやすくするために，押しつぶしたりカットしたりしたもの（冒頭写真）や，これを粥状に調理したものをオートミールと呼んでいる。また，皮の付いたまま全粒粉にしたものをオートミールと呼んでいるところもある。

東欧や北欧などの寒冷な地方では，古くからオートミールの粥が庶民の主食であり，水や牛乳で煮て粥状にして食べられている。オートミールの粥は，粘りのある白粥のようなものなので，好みで塩，砂糖，バター，ジャムなどで味を付ける。ソーセージやチーズなどと一緒に食べることが多く，粥に具を混ぜ込んで調理することもある。オートミールを水または牛乳でふやかし，果物やナッツを混ぜたシリアル食品がミューズリー（muesli）で，砂糖や蜂蜜，植物油などを加えてオーブンで焼けばグラノーラになる。

オートミールは，パン，クッキーやケーキの生地に混ぜて使われることも多く，生地にしっとりとした歯応えのある食感を与える。オートミール・クッキーやオートミール・マフィンは，アメリカを代表するお袋の味である。また，水溶性食物繊維に富む燕麦の外皮を集めたものをオートブラン（oat bran）といい，「食物繊維の王様」としてスーパーなどで販売されている。

オートミールは，えん麦の全粒穀物であり，糠や胚芽などが含まれるため，食物繊維やビタミン，ミネラルが豊富である。食物繊維は100g中10g前後と，はかの穀物と比べても非常に豊富であり，水溶性食物繊維，不溶性食物繊維ともに多い。オートミールを常食にすると血中コレステロールが低くなる，という研究結果が数多く報告されている。また，えん麦に含まれるβ-グルカンは心臓病のリスクを低くするといわれている。

アメリカでは，食生活指針が策定された1980年前後に健康への関心が高まり，それに対応して1984年，ケロッグ社はアメリカ国立癌研究所（NCI）の認定を受け，自社製品に「食物繊維の多い食品はある種のがんを予防する」と表示した。その後，他社も同様の表示を行なうようになり，この結果，食物繊維を多く含むシリアル食品を食べる人が増加した。

1980年代後半，オートブラン（えん麦の糠）がコレステロール値を改善するとしてブームになり，1997年にはアメリカ食品医薬品局（FDA）がオートブランやロールドオーツ（圧偏えん麦）を低脂肪の食事として摂取すれば心臓病の危険性が低くなるという表示を許可したため，えん麦製品の人気が高まった。特にロールドオーツは食物繊維を多く含み，食物の消化・吸収を緩やかにし，血糖値やコレステロール値を安定化させる働きがあるため，スポーツマンなどに人気がある。

中国における裸えん麦（莜麦：ユーマイ）の利用でも，皮剥き（脱稃）をする必要がある。皮剥きをした裸えん麦を直接粉にすると，表面の短毛により食味が劣り，同時に脂質酸化酵素が働き，脂質の酸化が促進される。そこで，製粉する前に酵素を失活させる必要があり，熱水処理や鍋で炒る工程が欠かせない。熱水処理というのは，100℃の水蒸気でえん麦を加熱するものである。

中国では，裸えん麦粉（莜麺：ユーミエン）に加工するとき，"三熟"と呼ばれる伝統的な珍しい加熱処理法が伝わっている。すなわち，裸えん麦粉を用いた食品をつくるためには，まず裸えん麦を水に浸水してから5分間以上炒って，これを製粉機にかけてえん麦粉をつくる。次いで，このえん麦粉を用いて食品を加工するとき，粉に熱湯を加えて麺生地をつくる。さらに，食べる前には麺を茹でるか蒸すかして，もう一度加熱する。つまり，食べる前に3回も加熱することになる。このように，えん麦を蒸気で処理したり炒って加熱したりして，麺を加熱する主な目的は，脂質酸化酵素を失活させたり粘りを向上させたりすることにある。なお，中国語では穀粉のことを「麺（ミエン）」といい，日本でいう麺は「麺条（ミエンティアオ）」という。

一般的な製粉でも，脱毛した後に精選して毛などをよく除き，これを1日水に浸けて十分に吸水させた後，熱した鍋で炒る。これを製粉機にかけ，篩でふるってえん麦粉をつくり，製品として包装する。篩上は再び製粉機に戻して粉砕する。

エンバク

●栄養成分の特徴

日本での『五訂食品成分表』にはオートミールとして栄養成分の記載があり，蛋白質13.7％，脂質5.7％，炭水化物69.1％，灰分1.5％となっているが，えん麦玄穀，えん麦粉の測定値はない。中国医学科学研究院の測定によると，えん麦粉は蛋白質11〜20％，脂質5〜10（そのうちリノール酸が35〜52％を占める），カルシウム50〜100mg/100gを含んでいる。そのほか，穀物のなかでビタミンBの含量が最も多い。裸えん麦（莜麦：ユーマイ）と皮えん麦（燕麦：イエンマイ）では栄養成分に違いがあり，裸えん麦の蛋白質，脂質の含量は皮えん麦よりかなり高い。リノール酸含量の割合はやや低いが，絶対値がやや高く，特に栄養に優れている。

一般的な裸えん麦の栄養成分を，小麦粉とソバ粉と比較した（表1）。小麦粉やソバ粉に比べて，えん麦の蛋白質，脂質，熱量，食物繊維，カルシウム，鉄およびビタミンB_2の含量は高い値を示している。最近のハダカエンバクの優良品種では，総繊維，β-グルカン含量がさらに高く，脂質含量が低くなっている。

また，生産国によって栄養成分に特徴があり，アメリカ産の皮えん麦は，蛋白質含量が非常に高く，リノール酸含量は中国とカナダ産より低い。また，ハンガリー産の皮えん麦は，蛋白質とリノール酸は低いが，脂質含量は高い。中国産の裸えん麦は，蛋白質がやや高く，脂質含量が5〜7％と多く，リノール酸含量が最も高い。

表1）裸えん麦粉と，小麦粉，ソバ粉の
栄養成分比較（100g当たり）［梁敏，2006より］

栄養成分	裸えん麦	小麦粉	ソバ粉
蛋白質（g）	15.6	9.4	10.6
脂質（g）	8.8	1.3	2.5
カロリー（kcal）	391	349	354
繊維（g）	2.1	0.6	1.3
カルシウム（mg）	69	23	15
鉄（mg）	3.8	3.3	1.2
ビタミンB_1（mg）	0.29	0.46	0.38
ビタミンB_2（mg）	0.17	0.06	—
ニコチン酸（mg）	0.8	2.5	4.1

●機能性成分

1997年，アメリカの食品医薬品局（FDA）は，えん麦の可消化性食物繊維を加えた食品について"心臓病や心血管病の危険を低下させる"と表示することを許可した。えん麦には多くの食物繊維とリノール酸が含まれており，食物繊維は胃腸の動きをよくし，コレステロールの蓄積を防ぐことが報告されている。また，食物繊維やβ-グルカンは糖尿病の症状を緩和することも示唆されている。

さらに，えん麦は抗酸化性があることから，家畜の飼料に加えると鶏肉の酸化速度が減少し，冷凍肉の品質がよくなることが報告されている。

種類・品種とその特徴

●おもな種類・品種

田長葉らによると，中国におけるハダカエンバクの育種目標は，蛋白質，総繊維，β-グルカンが高く，脂質含量の低いもので，目標を「三高一低」と称している。中国の河北省における対照品種（冀張莜4号）は，蛋白質3.8〜4.9％，総繊維0.4％，β-グルカン0.8〜2.0％，脂質含量5.6〜6.9％であり，育種された優良品種（垠莜1号）は，蛋白質15.6〜16.7％，総繊維9.8％，β-グルカン4.6〜5.9％，脂質含量0.6〜1.7％である。ちなみに，オーストラリアのカワエンバクの優良品種であるGroatsは，蛋白質1.7〜2.8％，β-グルカン0.02％，脂質含量1.5〜2.9％であり，これと比較しても，中国の優良品種は成分的に非常に優れているといえる。

●伝統的な品種，地方品種

日本における食用の品種はない。

栽培法と品質

エンバクは草丈が1m以上にもなり，麦畑に生える原種の雑草から選抜された作物であると考えられている。中国では古くから食糧や飼料として栽培され，利用されてきた。また，前述のように，欧米，特に牧畜の盛んな北欧や，東ヨーロッパ，ロシアではエンバクが多く栽培されてきた。

エンバクは寒さ，干ばつ，塩類土壌やアルカリ土壌，痩せた土壌などに耐える作物として，北緯35〜60度の広い地域で栽培されている。冒頭に掲げた写真は，砂質土壌で栽培されているエンバクである。肥料や水が少ないところでも，エンバクの生育には

あまり大きな影響を与えない。

カワエンバクは，寒地では4～5月に播種して8月に収穫する。暖地では秋まきして翌年の6～7月に収穫するものが多い。日本の北海道では，5月中旬に播種し，8月中下旬に収穫する。

ハダカエンバクは，中国の西北部地域が栽培に適しており，中国東北・西北部では5月下旬に播種し，8月に収穫される。

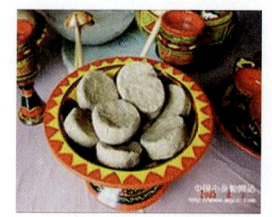

写真1)
莜麦粑粑
（ユーマイババ）

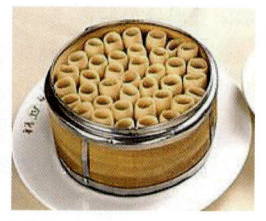

写真2)
莜麦窩窩
（ユーマイウォウォ）

加工品とその特徴
●日本での加工品
日本では，食用のえん麦は，ほとんどが輸入物のオートミールである。

●海外の加工・利用に学ぶ
【中国での伝統料理】

中国では，裸えん麦（莜麦）は，伝統的な食品の素材として2,000年以上の歴史をもっているが，その利用には強い地域性がある。えん麦は，前述したように脂質を比較的多く含み，不飽和脂肪酸が多いので，酸化しやすく加工しにくいという特徴がある。そのため，えん麦には伝統食品が多いにもかかわらず，工業化された製品は必ずしも多くないという原因にもなっている。数少ない工業化されたえん麦製品は，オートミールである。しかし，えん麦の伝統食品や料理でみると種類も非常に多い。

莜麦粑粑 写真1は，四川省の昭覚寺でつくられている莜麦粑粑（ユーマイババ，youmaibaba）という伝統食品である。

えん麦粉を湯で練り，茶碗に入れて蒸すと，えん麦を使った腹持ちのよい主食ができあがる。えん麦は消化されにくいので，腹半分食べればよいといわれている。

莜麦窩窩 えん麦料理のなかで一番よく食べられているのが，この莜麦窩窩（ユーマイウォウォ，youmaiwowo）である（写真2）。莜麦窩窩は，山西省では莜麺栲栳栳（ユーメンカオロウロウ，youmiankaolaolao）とも呼ばれる。

えん麦粉（莜麺）を1倍の湯でよく練り，手で板に押して広げ指に巻くと，蜂の巣のような一つ一つの窩窩（ウォウォ）ができあがる。その高さは約3cmで，生地が薄いほうが望ましい。一つ一つの窩窩をセイロに押し詰めるように並べて蒸す（写真2）。食べるときには，羊肉を入れた野菜スープやマッシュルームスープなどと一緒に食べると，より美味しくなる。

ちょっと見ると，並んでいる窩窩はまるでミツバチの巣のように感じられる。色は黄色く，北部の中国人には非常に好まれる主食である。写真3には，簡単に莜麦窩窩をつくる方法を示した。

莜麦拿糕 莜麦拿糕（ユーマイナーコウ，youmianakou）は，内モンゴル自治区でよく食べられるえん麦食品である（写真4）。そのつくり方は一見簡単であるが，意外に時間と技術を要する。

まず，用意した湯に少量の塩を入れ，次いで，水面が粉に覆われるまでえん麦粉をゆっくり入れる。ここで撹拌はしない。火にかけて粉の表面を越えるまで水を少し沸騰させてから，箸で同じ方向へゆっくり撹拌し，箸についた塊の生地を取り出して，これをスプーンで圧して餅（ビン）をつくって，また湯に入れ，さらによく煮る。食べるときには羊肉，

写真3) 莜麦窩窩のつくり方

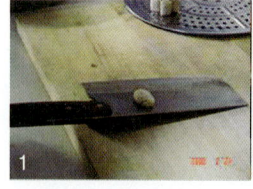

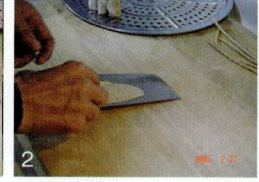

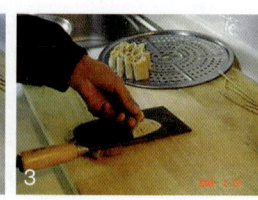

1 生地をヘラに乗せる　2 ひらたく延ばす　3 指で丸める　4 セイロの中に立てる

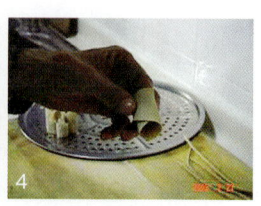

エンバク

穀類・雑穀

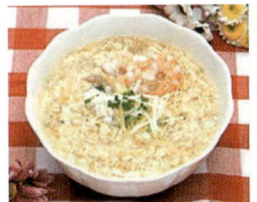

写真4)
莜麦拿糕
(ユーマイナーコウ)

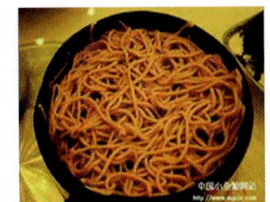

写真5)
莜麺饸饹
(ユーミエンハネ)

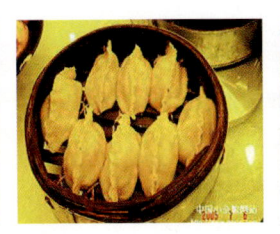

写真6)
莜麺餃子
(ユーメンギョウザ)

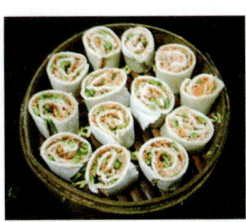

写真7)
莜麺飩飩
(ユーミエンドンドン)

マッシュルームスープ，ラー油などで味付けをする。莜麦拿糕は，外側はやや硬くて中はこしが強く，美味しい食べ物になる。

莜麺饸饹と莜麺餃子 山西省と内モンゴル自治区によく見られる莜麺饸饹(ユーミエンハネ, yumianhane，写真5)と莜麺餃子(ユーメンギョウザ, yumianjiaoz，写真6)である。そのつくり方は，普通のラーメンとギョウザのつくり方に近い。

莜麺飩飩 写真7は，とても綺麗な莜麺飩飩(ユーミエンドンドン, yumiandondon)である。皮は莜麺(えん麦粉)で，挟んでいるミンチは野菜，肉，エビなどであり，餃子のミンチとほぼ同じでよい。

つくり方は，温かめの湯でえん麦粉をこねて生地にし，大きく広げる。次いで，好みに照らして調味したミンチを生地に薄く敷き，巻いてから包丁で短くカットする。最後にセイロで15分間蒸すと，味も色も健康性も良い莜麺飩飩ができあがる。莜麦には多くの水溶性蛋白質，水溶性食物繊維などが含まれているので，えん麦粉食品を蒸すときには，必ず湯を十分に沸かしてから食品を入れるようにしなければならない。そして，蒸す時間も15分間を超えないほうが望ましい。

莜麺魚魚 莜麺魚魚(ユーミエンイゥイゥ, yumianyuyu)も伝統的な莜麺食品である。この麺は押出し麺の一種であるが，長さが短く，煮るときに湯の中で魚のように泳いでいる様子からこの名前になったと思われる。つくり方は以下のようなものである。

まず，えん麦粉と水を1：1で混合する。湯でも水道水でもよいが，水道水を用いるときには少し長めに寝かせたほうがよい。水と粉が1：1であるため，生地が硬めにでき(写真8-1)，製品のこしが強くなる。用意した生地をよく揉んで，写真8-2のように適切な大きさの生地を押しながら伸ばして，写真8-3のようにえん麦粉による手打ち押出し麺ができる。押出し麺をつくる簡単な道具(写真8-4)を用いると莜麺魚魚が綺麗にできる。

えん麦麺の炒め物やえん麦粉を使ったカステラのような蒸し物，えん麦春雨などさまざまなえん麦食品がつくられている。えん麦(莜麦)の機能性と栄養が中国国内でも注目され，伝統食品のひとつから，今や大衆の健康食品へと変身しつつある。北京ではチェーンの莜麦食品専門のレストランが増え，いつも賑やかである。料理は，ほとんどが莜麦麺を用いたものであり，「健康」がその売りである。

莜麺食品 近年，中国では，裸えん麦粉(莜麺)ブームに乗って，莜麺食品の種類も量も少しずつ増えている。インスタントラーメンの消費量が年々増え，「食べすぎると健康に良くない」という説もあるが，健康に良いという莜麺のインスタントラーメンも発売された。しかし，湯を注いでから10〜15分

写真8) 莜麺魚魚のつくり方

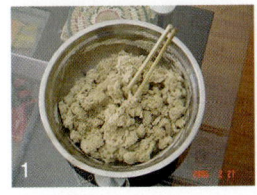

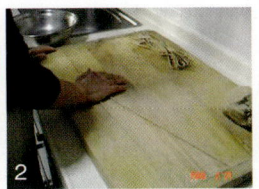

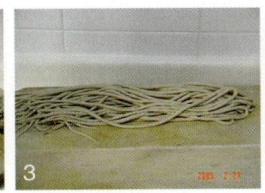

えん麦でつくった生地 / 生地を伸ばす / えん麦手打ち押出し麺 / 押出し器

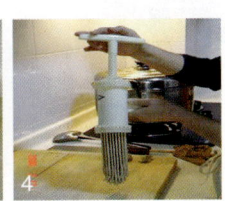

もかかるうえに，食感もいまひとつで，それほど広がっていないようである。

米に雑穀を加えて炊飯する雑穀ご飯は，中国でも日本でもはやっている。そのニーズに対応するため，粒状の「莜麦米」が売られている。莜麦は皮がないが，外側はやや硬いため，5％ほど削ってから，米と同様に炊飯できるので，市場が拡大している。

莜麦パン　莜麦パンも数多くのメーカーから発売されている。以下の方法で，手づくりの莜麦パンをつくることもできる。

材料は，裸えん麦粉（莜麦粉）1kg，小麦粉（強力粉）1.5kg，食塩400g，酵母200gである。まず生地づくりであるが，1*l*の水と莜麦粉を混合し，3時間置いて十分に吸水させる。これに小麦粉や酵母や食塩などを入れて，2分間攪拌する。さらに10分間揉んでから30分間寝かせる。できた生地を適切な大きさにカットして，180〜190℃で35分間焼くと莜麦パンができる。

【イギリス式えん麦クッキー】

イギリス式えん麦クッキー（写真9）は，食べたときの歯触りと爽やかさがその売りである。主な原料は，砂糖50g，蜂蜜50g，バター110g，オートミール220g，食塩が適量である。

まず，小さな鍋にバター，砂糖，蜂蜜と食塩を入れて，弱火で溶かし，沸騰しないように温度を調節する。そして，これにオートミールを加えて十分攪拌し，成形するために花形の容器に入れる。表面に好みの模様を入れる。最後にオーブンに入れて170℃で30分間焼くとできあがる。

（李再貴・石谷孝佑）

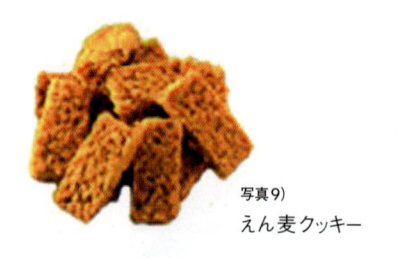

写真9)
えん麦クッキー

調理での活かし方

調理素材としての特徴

日本では，粒食としてはあまり常食されないが，精白して平麦にしたもの，焙煎して乾燥した実を挽き割りや，蒸して押したオートミールがある。平麦にして蒸し炊きにする。また，オートミールとして利用される。

粉末にしたものは粘性が少ないため，小麦粉と混ぜて利用するとよい。なお，オートミールは，熱処理をしているため褐変しやすい。直射日光を避け，冷暗所で保存する。

基本調理とポイント

基本の調理はオートミール粥にある。

【オートミール粥】

だし汁に醤油と塩を入れて煮立て，オートミールを振り入れる。煮立ったら溶き卵を加えて火を止める。オートミールは加熱処理してあるため，煮すぎないようにする。

おすすめの一品

【オートミールパンケーキ】

若い世代に向けたアイデア料理である。

1人前の材料は，オートミール20g（約1/4カップ），牛乳（または水）80m*l*，ベーコン1枚，タマネギ40g，溶き卵1/3個分，サラダ油適量，粉チーズ適量，パセリのみじん切り適量を準備する。

つくり方は次のとおり。①ベーコン，タマネギはみじん切りにして，サラダ油少々でタマネギがしんなりするまで炒める。②鍋に牛乳を入れて温めてオートミールを振り入れ，ねっとりするまで混ぜながら煮る。塩・コショウで味をつけ粗熱を取る。③①，②と卵を加えて混ぜ，円形にして油を引いたフライパンで両面を香ばしく焼く。器に盛り，熱いうちに粉チーズ，パセリを振る。

（小口悦子）

オオムギ

和名：オオムギ
学名：*Hordeum vulgare* L.
英名：barley
地方名・別名：フトムギ
分類：イネ科オオムギ属
原産地：中近東・メソポタミア地方
わが国への伝来時期：縄文時代
主な産地：関東以西（秋播き），北海道（春播き）
出回り時期：秋播きオオムギは7月，春播きオオムギは9月に出荷される

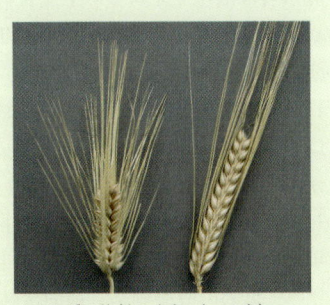

オオムギの穂（左：六条，右：二条）
[写真：長嶺 敬]

食材としての特徴

原産・来歴と利用の歴史

●栽培種の原産・来歴

　中近東・メソポタミア地方の考古学的遺跡からは，栽培オオムギの祖先種とされているホルデウム・スポンタニウム（*Hordeum vulgare* ssp. *spontaneum*）が数多く見出されている。これは，人類の歴史の初期からオオムギを食糧にしてきたことを示している。

　作物学的には，条性（穂軸の1つの段につく粒の個数）によって二条と六条の違いがあり（1段に1対稔るのが二条，3対稔るのが六条），また皮裸性（内穎・外穎が脱穀時に容易に離脱するかどうか）によって皮型・裸型の区別がある。穎が離脱しやすいのが一般にハダカムギと呼ばれるタイプで，日本では六条のものが多い。

　原産地は中近東とされている。祖先種は，二条，皮型で成熟期に穀粒が脱落するものであったが，この祖先種が人類の管理下に置かれた後に，六条型，裸型，穀粒非脱落型が自然突然変異により選抜されてきたとされている。また，並性から渦性への自然突然変異も残されてきた。

　以下に，オオムギのなかでビール醸造用に改良された品種群いわゆるビールオオムギ以外の利用と加工について述べる。

●世界の加工と利用の歴史

　オオムギを食糧として利用してきた歴史は古いが，現状では家畜飼料用に多く利用され，次いでビール用であり，食糧利用は少ない。伝統的にオオムギを食糧利用している地域は，モロッコ地方，チベット・ネパール地方，中国・朝鮮半島地方，日本である。

　欧米ではオオムギは，ビール，ウイスキーなどの醸造用と，家畜飼料用としての利用がほとんどで，食用としての利用は少ない。しかし，最近では米国食品医薬品局（FDA）が「オオムギ食品がコレステロールを低下させて心臓疾患の危険を減らす」ことを認めるなど，オオムギの健康機能性に注目が集まり，食糧用としてのオオムギ需要が伸びている。韓国・中国では日本と同じく，食糧用，麦茶用，焼酎用，ビール用に利用されるほか，炭酸飲料の素材としてもオオムギが利用されている。

●日本の加工と利用の歴史

　日本では縄文時代の遺跡から炭化したオオムギが見つかっており，少なくとも弥生時代には栽培利用が始まっていたと考えられている。日本では食糧の基幹として米があり，それを補完する穀物のひとつとしてオオムギがあった。それについて最もよく知られているものは麦ご飯であり，押し麦が用いられた。しかし，これは加工の進んだものであって，古い時代には原麦に近い状態での利用であったと考えられる。

　主食用以外には，麦味噌，麦焼酎，麦茶，はったい粉（麦こがし，こうせん），水あめ，麦だんごなどに利用されてきた。

　近年のオオムギの国内自給率は8%程度で推移しており，豪州，カナダ，アメリカからの輸入麦が大半を占める。

農水省は国産オオムギの生産目標を35万tとしているが，近年の生産量はおおむね18万t程度（二条オオムギ：ビール用・大粒12万t，六条オオムギ5万t，ハダカムギ1.5万t）にとどまっている。これは，①国産食用オオムギに対する需要の不安定さ（実需者からの増産，減産の要望が繰り返されてきた），②ビール用オオムギの契約数量の長期漸減化（ビール用は全量がビール会社との契約栽培），③コムギに比べて低めの販売価格，補助金体系，④湿害，凍霜害などによる不安定な生産性，⑤生産者の高齢化による生産意欲の減退，などがあげられる。

　国産麦と輸入麦の売渡し価格は年次によって変動するが，輸入麦の政府売渡し価格と政府買入れ価格の売買差の一部（マークアップ）が国産麦振興に充てられている。

（土井芳憲・長嶺　敬）

特徴と栄養・機能性
●食材としての特徴と活かし方

　オオムギは食糧（丸麦，押し麦，米粒麦，大麦粉など），麦茶，焼酎・味噌醸造，ビール醸造などに利用される。条性や皮裸性などにより流通区分が異なり，用途に応じたさまざまな品種が利用されている（表1）。小粒オオムギは北陸，北関東が主産地で，食糧用，麦茶用としての利用が多い。ビール用二条オオムギは北関東，九州が主産地で，北海道では春まき栽培が行なわれている。麦焼酎づくりが盛んな九州ではビール用ではない二条オオムギ（大粒オオムギ）も多くつくられており，焼酎用のほか，食糧用としても利用されている。ハダカムギは主に四国・九州で作付けされており，麦味噌用などに使われている。

＜用途別の特徴＞
【食糧用（丸麦，押し麦，米粒麦，大麦粉など）】

　食糧用オオムギは歩留り55〜60％程度まで搗精されて利用される。搗精特性に優れ，搗精麦，炊飯麦の品質が高いことが求められる。利用形態により，丸麦での評価だけではなく，切断麦での評価も行なわれる。大粒オオムギ（二条オオムギ）の多くは軟質で，搗精時間は短く，白度も高い品種・系統が多いが，一方で搗精時の欠損粒が多く，特に切断麦評価では小粒オオムギ（六条），ハダカムギに比べて劣る。

　品質は品種特性だけではなく，栽培条件によるタンパク質含量の違いなどの影響も大きく受ける。水田裏作に比べて，畑作栽培ではタンパク質含量，硝子率（穀粒の断面に透明で硬い部分の多い，いわゆる硝子粒の割合を示すもの。100粒中の硝子粒数＋中間質粒×0.5で示す）が高くなりやすく，搗精麦の品質が低下しやすい。また，加藤らによると，同一品種でもタンパク質含量が高いと，多糖類の仲間でその健康機能性が注目されているβ-グルカン含量も高まり，搗精時間が長くなる。

　糯（もち）性品種のβ-グルカン含量は通常品種よりも3％程度高くなり，搗精時間は長くなる。しかし，炊飯麦のもちもち感（粘弾性）は通常品種よりも大きく改善されており，麦飯の食感改良（ボソボソ感の軽減）に効果的である。しかし，糯性品種は精麦工程における蒸気加熱，圧扁時に麦粒が機械へ付着するなどの加工操作性の問題も指摘されていて，糯性品種は一部での普及にとどまっている。

【麦茶用】

　オオムギを高温焙煎することにより，穀粒内で澱粉，タンパク質の分解によるオリゴ糖やアミノ酸の生成，糖とアミノ酸のメイラード反応による香味成分の生成などの変化が生じ，麦茶独特の風味が醸し出される。麦茶用にはタンパク質含量が高いものが好まれ，茨城産のカシマムギの評価が高く，品質評価試験の基準としても用いられている。

【焼酎醸造用】

　焼酎醸造には，歩留り60〜65％程度に搗精した二

表1）オオムギの用途と主要品種

流通区分	皮裸性	条性	主な用途	主要品種
小粒オオムギ	皮	六条	食糧用・麦茶用	ファイバースノウ，カシマムギ
ビールムギ	皮	二条	ビール用	ミカモゴールデン，ほうしゅん
大粒オオムギ	皮	二条	焼酎用・食糧用	ニシノチカラ，ニシノホシ
ハダカムギ	裸	六条	食糧用・味噌用	イチバンボシ，マンネンボシ
ハダカムギ	裸	二条	食糧用	四国裸103号

オオムギ

条オオムギを用いることが多い。食糧用と同じく，搗精特性が優れることに加えて，アルコール発酵のもととなる澱粉含量（澱粉価）が高い品種が求められる。製麹適性（消化性＝こうじ消化後の増加液量，糖化性＝糖分の増加量），もろみの酸度，揮発酸含量，アルコール収得率といった品質評価項目のほか，東によると焼酎酒質の官能評価（風味，香りなど）も品種による差異がある。

【味噌醸造用】

麦味噌醸造も搗精麦を原料とするため，搗精特性が優れることが必要である。東によると，麦味噌については，こうじ製造特性（出麹時間など），味噌の色相や化学分析（水溶性窒素，全窒素，直糖，全糖，アルコール）が評価に用いられる。

麦味噌メーカーはいずれもこだわり・特徴のある商品ラインナップをもっているため，原料オオムギに求める品質特性は必ずしも一致しない。古い品種に強いこだわりをもつメーカーもあり，御島裸はもっちりとした味噌の食感，ヒノデハダカは味噌醸造後もしっかりした粒形が保たれ，もろみ味噌らしさが出しやすいことが評価されている。

<食材としての高品質化>

【色相劣化防止】

大麦食品の一般普及，特に炊飯用大麦の市場拡大のためには，麦飯に独特の「色相」「におい」の問題を解決する必要がある。炊飯（加熱）後の麦飯の経時的褐変劣化は，オオムギ種子に含まれるポリフェノール成分であるプロアントシアニジンの酸化重合が原因であり，その含量がきわめて低い「極低ポリフェノールオオムギ」では加熱後の色相劣化が少ない（写真1）。2008（平成20）年秋には極低ポリフェノール品種「とちのいぶき」「白妙二条（しろたえにじょう）」の一般栽培が始まっており，加熱加工後に常温保存するレトルト食品などの高品質化，新たな大麦食品への展開も見込まれている（写真2）。

【麦飯臭の軽減】

多くの消費者は，麦飯に固有のにおい（麦飯臭）に対する違和感をもっている。ダイズや米では脂質酸化酵素リポキシゲナーゼを低減させて，豆乳の青臭味や古米臭を軽減した品種・系統が評判となっている。大関らによると，オオムギでも最近，リポキシゲナーゼを欠損させた系統が開発されており，麦飯臭の軽減効果が期待されている。リポキシゲナーゼ欠損オオムギは，ビール醸造に用いた場合にも，鮮度の維持や泡もち性の改良に効果的であることが確認されている。

● 栄養成分の特徴

オオムギは，食物繊維のほか，カリウム，カルシウムを多く含むことが特徴的な穀物である。『五訂日本食品標準成分表』によると，押し麦100gには，食物繊維9.6g（精白米：0.5g），カリウム170mg（精白米：88mg），カルシウム17mg（精白米：5mg）が含まれている。

食物繊維の多くはコレステロールの吸収を妨げる効果や，便秘予防の効果があるβ-グルカンである。また，カリウムにはナトリウムを排泄して血圧を下げる効果があり，カルシウムには骨を強くする働きが知られている。

● 機能性成分

オオムギには精白米の約20倍の食物繊維が含まれており，健康機能性を生かした商品開発・研究が近年，盛んに進められている。オオムギには，コレステロール低下作用，血糖値抑制効果があるβ-グルカン，抗酸化性に優れるトコフェロール，トコトリエノールなどのビタミンEやその同族体，血圧上昇抑制効果などが報告されているγ-アミノ酪酸（ギャバ）などの各種アミノ酸が含まれている。

これらの機能性成分含量はオオムギ品種や加工法によって大きく異なる。種子のβ-グルカン含量はビール用品種が最も低く（3～4％程度），通常の六条

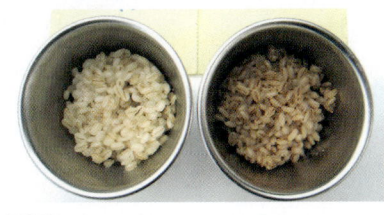

写真1）
麦飯の褐変防止（炊飯17時間後）

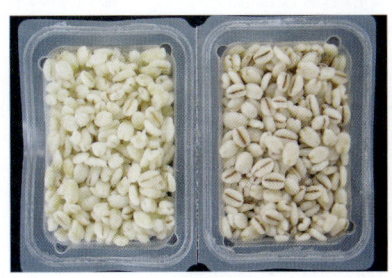

写真2）
極低ポリフェノール大麦を用いたスープ具材
左：極低ポリフェノール品種，
右：通常品種

オオムギは5%前後，糯性の品種は7%程度と高い。β-グルカン含量を向上させる効果のある遺伝子を利用した育種によって，含量10〜12%程度の高β-グルカンオオムギが作物研究所や近畿中国四国農研センターで開発されている。トコフェロール，トコトリエノール含量は糯性品種で高くなることが報告されている。

麦芽はオオムギを発芽・乾燥させてつくる（製麦）が，発芽に伴って，種子貯蔵成分（澱粉，タンパク質，β-グルカンなど）の分解・低分子化が生じる。ギャバなどの遊離アミノ酸は製麦，特に浸麦（吸水）時間を長くして麦芽中での成分変化が十分に進むような加工条件によって顕著に増加する。

品種間でも大きな違いがあり，高リジンlys3a遺伝子をもつ系統の種子は一般品種の5倍程度のギャバ，総遊離アミノ酸をもっている。麦芽はマルトース（麦芽糖）のマイルドな甘さや高温乾燥時の反応による香ばしい香りなど菓子・食品素材としても活用の幅は広い。澱粉や細胞壁の発芽分解産物に由来するオリゴ糖など，機能性が期待される成分も含まれ今後の研究が望まれる。

（長嶺 敬）

種類・品種とその特徴
●おもな種類・品種
【小粒オオムギ】

ファイバースノウは北陸の主力品種である。搗精麦，炊飯麦の白度が高く，高品質品種としての評価が高い。シュンライは栃木・宮城県の主力品種で主に食用として利用されている。カシマムギは茨城県で栽培されており，麦茶用としての評価が高い。最近の品種には，精麦・麦茶の両方に適性のあるさやかぜ（群馬），麦茶用のすずかぜ（埼玉），精麦白度の優れるシルキースノウ（栃木，茨城）などがある。

【大粒オオムギ】

焼酎・食糧用の二条オオムギで最も普及面積が大きいニシノチカラは，佐賀県，福岡県でおもに生産されている。大粒オオムギでニシノチカラに次いで作付けが多いニシノホシは焼酎醸造適性が特に優れ，大分県では焼酎メーカーによる生産振興も行なわれている。新品種はるしずく，煌（きらめき）二条は，九州で拡大中の縞萎縮病Ⅲ型ウイルスに抵抗性の焼酎用品種である。キリニジョウは南九州での普及が見込まれ，焼酎醸造適性が優れる。東北・北陸向け新品種小春二条はビール醸造用としての特性ももち，地ビールへの利用が検討されている。

【ビールオオムギ】

ビールオオムギはビール醸造に利用されるほか，一部は大粒オオムギとしても流通している。ミカモゴールデン，ほうしゅんはそれぞれ関東，西日本の主力品種で麦芽品質が優れ，品質評価の基準品種となっている。新品種の育成にあたってはこれらと同等以上の品質をもつことが条件となっている。スカイゴールデンは麦芽タンパク質の分解がやや過剰になりやすい問題点はあるが，総じて麦芽品質は優れる。縞萎縮病Ⅰ〜Ⅴ型ウイルスに抵抗性があり，収量性も高い。サチホゴールデンは関東・佐賀県で，しゅんれいは福岡県での普及が見込まれる新品種である。北海道では，唯一の奨励品種りょうふうが春まき栽培されている。

【ハダカムギ】

イチバンボシは，九州や香川県で普及している早生で高品質の主力品種である。最も普及が進んだ時期には，国内のハダカムギ作付けの90％以上を占めた。マンネンボシは愛媛県の主力品種。イチバンボシよりも粒揃い・搗精特性が優れ，耐倒伏性も強い。そのほか，イチバンボシよりも軟質で多収のトヨノカゼ（大分），もろみ味噌用に硬い粒特性が評価されて根強く栽培されているヒノデハダカ（愛媛），地元の麦味噌メーカーの強い要望がある御島裸（長崎），穂が紫色になる糯性オオムギで焼酎・めん・ケーキ・菓子など多彩な加工品がつくられているダイシモチ，三重県でつくられている米澤モチ2号などがある。二条種で大粒のユメサキボシ（埼玉）も麦飯用にその利用が始まっている。穀類の制限アミノ酸であるリジン含量を高めた飼料用品種サンシュウは，豚の肉質向上効果なども報告されている。

（長嶺 敬）

●近年の育種プロジェクトから生まれた品種
【ファイバースノウ】

六条オオムギの品種として，2001年に長野県農業試験場で育成された。ミノリムギよりも早生で，耐寒・耐雪性ならびに耐倒伏性に優れているうえ，実需者評価も高く，北陸においてはミノリムギに代わって急速に作付けが増えた。現在では六条オオムギ作付けシェアの50％近くを占め，作付け面積1位

オオムギ

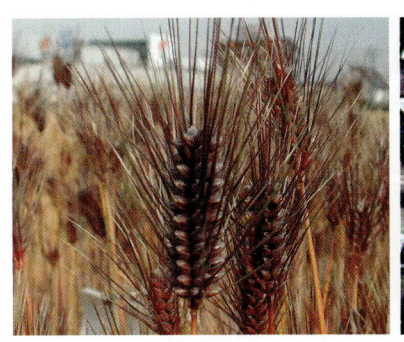

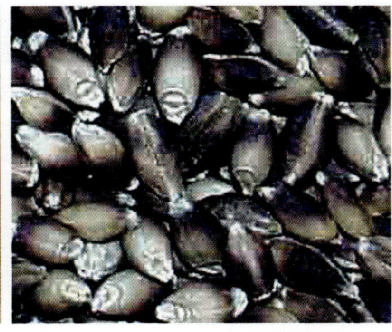

写真3)
糯性品種ダイシモチの穂(左)と穀粒(右)
成熟した穂と粒は紫色を呈する

の品種となっている。

【シルキースノウ】

関東地域では現在，主食用精麦原料としての評価が高いシュンライの作付けが主流であるが，熟期がやや遅く，雨害のおそれがあるうえ，縞萎縮病に対する抵抗性をもたないため，気象要因による作柄の変動が大きい。そこで，こうしたシュンライの問題を解決する品種として，2005年度に長野県農事試験場で育成された。早生で縞萎縮病に強く品質も優れる。この品種は名前のとおり精麦白度が高く，粒質が粉状質であるために，加工工程においても精白しやすいなどの優れた特性を有している。今後の普及が期待される。

【シンジュボシ】

東北地方では現在，主にシュンライ，ミノリムギが作付けされているが，2003年に東北農業研究センターで育成されたシンジュボシは，ミノリムギに比べて早生で外観品質が優れ，ポリフェノール含量がやや低く加熱後白度も優れるという特性をもつとされている。宮城県で奨励品種に採用されているが，まだ普及は進んでいない。

(遠藤好司)

● 伝統品種から生まれた糯(もち)性品種

ダイシモチ(裸麦農林32号)は，土井らによって1997(平成9)年に四国農業試験場(現：近畿中国四国農業研究センター　四国研究センター)で育成された。本品種は，瀬戸内地方を中心に西日本各地で栽培されてきた在来糯性品種「モチ麦D」と，実用品種センボンハダカとの交配育種により，早生で倒れにくく，一般栽培されているハダカムギと比べて遜色のない収量性をもつ。

糯性であることから，澱粉中に含まれるアミロース，アミロペクチンのうち，アミロース含量が低い。

また，柳沢(未発表)によると，オオムギはコムギや米と比べて食物繊維のなかでもβ-グルカン含量が多いことが特徴であるが，ダイシモチは通常の粳性のハダカムギに比べて約1.5倍の6〜7%が含まれる。粉のポリフェノール含量は多く，加熱後の褐変程度は大きい。もともと，オオムギはポリフェノールの一種であるプロアントシアニジンを多く含むが，糯性であるダイシモチは比較的プロアントシアニジン含量が多い。

食味試験(60%歩留り搗精麦)の結果では，硬さや味，粘りという項目では評価が高くなる。日本人は比較的「粘る」食感を好む民族といわれており，米でもコシヒカリのような低アミロース米を好む傾向があり，麦ご飯でもそのような傾向がみられる。

在来種と同様に粒や成熟した穂が紫色を呈する(写真3)。出穂直後はほかのオオムギ・ハダカムギと同様に着色はないが，少しずつ呈色していく。通常の栽培であれば5月上旬に他の系統と区別がつくようになる。ただ，遺伝的に「糯性」と「紫色」の形質は分離しており，紫色の穀粒や穂が必ずしも「糯性」となるわけではない。

愛媛県東温市の有限会社ジェイウィングファーム社(TEL.089-964-4190)と，育成権を有する独立行政法人農業・食品産業技術総合研究所の間で種子の販売に関する許諾契約を締結しており，ジェイウィングファーム社で種子を購入することができる。ジェイウィングファーム社では栽培だけでなく，ダイシモチの加工も行なわれている。現在，愛媛県を中心に，香川県，徳島県，岡山県，広島県，埼玉県，茨城県，宮崎県での栽培の実績がある。また雪害，耐凍上害には弱いものの，岩手県盛岡市でも一定の収量が得られた実績がある。

ダイシモチは秋播性程度がVなので，四国地方で

は3月上旬までの播種であれば出穂するが，それ以降の播種では止め葉が出ず，出穂しないまま座死してしまう。出穂するためには，10℃以下の低温に約1か月間さらすことが必要な品種である。

(柳沢貴司)

●伝統的な品種，地方品種

ハダカムギでは，1937(昭和12)年に長崎県農試で育成された御島裸(御厨×島原裸)は，もっちりとした味噌の食感にこだわる地元麦味噌メーカーの需要に支えられ，現在でも長崎県で奨励品種となっている。秋播型で，早晩性は晩生。また，ヒデノハダカ(赤神力×佐賀裸1号)も1957年に鳥取県農試東伯分場で育成された地方品種である。播性程度はⅤの秋播型で，早晩性は早生。粒が硬く，もろみ味噌への固定的な利用があり，現在も愛媛県で奨励品種として採用されている。

オオムギには古くから糯性の系統があることが知られていた。日本では瀬戸内地方を中心に西日本各地で栽培され「糯ムギ」「ダンゴムギ」などと呼ばれ，祭りの日などに糯米の代わりに神事などで利用されていた。また在来種の糯性系統は，穎(えい)が容易にはずれる裸性である。さらにそのほとんどは穀粒や成熟した穂や麦稈が紫色を呈する。これは他の系統と目で見て容易に区別できるために紫色の種子が残されたと考えられている。しかし，こうした在来の糯性系統の多くは晩生で長稈，しかも低収なので栽培特性に優れているとはいえず，現在ではほとんど栽培されていない。

(柳沢貴司)

栽培法と品質

加工適性の優れたオオムギをつくるためにはムギを健全に生育させ，品種特性を引き出すことが肝要である。

●湿害と品質

オオムギはコムギに比べて耐湿性が弱く，暗渠(通常暗渠，弾丸暗渠)，明渠の設置，排水口の確保などの排水対策が収量・品質の高位安定化には不可欠である。暗渠施工についてはシートパイプ暗渠工法，フォアス工法(地下灌漑方式)など新たな手法が広がってきている。また，従来は個別に行なっていた耕耘・うね立て・播種という3つの作業を一工程で行なう「耕うん同時うね立て播種」などの，湿害軽減に有用な栽培法も検討する必要がある。

●タンパク質含量と品質

食用オオムギで問題となる硝子粒は，高タンパク麦で多く発生する。しかし，麦茶用ではタンパク質含量が高いほうが香味豊かであり，評価が高い。また，加藤らによると，$β$-グルカン含量はタンパク質含量と正の相関があり，機能性成分である$β$-グルカンの富化という点からは高タンパク麦は有利である。

浦野らによると，ムギ類では生育後期(特に出穂以降)に吸収される窒素が，穀粒の高タンパク化に効果的に作用することが知られている。また，ビールオオムギでは湿害により根系の発育が劣った場合には低タンパク化するケースが多い。

●播種・収穫の時期と品質

地球温暖化の影響により，麦作期の気候変動が大きくなってきている。極端な早まきは凍霜害，ビール用品種では側面裂皮などの被害粒の多発を招く一方，遅まきでは穂数が確保できず，収量が上がらない。また，極低ポリフェノールオオムギはいずれも穂発芽しやすいため，収穫期の降雨に注意し，成熟程度，予想雨量に応じて早刈りを行なうことも必要である。逆に，ビール用品種では十分に成熟させる前の早刈りでは発芽勢が落ちて，規格外麦となることに注意する。

●病害と品質

赤かび病　人畜に対する毒素を生成する病害であり，その防除は加工利用上，特に重要である。いずれの品種とも適期防除が欠かせないが，特に六条オオムギは耐病性が劣るため注意が必要である。一般的には開花期(穂揃い期)と葯殻抽出期(おおむね開花2週間後)の防除が必要である。赤かび病の発生は降水量，浮遊菌濃度などにより大きく左右される。出穂期以降は各県，JAなどによる防除情報に注意する。

縞萎縮病ほか　抵抗性品種の利用が最も有効な対策である。

うどんこ病に対してはビール用品種の多くが抵抗性であるが，六条オオムギは罹病性の品種が多く，適期防除が必要である。斑葉病，黒穂病などは種子消毒による対応が重要である。

(長嶺 敬)

オオムギ

加工品とその特徴

●おもな加工品

オオムギは粒食(麦飯)、粉食(だんご、菓子など)、醸造(ビール、焼酎、味噌)など多様な食品への加工が可能な素材である。また、土地利用型作物、とくに転作対応作物としては栽培しやすく、コムギに比べて収穫期も早いため夏作物と組み合わせやすい特徴もあり、地域の実情にあわせた展開が可能である。

【粒としての一次加工と利用】

粒として食用に利用するために、オオムギを精白した丸麦、挽いて割った挽き割り麦、丸麦を熱蒸気で加圧して平たくした押し麦、精白した麦を縦に割り、さらに精白した白麦があり、粒食の利用に供されている(写真4)。丸麦は、やわらかくなるまでの加熱時間がやや長くかかり、仕上がりもかためになるが、よく噛むことで白米にはない甘味を味わうことができる。

皮麦と裸麦では搗精程度に差異があるが(搗精歩合：皮麦55%、裸麦60%程度)、その他の特性に違いはない。皮・裸性よりも、品種による違い(糯性や粒の硬軟質性、褐変のしやすさ)が大きい。

【粉としての加工と利用】

粒食利用や各種醸造利用のほか、大麦粉・はったい粉としての粉体利用、β-グルカンなどの成分を抽出しての利用がなされている。

大麦粉は搗精麦(搗精歩留り：70〜80%程度)を製粉してつくられる。大麦めん、パン、菓子などに利用されるが、大麦粉は加水混捏しても、小麦粉のようなグルテンタンパク質ネットワークは形成されないため、生地がもろい。そのため、めんやパンへの加工には小麦粉あるいは抽出グルテンと混合して利用する必要がある。

小麦粉では薄力粉が使われるクッキーなどの菓子、お好み焼き粉、てんぷら粉のような用途に、大麦粉は使いやすい。ただし、一般的な大麦粉は食物繊維が多く含まれているため吸水率が高いことや、加熱褐変することを考慮して利用する必要がある。

抽出大麦β-グルカン粉は、各種食品の機能性成分の強化資材として市販されている。

新たな商品開発にあたっては、ライムギ、オートムギ、コムギなど他の麦種の加工利用法を参考にするのもよい。

【伝統的なオオムギ粉加工品】

昭和初期までみられた伝統的なはったい粉(麦こがし・こうせん)の製法は、日本の食生活全集『聞き書 埼玉の食事』(農文協)によると以下のようである。

「大麦を籾のついたままほうろくで炒り、冷めてから、両手でもんで籾をとる。これをひき臼でひき、ふるいでふるう。ふるいを通ったものは、なめらかな粉になっているが、ふるいに残ったものは粗いので、またひき臼でひいてふるう。これを何回か繰り返す。籾から炒ってつくったものは、精白した麦を炒ってつくるより、粉がなめらかにできる。なめらかになった粉に、砂糖を入れて食べる。年寄りから子どもまでが好んで食べる、甘いおやつである。」

はったい粉の食べ方を写真5に示す。

同様に水あめについても『青森の食事』に見ておこう。

「大麦を水につけ、水を切って芽を出させる。それに砕け米をふかして合わせ、お湯を入れてかき混ぜる。数日で甘みが出るとざるでこし、ゆっくり煮つめる。ざるに残ったものをはぎり(底の浅い桶)に入れてもみ、同様にして二番煎じのあめをつくる。あめが糸をひくようになるには、朝から夜まで弱火で煮なければならないので、よく年寄りが火の番を

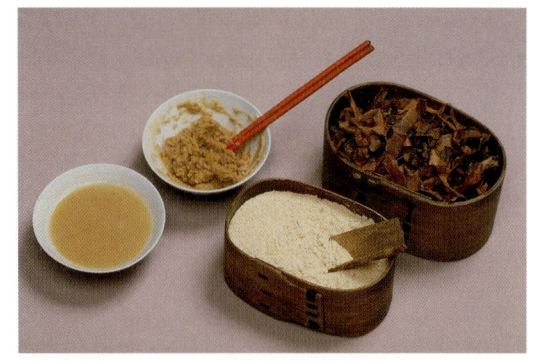

写真5) はったい粉と伝統的な食べ方(愛媛県) [写真：千葉 寛]
左から、はったい粉をどろりと溶いたもの、捏ねたもの、はったい粉、甘みをつける干した柿の皮

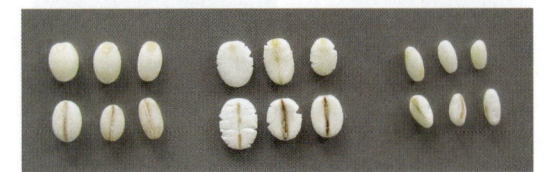

写真4) 搗精加工法の異なる粒食用食材
左：丸麦、中：押し麦、右：米粒麦

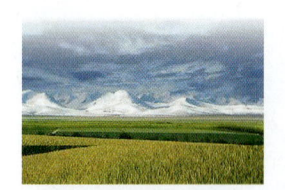

写真6)
チベット高原の
ハダカムギ畑

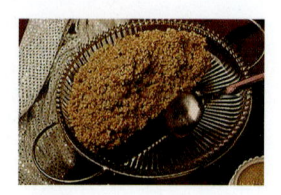

写真7)
甜醅(ティエンペイ)

する。できたあめはもちにつけて食べる。」

(長嶺 敬)

● 海外での加工・利用に学ぶ

【中国でのハダカムギ栽培地域】

中国における主なハダカムギの栽培地域は，チベット自治区，青海省，四川省西部の山岳地帯，甘粛省の南部や雲南省・貴州省などの高原地帯である。とくにハダカムギは，チベット自治区の穀物栽培面積の約62%を占めており，穀物生産の約57%で，年間60万tほど生産されている。このように，ハダカムギはチベットにおける最も重要な農産物になっている(写真6)。

1970年ごろ，上海市や江蘇省などでもハダカムギが大規模に栽培されていた。その当時，コムギ，オオムギ(皮大麦)とハダカムギ(裸大麦)は"三麦"と称され，主要な穀物であった。しかし，ハダカムギは，湿害や赤かび病菌などに弱いため，1970年以後栽培が徐々に減り，今ではほとんど見かけなくなっている。

ハダカムギの品種は野生から自然に進化してきたものが多いので，中国で栽培されている品種の数だけでも非常に多い。チベットのみで栽培されている品種の数だけでも600種を超えている。中国以外に，インドやネパールの高原地帯でもハダカムギが生産されているが，主に家畜の飼料であり，ほとんど食用にされていない。

【チベットでの裸むぎ利用】

裸むぎはチベット族にとっては王食であるため，裸むぎの料理もチベットの民族色の強いものである。主食である糌粑(ザンパ，麦こがしのような食べ物)から飲料，菓子，酒まで，すべての原料が裸むぎである。

甜醅(Tianpei，ティエンペイ)　アルコール含量の低い「甘い固体発酵諸味」のような食べ物である(写真7)。裸むぎの粒をよく洗浄し，火を通して，表面に亀裂が現われるまで煮る。これを取り出して冷やした後，大麹(おおこうじ，カビも酵母も乳酸菌も入っている複合麹)を入れて混ぜる。そして，この粥状のものを釜に入れて，室温に保持して3〜5日間自然発酵させるとできあがる。その味は甘くて涼しく，夏には気持ちをすっきりさせることができるが，冬はアルコールで体を温めるものになる。チベットおよび青海省，甘粛省などの住民に特に好まれる。

菓子　裸むぎ製の麦索児(Maisuoer，マイソル)が挙げられる。食料が不足していた時代に，まだ青く成熟していない実を利用してつくった食品である。未熟で青い裸むぎをよく選別し，塩水に浸漬してから，蓋をした鍋で煮る。そして，外側の皮を揉んで取り除き，石臼で気長に挽く。これにニンニクや熱いラー油をかけると，美味しく食べられる。

糌粑(Zanba，ザンパ)　裸むぎでつくる糌粑は，チベット族の主食である。炒った裸むぎを粉にし，これに湯を少し入れて混ぜ，にぎって固める。そのまま食べられるので簡単である。写真8は，チベット族の主婦が裸むぎを炒めているところである。裸むぎを炒めてから，皮と一緒に粉にする。この粉に酥油茶(スーヨウ茶，Buttered-tea，バター茶)，砂糖やヤクの乳などを入れ，茶碗を回しながら手を同じ方向に動かして粉を混ぜ，粉の水分を均一にする。粉が簡単に丸められるようになったらできあがりで，そのまま食べる。

炒った裸むぎでつくったザンパは，袋に入れて保

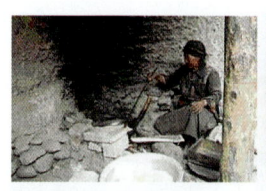

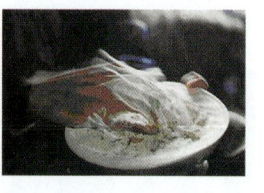

写真8)
裸むぎを炒めて糌粑(ザンパ)をつくるチベットの女性
炒った裸むぎを粉にして湯を少し加えて混ぜ，握って固めて食す(右)

オオムギ

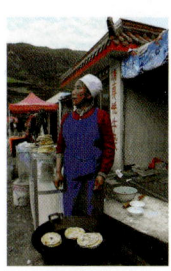

写真9)
餅(ビン)を売る女性
道端の売店で売っている様子(中国四川省)

存する。食べたい時に、少し取り出してバター茶などを入れ、団子をつくるとすぐに食べられるため、遊牧民族にとってはとても便利な食べ物である。一部の地方では、裸むぎとそら豆を混合してザンパをつくることも多い。

餅(ビン) 写真9は、裸むぎの粉でつくった餅(ビン)を道端の売店で売っている様子である。四川省の有名な観光地である「九賽溝」の道端ではこの餅が良く売られていて、観光客にも人気がある。この餅は、裸むぎの粉に小さく切った小ネギを入れて厚鍋で焼いたもので、食感も香りもなかなか良いものである。

青稞酒(チンクージュー) 裸むぎの利用というと、酒がその主役である。裸むぎを原料にした酒は「青稞酒」と呼ばれる。「青稞酒」は、約400年前の明朝末期につくられ始めたとされ、アルコール濃度が42~46％の蒸留酒で、チベット族であれば毎日飲まなければすまない酒である。正月や祝いの時に飲んだり、その時の土産としても欠かせないものである。

青稞酒の生産プロセスは、まず原料の裸むぎを洗浄したのち蒸煮し、これに麹を添加してもろみを固体発酵させる。発酵が終わったら、もろみを蒸留し、これを3年以上熟成させたのち、調製・仕上げろ過をして、瓶詰・包装して製品としている。

前出の甜醅は、アルコール濃度の低い「もろみの状態」の青稞酒の一種といえるが、裸むぎの穀実も一緒に食べるので、田舎の伝統食品ともいえる。これに対して、青稞酒は大規模な生産施設でつくられるアルコール飲料である。このように、裸むぎはさまざまに工夫され、商品化されている。

青稞酒の主な生産地は青海省と雲南省であり、チベット自治区では大規模な製造工場はまだない。なかには、年間5万tの青稞酒を生産している会社もあり、地域保護製品に認定されるほど有名なブランド商品になっている。

写真10左は、原料の裸むぎが発酵槽の中で固体発酵されているところで、右は、青稞酒の蒸留工程である。

その他 裸むぎの栄養特性と機能性が近年認識されるのにつれて、裸むぎを原料にしたラーメン、栄養粉末などの製品も増えている。

(李再貴・石谷孝佑)

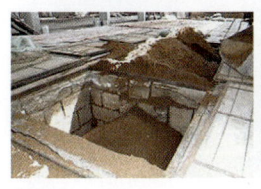

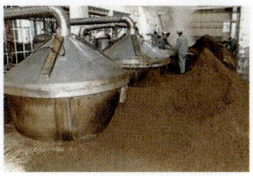

写真10)
裸むぎ酒づくり
左は固体発酵させているところ、右は蒸留工程

調理での活かし方

調理素材としての特徴

オオムギには、カワムギとハダカムギがあるが、調理上の特性には差がなく、どちらも同じように利用できる。麦飯における「粘り」「硬さ」「炊飯後の褐変しやすさ」などの違いは、カワ・ハダカの差ではなく品種によるものが大きい。

●粒食としての特徴

調理には丸麦押し麦、白麦、米粒麦などが使われる。米のような粘りはほとんどなく、ぷつぷつした食感が特徴である。米に混ぜて麦飯として食べられることが多いが、精白の過程で麦粒の40~50％が削り取られているため、気になるにおいや味がなく、いろいろな料理に幅広く使うことができる。精白の過程で糠が除去されるため、洗わずに使用できる。そのままスープやカレーの具材として煮込んだり、ゆでてサラダやひき肉料理に入れたりしてもよい。丸麦は煮えにくいが押し麦や白麦は、加熱した後圧力をかけて挽いてあるので火の通りが早い。吸水性が高いので、麦飯にする場合は水加減を多くし、30分程度浸水させ、蒸らし時間を長めにとるとよい。

●粉食としての特徴

オオムギのタンパク質は、コムギと違い、グルテンを形成しないため粘りがない。大麦粉をパンにすると膨らまないので重い感じのパンになり、麺はつ

穀類・雑穀

ながらずに切れ切れになる。そのためパンや麺にするには、小麦粉やグルテンを添加する必要がある。江戸初期の料理書『料理物語』にある「ムギ切り」は大麦粉の麺で、そば切りと同様の製法が記されている。

市販の大麦麺は大麦粉（30％以上）に小麦粉（70％以下）を混合したもので、なめらかな食感がある。小麦麺より食物繊維やポリフェノールを多く含むため、栄養面からも利用が高まっている。

●購入時の見分け方と保存法

加熱処理をしてつくられる押し麦は、保存状態が悪かったり保存が長期間に及んだりすると褐変しやすいため、短期間に使いきれるだけの量を買う。購入する際には、全体的に薄く茶色みを帯びたものは避ける。なお、湿気や虫害を防ぐため、密閉できる容器に入れて、直射日光を避けて冷暗所に保存する。開封後は早めに使い切る。

基本調理とポイント

基本調理には、主食としての「麦飯」「麦がゆ」、粉体利用で「麦粉菓子」がある。

【麦飯】

米飯のような粘りがないため、パサパサした食感の飯になる。押し麦、白麦、米粒麦など好みのものを、白米に2～3割混ぜて炊くほうが食べやすい。吸水率が大きいので、加える麦の分量に応じて加水量を多くし、30分程度おいてから炊く。炊き上がり後はゆっくり蒸らすことが、ふっくら仕上げるコツ。①米を洗い、米の量に応じて水加減する。②麦を加える（洗わなくてよい）。③麦使用量（g）の2～2.2倍の水（ml）を加える。④軽くかき混ぜ、30分程度おいてから炊飯する（写真11）。

【麦がゆ】

好みの麦（押し麦、白麦、米粒麦など）に、麦重量の5～6倍の水を入れ火にかける。沸騰後、弱火で30分程度加熱する。米がゆと同様に、塩を入れて加熱してもよい。長く加熱しても米がゆのように煮崩れることはないが、時間がたつと吸水して膨らみ、食感が変わる。

【麦粉菓子】

はったい粉に熱湯を加えて練り、そのままか砂糖をまぶして食べる。はったい粉は、煎ってあるため、湯を加えただけで香ばしい。

おすすめの一品

【あまがし】

あまがしはオオムギの入った緑豆のぜんざいで、端午の節句に子供の健康を祈って食べられる沖縄の郷土料理である。押し麦のとろみと緑豆澱粉の食感が独特で、冷やしてもおいしいので夏にもよく食べられている。緑豆のほかに金時豆などを加えてもよく、最後に白玉団子を入れてもよい。古くは麦の麹に米麹を混ぜ、2～3日発酵させてつくられた。

材料（4～5人分）　緑豆（小豆）1/2カップ、押し麦50g、水1,000ml、黒砂糖2/3カップ。

つくり方　①緑豆を2～3時間水につけた後火にかけ、沸騰したら一度ゆで水を捨てる。②押し麦も30分程度水につけておく。③鍋に①②と水を加えて加熱し、沸騰したら弱火で30分程度煮る。④砂糖を加え、溶けたら火を止めて甘みを含ませる（写真12）。

【麦とろ】

オオムギを米に混ぜて炊飯した麦飯に、すりおろしたヤマイモや、これに出し汁や卵を加えたとろろ

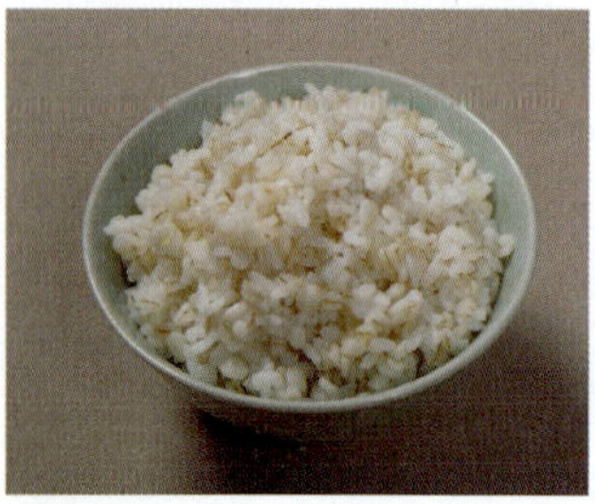

写真11）
麦飯（宮崎県）［写真：岩下 守］
ハダカムギを押し麦にして米に半量加えた麦飯

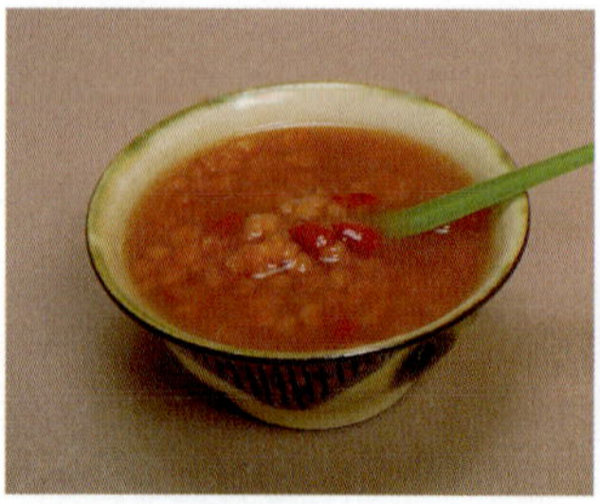

写真12）
あまがし（沖縄県）［写真：嘉納辰彦］

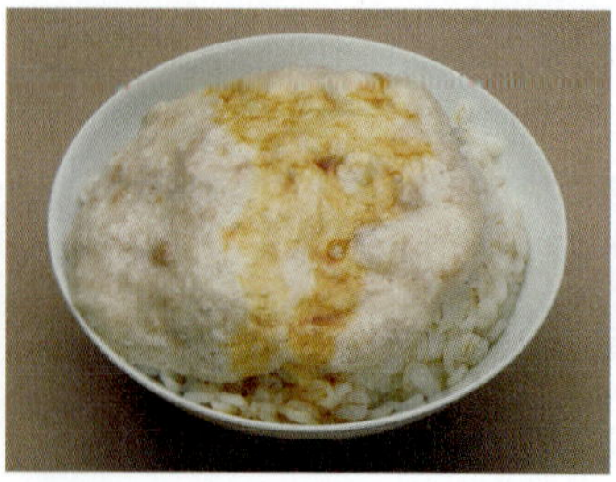

写真13）
麦とろ（滋賀県）［写真：小倉隆人］

オオムギ

写真14）大麦入りミネストローネ［写真：瀬尾弘子］

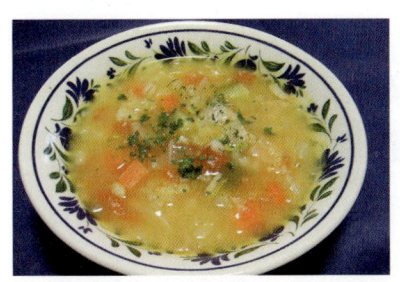

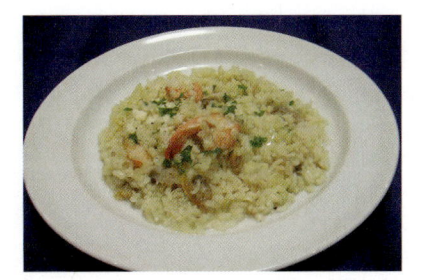

写真15）大麦リゾット［写真：瀬尾弘子］

汁をかけたもの。麦に粘りがないためぱさついた飯になるが，ヤマイモの粘性で包み込むようにして食べるので，麦，米の両者の食感が楽しめる（写真13）。

【大麦入りミネストローネ】

ヨーロッパ各地には素朴な野菜のスープにオオムギを入れたものが多く見られる。野菜は何を入れてもよく，鶏や豚の塊肉を入れてカレーのようにしてもおいしい。オオムギの食感がスープによく合うので，材料や味付けを変えていろいろ試してみるとよい。

材料（4～5人分）　押し麦（または白麦など）50g，タマネギ1/2個，ニンジン1/4本，セルリ1/2本，ズッキーニ1/2本，トマト2個，ベーコン2枚（ほかにナス，ジャガイモなど），オリーブオイル大さじ2，ニンニク1かけ，ローリエ1枚，固形スープ1個，水4カップ，塩・コショウ，パセリ，万能ねぎなど適宜。

つくり方　①材料はそれぞれ1cm角に切りそろえる。②鍋にオリーブオイルを熱し，みじん切りにしたニンニク，ベーコンを炒める。③その他の野菜を加えてしんなりするまで炒めて，水，オオムギ，ローリエ，固形スープを加え野菜が柔らかくなるまで煮込む。④塩・コショウで味をととのえる（写真14）。

【大麦リゾット】

オオムギは加熱しても粘りがでないため，水で煮込んでもさらりとした仕上がりになる。

材料（4～6人分）　オオムギ（丸麦）2カップ，エビ（中）8尾，アサリむき身40g，スープ800ml（サフラン少量を入れて黄色にする），タマネギ80g，白ワイン大さじ3，サラダ油大さじ3，塩・コショウ，パセリのみじん切り少量。

つくり方　①オオムギはよく洗い水気を切る。②エビは頭，殻と背綿を取り塩・コショウで下味を付ける。アサリは水洗いしてザルにあげて水気を切る。タマネギはみじん切りにする。③温めた厚手の鍋に半量のサラダ油を入れてエビ，アサリを炒める。エビの周囲が少し赤くなったら白ワインをふりかけ，エビとアサリを取り出す。④同じ鍋に残りのサラダ油を足し，タマネギがしんなりするまで炒め，オオムギを加えて炒める。つやが出たらエビとアサリを戻し，スープを注ぐ。沸騰したら弱火で20分程度煮て塩・コショウで味をととのえる。汁気がわずかに残る程度で火を止め，器に盛り，パセリを散らす（写真15）。

（瀬尾弘子・小口悦子）

穀類・雑穀

ソバ

和名：ソバ
学名：*Fagopyrum esculentum* Moench
英名：buckwheat
地方名・別名：—
分類：タデ科ソバ属
原産地：中国雲南省西北部の山岳地域
わが国への伝来時期：紀元前には日本に渡っていた
主な産地：北海道，茨城，長野，福井，福島，栃木，山形
出回り時期：新ソバは北海道産が9月下旬，長野や茨城は11月中下旬，九州では11月下旬～12月初旬。玄ソバは低温貯蔵し周年出荷

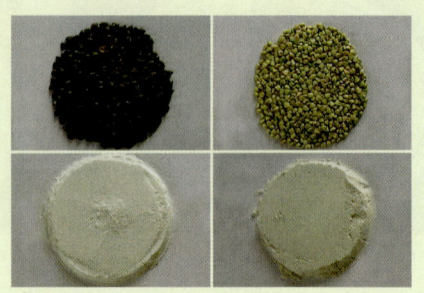

ソバ粉の種類。上左：玄ソバ，上右：丸抜，下左：更級粉，下右：並粉［写真：日穀製粉(株)］

食材としての特徴

原産・来歴と利用の歴史

ソバの起源地については諸説あったが，現在は京都大学の大西近江らの研究によって中国雲南省西北部の山岳地域に自生する野生祖先種に起源したと考えられている。世界的にみると，ソバの主要な産地はロシア，中国，ウクライナ，カザフスタンであり，その他の多くの国でも栽培されている。いくつかの国では全作物栽培面積の3％を超える主要作物となっている。フランスやポーランドなども主要生産国である。生産されたソバが国際貿易として取引されているのは中国，カナダ，アメリカ産のソバに限られている。

ソバの近縁種であるダッタンソバ(*F. tataricum*，苦ソバ)は国際的な貿易にはならず，ほとんどが自国で消費されている。主な生産地は中国，ブータン，北インド，ネパールである。

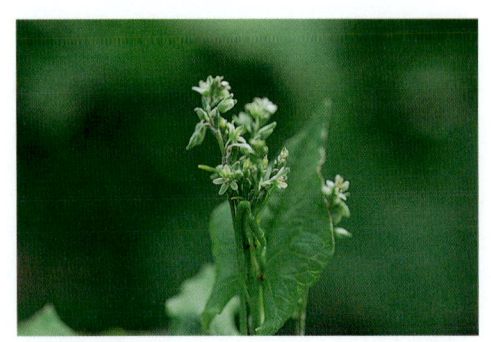

写真1）ダッタンソバ

日本におけるそば食の最初は「そば米」の形であったと推定される。これを米や他の雑穀と混ぜて炊く「そば飯」や「そば雑炊」，あるいは単独で食べる「そばがゆ」のように調理して，食べていたのであろう。次にそば粉食となるが，粉食は石臼で挽いてはじめて可能となるため比較的新しい時代と考えられている。そば粉食の原型は「そばがき（かいもち）」である。「そばがき」をもちにしたものが「そばもち」，これを炉の灰に埋めるなどして蒸し焼きにしたものが「そば焼きもち」である。

その後，今でいう「そば切り」が登場する。そば切りについては多数の著作があるのでここでは触れないが，各地でさまざま工夫がされており，各地の特産物と合わせて「そば切り」が食べられている。日本における食形態は多様であるが，基本的には粒食とめんである。

粉を使った菓子も国内各地に数多く存在している。そば粉を入れた「どらやき」や「ビスケット」，そば粉とそば粒を入れた羊羹などじつに多様であり，ソバのもつ風味をよく生かしている製品も多い。ただし，「そば粉，そば粒」を入れることの必然性に首をかしげたくなる製品もないわけではない。ソバを入れることによる「健康」や「素朴さ」というイメージアップをねらうことと，ソバのもつ風味を生かすことは分けて考えなければならない。

特徴と栄養・機能性
●食材としての特徴と活かし方
＜利用部位と利用形態＞

ソバの利用部位・形態をまとめると表1のように

ソバ

表1) ソバの利用部位と形態

部位	利用形態	加工形態	加工・利用	
子実	全粒	蒸す・乾燥	粒食	そば米
		焙煎	茶	そば茶
		挽割り	かゆ	そばがゆ
	粉	粉末	めん	押出しめん,そば切り,パスタ
			練り物	そばがき
			パン	そばパン
			菓子	そばぼうろなど
			ソーセージ	
			醸造	
種皮			ソバ殻	ソバ殻枕
茎葉	地上部全草		野菜	
	もやし		野菜・着色料	そばもやし
	地上部全草	抽出	薬品(ルチン)	
花	蜜		蜜	そば蜜
			ビール	そばビール

なる。利用部位としては、子実すなわちソバ粒、その種皮(ソバ殻)、茎や葉、花蜜に分けられる。

利用形態としては、子実は粒のままでの利用と製粉に大別される。全粒には、そば米、そば茶があり、挽き割りしてそばがゆとして食べる。製粉したものは代表的な利用形態であるそば切り、そばがきのほかに、パンあるいはクッキーなどじつにさまざまな使われ方をしている。

種皮は副産物として、古くからソバ殻枕に使われる。ソバ殻からアルカリによって抽出される褐色色素はpHにより色調が変化するが、中性領域では熱や光に安定で、食品の褐色系着色料や繊維の黒色染料として利用可能であることが示されている。しかし実用化はこれからの課題である(長野県工業試験場)。

茎や葉はそばもやしのように野菜としての利用がある。近年では、ソバ茎葉に含まれる機能性成分のルチンに注目が集まり粉末添加剤としての利用も増えている。

<ソバ子実の利用―製粉>

【ソバ子実の構造と製粉工程】

玄ソバは黒褐色の果皮あるいは外皮(ソバ殻)に包まれており、それをむくと、内部に薄緑色した種皮あるいは内皮(甘皮)に包まれた子実がある。子実は種皮、胚乳部、S字状の子葉部(胚芽)から構成されている(図1)。

ソバの製粉工程の第1段階は精選工程で、粒度の選別をしたり、夾雑物を取り除いたりする工程である。第2段階は研磨工程であり、第3段階から製粉工程となる。

ソバの特徴として脱皮工程がある。コムギなどと異なり、ソバの場合は外皮(殻)をかぶったまま流通するため脱皮が必要になる。脱皮工程では、まず粒度を揃え、同じ粒度のものを脱皮機にかける。方法としては、従来から行なわれている石臼の間隔をソバ粒よりやや小さめにして分離する方法、ゴムローラーを通す方法、遠心分離機に近い機械で壁面にソバをぶつけて脱皮する方法などがある。

次の段階が製粉である。ソバの製粉方法には主に石臼挽きとロール挽きがあるが、現在では作業効率の面からロール挽きの機械製粉が多くを占めている。機械の種類や工程は同じでも地域や製粉会社の考え

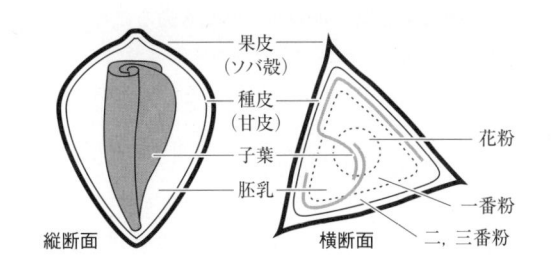

図1) ソバ子実の構造

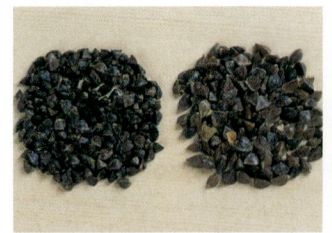

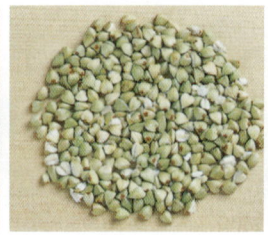

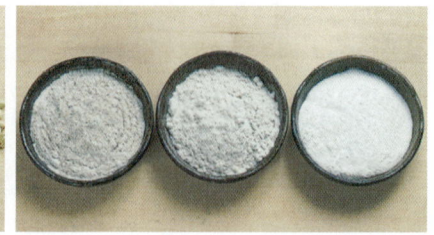

写真2) そば粉の種類[写真：小倉隆人]
左：玄そば　中：玄そばの皮をむいた「丸抜き」　右：そば粉。左：全粒粉(3等粉)，中：並粉(2等粉)，右：更級粉(1等粉)

方で内容は多様である。

基本的に取り分ける粉は，ソバがはじめて割れたときに出てくるハナ粉(打ち粉)，胚乳部だけの1等粉(一番粉，内層粉)，甘皮部分と胚乳部分の2等粉(二番粉，中層粉)，最後に甘皮と外皮が混ざった3等粉(三番粉，表層粉)となる。1等粉と2等粉をさまざまな割合で混合したものが普通粉である(写真2)。ロール挽きでは玄ソバの内側から外側まで何段階にも分けることが可能であり，需要に応じて混合して製品にしている。

【製粉方法と製品品質】

同じ玄ソバでも製粉方法により粉の性質は大きく異なる。そば粉の粗い粒子は約0.5mm前後の水晶のような柱状組織をしており，これに0.1〜0.05mmの微粒子が付着している。挽き方の違いでこの柱状組織の砕け方や微粒子の付着の仕方が変わり，製麺時やソバの食味に影響を与える。

石臼挽きはさまざまな大きさの岩石に微粉末をまぶしたようになる。粉の粒度分布は広く，60メッシュから200メッシュ程度になる。手触りは粗く，握るとしっとりとする。ゆっくり挽くため粉の品質劣化が少ないとされている。

ロール挽きは微粉末の付着が少なく，粒揃いの良い結晶のような粉となる。粒度分布は狭く製粉会社による違いも少ない。手触りはさらりとしている。高速で回転するロールの間を何度も通ることにより熱をもち，香りがとぶきらいがあるとされていたが，水冷ロール製粉のように熱を抑える方式もあり改善されている。

製粉方法の違いと食味の関係は，一般的に石臼挽きのほうがロール製粉より玄ソバの持ち味，特質を保っているとされているが，原料の品質(収穫後期間など)にも大きく左右され，一概にロール製粉が劣るとはいえない。ただし，ロール製粉した粉に石臼挽きの粉をブレンドすることによって全体の風味が向上することも知られている。

石臼の特性については三輪茂夫氏の研究によると，石臼の特性として①粉焼けがないこと，②封じ込め粉砕により香りがとばないこと，③ブレンディング効果があること，④ペンチレーション，⑤一般に角がとれた丸い粒子になること，⑥剪断粉砕効果，⑦石の粗面効果があげられている。

製粉工程の次に問題になるのが，粉の劣化である。どんなに良い粉を挽いても劣化させては仕方がないわけである。玄ソバでは数か月単位で劣化するが，粉になると数日単位で劣化する。挽きたてがソバの命といわれるゆえんである。

●栄養成分の特徴

そば粉には通常12〜13%のタンパク質が含まれており，大麦9%，小麦粉8〜10%，白米6〜8%と比べても穀類ではソバが最高である。タンパク価(アミノ酸組成)を比べると，それぞれ76%，47%，65%であるのに対し，ソバは90%と高く，しかも肉類・乳製品に多く含まれるトリプトファンが多いという特徴がある。また，そば粉100g中には0.5mgほどのビタミンB_1，0.1mgほどのビタミンB_2が含まれている。これらのビタミンは種実中に均等に含まれており，米麦などのようにぬかに多いという偏在はないため，製粉中に損失することが少ないという特徴がある。

ソバが脚気の治療に効果があるといわれてきたのは，このビタミンBが要因である。また，ビタミンB_2は発育に欠かせないもので，欠乏すると口内炎や口角炎を起こしやすくなる。また，ビタミンB群にはコリンがあり，肝臓に脂肪がたまるのを防ぐ働き，肝硬変予防にも効果があるといわれている。

●機能性成分

「機能性食品」の概念が登場して以来，ソバにおい

ては多くの機能性成分が注目を集め，ソバ育種でも高機能性が追究されている。有名なものではルチンやアンギオテオシンI変換酵素阻害能など高血圧症に関与する物質，抗酸化性物質などがある。

【ルチン】

ソバを食べていれば脳溢血になりにくいといわれているが，その主要な成分として知られているのがルチンである。ルチンには血管強化作用をはじめとし，抗酸化作用，鎮痛作用など多くの薬理効果が報告されている。薬としてではなく食生活のなかからルチンを摂取できる機能性食品としてはソバがその代表となる。通常，ルチンはそば粉100g中に約15～30mg，ソバの葉100g中には約100倍の2,000～3,000mg含まれているが，茎根部に比べ葉に多い。ダッタンソバのそば粉中のルチン含量は調査した品種によりかなりばらつきがあるが，その量は多く，ソバの約20～100倍の約400mg～1,500mg程度である。

【アンギオテオシンI変換酵素阻害物質】

鈴木建夫らは，ソバのアンギオテオシンI変換酵素阻害能が穀類のなかではきわめて高いことを報告している。アンギオテオシンI変換酵素とは血圧を上げる働きをもつ酵素であるが，ソバ子実中心部にはこのアンギオテオシンI変換酵素の働きを下げる物質が存在する。穀類のなかではソバの阻害能が抜きん出て高く，他の食品に比べても，日常の食生活で穏やかに血圧を下げる効果をもつ食品であるといえる。

ソバを外層から内層まで細かく分けて製粉すると，外層にはルチンが多く，内層にはアンギオテオシンI変換酵素阻害物質があることが明らかになっている。したがって，田舎蕎麦系のソバではルチンを，更級蕎麦系のソバではアンギオテオシンI変換酵素阻害物質を多く摂ることになる。調理によってルチンは約10%が茹で汁中に溶け出し，アンギオテオシンI変換酵素阻害物質は水に溶けやすく，熱に安定である。

【ソバアレルギー】

機能性成分ではないが，ソバを食材として利用する場合に注意しなければならないのはソバアレルギーである。ソバ種子にはIgE抗体を介した即時性のI型アレルギーを引き起こすアレルゲンが存在し，それはソバ種子に含まれる水溶性貯蔵タンパク質で

あることが解明されている。このタンパク質は加熱や消化酵素にも耐性をもつと考えられるため，そば粉を直接取り扱わなくとも調理，茹で汁などの取扱いにも気をつけなければならない。近年，ソバを利用した食育が各地で盛んに行なわれているが，子供たちにソバ食の楽しさを教えると同時にソバアレルギーの保有者のことを留意すべきであろう。

【抗酸化性物質】

一方，ソバ種子中の抗酸化活性がビタミンEの抗酸化機能から評価され，品種間変異があることが明らかにされている。しかし，抗酸化性に関しては評価方法が確立したばかりであり，今後の解析が必要である。

種類・品種とその特徴

● **おもな種類・品種**

<生態型による品種の分類>

ソバにおいて品質が問題にされる場合，要因のひとつに品種があげられる。産地別の品質に差があるとされるとき，産地の気候などのほかに栽培時期と品種が影響しているといえる。

ソバ品種の最大の特徴は播種期によって開花までに要する日数が著しく異なることである。日本各地の品種を5～6月の長日期に播種した場合，早く開花し，よく実を結ぶ品種と，着蕾が遅れ，茎葉が繁茂し播種後50日ほどでようやく開花するがほとんど結実しない品種とに分かれる。ソバは南北に長い日本において，それぞれの地域の栽培に適応した品種群（生態型）に分化しているといえる。通常は前者を夏型品種，後者を秋型品種と呼ぶ。国内の品種は，おおよそ夏型，中間型，秋型に分類できるが，実際的には連続的であると考えてよい。

夏型品種群は夏秋栽培間で収量差が少ないか夏の長日条件のほうが高い収量を示し，秋型品種群は夏栽培では極端に収量性が劣る。中間型は両者の中間的性質を示す。このように日本のソバ品種の生態型が連続的であることは，別の見方をすれば各地域の栽培体系にあったソバ品種の選定あるいは育成が可能であることを意味する。

同一品種を各地域で栽培した場合の結果が表2である。1980年に全国的に行なわれた試験で，各生態型品種を全国で同時に栽培した結果である。耕種概要に違いがあるため単純に収量性を比較できないが，

表2) 栽培地域と生態型ごとの子実重(kg/10a)

品種 (生態型)	播種月	遠軽	十勝	盛岡	長野	滋賀	徳島	宮崎
牡丹ソバ (夏型)	6月	137	115	205	118	8	11	2
	7月	139	107	116	266	4	23	1
	8月	7	—	125	49	22	93	6
	9月					4	31	43
階上早生 (夏〜中間型)	6月	131	98	215	50	10	9	4
	7月	115	91	163	216	5	8	3
	8月	3	—	150	90	20	93	6
	9月					5	27	53
伊那在来 (中間〜秋型)	6月	49	65	58	185	10	13	0
	7月	38	42	199	282	7	40	1
	8月	3	—	100	147	12	27	3
	9月					4	28	45
信濃1号 (中間〜秋型)	6月	238	76	97	—	4	17	3
	7月	35	73	182	423	11	14	1
	8月	3	—	133	156	11	44	11
	9月					6	33	59
九州秋ソバ (秋型)	6月	36	28	23	—	10	26	2
	7月	11	16	122	—	7	9	2
	8月	2	—	109	107	15	27	40
	9月					27	47	44

注1：結果はすべて昭和55年成績，表中—は収穫なし
注2：遠軽；北海道農試，十勝；道立農試，盛岡；東北農試，長野；信州大学，滋賀；滋賀県農試湖西分場，徳島；徳島県農試池田分場，宮崎；宮崎総農試
注3：そば種苗特性調査報告書(昭和56年，農林水産技術情報協会)より改変

北海道，東北など高緯度地域では夏型品種を6〜7月まきすることで高収量を確保でき，中間型品種も6月まきにすれば高収量が期待できることがわかる。中緯度地の長野では夏型から中間型品種の7月まきが収量に結びついているが，秋型品種を早まきすれば収量は皆無となる。徳島や宮崎など九州では9月まきが可能であり，台風を避けた栽培法において適応するのは秋型品種となる。

<生態型とソバの食味>

ソバの食味については，夏型品種と秋型品種とでは夏型品種の食味・風味がやや劣るとされることが多い。生態型に限れば，北海道の主要品種であり，流通量もきわめて多いキタワセソバは夏型品種となるが，その品質が問題になることはない。生態型によって食味が決められているのではなく，栽培環境によるものであろう。一方，春播夏栽培に適した品種であれば，味に大きな差は出てこないと考えられるが，厳密な試験はされていない。中間型品種あるいは秋型品種を早まきすると，子実の充実は悪くなり，ひいては食味の低下を招くことは確かである。

柴田らにより国内外54品種について春播夏栽培と夏播秋栽培を比較した例があるが，タンパク質は春播夏栽培に比べ夏播秋栽培がやや高い傾向にあり，灰分も同様である。

また，そば粉の色には春播夏栽培と夏播秋栽培とに明瞭な差は認められておらず，製粉歩留りにも差はない。まだ試験例が少なく品種と品質との関係は不明なことが多い。

<既存品種の特性と栽培地域>

現在種苗登録されている品種の特性を表3に示す。生態型の分類は基本的には夏型，中間型，秋型の3種である。先に示したように生態型は連続的なため，夏型を寒冷地型と温暖地型に，中間型を中間夏型と中間秋型にさらに分類することもできる。生態型としては同じ夏型でも，「しなの夏そば」を北海道で栽培するとその能力が発揮されないなど，日長だけではなく開花・結実期の気温など他の環境要因がからむため単純な生態型分類にたよるべきではない。開

表3) ソバ品種の特性

生態型	品種名	来歴	主要特性
夏型	キタワセソバ	北海道農試	果皮色は黒, 1株稔実粒数は少, 粒重およびリットル重は重, 子実品質は良, 粒揃いは整, 1株花房数は少, 脱粒の難易は中である。開花始および開花期は早, 成熟期はかなり早, 生育日数はかなり短, 粉歩留り, 食味, 耐倒伏性は中
	キタユキ	北海道農試	果皮色は黒, 1株稔実粒数は少, 子実千粒重およびリットル重は重, 子実品質は良, 粒揃いは整, 1株花房数は少, 脱粒の難易は中である。開花始および開花期は早, 成熟期はやや早, 生育日数はやや短, 製粉歩留り, 食味は中, 耐倒伏性は中, べと病抵抗性は強
	しなの夏そば	長野県中信農試・1979年育成	暖地向き夏型
	ほろみのり	幌加内町	果皮色は黒, 1株稔実粒数は少, 子実千粒重は重, 1株花房数は少である。開花始および開花期は早, 開花最盛期および成熟期はかなり早, 生態型は夏型, 耐倒伏性はやや強である。「キタワセソバ」および「牡丹そば」と比較して, 主茎長が短いこと, 分枝数が多いこと, 開花最盛期が早いことなどで区別性が認められる
	北海3号	(独)農業・食品産業技術総合研究機構	果皮色は黒, 1株稔実粒数は少, 子実千粒重は極重, 1株花房数はかなり少である。開花始および開花期は早, 開花最盛期はやや早, 成熟期は早, 生態型は夏型, 製粉歩留りは低, 耐倒伏性は中
	キタノマシュウ	(独)農業・食品産業技術総合研究機構	「キタワセソバ」の有限伸育性個体から育成された固定品種。果皮色は黒, 1株稔実粒数は少, 子実千粒重は重, 子実リットル重は重, 1株花房数はかなり少である。開花始, 開花期および開花最盛期は早, 成熟期はかなり早, 生態型は夏型, 耐倒伏性は中
中間〜夏型	サンルチン	タカノ(株)・氏原暉男	果皮色は濃褐〜黒, 1株稔実粒数は中, 子実千粒重は重, 1株花房数は多である。開花始, 開花期および成熟期はやや早
	シマダスカーレット	(株)トモノアグリカ	登熟中の果皮色は赤, 成熟期はやや晩生
	そば中間母本農1号	(独)農業・食品産業技術総合研究機構	完熟粒の果皮色は濃褐, 千粒重は中, 容積重(子実の粒重)はやや小, 生態型は中間夏型, 開花期はやや早, 成熟期はやや早, 耐倒伏性は極弱, 脱粒の難易は中
中間〜秋型	でわかおり	山形県	果皮色は濃褐, 1株稔実粒数は中, 子実千粒重は極重, 1株花房数は少である。開花始, 開花期は早, 成熟期は中, 「最上早生」と比較して, 子実千粒重が重いことなどで, 「階上早生」と比較して, 草丈が長いこと, 果皮色が濃褐であること, 子実千粒重が重いこと, 成熟期が晩いことなどで区別性が認められる
	開田早生	長野県	果皮色は濃褐, 1株稔実粒数は多, 子実千粒重は中である。開花始, 開花期, 開花最盛期および成熟期はやや早, 生態型は中間型, 製粉歩留りおよび耐倒伏性は中である。「信濃1号」と比較して, 草丈が短いこと, 開花最盛期が早いことで区別性が認められる
	会津のかおり	福島県	果皮色は濃褐, 千粒重は中, 容積重(子実の粒重)はやや大, 生態型は中間秋型, 開花期は中, 成熟期はやや晩, 第1次分枝数はやや多, 耐倒伏性は中, 脱粒の難易は中, 果皮率は中, ルチン含量はやや高, 粗タンパク質含量は中
	常陸秋そば	茨城県	果皮色は濃褐, 1株稔実粒数はかなり多, 粒重はやや重, 子実リットル重は中, 子実品質はかなり良, 粒揃いはやや整, 脱粒の難易は中である。開花期は中, 成熟期はやや晩, 生育日数はやや長, 製粉歩留りはやや高, 食味は中, 耐倒伏性は中
秋型	高嶺ルビー	タカノ(株)・氏原暉男	花色が鮮紫赤で秋型の観賞用のかなり晩生種
	信栄レッド	永田栄一	花色が鮮紫ピンクのかなり晩生種
	グレートルビー	タカノ(株)・氏原暉男	登熟中の果皮色が赤で子実千粒重が極重の品種
	とよむすめ	(独)農業・食品産業技術総合研究機構	完熟粒の果皮色は濃褐, 千粒重はやや大, 容積重は小。開花始は中, 開花期および開花最盛期はやや早, 成熟期はかなり晩。第1次分枝数はやや多である。ルチン含量は高
4倍体	信州大そば	氏原暉男	信濃1号の4倍体
	みやざきおおつぶ	宮崎大学	宮崎の在来種の4倍体

注:しなの夏そば, みやざきおおつぶは登録品種ではない

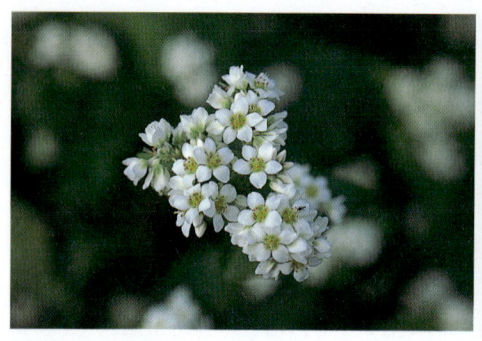

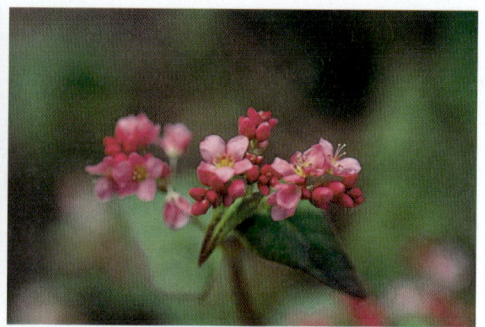

写真3) ソバの花
左：普通ソバ，右：普通ソバ(赤花)

花の日長反応と収量性との関連，品種や栽培環境と「風味」との関係など多くのことが未解明である。

【夏型品種】

夏型品種には北海道など高緯度地帯に適する夏型品種と関東・中部など温暖地に適した夏型品種がある。北海道では早生多収の品種として育成された「キタワセソバ」が現在の主要品種となっている。また，北海道中央部では晩生でも多収の品種が望まれ，栽培の支障になっていたソバのべと病抵抗性品種「キタユキ」が育成され，普及している。さらに「北海3号」や「キタノマシュウ」「ほろみのり」が育成され栽培普及してきている。一方，温暖地における夏型品種の主流は，依然として「しなの夏そば」である。昭和54（1979）年に育成された品種であり，ソバ2期作あるいは高冷地の早まき栽培に適する。

【中間〜夏型品種】

関東向けには「サンルチン」が育成されているが，九州沖縄農業研究センターから「そば中間母本農1号」が育成された。九州沖縄農研では初夏（長日条件）でも収穫できて収量性が高い「春のいぶき」が育成されている。「春のいぶき」は難穂発芽性をもつので，成熟期の降雨にあっても品質の低下がわずかであり，九州地域の新しい特産品として今後作付けの拡大が期待されている。

【中間〜秋型品種】

南東北では階上（はしがみ）早生のほかに「最上（もがみ）早生」が栽培されている。「最上早生」は8月上旬が播種期で，「信濃1号」よりやや晩生である。播種期幅が広く，春まき夏栽培もできる「階上早生」から「でわかおり」が育成されている。北関東の茨城では，「常陸（ひたち）秋そば」が主要な品種となっている。播種期は8月中下旬で10月下旬の収穫となる。ムギ―タバコ―ソバ体系あるいはムギ―ソバ―ムギ体系として利用されている。

「信濃1号」は昭和19（1944）年育成と歴史が古く南東北から九州まで広域で栽培されている。播種期は8月上旬で，広域で利用されているが，理由として播種期や地域に関して広域適応性が高いこと，採種・配布体制が確立していることがあげられる。長野県が育成した「開田早生」は「信濃1号」の栽培が不適な長野県木曽地域の標高1,000mを超える地帯での秋ソバ栽培に適した品種である。「会津のかおり」は福島県育成の品種で，「信濃1号」に代わる多収で製麺性の優れた品種である。

【秋型品種】

秋型品種の最大の特徴は日長反応が強い，すなわち短日要求度が高いことである。わが国のソバはこの秋型品種群から緯度・播種期により農業生態型に分化したといわれ，潜在的遺伝変異に富むといわれている。初霜の遅い地域に適する品種群であり，九州・四国には多くの在来種が存在する。「高嶺ルビー」「信栄レッド」「グレートルビー」はいずれも花色や果皮色が赤色であり観賞価値を重視した品種である。「とよむすめ」は食味・製麺性に優れ，機能成分のルチン含量が高い特徴をもつ。また，これまで育成品種がなかった九州において秋型品種「さちいずみ」が育成された。本品種は，関東地域以西での秋まき栽培が可能で，九州地域では晩播にも適しており，既存の在来品種より栽培期間が短くて多収である。秋に九州に襲来する台風を避けて晩播することにより，さらに既存の在来品種と組み合わせて栽培することで，ソバの安定生産と収穫管理機械の合

理的利用を図ることができるとされている。

【4倍体品種】

　倍数体にすることで頑健性を増し，耐倒伏性を高め，難脱粒性を付与した品種である。これまでに「信州大そば」「みやざきおおつぶ」が育成されている。これらは生育特性の改良のほかに，製麺性が高いことも長所とされている。一方，生育期間が長いこと，歩留まりが劣ること，製粉業者など実需者には製粉効率が悪いことなど欠点も指摘されている。

●伝統的な品種，地方品種

　白い花が満開になったソバ畑は美しく，花そのものが観光資源としての働きをもつ。他殖性のソバは簡単に品種間の雑種ができる。したがって，赤い花のソバを入れたことによって，種子継ぎをして守りつづけてきた在来種がいともたやすく崩壊する危険性を指摘しておく。このことを考慮したうえでの赤い花色のソバの導入は，観光資源として注目に値するといえる。

栽培法と品質

●種子更新と採種

　ソバはイネ・ムギ類と違い昆虫により他個体と交配されて実を結ぶ他家受精作物である。これは品種の維持・増殖，すなわち原々種あるいは原種の維持には大変に面倒な性質となる。近距離の品種は簡単に交雑し，短期間で品種特性が崩壊してしまうことになる。

【圃場の隔離の徹底】

　採種における最大の注意点は隔離の徹底である。具体的には一般栽培用の大量採種には隔離圃場による距離的隔離が適し，方法は同一地域内では同一品種のみを栽培すること，山あいに隔離圃場を設けるなどが必要である。約1km以上の距離が必要と考えられている。また小規模採種の場合には，花粉媒介昆虫を利用した網室隔離が必要である。品種導入に際しては採種体系を確立し，計画的に供給する体制をつくることが重要である。集団でソバ栽培に取り組んでいる地域では隔離採種圃場を独自に設け，3年程度で種子更新している。

【適期栽培】

　ソバの採種・種子更新においてさらに重要な点は，ソバが他家受精作物のため一つの品種中にさまざまな遺伝子型の個体が存在することである。これはソバの適応性の高さの要因でもあるが，イネ・ムギのように純系ではないため，生育環境により次代の遺伝組成が変化しやすいことになる。

　中間秋型品種群を早まきすれば早生個体は十分に結実するが，中間～晩生個体は結実量が減少し，次代では集団として早生化することになる。逆に，短日要求度の少ない個体を含む夏型品種を秋栽培していると早生個体の損失を招く。

【個体数の確保】

　また，採種集団の個体数を極端に少なくすることにより，揃いはよくなるが，生育が弱勢化することもある。これは，血縁の近いもの同士の子孫に現われる他殖性集団特有の近交弱勢が現われるためである。この点でソバ種子更新はイネ・ムギなど自殖性作物と極端に異なる。最低でも100～200個体以上が必要とされている。

●ソバの品質と生産過程

　ソバの品質は栽培した品種の選定を除いても収穫から製粉までのさまざまな過程で影響を受ける。とりわけ収穫から脱穀，調製の過程は，品質の上下を決める重要な過程である。

【収穫・調製】

　手刈りによる収穫作業では，ソバが脱粒しやすいため，刈取り時期の目安が重要で，これは全体の子実に占める黒化した子実の比率である黒化率が70%程度を限度とする。倒伏していない条まきでは刈払い機やバインダーが利用される。刈取り時期は手刈りよりやや早めの60～70%が黒化したときが望ましい。コンバイン収穫では，茎葉の水分が高いと子実の分離が悪く排塵口損失が多くなり，品質の低下にも結びつくため，茎葉が枯死した状態で晴天時の日中の作業が望ましい。

　調製したソバにおいては，萼の剥離による異物混入あるいは収穫物中の石が農産物検査における等級低下の原因のひとつとされている。

　これについては循環型精米機の圧迫抵抗をゼロとして運転すれば，萼が容易に取り除けて品質が向上すること，また唐箕選や粒径選では取り除けない収穫物中の石が，水稲用石抜き機を用いて簡便に除去できること，さらにこれらの機械を利用した一貫乾燥調製システムが品質向上に有効であることも，同じく林久喜により示されている。

【乾燥作業】

乾燥方法と製品品質　ソバは，一般に高温で乾燥すると風味がそこなわれるといわれ，自然乾燥を重視する実需者が多い。しかし，自然乾燥だけでは乾燥効率が悪く，仕上がりが長引くおそれがある。搗立て期間中の降雨や，通風乾燥中のむれはかえって品質の低下を招くおそれもある。30〜40℃のやや低い温風送風乾燥や低温除湿乾燥によって，品質に影響がなく，速やかに乾燥することができる。

乾燥条件と製品品質　乾燥条件と品質の関係の調査においては，製粉性，そば粉の色調，クロロフォルム含量，食味において温風乾燥および低温除湿乾燥は自然乾燥に劣らないことが，及川および吉冨により明らかにされている。ただし，香気成分は常温通風乾燥に比べ，加温30℃では9割程度，加温40℃や搗立てでは半減する。

加工品とその特徴

● おもな加工品

＜全粒利用＞

【そば米】

　四国の祖谷(いや)地方や山形県では古くから「そば米(地方によって名称が多数ある)」を食べている。ソバはイネやムギ類のようにいわゆる脱穀が簡単にはできないため，粒食するためにいくつかの方法がとられている(写真4)。

　基本的にはソバの子実を一度蒸して，柔らかく膨張させ，それを天日などで乾燥させることにより内容物を収縮させて，殻と実の間に隙間をつくり，殻だけ剥ぎ取るという手順になる。

【そば茶】

　そば茶が市販されるようになったのは，1970年代になってからである。そば茶は緑茶や麦茶，玄米茶に比べれば嗜好飲料としてよりは，むしろソバの優れた栄養を生かした健康茶としての意味あいが強い。原料は，玄ソバを蒸してから殻を取り除いたソバの実で，これを焙煎してつくる。そば茶の成分はソバ100％で，ルチンも2mg/100g程度含まれており，しかもタンニンやカフェインなどの刺激性成分はほとんどないため，飲みやすく，睡眠の邪魔をしない。ダッタンソバによるそば茶も市販され始めており，健康飲料として定着してきている。

【酒(焼酎，酒，ビール)】

　ソバを利用した酒では，そば焼酎が有名であるが，近年ソバを原料の一部にしたそばビールやそば酒などがつくられている。

　そば焼酎の歴史は比較的新しく，1970年代はじめに宮崎県や長野県で製造され始めた。一般に焼酎は，まずこうじと水だけで仕込み，酵母を増殖させ一次もろみをつくる。これを酒母として，さらに各種の原料と水を加えて二次もろみを発酵させ，蒸留したものが焼酎である。そば焼酎では，普通一次もろみには米こうじや麦こうじを使い，二次もろみで，砕いたりあるいは全粒のままのそば米を蒸して冷却してから使う。

　そばビールも北海道や長野県など国内各地でつくられている。ビール先進国のアメリカやヨーロッパではソバを原料としたビールも以前からつくられてきた。近年，欧米では小麦やグルテンの消費に伴う病気に対応するグルテンフリー食品や飲料が注目を集めており，そばビールもそのひとつとして生産されている。

【そばこうじによる味噌】

　長野県では，ソバの良好なタンパク質に着目し，ソバをこうじとして用いた味噌製造がなされている。外山らによって，ソバこうじについての詳細な検討が行なわれている。それによると，ソバこうじのα-アミラーゼ活性やグルコアミラーゼ活性は味噌醸造に十分であり，ソバこうじの酸性プロテアーゼ(タンパク質分解酵素)はほかのこうじより高い活性を示し，中性およびアルカリプロテアーゼはほかのこうじの数倍も高い。また味噌の熟成度の指標であるタンパク質溶解率や分解率などはそば味噌がほかの味噌より高く，遊離アミノ酸含量もほかの味噌より高い。さらに，ソバのもつルチンは味噌の醸造過程

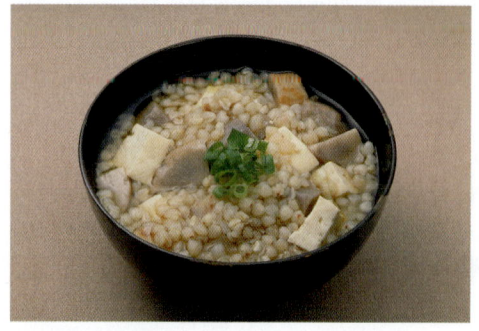

写真4)　そば米の雑煮(徳島県)［写真：小倉隆人］

で分解するが，熟成後30日の味噌においても残っていること，官能検査では色についての評価は低いが，味，香り，組成ではほかの味噌にひけをとらないばかりか，かえって高い評価を受けることなどが明らかにされ，総合ではほかのこうじの味噌に比べても高い評価であることが示されている。

＜製粉利用＞

【めん—そば切り】

そば切りをつくる際のそば粉のこね方には大きく分けて「水ごね」と「湯ごね」の2通りある。これらの違いは，そば粉をつなげる力として，タンパク成分を利用するか，澱粉を利用するかである。

「水ごね」では水まわしの段階で粉（小麦粉とそば粉）にまんべんなく水を含ませて小麦粉中のタンパク成分の粘りを出す。小麦粉のタンパク成分は水を加えるとグルテンを形成し，網目構造をつくり，強い粘性を出すが，熱湯の中では凝固してしまい粘性を出せない。したがってグルテンを利用する場合には「水ごね」が適している。

これに対して，「湯ごね」では熱湯によりそば粉の澱粉を糊化（アルファ化）して粘性をだす。澱粉は水では糊化しないが，熱湯の中では粘性がでて互いにくっつきあう性質がある。「湯ごね」は「水ごね」に比べて力を必要としないため万人向けの打ち方ともいえる。信州そばの生粉打ちとか，高純度澱粉粉であるさらしな粉を打つときにも「湯ごね」が使われる。

【そばによる地域づくりとその事例】

まずいちばん重要と思えることは，ソバが当地域で生産されていること，次に低温貯蔵で品質の劣化を防いでいること，粉が自家挽きであること，水が良いこと，打ち手が良いことがあげられる。すなわち，なによりも提供するソバが一級品であることに尽きる。

さらに付け加えれば，地域そのものが歴史，物語をもっていることは大きな成功要因であろう。また，コミュニティビジネスは地域が活力を取り戻すための力になっていくところに意味があるので，地域にふさわしい大きさの事業を維持することも重要であろう。ただ近年，急速冷凍の技術が発達し，製麺機も改良されて，練るのも，のばすのも，また切るのも人手でやるのと変わりないような動きをするものが開発され，事業規模拡大に対して貢献し得るようになっている。このような条件整備が進むなかで，事業規模拡大とコミュニティビジネスの根源の維持とをはかりながら事業を進展させる方策を練る必要がある。

山都そば　「山都そば」で有名な福島県耶麻郡山都町はそもそも飯豊山信仰の地であり，街道筋にあたっている。山都町宮古地区では「水そば」として打ちたて，茹でたてのそば切りを，近くに湧く名水につけるだけで食べさせてくれる。これもまた，良いソバと良い水があればこそできることであろう。

出石そば　「出石そば」の兵庫県出石郡出石町は，かつての藩主仙石氏が信州上田藩から連れてきたそば打ち職人の歴史と，ソバを白磁の出石焼の皿に盛ってつぎつぎに運んでくるのを特徴とするなど，地域の歴史性とソバ栽培，ソバ加工の歴史を積極的に結びつけている。

富倉そば　長野県飯山市の富倉ではソバのつなぎに山で採れるヤマゴボウ（オヤマボクチ）の葉の繊維を使い（写真5），独特のソバをつくり，富倉そばとして知られている。

へぎそば　新潟県小千谷市でも織物に使っていた海藻のフノリをつなぎとした「へぎそば」が有名である。地域の特性や地場産業などがソバづくりに結びついている例であろう。これらの場合でも，ソバそのものの質が高くなければならないのは自明のことである。

【蕎麦ほうろ，蕎麦板などの菓子類】

京都の代表的菓子でもある「蕎麦ほうろ」は，卵と砂糖を混ぜ，そば粉と小麦粉を篩でふるって，のばした後，型抜きをして天火で焼いたものである。「蕎麦板」もまた京都の銘菓であるが，そば粉と小麦粉に砂糖，卵，蜂蜜を練り合わせて，薄くのばした後，長方形に切り表面にゴマを振りかけてつくる。これ

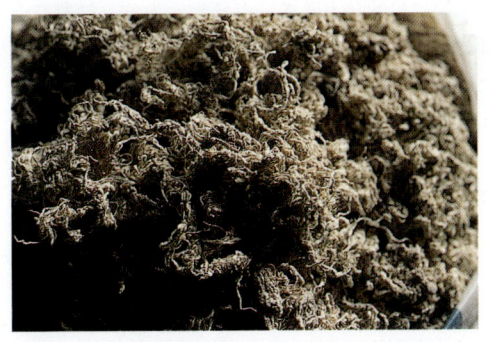

写真5）ソバのつなぎに使うヤマゴボウ（オヤマボクチ）

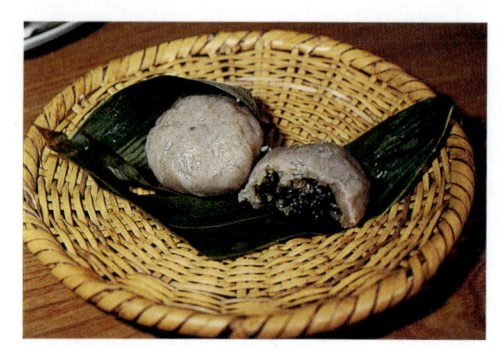

写真6) そば焼きもち [写真：林 久喜]

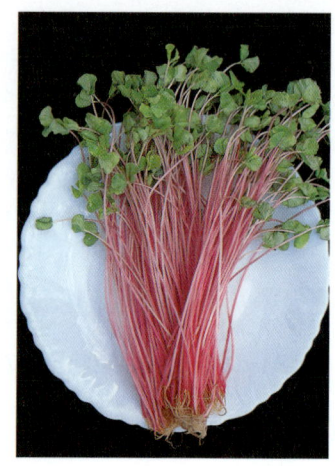

写真7) そばもやし [写真：農文協]

らはクッキー系の菓子ともいえる。

「そばまんじゅう」は蒸し菓子系の代表であり、そば粉と上新粉、ヤマイモ、砂糖などを混ぜて皮をつくり、あんを包み込んで蒸したものである。最近では、そば羊羹、そばカステラ、そばどらやき、そばクッキー、そばプリン、そばアイスクリームなどが開発されている。これらは小麦粉の菓子にそば粉を混入することにより付加価値化をねらったものであろう。

菓子と日常食との中間に、そばもちやそば焼きもちなど伝統的な食べ方がある（写真6）。そばがきからの応用であり、ソバ食のバリエーションであるが、現在ではソバを利用した菓子として食べられることが多い。

<茎葉利用>

【そばもやし】

古くから野菜としても利用されているそばもやしとは、ソバの若芽のことである。江戸時代から料理の材料として珍重され、地方では薬効的風習もあった。

梅雨過ぎに品質が低下し、色が衰えたソバの色を新ソバのような緑がかった色に近づけるため、そばもやしをすり鉢ですりつぶして着色剤として練りこんだ時代もある。この着色剤としては、ソバの葉をすりつぶしたものや粉末も使われた。当時は色落ち、風味の低下を補うものであったが、ソバの葉には多量のルチンがあることを積極的に生かして、ソバ葉粉末を練りこんだ「変わりそば」も考えられる。

そばもやしは、他のもやしに負けないほど栄養的にも優れており、野菜として利用されてきた歴史がある。また、韓国でも古くから野菜としても利用されている。そばもやしをつくるのは簡単であるが、過剰な水分にはきわめて弱く発芽しなくなるので水を少なめにする、温度は20～25℃に保つ、日光に当てるなどが注意点としてあげられる。ソバの黒い殻ははずれにくいが、光を当てることによってはずれやすくなる。

●海外の加工・利用に学ぶ

ソバを穀物として食する国は世界中に数多くあり、その国ごとに発達した食べ方が確立している（図2）。ソバの加工の歴史はまさに「ソバ食文化」そのものである。基本的には標高が高い、緯度が高いなど環境が厳しいところでソバが栽培されることが多いため、小麦粉の代わりにそば粉を利用した料理や菓子類が発達したと考えられる。

【ロシア】

ロシアの人びとにとってソバは伝統的な食品のひとつである。考古学的な研究から、ロシアでは紀元後の初頭には栽培されていた証拠がある。挽割りそばは14世紀にはロシアの主要な輸出品であり、19世紀にはソバの栽培面積は世界のソバ栽培面積の4分の3にあたる400万ha以上に達していた。19世紀の終わり頃から今世紀の初めには、世界的にも集約的な栽培が広がる一方で、ソバの栽培面積は減少したが、それでも現在ロシアの生産高は全世界のソバ生産の3割以上を占めている。

ロシアで最も多く利用されている形態がカーシャと呼ばれる「挽割りそば」のかゆで、栄養価、消化

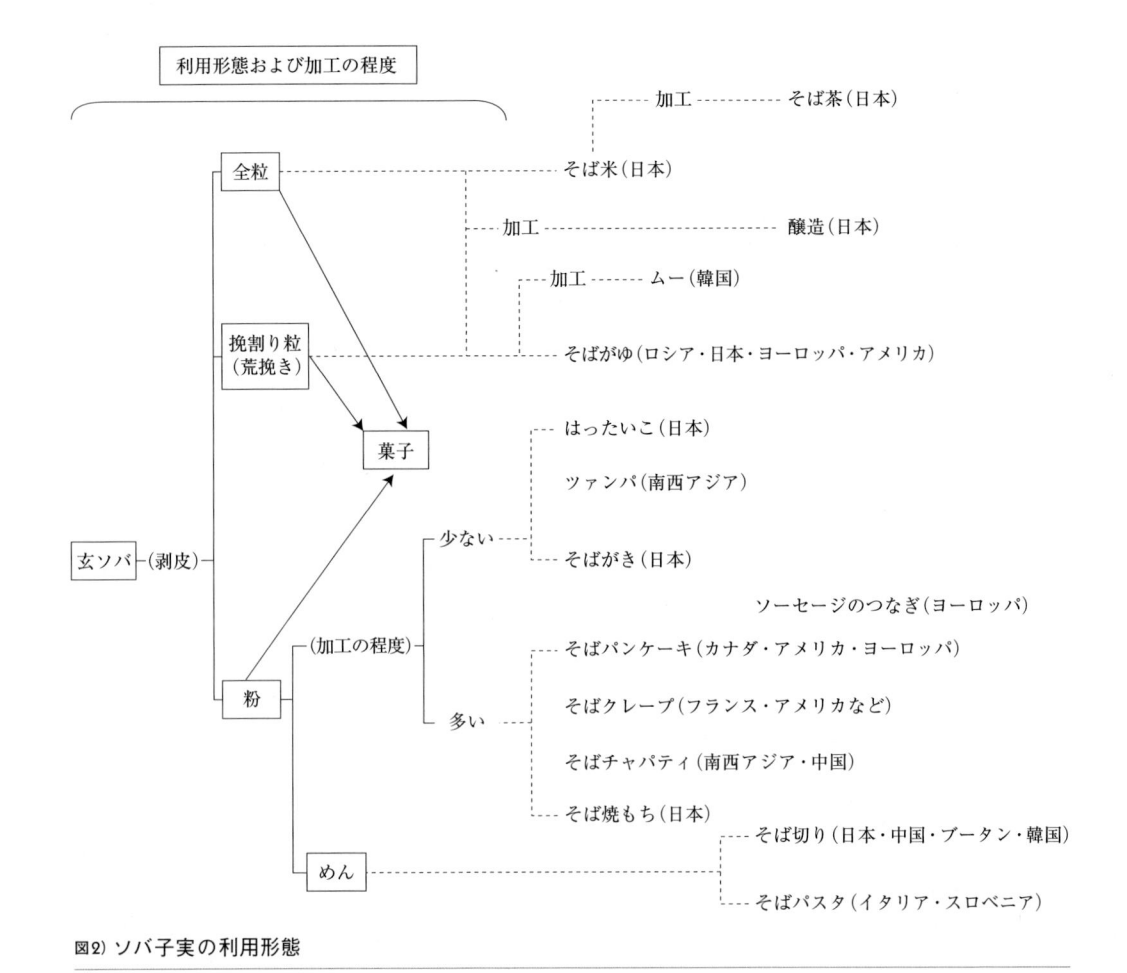

```
利用形態および加工の程度
├─ 全粒 ──── 加工 ──── そば茶（日本）
│         └──────── そば米（日本）
│              加工 ──── 醸造（日本）
├─ 挽割り粒
│   (荒挽き) ── 加工 ──── ムー（韓国）
│         └──────── そばがゆ（ロシア・日本・ヨーロッパ・アメリカ）
│         └── 菓子
│              ├─ はったいこ（日本）
│              ├─ ツァンパ（南西アジア）
玄ソバ（剥皮）
│              少ない ── そばがき（日本）
│                    ── ソーセージのつなぎ（ヨーロッパ）
├─ 粉 ─(加工の程度)─ そばパンケーキ（カナダ・アメリカ・ヨーロッパ）
│              多い ── そばクレープ（フランス・アメリカなど）
│                    ── そばチャパティ（南西アジア・中国）
│                    ── そば焼もち（日本）
└─ めん ──── そば切り（日本・中国・ブータン・韓国）
          └── そばパスタ（イタリア・スロベニア）
```

図2) ソバ子実の利用形態

率，食味などの点でも優れた食品形態といえる。また，そば粉にしてパンケーキ（ブリヌイ）などもつくられている。

【中国】

普通ソバの起源地を抱える中国のソバ栽培の歴史は古く，約1,500年前の『斉民要術』にすでに栽培の記録が残っている。紀元前にはすでに中国の広い範囲で栽培されていたものと推察される。

現在でも中国全土にわたって栽培されているが，なかでも栽培面積が多いのが内蒙古自治区や雲南省である。とりわけ中国最南端に位置する雲南省は，ソバの「ふるさと」として知られ，栽培の歴史も古く，現在でも盛んにソバが栽培されている。普通ソバとともにダッタンソバが多くつくられており，約7割が普通ソバ，残りがダッタンソバである。また普通ソバは「甜蕎麦（てんきょうばく）」とよばれ，ダッタンソバは「苦蕎麦」と称されている。

雲南省でのソバ加工をみると，そばがきを除くと，普通ソバとダッタンソバをあまり明確に区別していない。基本的には，小麦粉や米粉を使った食品と同様な使われ方をされ，「粉」として，広く利用されている。図3は雲南省での利用形態を氏原が分類したものである。家庭料理として「そばすいとん」や「そば羊羹」も日常的につくられているようである。図2と比べても雲南省でのソバの利用形態は，現在の世界各国での利用形態に酷似していることがわかる。

中国全土を見ると，そば粉をめんとして利用することが多いようである。山西省や陝西省では「河漏麺（ホウロウミェン）」などと呼ばれ，多くは押出し式の製法である。内蒙古では伝統的なそば料理としてマカロニ風のそばすいとん「猫の耳」があり，西安では焼きそばとして食べるようである。

【韓国】

韓国には日本でもよく知られている冷麺がある。

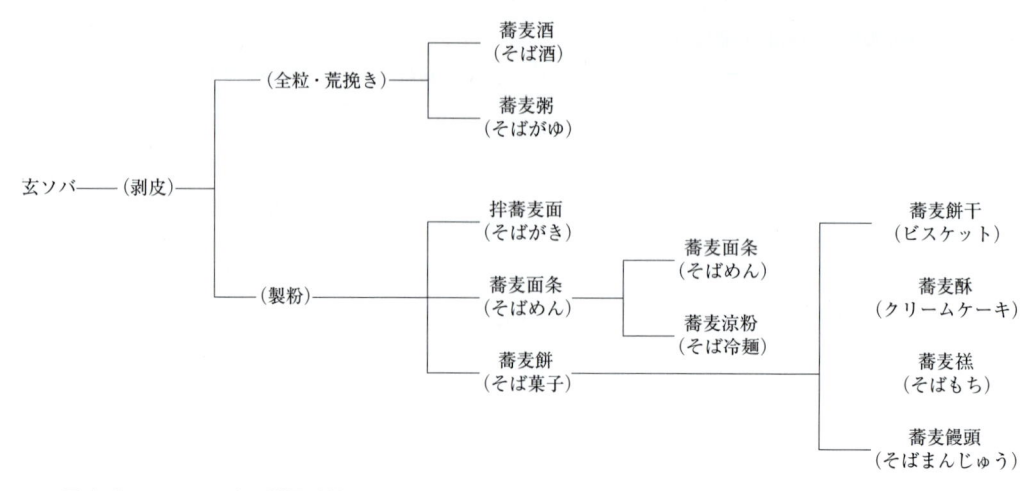

```
                                    ┌─ 蕎麦酒
                    ┌─(全粒・荒挽き)─┤  (そば酒)
                    │               └─ 蕎麦粥
                    │                  (そばがゆ)
玄ソバ──(剥皮)──┤
                    │               ┌─ 拌蕎麦面                              ┌─ 蕎麦餅干
                    │               │  (そばがき)                            │  (ビスケット)
                    └─(製粉)────┤                    ┌─ 蕎麦面条        ├─ 蕎麦酥
                                    ├─ 蕎麦面条────┤  (そばめん)        │  (クリームケーキ)
                                    │  (そばめん)    └─ 蕎麦涼粉        ├─ 蕎麦餻
                                    │                   (そば冷麺)        │  (そばもち)
                                    └─ 蕎麦餅                              └─ 蕎麦饅頭
                                       (そば菓子)                             (そばまんじゅう)
```

図3) 雲南省におけるソバの利用形態 [氏原, 1981より改写]

この冷麺は基本的には緑豆澱粉にそば粉を混ぜたものであるが，製法は押出し式めんである。押出しめんがすべて冷麺ではなく，同じめんを温かくして食べる温麺もある。

【ブータン】

インドアッサム州の北側に位置し，山岳国であるブータンでは，主にダッタンソバが栽培されているが，標高の低いところでは普通ソバも栽培されている。ソバの食べ方は，主に押出し式の製麺法によるめん（プッタ）である。そのほかにもそばがき風のデンゴやパンケーキのようなクレ，餃子風のヘンテなどがある。

【ネパール】

ネパールもそば粉の利用が盛んな国である。ソバの葉を乾燥させ粉にした後スープにするドプラ，血で練ったそば粉をヤギの腸に詰めて燻製にするギャンティー，パンケーキ風のロティ(写真8)やチャパティがある。

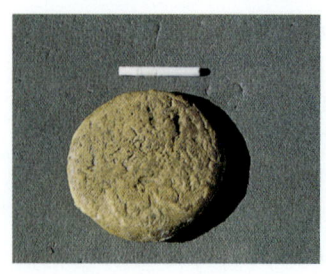

写真8)
パンケーキ風の
ロティ(ネパール)
[写真：氏原暉男]

【イタリアほか】

北イタリアのスイス国境近いバルテッリーナにはピッツォケリというそばパスタがある。製法は小麦粉2に対しそば粉8の二八そばである。水で練った後，麺棒でのばし，折りたたんだ後，きしめんぐらいの幅に切る。その後は普通のパスタと同じ調理をしてちょうどラザーニアのように食べるものである。

ヨーロッパでは，スロベニアでイタリアと同様のパスタやカーシャあるいはクレープなどさまざまな利用がされており，より有効な利用についても検討されている。また，フランスでもガレートゥやブリニと呼ばれるクレープが食べられている。

(大澤 良)

調理での活かし方

調理素材としての特徴

● そば粉の利用

ソバは，一般には製粉してそば粉とし，そば切り(そば)やそばがき，そばまんじゅう，そばぼうろ，そば餅などにする。挽き方によって異なった色味，風味，品質のものが得られ，用途に応じた粉が利用される。

そば粉のタンパク質は小麦粉のようなグルテンを形成しないが，水に溶けると粘りを生じる。しかしこの力は弱く，粉の粒子同士をつなげる程度の力でしかないため，パンや麺など粘弾性の必要な調理に

は向いていない。そのためそば粉だけでそばを打つのは難しく，通常は小麦粉やヤマイモ，鶏卵などがつなぎとして使われている。

【「水ごね」と「湯ごね」】

そば粉のこね方には「水ごね」「湯ごね」がある。そば粉をつなげる力として，タンパク成分を利用するか澱粉を利用するかの違いである。「水ごね」は粉（小麦粉とそば粉）にまんべんなく水を含ませて小麦粉中のグルテンを形成させ，粘りを出す方法である。小麦粉をつなぎに利用する場合には「水ごね」が適している。これに対して「湯ごね」では，熱湯によってそば粉の澱粉を糊化させ，粘性を出す。高純度澱粉であるさらしな粉やそば粉のみでつくる場合は「湯ごね」を行なう。「そばがき」もこの糊化澱粉の粘性を利用したものである。

【見分け方と保存法】

良質のそば粉は，さらりとしていて薄緑色，香りが良く，ほのかな甘みがある。粉には胚乳や胚なども挽きこまれているので，アミラーゼなどの酵素が多く含まれており，その強い作用により変質しやすい。数日単位で劣化するため，できるだけ製造日の新しいものを購入する。購入後は1週間以内に使い切るか，密封して冷蔵庫で保存したほうがよい。

●そば米

ソバの種実を半茹でにして殻を除去し，そば米として煮食あるいは米と混ぜて利用する地域もある（写真4参照）。

基本調理とポイント

そば粉を使った古くからの調理に「そばがき」「そば切り（手打ちそば）」がある。

【そばがき】

そば粉に同量の熱湯を入れ，手早くかき混ぜて練り上げる（これを「掻く」という）。熱湯で練り上げることでそば粉の澱粉が糊化するので，熱湯を用いること，温度が下がらないように手早く混ぜること，粘りが出るまで練ることが大切である。一定方向に練ると，そばの風味が損なわれにくい。そば粉の品質がそのままおいしさにつながるので，良質の粉でつくるようにする。

【そば切り（手打ちそば）】

手打ちでは，そば粉7に小麦粉3の配合がつくりやすい。そば切りをつくるときに重要なのは，季節や粉の状態によって加える水分量を調節すること，生地の表面がしっとりとなめらかになるまで力を入れてこねること（20～30分程度）である。水分の調節とこね方が悪いと，そば粉に水分が均質に回らず，その後の工程もうまくいかない。こねることを「打つ」といい，繰り返し打つことでグルテンの網目構造が形成される。この網目構造の中に澱粉粒が包み込まれ，茹でても澱粉が溶け出さずに糊化するので，おいしいそばができる。できた生地は乾かないように手早く伸ばし，太さをそろえて切る。ソバは水を吸いやすく，茹でてから長く置くと吸水して伸びた状態になってしまう。食べる直前にたっぷりの湯で泳がせるようにして茹でる。火力を弱くすると麺のこしが弱くなる。

そば粉もソバも風味の劣化が速く，「ひきたて，打ちたて，茹でたて」が大切である。

おすすめの一品

●そばかっけ

「かっけ」とは，そばやうどんをつくったときの切れ端（かけら）が転じたもの。一辺を5cm程度の三角形に切ったかっけを大根や豆腐などと一緒に鍋に入れ，火が通ったところをネギ味噌やニンニク味噌をつけて食べる。

材料 そば粉250g，ぬるま湯100m*l*前後，長ネギ1/4本，味噌50g，砂糖小さじ1，みりん小さじ1，酒大さじ1，だし汁60m*l*。

つくり方 ①そば粉にぬるま湯を加えてよくこね，耳たぶくらいの硬さにする。②うち粉をした板の上で①をうすく伸ばし，三角形に切る。③ネギはすり鉢ですりつぶし，味噌，砂糖を入れてさらにすり混ぜ，みりん，酒，だし汁を混ぜる。④鍋に湯を沸かし，大根，豆腐，かっけを茹でる。⑤茹で上がったら水気を切り，味噌をつけて食べる。

●韃靼そば粉のお焼き

ダッタンソバは普通ソバに比べてルチンが多いので，健康食品として注目されている。ダッタンソバの産地ネパールでは，そばがき（パーパル・コ・ディロ）にしたり焼いたりしたものを，スパイスの効いたスープとともに食べている。韃靼そば粉にすりおろしたジャガイモを加えるものもあり，これは韃靼そば特有の苦みを気にせず食べることができる。普通そば粉でつくってもよい。

材料　そば粉（韃靼）100g，ジャガイモ大1個，水500m*l*，ターメリック小さじ1。

つくり方　①湯を沸かしてターメリックを入れる。②そば粉を入れ，弱火にしてしゃもじで10分程度こねる。③皮付きのまま丸ごと加熱した（茹でる，蒸す，電子レンジ）ジャガイモの皮をむき，おろし金ですりおろして②に混ぜる。ターメリック（あるいはカレー粉など）などスパイスを効かせた好みのスープと一緒に食べるとよい。

（瀬尾弘子）

アワ

和名：アワ
学名：*Setaria italica* (L.) P.Beauv. ssp. *italica*
英名：foxtail millet, Italian millet
地方名・別名：大粟，毛粟，鬼粟
分類：イネ科エノコログサ属
原産地：アフガニスタン，中国，インドなど諸説あり
わが国への伝来時期：縄文時代にはすでに栽培されていた
主な産地：岩手，徳島など
出回り時期：10月～

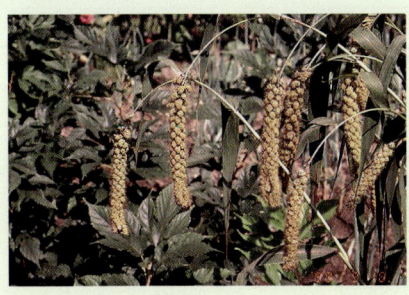

実ったアワ［写真：河瀬眞琴］

穀類・雑穀

食材としての特徴

原産・来歴と利用の歴史

●起源と世界での加工・利用

　アワの栽培はアジア，ヨーロッパの各地で古くから行なわれており，新石器時代にまでさかのぼる歴史があるが，作物としての起源地については諸説あり不明のままである。

　世界での伝統的な加工法・利用法は多様である。阪本によると，他の穀類と同じように粒食，碾割り食，粉食および飲料として利用されており，調理法として炊飯，粒がゆ，もち，碾割りがゆ，粉がゆ，パン，非アルコール飲料，アルコール飲料の8種をあげている（表1）。なお，「パン」には，焼いたもの，蒸したもの，油で揚げたものなどがあり，同じ焼いたものでもその加工法は多様である。中国にはアワなどの雑穀を用いたウォトウ（窩頭）やチマキ（粽子）があるが，これらは表1ではパンにはいっている。

●日本での栽培と炊飯利用

　日本におけるアワの栽培は縄文時代にさかのぼると推測され，古くから重要な食用穀類として栽培されてきた。伝統的な畑作や，現在ではほとんど見ることのない焼畑農耕の輪作体系のなかに，しっかりと組み込まれ，日常的食材として利用されてきた。

　現在ごくわずかに各地で栽培されている在来品種の多くは糯（もち）アワだが，以前は粳（うるち）アワが盛んに栽培されていたと考えられる。粳アワは単独で，あるいはコメやヒエなどと混ぜて炊飯され，日常の食事に利用されていた。いわゆる粟飯（アワイイ，アワメシ）である。粟飯はコメのご飯と同様に，精白したアワの穀粒を水でといで水加減を整えて炊き干し法で炊くが，穀粒が小さくとぐときに流されやすいので湯立て法で炊くこともある。糯アワを糯米と混ぜて蒸したおこわや赤飯もある。

●伝統的な加工・利用

　橘は，石川県の白山麓における伝統的なアワの調理法として，炊飯，炒粉をそのまま食べる，炒粉を湯でかきソバガキ風にして食べる，飴に加工して食べる，それからドブ酒の醸造を報告している。

　筆者らが1980年代に奈良県から三重県にまたがる紀伊山地の集落で栽培調査したところ，残っているのは糯アワだけだった。もち（多くは糯米と合わせて）に搗いて利用している例が多かったが，過去に粳アワを栽培した記憶はあり，その利用法は炊飯やかゆであった。また，対馬ではもち（糯米と混ぜて，あるいは単独で），ご飯に混ぜる，団子にする，いもを炊いて精白したアワを入れアワがゆにする，といった方法が広く知られている。

　江戸時代には，粳アワは大衆の日常の食材であり主にかゆや炊飯として，糯アワは上流社会でもちに搗き，あるいは祭事の際に食されていたらしい。面白おかしく搗いてもちを取る「アワ餅の曲搗き」もあったという。

　アワは現在でも伝統的な高級和菓子の材料として用いられている。さらに，アワを用いた食品として，粟おこし，粟焼，粟漬などがある。粟おこしは今ではアワの入っていないものが多いのだが，元来は精白した糯アワを蒸して煎ってあめで固めてつくった。

表1) ユーラシア大陸におけるキビとアワの調理法 [Sakamoto, 1987]

地域	加工	粒食			ひき割り	粉食		飲料	
		炊飯	粒がゆ	餅	ひき割りがゆ	粉がゆ	パン	非アルコール	アルコール
日本	粳	○	○						
	糯	○		○					○
韓国	粳	○							
	糯	○		○					○
中国	粳	○	○				○		○
	糯			○			○		○
台湾	粳	○							
	糯	○		○					○
バタン諸島					○				
ハルマヘラ島					○				
インド		○			○	○	○		
アフガニスタン					○		○		
コーカサス					○			○	
トルコ					○				
ブルガリア					○		○	○	
ルーマニア					○			○	
イタリア					○				
フランス					○				

粟焼(アワヤキ)は粟おこしのことを指す場合もあるが，アワをふかし，中に餡を包んで軽く焼いた菓子，粟漬とはコハダなどの小魚を酢に浸けて蒸したアワをふりかけトウガラシやショウガを混ぜて漬けた食品である。

また，黄色色素の多いアワのぬかは，たくあん漬の着色に用いられていた。味噌や酒用のこうじづくりにも利用されていた。南西諸島の泡盛は今ではコメでつくられているが，戦前はアワも重要な材料であった。

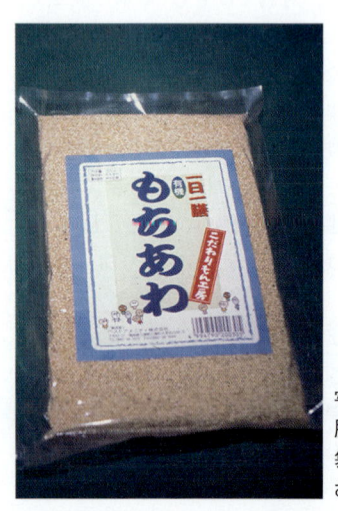

写真1) 脱稃・搗精の後袋詰めされ販売されている

特徴と栄養・機能性
●食材としての特徴と活かし方

一時は忘れられていたが，特に1990年代にはいって，健康や食品の機能性への関心の高まりとともに，再びアワが見直されつつある。アレルギーを避けるための代替食材や，多様な食材を食べることで健康を増進しようという考えからである。

大手の食品メーカーからも，アワやヒエを用いた幼児向けスナックなどが発売されている。また，いくつかの雑穀や豆類をセットにして，商品名に「五穀」「八穀」などを冠した，ご飯の添加食品などもある。試験的にはせんべい，マフィン，クッキー，ビスケット，アイスクリーム，パンなどへの加工も試みられている。

地方の観光地の土産物店には必ず雑穀が並べられているし，インターネット上で「雑穀」で検索してみると，じつにさまざまな商品が紹介されている。アワは精白したままであったり，他の雑穀などとセットにされていたり，あるいはもち，団子，羊羹などに加工されている。

雑穀を活用した地域おこしを始めている例が，岩手県や徳島県などにある。岩手県では二戸市，軽米町，一戸町，浄法寺町，九戸村(設立当時)が「カシオペア連邦」という自然や歴史，文化を生かした地

アワ

域連携を行なっている。軽米町ではミレットパークがつくられ，アワ，ソバ，ヒエやアマランサスなどを栽培し，町の人々とのふれあいを楽しみながら，雑穀を使った調理や会食を体験することができる。

いずれも過去に雑穀栽培が盛んであったという歴史・文化的背景を生かしながら，新しい可能性を探っている。

●栄養成分の特徴

アワはコメ・コムギといった主要穀類とは異なり，日本では戦後全くといってよいほど省みられず，加工特性などについてはほとんど研究蓄積がない。文献資料によって差はあるが，タンパク質を10.5%，脂質を2.7%程度含むとされている（五訂増補日本食品標準成分表）。

貯蔵タンパク質については，加工特性との関係は明らかでない。主要な脂肪酸はリノール酸で，総脂肪酸の約70%を占めている。脂肪酸組成をくわしく調べると，粳アワと糯アワの間だけでなく，それぞれの品種間にもステアリン酸などの含有量にちがいがみられる。

●機能性成分

アワの健康機能性成分として重要視されているのは，多く含まれている食物繊維，無機質，ビタミン類である。

関谷によると，細胞内で5-リポキシゲナーゼによってアラキドン酸から，直接症状を引き起こす化学伝達物質のひとつであるロイコトリエンが合成される。アワの抽出物が，ロイコトリエン合成に関与する5-リポキシゲナーゼの活性を阻害することが報告されている。しかし，抗ヒスタミン薬のように受容体に拮抗する作用をもつ食品成分は報告されていないようだ。

また，西澤らによりアワについてのHDL-コレステロール濃度上昇作用による脂質代謝改善作用，肝障害抑制作用が確認されており，糖尿病抑制作用についても検討されつつある。

種類・品種とその特徴

粳アワと糯アワがあるが，それぞれコメの粳米と糯米に対応するような加工特性・加工用途をもっている。

●粳アワ

粳アワの胚乳澱粉はアミロース20〜30%，アミロペクチン70〜80%である。アミロースを含むので，炊いてつぶしてもあまり粘らない。伝統的には，おもに粟飯，粒粥などで利用されていた。

●糯アワ

糯アワの胚乳澱粉はすべてアミロペクチンで，アミロースを含まない。したがって，蒸して搗くと粘り気が出てもちをつくることができる。搗きたての粟もちはよく伸びるが，糯米のもちよりも速く固くなる傾向があるようだ。

糯アワの粒色は多くの品種で黄色みを帯びており，もちに搗くと黄色みがかった色になる。むこだましと呼ばれる品種が各地に残っているが，これでつくったもちは糯米のもちのように白いので，お嫁さんが「今日は糯米のおもちですよ」といってお婿さん（夫）を（だまして）喜ばせたという，米が貴重だった時代のネーミングである（写真2）。まれに精白粒の表面が薄墨色の品種がある。これでもちを搗くとやや暗い色になる。

伝統的には粟もち，おこわ，のしもち，しとぎ，粉がゆ，粟飯などにして利用されていた。また，発芽させてできる粟芽は，水あめや酒類醸造の原料となる。

栽培法と品質

収穫は茎葉が黄色くなり穂が十分熟してから行ない，十分乾燥させて脱穀する。大量に能率的に調製するためには粒の大きさが揃っているほうが都合が

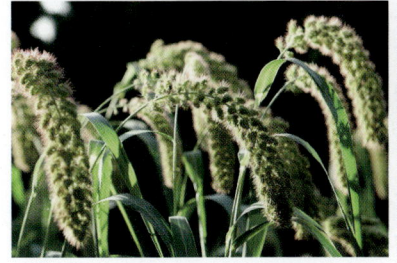

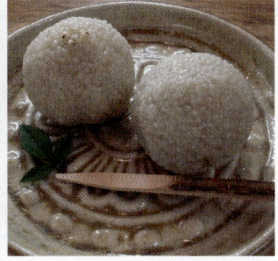

写真2) むこだましの穂とその粟餅 [写真：清澄の村]

いいので，品種が混じったりしないように注意する。
　減農薬あるいは有機栽培が望ましいが，そのためには除草の手間や鳥獣への備えをあらかじめ念頭におく必要がある。アワの品種は早生や晩生，粳性と糯性，分げつ型と非分げつ型といった品種が分化しており，栽培者も品種ごとに作付時期を変えたり栽培方法も工夫していた。安定栽培には，各地域に合った品種を適期にまき，適切な栽培管理を行なうことが大切である。

加工品とその特徴
●おもな加工品
　粒の状態から始める場合と，挽き割りあるいは粉に挽いてから調理する場合に大別できる。

【粒の加工・利用】
　粳アワを炊いてアワ飯やアワがゆ，糯アワを蒸しておこわ，蒸したのち搗いてもちに加工するのは前者の例であり，一般に加熱の前に数時間から1日程度水に浸けておく。米をはじめさまざまな穀類と混ぜることで，さまざまなバリエーションをつくり出せる。また，ポン菓子にもできるし，もちはかきもちにもなる。
　ポン菓子は糯アワを使うが，粳アワでもできる。ポン菓子製造機でつくるが，米利用が前提になっているので雑穀用に改良してもらう。
　焙炉で炒ると1〜2割がはぜるだけだが，固いアワおこしがつくれる。この場合は粳アワでは固くなりすぎるので糯アワを使う。焙炉がない場合は中華鍋などにゴマ油を薄くひいて炒るとよい香りがして少しはぜる。

【粉の加工・利用】
　粉に挽く場合は，乾燥したアワ精白粒をそのまま挽くか，あらかじめ水に浸けたあと粉に挽く。調理によっては粉をから炒りする。粢（しとぎ），団子，めん類，お好み焼きはもちろん，パン，ケーキ，クッキー，ビスケットなど西洋風の調理にも，単独あるいは他の穀類の粉と混ぜて利用でき，幅広いバリエーションが可能である。また，あめの原料にもなる。

【アワしとぎ】
　しとぎは穀粒を水に浸けてから潰し，これを固めたものである。アワしとぎのつくり方は以下のとおりである。
　脱稃・搗精済みの糯アワを選別して異物を除く。布袋に入れ，水に浸けて揉むようにして研ぐ。布袋はアワの子実が浮いて流れてしまうのを防ぐ意味がある。研いだあとは袋のまま一晩水に浸漬する。翌日袋のまま脱水機にかける。
　袋から取り出した子実に水を加えながら，臼で搗いたり，石臼で水挽きしたりする。少量を家庭でためすなら，小分けして家庭用フードミルでも可能だが，大量に製造処理するときには湿式製粉機が必要である。製粉の際に大きなかけらが残ると，製品の表面がつるっとした感じにならずに，舌触りが悪くなるので注意する。
　原料のアワだけでは，製品の着色が悪く，わずかながら味にもえぐみがつくことがある。これを軽減するには，糯米と1：1に混合すればよい。原料アワ（あるいは糯アワ＋糯米）2カップに対して，砂糖大さじ1，好みによって黒ゴマ大さじ1と塩少々を加えた粉を準備する。これに水を加えて耳たぶよりも少し柔らかいくらいによく練る。練り上げた原料を，直径5cm，厚さ8mm程度の円形の餅型に丸める。丸めた餅型をセイロで15分間蒸せば出来上がる。練り上げたものを成形して，蒸さずに団子のように煮てもよい。また練ったものを笹の葉などに包めば粽（ちまき）となる。

●海外の加工・利用に学ぶ
【加工・利用の地域性】
　加工・利用には地域差があり，アジア東部では食用の場合は粒食が主で，炊飯，粒粥，餅をつくり，またアルコール飲料の醸造もする。
　東南アジア，インド以西からヨーロッパまではひき割り食や粉食が主で，ひき割りがゆ，粉がゆ，パンをつくり，非アルコール飲料をつくって飲むことが多い。非アルコール飲料とはロシアや近隣諸国のクワス（微炭酸，微アルコール性の伝統的飲料）のようなもので，多少のアルコールを含む場合もある。
　東アジアから東南アジアにかけての地域では，糯アワと粳アワ，まれではあるが中間型とに遺伝的に分化しており，それぞれの特性を活かして用いられてきた。なお，南アジアより西では粳アワのみが分布している。
　アワをはじめ雑穀は，サバンナ農耕文化のなかに位置づけられている。サバンナ農耕文化は広くアフリカからアジアのサバンナ地域に広がっており，特

アワ

に南アジアのいくつかの地域では今でも雑穀が重要な穀類となっている。その地域での利用法には，日本でのこれからの利用を考えるうえでのヒントが隠されているかもしれない。

【パキスタンでの利用法】

パキスタンの北部山地では，今でもアワが重要な穀類として栽培・利用されており，そこでの調査から紹介する。

北西辺境州（NWFP）の北部にある，チトラルの近くの標高2,000mを超える山村では，草丈が低く旺盛に分げつするアワが栽培されている。収穫後家畜に踏ませて脱穀し，水車を利用した石臼でひいて粉にする。その粉からシャピック（あるいはチャパティ，タトリ）と呼ぶ無発酵のパンをつくるのが一般的である。粉にミルクを加えて炊いて粉粥をつくったり，砂糖とギー（油）を加えてミスティキというパン（クッキー）を焼いたり，シュシュップというケーキもつくられている。脱稃して水を加えて炊飯したガーラとよぶ粟飯もある。ガーラやシュシュップは加える具によって何種類にも分かれているらしい。

ギルギット地区のフンザ地方は，現代の桃源郷ともいわれ長寿でも有名である。ここでも古くからアワが栽培されている。コムギとともに粉にひいて（コムギ20kgに対してアワ10kg）ロティ（無発酵パン）をつくったり，脱稃したアワに5倍量のミルクを入れて粒粥にもする。

バルティスタン地方のスカルドゥの近くの山村では，草丈が高くあまり分げつしないアワが栽培されている。カリス村では，チャコールという無発酵のパン（チャパティ）にされていた。また，粉を練って油で揚げて，砂糖液に浸けて味付けした甘い菓子ラドゥや，練った粉に卵を加えギー（油）をひいたオーブンで焼いた菓子もつくられる。ハリームは，脱稃した子実を5倍量の水，ビーフかマトンを少量，トウガラシ，塩その他の香辛料と一緒に煮たものである。脱稃した子実は炊飯もされていた。

【南インドでの利用法】

木俣が詳しく調査しているが，炊飯，粉がゆ（粒がわからなくなるくらい煮込んだ粒がゆや，湯取り法で炊飯した上澄みも含む），ウプマ（あるいはウピットゥ），無発酵パン（ロティ，チャパティ），ドーサ，おねりなどにして利用されている。

ウプマとはひき割り粒に塩とスパイスを加え，油

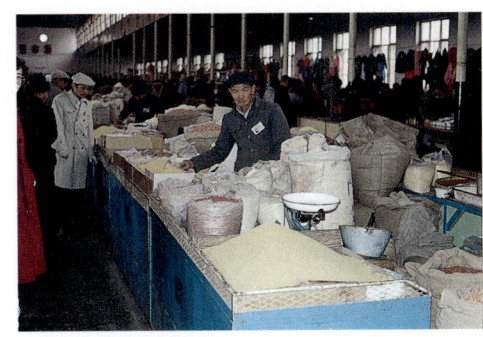

写真3）中国の市場で販売されるアワ

で炒めた野菜と約30分加熱して冷ましたもので，タミール・ナドゥ州やカルナタカ州でおもに朝食用につくられている。トウガラシ，ショウガ，ピーナッツ，ヨーグルトまたはレモンジュースなどが混合されている。

ドーサは，南インドの薄焼き発酵パンケーキである。通常はパーボイル加工（籾を水に浸して加熱処理した後，籾すり・精米する伝統的な加工方法）したコメとブラックグラム（マメ）を多めの水を加えながら専用の臼でひいてペーストをつくり発酵させ，油をひいて薄く焼いたものであり，カルナタカ州やタミールナドゥ州ではアワも材料として用いられている。

【中国での利用法】

中国もアワなどの雑穀の栽培が盛んな地域である（写真3）。朝食の粒粥や二米飯（コメと一緒に炊く）としての利用が一般的である。粉から調理するものとしては，先に述べたウォトウ（窩頭）のような菓子や粽がある。山東省では糯アワで菓子をつくったり，アワの粉で求肥のような食品もつくる。河北省ではアワのアイスクリームも発売されている。

（河瀬眞琴）

調理での活かし方

調理素材としての特徴

粳種，糯種とも，単独でも，コメや麦に混ぜても調理ができることが特徴である。単独で炊く場合は，水の濁りがなくなるまで指先でもむようにしてよく洗い，30分程度水に漬け，アワと同量の水でコメ同様に炊く。もとのアワの2.2倍くらいになる。粳アワは粘りが少なく，コメとともに炊き上げてもぱらり

とした食感になる。糯アワは特有の粘性を生かしてアワ餅やアワ粥がつくられる。現在は糯アワが主流である。いずれも炊いたアワは小分けにして冷凍保存ができる。

黄色アワと白色アワがあり，種子は小さく美しい黄色や乳白色で2mm弱の球形または卵形をしている。通常は精白して稃（殻）を取り去ってある。細かい稃の混じりが少ないものがよい。早炊き用に加工されたものもある。

種実は保存性（貯蔵性）はよいが，精白したものは直射日光や高温多湿を避けて暗所に保存する。

基本調理とポイント

基本調理としては，アワ飯，アワ餅，アワぜんざい，アワ漬け，アワ麩，アワ水飴，アワおこしなどがある。

【アワ飯】
コメの1～2割の糯アワをよく洗い，茶こしのように目の細かい網でこして，コメとともに炊く。水加減はコメ容量の2割増，炊飯方法はコメの場合と同様に行なう。

【糯アワだけでつくるアワ餅】
糯アワを1～2昼夜水に浸し（十分につけるとだまにならずによい餅になりやすい），40～50分蒸した後，十分に搗いて粘りをだす。手に着きやすいので，とり粉をつけながら丸める。

【糯米と合わせてつくるアワ餅】
同量の糯米と糯アワを一昼夜浸漬し，一緒に蒸して搗く。アワは米より粒が小さいため，もち生地の中に黄色く粒が残る。

全体を均一にするには，糯米と糯アワを別々に蒸し，アワもち状にしてから，搗いた糯米と合わせるとよい。

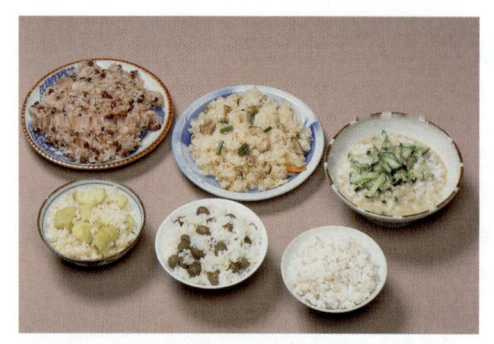

写真4）いも入りあわ飯（左下）と各種の混ぜごはん
（鹿児島県）[写真：千葉 寛]

【アワぜんざい】
アワは，水をかえながら一昼夜水に浸し，やわらかく蒸して食べやすい大きさに丸める。温かい甘い小豆餡をかける。

おすすめの一品

【アワ漬け】
正月料理の一つで，コハダやイワシなどの小魚を三枚におろし，小骨を取り除いて塩漬け，酢漬けし，炊いたアワにトウガラシ，ショウガ（紅ショウガの場合もある）を刻み込み，その中に漬け込む。

【いも入りあわ飯】
やや多めの水加減で，コメ，アワ，サツマイモを入れて炊く。こげ飯は，握り飯にする（日本の食生活全集『聞き書 鹿児島の食事』農文協より）。

【アワとタコのサラダ】
炊いたアワは，温かいうちに調味液とあわせると味がなじみやすいので，サラダやマリネの材料としてもよい。アワの分量は好みで加減してよいが，油を吸収しにくいのでやや少なめにするとよい。

材料（4人分） 粳または糯アワ（炊いたもの）100g，ゆでタコの足1本（80g），タイ刺身用100g，キュウリ1本，セルリー30g，パセリみじん切り小さじ1，マリネ液（酢大さじ2，レモン汁小さじ1，塩小さじ1/3，コショウ少量，おろしタマネギ大さじ1，トマトケチャップ大さじ1，エクストラバージンオリーブオイル大さじ4）

つくり方 ①マリネ液をつくる（ボウルに酢とレモン汁に塩・コショウを加えてよく混ぜる。おろしタマネギとトマトケチャップを加えて混ぜ，オリーブオイルを徐々に注ぎながら均一にする）。②炊いたアワが温かいうちに①のマリネ液を加えてアワをほぐすように混ぜ，冷ます。③タコは3～5mmの輪切りにする。タイは薄くそぎ切りにし，塩・コショウ少量で下味をつける。④セルリーは筋を取り，斜め薄切り，キュウリは縦半分にして乱切り，パセリはみじん切りにする。⑤②に，タコ，タイ，キュウリ，セルリー，パセリを入れて混ぜあわせる。冷たくして器に盛り付ける。

（小口悦子）

ヒエ

和名：ヒエ（ニホンビエ）
学名：*Echinochloa esculenta* (A. Braun) H. Scholz (1992)
英名：Japanese barnyard millets
地方名・別名：―
分類：イネ科ヒエ属
原産地：ヒエの原産地は極東アジア，祖先野生種はイヌビエ。インドビエの原産地はインド，祖先野生種はコヒメビエ
わが国への伝来時期：ヒエは縄文時代，インドビエは試験的栽培のみ
主な産地：東北地方（岩手），北海道平取，飛騨，九州山間部
出回り時期：10～11月

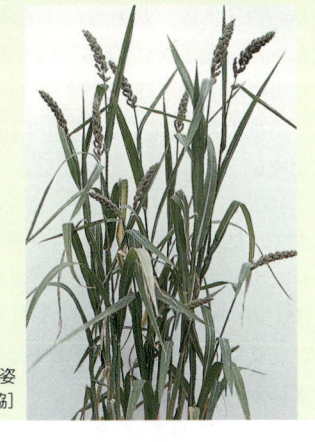

ヒエの草姿
[写真：農文協]

食材としての特徴

原産・来歴と利用の歴史

ヒエ属植物の子実は日本，中国，韓国，インド亜大陸，アフリカで利用されている。日本や中国の東アジアではヒエ（ニホンビエ*Echinochloa esculenta*）が使われ，中国雲南省ではモソビエ（*E. oryzicola*の栽培種）が使われ，インドではインドビエ（*E. frumentacea*）が，アフリカでは*E. scabra*や*E. pyramidalis*が使われている。東アジア，雲南省とインドの種は栽培種であるが，アフリカの場合は，近縁の雑穀（ホニオやダーニ）にみられるような野生種の種子を集めて利用される。

イヌビエ*Echinochloa crus-galli*，コヒメビエ*Echinochloa colona*は近縁野生種である。

古くはヨーロッパやエジプトで利用されたといわれるが，正確に近縁の属と異なるかどうか不明である。その例を除くと，古代の遺跡からの確認は北海道南茅部町の縄文前期のものがもっとも古い。子実は穀物として粉やかゆとして利用されたようである。

日本での栽培は，縄文時代から続いていると推定され，万葉期（奈良時代）に後で伝播してきたアワやキビと入れ替わったとされている。中世の畑作文化の展開期には作付け面積が拡大したと考えられているが，正確な量はわからない。

水稲の耐冷性品種が成立する明治初期まで，高冷地や寒地では移植により田ビエがつくられていた。岩手県北上地方では，主食としての「ごはん」はヒエ飯をさしていたとされ，かゆや味噌，酒（へざけ），こうじとして広く利用されていた。明治21年には約77万石の生産量があったが，第二次世界大戦後は水稲作の拡大により他の雑穀とともに作付け量が減少し，農林統計にも扱われなくなってしまった。

特徴と栄養・機能性

●食材としての特徴と活かし方

近年，アレルギーの代替食材や健康食品として利用が広がっている。アマランサスなどと混合した菓子もつくられている。

ヒエは子実を飯やかゆにするだけでなく，ヒエこうじを使った発酵食品，ヒエ芽を使ったあめ・糖などに加工できる。しかし，発酵食品への加工では，ヒエのみの利用では効率が悪いので，ほかの雑穀や豆類と混合して加工・利用したい。したがって，加工に必要なヒエの生産量を確保するだけでなく，米こうじ，ダイズ，麦芽などもあわせて確保する。

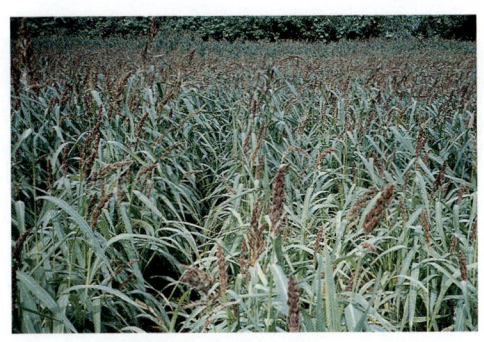

写真1）ヒエ畑（岩手県）[写真：古沢典夫]

●栄養成分の特徴

　ヒエの子実は，乾物当たりタンパク質16.7％，脂質6.3％，炭水化物75.4％，灰分1.4％を含み，インドビエの子実は水分11.9％，タンパク質6.2％，アルコール抽出物2.2％，ミネラル4.4％，繊維9.8％，炭水化物65.5％，カルシウム0.02％，リン0.28％と，鉄分を100g当たり2.9mg含む。タンパクの主成分はプロラミンに富み，リジン，システイン，ヒスチジンを含んでいる。ヒエ3に米1の割合で食糧とすると健康上のバランスがよい。またビタミンB_1の含量が高い。グルテリンとアルブミンはヒエぬかに多量に含まれる。

　ヒエ（ニホンビエ）のタンパク含量は，品種による差よりも栽培法によって大きく変化する。ていねいに栽培すると，タンパク含量は12％程度認められるが，劣悪な場合7％程度となる。プロラミンは，全窒素に対して30％程度ある。また，精白の程度で変動する。

　澱粉の膨化開始温度は57〜59℃，糊化開始は66〜68℃で，いずれも米やほかの穀物より高い。完全糊化温度は72℃くらいである。

種類・品種とその特徴

　ニホンビエ，インドビエ，レイコウビエ（ニホンビエの一種），モソビエ（タイヌビエの栽培種）など種類により差は明らかでない。粒大は，モソビエで大きく，インドビエで小さい。種によって脱稃（精白）の効率が異なる。

栽培法と品質

　収穫は，「穂ちぎり」に代表されるように穂ごとに集め，保存・脱穀する場合が多いので，収穫直後の乾燥が重要である。イネやムギが栽培できない寒冷地や高地でもつくれるが，そうした地域では収穫期には日照や気温が低くなるので，場合によっては加熱乾燥を行なう。保存は，脱穀・調製後の玄ヒエで行なうが，穂のまま保存してもよい。

　長期の貯蔵に耐えるが，保存によって脂肪やカタラーゼ，アミラーゼは減少する。しかし，ビタミンB_1は保存によってもあまり変化しない。精白して利用するが，精白法の違いによる品質の違いがきわめて大きいので，目的にあった精白を行なう。ヒエ芽を利用する場合は高い発芽率と発芽揃いが要求されるので，乾燥・保存に注意する。

加工品とその特徴

●加工・利用の可能性

　玄ヒエからの利用は図1に示すとおりである。玄ヒエには外内穎がついているので，そのままで飼料やアルコール原料となるほか，ヒエもやしとして麦

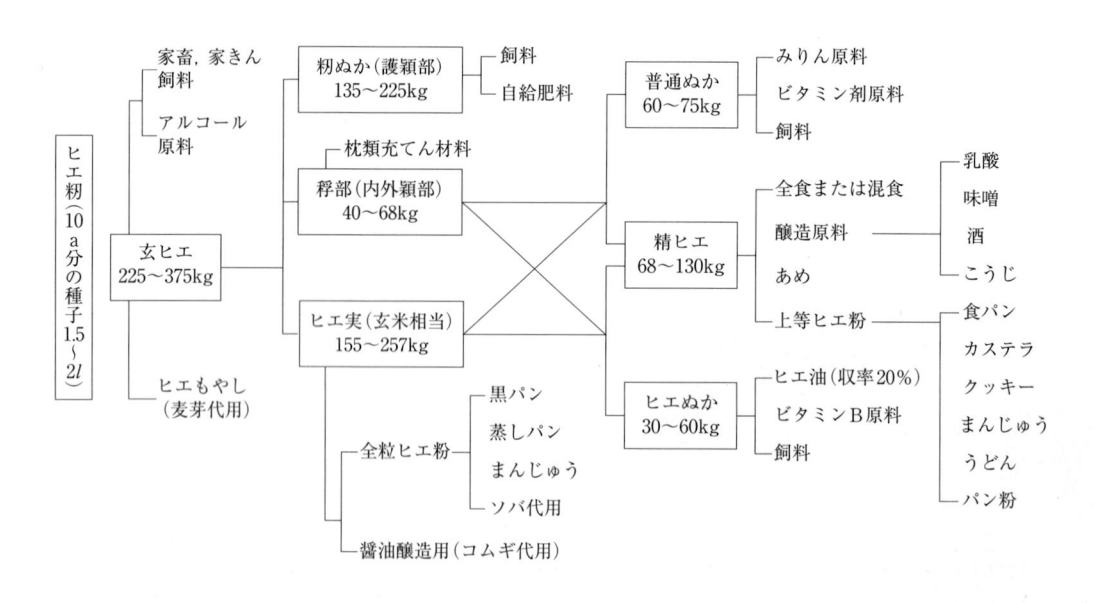

図1）ヒエ子実の加工利用方法［小原］

ヒエ

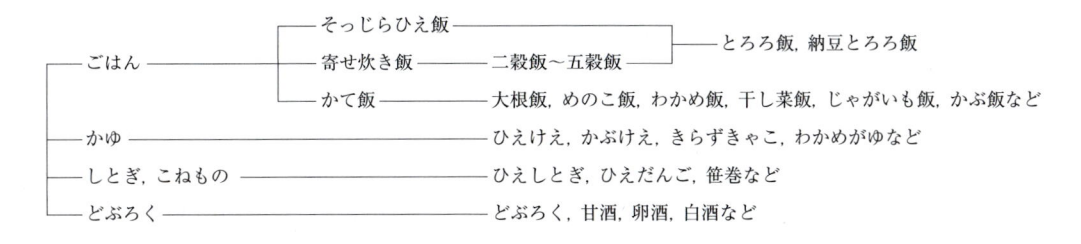

```
ごはん ─┬─ そっじらひえ飯
        ├─ 寄せ炊き飯 ──── 二穀飯～五穀飯 ──── とろろ飯，納豆とろろ飯
        └─ かて飯 ──────── 大根飯，めのこ飯，わかめ飯，干し菜飯，じゃがいも飯，かぶ飯など
かゆ ──────────────────── ひえけえ，かぶけえ，きらずきゃこ，わかめがゆなど
しとぎ，こねもの ──────── ひえしとぎ，ひえだんご，笹巻など
どぶろく ──────────────── どぶろく，甘酒，卵酒，白酒など
```

図2) ヒエの伝統的利用方法（日本の食生活全集『聞き書 岩手の食事』より）

芽と同じように利用できる。ぬか部はみりん原料に利用される。精白ヒエは食用利用や醸造原料としての利用が可能であるし，あめもつくることもできる。

上質のひえ粉は食パン，カステラ，クッキー，まんじゅう，うどんなどへ利用可能である。ヒエぬかからは油を，未精製のヒエ実からは繊維を含むヒエ粉を得て，黒パン，蒸しパン，まんじゅう，そば粉の代用など，さまざまな利用の可能性を含んでいる。

● 伝統的な脱穀・精白法

ヒエは硬い穎に包まれているため，精白にはさまざまな工夫が行なわれており，伝統的な精白法について紹介する。

収穫によって集められた穂は，臼に入れ，木槌で搗いて脱粒させ，護穎と玄ヒエとを分ける。玄ヒエは，光沢のある内穎と外穎に包まれた穎果である。通常はこの玄ヒエで保存する。

精白法には，白乾し（しろぼし）法，白蒸し法，黒蒸し法がある。玄ヒエを2～3日天日乾燥させた後，唐臼（からうす）で3時間ほど搗いて殻を取り除くのが白乾し法で，色は白いが味は劣る。蒸して乾燥した後精白するのが白蒸し法で，飯やかゆにはもっともよい。

白蒸し法の工程に吸水処理が加わるのが黒蒸し法で，玄ヒエを水に浸け，水切りしてから蒸す。さらに，大きな釜の上にせいろをのせて蒸気をあて，その後ヒエ室で火力乾燥を行なう。この一連の作業はパーボイル加工（籾や玄米を水に浸して加熱処理した後，籾すり・精米する，インドなどで行なわれている伝統的な加工方法）に相当する。

いずれの方法も乾燥後，玄ヒエが熱いうちに唐臼を用い，杵で搗いて精白する。天日で乾燥するよりも火力乾燥のほうが精白は容易である。風選により穎果と穎を分ける。玄ヒエをひき割り状にして精白すると，穎果が割れるのでヒエ粉となる。目的に応じて精白・搗精の方法は適宜変える。

● おもな加工品

【ヒエ粉】

粉がもち状にならない品種を，白乾し精白して用いる。精白後，篩でふるって精選した子実を5分間水につける。ざるに揚げて水切りしてから臼で搗いて粉にする。モチビエなどの品種があるが，産地や保蔵方法によって品質が変わるので，素材に応じて利用する。

【ひえしとぎ】

ヒエ粉に水を加え，耳たぶ程度の硬さにこねる。直径8cm，厚さ1cmの楕円形にまるめ，炭火であぶって表面を乾燥させる。いろりの灰の中に入れて焼く（カシワの葉でくるむ場合もある）（写真2）。

【笹巻き】

ヒエ粉をひえしとぎと同じ方法でつくる。ヒエ粉3カップに対して水125ccを入れ，練る。1個60g程度に分け俵型に成形し，3枚ほどの笹の葉に包み，い草の紐で結ぶ。これを熱湯で15分ほど茹でる。

【飯，かゆ】

ヒエ実またはヒエ粉を用い，米と同様に処理する。

ひえ飯　精白ヒエをご飯状に煮る。ほかの雑穀や米麦との混合でもよい。

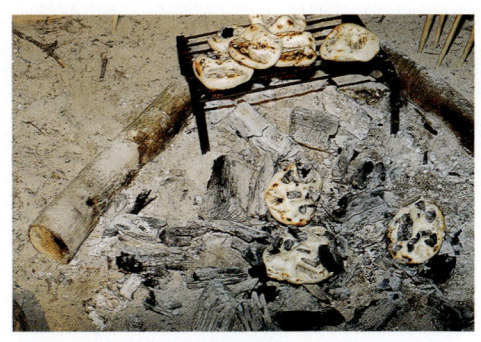

写真2) ヒエの焼きしとぎ（岩手県）[写真：山根六郷研究会]

かゆ　精白ヒエをかゆとする。豆や雑穀，米麦との混合でもよい。

【酒】

甘酒　精白ヒエをかゆ状に炊き，ヒエこうじ（または米こうじ）を1：1ないし2：1割合で加え，甕に入れ一晩ねかす。十分に搗き混ぜ密封する固練りと，さらに熱湯を加えるうすづくりは，糯米の場合と同様でよい。

ひえ酒　通常のひえ酒（へざけ）は，ご飯状に煮上げた精白ヒエにこうじ（米こうじなど）を1：1の割合で加え，樽やおけに入れてふたを閉め，発酵させる。発酵後にざるでろ過する。詳細は，白米を用いた酒づくりに準ずればよい。

【味噌，醬油】

白乾し法か白蒸し法による精白ヒエを用い，こうじをつくる。ヒエこうじは米こうじと同様の工程でつくれる。粒が小さいためこうじ菌の繁殖は米よりも旺盛で，乾燥しやすいが，炭水化物やタンパク質，脂質の分解力は米こうじと変わらない。

味噌　甘口味噌はダイズ10kg，ヒエこうじ10kg，食塩5kg，20倍食塩水1 l を混合する。辛口味噌はダイズ10kg，ヒエこうじ4kg，食塩5kg，20倍食塩水2.4 l を配合する。

醬油　仕込み原料としてダイズ90 l，ヒエ実90 l に食塩52.5kg，水198 l 配合する。発酵，加熱，搾汁工程はコムギを用いる方法に準ずればよい。

【ヒエ芽，あめ】

ヒエ芽（麦芽）　芽の長さが粒の長さの5倍に伸長した時に，もっとも高いアミラーゼ活性を示す。玄ヒエを十分に洗浄し，2～3回水を替えて15℃で2日間浸漬し水分を吸収させる。それを20cm程度の厚さに発芽床に広げ発芽させる（発芽温度15～20℃）。1日に3回ほど切り返し，発芽が進む後半は攪拌を緩やかに行ない，1週間ほどで発芽を止めて乾燥する（予備乾燥40℃，本乾燥50℃）。

あめ　麦芽と同様の方法でつくる。粉砕したヒエ芽をふるい，澱粉9にヒエ芽粉末1を加え，水を加えて約60℃に保ち，攪拌し糖化を促進する。麦芽よりも淡黄色のあめになる。品質はキビやモロコシよりもはるかによい。

●海外の加工・利用に学ぶ

インドではかゆ状の食べ物とする。インドや西アフリカでは，粉に挽いてパイや薄焼きにされる。また，ヒマラヤでは酒に加工されている。

雲南省のモソ族のひえ酒は，モソビエ（タイヌビエの栽培種）の子実を用いてつくられる。モソビエの子実だけを使い，こうじには周辺の山から集めた草木を混合した草こうじ（ズッパッ）を使った場合に，もっとも香り高い美味しい酒ができるとされる。材料には精白ヒエを用いるが，玄ヒエのままを利用する場合もある。現在は，トウモロコシ，オオムギ（青稞：チンコー；ハダカオオムギの一品種），ソバなどと混合してつくる例が多い。大鍋にモソビエ（近年は導入されたヒエ）の子実や原材料を入れ一晩吸水させた後，ご飯状に煮上げる。市販のこうじ（酒曲）または手づくりの草こうじを入れ，室内（自然状態で日本の冷暗所にあたる）において発酵させる。

アイヌや白峰，静岡，和歌山などでつくられていたひえ酒づくりもほぼ同様である。

（山口裕文）

調理での活かし方

調理素材としての特徴

ヒエはすべてうるち種のため，アワ，キビなどに比べると利用範囲が少ない。また，粒食では冷めると食味が悪くなる。製粉して煎餅，団子などの材料として利用できる。

種子は寒さに強く貯蔵性が優れている。精白したものは直射日光・高温多湿を避けて暗所に保存する。

基本調理とポイント

基本調理としては，ヒエ飯，三穀飯，ヒエかゆなどがある。

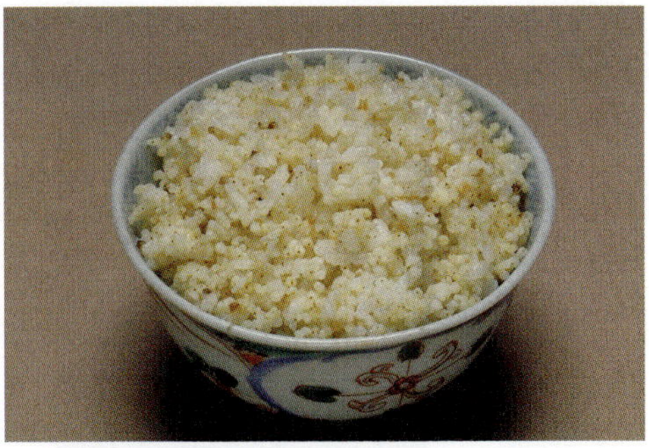

ヒエ

写真3）**ひえ飯**(岐阜県)[写真：千葉 寛]

【ヒエ飯】
よくといで水に浸けたヒエを米とともに炊く。米の2～3割程度を用いると癖がなく，ぱさつかない。ヒエ粉を蒸らす際に飯に混ぜたヒエ粉飯もある。

おすすめの一品

【ヒエのクラムチャウダー】

ヒエのとろみを生かしたスープ。温かいうちに供するとよい。

材料(4人分)　ヒエ大さじ4，ベーコン30g，タマネギ80g，マッシュルーム8粒，アサリまたはハマグリ(殻付き)300g，白ワイン1/2カップ，スープ(または水)2カップ，牛乳1カップ，塩・コショウ，サラダ油大さじ2，パセリみじん切り小さじ1。

つくり方　①ヒエはよくといで，たっぷりの水に30分浸け，目の細かいザルに濾しとる。②ベーコンは細切り，タマネギは1cmの角切り，マッシュルームは石づきを取り，薄切りにする。③アサリは殻をこすり洗いし，鍋に入れ白ワインをふり入れて蒸し煮にする。口が開いたら取り出し，蒸し汁は濾し取る。④温めた鍋にサラダ油を入れ，ベーコンを炒める。油が出たら，タマネギを加えてしんなりするまで炒める。マッシュルームを加えて手早く炒め，スープ，貝の蒸し汁，①のヒエを加えて煮る。沸騰したら弱火にしてあくを取り，20分間煮る。⑤アサリを入れ，牛乳を加え塩・コショウで味をととのえ，温かくなったら器に盛り，パセリを散らす。

（小口悦子）

穀類・雑穀

シコクビエ

和名：シコクビエ
学名：*Eleusine coracana* (L.) Gaertn.
英名：finger millet, African millet, Ragi (India)
地方名・別名：チョウセンビエ，エゾビエ，コウボウビエ，
　ダイシビエ，カマシ，カモマタビエ，アカビエ，ヤツマタ
分類：イネ科オヒシバ属
原産地：東アフリカ
わが国への伝来時期：縄文時代末期
主な産地：徳島，静岡，石川，岐阜，山梨，群馬などの山間部
出回り時期：自家用が主体

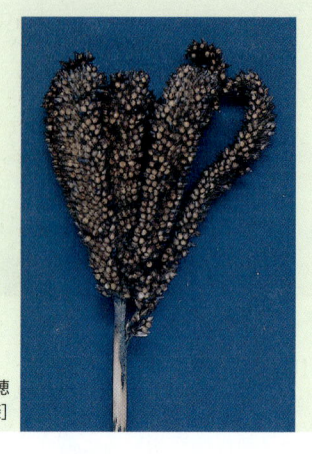

成熟したシコクビエの穂
[写真：加藤 肇]

食材としての特徴

原産・来歴と利用の歴史

　東アフリカ起源のシコクビエは，考古学的にはエチオピアで紀元前3000年，インドで紀元前1800年の史料が知られており，少なくとも5,000年の栽培の歴史がある。栽培地は東アフリカ，インド，ネパール，ブータン，南中国，インドネシア，日本に及ぶ。日本では，島根県板屋III遺跡出土の土器の胎土で発見されたプラントオパールがもっとも古く，縄文時代晩期初頭のものである。

　植物名としてはシコクビエであるが，チョウセンビエ，エゾビエ，コウボウビエ，ダイシビエ，カマシ，カモマタビエ，シコクビエなど，それぞれの栽培地で異なる名称で呼ばれている（写真1）。佐藤（2009）によると，その数は80余種に及ぶ。したがって，一般名や他地区の呼称で尋ねても通用しない。他栽培植物が共通名で通用するのと大きく異なっているが，シコクビエは山間地を中心に局地的につくられてきたためといえる。加工も，地域性があったものと推察されるが，自家用が主体であり，他の国や地域の加工法と特別の違いは見当たらない。

　食品としての用途は，穀粒または発芽穀粒を粉砕・加工する，発酵させ酒とする，の2つに大別される。

　食用は，ほかの澱粉性食品に代わるものとして，穀粒を粉砕後，生粉を加熱し糊化（アルファ型）澱粉として加工・利用されてきた。具体的には，生粉に湯または加熱したミルク（インド，タンザニア）を加え練る（おねり），水を加え丸もち型やだんご型に成形して蒸すか茹でる，あるいはビスケットやクッキー，パンケーキのように焼く，などである。砂糖や塩，あん，野菜など（インドではさらにカカオの粉）が加えられている。酒への加工は，アフリカ，ネパール，ブータンなどでみられる。

　加工法については，現在の加工自体がきわめて単純であることから，大きな変遷があったとは考えられない。なお，中国，日本で酒への加工があったかどうかは不明である。

　1970年代のインドでは，教科書に貧乏人の食べ物と記載されていたが，現実には大学の先生も食べていた。最近では，健康食品としてもてはやされている。

　現在の日本では，徳島県祖谷地方，静岡県大井川

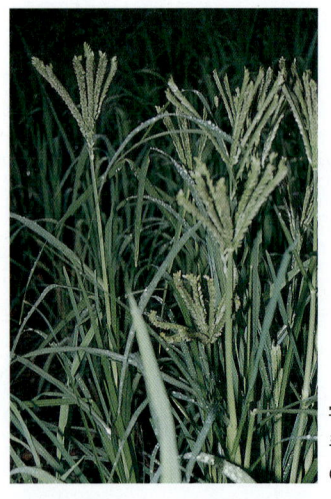

写真1)
手指型の穂が特徴のシコクビエ

シコクビエ

上流，石川県白山地方，岐阜県荘川などに作付け農家が散在するが，消滅の一途である。

特徴と栄養・機能性

●食材としての特徴と活かし方

栄養価からみて，日本では米作に不向きな山間部において，コメに代わる価値のある穀類の一つとして食用に，食べやすく加工・利用されてきた。インド，タンザニアでは離乳食としても用いられてきた。植物の葉は青汁として，妊婦が用いている。

シコクビエを材料として，アフリカ，インド，ネパール，ブータンでは発酵酒やビールのような酒が常用されている。

●栄養成分の特徴

糊粉層，内胚乳は，暗褐色または白色の果皮に包まれ，さらにその外を包皮が包む。胚にはタンパク質，脂肪が多い。カロリーは310kcal/100gである。

タンパク質6.8%，脂質1.3%，灰分2.6%，澱粉67.3%，糖類1.2%，繊維3.3%である。タンパク質含量は，12品種（インド）の比較で，種実では6.8〜11.0%，内胚乳で3.5〜6.3%の幅があるという分析結果がある。アミノ酸は，リジン，ヒスチジン，アルギニン，アスパラギン酸，スレオニン，セリン，グルタミン酸，プロリン，グリシン，アラニン，シスチン，バリン，メチオニン，イソロイシン，チロシン，フェニルアラニンである。アワ，キビ，ヒエに比較すると塩基性アミノ酸に富む。脂質では，中性脂質1.3%，糖脂質0.25%，リン脂質0.10%程度である。

微量成分は表1のとおり。良質なビタミンB源で，ミネラルも豊富でカルシウム，鉄に富む。果皮にはフェノール化合物，タンニンが含まれている。脱穀して果皮を除くとタンパク質の消化率が上がる。

表1）シコクビエの微量成分組成（100g当たり）[小原，1981]

ビタミンまたは無機質	含有量
ビタミンB_1（μg）	110〜610
ビタミンB_2（μg）	20〜73
ニコチン酸（μg）	270〜870
リン（mg）	204〜330
カルシウム（mg）	253〜661
マグネシウム（mg）	150〜210
鉄（mg）	1.3〜17.6
銅（mg）	0.32〜1.00
マンガン（μg）	1.1〜21.0
モリブデン（μg）	0〜19.2

発芽後，72〜96時間（室温）でアミラーゼ活性が高くなる。タンパク質分解酵素も発芽時にみられる。

●機能性成分

インドでは，粉食は下痢症状のときや，骨粗しょう症を対象に提供されている。機能性食品として見直す価値がある。

種類・品種とその特徴

シコクビエの穂は手の指を立てたような形をしている（写真1）。指に相当するところが枝梗で，これに2列に小穂が並ぶ。1小穂に5〜7粒程度の種実がつく。指先を内に曲げた（一見げんこつのように見える）形態の穂もある。この2つが，形態的に異なる2系統である。果皮が褐色系のものと白色系のものがある。ウガンダ，インドで育種が行なわれている。タンパク質含量の高い品種や作期の短い品種（一般には115日から200日であるが，80日から90日に短縮）を育成している。

果皮の苦味成分（主にタンニン，ポリフェノール）の含量は褐色系が高い。この系統は，酒づくりにむいている。わが国では，実験材料を除き，開いた型で褐色粒の系統が栽培されてきた。

栽培法と品質

年間平均気温11℃から27℃で生育可能であり，ヒマラヤの標高2,300mまで栽培されている。散播，すじまき，また移植もされている。肥料をやりすぎると倒伏する。ネットを張り，升目の間に穂軸を伸ばせば倒伏させずに育てることができる。いもち病は種子消毒で防げる。メイチュウがつきやすいので，そのおそれのあるところでは，早めに消毒をする。

収穫は穂刈りが一般的である。穂ごとの成熟に時差があるので，熟したものから順次こまめに収穫する。長くおくと脱粒する。雨が続くと穂発芽する。収穫した穂は，束ねて掛け干しする。

加工品とその特徴

●加工品

乾燥した穀粒は，果皮のついたまま粉砕して粉にする。また，吸水させてから，湿ったまま広げておき，発芽がはじまったところで乾燥，粉砕して粉にする方法もある。

インド南部では伝統的に長年用いられており，最

近はこの粉を利用して麺類（スパゲティ）に加工したり，ピザやクッキーなどいろいろ工夫された加工品がつくられている。

●海外の加工・利用に学ぶ

【酒の加工】

アフリカ，ネパール，ブータンなどで行なわれている方法を紹介する。

まず穀粒を水浸して吸水後，煮る。これを蒸らしてから，発酵種を混ぜ，竹籠などに入れて数日糖化，発酵させてから壺に移し，さらに1～2週間発酵させる。水を加え蒸留し酒にする。

発酵種（スターター）には，発芽したシコクビエ，トウジンビエ，モロコシなどやそば粉の餅麹（へいきく：粉に水を加えて練って鏡餅状にし，これに発酵菌を生育させ乾燥させたもの）などが用いられる。アフリカではマメ科植物の根を用いる地方もある。

固体発酵したシコクビエを容器に入れ，湯で抽出して飲む方法もある。果皮が飲み物の表面に浮くので，ストローで飲む。

（加藤 肇）

調理での活かし方

調理素材としての特徴

五穀米，十穀米といった穀粒食品への混入には，たとえば加圧して果皮を破り，澱粉を膨らませたものを用いるなどの工夫がいる。

したがって，健康食品として粉食への利用を工夫したい。シコクビエ単独での食味は，必ずしも好まれるものではないから，小麦や米粉との混合比を工夫する必要があろう。

（加藤 肇）

基本調理とポイント

長野県伊那市で雑穀を栽培し雑穀レストランを営む吉田洋介・由季子夫妻の『日々雑穀』によれば，シコクビエは加熱するととろみが出る。片栗粉や薄力粉のように使えるので，料理のほかに菓子にも向く。クッキーはサクサク感が出るし，スポンジ生地ならしっとりとした食感が得られる。粉は茶色なので，ココアのような色合いをいかせるという。

（編集部）

おすすめの一品

【あかびえ（シコクビエ）のはらみもち】

あかびえのこがしを湯でこね，小豆あんを包み，湯の中へ落として煮る。ゆであがると浮いてくるので，穴のあいたしゃもじですくい出す。小豆あんを外側にまぶしたものは，ぼたもちと呼ぶ。

あかびえの粉はよくねばり，ゆでると黒くなって独特な風味があり楽しい（日本の食生活全集『聞き書　岐阜の食事』農文協より）。

【あかびえ（シコクビエ）のいりこ】

あかびえ，大豆をともに炒りあげておき，ひき臼でひいて混ぜあわせる。そのまま，ほおばって食べて，間食とする。ふかしたさつまいもに混ぜてこねる方法もある（日本の食生活全集『聞き書　岐阜の食事』農文協より）。

（編集部）

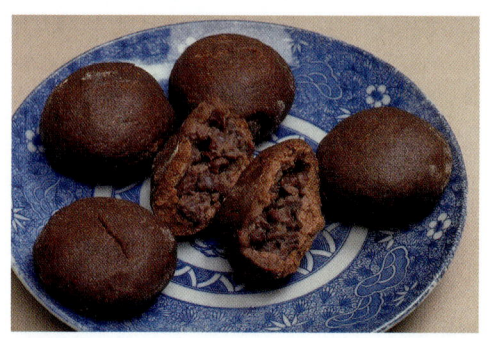

写真2）
あかびえ（シコクビエ）のはらみもち（岐阜県）
［写真：千葉 寛］

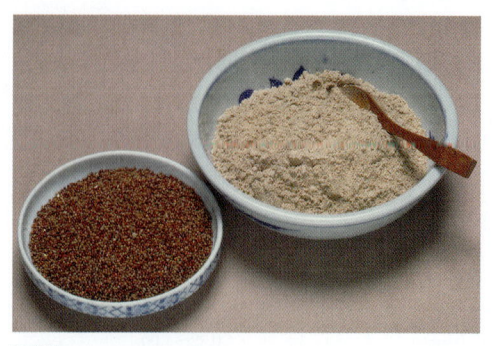

写真3）
あかびえ（シコクビエ）（左）とあかびえのいりこ（岐阜県）
［写真：千葉 寛］

キビ

和名：キビ
学名：*Panicum miliaceum* L.
英名：common millet
地方名・別名：イナキビ，キミ，コキビ
分類：イネ科キビ属
原産地：中部アジア
わが国への伝来時期：縄文時代晩期
主な産地：沖縄，熊本，長野，山梨，岩手で栽培がみられる
出回り時期：沖縄は6月頃，九州以北は9～11月頃。自家用か贈答用で，大量に出回ることはない

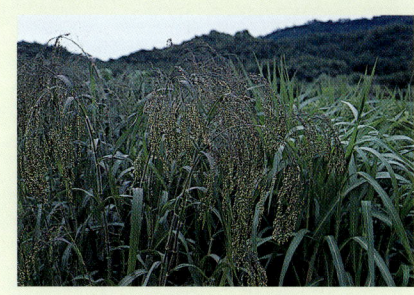

キビ（イナキビ）の栽培［写真：農文協］

食材としての特徴

原産・来歴と利用の歴史

●キビの種類と栽培地

キビの穂型は一般的に密穂型，寄穂型および疎穂型の3タイプに分類できるが，それぞれの中間型も多い（写真1）。インド亜大陸のキビ属には29種の野生種と2種の一年生栽培種がある。表1に示すように，これらのうち何らかの目的に利用されている野生種は16種あり，その内訳は食用5種，飲料加工用1種，飼料用14種，薬用2種，土壌浸食防止用4種であった。北アフリカのサハラ地域やスーダンでも，多年生野生種の *P. turgidum* および *P. stagninum* が食用にされている。近縁の栽培種にはインド起源のサマイ（*P. sumatrense* Roth.）とメキシコ起源のサウイ（*P. sonorum* Beal.）がある。

キビはユーラシア大陸東西の広い地域において，紀元前6500年以来，各地の新石器時代の文明を支えた重要な食糧であった。今日でもインド北西部，ウクライナ，中国東北部，日本などユーラシア各地で伝統的に広く栽培され，重要な食糧や飼料となっているほか，アフリカ，北米，オーストラリアでも栽培されている。

C_4 植物であるキビはすぐれた耐乾性や早熟性などのゆえに，半乾燥地や丘陵地域における有力な穀物としての特性をそなえている。今後，地球規模の砂漠化の進行や人口の急増に対応する重要な食糧資源としての再評価が必要である。

●伝統的調理法の分類と分布

伝統的な調理法は，表2に示すように粒食，粗挽粉食，粉食および飲物に大きく4分類できる。

粒食は，おもに東および南アジアにみられる。糯

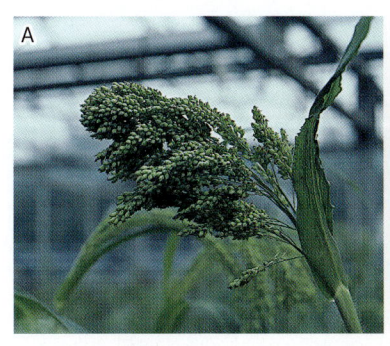

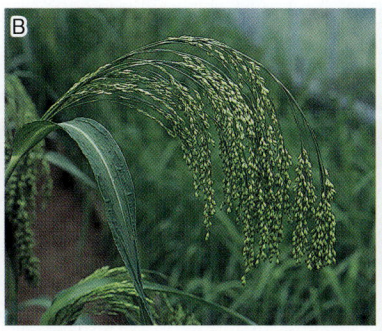

写真1）キビの穂型
A：密穂型，B：寄穂型，C：疎穂型

表1) インド亜大陸におけるキビ属*Panicum*野生種の利用［Ambasta *et al.*, 1986より作表］

種名	染色体数	年生	食用	飲料	飼料	薬用	土壌浸食防止
P. antidotale Retz.	2n＝18	多年生				○	○
P. atrosanguineum Hochst.		一年生	○		○		
P. auritum Presl ex Nees					○		
P. austroasiaticum Ohwi					○		
P. brevifolium Linn.					○		
P. coloratum Linn.		多年生			○		○
P. hippothrix K. Schum.			○				
P. incomtum Trin.		多年生			○	○	
P. laevifolium Hack.		一年生					
P. maximum Jacq.	2n＝18, 36, 48				○		
P. paludosum Roxb.			○		○		
P. psilopodium Trin.	2n＝34, 54	一年生		○	○		
P. repens Linn.	2n＝40				○		○
P. trypheron Schult.			○		○		
P. turgidum Forsk.		多年生	○		○		
P. virgatum Linn.	2n＝18, 36, 54, 72, 90, 108				○		○

表2) キビから加工・調理する主な食品［阪本, 1988を改変・追加］

地域		粒食			粗挽きがゆ	粉食			飲物	
		めし	粒がゆ	もち		だんご	粉がゆ	パン	非アルコール	アルコール
日本	粳性	○	○			○				
	糯性	○		○		○	○			○
韓国	粳性	○								
	糯性	○		○						○
中国	粳性	○	○					○		○
	糯性			○				○		○
台湾	粳性	○								
	糯性	○		○		○				○
バタン諸島					○					
ハルマヘラ諸島					○					
インド		○			○		○	○		
パキスタン		○				○		○		
アフガニスタン					○			○		
ウズベキスタン					○		○	○		
カザフスタン					○		○			
コーカサス					○				○	
トルコ					○					
ブルガリア					○			○	○	
ルーマニア					○				○	
イタリア					○					
フランス					○					

キビ

性品種を加工・調理するもちは，東アジアに特徴的な食べ物である。糯性の系統の分布は，もちやおこわの調理の分布とおおよそ一致している。

ヨーロッパからモンゴル，さらには日本の北海道にかけては，ミルクか水で煮るかの違いはあるが，粗挽きがゆが広く調理されている。今日のドイツやオーストリアでもプディングなどキビを用いた各種調理が食卓をにぎわしている（写真2）。

北海道のアイヌの伝統的なキビ調理法のなかで特徴的な「シト」は，しとぎと基本的には同じもので，精白した穀粒を一夜水に浸してから，竪臼などで湿式製粉する。この湿式製粉法が南インドからスリランカ，ミャンマーを経て台湾や日本にまで及んでいることが，インド亜大陸での調査によって明らかになった。脱穀後にすぐ穀粒を茹でるパーボイル加工は，東インドで多くみられるが，キビではガンジス河の下流域でまれに認められた。日本ではヒエに適用されている加工法である。

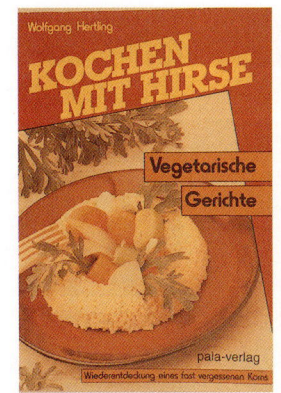

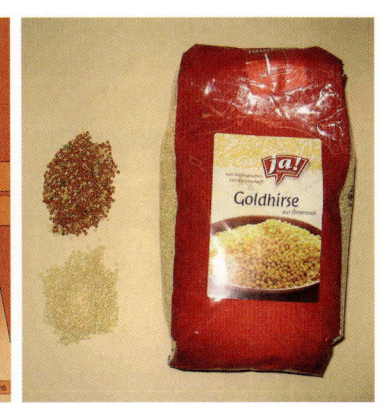

写真2）ヨーロッパでのキビ利用
ドイツのキビ料理書（左）とオーストリアのキビ製品（右）

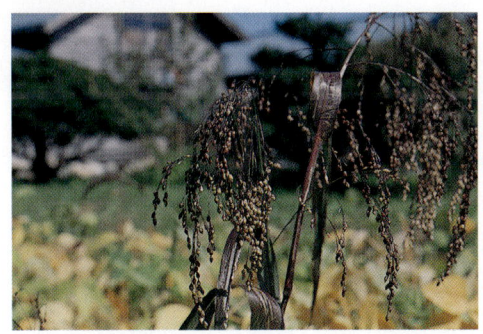

写真3）**在来キビ**
北方から伝播した在来品種。植物体が濃い紫色になる

●日本での栽培・利用の歴史

日本でいつごろから栽培されるようになったかはまだまだ不明のところが多いが，縄文時代の晩期のようである。北方ルートで北海道へと伝播した品種（写真3）と，南方ルートで西南日本に伝播して北上した品種群とがある。弥生時代となり水田稲作が平坦地で行なわれるようになっても，山間地や寒冷地では畑作が中心であったので，キビは常畑で作付けされ続けてきたと考えられる。しかし，焼畑での栽培については今までほとんど報告がない。

輪中で知られた木曽川下流域の稲作地帯でも，昭和30年代まではキビが栽培され，正月のもちに調理されていた。1956年には北海道ほか全国各地で1万3千haほど経済栽培されていたが，近年では栽培面積が著しく少なくなり，ごく一部に残っているにすぎない。

今日，キビの栽培が困難なのは，野鳥もキビの穀粒を好み，著しい鳥害があるためである。防雀網をかけるといっても年配の人にはむずかしく，経費と手間もかかる。ただし，このところ自然食や有機農業，あるいは中山間地農村の畑作の見直しの動きがあってか，村おこし事業もかねてわずかながら生産量の再増加がみられる。山梨県小菅村では栽培奨励金を出すとともに，レストランで新しい料理を開発している。

なお，小鳥の飼料としては毎年1万tのキビなどの雑穀が，中国とオーストラリアから輸入されている。

特徴と栄養・機能性
●食材としての特徴と活かし方

第二次世界大戦直後までは，キビなどの雑穀が日本人の食生活に重要な役割を占めていたことは，多くの先学が述べているところである。雑穀の栽培と利用を回復・促進するために，雑穀類の伝統的な加工・調理法が再評価されるとともに，近年では，新しい加工・調理法が開発されてきている。たとえば，ポリエチレンシートでくるんだもちやおこわのほか，パンやビスケット類，焼酎，発泡酒などの発酵食品が市販されている（写真4）。

精白粒または製粉として市販されていることが多い。粒食品にはめし，おこわ，もち，粒がゆ，おこ

し，ポップコーンなどがある。粗挽き粉食品にはポリッジがある。粉食品にはだんご，粉がゆ，しとぎ，うどん，まんじゅう，パン，菓子類がある。飲料には酒と非アルコール飲料，発酵食品には醤油と味噌がある。そのほかには水あめがある。

これらのほかに，大手食品企業から五穀茶，五穀ビール（発泡酒）が近年製造，販売されている。また，新しい雑穀の利用を試みているグループが未来食と称して各種の新しい食品を考案している。たとえば，キビを用いた菜食者のための卵あるいは鶏肉に似せた食品がある。山梨県小菅村では伝統食を大切にしながら，キビクッキー，発泡酒など新しい食品も開発している。

● 栄養成分の特徴

穀粒には，イネやコムギと比較してタンパク質が多く，脂質が少ない。カリウム，リン，亜鉛や鉄が多い。また，ビタミンB群とナイアシンが多い。

● 機能性成分

特に，明確な成分は明らかでないが，食物繊維は比較的多い。

種類・品種とその特徴

日本のキビは穂の形態で平穂，寄穂および密穂に分けられる。また，穀粒澱粉の性質によっては，糯性（黍），粳性（稷）および中間性に類型化される。キビは糯性・粳性品種をもつ他の6種（2倍体）のイネ科穀物と異なって，倍数体であるので，中間性が見られることが多い。

栽培法と品質

生育が速く，ソバと同じように75日で収穫できるといわれているが，晩生品種もある。5月中旬から7月初旬に播けばよい。鳥害が著しいので常畑に栽培し，防雀網を張る。種子の脱粒性が残っているので，完熟より若干前に収穫するとよい。

キビは穂がやわらかいので，少量の場合には足で踏んで脱穀することもできる。内外頴の硬さが品種により異なり，均一に籾すりができないことがある

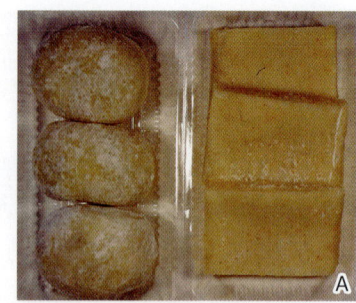

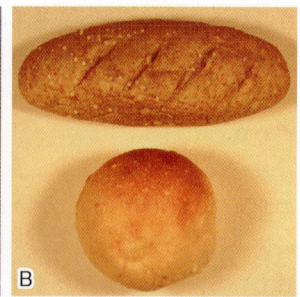

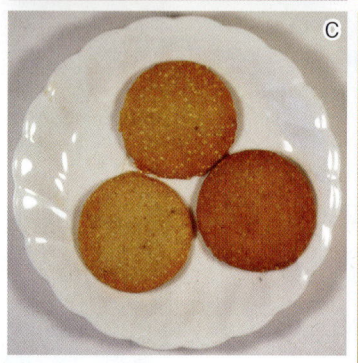

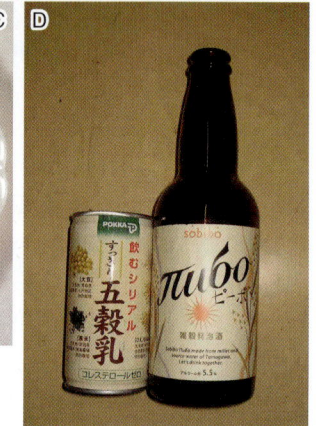

写真4) キビの利用
A：もちと大福，B：パン，
C：クッキー，D：発泡酒など

ので，脱穀にあたっては品種を混ぜないように注意する。

加工品とその特徴

● おもな加工品

＜糯性品種の加工食品＞

糯性品種穀粒を伝統的に単一または主原料として加工するものにはおこわ，もち，しとぎがあり，発酵食品にはどぶろくとこれを蒸留した焼酎などの酒がある。補助的な素材として用いるものにめしとだんごがある。おこしとせんべいは伝統的な菓子である。水あめは砂糖が普及する以前は貴重な甘味料であった。北海道の平取町などにおけるキビの調理法を図1に示す。

【おこわ】

古くからある穀粒を蒸した加工食品である。穀粒を炊いためしの姫飯に対して強飯と呼ばれていた。山間地畑作地帯では米の代わりにキビやアワをおこわの材料にしてきたので，今日まで日本に残存しているキビ品種の多くは糯性である。

キビのおこわは本来キビのみでつくっていたが，今日では米と混合してつくることが多い。糯米に対

キビ

してキビの穀粒を2割程度加えて、よく水洗してから一夜水にうるかしておく。翌朝、ざるなどで水切りして布巾を敷いたせいろにいれて蒸す。約1時間ほどで適度の硬さに蒸されていれば、出来上がりである。蒸している間に、2～3度、薄い塩水をせいろの穀粒に満遍なく振りかける。アズキを加える場合は、前日にかた茹でしたものを蒸す前に加えよく混合しておく（写真5）。

【もち】

蒸したてのおこわをさらに臼で搗いて潰し、強い粘りを出させ、丸めるなりのばすなりしたものがもちである。おこわと同様に行事食として重要なものである。昔は、米の代わりにキビが用いられていたが、キビだけでなく糯米と混合してつくることが多い（写真6）。

【しとぎ】

精白した穀粒を一昼夜水にうるかし、臼で搗いて粉にした後（湿式製粉法）、この生の粉を丸めるか扁平にしたものをさして「しとぎ」というが、これをだんごのように茹でた食品も含める。生の粉を固めたものを神前に供えるが、昭和43年頃に山形県の月山に近い山村では、祭礼には必ずしとぎを食べていた。また、北海道のアイヌの人びとはキビのほかにアワやヒエの精白粒を各家庭から持ちより、一緒に臼で搗いてしとぎだんご（シト）をつくる。

篩でふるった精製粉は天日乾燥して保存できる。

【酒, 焼酎, 発泡酒】

キビを用いて濁酒がつくられていたが、近年、宮崎県椎葉村ではさらに蒸留して焼酎を、山梨県小菅村や埼玉県小川町では発泡酒をつくっている。

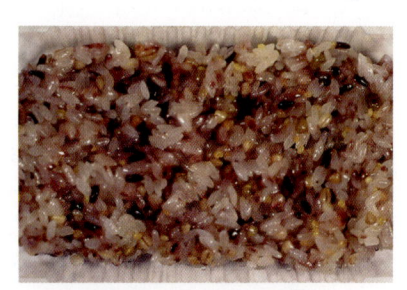

写真5) キビ, イネ, アズキのおこわ

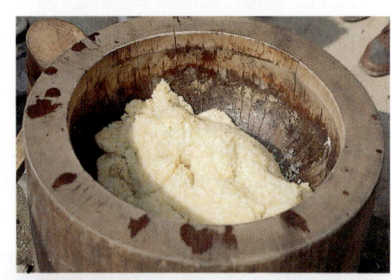

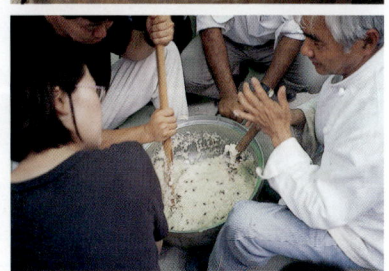

写真6) キビのもち搗き
上：搗いたもち，以前はキビ単独でつくられていたが，現在では糯米と混合してつくられることが多い（埼玉県）
下：こねるように搗くもち（沖縄県）

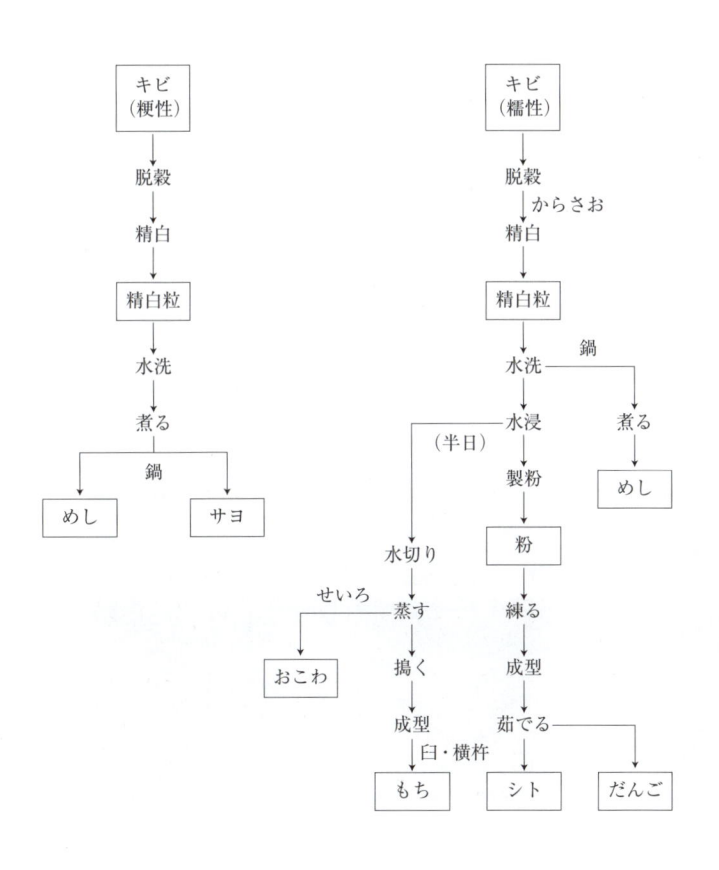

図1) 日本におけるキビの主な調理工程

【めし】
　めしは一般に粳性品種の穀粒によって炊かれ，糯性品種は補助材料として用いられる。糯性の穀粒を混合すると，めしに粘りが出て食味が良くなるとともに，キビ特有の黄色穀粒が彩りを添える。
【その他】
　だんご　だんごは精製粉からつくるが，粘りがあり，色あいも美しい。
　まんじゅう　アズキあんを包んでつくる。
　おこし　おこしは穀粒を煎って，あめなどでまとめ，成形した干菓子である。
　あられ　もちからさらに加工された菓子。
　水あめ　キビを炊いたものに，ムギもやし粉末を加えて一晩放置し，できた糖水を煮詰めてつくる。料理や菓子類に甘味をつけるのに用いる。

<粳性品種の加工食品>
　粳性品種穀粒を伝統的に単一または主原料として加工したものには，めし，粒がゆ，しとぎがあった。しかし今日，日本産のキビ粳性品種の生産はほとんどなくなったので，最近では輸入品によってキビ粉（補助材料）からうどんやパンがつくられるようになってきている。菓子類への利用は著しく多くなってきており，クッキー，ビスケット，ボーロ，サブレ，ポップコーンなどが製造されている。発酵食品としては，醤油，味噌および納豆（補助材料）がある。
【穀粒利用】
　めし　以前は粳性穀粒のみでつくっていたが，今日では米に混炊している。
　粒がゆ　精白粒に多量の水を加えてよく煮る。
　しとぎ　しとぎは糯性穀粒でつくることが多く，粳性キビでつくることは少ない。北海道では補助材料としてヒエを用いることもある。山梨県では，ヒエのしとぎであるひえだんごを，おからく，おからこと呼ぶ。
【粉の利用】
　うどん　うどんは小麦粉でつくることが多いが，補助材料としてキビを混合することがある。
　パン　キビの栄養価を評価し，日本の新しい食品として，パンに混合する試みがある。
　菓子類　同様に，欧米風の菓子サブレやショートブレッドにキビを混合して補助材料に用いる。
【発酵食品への利用】
　醤油　アトピー症状のため，一般の醤油を用いることができない人のために，キビをベースとした醤油が醸造されている。
　味噌　同様に，味噌がつくられている。
　納豆の補助材料　ダイズの納豆に，五穀納豆と称してキビが混合されている。

● 海外の加工・利用に学ぶ
【東アジア】
　東アジアでは，粒食品ともち食品が多く，アルコール発酵による濁酒やこれを蒸留した焼酎をつくることが特徴としてあげられる。粒食品としてはめし，粒がゆがある。めしは，中国や韓国でも精白粒を炊き干し法で煮た代表的な主食品である。粉食品としてはうどんやだんごがあり，酒は儀礼用にまれに醸造される。モンゴルではミルク茶に炒った穀粒を入れる（写真7）。
【南アジア】
　南アジアでは粒食もあるが，一般的に粉食が多く

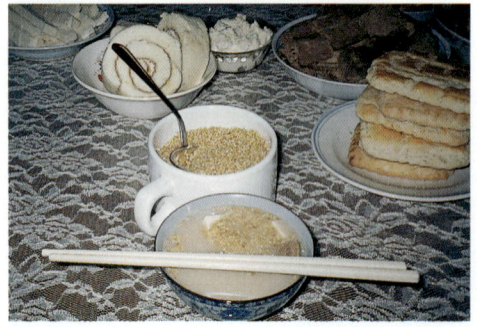

写真7）ミルク茶に入れる炒りキビ（内モンゴル）

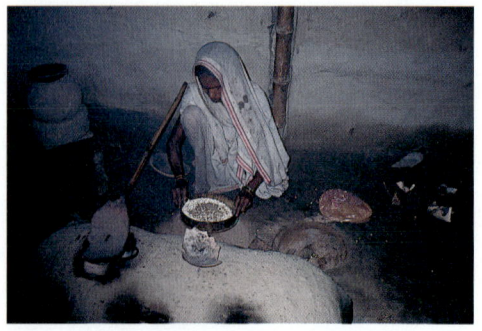

写真8）キビのポップコーン（インド・ビハール州）
手前のかまどの中の砂を熱して，キビ穀粒を投入し，ポップした後取り出して，篩により砂とキビを分別する

なる。インド亜大陸における現地調査に基づいて述べると、めしは伝統的には湯取法によって炊かれ、粳穀粒を用いるだけでなく粘りが弱くなる加工法をとっており、日本のめしとは仕上りが少し異なる。

ウプマはまれにつくられるが、粗挽き粉のスパイシーな炒め料理である。ロティは粉からつくられる円形の非発酵パンである。ムッデは粉から調理されるおねりで、料理法からすればアフリカ起源のウガリにその祖型がつながると考えることができる。クルは薄い粉がゆである。

ヴァダイはまれにつくられるが、タマネギやトウガラシの刻んだものを混合したてんぷら様の食品である。ビハール州のガンジス河下流域ではポップコーンがつくられている（写真8）。サッツーやブカニはまれにつくられる油で揚げた菓子類である。

この地域では、キビは飲料の素材として用いられていない。

【中央アジア】

中央アジアの西トルキスタンでの現地調査では、キビからつくる料理が6種類みられた。しかし今日では、カーシャを例外としてキビ食品のほとんどはまれにしかつくられない。カーシャはミルクか水で煮た粗挽きがゆである。この料理はヨーロッパからモンゴル、日本の北海道までユーラシアの広範囲でみられる。

トウルコンはミルクティーでといた粉がゆである。マスタバは野菜の多いスープに精白粒を加え、煮たものである。ショブラはやわらかめに仕上げたピラフである。グジャは馬乳に少量の精白粒を加えて煮、冷やして食べる。ノンは円形のパンである。このパンに精白粒を染色したものを（写真9）、トッピングして飾り付ける。

【ヨーロッパ】

ウクライナではカーシャが朝食によく用いられている。ドイツやオーストリアでは栄養価を評価して、ミルクがゆのほかにも、プディング、スープや菓子類の補助材料として多彩に用いられている。このほかに非アルコール飲料もつくられている。

（木俣美樹男）

調理での活かし方

調理素材としての特徴

単独でも、米や麦に混ぜても調理できることが特徴である。もち種とうるち種があり、どちらも炊飯器で炊飯することができる。

キビ澱粉は、米や麦より粘性があるので、もちや団子の材料に適している。冷凍保存ができる。

種実は保存性（貯蔵性）がよいが、精白したものは高温多湿を避けて暗所に保存する。岩手県など主に東北地方で栽培されているが、輸入物もあり、国や地域での栽培事情に注意をする必要がある。

基本調理とポイント

基本調理としては、キビ飯、キビ餅、キビ団子がある。

【キビ飯】

米の2割ほどのキビをよく洗い、目の細かい網（茶こしのようなもの）でこす。30分間水にひたし、米とともに炊く。水加減、炊飯方法は米と同様でよい。塩味飯にしてもよい（写真10）。

【キビ餅】

もち米と同量のもちキビを2日間水に浸けて40～50分蒸す。十分に搗いて粘りを出し、もち生地とあわせて均一になるまで搗き混ぜる。

【キビ団子】

もち米の粉とキビ粉に水、砂糖、蜂蜜、水あめを加えて加熱して、練り上げ団子にして細かい白玉粉をまぶす。

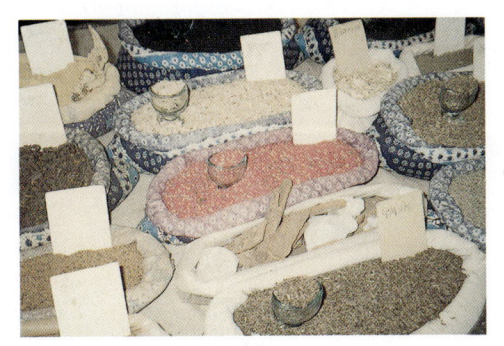

写真9）染色されたキビ精白粒
（ウズベキスタン・タシケント市）
パンの飾りとして使われる

おすすめの一品

●注目したい伝統料理

【浮き浮き団子】

きび粉に熱湯を加えて耳たぶ程度のかたさにこねて丸める。やわらかくなった小豆汁に塩少々加え，丸めた団子を入れて10分程度煮る。ふわりと浮いたら火を止めて器に盛る。別皿に砂糖を添えてもよい。

●若い世代に向けたアイデア料理

【キビのチキンライス風】

キビは炊飯器で米同様に炊けるうえ，うるち種はほぐれやすいので，炒飯風にするとぱらりと仕上がる。

材料（4人分）　炊いたうるちキビ600g（約300gのきびを炊飯する），鶏もも肉120g，タマネギ50g，ニンジン50g，マッシュルーム4個，ピーマン1個，サラダ油大さじ2，トマトケチャップ大さじ3，塩・コショウ。

つくり方　①鶏肉は小豆大に切り，塩・コショウで下味をつける。②タマネギ，ニンジンはみじん切り，マッシュルームは薄切り，ピーマンはへたと種子を取り5mm角切りにする。③温めたフライパンにサラダ油大さじ2を入れ，タマネギとニンジンを炒め，タマネギがしんなりしたら鶏肉を加えて完全に火を通す。マッシュルーム，ピーマンを加えてさっと炒める。④炊いたキビを加えてほぐしながら炒め合わせ，ケチャップ，塩・コショウを加えて味をととのえる。

（小口悦子）

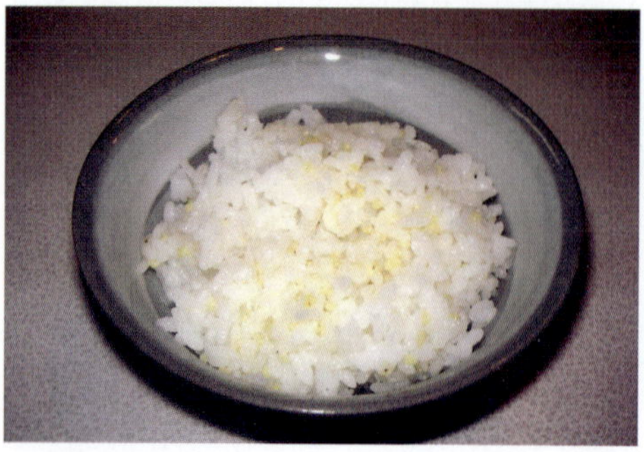

写真10）キビ飯

モロコシ

和名：モロコシ
学名：*Sorghum bicolor* (L.) Moench.
英名：sorghum
地方名・別名：タカキビ，トウキビ，コーリャン，ソルガム，ロゾク
分類：イネ科モロコシ属
原産地：熱帯アフリカ地域
わが国への伝来時期：中国から伝来。平安時代，室町時代の2説あり
主な産地：愛媛・高知の中山間地（在来種が多い），岩手（雑穀食文化が伝わる），長野（種子生産）
出回り時期：9～10月収穫，11月頃から新モロコシが出回る

モロコシの穂型。左から，穀実用，糖用，飼料用スーダングラス，箒モロコシ［写真：樽本 勳］

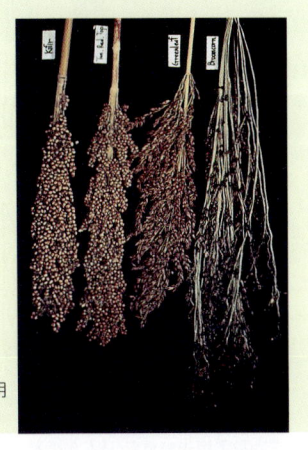

食材としての特徴

原産・来歴と利用の歴史

熱帯アフリカのスーダン地域原産で，30以上の野生種があるが，栽培種はイネ科キビ亜属モロコシ（ソルガム）属の一年生草本 *S. bicolor* のみである。

栽培種 *S. bicolor* は，稈と葉の外観はトウモロコシに類似する。稈は直立して2～3mになるが，アメリカで育成された短稈品種は1.3m前後である。稈の太さは1～3cmで髄は充実するが，乾性と汁性，また甘味と非甘味茎がある。穂は稈の頂部に着生し，穂型は緊密～開散～箒まで数段階あり，1穂粒数は1,000～2,500粒程度である。

現在では利用目的により4種に大別される。すなわち，穀実用モロコシ（grain sorghum），糖用モロコシ（sweet sorghum），箒モロコシ（broomcorn）および飼料用モロコシ（forage sorghum）である（図1参照）。しかし古来，その利用目的は穀実であり，日本へは平安時代に中国からもたらされたとされ（室町時代との説もある），品種的には，中国で系統分化した日長不感応性のコーリャン（高粱）である。稈長は2m程度，穂は密～開散，穀実の大半は穎に覆われ，脱粒性が悪く，粒色は赤褐色などの特徴があった。

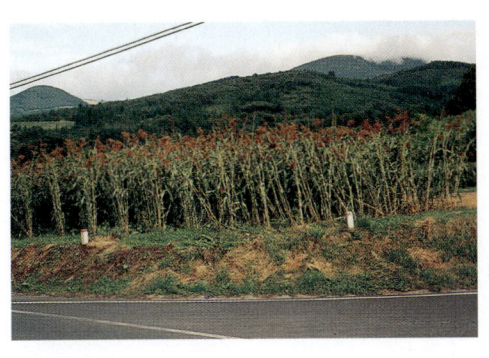

中国から伝来したコーリャンは早生品種が多く，夏の高温や干ばつによく耐えることから，中山間地の畑や焼畑に穀実用作物として栽培されることが多い。粳（うるち）種と糯（もち）種があり，粳種は粉にして，糯種は餅や餅のつなぎ用として昭和初期頃まで利用されていた。

1960～2000年の間に在来種の利用は減少し，主に米国から導入された穀実（マイロ）が家畜の飼料に，また飼料用モロコシがサイレージ用として関東以西に栽培されている。最近になり食物アレルギーの関係からモロコシが穀実として見直されつつあり，内果皮にタンニンを含まないホワイトソルガム（食用種の総称）などが販売されている。

なお，キビとモロコシは加工・用途がよく似ているため混同されることが多い。呼称には，キビは小キビ，豆キビ，稲キビ（穂形がイネに似ている）などが，モロコシはタカキビ，大キビ，アマキビ，竹キビなどがある（写真1）。

写真1)
モロコシ畑
［写真：岩手県大東町タカキビ生産組合］

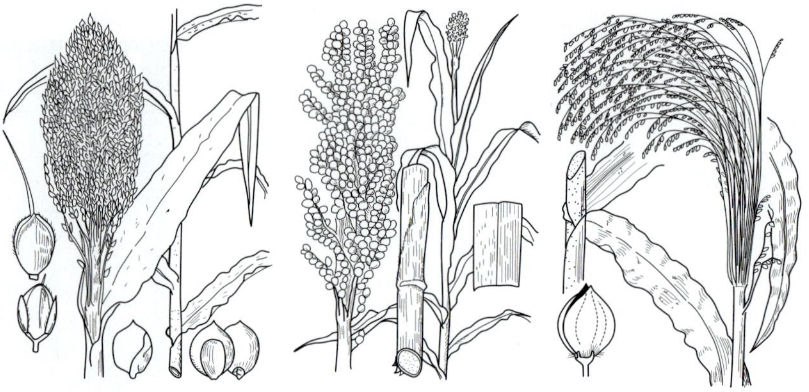

図1) 各種モロコシの形態[星川，1980から抜粋]
左：穀実用モロコシ(日本在来種)，中：糖用モロコシ，右：箒モロコシ

特徴と栄養・機能性

●食材としての特徴と活かし方

　穀実用モロコシ100g中の栄養素成分は，炭水化物71％，タンパク質10％，脂肪5％であり，穀実として悪い栄養素組成ではないが，粒色が赤褐色～不透明白色の普通種の穀実には内果皮にタンニンを含み，それを除去しないで調理すると粒や粉が赤色を帯び，摂食時に苦味を感じる。このためにモロコシしか栽培できないアフリカとインドの乾燥地帯，夏季の短い中国東北部でしか食用穀実としては利用されなかった。現在栽培の多い米国の穀実用モロコシは牛，豚，家禽などの家畜飼料として利用されている。

　子実の胚乳澱粉特性の異なる粳と糯の品種がある。粳と糯の品種はともに内果皮にタンニンを含むことから，特別の場合を除いていずれも強度な搗精をしてから利用する。

　糯粒は搗精してから製粉し，だんご，菓子，餅にする。また，糖化してビールや焼酎の材料とする。しかし，赤い色素が特徴となる餅をつくる場合には糯性の穀実をそのままに利用することはできる。粳粒は，搗精後に炊飯して食べる。また非搗精粒は主に飼料用に利用され，一部は食用，醸造用にする。

　近年の品種改良で内果皮にタンニンを含まない品種が育成されている。日本ではホワイトソルガムなどの商品名で穀粒や粉が販売されている。このホワイトソルガムでは，小麦のタンパク質で多く生成されるグルテンを生成しないことから，小麦アレルギー回避用としてモロコシでパンやクッキーをつくり供することができる。

　糖用モロコシの茎には単糖類グルコースとフラクトース，および二糖類のスクロースを中心とする髄液が含まれる。甘味の高い品種から汁液を甘味源やバイオアルコールとして利用する。グルコースとフラクトースが多いため結晶糖製造は経済的でないが，搾汁を煮詰めてシロップをつくる。

●栄養成分の特徴

　穀実用モロコシ100g中の栄養素成分は，炭水化物71％，タンパク質10％，脂質5％である。炭水化物は小麦と同等で，米より3％少ない。タンパク質は小麦より3％少ないが，米より3％多い。脂質は小麦や米より2.5％多く，この脂質の多さがモロコシの特徴である。

●機能性成分

　モロコシの種子貯蔵タンパク質は，グルテリンとプロラミン(各40％)，およびグロブリンとアルブミン(各10％)である。一方，小麦の種子貯蔵タンパク質は，グルテリンとグリアジン，およびグロブリンとアルブミンである。製パン時に粘度の高いドウをつくるには，グルテリン同士の結合，ないしグルテリンとグリアジンの結合により合成されるグルテンの量が関与するとされている。モロコシ粉で粘度の高いドウはできないし，特にタンニンフリーの食用専用種ホワイトソルガム類ではグルテンの生成は皆無とされている。この特性を生かして小麦アレル

モロコシ

ギー回避用としてその粉でパンやクッキーをつくり供することができる。

穀実の内果皮に含まれるタンニンは、ポリフェノール化合物の一種であり、茶やワインにも含まれる機能性成分である。通常のモロコシ粒を荒挽きすると、その粒には多くのタンニンが含まれ、それがペットの栄養バランス保持や肥満回避になることから、ペットフードとして混入し利用する向きもある。

種類・品種とその特徴

国際的にはモロコシは大変に種類も品種も多い。遺伝資源としてはICRISAT（国際半乾燥農業研究所）で約38,000点、米国に約3,000点、日本に約2,400点が保存されている。種類的には野生種のほか、栽培種 S. bicolor の穀実用モロコシ、糖用モロコシ、箒モロコシおよび飼料用モロコシがある。

米国では10以上の種苗会社が穀実用モロコシを中心に多数の一代雑種品種（ハイブリッド）を育成している。ICRISATでは、インド・アフリカ向けの自殖系穀実用モロコシを育成している。また日本では九州沖縄農業研究センターと長野県畜産試験場で、飼料用モロコシを中心に新品種を育成している。近代品種の特徴は次のとおり。

穀実用モロコシ（グレインソルガム） 稈長50～100cm、穂長20～30cmの短稈長穂。一穂粒数は2,000粒前後、百粒重2.5g程度。子実は円～偏楕円形で、色は白、黄白、淡紅、淡褐色。硝子質が多く透明度の高い白ないし淡黄白粒以外の子実は内果皮にタンニンを含む。市販種は三尺ソルゴー、マイロソルゴーなど、在来種は大州系、柳谷系など。なお、食用専用品種のホワイトソルガムとしては市販のTDNソルゴー、遺伝資源のTx430がある。

糖用モロコシ（スウィートソルガム） 稈長200cm前後、穂長20cm程度、稈径2～3cmで太茎長稈種。多汁質で髄液に単糖類を中心に二糖類も含み、ブリックス糖度は15度前後。市販種はハニーソルゴー、ハチミツソルゴーなど。在来種はアカアマキビなど。

箒モロコシ（ブルームコーン） 穂軸に10ほどの節があり、通常は節間に1～2cmの間隔がある。しかし、箒モロコシでは節間が詰まり、枝梗が穂首付近に密集する。また枝梗が30cmほどに長く伸び、穂部が箒状に垂れる。稈長150cm前後、稈の髄は乾性。在来種に赤色在来種、ホウキモロコシ、チャボなどがある。

飼料用モロコシ（フォレージソルガム） 形態は糖用モロコシに類似。なかには分げつの多いものもある。

上記の種類および品種は、種苗会社のカタログから容易に入手が可能である。また、日本の在来品種などは農業生物資源研究所の農林水産ジーンバンク、長野県畜産試験場、広島県農業技術センターから入手可能である。

栽培法と品質

穀実用モロコシの栽培は、気温18℃以上、地温10℃以上となる5月上～下旬に市販種子0.1kg/aを条播し、完熟期に収穫する。播種～開花は50～80日、開花～完熟は約35日で、関東以西の暖地では播種から100日前後で収穫は可能である。収穫の目安は子実に本来の色がつき、爪で押しても割れない硬い完熟状態のときである。子実収量（穀実用）は40kg/a前後である。

小規模栽培では、①完熟後に穂首30cmを付けて穂部のみを刈り取る。②穂首で束ねて吊るし、十分に乾燥をする（写真2）。③穂を袋の中に入れ、木槌などで叩き、脱粒させる。④風選などにより精粒する。

大規模栽培は、稲用のコンバインが利用可能であり、収穫から調製が一度にできる。糖用モロコシ、箒用モロコシの栽培は穀実用とほぼ同じである。ただし、糖用モロコシは乳熟～糊熟時に収穫し、生草収量（糖用）は700kg/a程度、箒用モロコシは完熟以後に収穫し、箒収量は100kg/a程度である。

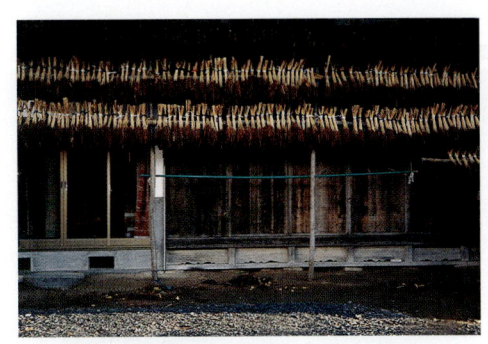

写真2）穂を束ねて軒下で乾燥
[写真：岩手県大東町タカキビ生産組合]

加工品とその特徴
●おもな加工品
<兵庫県,岡山県,京都府の中山間地帯での加工例>

　伝統的な利用法について，京都・兵庫・岡山県の中山間地帯に伝承されたモロコシの加工法を紹介する。これら地帯では，昭和初期頃までは以下のようなタカキビ(モロコシ)の加工が行なわれていた。

【寒ざらし粉】
　タカキビは収穫したら軒下などに吊るして乾燥させ，次に木槌で穂を叩き脱穀する。麻袋に入れて流水で2～3日水にさらしてあくをとり，むしろに広げて干す。干しているとき雨に当たるとカビがはえやすいので目が離せない。寒に入ったら石臼でひいて粉にし，乾燥する。寒ざらしにすると虫がつきにくいといわれている。

　寒ざらし粉は，タカキビ独特のあくが抜けて食べやすくなる。だんご以外に，かしわもち，しるこ，すいとんなどにもする。

【だんご】
　寒ざらししたタカキビ粉に糯米を3割から5割混ぜてつくる(写真3)。

　糯米は軽く洗って水に浸しておく(冬一昼夜，春秋半日)。30分水切りし，せいろの下に糯米を入れ，寒ざらししたタカキビ粉を水で掻き，糯米の上に入れて蒸す。蒸しあがったら臼で搗きあげる。あんを入れたもの，何も入れないで丸めてだんごにするものなど，食べ方はよもぎだんごと同じである。食べたいと思ったときにつくる。

　山陽路で古い歴史と文化をもつ吉備の国，岡山県。その高原地帯では，吉備の国を象徴するだんごがタカキビでつくられていた。

【だんご汁】
　ゴボウ，ニンジン，ちくわなどを適当に切って油で炒め，だし汁を加え，醤油で味付けする。この中に，寒ざらししておいたタカキビ粉をこねて小さなだんごにして入れる。だんごが浮き上がってきたらできあがり。ふうふうとふきながら食べる。口触りがよく美味しい。

<沖縄・宮古島での加工例>
　昭和初期には沖縄・宮古島にもタカキビの加工が伝承されていた。

【うぷぎゃむむつ(タカキビもち)】
　タカキビを木臼で皮がとれるまで搗いて，3時間くらい水につける。水ひきの場合は，つけた水と一緒に石臼でひく。木綿の袋に入れてつるし，水を切ってから木臼に入れ，黒砂糖を加えて強くもんで，杵で搗く。ピンポン球大の球状に丸めた後，約50分蒸して，形くずれを直しながら手粉をつける。

　旧暦の6月に，家族の健康を神に祈願して，もち，パパヤ(パパイヤ)の煮物，豆腐などを仏壇にお供えするが，そのあとに，このうぷぎゃむむつ(タカキビもち)を食べる。

【うぷぎゃむふきやぎ(アズキだんご)】
　アズキを茹でておく。タカキビは3時間くらい水につけてざるにあげ，からからに干してから石臼でひいて粉にする。水を加えて耳たぶのやわらかさになるまでもんでから水煮する。茹でアズキはざるに入れておき，その中に水煮しただんごを取り，アズキをくっつける。このアズキに味をつけないのが普通であるが，時に塩茹ですることもある。

　宮古島の方言で「うぷぎゃ」は，お祭りの，神様のといった意味のようであり，うぷぎゃむふきやぎ(アズキだんご)も旧暦の6月の月祭に供えたものではないかと思われる。

●海外の加工・利用に学ぶ
　ここでは，原産地スーダンをはじめ，今なお主食の位置を占めるアフリカでのモロコシ利用について

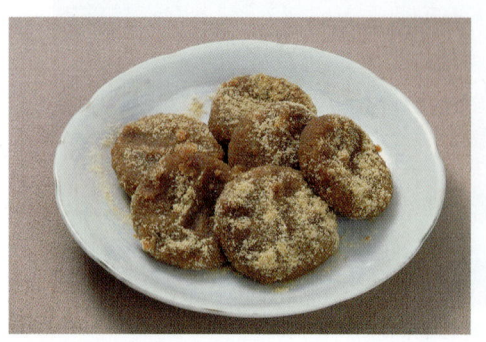

写真3) たかきびだんご [写真:小倉隆人]

モロコシ

みておきたい。

【スーダン；クウオン（粉がゆ）とコンゴ（地酒）】

スーダン南部に居住するパリ族の最も重要な作物はモロコシで，多くの品種が栽培されている。収穫されたモロコシの種子からはクウオンという粉がゆがつくられている。

またモロコシからコンゴという地酒を醸造する。モロコシの種子を発芽させ，これを乾燥し石臼で粗びきしたものを，大きなかめに入れて少量の水と混ぜ，5〜7日で糖化・発酵させる。これが酛（モト）である。これに水を加えて煮，さましたのち，再びかめに入れて水と発芽した種子を加えて放置し，布袋でこして出来上がり。

【オートヴォルタ；サガボ（粉がゆ）とダーム（地酒）】

西アフリカのオートヴォルタのモシ族は，モロコシとトウジンビエを栽培し，その種子は石臼でひいて粉にする。この粉を水でとき，火にかけてサガボとよばれる粉がゆをつくる。これがモシ族の主食である。

また，発芽させたモロコシを砕いて，その煮汁を発酵させると，アルコール度が低く澱粉質や糖分をたくさん含んだ，あめ色の透明な酒ができる。これがダームという地酒である。この酒は村の共同の畑仕事になくてはならないものである。

(樽本 勲)

調理での活かし方

調理素材としての特徴

単独でも，米に混ぜても調理ができる。もち種とうるち種があり，もち種は特有の弾力と粘りがある。水分の多い調理では，モロコシ（タカキビ）の色が出て，見た目が悪くなる場合がある。タンニンが多いものもある。

粒色は，白，黄，褐，赤色がある。

保存性（貯蔵性）はよいが，高温多湿を避けて冷暗所に保存する。

基本調理とポイント

基本調理としては，精白して米と混ぜて炊飯したモロコシ飯や粥に，製粉して餅やだんごなどに用いられる。

【モロコシ飯】

よく洗ったモロコシを米に3割程度混ぜ炊飯する。

【モロコシ餅】

赤モロコシ4：キビ1の割合でそれぞれ餅についてあわせる。キビはよく水に漬けてから蒸さないと，粒が残りやすい。

おすすめの一品

【おつめり】

モロコシ粉に水を加えてこねただんごを，カボチャやダイコン，ニンジンとともに煮た味噌や醤油味にした具だくさんの煮物のような汁物。赤や褐色のタカキビの場合，汁の色は悪くなるが，味がよい。

【モロコシ（赤）と栗のぜんざい】

穀粒の赤いモロコシは，煮ると煮汁とモロコシ全体が小豆のような色合いになる。もち種は粘りが出て煮汁にとろみがつき，モロコシ特有の弾力のある食感があり小豆とは異なった味わいがある。

材料（4人分） モロコシ80g，砂糖40〜50g，塩少量，栗甘露煮8粒。

つくり方 ①モロコシはよく洗い，たっぷりの水に30分漬ける。ざるにあげて水を切る。②栗は，1粒を2〜3個に切る。③①のモロコシと水300〜400mlを入れ，火にかける。④沸騰したら，火を弱めやわらかくなるまで煮る（約30分）。⑤ゆっくりと混ぜながら分量の砂糖を2〜3回に分けて加え，甘味をつける。⑤塩ひとつまみと栗を入れ，ひと煮立ちしたら火を止め器に盛る。

(小口悦子)

ハトムギ

和名：ハトムギ
学名：*Coix lacyma-jobi* L.
英名：job's tears, adlay
地方名・別名：チョウセンムギ，シコクムギ，ヨクイ
分類：イネ科ジュズダマ属
原産地：インドないし東南アジア
わが国への伝来時期：江戸時代（享保年間）
主な産地：岩手県奥州市・花巻市，宮城県登米市・仙台市；9月下～10月上旬収穫，富山県氷見市・小矢部市；9月下旬，栃木県鹿沼市・小山市，広島県三原市，島根県斐川町，福岡県久留米市；10月上旬
出回り時期：北日本では稲刈り後，西日本では稲刈り前に収穫

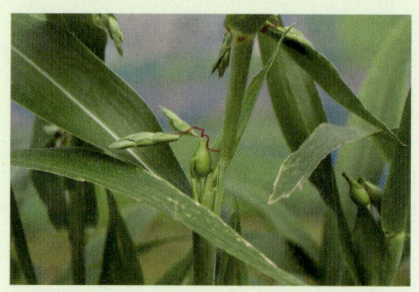

ハトムギ品種：あきしずく（雌しべ）［写真：手塚隆久］

食材としての特徴

原産・来歴と利用の歴史

ハトムギはインドないし東南アジアで栽培化されたイネ科作物である。インド古代のバラモンの聖典に記載があり，その栽培の歴史は古いといわれている。その後，イネやトウモロコシの伝播普及により，それらの作物にとって代わられ，しだいに栽培が減少してしまった。しかし，辺境の少数民族は今も主要作物として栽培している。現在栽培が行なわれている地域は，インド東北部，タイ，ベトナムなどと，東アジア地域である。

日本での栽培は，江戸時代からの300年あまりで長くない。享保年間に中国から漢方薬として導入されたといわれている。しかし，日本の在来品種は韓国品種と形態的・遺伝的特性が同じなので，朝鮮半島を経由して渡来したと考えられる。四国麦，朝鮮麦，唐麦，薏以（ヨクイ）などとよばれており，ハトムギとよばれるようになったのは明治以降である。

江戸時代の薬書によると薏以仁（ヨクイニン）は滋養，強壮，鎮痛，利尿に効果があるとされている。このため，江戸時代には食物よりも薬として用いられた。『農業全書』（1697年）によると，病後の強壮滋養剤としてハトムギだけでかゆにしたり，砕いて米と混ぜてハトムギご飯にしたりして食べられていた。

特徴と栄養・機能性
●食材としての特徴と活かし方

漢方薬として導入され，また作物としての歴史も古くないことから食品としての利用法は発達しなかった。しかし近年，水田転作作物として各地で栽培され，需要を増やすために新たな加工品開発が行なわれるようになった。また，消費者側では，健康に配慮した食事を心がける人が多くなり，昔から漢方薬として知られているハトムギに注目する人が多くなった。このため，最近ではさまざまな食料品が

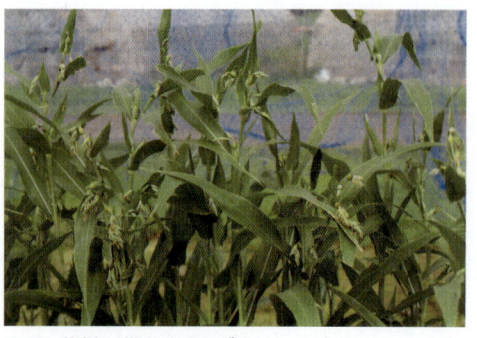

写真1）穂揃い期のあきしずく

表1）ハトムギ加工品一覧

分類	加工品
農産品	精白粒，雑穀米，精白粉，ぬか，かゆ，きな粉
茶	茶（粒），ティーバッグ，混合茶，ペットボトル
菓子	ぽん菓子，カステラ，クッキー，花林糖，煎餅
パン，めん類	パン，うどん，そうめん
醸造品	味噌，焼酎，納豆
化粧品	乳液，シャンプー，石鹸，浴用剤

ハトムギ

開発・販売されているが，健康食品として需要が高い。また，イボとりに効果があるとされていることから，化粧品もつくられている。

主に澱粉から構成される穀物であるが，加工品は茶がもっとも一般的であり，各地でペットボトルが販売されている。それ以外は米麦と違って単独で加工されることがない。

精白粒は雑穀米の原料としての利用が多い。米に混ぜて食べたり，かゆにして食べたりする精白粒の加工品が多いが，精白粒を製粉した精白粉は麺類，団子，煎餅，クッキーの原料として利用されている（表1）。

ハトムギの穀実を精白するときに果皮（渋皮）がぬかとして排出される。ハトムギぬかは，米ぬかと同じように油脂，タンパク質，ビタミンB_1が多く，漬物用ぬかとして利用できる。

● 栄養成分の特徴

ハトムギは茶褐色の硬い殻があり，殻を取り除くと扁平な卵形の子実がみられる。子実は薄皮と渋皮（ぬか部分）に包まれている。渋皮を除くと精白粒になる（写真2）。

精白粒は，穀物のなかではタンパク質および脂質が高含量のものに属する。タンパク質のアミノ酸組成はリジン，トリプトファンが少なく，ロイシン，フェニルアラニン，アラニンが多く，質的にはよくない（表2）。脂肪酸組成はオレイン酸が50〜60％ともっとも多く，ついでリノール酸が25〜35％であり，穀物のなかではオレイン酸が多い。

精白粒の60％程度が炭水化物で，ほとんどが澱粉である。澱粉は一般的には糯性であり，アミロースをほとんど含んでいない。糊化特性はトウモロコシの糯性澱粉に似ている。

● 機能性成分

もともと漢方薬として伝えられ，滋養，強壮，鎮痛，利尿に薬効があるといわれている。さらに，日本ではイボを取り去り，肌を美しくする効果があるとされる。ほかにも，利尿作用や食物繊維が豊富であることからダイエット効果があるとされている。精白粒は総量5.7g（100g当たり）の食物繊維を含み，精白米や小麦粉と比較すると非常に多い。

しかし，これらの効果に関係する機能性成分の研究はまだほとんどなされていない。抗潰瘍性成分のコイクセノライドが知られているが，ほかにも抗潰瘍性成分があるという報告がある。また，コイクソールという，ひきつけを抑える作用をもつ物質が報告されている。ほかに免疫賦活作用，抗高脂血病作用，抗炎症作用，利尿作用などの薬理作用が報告されている。抗酸化活性は，渋皮（ぬか）が最も強く，次に殻および薄皮，精白粒の順である。

加工品は，漢方薬の効能をあげたもの，美肌効果をうたった化粧品など，ほとんどが機能性を掲げているため，健康食品や自然食品コーナーで扱われることが多い。

種類・品種とその特徴

ハトムギ品種は普通，糯性であり，育成されたはとむすめ，はとじろう，はとひかり，はとゆたか，あきしずくは糯性品種である。ただし，糯性品種でも1割程度の粳粒が含まれている。

在来種は澱粉特性について無選抜で育成されることがあるため，粳粒の割合が高い。また糯性品種で

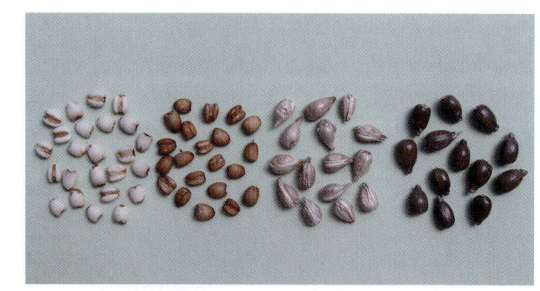

写真2) ハトムギの種実
左より，精白粒：米飯に加えたりかゆに使用
渋皮付き粒：渋皮はぬかにする
薄皮付き粒：薄皮は手で容易にむける
殻付き粒：製茶はこの状態の種子を使用する

表2) 必須アミノ酸組成 (mg/100g)

	ハトムギ（精白粒）	精白米	小麦（薄力粉）
イソロイシン	250	250	220
ロイシン	900	500	430
リジン	100	220	150
メチオニン	160	150	100
シスチン	110	140	160
フェニルアラニン	330	330	300
チロシン	240	250	170
スレオニン	180	210	160
トリプトファン	33	87	66
バリン	340	380	250
ヒスチジン	140	160	140

あっても，長い間無選抜で維持増殖していると粳粒が増加する。中里在来は50%程度が粳粒である。茶に加工する場合は糯，粳の違いが顕著にあらわれないが，精白して使用する場合は粳粒の混入は避けなければならない（表3）。

各品種の穀実の成分特性は，日本の品種間では糯，粳を除いてほとんど違いがない。海外のハトムギについては澱粉特性や粉色など，多様であると考えられるが，まだ研究されていない。

表3）ハトムギ品種の特性と用途

品種名	特性と適地	品質	用途
はとむすめ	中生，関東以西	糯性	製茶と精白粒
はとじろう	早生，東北地域	糯性，白度はやや劣る	製茶と精白粒
はとひかり	中生，関東以西	糯性	製茶と精白粒
はとゆたか	早生，東北地域	糯性	製茶と精白粒
あきしずく	中生，関東以西	糯性	製茶と精白粒

注：各品種の問い合わせ先は（独）農研機構

栽培法と品質

●異物・他穀類の混入に注意

機能性や健康性を重視する食品なので，わずかな異物の混入でも消費者から敬遠されてしまい，商品のイメージダウンになる。ほかの穀類が混入しないよう，収穫機械や乾燥機の掃除を入念に行なう。

圃場に雑草があると，雑草種子がハトムギの穀実に混入しやすい。雑草の種子は脱穀時，脱稃時にある程度の選別ができるが，混入をすべてなくすことは容易でなく，最終的には人力にたよるしか方法がない。栽培初期から雑草を除くように心がけるべきである。

また，畦畔にジュズダマが生育しているとハトムギとの雑種ができやすく，粳粒混入の原因になるので，ジュズダマを抜き取り，来年用の種子は圃場の周辺部でなく，中央部の混ざりのないところから採種する。

●水分含量と収穫適期

出穂開花期間が長く成熟が不揃いであり，収穫した穀実の成熟程度にばらつきがあるが，成分組成はほとんど差がない。しかし，水分は成熟程度によって異なり，未成熟な粒ほど水分が多い。早刈りすると未成熟粒の混入割合が多くなり，収穫した穀実の水分含量のばらつきが大きくなる。収穫適期は成熟粒（着色粒）が60～70%になったときで，穀実の水分含量も30～40%とばらつきが小さい。

加工品とその特徴

●おもな加工品

【脱稃・精白・精白粉】

茶に加工する以外は殻を取り除く必要がある。しかし，ハトムギを脱稃する専用機械はないので，精米機または籾すり機を使用して脱稃する。精白は殻がとれた粒をさらに精米機にかけて行なう。殻を除いた粒は脂肪を多く含んでいるため，精白の際には加工機械に脂肪が付着して作業の妨げになることがあるので，機械の掃除を頻繁に行なう。家庭で精白する程度の量なら，循環型の精米機を使用して脱稃と精白が同時にできる。精白粉は，精白粒を製粉機にかけてつくる。

精白粒は，雑穀に混ぜるか，そのままで販売される。ハトムギには独特の香味があるため，米飯などへの混合量が多いとクセが強くなりすぎる傾向がある。団子は上新粉に精白粉を1割程度混ぜるとよいが，ハトムギの量が多くなると色調が悪くなる。

【味噌】

基本は普通の味噌造りと同じでよい。材料の分量はダイズ1,000g，精白ハトムギ500g，米こうじ700g，塩400g（仕上がりの塩濃度は12%程度で辛口）が目安。ハトムギこうじを使用するとハトムギの香りが強すぎるので，米こうじを使ったほうが無難である。精白ハトムギの量を多くするとハトムギの香りが増すので，好みで調整するとよい。家庭では，冬に仕込むと8～9か月で独特の芳香が生じる。

【はと麦茶】

製茶は硬い殻を取り除かずに焙煎し，挽き割ってつくる。焙煎は，均一に焙煎できるように攪拌しながら行なう。焙煎時間は粒の乾燥状態や気象条件により変わる。薬効成分を考慮すると焙煎時間は短くてよいが，香ばしさを出すためにはある程度焙煎時間を必要とする。湿気によって製品が品質低下するので，作業は湿気の少ない天気のよい日に行なう。

ティーバック用は，挽き割ったものをさらに粉砕するが，細かく粉砕しすぎると茶が濁るので粗めに行なう。

ハトムギ

【ぽん菓子】
　精白粒でつくる。精白粒1,400gに食塩大さじ1.5杯を加え，米用ぽん菓子機でつくる。

●海外の加工・利用に学ぶ

【インド東北部】
　インド東北部では古くから栽培が行なわれていたと考えられ，現在でも多様な品種が栽培されている。殻の色は白色から灰黒色，さらにクリーム色や褐色，さらに縞模様になっているものもある。形は真珠に似た円形から，日本と同じ楕円形まで多様である。天日乾燥後，食糧や飼料，装飾品として利用される。
　ハトムギは殻を取り，単独や，米を混ぜて茹でて食べられている。粉を水とこねて発酵させてパンをつくるが，最近ではほとんど見られない。粉に水を加えて練り，フライにして菓子として食べることもある。甘いので，ピーナツのように殻を取って生のまま食べる部族もある。
　酒の醸造原料としても利用される。つくり方は，熱を通した後マットに広げて干し，米と練り合わせてペースト状にする。これをシダの葉に包み，瓶のような容器に入れて放置すると発酵が始まり，1週間程度でできあがる。

【中国・韓国】
　中国では漢の時代の薬書にすでにハトムギが記されている。殻を取り去った白い部分（仁）を薏以仁とよび，身体を快調にする効果があるとされている。ハトムギは昔から食品としてよりも生薬として用いられてきており，現在でもハトムギがゆが強壮滋養の食べ物として珍重されている。韓国でも同様に，漢方薬として利用され，かゆにして食べたり，茶にして飲んだりする。

（手塚隆久）

調理での活かし方

調理素材としての特徴
　殻を取り薄い皮（穎）のついたものと，精白したものがある。いずれも粒の大きさがそろったものを選ぶとよい。はと麦粉は，小麦粉に混ぜてクッキーなどに利用できる。
　殻を取り精白した粒は，大麦よりも大きくかたいため，加熱しても軟化しにくい。澱粉はもち性を示す。米のようなぬか臭があるので，十分にといでから用いる。
　精白したものは，直射日光を避け，冷暗所に保存する。

基本調理とポイント
　基本調理としては，米と混ぜて炊いたはと麦飯や粥として利用される。圧力鍋を用いると10分程度でやわらかくなるが，ない場合は湯を入れたポットに入れてやわらかくしてから利用してもよい。時間があれば水に十分浸漬し，弱火でゆっくりと固さをみながら加熱してもよい。

【はと麦飯】
　米に対して2～3割程度のハトムギを上記の方法でやわらかくし，蒸らせた飯に混ぜ込む。

おすすめの一品

【はと麦茶】
　殻つきのまま砕いて煎り，湯を注いで茶とする。砂糖を入れてもよい。あくがなく，幼児や高齢者にもよい。「加工品とその特徴」の項も参照。

【ハトムギとエビ入りわんたん】
　ハトムギは，煮えにくいが特有の弾力があるので，エビとともに食感が楽しめる。

　材料（2人分）　わんたんの皮16枚。
　具：ハトムギ（煮てあるもの）50g，エビ（正味）50g，ニラ1/4把，酒小さじ1/2，しょうが汁少量，塩・コショウ各少量，ゴマ油小さじ1/2。
　スープ：鶏がらのスープ（市販品）600ml，酒大さじ1，醤油小さじ1，ゴマ油少量。
　つくり方　①エビは背わたを取り，粗く刻んで酒，しょうが汁をふる。②ハトムギもエビと同じくらいの大きさに刻み，ニラは，粗みじん切りにする。③ボウルにエビとハトムギ，ニラを入れ，塩，コショウ，ゴマ油を加えてよく練り混ぜ，16個に分ける。④わんたんの皮に③の具をのせて，三角に折り，両端を外側にあわせる（はがれやすい場合は，片栗粉の水溶きをあわせめにぬる）。⑤鍋にスープを煮立てて，酒，ゴマ油，塩，コショウで調味し，④のわんたんを加えて煮る。途中，あくを取り，わんたんの皮が透き通ったら，醤油を加え味を整える。

（小口悦子）

アマランサス

和名：アマランサス
学名：*Amaranthus* spp.
英名：amaranth, grain amaranth
地方名・別名：アマランス，センニンコク
分類：ヒユ科ヒユ属
原産地：中央アメリカ，南アメリカ
わが国への伝来時期：明治初年に岩手での栽培記録あり。
　本格的導入は1980年前後
主な産地：岩手，長野
出回り時期：種実で通年販売。新物は収穫後の12月頃から

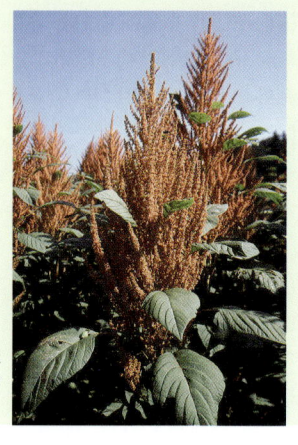

穂が直立するスギモリゲイトウ
[写真：農文協]

食材としての特徴

原産・来歴と利用の歴史

●アマランサスの仲間

　アマランサスはヒユ科の栽培植物の総称である。日本で一般に「アマランサス」という場合，種子を穀物として利用する子実用アマランサスを指すことが多い。ただし，アマランサスには野菜用のものもあれば観賞用のものもあるので，単に「アマランサス」というと紛らわしくなることもある。ここでは，特に断わりがないかぎり子実用アマランサスを「アマランサス」と呼ぶことにする。

　品種や栽培状況にもよるが，植物体は，草丈が2m近くになる（写真1）。花序は多数の小花で構成されており，雌雄異花同株である。花房の中心に一つの雄花があり，その周辺に多数の雌花をつけ，二出集散花序の構造をとる。また，C_4植物であるため高温条件下での光合成能力が高いため生長が速く，乾燥に強いという特徴がある。

●子実用アマランサス

　子実用アマランサスには，センニンコク（*Amaranthus hypochondriacus*；写真2），ヒモゲイトウ（*A. caudatus*；写真3），スギモリゲイトウ（*A. cruentus*，冒頭写真参照）の3種がある。これらは黄白色や紅色といった野生種にはない種皮色をもつのが特徴である（野生種の種子は黒色のみ）。

　アマランサスは双子葉植物のタデ科のソバおよびアカザ科のキノアとともに擬穀類（pseudocereals）に分類され，厳密にはイネ，コムギ，トウモロコシといった単子葉植物のイネ科穀類とは区別されている。

写真1) ネパールのアマランサス。多様な色は観賞にも使える

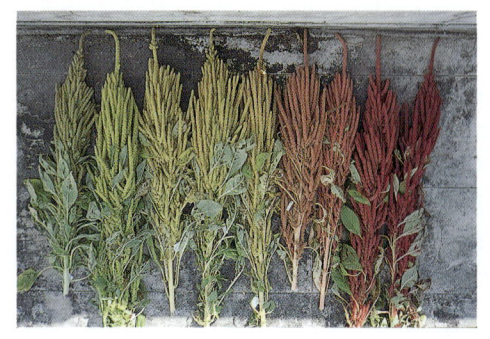

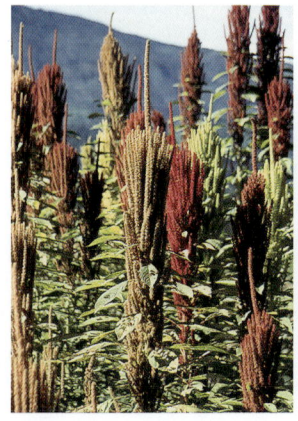

写真2) センニンコク。穂が直立する（ネパール）

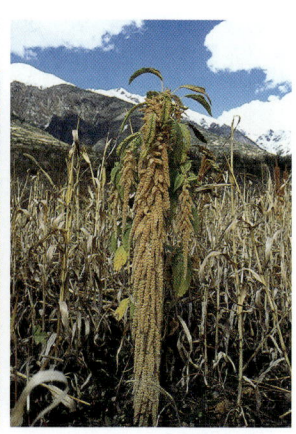

写真3) ヒモゲイトウ。穂が下垂し種子は赤いものが多い（ネパール）

アマランサス

●世界での栽培・利用の変遷

アマランサスは中央アメリカおよび南アメリカに起源し、栽培の歴史は非常に古く、考古学的資料から紀元前4000年頃にはすでに栽培化されていたとされる。インカやアステカなど古代文明において、同じアメリカ大陸起源の作物であるトウモロコシやインゲンマメとともに重要な穀物として扱われていた。しかし、16世紀前半、侵攻してきたスペイン人によって宗教儀礼と強く結びついているとして栽培が禁止され、忘れ去られた作物となっていった。

その後、アジアへも伝わり、インド亜大陸、特にインドやネパールのヒマラヤ山脈南麓では、小規模ながら多くの地域で栽培されるようになり、定着した作物となっている。

このアマランサスが再び注目を集めるようになったのは、必須アミノ酸のリジンがコムギの約2倍含まれることが報告されたあと、1975年にアメリカ科学アカデミーによって熱帯の将来有望な作物のひとつとしてとり上げられ、そのすぐれた栄養特性が高く評価されてからである。アマランサスが「古くて新しい作物」と形容される所以である。

アマランサスが再評価された80年代以降は、高タンパク質、機能性食品素材として注目され、アメリカを中心に食品加工開発が進められた。

●日本への導入と利用

日本へは、明治以前にヒモゲイトウ（A. caudatus）という穂の垂れる種が観賞用として導入されたのが初めとされる。子実用アマランサスは、スギモリゲイトウ（A. cruentus）という穂の直立する種が1980年前後に導入され、80年代の後半になってから本格的に普及が始まった。

アマランサスは日本ではまだまだ「新顔の作物」であり、食材や加工品の研究開発は始まったばかりであるが、私たちになじみのある加工食品の素材のひとつとして加えられたものが試作・販売されるようになっている。これからはアマランサスを100％使った製品もどんどん誕生してくることだろう。

現在、岩手県を中心とした東北地方や長野県で多く栽培され、小面積ながら定着した作物となっている（写真4）。日本全国での栽培面積は、統計上20ha前後を推移しているが、小規模での栽培も含めると、実際の栽培面積はかなり増えると思われる。消費者のニーズから国産アマランサスの需要は高まってい

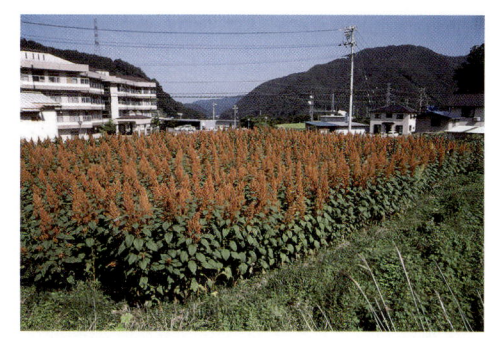

写真4）収穫間近のアマランサス畑
（長野県伊那市）［写真：農文協］

るが、インドやペルー産、最近では中国産のアマランサスが多く輸入されている。

雑穀栽培の盛んな岩手県の花巻、軽米など県北地方では、アマランサスの栽培が盛んで、一部では大型機械を使った大規模栽培も行なわれている。また、長野県の伊那市周辺では、伊那地域アマランサス研究会が結成されている。栽培から商品開発まで行なわれており、学校給食へも積極的に導入を図るなど地域振興にも一役買っている。

特徴と栄養・機能性
●食材としての特徴と活かし方

消費者の食への多様化傾向が高まるなか、アマランサスのもつ新規食品素材としての高い潜在性が注目されるようになっている。他の穀類には少ない必須アミノ酸のリジンやミネラル（特に鉄分、カルシウム）を豊富に含み、また、アトピー性皮膚炎に有効である（アレルゲンになる可能性が低い）という報告もある。

アマランサスのような日本人にとってまだなじみの薄い作物を普及させていくには、健康食品やアレルギー代替食品として、また農薬を使わずに栽培可能なことからオーガニック（有機栽培）食品として宣伝していくことが重要と思われる。

アメリカではコムギアレルギー患者が代替穀類として利用しているというし、日本の病院でも食物アレルギー用回転食の材料として利用されているという。実際に、小麦粉を使用していないアマランサスコーンフレークがアメリカで商品となっているのをはじめ、牛乳・卵・ダイズを使っていないアマランサスビスケットが日本でも販売されていた。

しかし、栄養学的にすぐれているとはいえ、アマ

ランサスは種子が小さく扱いにくいため，決してイネ，コムギ，トウモロコシといった主要穀類にとって代わるわけではない．まずはこれらの穀類や他の食品素材とうまく組み合わせ，栄養のバランスをよくしていくという考えが必要であろう．

食材としての利用の形態では，子実（粒・粉・ポップ），茎葉がある．まず，粒の利用では，ご飯を炊くときに少量混ぜて一緒に食べる方法が一般的で，他の雑穀類とブレンドした形でも多くの商品がすでに販売されている．ほかには，粒を炊いたものを味付けし，たらこに見立てたパスタのソースの具材としての利用もある．また，和菓子の素材としてもとり入れられ，いくつかの商品が誕生している．

粉の利用は幅広く，小麦粉と混ぜてパンやクッキーの素材となるほか，うどんやそばにも加えられている．粉は，粒をそのまま製粉する方法と，軽くローストしてから製粉する方法，そして次に紹介するポップしたものを製粉する方法がある．ローストもしくはポップを製粉したものは，加工した際に風味を感じるため，加工される商品によって異なる製粉素材の使い分けができると思われる．

ポップ（種子）の利用は日本ではまだ一般的ではないが，海外ではこの形態での利用がもっともポピュラーである．粒は，トウモロコシと同様，常温で膨化（ポップ）する性質があるため，一般家庭での加工が容易である．ポップアマランサスは，日本の「おこし」のように加工されたり，粉と同様，様々な料理素材に加えられたりしている．ポップは，ほかよりも消化吸収性がよくなるため，今後，様々な商品開発が進むと予想される．

若い茎葉が利用できるのもアマランサスの大きな特徴の一つである．子実用の品種であっても，栽培途中で間引いた茎葉は，ホウレンソウなどの葉菜と同様に扱える．少し大きくなった茎は，皮を剥けばフキと同じように調理して食べると美味しい．発芽後の幼苗は，ベビーリーフとして利用できる．葉の色が緑だけではなく，赤紫のものもあるので，サラダなどに入れれば，いいアクセントになる．穂（花序）も，腋から出た小さな穂を天ぷらにして食べると，モチモチした食感があり香ばしくて美味しい．また，まだ商品化されてはいないが，スプラウトとしての利用も面白い．種子が小さいため，アルファルファと同じような感じになる．

● 栄養成分の特徴

『五訂増補日本食品標準成分表』によれば，アマランサス種子（玄穀）のタンパク質，脂質，灰分のいずれも一般穀類を上回っているが，繊維は100g中7.4gで，米（玄米）の3.0gより多く，小麦（玄穀）10.8gやトウモロコシ（玄穀）9.0gより少ない．特に，タンパク質含量は12.7％と多い．

主要タンパク質はグロブリンとアルブミン（約56％）で，プロラミンは痕跡程度，グルテリンは約20〜30％となっている．アミノ酸組成は主要穀類に比較してリジンが多く（表1），逆に少ないのがロイシンで第一制限アミノ酸となっている．したがって，リジン含量の少ないコメや小麦粉にアマランサスを加えることによって，バランスのとれた栄養価の高いタンパク質を補給することができる．

澱粉含量は約60％である．アマランサスの種子貯蔵澱粉には，双子葉植物には非常に珍しい粳種と糯種の両種が存在する．糯種がアミロペクチン含量100％であるのに対し，粳種は，アミロースを15〜25％含む（残りはアミロペクチン）．さらにイネ同様に低アミロース系統（アミロースを4％前後含む）が少数存在することも，最近の研究でわかっている．また，澱粉粒が非常に小さい（直径1〜1.5μm）という性質をもつ．この性質は，たとえば工業用澱粉の原料としての利用が考えられ，製本や段ボールの接着に応用されるほか，化粧品の素材としての利用可能性が研究者によって指摘されている．

脂質はほとんどが中性脂肪で，リノール酸が50％，それに次いでオレイン酸（25％），パルミチン酸（約20％），リノレン酸は約1％含まれ，コーン油とほぼ同様の組成を示す．

ミネラルは総じて他のイネ科穀類より高いが，な

表1）アマランサスと小麦粉のアミノ酸スコア [尾畑, 1999]

	アマランサス	小麦粉
イソロイシン	107	118
ロイシン	72	96
リジン	90	35
メチオニン／シスチン	110	52
フェニルアラニン／チロシン	89	109
スレオニン	96	81
トリプトファン	155	115
バリン	97	102
ヒスチジン	151	129

かでもカルシウムと鉄分の含量が格段に優れている。ビタミン類はさして特徴はないが，ビタミンEがソバ同様多く，アレルギー反応を抑制する効果が示唆されている。

また，深海性のサメの肝油に多く含まれ，サプリメントとしても販売されているスクアレンという脂質成分を3～5%含むことが知られている。この含量は，植物では最も多い部類に入り注目されている。このスクアレンは，ステロイド系薬品や化粧品の原料としての利用ができる。

● **機能性成分**

アマランサス種子のもつ生理活性について表2に示した。機能性という面では，インスリン作用やコレステロール低下作用が上げられる。しかし，これらの作用は，アマランサス中に含まれる特定の成分がどう関与しているかまでは明らかにされていない。アマランサスの場合，米や他の雑穀類と違い，精白せずに全粒を食べるため，食物繊維が多い。これからの研究成果を待たなければならないが，これらの機能性には，この食物繊維が大きく関与していることが考えられる。また最近，アマランサス種子から搾油された油が，心臓疾患の発生を抑制するという論文が発表されている。

種類・品種とその特徴

アマランサスには，前記のとおり3つの種があり，日本で栽培されているのはスギモリゲイトウという種である。現在日本で登録されているアマランサス品種は，「ニューアステカ」(2001年，出願公表)だけで，これまで一般的に栽培されてきた導入品種「メキシコ系」にガンマ線を照射して作出・育成された。草丈がメキシコ系に比べて低く，開花期・成熟期が早くなっている。

また，日本で栽培されているアマランサスは，ニューアステカやメキシコ系を含め，ほとんどが糯種である(写真5)。糯・粳種それぞれの加工特性については詳しい調査はされていないが，ポップさせたときの種子の膨化率が糯種と粳種で異なり，糯種内でも品種・系統によって異なるという報告もある。現在，粳種の品種は栽培されていないが，糯種と粳種では明らかに加工特性が違うため，日本での粳品種の開発が待たれる。

アマランサスの場合，これまで収量性や栽培適性

表2) アマランサス種子から見出された生理活性物質・生理作用 [小西，1997]

物質／作用	発表者(年)
レクチン	Zenteno & Ochoa (1988)
レクチン	Koeppe & Rupnow (1988)
レクチン	Rinderle et al. (1989)
レクチン	Ozeki et al. (1995)
トリプシン阻害剤	Koeppe (1985)
トリプシン-キモトリプシン阻害剤	Tamir et al. (1996)
セリンプロテアーゼ阻害剤	Hejgaard et al. (1994)
α-アミラーゼ阻害剤	Chagolla-Lopez (1994)
抗菌性ペプチド	Broekaert et al. (1995)
IgM産生促進	Sasaki et al. (1995)
マクロファージの活性化	Sasaki et al. (1996)
インスリン様活性	Konishi et al. (1995)
コレステロール低下作用	Danz & Lupton (1992)
コレステロール低下作用	Chaturvedi et al. (1993)

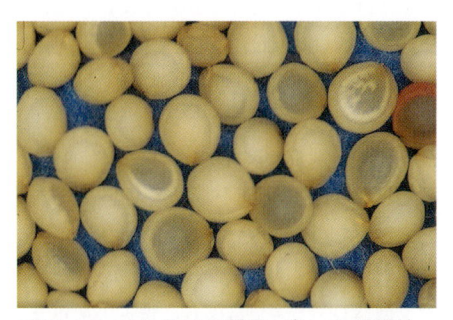

写真5) アマランサスの種子。白いのが糯性，半透明が粳性

といった観点から育種・開発が進められ，ニューアステカは岩手県の奨励品種になっている。また，信州大学農学部では，種子の小ささを改善するために，四倍体品種の育成を進めており，現時点で種子重が約1.7倍の大きさにまでなっていて，近々品種登録申請を予定している。しかし，成分育種や加工特性・用途からみた品種育成はまだ世界的にもほとんど行なわれていないのが現状であり，今後これらの育種の進捗が待たれる。

また，信州大学農学部植物遺伝育種研究室は，世界各地から集められたアマランサス遺伝資源を保有しており，たとえば，日本にはまだない花序色(ピンクや黄緑色など)の選抜育種も行なっている。

栽培法と品質

アマランサスの種子も一般的に流通するようになってきたが，他の穀類と比べると高価なため，自分で栽培して食材を得る場合の栽培方法について簡

単に説明する。

播種は，霜が降りなくなった頃からできる。暖地では4月下旬から，寒冷地でも5月中旬頃から播くことができる。播種には，直播きする方法と苗をつくって移植する方法がある。直播きは，雑草対策をこまめにする必要があるが，間引き菜を利用することができる。栽培は，畝間70〜90cm，株間15〜30cmにする。畝間は小型管理機が入れるようにすると，中耕除草がしやすい。

施肥は，地力のある畑での基肥は必要ないが，出穂期前後に追肥（野菜用の化成肥料など）を行なうと，収量および種子重の増加が期待できる。

収穫は，早播きの場合，8月からできる（通常は9月から10月にかけて）。収穫適期の目安は難しいが，穂をしごいて手に付くようになってからがよい。また，収穫期のアマランサスの畑は，色鮮やかでとてもきれいなので，景観作物としての利用も可能である。

アマランサスの種子は微細なため，収穫・調製時に異物が混入すると選別が非常に厄介になる。したがって調製時にはできるだけ異物の混入を避ける必要がある。留意したいのは次の3点である。

①調製時に泥や土を入れない：収穫間近に台風や強風の影響で倒伏してしまった場合，穂に土が付き，それをそのまま収穫，脱穀すると入ってしまう。倒伏防止はアマランサス栽培上の重要課題であるが，倒伏後の素早い立て直しや作期の検討が必要である。

②ハスモンヨトウなどの害虫の糞をできるだけ取り除く：虫糞と種子の大きさ，比重が似ているため，取り除くのに大変な労力を要する。ほとんどの場合アマランサスは無農薬で栽培されているため，大発生した年の収量は大幅に減ってしまう。

③異なる種皮色の種子を混ぜない：販売されているアマランサスの種子（黄白色種子）のなかに黒褐色種子が混入している場合がある。利用に際して特に問題はないのだが，高い品質を維持するためには，このような混入は避けたい。大事なのは播種時に黒褐色種子を取り除き，黄白色種子のみを選別して播くことである。黒褐色の種皮は黄白色に対して優性のため，播いた黄白色種子のなかから黒褐色種子をもつ植物体がでることはない。

収穫・調製後は，乾燥後，種子のまま冷所に保存しておくと，品質的に安定して何年も貯蔵することができる。ポップや粉にした場合は，種子中に含まれる油脂分が多いため，酸素に触れると劣化して，劣化臭がでてくるので注意が必要である。この対策としては，製粉，ポップ後は，できるだけ早く加工・利用することである。もし，保存する場合は，できるだけ空気を抜いて密閉後に，冷蔵庫もしくは冷凍庫で保存するのが望ましい。アマランサスの粉およびポップを販売する場合は，アルミやポリプロピレンなどの包材を吟味し，それにあった酸化防止方法を考える必要がある。方法としては，袋内の空気をしっかり抜いて，適切なサイズのエイジレスを入れることが最も簡単で効果がある。

加工品とその特徴
●おもな加工品
アマランサスの子実には，煮たり蒸したりすると粘りけが出る性質が，また炒るとポップする性質がある。

【全粒利用】
種子をそのまま利用する方法である。製品としては雑穀ブレンドなどがあり，米と一緒に炊き込んで調理される。また，味噌，もち，コンニャクなどの既存の食品に加える利用法もある。

【製粉利用】
コムギの代替素材として既存の食品に加えて使われることが多い。製品としては，パン，めん（そば，うどん），クッキー，ビスケット，せんべい，ウエファー，コーンフレーク，きな粉（ミルクで溶かして飲む）などがある。

【ポップ，焙煎利用】
前者の製品としては，おこし，ふりかけ，クランキーチョコなどがある。また後者の製品例にはお茶がある。

【発酵食品】
日本ではアマランサスでつくった酢が販売されている。また，ネパールでは酒の原料にもなっている。

【色素原料】
中国では，黒褐色種子に含まれるアントシアニン系の色素を，醤油や酢の色づけに利用している。

●各地のアマランサス利用の取組み
【岩手県九戸郡軽米町】
岩手県北部，青森県との県境に位置する軽米町は昔から雑穀栽培の盛んな地域である。町全体を「雑穀の里」と位置づけ，「ミレットパーク」というテーマ

アマランサス

パークでは町の人々とのふれあいを楽しみながら，雑穀を使った調理や会食を体験することができる。アマランサスの栽培にも日本でいち早く取り組んでおり，生産量も5tある。1986年にはすでに導入・試作が行なわれ，88年には農家5戸で「アマランサス生産組合」を結成，本格的な栽培が始まっている。すでにアマランサスうどん（乾麺と生麺の両方）が販売されているが，現在，岩手県工業技術センターに依頼し，シリアル食品，パン，菓子など各種食品の試作を行なっている。

【長野県伊那市】

長野県伊那市のある上伊那地域は，遊休農地の増加と荒廃が問題となり，農地の有効利用にアマランサスの栽培が始まった。小規模栽培が多かったが，途中からアマランサス畑の花を景観作物として利用する動きが有志によって行なわれ，その後，収穫した実も利用しようということで，2006（平成18）年に「伊那地域アマランサス研究会」が結成された。

会は産学官連携体制で発足し，アマランサスを地域資源として活用し，地域の活性化を目指そうとの趣旨で栽培，加工，研究活動を行なっている。たとえば，アマランサスを活用した遊休農地の有効利用，新商品の開発，地産地消による学校給食への普及，景観作物としての利用など新たな観光資源の創出や，栽培・収穫の講習会などによる栽培の拡大を目的とした事業を展開している。

2008（平成20）年度には，①遊休農地活性化「アマランサス栽培講習会」の開催，②参加者へ種子の配布，③地産地消給食を促進「アマランサス栄養学・調理講習会」の開催，学校栄養士へ給食のメニューを提案，④地域ブランド化創出「伊那地域アマランサス研究会シンポジウム」〜伊那アマランサスの魅力！つくる・食べる・楽しむ！〜の開催による一般市民への地域ブランド化アピール，⑤アマランサスPR用パンフレットの作成（22,000部）と配布などの事業を行なった。

これまでの活動内容が評価され，2008年度には「長野県の元気づくり支援金」を活用した700を超える事業のうち，特に優れた4事業の一つに選定され，「地域発元気づくり大賞（県知事賞）」として表彰された。県が示した選定理由のポイントは，「実を活用した加工食品の開発が広がっているほか，伊那市内の保育所・小学校の給食に活用されるなど，地産地消や食育が大きく進んでいる」「取組みの成果が地域に根付き，継続して効果を発揮することが期待できる」という点だった。

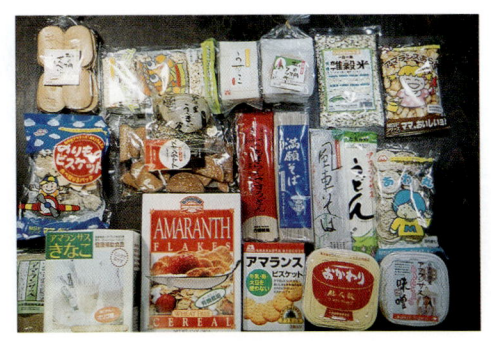

写真6）アマランサスの各種製品

● 海外の加工・利用に学ぶ

中南米では，アマランサスは，種子をポップさせてシロップで練ったalegria（メキシコ）や，bollos（ペルー）と呼ばれる日本のおこしのような菓子にしたり，粉に挽いて小さなパンにするほか，atole（メキシコ）と呼ばれる飲料もつくられる。また，若い茎葉は野菜として利用される。

メキシコでは最近，アマランサス種子の粉末を遠心分離機にかけて澱粉とタンパク質に分ける技術を開発し，アマランサスの優良タンパク質に他の栄養成分を添加して，乳幼児から高齢者，アスリートやダイエット用の様々なプロテインを発売している。これら製品の一部は，アメリカ資本のウォールマートの一部でも販売されている。また，メキシコのケロッグでは，ポップしたアマランサスを入れたシリアルバーが商品開発された。

一方，アジアでの利用法をみると，食品メーカーによる商品開発は目立って行なわれていないが，中南米のそれと共通点が多い。たとえばネパールでは，やはりポップさせた種子を甘いミルクティーに混ぜて食べたり（写真8），蜂蜜や黒砂糖を溶かしたものにからめておこしにしたりする。おこしの形は，板状のものからladoosと呼ばれる丸いボール状のものまで，様々である。粉は，チャパティ（chappati）と呼ばれる無発酵の薄焼きパンの原料になったり（写真9），ミルクと混ぜて粥状にしたり（haluwa），水とこねて食べる（satoo）場合もある。また，酒の原料にすることもある。間引いた若い茎葉は中南米同様，野菜として重要である。

（根本和洋）

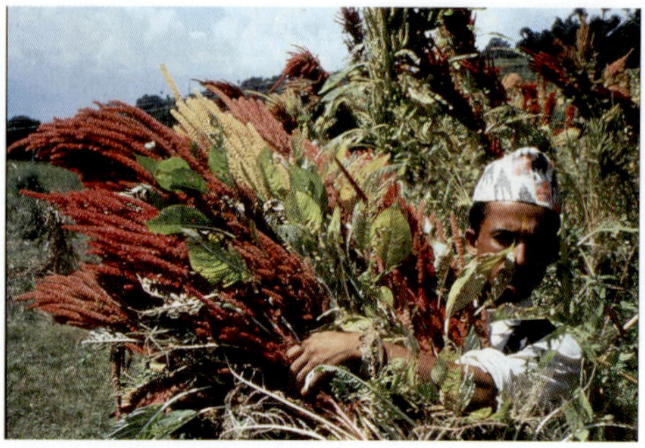

写真7) 収穫されるアマランサス(ネパール)

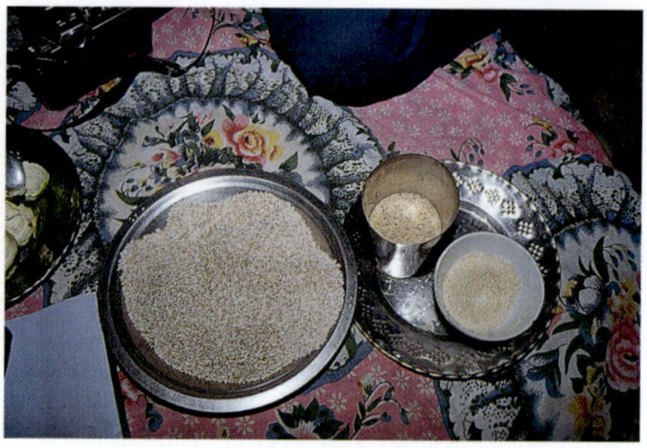

写真8) ポップさせたアマランサス(ネパール)
ミルクティーに入れて食べる

調理での活かし方

調理素材としての特徴

　アマランサスは，種実が小さいため全粒で用いられる。そのため調理後もつぶつぶとした食感が残る。特有の風味がある。うるち種，もち種とポップコーンのように煎って爆ぜるポップ種がある。

　精白しないため，保存性(貯蔵性)がよいが，冷暗所に保存する。

基本調理とポイント

　基本調理としては，米とともに炊いたアマランサス飯や，アワやヒエなど数種の穀類を加えて炊飯し，五穀飯，十穀飯として食される。

　また，全粒を製粉し，小麦粉や他の澱粉とともにビスケットやパンなどの材料として利用されている。パンに添加する場合は，小麦粉に対して15%以上の混合比になると容積が小さいものになり，食味が落ちる。

【アマランサス飯】
　アマランサスをよく洗い茶漉しで漉す。米とともに水に浸け炊飯する。塩味飯にしてもよい。風味，食感からも米の1割程度までがよい。

おすすめの一品

　アマランサスは製粉しても特有の香りがあるため好みが分かれる。そのため，小麦粉の代わりとして利用する場合は，油脂，砂糖，卵の割合が多い洋菓子に向いている。また，ココア，チョコレートとともに使うと風味が改善される。

膨化菓子の場合，生地を厚くすると膨らみにくいので，天板に生地を直接流し，平たくしてオーブンで焼くとよい。

【ブラウニー】
　材料　天板(約27×23cm)1枚分の材料を示す。アマランサス粉95g，ベーキングパウダー小さじ2/3，バター260g，ココア60g，卵4個，粗くきざんだクルミ(好みで入れる)大さじ9杯。

　つくり方　①ボウルにバターを入れて50℃くらいの湯につけて溶かす。②バターが溶けたら湯から出し，ココアとグラニュー糖を加え，泡立て器でよく混ぜる。③卵を1個ずつ加え，さらによく混ぜる。④アマランサス粉とベーキングパウダーはともにふるいを通しながら加え，さっくりと混ぜる。⑤クルミを加えさっと混ぜ，オーブンシートを敷いた天板に流し，160℃のオーブンで25分焼く。⑥粗熱がとれたら，好みの大きさに切り分ける。

(小口悦子)

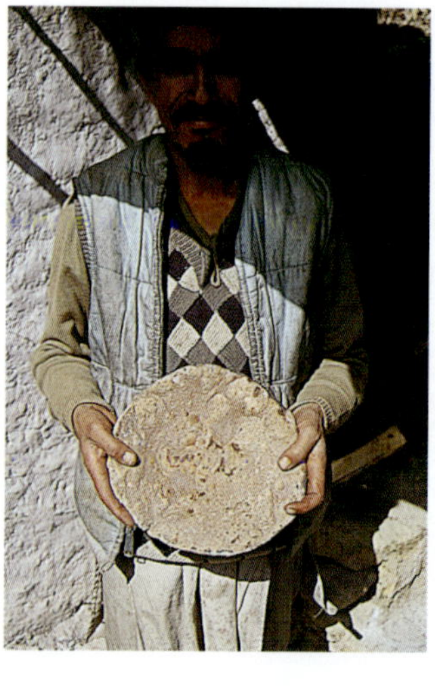

写真9) チャパティ (無発酵パン)

キノア

和名：キノア
学名：*Chenopodium quinoa* Willd.
英名：quinoa, quinua
地方名・別名：キヌア，キンワ
分類：アカザ科アカザ属
原産地：ペルー，ボリビア。日本では試験栽培のみ
わが国への伝来時期：不詳
主な産地：アンデス地方，標高3,500m以上の高地
出回り時期：輸入品は一年中。国内で栽培する場合は4〜5月播種，8〜9月収穫

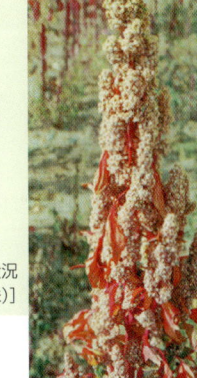

キノアの穂型と種子の着生状況
[写真：大日本明治製糖(株)]

食材としての特徴

原産・来歴と利用の歴史
●栽培の歴史と現状

キノア（またはキヌア，ケチュア語でkinoa, kinua）はアカザ属の一年生双子葉植物で，南米アンデス山脈のティティカカ湖周辺が地理的起源とされており，紀元前5000年にはすでに栽培化されていた。かつてインカ帝国では重要な食料源であった。

現在，キノアはペルー，ボリビア，エクアドルの標高3,500m以上の地域を中心に栽培されている。栽培面積は，たとえばペルーでは1947年に4.7万haあったが，1975年には1.5万haに減少した。しかし，1975年にアメリカ科学アカデミーが将来有望な経済作物36種の一つとして栽培・研究開発を奨励したことを契機に，1980年には栽培面積2.5万haまでに回復し，その後も徐々に増加している。最近のデータによると，栽培面積8万ha，年間収穫量5.5万tである（2000年）。

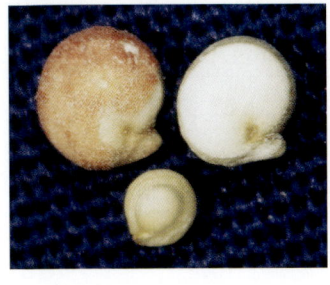

写真1) キノア種子
[写真：高尾哲也]
上：キノア種子（左は外皮つき，右は外皮除去後），下：アマランサス種子

キノア種子は直径2〜3mmの凸レンズ状で，種子中央部の澱粉性胚乳組織のまわりをリング状の胚組織がとり巻いている（写真1）。このような構造はアマランサス種子とよく似ている。澱粉質に富み，良質のタンパク質を含む偽穀物として，新規食品素材として注目されている。

●日本での利用

わが国では，キノアは試験的に栽培されているだけで，加工の歴史・伝統はまったくない。しかし国民の健康志向や食品の機能性への高い関心が追い風となって，新規食品素材として認識されつつある。現在は，ボリビアやペルーから輸入し，食品や加工品にして販売されている。

特徴と栄養・機能性
●食材としての特徴と活かし方

キノアは後述するように澱粉性種子なので，日本の食文化に導入される余地はある。たとえば，うどんやおかきの副原料として利用できる。また，麦茶のような香りのするキノア茶はすでに市販されている。

キノアの調理あるいは加工食品への利用法は次のように分類されよう。

全粒利用　煮る（かゆ，炊き込みごはん，スープなどの具，サラダ）。茹でる（フライの衣に添加）。加熱によって膨化（パフ化）させる（ポップ菓子）。焙煎する（茶）。

製粉利用　コムギ代替食品の副原料（パスタ，パ

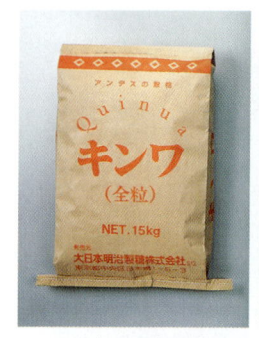

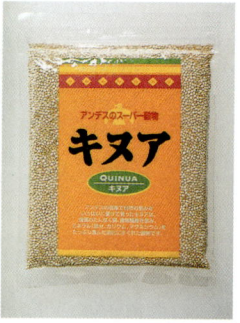

写真2) 日本での加工品 [写真：大日本明治製糖（株）]

ン，クッキー，ビスケット，朝食シリアル，めん，餅，スポンジケーキなど）。焙煎する（飲料）。

工業原料としての利用 醸造食品（酒，食酢）などの工業原料として利用する。

● 栄養成分の特徴

キノア種子の化学成分値は品種，栽培条件によって変動するが，表1に平均的な値を示す。一般穀類と比べて澱粉含量は少ないが，脂質とタンパク質含量が高いのが特徴である。また，エネルギー値は一般穀物と同程度である。食物繊維は約9％含まれる。

トリプシンインヒビター（タンパク質分解酵素阻害物質）の存在は認められているが，量的には高くなく，また加熱によって失活するので問題はない。

タンパク質・アミノ酸 貯蔵タンパク質は11Sグロブリン（塩可溶性）である。キノア種子のアミノ酸組成を表2に示す。特に必須アミノ酸ヒスチジンとリジン含量が高い。またイソロイシン，含硫アミノ酸（メチオニン＋システイン）含量は他の穀類に比べて高く，WHO/FAO/UNUが推奨する必須アミノ酸パターンに近い。動物の飼育試験でも，キノア・タンパク質の栄養価はカゼインに匹敵する。

脂質 中性脂肪の約74％がトリアシルグリセロール，ジアシルグリセロールは約20％である。脂肪酸組成は，リノール酸（約50％），オレイン酸（約25％）が主でコーン油の組成とよく似ているが，α-リノレン酸（約5％）はコーン油より多い。

炭水化物 澱粉含量は約60％である。アミロース含量は約11％で，一般穀類の粳種のアミロース含量（約25％）よりも低い。しかし，不破らの報告によると，ボリビア産のキノア（Real品種）のアミロース含量は27％であり，ペルー産（品種不明）も24.7％で

表1) キノアと数種の穀類の化学成分（100g当たり）[Koziol, 1992]

	粗タンパク質 (g)	粗脂肪 (g)	炭水化物 (g)	粗繊維 (g)	灰分 (g)	エネルギー値 (kcal)
キノア	16.5	6.3	69.0	3.8	3.8	399
コメ	7.6	2.2	80.4	6.4	3.4	372
オオムギ	10.8	1.9	80.7	4.4	2.2	383
トウモロコシ	10.2	4.7	81.1	2.3	1.7	408
コムギ	14.3	2.3	78.1	2.8	2.2	392

表2) キノア種子の必須アミノ酸組成（g/100gタンパク質）[Koziol, 1992]

	His	Ile	Leu	Lys	Met+Cys	Phe+Tyr	Thr	Trp	Val
キノア	3.2	4.4	6.6	6.1	4.8	7.3	3.8	1.1	4.5
コメ	2.1	4.1	8.2	3.8	3.6	10.5	3.8	1.1	6.1
トウモロコシ	2.6	4.0	12.5	2.9	4.0	8.6	3.8	0.7	5.0
コムギ	2.0	4.2	6.8	2.6	3.7	8.2	2.8	1.2	4.4
WHO/FAO/UNUが推奨するパターン									
乳児	2.6	4.6	9.3	6.6	4.2	7.2	4.3	1.7	5.5
学童児	1.9	2.8	4.4	4.4	2.2	2.2	2.8	0.9	2.5
成人	1.6	1.3	1.9	1.6	1.7	1.9	0.9	0.5	1.3

注：His：ヒスチジン，Ile：イソロイシン，Leu：ロイシン，Lys：リジン，Met：メチオニン，Cys：システイン，Phe：フェニルアラニン，Tyr：チロシン，Thr：スレオニン，Trp：トリプトファン，Val：バリン

キノア

あったという。さらに，澱粉のアミロペクチンの直鎖部分は重合度6〜12（グルコース残基）の割合が多く，アマランサスやダッタンソバと類似しているとの報告もある。

ミネラル・ビタミン キノアはミネラルのすぐれた供給源でもある。表3に示すように，特にカルシウム，リン，カリウム，鉄，銅，マグネシウム含量は他の穀類と比べると高い。X線マイクロアナリライザーと走査型電子顕微鏡を併用した分析によると，種子の外層部（果皮・種皮）にはカルシウムとカリウムが分布し，胚にはリン，マグネシウム，カリウムが分布している。ビタミンについては，E，B_1，B_2が多い。抗酸化物質として知られるα-トコフェロール（ビタミンE）とγ-トコフェロール含量は，種子100g当たりそれぞれ2.6mg，5.3mgで，コムギより多い。

● **機能性成分**

キノア種子の果皮（外皮）には苦味成分サポニンが含まれるため，通常，搗精によって果皮を除去してから食材とする。果皮は廃棄されるが，この果皮および果皮から抽出したペクチンには，コレステロール添加食で飼育したマウスの血漿および肝臓コレステロール上昇抑制作用と糞中胆汁酸・ステロール排泄促進作用が観察されている。ヒトを対象とした試験は行なわれていないが，循環器系疾患予防に有効かもしれない。サポニンはコレステロール低下作用や糖代謝制御作用などの生理活性を示すことが知られているが，キノア・サポニンの生体への影響は調

表3) 各種穀物のミネラル含量(mg/100g)

	キノア	アマランサス	玄米	コムギ	トウモロコシ
Na	12	1	1	2	3
K	927	600	230	470	290
Ca	149	160	9	26	5
Mg	250	270	110	80	75
P	384	540	290	350	270
Fe	13.2	9.4	2.1	3.2	1.9
Zn	4.4	5.8	1.8	2.6	1.7

注：キノアの数値はKoziol(1992)，そのほかは『五訂増補日本食品標準成分表』より引用した

べられていない。

そのほか，生理機能性成分として，血圧上昇に関係するアンジオテンシン転換酵素の活性を阻害するタンパク質，胆汁酸吸収抑制タンパク質が検出されている。また，フェノール系化合物をはじめとする抗酸化活性，コラゲナーゼ阻害活性を有するエクジソンが報告されている。

種類・品種とその特徴

生態型でキノアを分類すると，表4のように5つのタイプに分類される。また，サポニン含量を基準にして，低含量，中間型，高含量の3つのタイプに分類される。種子の重量が大きいほど，サポニン含量は多い傾向にある（表5）。一般にサポニン含量の低いものが好まれている。高サポニン種子は水漬し，風乾してから食材とする。

表4) キノア（*Chenopodium quinoa* Willd.）の生態型による分類 [Fleming and Galwey, 1995]

タイプ	栽培地域	植物の形態	種子の特徴など
Valley type	ペルー北部のアンデス峡谷，標高2,000〜4,000m	高さ2〜3m。種子の成熟期間7か月	種子の多くは白っぽく，低サポニン
Altiplano type	ペルー南部のティティカカ湖周辺の標高4,000m	高さ1〜1.8m。種子の成熟期間4〜7か月。分枝していないのもある	最も古いタイプ。低サポニン
Salar type	ボリビア南部のSalares周辺（標高4,000m），pH8以上のアルカリ性土壌で栽培	アマランサスに似た花序をもつ。赤い色素を有する	高サポニン
Sea-level type	チリ中部から南部にかけての南緯40度付近	高さ1.5m。成熟期間が短い。分枝しない。長く密な花序	地理的に比較的隔離されているので，均一なタイプ。種子は小さく，黄色。サポニン含量は中程度
Subtropical type	Yungas地方（ボリビアの亜熱帯地域）	成熟期に緑色から橙色に変わる	非常に小さい黄橙色の種子

表5) 品種の違いによるキノア種子重量とサポニン含量 [Reichert et al., 1986]

品種	1,000粒当たりの重量(g)	サポニン含量(%)
Oca Suca	2.42	0.14
Blanca de Juli	2.64	0.15
Blanca de Junin	1.99	0.16
Puno 8-80	2.46	0.17
Puno-15	2.08	0.19
Kancolla	2.31	0.23
Cheweca	2.39	0.26
Kancolla Rosanna	2.55	0.46
Real	4.04	0.50
Kaslala	4.71	0.53
Wila Coymini	4.50	0.54
Janku	4.82	0.57
Kellu	5.08	0.57
Puca	3.45	0.58
Pasancalla	2.65	0.60
Chullpi	3.19	0.63
Amarilla de Junin	3.78	0.73

注：サポニン含量は赤血球溶血活性より計算，1,000粒重量値が大きいほどサポニン含量が高い（$r = 0.72, P < 0.01$）

栽培法と品質

日本で出回っているのはほとんどペルーやボリビアなどからのキノア・ブランカと呼ばれる品種である。しかし，しばしば数種類の品種が混在しているため，品質に均一性を欠く。この点を克服するには栽培現場との間での交渉が必要であろう。日本へ輸入されているキノアには残留農薬は検出されていないが，使用農薬などについての指導も重要である。

キノアは，アンデス地方以外にドイツ，北欧諸国，オランダ，アメリカでも試験栽培されている。いずれも冷涼期間を利用している。わが国では，低地（標高1,000m以下）で栽培可能なSea-level typeが導入され，栽培試験の結果，いくつかの優良系統が見つかっている。

加工品とその特徴

●一次加工

【外皮とサポニンの除去】

先述のように，キノア種子の外皮は苦味成分サポニンを含んでいる。このため精白機などで外皮を除去するか，あるいは水に浸漬して除去する。

サポニンの存否を検出する簡便法として，数粒を口に含んで苦味をチェックする方法，ボウルに水とキノア穀粒を入れて，かき混ぜて泡立ち具合を調べる方法がある。サポニンを十分に除去するには，泡立ちがなくなるまで水に浸漬する。

【膨化（パフ化）】

外皮を除去したキノア種子（洗浄および乾燥は不要）を，加熱と減圧を利用した通常の膨化法（コメのポン菓子に使う膨化器）でパフ化させる。また，ある種のキノア種子は熱鍋上でポップコーンのようにはぜるものがある（写真5）。

パフ化させたキノア種子は，牛乳と砂糖と加えて朝食用シリアル，キノアおこし，あるいはチョコレート（麦チョコのような）に利用できる。また，コロッケや揚げ物の衣にも使える。

【乾燥】

水浸漬してサポニンを除去したキノア種子は，そのままボイルする場合を除き，天日乾燥（1週間）または温風乾燥させる。乾燥後の利用法としては製粉，ソテー，トーストなどの加工がある。このほか茹でて利用することもできる。

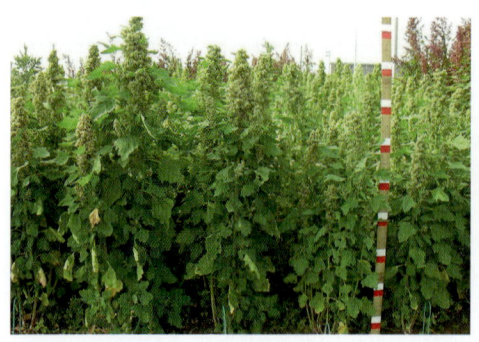

写真3) キノアの草姿 [写真：氏家和広]

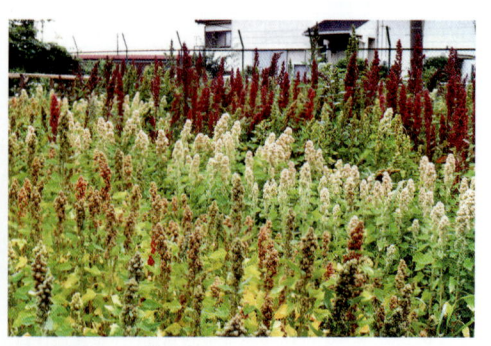

写真4) キノアの穂 [写真：氏家和広]

キノア

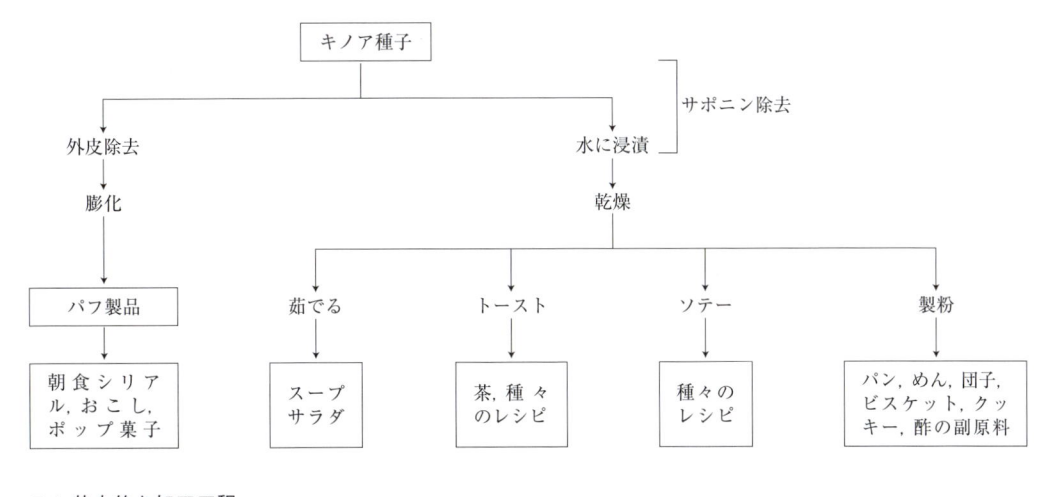

```
           キノア種子
     ┌────────┼────────┐
     │        │  サポニン除去
   外皮除去  水に浸漬
     │        │
    膨化     乾燥
     │   ┌────┼────┬────┐
   パフ製品 茹でる トースト ソテー 製粉
     │     │     │     │     │
  朝食シリア スープ  茶，種々  種々の  パン，めん，団子，
  ル，おこし，サラダ  のレシピ レシピ  ビスケット，クッキー，
  ポップ菓子                   酢の副原料
```

図1) 基本的な加工工程

●おもな加工品

【製粉とその加工品】

キノア種子は小麦粒，トウモロコシ粒に比べ軟らかいので，家庭用のグレインミルでも簡単に調製できる。コーヒミル，ブレンダーなどでも十分であるが，ビーズ状の粗い粉ができるかもしれない。しかし，細かいテクスチャーを要求するペースト状の製品を除き，粗い粉でもほとんどの調理・加工品に使える。

キノア粉を使うときの一般的な留意点として，必要量を粉にし，調製したらできるだけ早く使用することである。キノア粒は一般穀類に比べ脂質含量が高いので，脂質の酸化が進みやすいからである。キノア粉を購入したら，密閉した容器に入れ，冷暗所に保存する。

製粉したキノア種子の利用法としては，パン，めん，クッキー，ビスケット，団子などへの利用があげられる。パンの場合，小麦粉のみの製品に比べ，キノアの添加によって，ぱりぱりした外皮に仕上がる。パン内部の水分蒸発が防止され，かみごたえのある製品ができる。小麦粉と併用する場合，キノア粉の添加量は，製品の種類や製法によって違うが，20％を超えないほうがよい。キノア全粒粉でつくったパンは，グルテンがないため，かさの低い，重い感じになる。

【キノア入りバゲット】

粉加工の例としてキノア入りバゲット（副原料は無添加のシンプル，直焼き発酵で形状は棒状，クラストの硬さはハード，中種法）のつくり方を紹介する。

材料（3ローフ分） 温水（30〜40℃）3カップ，乾燥酵母小さじ1杯，小麦粉（強力粉）3カップ，塩小さじ1.5杯，キノア粉2カップ，全粒小麦粉3〜5カップ，など。

つくり方 ①前処理として，キノアと温水をボウルに入れ，手で揉み洗いする。サポニンを除くためには通常2〜3回水を取り替える。②温水をボウルに入れ，乾燥イーストを入れ5分間柔らかくさせる。③グルテン粉と小麦粉（3カップ）を加え，100回練る。カバーして温所に約30分置く。④塩とキノア粉を混ぜ，小麦粉を加えてドウをつくる。⑤油を引いたボウルにドウを置き，カバーをかけ90分温所に置く。約2倍に膨れてきたら，ガス抜きを行ない，数回練る。再び膨張するまで約1時間待つ。⑥ドウを

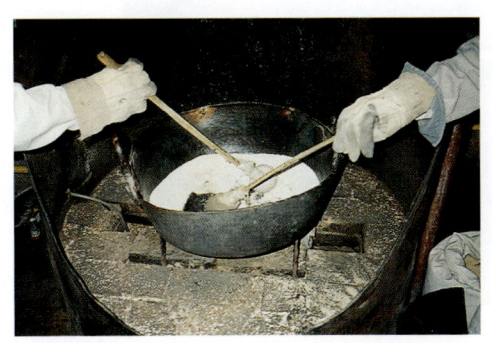

写真5) 熱鍋ではぜさせてパフ化［写真：高尾哲也］

3等分し，ドウを伸ばしソーセージにする。直火焼き。

【ソテー】

よりリッチに食欲を増進させるために，調理する前にソテーにする。1カップのキノアにつき少なくとも大さじ0.5杯のバター（または油）を用いる。中火の鉄鍋内でバターを溶かしキノア穀粒を入れ，芳香が生じこんがり色づくまで炒める。さまざまな料理（ピラフ，リゾット，パエリアなど）に利用できる。

【トースト】

キノアを加工・調理する前の操作として必ずしも必要ではないが，トーストすることによって，芳醇でピーナッツのような味やピラフのような食感が得られる。キノアを浅い鍋に置き，中火にかける。かき混ぜながら，穀粒が色付き，芳香するまで数分間加熱する。キノアほうじ茶，サラダのトッピング，スープなどさまざまな料理に利用できる。

【茹でる】

キノア種子を約2倍量の水を加えて加熱する。沸騰したらふたをし，弱火にして，12〜15分間蒸らす。サラダ，スープに入れるとプチプチとした独特の食感が味わえる。

●海外の加工・利用に学ぶ

【アンデス地方での利用方法】

ペルー，ボリビアなどアンデス地方では，キノアは雨期に入る前（11月頃）から種を播き，翌年4〜6月に収穫する。収穫された穂は約2週間天日乾燥後，脱穀機などで種子を得，選別→脱穀→洗浄→乾燥→二次選別される。こうして得られた穀粒は全粒のまま，あるいは粉砕後二次加工して利用されている。

伝統的な調理・加工法には，無発酵パンや団子，飲料などがある（写真6）。キノア種子はポップコーンやアマランサスのように爆ぜる性質があり，ポップ菓子に利用される（写真7）。最近では，朝食シリアル，パスタ，スナックフーズに加工されている。

【「幻の酒」チチャ】

アンデス地方では古くから，キノアからチチャ（噛み酒）がつくられてきた。しかし，最近は簡単に酒類が購入できるのであまりつくられなくなり，「幻の酒」と化した。伝統的なキノア酒の醸造法は以下のようである。

選別した種子を石臼で挽き，粉の一部を口にふくんで，唾液と混ぜ合わせる。水も少し含ませ，粉全体を団子状にする。この操作を繰り返す。翌日，粉を追加し，3時間煮て，煮汁を布でろ過しながら甕（かめ）に移す。その後は厚手の布で甕を覆って保温し，2〜3週間待つとキノア酒ができる。

このようにキノアは澱粉性種子なので，アルコール発酵原料，さらには酢酸発酵（食酢）原料にも使えそうである。

(小西洋太郎)

調理での活かし方

調理素材としての特徴

南米アンデス山脈が原産のアカザ科の植物で，日本での栽培は比較的新しく，近年アレルギー対応食として注目されている。ペルーなどでは無発酵パン，肉やいも，トウモロコシとともにリゾット状にして食されている。

米に混ぜて調理ができる。特有の風味と粒感があ

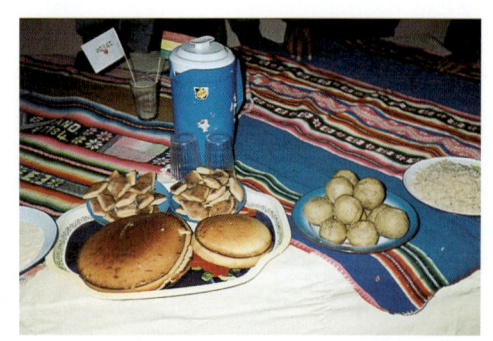

写真6）アンデスでの加工品 [写真：高尾哲也]
左から無発酵パン，団子，ボイルしたキノア

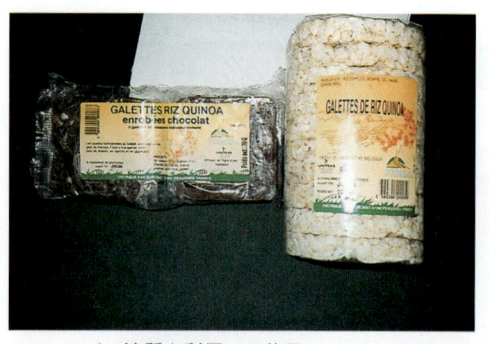

写真7）はぜる性質を利用した菓子 [写真：高尾哲也]
左はチョコレート添加，右はプレーンタイプ

キノア

るので，調理する場合は，分量や他の材料との組合わせなどに工夫が必要である。

保存は，直射日光を避け，冷暗所で行なう。

基本調理とポイント

アマランサス同様，米とともに，アワやヒエなど数種の穀類を加えて炊飯し，五穀飯，十穀飯として用いられる。特有の香りがあり粒感が残るため，米に単独で混ぜる場合は1割までがよい。

おすすめの一品

キノアは炊いても粒感と特有の風味があるので，ニンニクやチーズで食べやすくするとよい。

【ピーマンのキノア詰め焼き】

材料（ピーマン大4個分） 炊いたキノア80g，豚挽き肉80g，おろしタマネギ50g，おろしニンニク小さじ1/4，塩・コショウ，ナツメッグ，シナモン各適量，ピザ用溶けるチーズ50g。

つくり方 キノア100gは炊くと約200gになる。水加減はキノアの1.5倍にし，炊飯器で炊ける。①キノアは，数回水をかえながら指先でもむようにしてよく洗い，茶漉しで漉して水気を切り，炊飯器で炊いて7～8分蒸らす。②ピーマンは縦に二つに切り，種子を取り，洗って水気を切る。③ボウルに挽き肉を入れ，塩，コショウ，ナツメッグ，シナモンを加えて粘りが出るまでよく混ぜる。④すりおろしたタマネギとニンニク，キノアを入れてよく混ぜあわせる（肉の粘りが出た中にキノアを混ぜ込むと混ざりやすい）。⑤②のピーマンに④の具を入れて表面を平らにする。チーズをのせ200℃のオーブンで10分間焼く。

（小口悦子）

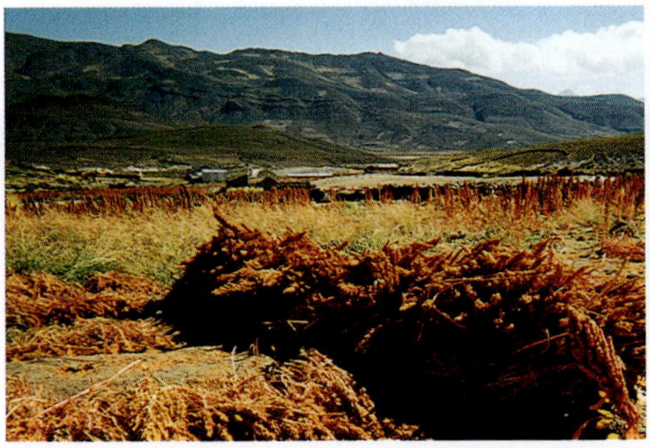

写真8) アンデスのキノア栽培 [写真：高尾哲也]
穂は天日乾燥される

トウモロコシ

和名：トウモロコシ（玉蜀黍）	
学名：*Zea mays* L.　　英名：maize, corn（米国など）	
地方名・別名：きみ，とうきみ（他に50を超える地方名がある）	
分類：イネ科キビ亜科	
原産地：メキシコとペルー・ボリビア・グアテマラ地域（2つの地域以上とする説が有力）	
わが国への伝来時期：16世紀末ポルトガル人によって長崎に	
主な産地：国内で産地はないが，栽培は全国で可能。海外では米国が世界の約4割。次いで中国，ブラジル，メキシコ，アルゼンチン	
出回り時期：初秋から初春にかけて収穫～調製。貯蔵がきくので周年出回る	

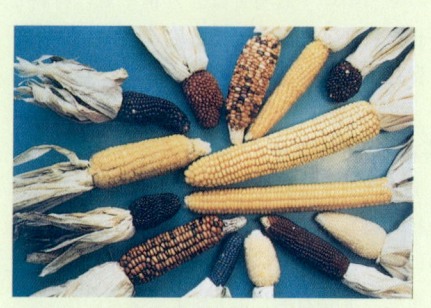

トウモロコシの多様な品種［写真：戸澤英男］

食材としての特徴

原産・来歴と利用の歴史

●原産地アメリカ大陸での利用と日本への伝播

コムギやコメなどの澱粉質穀類がほぼ存在しなかった新大陸に，少なくとも5,000～7,000年前，数mmから1cmほどの大粒の穀物が現われた。その小さな雌穂は，今から3,000～3,500年前ごろから大きくなっていった。15世紀末にコロンブスが上陸した当時には，その大きさは現代のものにかなり近く，しかも数百品種が栽培されていたといわれている。そしてその後，旧大陸に伝播していく。

トウモロコシが食材として重要視されたのは，数千年前からである。初期にはポップコーンやアルコール飲料として用いられた。やがて焼く，煮るなどの調理法が加わり，一方では粗挽きなど粉にしてからパンやクッキー様などの食品をつくるようになっていった。

こうして，トウモロコシは食材として新大陸で広く利用されていったが，米国のイリノイ，アイオワ，インディアナ，オハイオ，ミズーリの5州を中心に，ミシガン，ウィスコンシン，ミネソタ，ネブラスカ各州を含むいわゆる「コーンベルト」と呼ばれる地域をはじめとして，今日のような世界的な作物として成立した。これには，ヨーロッパ人にトウモロコシの優れた特性が認識されたことに加え，農業の機械化や飛躍的な品種改良が大きく関与している。また，それとともに，食材としての利用も多様性を増していった。

日本への伝来にはいくつかの経路があるが，最

写真1）
トウモロコシの草姿
（早生品種）

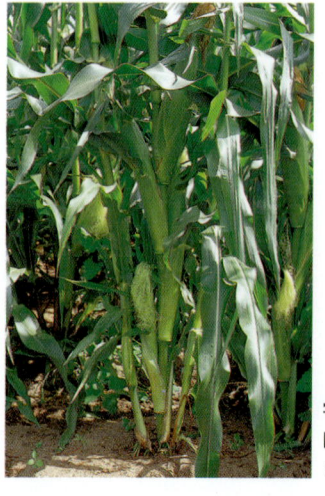

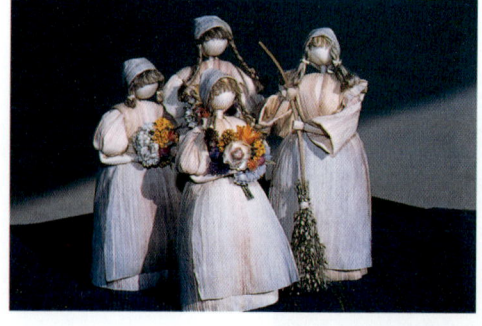

写真2）
トウモロコシの
クラフト活用
トウモロコシの
オニ皮を使った
人形（新得共同
学舎作）

トウモロコシ

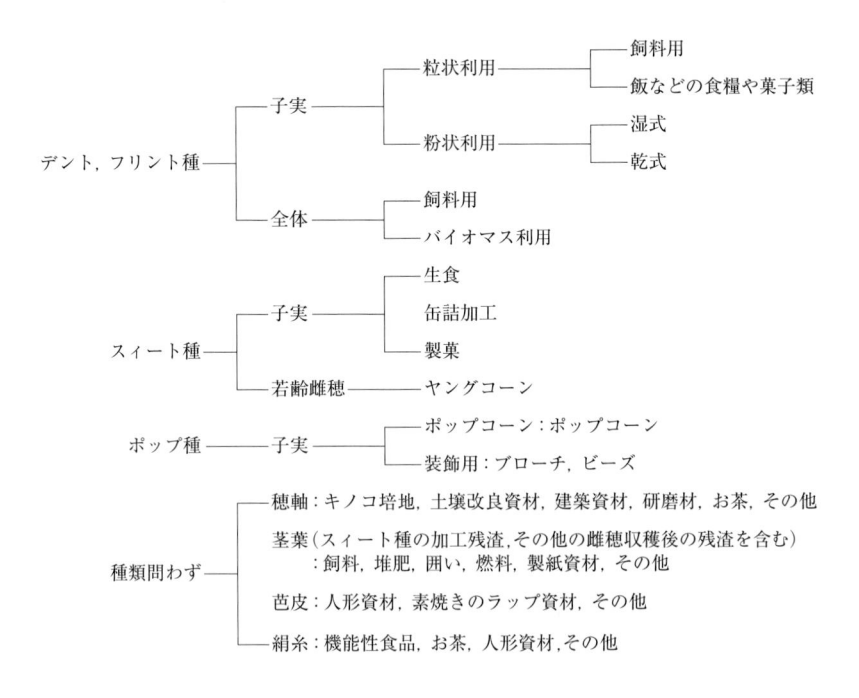

```
                                    ┌─ 粒状利用 ──┬─ 飼料用
                        ┌─ 子実 ──┤            └─ 飯などの食糧や菓子類
                        │         └─ 粉状利用 ──┬─ 湿式
デント, フリント種 ──┤                         └─ 乾式
                        │         ┌─ 飼料用
                        └─ 全体 ──┤
                                    └─ バイオマス利用

                        ┌─ 子実 ──┬─ 生食
スィート種 ──────────┤         ├─ 缶詰加工
                        │         └─ 製菓
                        └─ 若齢雌穂 ── ヤングコーン

ポップ種 ── 子実 ──┬─ ポップコーン:ポップコーン
                      └─ 装飾用:ブローチ, ビーズ

              ┌─ 穂軸:キノコ培地, 土壌改良資材, 建築資材, 研磨材, お茶, その他
              ├─ 茎葉(スィート種の加工残渣, その他の雌穂収穫後の残渣を含む)
種類問わず ──┤      :飼料, 堆肥, 囲い, 燃料, 製紙資材, その他
              ├─ 苞皮:人形資材, 素焼きのラップ資材, その他
              └─ 絹糸:機能性食品, お茶, 人形資材, その他
```

図1) トウモロコシの用途一覧 [戸澤, 2005]

初は天正年間, おそらく1579(天正7)年にポルトガル人により長崎に伝えられたといわれている。その利用の仕方は旧大陸と同様に, 新大陸で生まれたもの, 各地域の雑穀の利用法に準じたもの, およびそれらの融合したものが多い。

● **トウモロコシの総合利用の展開**

新大陸の人々は, トウモロコシ一株のすべてを利用していた。すなわち茎は寝具としてのマットレスや籠などに利用し, これを燃やした灰はベーキングパウダーに, 粒をとった穂芯は燻煙材や人形, 糸巻きや瓶の栓のほか, トイレットペーパー代わりにも用いた。また, 茎葉は家畜の飼料, 燃料, 垣根などに広く使われた。つまり無駄に棄てられる部分はなかったのである。

しかし, 15世紀末にヨーロッパ人が入植してしばらくすると, トウモロコシの用途は大きく変わる(図1)。

飼料用としては, 粒, 茎葉と雌穂が利用される。トウモロコシ粒は家畜の配合飼料の原料として, 長い間, 世界の畜産業で使われてきた。とりわけわが国では不可欠な飼料として現在に至っている。近代のサイレージ研究の進展もあって, 茎葉と雌穂を利用するいわゆるホールクロップサイレージの利用が増し, 世界の寒地・寒冷地の酪農振興に多大な貢献をしている。これには, 1945年にノーベル賞を受けたフィンランドのビルターネンによる草地サイレージ研究が大きく貢献している。

工業用(製品化)などでの利用としては, 長い間にわたって衣食住に関係する多くの物資がつくられてきた。特に第二次世界大戦以降は糖質科学などの進歩により2つの大きな展開があった。1つには, プラスチック類とバイオマス・エタノールの生産であり, 2つには, 機能性物質・薬品の生産である。すでにチューインガムなどに用いられているキシリトールなどの糖質類, アントシアニンなどの色素類, メチオニンなどのアミノ酸類(群)がトウモロコシを原料に製造されている。さらに現在, アメリカでは薬品をトウモロコシ株につくらせ, 抽出する実用的段階に入ったといわれる。

● **加工技術の進歩による食用利用の変化**

【新大陸での食用利用】

トウモロコシ粒はグルテンを含んでいないのでパンにはできなかったが, 食品およびアルコール飲料として広く利用された(表1)。

中米(メソアメリカ)では, トウモロコシを粗挽きがゆのほか, トルティーヤのように粉を練ったもの

表1) 新大陸での食品利用 [戸澤, 2009]

区分	名称	利用形態	利用地域
パン類	タマーレス	蒸しパン	メソアメリカ, アンデス
	トルティーヤ	薄焼きパン	メソアメリカ
	タコス	トルティーヤ巻き	メソアメリカ
	ポーン	パン	北米
	ピーキー	堅パン	北米
	ビスコチェロ	堅パン	
ケーキ類	アレーパス	ケーキ	アンデス
	ガレット	ケーキ	北米
だんご類	パルパ	団子	アンデス
かゆ類	ミシュカタッシュ (サコタッシュ)	シチュー	北米
	エツァリ	かゆ	メソアメリカ
	カピア	粉がゆ	アンデス
	カフ	飲料用	メソアメリカ
	ケイエム	かゆ	メソアメリカ
	ポソレ (スペイン語)	かゆ	メキシコ
	ポリッジ	薄がゆ	メソアメリカ
	ラワ	かゆ；未熟粒も乾燥粒も利用	アンデス
粒食	カンチャ	煎り粒	アンデス
	チョチョカ	乾燥粒	アンデス
	モテ	茹で粒	メソアメリカ, アンデス
	ウィツラコチャ	黒穂病罹患粒を加熱したもの	メソアメリカ
	ポップコーン		

を煎餅状あるいは塊状にして焼いて食べた。茎から砂糖をつくり、黒穂病(ウイツィラコチャ)に罹った雌穂も食用にされた。

南米(インカ)のインカ文明圏では、粒状のまま煮て粒がゆにして食べるのが一般的であるが、モテ(粒茹で)とカンチャ(粒煎り)にも用いられた。北米では、中米と同様に、粗挽きがゆにするほか、トルティーヤのようにして焼く食べ方が広く行なわれ、また茹でた雌穂をそのまま食べてもいた。ただ、地域によってかなりの違いがあり、南西部では茹でる、蒸す、焼く、炒るなど多彩であったが、東部では基本的にはかゆ類が多かった。なお、雌穂だけでなく、雄穂の葯も食用にし、花粉はスープにしたという。

飲み物にはチチャ(アズーア、トウモロコシビール)、豆類雑草の蒸気が吹き込まれた強化チチャ、および紫色のトウモロコシを使ったチチャモラーダがある。

【新大陸食品の旧大陸への伝播】

トウモロコシを原料に新大陸で製造された食品の多くは旧大陸へ伝えられたが(表2)、その際に製造上からみると2つの大きな変化がある。1つは、トウモロコシに小麦粉を混ぜたことである。2つには、ヨーロッパから移入した豚、牛および鶏などの脂、つまり動物性の脂の利用は、これまでの焼く、煮るおよび蒸すという製造操作に、揚げる、炒めるという手法を加えたのである。

一方、旧大陸における食材としてのトウモロコシの利用は貧しい人々の食料としてスタートし、その利用法はすでに栽培されていたミレット類(アワ、キビ、ヒエなど)やソルガム(モロコシ)などの雑穀の利用法に融け込む形で進められた。その伝播過程では2つの大きな変化があった。1つは挽き割りや粉の製造が、製粉道具であるメタテ(脚部が削り出されたすり皿)、マノ(円筒形のすり石)から革新的な大規模製造システムへ移行したこと、2つには、多彩な粉類とその利用技術が開発され、新食品が生まれていったことである。

【日本への伝播と利用】

日本での食材利用は、基本的には新大陸で生まれたものとほぼ同類、ないしはそれらが発展したものといってよい(表3)。粒を茹でて食べるのはモテ、またポップコーンやドン(ポン)菓子にするのはカン

トウモロコシ

表2) 新大陸食品の旧大陸への伝播 [戸澤, 2009]

食品名	新大陸での利用形態・内容	伝播後の多様化
トルティーヤ	薄焼きパン	移住者の好みで小麦粉を混ぜる→ブラマンジュの誕生 油の利用→タコシェル、ケサディヤス、トスターダの誕生 油の利用＋材料の多様性、特に小麦粉利用の比重増→現在の形態へ
タコス		トルティーヤ巻きパン→具と作り方の多様性が増す→現在の形態へ→全米規模の三大チェーン店が展開
タマーレス	蒸しパン（元来が多様な形態をもつ）	材料はコムギやコメも利用、具や作り方はさらに多様化
パン類	コロンブス直後：新大陸移住者の考案による小麦粉の利用	
かゆ類		牛・豚の骨のスープを基盤とすることが多いポリッジ・コイエムなど→ポレンタ（イタリア）、ママリガ（ルーマニア）、プリッカ（ハンガリー）に発展
ポップコーン		世界へ

表3) わが国におけるトウモロコシ食品

名称	内容
ご飯	複数あり。たとえば、コーンの挽き割りとコメを混炊したトウキビめしなど
団子	複数あり。コーンとコメまたはコーリャンの粉を水で練り、湯がいたもの。アズキやイモなどのあんを使うこともある
お焼き	トウモロコシの粉と塩を水で捏ね、平らにし、焼いたもの
はったい粉	今も愛媛県に残る。炒った粒を粉にしたもの。水や湯に溶かして食べる
おねり	カボチャやサツマイモなどの薄切りを水煮し、コーンの粉を溶かし、糊状にしたもの。味噌やしょう油で味付け
すいとん	麦粉・トウモロコシの粉を水で練り、適度の大きさにちぎったものを煮て、味噌やしょう油で味付けしたもの
その他	餅、まんじゅう、ちゃのこ、茶菓子など。近年は、ヤングコーン、スイートコーン、味噌、しょう油、アルコール飲料なども開発されている。 タコライスは、20年ほど前に沖縄で始まり、全国的に隆盛となる。その形態も多種多様だが、タコスを模したコメ食品（トルティーヤの代わりにご飯を用い、その上に野菜や肉類などを乗せたもの）などがある

チャである。また、団子やまんじゅう類はすでに定着していた在来の雑穀料理法に倣ったのであろう。

タコライスは特異で、タコス（コーンの粉をこねて煎餅のように広げて焼いたものに、タマネギ、チーズや肉などを詰めて揚げたメキシコ料理）を模して、トルティーヤの代わりにご飯を用いる。この食品は、20年ほど前に沖縄で始められ、現在は数百に及ぶメニューが全国でつくられている。

特徴と栄養・機能性
●食材としての特徴と活かし方
【利用範囲の広さ】

トウモロコシの粒を構成する糖質にはいくつかあり（軟質・硬質澱粉などや、単・少糖類など）、それらの構成比率にも違いがあることによって、多くの種類（亜種）がある。それぞれの種類には食材として異なる特徴があるため、穀物全体としての利用範囲はごく広い（種類については「種類・品種とその特徴」を参照）。そして、高い加工適性をもっている。

さらに、古代新大陸の人びとによってつくられてきたウツィラコチエ（難防除病害である黒穂病の病瘤部）の煮物、糖蜜の製造（茎の汁から採る）、ヤングコーン（幼穂）や絹糸（シルク）・花粉の利用などが加わって、トウモロコシ全体の利用性は、他の作物にはみられないほど広く多彩である。

【利用・調理の方法に対する高い適用性】

トウモロコシの粒にはこうした食材のもつ多様性に加えて、いろいろな利用・調理方法が適用できる利点がある。

たとえば現在出回っているサラダコーンといわれるスィート種のトウモロコシは、畑でもぎ取って皮を剥き、果物と同じようにそのままがぶりと食べることができる。ポップ種は加熱して爆裂するだけ、またすべてのスィート種や軟粒種などは雌穂やほぐ

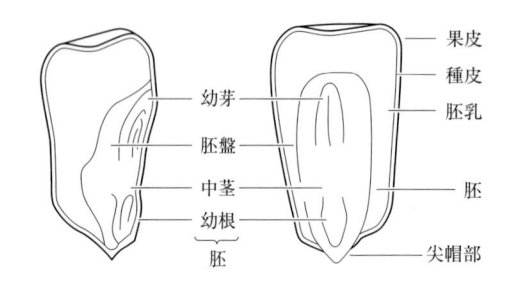

図2) トウモロコシ粒の断面 [戸澤, 1981]

した粒をそのまま煮るだけの簡単な方法で食べられる。一方で、デント種やフリント種を含む多くのトウモロコシは、まず粉や粗挽きにし、いくつかの手順を経てパンやクッキー、団子やかゆにして食べることができる。また、貯蔵性が高いので、玄穀での長期貯蔵はもとより、調理された食品も冷凍や缶詰などで保存できる。

こうした幅広い利用・調理方法によって、トウモロコシはほぼあらゆる分野の食品に用いることができる。

●栄養成分の特徴

【粒の構造と一般成分組成】

基本的なトウモロコシ粒の構造は、図2のとおりである。胚乳はおもに糖質（炭水化物）とタンパク質などからなり、また胚は脂質、糖質、タンパク質、灰分などからなる。糖質には軟質澱粉や硬質澱粉などの澱粉類、ショ糖や果糖などの糖分が含まれ、これらは種類や品種により大きく異なる。これらの大まかな糖質の構成によって、粒質種類が区分されている（図3、後述の「種類・品種とその特徴」を参照）。

脂質はほとんどが胚乳に含まれ、コーンオイルとして利用されている。トウモロコシ粒のタンパク質は、あまり利用性の高くないゼインが主体であるが、次項に述べるように、必須アミノ酸含量の高い特徴的な品種群もある。

【成分組成に特徴がある品種群】

トウモロコシ粒は、その成分組成からみると、いくつかの特徴ある種類・品種群に分けられる。

1つは古くから存在する高アミロースのワキシー種で、粒の糖質のほとんどがアミロペクチンからなり、工業用糊などの製造に用いられる。

2つは、高油含量の品種群である。脂質はほとんどが胚に含まれるから、高含油量の品種は、粒に占める胚乳の割合が高い。これによって、採油量の増加を図っている。また脂質は糖質よりもエネルギー価が高いので、飼料用品種には胚乳割合の高い品種もある。

3つには、ゼイン主体のタンパク質ではなく、リジンや、トリプトファン、メチオニンなどの必須アミノ酸含量の高い高タンパク質品種群である。特に近年育成されたリジンとトリプトファン含量の高い品種は、すでにガーナほかの20か国を超える国々で実用化栽培されている。また、遺伝子組換えにより育成され実用化されつつある品種もある。これらの品種は、これまで恒常的に必須タンパク質が不足して重大な健康・生命の危機にある開発途上の諸国において、革命的な役割を果たすと期待されている。

4つには、糖含量の高い品種群である。スイートコーンのなかには、ショ糖などのごく多いスーパースイート種（特に、高糖品種といわれることもある）

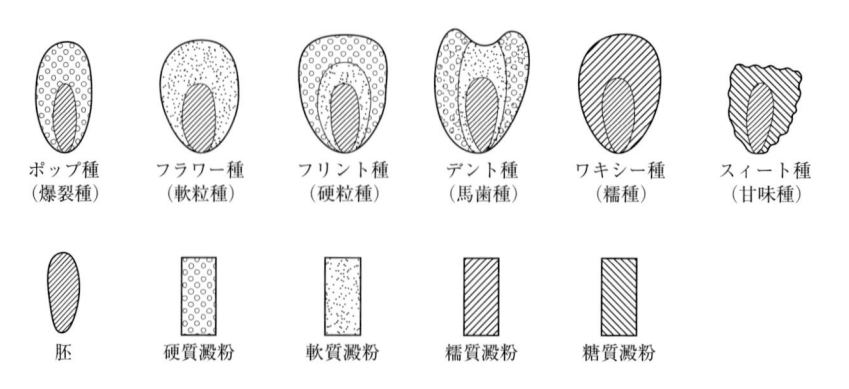

図3) 種類別の澱粉構成 [ベーカー：坂本・福田訳, 1975]

トウモロコシ

のほかに，近年では糖質のなかにほとんど澱粉質がないために，生のままで食べられるサラダコーンと称される品種まである。

● 機能性成分

【食物繊維】

穂芯と粒に豊富に含まれている。これまでは他の作物のものと同様に腸内老廃物除去の役割をもつとされてきたが，近年になってトウモロコシの食物繊維は，発ガン因子とされるニトロピレン等々を吸着する効果の高いことが明らかにされている。

通常は，雌穂を焼いたり煮たりして食べる。また穂芯を粗細して煮込み，お茶状にしてスープを飲用して摂ることもできる。

【リノール酸】

胚芽中の脂質に含まれている。胚芽中にはリノール酸55％，オレイン酸30％，パルチミン酸12％，ステアリン酸2％ほどが含まれ，圧倒的にリノール酸が多い。このリノール酸は人体では合成できない必須脂肪酸で，不飽和脂肪酸(オメガ6)に属する。食物としては必須の脂肪であるが，近年の揚げ物などが多い食習慣による過剰摂取が問題となっている。調理にあたっては，非加熱が原則とされている。

【ビタミン類】

トウモロコシ粒全体には黄色素のカロテン(体内で一部がビタミンAに変化)が多く，ビタミンB_1・B_2やナイアシンなども含まれている。胚芽の脂質には多量のビタミンEが含まれている。また，黄色種には家禽ブロイラーに欠かせないカロテンの一種であるキサントフィルが含まれている。

【紫色素】

トウモロコシに含まれる重要な色素には，粒に含まれる黄色(カロテン)のほかに紫色がある。品種のなかには，この紫色が作物体全体または雌穂，粒に含まれている。主成分はアントシアニン系のシアニジン-3-グルコシドである。新大陸の古代の人びとは紫色の粒から飲料チチャモラーダをつくり，現代に伝えている。

しばらくの間，国内ではこの色素を染料として抽出・濃縮し，清涼飲料やゼリーなど，また冷菓や漬物などの加工食品に用いられていた。それが近年になって，この色素に大腸ガン，肥満，糖尿病などを抑制する効果のあることが明らかとなり，単に珍しい食材としてだけでなく，色素の医薬的効果を期待

するまでになっている。こうした動きをうけて，近年わが国では，世界で初めて乳牛の健康維持のためのサイレージ原料としてのトウモロコシの研究に入っている。

【硝酸カリウム】

絹糸(雌蕊のこと，シルクともいう)は，古くからむくみを取り除くために利用されてきたが，その効果は硝酸カリウムを主とする含有成分の利尿作用である。弱った腎臓や妊娠中毒症，さらには心臓病などによって起こるむくみなどに効果を示すとされている。また，降圧，止血，胆汁分泌の促進作用もあるという。

絹糸は，一般的には南蛮毛という。漢方では，乾燥した絹糸を玉蜀黍蕊(ぎょくしょくきずい)といい，中国では玉米鬚(ぎょくまいしゅ)という。その利尿作用は粒にもあるという。

【その他】

トウモロコシ体の各部からは，以上のほか，キシリトール(虫歯予防効果)などの機能性成分が抽出され利用されている。

種類・品種とその特徴

種類別の粒のつくりは図3のとおりである。以下，この図を参照し，実用上の便宜的区分に従って述べる。

【デント種(馬歯種)】

粒の側部にわずかに硬質澱粉を，またそのほかの部分に軟質澱粉を含み，したがって粒の頂部が凹んでいることからこの名がある。収量性が高く，子実ないしは澱粉生産に最も適している。ただ，温度など環境条件が良好でないと十分な生産性を発揮できないという特徴がある。粉や挽き割りが素材となる食料加工品や工業加工品など，幅広い用途に用いられる。また，乳牛のサイレージ用原料生産にも用いられる。これらに用いられる品種はほぼすべてが一代雑種であり，品種の入れ替わりは激しい。

【フリント種(硬粒種)】

粒の表面が硬質澱粉で厚く覆われ，内部が軟質澱粉ででき，表面がツルッとして硬質なのでこの名(フリントとは非常に堅い物の意)がある。硬粒種ともいう。早生品種が多く，環境に対する適応性が高く低温や寡照に耐え，わが国全域で栽培できる。多くの在来種があり，北海道では坂下系，黄早生系，オ

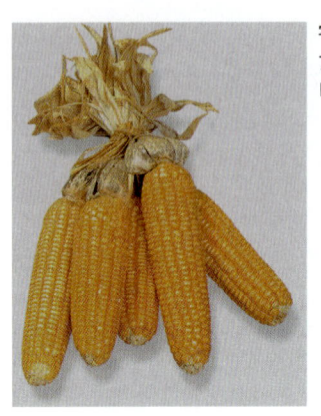

写真3)
フリント種
［写真：カネコ種苗］

ノアおよびロングフェロー系など，本州では甲州系，八房系など，四国では久万系，大洲系など，九州ではデッチ系，芯細系などが栽培されてきた。戦国時代の終盤以降，米のとれない中山間，山麓，山奥などで食料として栽培されていた種類である。昭和年代中頃までは，スィート種のように茹でたり焼いたりしても食べられた。また，ドン（ポン）菓子としても利用される。

この種類の食味からみた特徴は，乳・糊熟期に収穫して焼いたときの香ばしさと，茹でたときの微かな甘さにある。

しかし現在，これらの純粋種は試験研究機関以外ではあまりみられないので，産地振興などにあたっては，専門機関に問い合わせるとよい。

【デント・フリント種】
デント種とフリント種の一代雑種で，粒の構造は両者の中間を示し，その程度は一代雑種の品種によって異なる。収量性が高く，かつ環境に対する適応性もかなり高いので，温度などの環境条件が必ずしも十分とはいえない地域でも栽培できる。わが国全域で栽培できる。用途はデント種と同様に幅広く，品種はすべて一代雑種で，品種の移り変わりも激しい。

【スィート種（甘味種）】
甘味種または甘粒種と訳されている。通常，缶詰用に用いる普通スィートコーンまたは普通スィート種と，生食および青果用に用いるスーパースィートコーンまたはスーパースィート種（1品種名であるハニーバンタムと称されることがある）とに分けられる。

1980年頃の米国では，これら両者の遺伝子をもつ「二重ホモ接合体品種」が実用化されている。なお，米国から輸入される缶詰には，無加糖製品が増加しているが，この原料にはスーパースィート種とこの「二重ホモ接合体品種」が用いられている。一番雌穂を採ったあとの二番以下の雌穂をヤングコーンとして利用できる。

【ポップ種（爆裂種）】
フリント種に近い種類で小粒で，爆裂種またはハゼ種ともいう。粒の表層とその近くは硬質澱粉で，内部のわずかな部分が軟質澱粉である。この軟質澱粉が加熱により膨張して粒全体が爆裂することによりポップコーンができる。ポップコーン製造専用である。

環境適応性が高い。いくつかの在来種や一代雑種があるが，わが国で流通している品種は，主に米国から輸入される。

【ミニの種類】
柄付きなどの雌穂が観賞用の花に用いられる種類

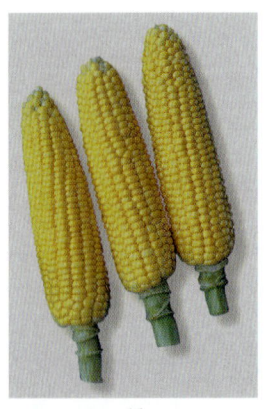

写真4) スィート種
［写真：カネコ種苗］

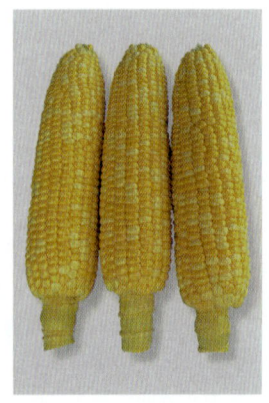

写真5) スーパースィート
［写真：カネコ種苗］

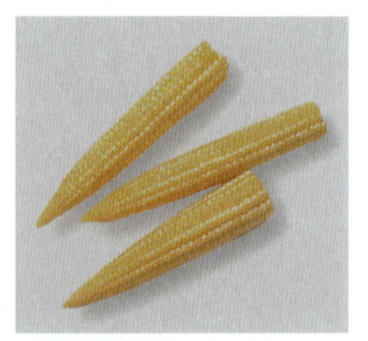

写真6) 二番雌穂のヤングコーン
［写真：カネコ種苗］

トウモロコシ

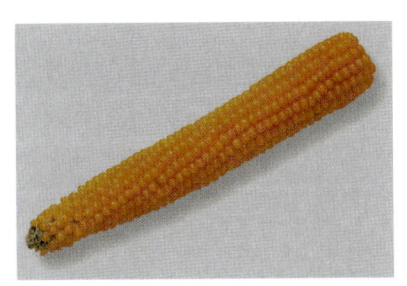

写真7) ポップ種
[写真：カネコ種苗]

で，ポップ種のストローベリーポップコーンやフリント種のエンゼルコーンなどである。アメリカ大陸では，通常の大きさのデント種やフリント種などの種類を問わず，色彩豊かな雌穂を大型の花瓶に入れて楽しむ例が多い。

【その他の種類】

ワキシー種(糯種)，フラワー種(軟粒種)，ソフトスターチ種，スターチ・スィート種などが利用される。ポッドコーンはほぼ絶滅し，利用されていない。

栽培法と品質

トウモロコシの出来不出来は，天候や栽培条件によって大きく変わる。

低温は生育全体を遅らせるだけでなく，雌穂を矮小化させる。干ばつは，雌穂を小さくすることのほかに，歯欠けや奇形穂をもたらす。わが国ではあまり見られないが，世界の乾燥地帯で灌漑施設のない地域では深刻な減収をもたらすことがある。

過密植(株数が多すぎること)は，雌穂の先端不稔部を長くしたり，極端な場合には雌穂の着生しない株を多くしたりして，かなりの減収をもたらすことがある。肥料の不足は株全体の生育を阻害し，過剰は過繁茂となって倒伏を助長する。これによって，雌穂は矮小化したり，雌穂先端の不稔を多くしたりして，著しい減収をもたらす。

スィート種では，他の種類の花粉で授粉されると，その粒は硬粒となって品質が著しく低下する(第2巻「スィートコーン」を参照)。

収穫後の乾燥・調製・貯蔵過程も重要である。これらの過程で粒の水分や処理室の多湿条件は，腐敗菌の発生・蔓延をもたらし，猛毒のアフラトキシンを生じることがある。

加工品とその特徴

大まかには，表1～3のとおりである。以下には，これらのなかから，日本型利用法ともいうべき食品について述べる。

●発酵食品

【酒類】

どぶろくのつくり方は以下のとおり。トウモロコシ6lに茶碗2杯分のご飯の入った袋を入れ，2～3日6lの水に浸す。このとき1日1回，布袋のご飯を絞り出すようにしごきながら，全体をかき回す。3日ほどで発酵臭がすれば元水ができる。この時点でご飯を捨て，トウモロコシはいったんざるにあげて蒸籠などで蒸かす。指でつぶれるくらいに柔らかくなったら，むしろなどの上に広げる。冷めたところでこうじ4lを加えてよくかき混ぜ，20lほどの桶に入れる。これに，先の元水を加えて蓋をすると，3日目ぐらいから発酵し，10日ほどでできあがる。

どぶ酒は，粒を砕いたものを炊いて冷まし，麦こうじを加えてつくる。

甘酒は，米に粗挽き粉4割ぐらいを混ぜて炊き，米こうじを加えてつくる。

【味噌】

まず，こうじをつくる。オオムギ5kgを炊く。次にこれらを浅桶に入れ，トウモロコシとオオムギの粉各5kgを加えて水で練り，むしろなどを被せて，風通しのよくないところに置く。3～5日ほどでカビが生えてくるので，包丁などで裏返しをしてまんべんなくナタネ色のカビが生えるようにする。ぬくもりがなくなったら，こうじができあがる。

次に，ダイズ15kgを一晩水につけ，半日くらいかけて指でつぶれるぐらいに煮る。これを唐臼で搗き，先につくってあるこうじを加え，さらによく搗く。これらの作業には1日ゆっくりかける。これに，塩とどろどろ気味になる程度に水を加え，1日ゆっくりかけよくつき混ぜる。屋内または冷暗所に置いて，1～3年後に食べる。

【その他】

ビールなどのアルコール飲料に広く用いられている。

●菓子類，その他

【ドン，ポップコーン】

ドンはトッカン，バクダン，ハゼ，最近はポン菓子ともいい，「日本型ポップコーン」である。多くは

在来のフリント種が用いられる。花穂を観賞用に利用するミニの種類のコーンも利用できる。ドンをつくるドン（ポン）菓子器は，コメやダイズなどにも使われ，かつてはほとんどの町村で少なくとも1台は活動していた。原料は完熟・乾燥していることが大事である。

ポップコーンは，ポップ種を用いる。これにはドン（ポン）菓子器がよいが，家庭で簡単にできる方法としては，きれいにしたフライパンに粒を入れて蓋をし，軽く揺り動かしながら加熱する方法がある。スーパーやデパートには簡易な加熱容器に粒を入れたセットものが販売され，子供たちに人気がある。

【あられ】

干した粒をほうろくで炒ったもので，干しイモやマメと一緒につくったものは「かしん」とも呼び，ひな祭などに使われた。砂糖，黒砂糖，塩などで味付けをすることもある。ポン菓子のひとつである。

【おかきなど】

トウモロコシ粒を食材とする食品には，以上のほかにおかき，柿えりこ，橡（とち）だんご，橡がゆ，コンニャク，ソバのかい，茶がゆなどの副素材としての利用がある。

【ヤングコーン（幼穂）】

若い穂を軸ごと食用とするもので，スィートコーンを手でもぎとった後の2番雌穂以下を使う場合が多い。効率は悪いが，機械収穫した後でもとることができる。また，フリントコーンやデントコーンでも利用できる。

【絹糸（シルク）】

利尿作用があり，したがってむくみをとる効果があるといわれる。トウモロコシであれば種類を問わずに利用できる。雌穂の収穫前後のものをとり，きれいにして乾燥したものを用いる。10～15gを水500ccに入れて30分ほど煮出し，その液を1日3回に分けて飲む。保存は，袋に入れ冷涼な条件下におく（機能性成分の硝酸カリウムを参照）。

●海外の加工・利用に学ぶ

わが国のこれまでのトウモロコシ利用をみると，渡来食を単にそのまま再現して取り込むだけでなく，これに日本固有の風土食がうまく絡み合って，世界的にみても多様性に富む多くの食品が生まれてきたことがわかる。

ごく近年のことであるが，これまでのトウモロコシには不足していたリジンやトリプトファンなどの必須アミノ酸の高含有品種が育成され，わが国での利用も現実化しつつある。この品種開発を受けてその利用法や食品の開発が期待される。

（戸澤英男）

調理での活かし方

基本調理とポイント
●基本食
【飯類】

トウキビ飯，キミ飯ともいう。かつては，粒を石臼で挽き割りか細粉にして用いた。これにコメ，ムギ類，アワ，ヒエ，マメ類などの穀類を混ぜて炊く。その比率は地方により，季節により，また家庭によりまちまちである。コメのとれる地域は別にして，畑作専業の山間地ではトウモロコシ6～9，その他が4～1の割合であった。

トウモロコシだけのものを「さらとうきび飯」，トウモロコシとコメが半々のものを「半白飯」，トウモロコシとムギを半々にしたものに少々のコメを加えたものを「半麦飯」という。コメやヒエを用いる場合には，あらかじめトウモロコシを入れて煮立たせておく。四国では，トウモロコシ，コメ，ムギを混ぜ炊きしたものを「へんろ飯」ともいう。いずれも，あたたかい状態のものが香ばしく，甘みもある。

【雑炊，かゆ】

キビのかい（きびがい），ナンバがゆともいう。粒そのままから粗挽き粉まで，いろいろなものでつくる（写真8）。そのほかの材料の種類は，あらゆる穀類，野菜，小魚類が使われる。多様で変化に富んでいるが，北海道十勝のトウキビがゆを以下に紹介する。

まず，トウキビの粒を大鍋に入れ，たっぷりの水とともに3～4時間ゆっくり煮つめ，とろとろにする。これに塩味をつけて出来上がりで，ほんのりした甘みがあり，香ばしさがあっておいしい。砂糖を少々入れたり，甘味の補いにカボチャを入れたりしてもよい。うずら豆などのマメ類を入れると，深い味のトウキビがゆになる。アツアツが一番おいしく，おなかにもたれず，からだも温まる（日本の食生活全集『聞き書　北海道の食事』農文協より）。

トウモロコシ

●副食・間食

【だんご】

トウモロコシの細粉でつくり，とうきびだご，きみだんご，きびだんごともいう。トウモロコシ単独のものから，コメやムギの粉を混ぜるものまで，またあんを入れるまんじゅう状のものもある。

【だご（だんご）汁】

にぎりだご汁ともいう。トウモロコシの粗挽き粉とコムギ粉をぬるま湯でこねて，味噌汁に握り込んでつくる。似たものに，おっつけだんご，うちこみだご汁がある。身体が芯から温まる。野菜などをふんだんに使えば，秋のやや寒い時期のイベントにも使えそうだ。

【もち】

多くは糯ゴメ2：トウモロコシ粉1の割合のものを蒸籠で蒸して，臼で搗いてつくる。トウモロコシの粗挽き粉だけでつくることもあるが，アワやキビを混ぜることもある。焼いて食べることが多い。

【うす焼き】

焼きもちともいう。こね鉢にトウモロコシ粉を入れ，熱湯を注ぎ，杓子でよくかき混ぜる。粉全体に熱湯がいきわたったら手でよくこね，それを直径5〜6cmの碁石状に丸めて，焼くと出来上がる。和製トルティーヤである。香ばしい。

【お焼き】

練り焼きとこね返しとの2つの方法がある。両方法とも，まず粉をこね鉢に入れ，これに沸騰した湯を少しずつ入れながら粉がしっとりする程度によくかき混ぜて練りあげる。ここまでは2つの方法は同じ。

練り焼き法では，この適当量を取り分け，あんを入れて丸める。これをプーと膨らむ程度に，両面を焼いて出来上がる。

こね返し法では，練りあげたものを一握りくらいに丸めて，蒸気のたっている蒸し器に入れ，10分ほど蒸す。これを，もう一度こね鉢に入れて練り，茶飲み茶碗ほどに丸めて，中にあんを入れて食べる。トウモロコシまんじゅうのつくり方は，これに近い。

【おねり】

トウモロコシ粉を熱湯でどろりと練ったものをイモ類やカボチャ，その他の野菜類を煮た中に入れ，熱いままのものをジャガイモの油味噌を添えて食べる。油味噌は，小粒のジャガイモを皮のまま茹でて油で炒め，味噌で味付けしたもの。似たものに，粉をふるい込む粉おねりがある。

【プクサラタシケア（薬膳食）】

北海道でアイヌが結核，下痢，しもやけなどに効果があるとして用いていた。まず，ギョウジャニンニクと適当な大きさに切ったジャガイモ，煮たマメ類，トウモロコシ（乾燥粒を水で戻したもの）をごった煮状に一緒に煮る。次にこれを混ぜあわせ，すりこぎでついて，鱈の油，塩で味付けして出来上がる。

【こうせん】

こんこともいう。粒を軽めに炒り，細粉に挽いたもの。地域によっては，マメ類，ムギ類，コメの充実の不十分なものなどを混ぜてつくる。これに，砂糖や塩を少々加えてさじですくったり，熱湯を加えて好みの濃さ，硬さにして食べる。香ばしさがよい。似たものに，はったい粉，おちらしなどがある。

(戸澤英男)

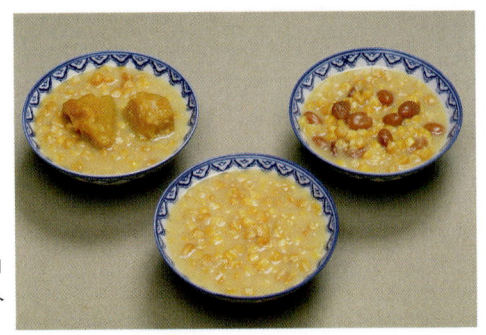

写真8) かゆ（とうきびがゆ）[写真:千葉 寛]
中央:トウモロコシのみ，左:カボチャ入り，右:ウズラ豆入り（北海道清水町）

豆類

ダイズ

和名：ダイズ
学名：*Glycine max* (L.) Mell.
英名：soybeans
地方名・別名：みそまめ，おおまめ
分類：マメ科ダイズ属
原産地：中国（東北部説と長江流域説があるが，前者が有力）
わが国への伝来時期：弥生時代後期のころ
主な産地：収量では北海道，秋田，宮城，新潟，栃木。栽培面積では北海道，宮城，福岡，秋田，佐賀
出回り時期：生産〜販売は国産大豆協議会が調整。加工業者と生産者との直接取引では契約期間規制がある

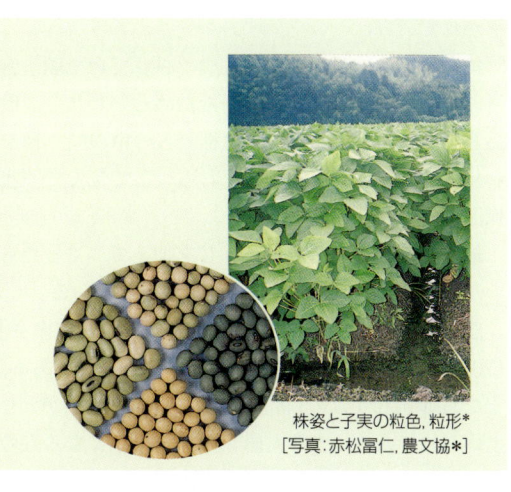

株姿と子実の粒色，粒形*
[写真：赤松冨仁，農文協*]

食材としての特徴

原産・来歴と利用の歴史

ダイズ栽培の起源については中国を原産地とする説が有力であるが，その地域に関しては現在の東北地区説ともっと西南の長江流域説とがある。今日前者が有力であり，当時のツルマメ栽培が起源となったといわれている。

ダイズは有力な食糧資源として紀元前400〜200年頃から中国全域で栽培されていた。そこでは各種の加工品がつくられ，長い期間にわたって伝承され，今日まで中国の人びとの食生活にとってなくてはならないものになっている。

中国で広く栽培されたダイズは朝鮮半島に伝えられ，そこから，また直接わが国にも伝来し，栽培が行なわれるようになった。当時中国でつくられていたダイズ加工食品は，今日のわが国の味噌，醤油，豆腐の原型とでもいうべきものが多い。おそらくそのままの姿でわが国に伝来し，長い年月の間に気候，風土，民族の特性に合わせて少しずつ変化を重ねてきたものと思われる。もちろん，朝鮮半島にも中国に由来するダイズの加工品が今日でもつくられているが，そのつくり方，風味などはやはり独特のものとなっている。

●日本でのダイズ加工の歴史と現状

わが国のダイズ栽培が中国から伝えられたことはほぼ間違いないが，その時期は弥生時代の頃という程度で正確には明らかでない。わが国と中国との交流が仏教を通じて盛んになるのは西暦1000年前後である。この頃種々のダイズ食品が伝えられ，ダイズ栽培の普及に伴いこれらの食品は次第に広がり，食卓を賑わすようになった。おそらく朝鮮半島からの移入も少なくなかったと考えられる。そして長い歴史のなかで今日にみるわが国のダイズ食品となったものである。

【醤油，味噌】

味噌，醤油づくりの歴史は古く，初めて記録に記されているのは西暦701年制定の「大宝律令」で，このなかに醬，未醬の字がみられる。未醬はみそ（味噌）に通じるものであろう。西暦927年の「延喜式」にも未醬の記載があり，その原料としてダイズ，米，コムギ，酒，塩などがあげられている。

1228年，僧の覚心は中国から径山寺味噌を持ち帰り，底の汁から煮物によい調味液を得ているが，これがたまり醤油の始まりといわれている。

15世紀にすり鉢が市販されるようになり，味噌汁が普及した。17世紀の元禄時代に入ると野田，滝野で，さらに銚子で醤油生産が本格化し，また岡崎では八丁味噌の製造が始まっている。

1712年刊行の『和漢三才図会』には天ぷら，うなぎのかば焼き，すしが記載されており，当時の醤油の普及がうなずかれる。

【納豆】

納豆はわが国独特とされる糸引き納豆と中国の鼓に類似の唐納豆（または塩辛納豆）とがある。

糸引き納豆 煮豆が保管中に納豆菌の繁殖で粘気を生じて見出されたといわれ，特に稲わらで包んで軍馬用に持ち歩いたとき偶然見つけたことが語り

継がれている。

納豆の名は，昔寺院で多くつくられていた頃，台所に当たる納所が使われていたためといわれる。商品としての納豆は，かつては稲わらの中の納豆菌を利用するため，煮たダイズをわらつとで包んで一夜保温させてつくっていた。

納豆にはあらかじめ米こうじを加えてつくったものがあり，東北地方で雪割納豆と呼ばれている。

唐納豆 中国の豉に相当するもので，「大宝律令」(701年)，『本朝食鑑』(1695年)に豉の記載がある。また11世紀なかばの『新猿楽記』には塩辛納豆がとり上げられている。また大徳寺の禅僧の手になるものは大徳寺納豆と呼ばれ，静岡県にも浜納豆があり，いずれも今日製造が続けられている。

唐納豆は煮熟大豆に穀粉を混ぜ，こうじ菌を繁殖させ，食塩とともに桶に漬け込み，熟成後とり出して天日乾燥し，香辛料を添加して製品とする。

【豆腐類】

豆腐も間違いなく中国から伝えられたものであるが，その時期については一説によると奈良時代，あるいは平安時代，中国(唐)に渡った僧によるという。また，鎌倉時代に宋から帰国した僧によるという説もある。豆腐がわが国の書物に記述されているのは，古くは1183年春日若宮の神主の日記であるが，『庭訓往来』(14世紀前半)にも記載されている。16世紀に入って仏教の布教の活発化とともに精進料理が普及し，『本朝食鑑』『和漢三才図会』にも豆腐がとり上げられ，一般市民の日常食ともなった。そして1782年に『豆腐百珍』が，さらに翌年その続編も出版されて，豆腐の大衆化に与るところが大きかった。『豆腐百珍』は豆腐料理100種について述べており，続編を入れると238種となり，豆腐料理の多様化がうかがわれる。

【微生物による加工と豆乳・豆腐への加工】

現在のダイズ加工の手段と工夫は，微生物による加工と，豆乳および豆腐への加工の2つに大別できる。

微生物の利用はダイズの組織を軟化させる一方，各種の酵素により成分を分解し，消化，吸収を助けるだけでなく香味物質を生産して食品としての嗜好性を高める。

一方，豆乳はダイズ中に含まれる不溶成分をおからとして除き，消化吸収の良好な飲料としたもので，さらに豆腐にすることによって独特の食感をもつ食品とする。

【原料ダイズの消費】

最近のわが国における食品用ダイズの消費量は年間90〜100万tで，その大半を輸入に依存しており，国産ダイズの年間出回り量は3〜4万t程度にすぎない。平成20年度に豆腐，油揚げ用に49.5万t，味噌用に13.7万t，醤油用に39万t，納豆用に12.8万t，凍豆腐に2.8万t，このほか，きな粉，湯葉，もやし，さらに新タンパク食品(脱脂大豆を使用)に合計数万tが向けられている(農水省大豆関連データ)。

これらのダイズ食品の消費量はこの数年ほぼ横這い状態であるが，納豆だけは毎年増加を続けており，この10年間だけでダイズの消費量が20％増えてい

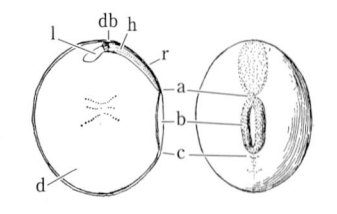

図1) ダイズの種子 [星川, 1980]
a：珠孔(発芽口となる)，b：臍，c：縫線(raphe)，r：幼根，h：胚軸，l：初生葉，d：子葉，db：子葉のつけね

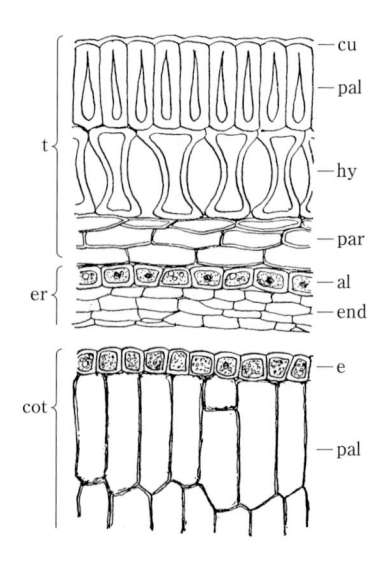

図2) ダイズの種子の内部構造 [星川, 1980]
t：種皮，er：胚乳残存組織，cot：子葉，cu：クチクラ層，pal：柵状層，hy：下皮の砂時計型細胞，par：海綿状組織，al：糊粉層，end：胚乳細胞，e：子葉表皮

ダイズ

る。これはおそらく関西地区のように従来，納豆に馴染みの少なかった地域の消費がなお増えていることと，納豆のもつ生理的有効性に消費者の関心が高まっているためであろう。

【ダイズ食品の購入額とタンパク供給量】

平成20年度の家計調査（総務省統計局）によると一世帯当たりの年間購入金額は，豆腐5,238円，油揚げ類2,764円，味噌2,234円，醤油1,848円，納豆3,103円である。

そして，日本人1人1日当たりの供給タンパク量82.3g（平成19年）のうちダイズのタンパク質は6.2gで約7.5％を占めている（食料需給表）。この量は牛乳，乳製品の8.2gにちかく，鶏肉の5.7gを超えており，これらの食品と並んで重要なタンパク源である。

（渡辺篤二）

特徴と栄養・機能性

●食材としての特徴と活かし方

ダイズは豊富でかつ良質なタンパク質や脂質を含む。そのため長年の日本型食生活のなかで，主食の炭水化物を栄養的，嗜好的に支える重要な食品原料であった。ダイズの加工食品は，わが国に広く流通する全国的食品（豆腐，油揚げ，味噌，醤油，納豆など）から，限られた地域で古くからつくられる製品まで，多種多様である。

【種子の構造】

ダイズの種子は図1のような外観，内部構造である。種皮の色は黄色が一般的であるが，茶，緑，黒，斑紋のあるものも見られる。臍の色（目）は白，茶，褐，黒とあり，そのほかに臍の中央部と周辺部に濃淡の差がある品種もある。内部（子葉）は完熟後はほとんどが黄色となるが，まれに若緑色の品種もあり，うぐいす色のきな粉，薄緑の豆腐などの加工に用いられる。

形はほぼ球形，楕円球形が多いが偏平形の品種もある。ひたし豆として食されるような煮えやすいタイプの品種に楕円・偏平球形のものが見られる。

【堅固な種皮細胞・組織】

ダイズ種子の内部構造を図2に，また種皮構造を図3に示した。特徴のある複雑な細胞が重層していて，おのおのの層はリグニン化した強靭な組織からなることは，これらの層に珪素，カルシウムの含量が高い点からも推察される。この構造は貯蔵・運搬の際に，水の蒸散調節や外からの物理的，化学的，生物的傷害を防除し，次の世代に命を繋ぐのに理にかなっている。種皮表面はろう物質からなるクチクラ層で覆われ，時計皿細胞は建築でいうH型構造で強度を保っている。

最近はほとんど見られなくなったが，野生種に近い形態として珠孔が完全に開口していない種子を高い頻度で含む場合があり，石豆とよばれている。石豆は，水浸漬や蒸煮時に膨潤しないか，または膨潤が遅れるので，豆腐類や発酵食品の収率や品質に低下をもたらす。

【種皮表面の凹みと細菌数】

種皮の表面には，一般的に写真1に示すような凹みがある。この凹みは表皮柵状細胞の下部あたりまでで，内部の子葉部にまでは続いていない。しかしさまざまな汚れ，特に土壌中の耐熱性芽胞菌が入りやすく，洗浄時に除去しにくい。凹みの頻度は品種や部所によっても異なる。そのほかに種皮表面には莢の内部に由来すると思われる各種の模様が見ら

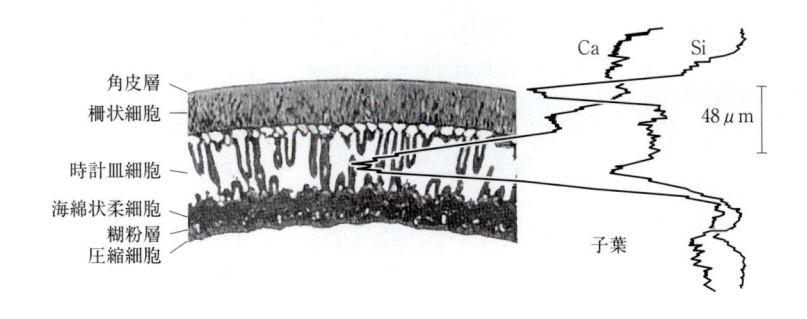

図3）ダイズ種皮構造の光学顕微鏡像とKα線を用いたカルシウムとケイ素の分布曲線（EMXによる）［斎尾，1986］

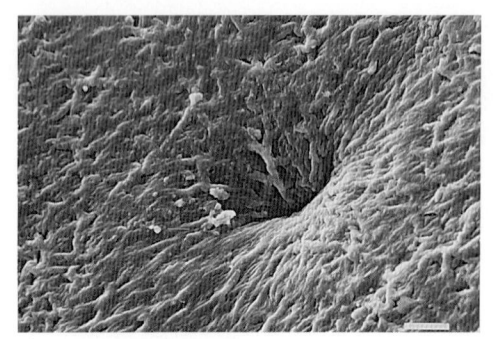

写真1) 種皮表面の凹み
耐熱性芽胞菌などが侵入しやすい

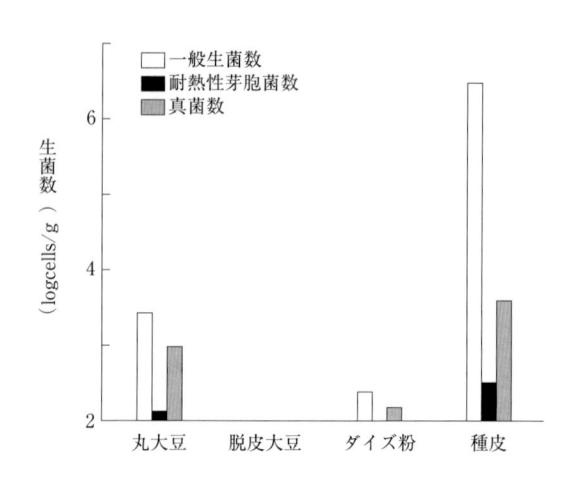

図4) 丸大豆, 脱皮大豆, ダイズ粉, 種皮の菌数
[都立食品技術セ, 1997]

れ，このような凹凸も汚れの落ちにくさに関連する。
　ダイズの各部の細菌数を調べると，図4に示すように種皮部が著しく高い。したがってこれを除くと，製造した豆腐の菌数，貯蔵後の菌数を減らすのに効果がある。しかし，脱皮したものは品質が劣化しやすいので，丸大豆のような貯蔵耐性がない点を注意する必要がある。

【子葉部分の構造】
　完熟したダイズの子葉には，写真2の光学顕微鏡像に見るように，長楕円柱型の細胞が並んでいる。電子顕微鏡で拡大すると(写真3)，1つの細胞には，タンパク顆粒(プロテインボディ)とよばれる，貯蔵タンパク質のすべてを含む細胞顆粒が多数分布し，その間を脂肪顆粒(リピッドボディあるいはオイルボディ)とよばれる貯蔵脂質のすべてを含む細胞顆粒が埋めている。澱粉顆粒はほとんど観察できない。しかし，丹波黒，つるのこなど晩生の一部の品種では澱粉顆粒が観察できる。
　ダイズの場合，アズキやインゲンマメなどほかの豆類とは異なり，完熟するとプラスチドという澱粉合成顆粒中の澱粉はほとんど消失するが，写真4に見るように，成熟中に顆粒の発生から消失まで顕著な変動をたどる。豆が緑である間は光合成が種子でもまだ行なわれていることがわかる。開花後35〜40日(品種によって異なる)の澱粉顆粒が最も大きくなった時期が，枝豆の食べ頃と一致する。遊離アミノ酸の量や種類や細胞膜など構造部分がまだ軟らかいことと相まって，野菜のように食することができる。
　澱粉含量は品種により異なり，概して晩生の在来型の品種(鶴卵ダイズ，小糸在来，丹波黒，宇陀ダイズなど)にこのタイプが多い。煮豆にする場合は，澱粉はペクチンと同様保水力を高め，煮えやすいために，煮豆用加工適性がある。

●栄養成分の特徴
　国産ダイズの成分含量は，五訂増補日本食品成分表によれば水分12.5%，タンパク質35.3%，脂質19%，繊維

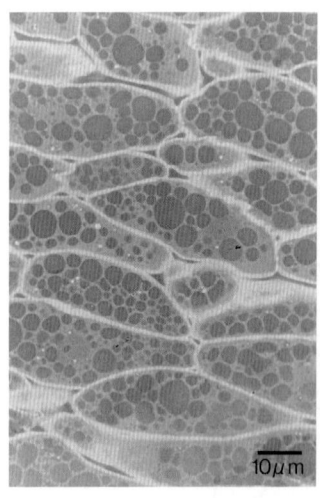

写真2)
ダイズの子葉(光学顕微鏡写真)

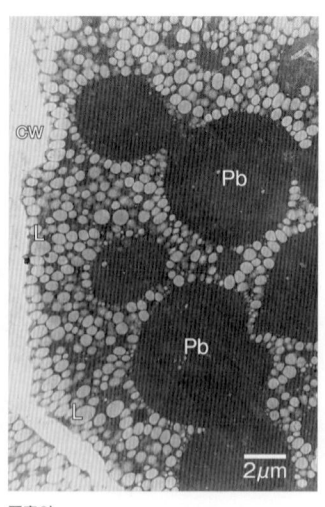

写真3)
ダイズの子葉(電子顕微鏡写真)
Pb：プロテインボディ(タンパク顆粒)
L：リピッドボディ(脂肪顆粒)
CW：細胞壁

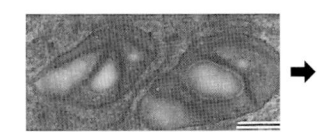

● 開花後15～20日のダイズ種子子葉細胞内プラスチド
生育初期はプラスチド内部に澱粉が全く見えない場合もある

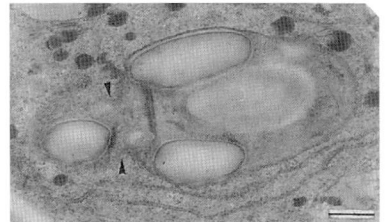

● 開花後20～25日
矢印は分裂

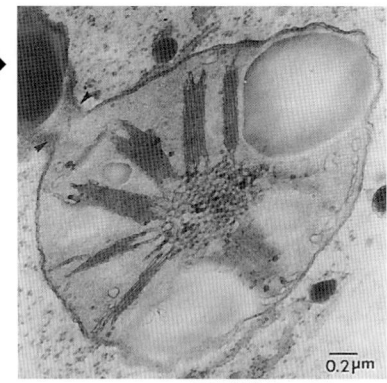

● 開花後25～30日
中央部によく発達したプロプラスチドが見えるチラコイドが放射状に広がっている

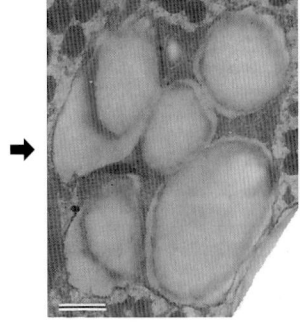

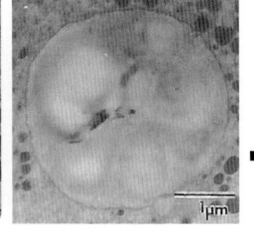

● 開花後35～45日
チラコイドが見えなくなる
澱粉粒は発達

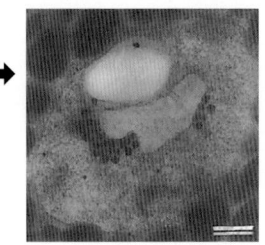

● 開花後50～55日
空胞様な構造に近接して小さい油滴が見える

写真4）ダイズ子葉細胞中のプラスチドの登熟中の変化
試料ダイズ：エンレイ，無印のバーは1μm

17.1％，灰分5％である。ダイズのタンパク質と脂質含量が高いことは，他の穀類と比較すると一層明らかになる（図5）。わが国で主食となる米麦類（精白米や小麦粉のように精製するとさらに少ない）に比べてはむろんのこと，豆類のなかでも，タンパク質と脂質（ラッカセイは脂質がダイズより高い）の含量が高い。

主要なダイズ食品の水分，タンパク質，脂質含量を図6に示した。図の右側に乾物でのタンパク質含量を加えた。いずれの食品も，原料ダイズ中の高いタンパク質と脂質含量を反映して豊かな栄養に富むことがわかる。

ダイズタンパク質中のアミノ酸組成をFAO/WHO/UNU（国連大学）が推奨するアミノ酸パターンと比較したのが図7である。ダイズタンパク質は，母乳を除く幼児（2歳以上），学童，成人のいずれにおいても推奨値を超えている。これは，2歳以下の乳児あるいは極端にタンパク質摂取の少ない場合以外は，ダイズタンパク質は十分なアミノ酸組成をもち，従来いわれていたように，含硫アミノ酸が不足しているようなことはない。

また，ダイズ油の脂肪酸含有組成を他の植物油と比較すると，ダイズはリノール酸やリノレン酸（多価不飽和脂肪酸）とオレイン酸（モノ不飽和脂肪酸）をバランスよく含んでいる（図8）。さらに，ダイズにはコレステロールが含まれない。

● **ダイズの有害物質と加工の価値**

完熟・乾燥した豆類は，全般的に硬い殻（種皮）をもち，人体に有毒な物質や生理的阻害物質を含むことが多い。精白後，炊いて食べる米などに比べて，さまざまな加工・調理技術が発達したのはこのことによる。ダイズは，有毒物質は含まないまでも，数種の生理的阻害物質を含んでいる。しかし，多くの毒素が少量ならば薬理的効果をもつように，これらは生理活性物質であるとも考えられる。また，硬い皮もダイズの品質を維持するうえできわめて大切な構造であるが，食品の場合，食べやすく，消化されやすい必要がある。長年の知恵と経験から，これら

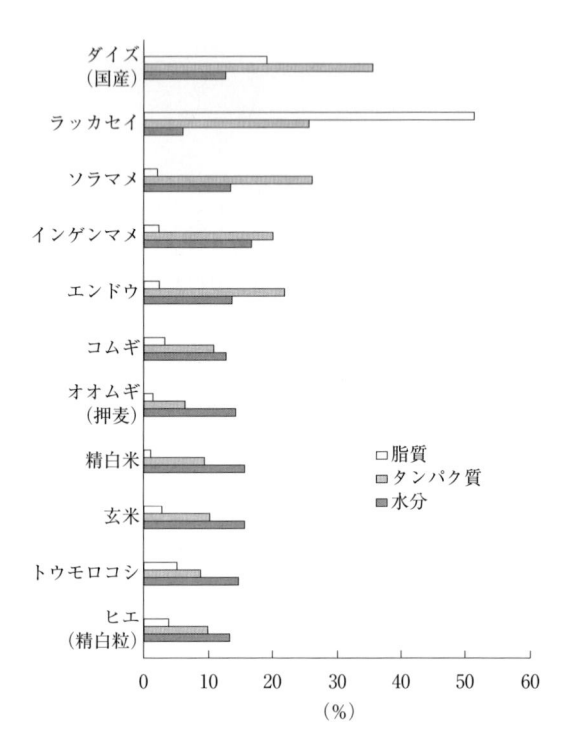

図5) 豆類, 穀類のタンパク質と脂質含量
[五訂増補食品標準成分表より作図]

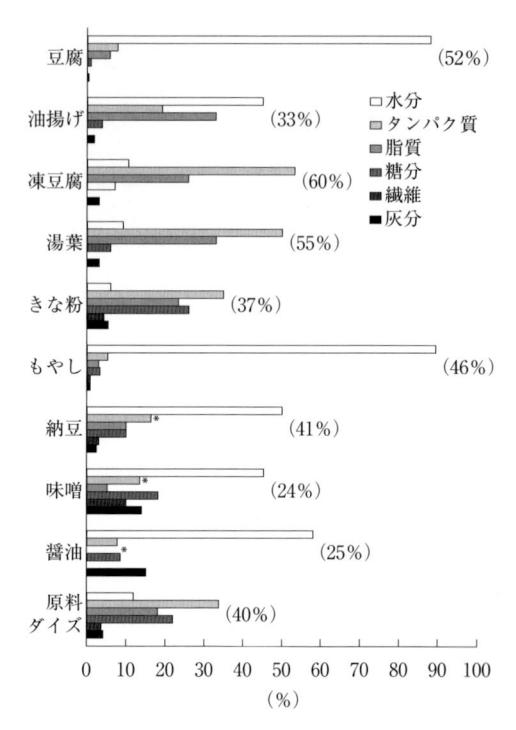

図6) 大豆食品の成分 [四訂食品標準成分表より作図]
*低分子N化合物を含む。( )内は乾物換算タンパク質

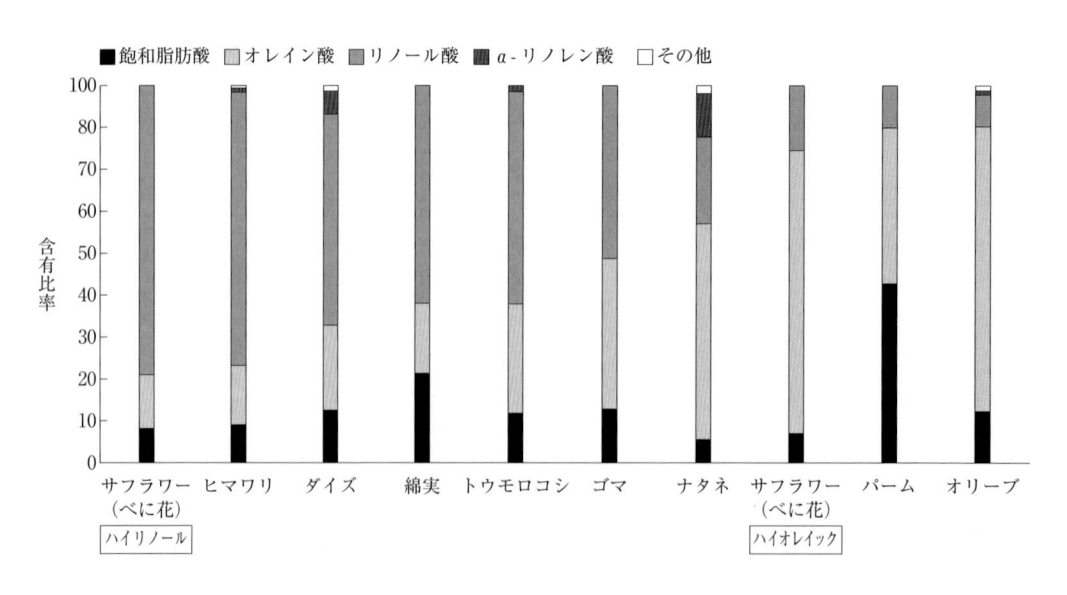

図8) 主な植物油の脂肪酸含有構成 [(財)日本油脂検査協会：平成6年植物油脂JAS格付結果報告書]

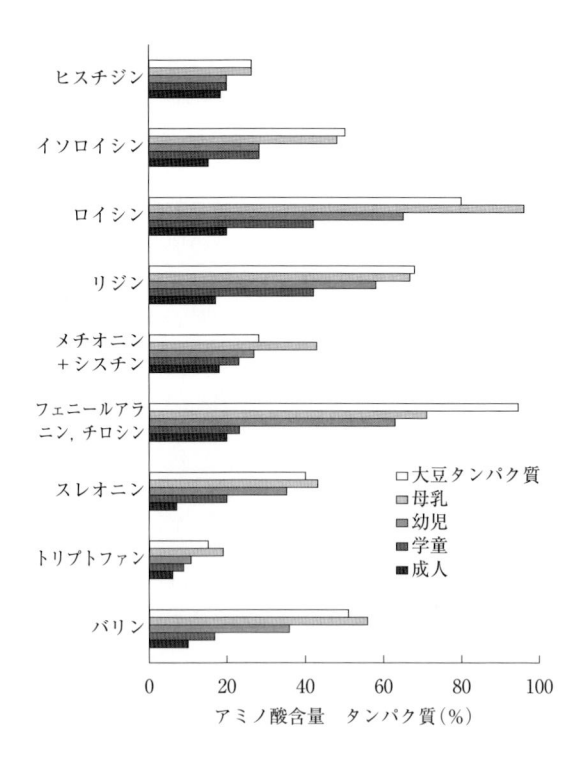

図7) 推奨されるアミノ酸と比較した大豆タンパク質のアミノ酸組成 [FAO／WHO／UNU推奨値より作図]

の点を解決する方法が編み出されてきた。

【トリプシン阻害因子（トリプシンインヒビター）】

生理的阻害物質としてまずあげられるのが、トリプシン阻害因子である。この因子はタンパク質の一種であり、トリプシンという動物の消化器官におけるタンパク質分解酵素の働きを阻害する。またこの因子には、生体内で膵臓肥大を生ずるという報告もある。

トリプシン阻害因子にはいくつかの成分が知られるが、その主成分は熱に弱く、きな粉製造のための高温での焙煎や発酵食品の前段階蒸煮工程では完全に失活する。豆腐のように豆乳を加熱する場合は、過加熱すると凝固性を失うので、タンパク質の分子中に強固な構造をもつ成分は一部残存する。しかし大半の活性は失われ、最近では、この因子は生理的機能物質であるという報告すらある。

【ヘマグルチニン（レクチン）】

ヘマグルチニンは血液凝固因子として知られているタンパク質である。経口では腸管を通じて吸収されないので問題とはならず、また、熱、特に湿熱に対して弱いので、ダイズ食品に活性が残ることはない。

【ポリフェノール化合物およびトリテルペン化合物】

ポリフェノール化合物にはイソフラボンがあり、その配糖体としてダイズ中にはゲネスチンが0.15％、ダイジンが0.01％含まれる。イソフラボンは女性ホルモン、エストロゲンに共通する植物フラボノイドで、閉経後の女性の骨粗しょう症の予防、乳がん・前立腺がんの予防、動脈硬化の改善作用などの薬理作用が報告されている。しかし、イソフラボンは、サプリメントとしての過剰な摂取についてはいまだ尚早との意見から、日本食品安全委員会では1日当たり70mgと告示したが、天然の食品からの摂取については問題なしとしている。

色ダイズに含まれるアントシアニン（アントシアニジンの配糖体）もポリフェノールの一種フラボノイドであり、黒豆や黒豆ジュースなどに美しい色をつけるのみならず、高い抗酸化作用が指摘されている。

トリテルペンの一種であるダイズサポニンは、配糖体の一種で、約0.5％含まれる。ダイズを洗う、煮る際の泡立ちはサポニンに起因する。サポニンはダイズを豆腐などに加工した場合のいがらっぽさ（収斂味）、渋味（いわゆるアク）の原因となるが、近年その活性酸素消去作用が注目されている。

生物にとって酸素は根源的物質であるが、取り込まれた酸素は体内で活性酸素を生成する。その活性酸素自体にも殺菌、ホルモン生成など生体維持に不可欠な作用がある反面、過剰な活性酸素（スーパーオキサイド）は、細胞を傷つけ、老化や様々な病気の原因となる。サポニンにはこの活性酸素消去作用（スーパーオキサイドスカベンジャー）があり、発がん抑制などの薬理作用が報告されている。

ダイズに少量含まれるカロテノイドもトリテルペン化合物の一種で、構造内に多くの二重結合をもつので抗酸化作用、活性酸素消去作用が強い。

【その他酵素】

ダイズにはβ-アミラーゼ、プロテアーゼ、リパーゼ、リポキシゲナーゼ、ウレアーゼなど多数の酵素がある。いずれも加熱により失活するので、有害とはいえない。しかし、リパーゼやリポキシゲナーゼは、貯蔵中のダイズにおける油脂の劣化に関与したり、リポキシゲナーゼはダイズ臭の発生に関係した

りする。

【種皮, 細胞壁】

ダイズの硬い種皮や細胞壁は, 豆乳に由来する食品では最終的におからとして取り除かれ, 消化率のきわめて高い豆腐(98%)のような食品となる。発酵食品では, 蒸煮などの加熱操作により強度が減り, さらに発酵・熟成中に多くの微生物によって一部分解され, 食べやすく, 消化されやすくなる。

このようにダイズの加工は, 加熱, 分離, 凝固濃縮, 揚げ, 凍結, 発酵, 熟成などさまざまな操作を通じることで, そのままでは食べにくい原料を食べやすく, 消化されやすくし, しかも変化に富んだ食品を生み出している。脱脂大豆から加工される新しいダイズ食品まで考えれば, エクストルーダーのような高温高圧組織化操作などによって加工形態はさらに多様となる。

● 原料品質と加工適性

ダイズに求められる原料品質は次に記すように, その加工品が何かによって異なり, 一律ではない。

【外見的品質】

枝豆, 煮豆, 納豆のようにダイズの形を残して食する食品では, 当然のこととして原料のもつ外見的品質(莢の毛耳, 粒重, 粒形, 損傷粒率, 臍・種皮の色など)の重要性が高くなる。紫斑粒, 褐斑粒は製品の色調を悪くする場合がある。また, 煮豆に大粒, 納豆に小粒が一般的に好まれることはよく知られている。

味噌やきな粉のように最終的には組織を壊すが, 種皮や臍の部分がそのまま製品に残るものでは, それらの色や比率(大粒のほうが種皮率は低い)が問題となる。

一方, 組織を壊し, 種皮や臍の部分をおからとして取り除く, 豆乳を製品原料とする豆腐類では, 粒形, 臍の色などは一般的に問題とならない。最近のように, 種皮が黒・緑・紅色, 子葉が緑の色豆で豆腐を製造する場合は, そのような特別の原料が選ばれる。

ダイズの胚軸比率も品種により若干の違いがある。胚軸にはダイズ配糖体が高濃度で含まれ, 不快味(収斂味, のどごしの悪さ)を与えるので, 一般的には胚軸比率の低いほうが望ましい。

【吸水性, 蒸煮後の硬さ】

発酵ダイズ食品と煮豆, すなわち水に浸漬してから, 蒸煮(煮る), 発酵に移す食品では, 原料ダイズの吸水率, 蒸煮後の硬さが最終製品の品質を決める。

【成分の抽出性, 凝固性(収率)】

非発酵ダイズ食品のうち, まず豆乳を製造してから加工する製品では, ダイズ成分の抽出率が製品収量と関係してくる。豆腐のように豆乳を固める製品では, 原料ダイズのタンパク質含量が凝固性を決めるのに最も重要である。凝固性は豆腐の収率や製品の硬さに大きく影響し, また, タンパク質の組成は豆乳を凝固するときの速度や凝固物の物性に密接に関係する。

【風味など】

伝統的ダイズ食品にあって, 加工(調理)中に調味料を加えたり, 調味物質が生成されたりする煮豆, 納豆, 味噌の場合には, 豆乳や豆腐のような淡泊な風味の製品に比べて, 微妙な風味の影響は少ない。

一方, 調製豆乳(白もの), ダイズプリンやアイスクリームなど, また, 植物性ダイズタンパク食品(たとえば畜肉類似食品, あるいは植物性ダイズタンパクを用いたハム, パテなど)のように, 新しく市場に流通するようになった新規食品では, ダイズ本来のもつ青臭さ, えぐ味がきわめて嫌われる。

【貯蔵による品質劣化】

貯蔵により原料ダイズの色は褐色を帯び(焼け), 発芽率が低下する。また, 裂皮がある場合には, そこから微生物に汚染されやすい。そして内部的品質の低下は製品の加工特性に大きな影響を与える。たとえば煮豆, 味噌, 納豆を加工する際, 悪条件での貯蔵を経たダイズは蒸煮豆を硬くする。また, こうしたダイズは, 水浸漬, 成分抽出をする豆乳, 豆腐類の場合, 浸漬水に移行する成分比率が増えるため, 豆乳抽出率, タンパク質抽出率が下がることにより豆腐収率や凝固性を悪くし, さらに油揚げののびを著しく妨げる。

● 機能性成分

【血清コレステロール低下作用】

ダイズの生理的機能性のなかで, 最も多くの報告があり, しかもその効果がヒトに対する実験で確認されているのが, 血清コレステロール低下を中心とする循環系への影響である。1991(平成3)年にスタートした特定保健用食品(栄養改善法第12条の「特別用途食品」に当たるもので, いわゆる機能性食品な

**表1) ダイズを含む食事を摂取したヒトにおける血清脂質および
リポタンパク質の正味の変化**(コントロール食との比較)［Andersonら, 1995］

	研究数	被験者数(人)	変化(mg/dl)	95%信頼限界	パーセント変化
総コレステロール	38	730	−23.2	−32.9〜−13.5	−9.3
LDL−コレステロール	31	564	−21.7	−31.7〜−11.2	−12.9
HDL−コレステロール	30	551	＋1.2	−3.1〜＋5.4	＋2.4
VLDL−コレステロール	20	255	−0.4	−4.6〜＋3.9	−2.6
トリグリセリド	30	628	−13.3	−25.7〜−0.3	−10.5

どをはじめとする保健効果の期待できる食品)における、コレステロールが高めの人向け食品群には、大豆からあげ、プロテインがんも、あるいはダイズタンパク質を含むビスケットや畜肉加工品が数多く含まれている。

Andersonらによるダイズタンパク質のヒトの血清脂質に対する総合評価の結果を表1に示す。低密度コレステロール(いわゆる悪玉コレステロール)が有意に低下し、その結果として総コレステロールも低下している。一方、高密度コレステロール(善玉コレステロール)は減少しない。また、トリグリセリドという総脂質含量も減少している。しかし、これら数値は、各人の体質、食生活によって大きく変動し、高コレステロール血症の人には顕著に現われるが正常者には変化が少ないとか、後述するように抗酸化成分との共存と密接に関連をもつ。

ダイズにはコレステロールが含まれていない。そのため、ダイズ食品を食べることは、食品からのコレステロール摂取量の減少につながる。コレステロール摂取量の減少は、肝臓内のコレステロールが効率的に胆汁酸に合成されることを促進し、また、胆汁酸は腸管内の脂肪の代謝を促進する。一方、ダイズタンパク質は腸管内に不消化画分をつくる。この不消化画分が、残った胆汁酸やコレステロールと結合して、糞便中に排泄される。これによって、肝臓内のコレステロールプールが減少し、血清中のコレステロールの肝臓への取り込みが促進され、これらの代謝が血清内コレステロールを低く維持する結果になる。

なお、循環系に関連しては、河村ら(1998)によればダイズタンパク質のペプチド中に、アンギオテンシン転換酵素という血圧を上げる性質の酵素を阻害するものが存在し、血圧を正常に保つ効果があるという。

【抗酸化作用あるいは活性酸素消去作用】

ダイズにはトコフェロール、イソフラボン化合物、サポニン配糖体、カロチノイド・アンテシアニジン・メラノイジン色素、ある種のペプチドなど抗酸化作用を有する様々な化合物を含む。先にも述べたように、イソフラボンは弱い女性ホルモンに似た作用により骨粗しょう症や更年期障害の防止など研究や調査例が報告されている。世界や日本の食生活と健康との関連を調べた調査結果でも、ダイズを常食とするアジア人(ことに女性)のがん発生率が低く、長寿であることが示されている。そして、同じ地域出身者でも海外移住により発症率が増加する。

日本のダイズ加工品中のイソフラボン化合物の含量を表2に示す。丸ダイズを含む加工品、たとえばきな粉などの含量が高く、長い発酵時間を要する醤油にはほとんどない。イソフラボンは特殊な構造のものを除き、胚軸部分に多いので、胚軸部分を茶のように加工した製品や抽出して濃縮加工した素材などが市場化している。イソフラボンなどフラボノイド配糖体は発酵中に糖がとれて、より抗酸化作用が高い物質となるので、味噌などは免疫力をより賦活し、発がん抑制に効果があるという報告もある。

サポニンの活性酸素消去効果は、先にも述べたように、免疫力を賦活し、発がん予防、老化予防に効果があるといわれる。フラボン系あるいはトリテルペン系色素も同様な作用が認められ、黒豆ジュース、黒豆酢などが市販されている。

現代人は、動物性食品の摂取増加によって、体内に活性酸素の一種である過酸化脂質を増加させ、また、社会全般としても高齢化が進み、生活習慣病の発症が問題となるので、これら生理機能の重要性が増している。

表2) 市販ダイズ食品のイソフラボン含量(μg/g)[戸田ら,1997]

きな粉		2,589
納豆	極小粒	1,715
	中粒	1,084
	大粒	1,060
	ひきわり	1,231
	平均	1,273
油揚げ	厚揚げ	603
	薄揚げ	736
	がんもどき	748
	平均	696
煮豆	昆布豆	576
	黒豆	585
	大豆水煮	752
	平均	638
豆腐	木綿	495
	絹ごし	448
	充填豆腐	594
	焼き豆腐	497
	平均	509
豆乳		357
味噌	米みそ	484
	白みそ	288
	あわせみそ	275
	麦みそ	257
	豆みそ	567
	平均	374
醤油	こいくち	13
	うすくち	16
	たまり	20
	平均	16

【食物繊維】

ダイズは，アズキ，インゲンマメなどに比べて澱粉含量がきわめて少ない。主要な炭水化物は，ショ糖(5％)，ラフィノース(約1％)，スタキオース(約4％)，ベルバスコースおよび繊維，ペクチン質である。

このなかで，ラフィノースやスタキオースなどのオリゴ糖は，しばしば腸内細菌によりガスを発生するため鼓腸因子とよばれ，欧米ではダイズ食品利用における問題点のひとつとなっている。しかし，わが国では，加工工程中に一部除かれたり，分解したりするとともに，最近ではビフィズス菌の増殖因子としてむしろその機能性が評価されている。ペクチン質とともに，大豆食物繊維としての整腸効果が認められている。

【ビタミン，ミネラル】

原料ダイズには無機物が約5％含まれる。平均して，カリウム2％，リン0.5％で，カルシウムは栽培条件により変動が大きい。リンの75％はフィチン酸であり，微量金属と結合して吸収率を落とすとして問題にされたが，最近では，重金属の除去あるいは活性酸素消去系のZ因子として，その作用が改めて評価され始めている。ビタミンとしては，ビタミンEのトコフェロールのほか，ビタミンB_1, B_2, ナイアシン，パントテン酸，ピリドキシン，ビオチンなどが含まれ，発酵工程で増加する成分もある。

ダイズおよびダイズ食品は，このほかにも，免疫賦活，抗腫瘍，体調リズム調節，腸内乳酸菌増殖促進，血栓溶解などがあるといわれる。これらすべての機能は，感染などによる急性疾患ではなく，日常の生活において，人間の身体がもつホメオスタシス(総合調整機能)の維持機能と深く関与している。

(斎尾恭子)

種類・品種とその特徴
●加工からみた品種分類

原料ダイズの品質は，加工度の高い豆腐では，製造技術により品質の欠点を相当程度まで補えるが，加工度の低い味噌，納豆，煮豆では原料ダイズの品質が製品の品質に直接影響する。原料ダイズの加工に関連する品質の調査基準を表3に示す。

【豆腐用の品種】

豆腐はダイズを水に浸漬後，加水しながら磨砕し，豆乳を抽出する。その際，ダイズに含まれる粗タンパク，粗脂肪，全糖および無機成分が抽出されて，豆腐の凝固性，豆腐収量および外観，味，テクスチャーなどの官能評価に影響を与える。

豆腐は絹ごし豆腐，木綿豆腐および充填豆腐があるが，いずれも豆乳にニガリなどの凝固剤を加えて凝固させたものである。絹ごし豆腐は，硬い豆腐が加工適性が高い。豆腐の切断，パック詰めなどの製造，販売上の理由および食感上から，充填豆腐も同様に硬い豆腐が望まれる。木綿豆腐は原料ダイズの粗タンパク含量および粗脂肪含量が高い場合に豆乳収量が多くなることから，粗脂肪含量も高いほうが加工適性が高い。いずれにしても原料ダイズのタンパク質含量が高いことが，豆腐適性が高い品種とい

ダイズ

表3) 原料ダイズにおける加工関連形質 [大豆種苗特性分類調査基準, 1994改正]

形質	区分		調査方法
粒の大小	百粒重(g)		測定(g)
	極小	9.9以下	
	小	10.0〜14.9	
	小の大	15.0〜18.9	
	中の小	19.0〜22.9	
	中	23.0〜26.9	
	中の大	27.0〜30.9	
	大の小	31.0〜34.9	
	大	35.0〜39.9	
	極大	40.0以上→(極大群)	
粒形	球, 扁球, 楕円体, 扁楕円体, 長楕円体		観察
種皮色	黄白, 黄, 淡緑, 緑, 淡褐, 褐, 黒		観察
臍色	黄, 極淡褐, 淡褐, 褐, 暗褐, 緑, 淡黒, 黒, その他		観察
粒の光沢	弱, 中, 強		観察
粒揃い	良, 中, 不良		観察
障害粒	紫斑粒, 褐斑粒, 裂皮粒(甚, 多, 中, 少, 無)		観察
子実	粗タンパク質含有率(%)		乾物当たりの全窒素の重量パーセンテージに6.25を乗じたもので表わす 分析法を明示する
	極低	36.0以下	
	低	36.1〜40.0	
	中	40.1〜44.0	
	高	44.1〜48.0	
	極高	48.1以上	
	粗脂肪含有率(%)		乾物当たりの脂肪の重量パーセンテージで表わす 分析法を明示する
	極低	14.9以下	
	低	15.0〜18.9	
	中	19.0〜21.9	
	高	22.0〜25.9	
	極高	26.0以上	

える(図9)。

なお, 豆腐の旨味は, 原料の品種により明らかな差がみられ, 遊離型全糖含量の高い品種を原料とした豆腐は同含量の低い品種に比較して美味である。

以上のことから, 現在, 豆腐加工適性の高い品種はエンレイ, フクユタカ, アキシロメなどが属する。逆に豆腐加工適性の劣る品種は, タマホマレ, シロセンナリ, 北海道の秋田銘柄ダイズなどである。

【味噌用の品種】

味噌は原料ダイズを水に浸漬後, 十分に吸水させた後に加圧釜で蒸煮し, 冷却後に米こうじ, 塩, 乳酸菌, 酵母および種水を加えて混合仕込みし, 容器に詰めて, 室温30℃前後で30〜90日間発酵させる。したがって, 原料ダイズがそのまま製品になることから, ダイズの品質が直接味噌の品質を左右する。

味噌用としての原料ダイズの粒大は, 従来経験的に中粒から大粒種が適する。近年, 淡色系の味噌が

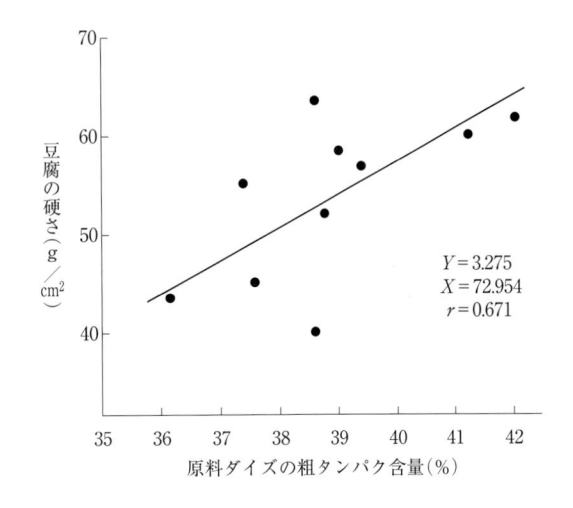

図9) 0.3%GDL(グルコノデルタラクトン・凝固剤)で凝固させた充填豆腐の硬さと原料ダイズの粗タンパク含量との関係 [小川らのデータより著者作成]

$Y = 3.275$
$X = 72.954$
$r = 0.671$

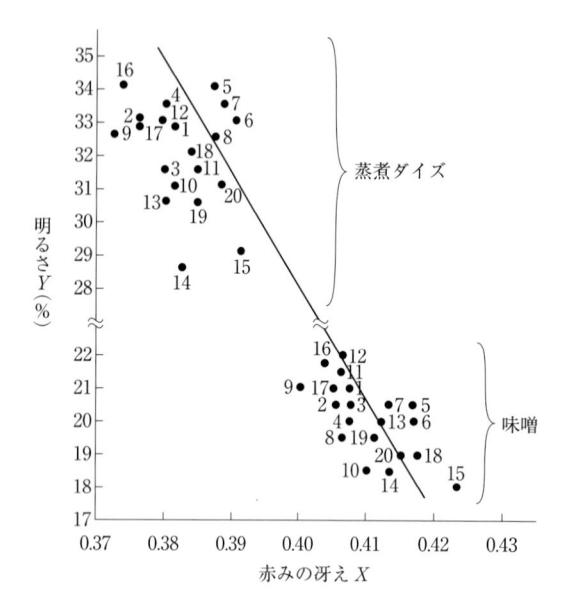

図10) 蒸煮ダイズの色と味噌の色の関係 [海老沢, 1971]

多いことから臍色については，淡褐色から黄色い品種が好ましい。

また，蒸煮ダイズが軟らかい品種が適する。硬いダイズは蒸煮条件を強くすると褐変し，製品の見栄えが著しく悪くなる。蒸煮ダイズの軟らかい品種は，吸水力が大きいことと炭水化物含量が高いことで，逆に粗脂肪やカルシウム含量が少ない品種である。

さらに，蒸煮ダイズの色調と熟成した味噌の色調はきわめて高い相関関係をもつことから，蒸煮ダイズの色が美しいことが重要である（図10）。すなわち，蒸煮ダイズは，明るく赤みの冴えを示すダイズの官能評価が高い。

以上のことから，味噌加工適性は蒸煮ダイズが軟らかく，色調が明るいことで，粒大は強いていえば中粒から大粒，臍色は黄のダイズ品種が適する。品種としては，オオツル，タマホマレなどである。なお，北海道の秋田銘柄ダイズは臍色は褐であるが，赤みの冴えた美味しい味噌ができることで定評がある（表4）。

【納豆用の品種】

納豆の製造法は，ダイズを水に浸漬，吸水させた後，圧力釜で蒸煮し，これに納豆菌を接種して，容器に盛り込み，室温を40℃前後に調節した室内で，20時間前後発酵させる。きわめて単純な工程で発酵時間も短時間であることから，原料ダイズの品質が直接納豆菌の生育に影響を与え，香気成分や粘物質の生成などで製品の良否が左右される。

納豆用の加工適性としては，粒大が小粒以外は味噌と同じである。すなわち，吸水率が高く，煮豆にした時に軟らかで甘みが強く，美味しいダイズがよい（表5）。

納豆の粒大は近年ではほとんど小粒から極小粒になった。これは，小粒ダイズの吸水率が高く，蒸煮が容易で納豆がつくりやすく，食べやすいことによる。特に，茨城県の特産である納豆小粒が極小粒品種であることも大きい。ほかに，差別化商品として，極大粒の黒ダイズ，鶴の子，および大袖振銘柄ダイズなども使用される。また，蒸煮ダイズの煮えむらが少なく，軟らかく煮上がることや，皮浮，煮くずれなどの原因になる裂皮の少ない品種が望ましい。

以上のことから，納豆に適するダイズは，小粒で煮豆が美味しく，色調のきれいな品種が適し，納豆小粒，スズマル，コスズなどの品種がある。

【煮豆用の品種】

煮豆はダイズを水に浸漬した後に加圧釜で蒸煮し，砂糖を主とした調味液に漬け込み，沸騰後に真空包装し，殺菌して出荷する。

煮豆の加工適性条件の第一は粒大が大きいことと，白目で外観が優れていることである。次に，蒸煮ダイズが軟らかく皮浮や煮くずれのない品種がよい。また，煮豆にした場合に明るく黄色みの強いほうが外観が優れ，官能評価も高い。煮豆にもっとも適するオオツルの蒸煮ダイズは著しく黄色い色調である（表6）。

以上のように煮豆は粒大が大粒から極大粒で，蒸煮ダイズが軟らかく煮豆の色調が黄色みを帯びている品種が適している。代表的な煮豆用品種としてはオオツルがあるが，ほかに北海道産の鶴の子や宮城県産のミヤギシロメ，エンレイなどの大粒品種も利用される。黒豆としては，丹波黒や北海道の光黒などが適する。

【きな粉・製菓用の品種】

きな粉は根強い需要がある。きな粉用としては，種皮が緑色で，子葉色が緑色の品種が適する。原料ダイズを煎った後に，粉砕することから，大粒品種が望ましい。また，甘みに優れた品種が適する。製菓用としては，砂糖などで粉衣されることから白目で大粒の煮豆用の品種が適する。

表4) 味噌用ダイズとして官能評価の高かった原料ダイズの粒大および加工適性 [山崎, 1983]

産地銘柄		百粒重 (g)	臍色	吸水率 (%)	硬さ (g/粒)	蒸煮ダイズの色調		
						Y	x	y
鳥取・タマホマレ		26.9	黄	115	791	36.67	0.383	0.369
宮城・ミヤギオオジロ		32.9	黄	124	579	35.24	0.384	0.373
秋田・シロセンナリ		24.3	黄	131	550	35.60	0.387	0.376
佐賀・フクユタカ		25.3	淡褐	129	642	37.29	0.385	0.379
北海道・キタムスメ		28.1	暗褐	131	534	33.74	0.391	0.381
対照	米国オハイオ	17.9	黒	121	620	35.62	0.394	0.387
	カナダ	16.0	黄	125	494	36.42	0.393	0.384
	中国	18.7	黄	133	537	34.10	0.395	0.386

注1：吸水率は大きいほうがよい
注2：硬さは数値が小さいほど軟らかい
注3：色調Y(%)は明るさを表わし，数値が大きいほど明るい．x値は赤みを，y値は黄みの冴えを示し，それぞれ大きい数値が赤みおよび黄みが強い

表5) 納豆用原料ダイズの品質，加工適性および納豆の品質 [平, 1987]

品種名		百粒重 (g)	成分(%)			吸水率 (%)	溶出固形分 (%)	蒸煮ダイズ		納豆	
			粗タンパク	粗脂肪	全糖			硬さ (g)	皮浮 (%)	硬さ (g)	アンモニア態窒素 (mg%)
スズヒメ		10.5	39.5	19.3	30.2	156	0.81	261	4	412	264
納豆小粒		8.3	44.1	18.1	28.4	150	0.81	326	4	348	317
コスズ		8.1	43.0	19.9	27.8	155	0.77	387	0	374	328
スズマル		12.2	41.0	21.3	—	147	0.73	252	0	429	215
対照	納豆用小粒（国産）	17.3	42.8	—	31.1	128	1.11	370	8	515	305
	〃　（米国産）	10.8	42.2	20.6	29.5	151	1.07	421	8	411	310
	〃　（中国産）	11.2	42.3	20.3	28.3	154	0.81	500	4	371	360

表6) 煮豆用ダイズの成分と加工適性 [香西ら, 1989]

栽培	品種名	成分			百粒重 (g)	吸水率 (%)	浸漬液中溶出固形分 (%)	煮豆ダイズの						甘み
		全糖 (%)	遊離型全糖 (%)	全カロチノイド (mg%)				硬さ(g)	皮浮 (%)	くずれ (g)	色調			
											L	a	b	
長野	オオツル	26.97	12.30	1.504	37.6	156	1.40	434	4	0	62.85	0.90	29.53	やや強
	エンレイ	27.54	11.34	1.184	30.8	160	1.23	425	14	0	63.26	1.88	27.70	中
	ホウレイ	26.83	10.72	0.763	31.3	149	1.50	732	10	0	63.45	2.69	23.95	弱
群馬	オオツル	29.30	12.72	1.368	34.7	155	1.00	457	6	0	62.89	0.81	27.94	やや強
	エンレイ	28.62	11.05	1.183	30.4	162	0.75	413	16	0	63.16	1.69	27.03	中
	タマホマレ	30.87	13.36	1.202	26.4	149	0.79	553	6	0	62.95	2.39	27.74	やや強

注：L値は明るみを示し，数値が大きいほど明るい．a値は赤色みを示し，数値が大きいほうが赤みが強い．b値は黄色みを示し，数値の大きいほうが黄みが強い

表7) 食品用ダイズに期待される形質 [高橋, 1988に著者加筆]

用途	子実成分および蒸煮ダイズの特性	子実の外観品質, その他
豆腐	原料ダイズの粗タンパク質含有率高。豆乳中固形物抽出率が高いと豆腐収率が高い。高タンパクで硬く, 高脂肪で軟らかい豆腐, 特異成分(例:リポキシゲナーゼ欠)—淡泊な豆腐	子実の粒大：小粒以外は豆腐収率の影響は小さい 主な品種：エンレイ, フクユタカ, スズユタカ, リュウホウ, アヤヒカリ, アキシロメ, ニシムスメ, むらゆたか
味噌	原料ダイズが高炭水化物, 吸水率高。蒸煮ダイズ：軟らかく, 硬さのふれが少ないこと。色調が明るく, 鮮やかである	子実の粒大：中粒白目。揃いがよく, 裂皮が少ない 主な品種：タマホマレ, オオツル, さやなみ, キタムスメ, ハヤヒカリ
煮豆	原料ダイズが高炭水化物, 吸水率高。蒸煮ダイズ：軟らかく, 硬さのふれが少ないこと。色調が明るく, 鮮やかである	子実の粒大：大粒〜極大粒。白目で揃いがよく, 裂皮が少ない 主な品種：トヨムスメ, トヨコマチ, 白鶴の子, ユウヅル, ミヤギシロメ, タマホマレ, オオツル, さやなみ
納豆	高炭水化物, 吸水率高。糖類, アミノ酸含有率が高いこと。蒸煮ダイズ：軟らかく, 甘味があること	子実：極小〜中粒の白目。裂皮がなく, 粒揃いがよい 主な品種：納豆小粒, スズマル, コスズ

以上の結果より原料ダイズの用途別に望まれる加工関連形質は表7のとおりに集約される。

●おもな種類・品種

ユキホマレ 粒大は中の大, 粒形は球, 粒の光沢は弱である。種皮の色は黄白, 臍は黄の白目中粒種。耐冷性が強く, 開花期〜着莢期の低温によって発生する臍周辺の褐変がなく, 外観品質は良好である。粗タンパク質含有率と粗脂肪含有率は中である。遊離型全糖含量が高いために, 味や風味に優れた煮豆, 納豆, 味噌ができる。

トヨホマレ 粒大は中の大, 粒形は球, 粒の光沢は弱である。種皮の色は黄白, 臍色は黄の白目種。耐冷性が強く, 開花期〜着莢期の低温によって発生する臍周辺の褐変がなく, 外観品質は良好である。粗タンパク質含有率と粗脂肪含有率は中である。美味しさの指標であるショ糖含有率が高く, 煮豆, 納豆, 味噌に適する。特に煮豆は煮あがりが均一で, 風味がよい。ただ, 粗タンパク質含有率が低いことから豆腐収率がやや劣り, 豆腐も軟らかい。

ユキシズカ 粒大は小, 粒形は球で, 種皮色および臍の色は黄である。裂皮粒が少なく粒ぞろいも良好で外観品質は良好である。粗タンパク質含有率は中で, 粗脂肪含有率は低である。蒸煮大豆が軟らかく, 官能評価の優れた納豆ができる。

おおすず 粒大は大, 粒形は扁球, 粒の光沢は弱である。種皮の色は黄白, 臍色は黄のいわゆる白目種。粗タンパク質含有率と粗脂肪含有率は中である。豆乳固形分回収率や豆腐の硬さは高い値を示し, 豆腐加工適性に優れる。また, 大粒であることから煮豆にすると, 官能評価の高い煮豆ができる。

ふくいぶき 粒大は中の大, 粒形は球, 粒の光沢は弱である。種皮の色は黄白, 臍色は黄の白目種。粗タンパク質含有率および粗脂肪含有率は中である。骨そしょう症の予防や更年期障害緩和など, さまざまな機能性を有する成分であるイソフラボン含量が高い。イソフラボン含量の高い豆腐など機能性を売りにする大豆食品の製造が可能である。

すずさやか 粒大は中, 粒形は扁球, 粒の光沢は弱である。種皮の色は黄白で, 臍色は黄の白目種。粗タンパク質含有率と粗脂肪含有率は中である。大豆固有の青臭み成分であるリポキシゲナーゼが完全に欠失した大豆である。用途としては, 青臭みがない豆乳や豆乳飲料, および豆腐などの原料として利用できる。

いちひめ 粒大は中, 粒形は扁球, 粒の光沢は弱である。種皮の色は黄白, 臍の色は黄色の白目種。粗タンパク質含有率と粗脂肪含有率は中である。青臭み成分であるリポキシゲナーゼ完全欠失大豆である。すずさやか同様に, 青臭みのない豆乳や豆乳飲料, および豆腐などの原料に利用できる。

ハタユタカ 粒大は大の小, 粒形は扁球, 粒の光沢は弱である。種皮の色は黄白で, 臍の色は黄の白目種。粗タンパク質含有率と粗脂肪含有率は中である。豆乳抽出率や豆乳固形成分が多く, 豆腐の破断強度も高いために豆腐加工適性が高い。また, 豆腐の食味官能評価も高い。

青丸くん 粒大は中, 粒形は球, 粒の光沢は弱である。種皮の色は緑, 臍の色も緑の青豆。粗タンパ

ダイズ

ク質含有率と粗脂肪含有率は中である。豆腐に加工すると軟らかく，鮮やかな緑色の豆腐ができる。豆腐は甘味が強く，美味しいことから官能評価も高い。

つやほまれ 粒大は大，粒形は扁球，粒の光沢は強である。種皮色は黄色で，臍の色も黄色の白目大粒種。粗タンパク質含有率と粗脂肪含有率は中である。大粒で裂皮粒などの障害粒の発生が少なく，外観品質は良好である。豆腐適性が高く，食味の官能評価も高い。また，大粒であるために煮豆にも適し，赤味噌にも使用できる。

すずろまん 粒大は小，粒形は球，粒の光沢は中である。種皮の色は黄色，臍の色も黄色の白目小粒種。紫斑粒や褐斑粒，裂皮粒の発生が少なく外観品質も良好である。粗タンパク質含有率は低で，粗脂肪含有率は中である。小粒で，納豆加工適性は高い。

サチユタカ 粒大は大の小，粒形は球，粒の光沢は中である。種皮の色は黄白，臍の色は黄の白目種。粗タンパク質含有率が高で，粗脂肪含有率は中である。高タンパクダイズで固まりがよい豆腐ができることから，豆腐加工適性は高い。

ことゆたか 粒大は中，粒形は扁球，粒の光沢は弱である。種皮の色は黄白で，臍の色は黄の白目小粒種。粗タンパク質含有率が高で，粗脂肪含有率は中である。高タンパクダイズであることから豆腐加工適性が高い。また赤味噌原料にも適している。

すずおとめ 粒大は小，粒形は球，粒の光沢は弱である。種皮の色は黄白で，臍の色は黄である。粗タンパク質含有率と粗脂肪含有率は中である。蒸煮大豆が軟らかく，軟らかい納豆になる。納豆の食味の官能評価も優れている。

エルスター 粒大は中，粒形は扁球，粒の光沢は中である。種皮の色は黄白，臍の色は黄の白目中粒種。粗タンパク質含有率と粗脂肪含有率は中である。子実中の青臭み成分であるリポキシゲナーゼが完全に欠失しているので，すずさやかやいちひめ同様に青臭みのない豆乳や豆乳飲料および豆腐などに利用できる。

トヨムスメ 粒大は大の小で，粒形は扁球。種皮色は黄白，臍色は黄の白目種。粒の光沢はない。裂皮粒の発生が少なく，外観品質にきわめて良好である。粗タンパク質含有率がやや低いが中で，粗脂肪含有率は低である。旨味成分であるショ糖含量が高く，煮豆として使われる。タンパク質含量がやや低いことから豆腐収率がやや劣り，豆腐は軟らかいが，食味のよい豆腐ができる。

スズマル 粒大は小粒種に属し，粒形は球。種皮色および臍色は黄で，裂皮粒は少なく粒揃いも良好で外観品質はよい。粗タンパク質および粗脂肪含有率は中である。納豆の加工適性は良好で，蒸煮ダイズが軟らかく，色調が明るい。納豆の官能評価は色調，軟らかさ，外観および食感などで優れる。

トヨコマチ 粒大は中の大，粒形は扁球。種皮の色は黄白，臍色は黄である。光沢は弱である。裂皮粒の発生は少なく，外観品質は良好である。低温障害による臍周辺の着色粒の発生は少ない。粗タンパク質含有率が中，粗脂肪含有率が低である。加工上の特徴は，旨味成分であるショ糖含量が高く，煮豆として使われる。タンパク質含量がやや低いことから豆腐収率がやや劣り，豆腐も軟らかいが，食味のよい豆腐ができる。

キタムスメ 粒大は中の大，粒形は球形。種皮色は黄白色で，臍の近くに点形裂皮を生じやすい。臍色は暗褐色。粗タンパク含有量はやや低く，粗脂肪含量は中。遊離型全糖の含量が高く，蒸煮ダイズが軟らかくて食味もよい。中粒秋田銘柄ダイズに入り良質の味噌や納豆などの加工原料に適する。

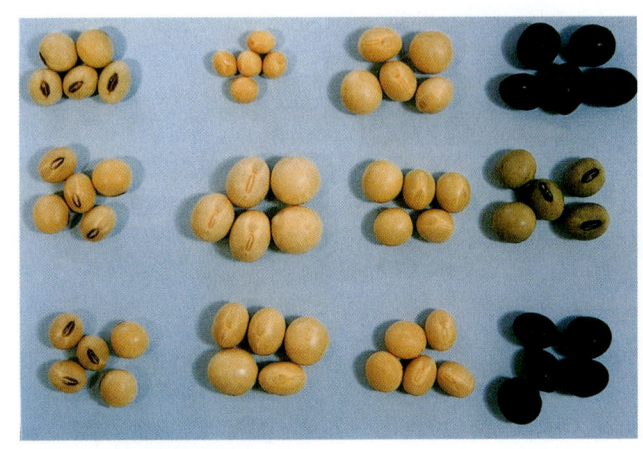

写真5) ダイズの品種 [写真：中村茂樹]
上段左から：赤莢，コスズ，エンレイ，晩生光黒
中段左から：奥羽13号，ユウヅル，タマホマレ，早生緑
下段左から：十勝長葉，オオツル，スズユタカ，丹波黒

ユウヅル　粒大は極大粒で，粒形はやや扁球。種皮色は黄白，臍色は黄。いわゆる鶴の子銘柄ダイズである。種皮の亀裂は少ない。粗タンパク質および粗脂肪含有率はともに中である。煮豆および製菓用に適する。

ハヤヒカリ　粒大は中で，粒形は球。種皮色は黄白で，臍色は暗褐色である。裂皮粒の発生が少なく，外観品質は優れる秋田銘柄ダイズである。粗タンパク質，粗脂肪含有率および遊離型の全糖含量は既存の秋田銘柄品種と同様で，蒸煮ダイズが軟らかく，美味しい特徴がある。蒸煮ダイズの甘みが多いことから上質な味噌，煮豆および納豆に適する。

いわいくろ　粒大は極大の小。粒形は扁球。粒の光沢は中である。粗タンパク質含有率が低，粗脂肪含有率が中である。道産黒ダイズの中生光黒やトカチクロに比較すると，蒸煮時の裂皮，皮浮，煮くずれが少ない。煮豆の風味は良好である。

ツルムスメ　粒大はユウヅルなみの極大粒に属し，粒形は球。種皮の色は黄白，臍の色は黄である。裂皮の発生は少なく，外観品質はよい。煮豆製品は，煮くずれが少なく煮豆としての加工適性が高い。また，豆乳中の固形物抽出率などからみて豆腐加工適性は高い。

スズユタカ　粒大は中の中で，粒形は扁球。種皮色は黄白で，臍色は黄。粗タンパク質および粗脂肪含有率はともに中で，粒揃いがよく，褐斑粒の発生はまったくないことから，外観品質は優れる。豆乳抽出率が高く，食味に優れた豆腐ができる。

スズカリ　粒大は中の大に属し，粒形は楕円体。種皮色は黄白で，臍色は黄，光沢は弱い。外観品質は良好である。粗タンパク質および粗脂肪含有率はともに中である。煮豆および豆腐に適する。

ナンブシロメ　粒大は中の中で，粒形は扁球。種皮色は黄白で光沢は弱い。臍色は黄の白目種。裂皮粒の発生はまれである。粗タンパク質含有率が高，粗脂肪含有率が中である。高タンパク質であることから豆腐加工適性が高い。また，味噌にも利用される。

リュウホウ　粒大は中の大で，粒形は楕円体。種皮色は黄白。臍色は黄で，いわゆる白目である。裂皮の程度は中である。粗タンパク質および粗脂肪含有率はともに中である。豆腐，煮豆の加工適性が高い。

コスズ　粒の大きさは納豆小粒と同様で，極小に属し，粒形は球。種皮色は黄白で，臍色は黄。光沢は弱い。外観品質は納豆小粒と同様に良好である。子実成分は納豆小粒と変わらず，粗タンパク質が中，粗脂肪が低に分類される。納豆加工適性は納豆小粒同様に高い。

タチナガハ　粒大は大の小で，粒形は楕円体。種皮色と臍色は黄のいわゆる白目で，光沢は強い。外観品質はきわめてよい。粗タンパク質，粗脂肪含有率はともに中に分類される。タンパク質含有率がやや低く，豆腐の歩留りは低めである。大粒で裂皮の発生が少なく煮豆に適している。

ナカセンナリ　粒大は中の大で，粒形は球。種皮色は黄白で，臍色は黄でいわゆる白目である。粗タンパク含有率，粗脂肪含有率はともに中である。豆腐加工適性は高く，また全糖含量も高いことから味噌にも適する。

エンレイ　粒大は中の大，粒形は楕円体。種皮色は黄，臍色は黄。粗タンパク質含有率が高で，粗脂肪含有率は中である。タンパク質含量が多いことから豆腐に適している。淡色味噌あるいは赤味噌および煮豆にも向いている。

オオツル　粒大は大で，粒形は楕円体。種皮色と臍色は黄。光沢は強。大粒白目で外観品質はきわめて良好である。粗タンパク質，粗脂肪含有率はともに中である。蒸煮ダイズの硬さがタマホマレより軟らかく，色調も鮮やかな黄色で，煮豆原料として適する。さらに味噌にもよく，豆腐の原料としても豆腐がやや黄色みを帯びるが，加工上とくに問題はない。

アヤヒカリ　粒大は大で，粒形は楕円体。種皮色および臍色は黄で，光沢は強である。褐斑粒の発生はまったくなく，外観品質は良好である。粗タンパク質含有率が高で，粗脂肪含有率は中である。蒸煮ダイズはエンレイより軟らかく，色調は明るいことから，味噌などの蒸煮加工をする製品に適する。味噌は，色調に冴えがあり，官能評価でも優れる。また，豆腐加工適性では，エンレイよりやや軟らかいが，豆乳抽出率および固形物含有率が高く，豆腐収率がよい。

みすず黒　粒大は極大の小で，粒形は球。種皮色は黒で，臍色も黒。粗タンパク質含有率は中で，粗脂肪含有率も中である。蒸煮ダイズの皮浮が少なく，

味，テクスチャーに優れる。煮豆加工に好適な品種である。

フクユタカ 粒大は中の大で，粒形は球。種皮色は黄白で，臍色は淡褐。粗タンパク質含有率が高で，粗脂肪含有率が中である。高タンパク質で豆腐にした時，固まりやすく硬い豆腐ができる。また，豆腐に加工する際の収率が多く，豆腐・油揚げ用原料として高い評価を得ている。臍色が淡褐色であることと，蒸煮した時にやや硬いために，煮豆には向かない。

むらゆたか 粒大は中の大で，臍色は黄。粗タンパク質および粗脂肪含有率はともに中である。フクユタカと同様に高タンパク質で豆腐は白く食味も良好である。最近では，納豆原料としても利用されている。

タマホマレ 粒大は中の大で，粒形は球。臍色は黄。粗タンパク質含有率が低で，粗脂肪含有率が中である。全糖含量が高く，味の良い煮豆および味噌ができる。タンパク質の含有率が低いことから，味の良い豆腐ができるが，硬さが不足することから豆腐加工適性は低い。高タンパク品種とブレンドすると硬くて味の良い豆腐ができる。

アキシロメ 粒大は中，粒形は球。種皮色は黄白で，臍色は黄である。高タンパクで，豆腐に加工したときに，固まりやすく，硬い豆腐ができる。豆腐収量も高いので，豆腐がつくりやすい品種である。大粒ではないが，蒸煮ダイズが軟らかくできあがるため煮豆加工適性が高い。

ニシムスメ 粒大は中の大に属し，粒形は球。種皮色と臍色は黄。光沢は弱である。外観品質は良好である。粗タンパク質，粗脂肪含有率のいずれも中に分類される。豆腐の加工適性では，製品の硬さが適度で型くずれがなく，食味も良好で，いずれもタマホマレより優れている。

トヨシロメ 粒大は大粒で，球形に近く，粒揃いがよい。種皮色は黄で光沢があり，臍色も黄でアキヨシおよびフクユタカに比べ品質は良好である。粗タンパク質含有率，粗脂肪含有率はともに中で，豆腐，味噌，煮豆などの加工適性は良好である。

さやなみ 粒大は大の小，粒形は球。種皮色は黄白，臍色は黄。粗タンパク質含有率が低で，粗脂肪含有率が高。全糖含有率が高く蒸煮が容易で，甘味が強い蒸煮ダイズができる。味噌熟成中に黄色みが強くならないので，白味噌に適する。

ゆめゆたか 粒大は中粒で，粒形は扁球。種皮色は黄白で，臍色は黄である。粒の光沢は弱。裂皮粒はスズユタカと同程度である。外観品質はスズユタカ並に良好である。子実の粗タンパク質および粗脂肪含有率はスズユタカ並の中である。青臭みの発生に関与するリポキシゲナーゼL-2，L-3酵素を欠くので，青臭みがほとんどない。このため，ダイズ固有の豆臭が好ましくない飲用豆乳，豆乳ゼリー，ヨーグルトなどの製品および人造肉などの植物性タンパク食品への利用が期待される品種である。

●**伝統的な品種，地方品種**

中生光黒 粒大は大粒で，粒形は扁球。種皮は黒色で，臍色も黒。粒の光沢が強い。子葉色は黄色。粗タンパク質含量が少なく炭水化物が多いことから煮豆として煮やすく，軟らかいので正月用の煮豆として好適である。

音更大袖振 粒大は大の小で，粒形は扁球。種皮色は緑で，臍色は暗褐色。子葉色は黄で，光沢は弱。裂皮粒の発生は少ない。粗タンパク質および粗脂肪含有率はそれぞれ低および中に分類される。大袖振銘柄の青豆は味の良い点が評価され，製菓原料および煮豆，豆腐，納豆などの差別化商品としての需要が多い。

白鶴の子 粒大は極大粒で，粒形は扁球。種皮色は黄白，臍色は黄の白目極大粒で，いわゆる鶴の子銘柄ダイズである。極大粒であることから煮豆および製菓用として好適である。

南部黒平 粒大は極大で，粒形は楕円形の平たい黒豆。平たい部分の両側にしわ状の凹凸がある。しわ模様は雁がくわえた痕とされ，おめでたいものとして祝いの席などで珍重される。煮豆にした時に煮えやすく，ふっくらと軟らかく炊きあがり，砂糖を加えると軽くしまるのが特徴である。

岩手緑 粒大は中の大。種皮色は濃青緑で，臍色は褐。子葉色は緑。裂皮粒は少ない。きな粉の緑色は濃く，鮮やかである。きな粉やずんだに利用される。また，寄せ豆腐などにもよい。

ミヤギシロメ 粒大は大で，粒形は楕円体。種皮色は黄白で光沢は弱い。良質な白目種。粗タンパク質，粗脂肪含有率ともに中である。大粒ミヤギシロメ銘柄ダイズとして，煮豆や製菓用として評価が高い。

青畑 粒大は中で，粒形は球。種皮色は緑で，臍色は褐。子葉色は緑で，粒の光沢は強い。褐斑粒や裂皮粒が少ない。きな粉やずんだとして利用される。

秋試緑1号 秋田地方の在来種である。雪の下からの純系選抜品種。粒大は極大粒で，粒形は扁楕円体。種皮色は濃緑，子葉色は緑で臍色は黒の青豆である。粗タンパク質含有率は中，粗脂肪含有率は低である。豆乳の緑の色調が濃くて鮮やかであり，食味の良い豆腐ができる。ほかに，煮豆や納豆などの加工適性がある。

納豆小粒 粒大は極小に属し，粒形は球。種皮色は黄白で，臍色は黄。光沢が弱い。粗タンパク質含有率は高，粗脂肪含有率は低である。蒸煮ダイズは煮やすいこと，軟らかく仕上がることに特徴がある。また，色調も明るい。納豆にした時に旨味があり，納豆用としては最高級のダイズとして位置づけられている。

信濃緑 粒大は大の小，粒形は扁楕円体。種皮色・子葉色ともに緑の平豆状浸豆である。臍色は黒，粒の光沢は弱である。褐斑粒や裂皮粒などの障害粒の発生は少なく，品質はきわめて良好である。煮豆適性も良好で，鮮やかな緑色の外観が美麗で，歯ごたえや味も良い。

信濃青豆 粒大は大の小で，粒形は楕円体。種皮色および子葉色とも緑のいわゆる青豆である。褐斑粒や裂皮粒などの障害粒はごく少なく，粒揃いも良く，品質はきわめて良好である。信濃青豆でつくったきな粉は鮮やかなうぐいす色を呈して，品質も良好である。

信濃鞍掛 粒大は大の小に属する。粒形は扁楕円体で，種皮色は緑の地に鞍掛状の黒の斑紋がある。子葉色は緑である。裂皮粒や褐斑粒の発生はなく，品質はきわめて良好である。煮豆の一種の浸豆として利用される。

信濃平豆 粒大は大，粒形は扁楕円体である。種皮色は淡緑で，子葉色は黄の平豆型浸豆である。褐斑粒や裂皮粒などの障害粒は少なく，粒揃いも良く，品質はきわめて良好である。茹で上がりの色が鮮やかで美しい。煮豆適性は良好であり，在来の平豆型浸豆と同様に軟らかく，早く煮上がる。

丹波黒 粒大はきわめて大きく，産地では百粒重が60g以上になる。粒形は球。粒色は黒で，蝋質にくるまれ，光沢がない（写真6）。子葉色は黄である。タンパク質が少なく，炭水化物が多いことから，煮えやすく，軟らかい煮豆ができることから煮豆の最高級品として位置づけられている。ほかに，味噌，豆腐の原料や高級菓子にも加工される。

もち大豆 粒大は極大で，色沢がよい。臍色は褐である。粗タンパク質含有率は高で，粗脂肪含有率は低である。味噌に加工するとまろやかな風味があり，旨味や甘味がほかのダイズでつくったものより優れる。豆腐にすると硬くて，甘味のある昔ながらの独特な豆腐ができる。また，煮豆は，もちもちした舌ざわりがあり，もちダイズの特性がでる。

（番場宏治）

栽培法と品質

ダイズの加工適性には品種特性が大きく影響する。ダイズは，用途によって特定の品種が選定されており，米やコムギなどと比べると，収穫前の環

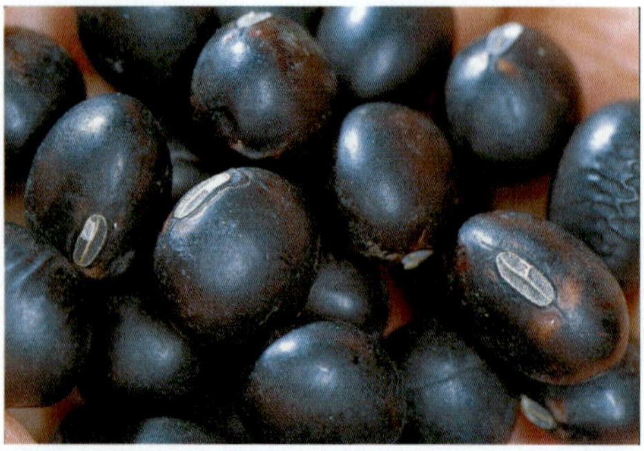

写真6） 丹波黒 [写真：赤松富仁]

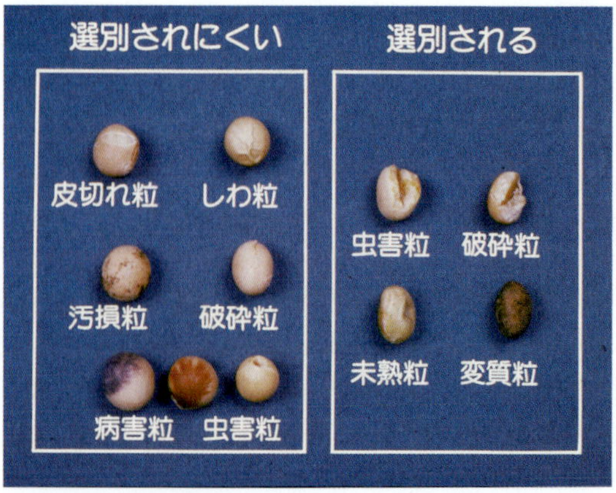

写真7） 被害粒の種類

境・栽培条件が加工適性に影響する割合は相対的に少ない作物である。とはいえ，品種特性を十分に発揮させるためには，適切な品種選定と栽培管理が要求されることはいうまでもない。また，登熟期の環境条件は種子の化学成分に影響することが知られている。

登熟期の環境条件，特に気温は子実の化学成分に影響を与える。たとえば，機能性成分として注目されているイソフラボン含量は，高温下で登熟させた場合に低下することが報告されている。この結果は，九州地方の夏ダイズのイソフラボン含量が少ないことを説明する。また，全脂肪酸含量に対するリノール酸とリノレン酸含量の比率も同様に高温で低下する（表8）。

表8) 登熟期の気温と種子の化学成分 [Tsukamotoら，1995より抜粋]

品種	登熟気温 (昼/夜，℃)	イソフラボン (mg/100g)	(リノール酸+リノレン酸) /全脂肪酸(%)
ヒゴムスメ	38/28	11	41
	25/10	148	59
スズユタカ	38/28	9	54
	25/10	157	63

表9) ダイズの検査規格（普通ダイズ）[農林水産省，ダイズの検査規格から一部抜粋]

等級	最低限度(%)		最高限度(%)			
	整粒	粒度	水分	被害粒，異物など		
				計	異種穀粒	異物
1等	85	70	15	15	0	0
2等	80	70	15	20	1	0
3等	70	70	15	30	2	0
特定加工用	65	70	15	35	2	0

【選別】

ダイズの検査規格は農産物規格規程によって定められている。規格では，整粒と粒度については最低限度，水分と被害粒などは最高限度が定められている（表9）。整粒は被害粒，異種穀粒および異物を除いた健全粒を指しており，この割合が高いほど等級が高くなる。粒度は，大粒，中粒，小粒，極小粒ごとに定められたふるい目に残る割合を指しており，いずれの等級でも70％以上が合格基準である。

検査規格のうち，水分や被害粒の一部は，適切な収穫，乾燥によって基準を満たしうるが，病虫害による被害粒や異種穀粒，異物が多い場合には，最終的には選別によって除去しなければならない（写真7）。

（国分牧衛）

加工品とその特徴

●おもな加工品

<醤油>

【加工生産の現状】

今日醤油はわが国の重要な調味料であり，ダイズまたは脱脂大豆，コムギと食塩，水を原料とする。種こうじによって醤油こうじをつくり，桶に仕込んで1年間の熟成を終え，ろ過，火入れを経て製品とする。大量生産，機械化が進み，品質管理が徹底している。最近の年間生産量は100万kl前後である（2008年，しょうゆ情報センター）。

従来醤油には戦前から丸大豆の代わりに脱脂大豆が用いられたが，これはダイズ中の油が熟成後の醤油の上層に分離してしまうからである。しかし油の分解物は熟成中に醤油中に移行して種々の香味になることから，最近は再び丸大豆を使用した製品が市場に出るようになった。

醤油の製造にあたっては，原料中のタンパク質がどのくらい（％）製品として利用されているかをみることが重要なこととされ，「窒素利用率」とよばれる。この数値は原料ダイズの加熱条件，こうじ菌の種類などで違い，最適加熱条件とこうじ菌の選抜で利用率をこの20年間に10％以上高め，90％にまで上げることが可能となっている。

【醤油の成分】

醤油の味のうち旨味はグルタミン酸が主で，そのほかに有機酸による酸味，糖類による甘味が存在する。一方，芳香成分は各種エステル類が主で，アルコール類と有機酸の反応によるものである。その種類は非常に多く，主成分は特定されていない。

醤油にみられる色は本来熟成中に生成する還元糖とアミノ酸の反応によるものであるが，時にカラメルその他で着色する場合がある。

なお，醤油には市販に供する前にカビの発生を防ぐため食品添加物を加えるが，現在はエチルアルコールが用いられている。

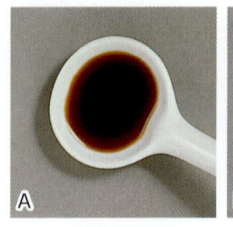

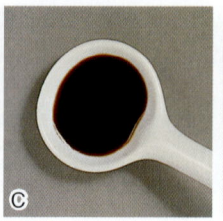

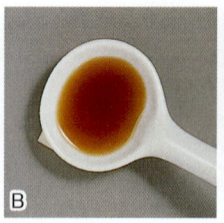

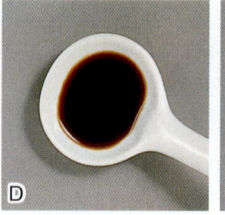

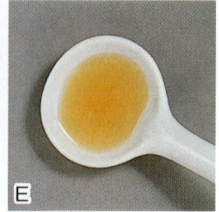

写真8) 各種の醤油
A：ダイズと等量のコムギを使うこいくち醤油　B：こいくち醤油と同様の原料配分で色を淡く製造するうすくち醤油　C：ダイズのみまたはダイズと少量のコムギを使うたまり醤油　D：こうじ原料に生揚げを使い2度仕込みをくり返すさいしこみ醤油　E：コムギと少量のダイズを使い色を強く抑えるしろ醤油

【複合調味料の原料としての醤油の利用】

　醤油は食卓の調味料として広く用いられる一方で，各種の複合調味料の原料としての用途もある。醤油のほかに砂糖，みりん，鰹節などを加えためんつゆ，天ぷらつゆ，すきやきつゆがあり，また醤油，砂糖，みりんなどによるかば焼きのたれ，さらに食酢，香辛料などを加えた焼肉のたれなど，たれ類のほかに，酢醤油や中華スープなどにも用いられる。

（渡辺篤二）

【各種の醤油】

　こいくち(濃口)醤油　日本農林水産規格では，醤油をこいくち，うすくち，たまり，さいしこみ，しろの5種類に分けている。このうち，こいくちが全体の84％を占めている(写真8)。

　こいくち醤油は，関東では野田，銚子，関西では兵庫の高砂，四国の小豆島を主産地とする。塩分は通常18％程度。明るく冴えた赤褐色をしている最も普通の醤油である。

　醤油の製造も原理的には味噌と同様であるが，原料としては，脱脂大豆が主体となっている。また，製麹のための穀物としては，オオムギ，ハダカムギ，ハトムギなども一部では使用されるが，コムギが主体である。

　コムギは使用前に煎って組織を壊し，香りを付けるとともに，こうじ菌が働きやすくする。製麹は醤油でも重要な工程であり，くだいて煎ったコムギを薄く広げて冷やし，蒸したダイズと混合し，種こうじを一様に散布する。こうじ菌が増殖し始めたら時間を決めてほぐし，約3日間で醤油こうじができあがる。このこうじと食塩水を混合して，仕込みもろみとする。

　もろみは約8か月かけて発酵・熟成させる。熟成中にこうじ菌の中の酵素による分解，自然に発生してくる乳酸菌や酵母，そのほかの微生物の働きにより塩味，甘味，酸味が渾然一体となった醤油の味がつくられていく。

　発酵・熟成の終わった醤油もろみは，特殊のろ過布を用いて3日かけて絞り，生揚げ(生醤油)ができあがる。内部に残った微生物や酵素を失活させるために，火入れ(一般に60〜80℃加熱)を行ない，検査・瓶詰めして醤油ができあがる。

　うすくち(淡口)醤油　うすくち醤油は京阪神を中心に生産される。製造法はこいくちとほぼ同様であるが，ただ原料となるダイズや脱脂大豆を蒸すときに製品に色を付けないように圧力をかけず，また，コムギの煎り方も控えて行なう。仕込みには米こうじからつくった甘酒を加えて，発酵のための糖を補うとともに，味を調える。うすくち醤油は料理材料の持ち味を生かすために，色が薄く，塩味が若干きつい。

　たまり(溜)醤油　たまり醤油は中部地方，愛知，三重，岐阜県で主に生産利用される。たまり醤油は豆味噌の発酵上澄みに似たもので，原料の大部分がダイズであり，あまり長時間発酵させないので，こいくち醤油のような香りはなく，黒っぽい，甘ったるい濃厚な味がする。さしみの付け醤油，照り焼きや煮物，せんべいやおかきのたれなどに用いる。

　さいしこみ醤油　山陰地方，山口県，九州の一部で用いられ，甘露醤油ともよばれる。製造はほぼこいくち醤油に準ずるが，仕込みの段階で，食塩水の代わりに醤油を使用するのが特徴で，そのため色も成分も特に濃厚である。

　しろ醤油　愛知県で主に生産され，うすくちよりさらに色が薄い。原料は精白したコムギと少量の

煎ったダイズでこうじをつくり，発酵中に色の濃くなるのを極度に抑える。きしめんや茶碗蒸しなどに用いる。

その他の醤油　火入れを行なっていない生醤油，減塩醤油，粉末醤油などがあるほか，アミノ酸醤油(ダイズやコムギグルテンを酸分解した液，また，それを酵素分解した液)，アミノ酸液混合醤油(生醤油とアミノ酸醤油を混合したもの)がある。さらに，しょっつるなどの魚醤も広い意味では醤油の分類に入るが，ダイズを原料としないのでここでは触れない。

(斎尾恭子)

<味噌>

【味噌の分類と製法】

味噌は色，香り，硬さなどまちまちである。それは原料の配合，米とダイズの比率，食塩の量，加える水の量，熟成温度，期間などで発酵の状況が大きな影響を受けるためである。味噌は醤油と違い，中小企業によって製造されるものが多く，製造条件が企業ごとにいろいろ異なることが，手前味噌といわれるくらい製品の違いになる。それでも味噌にはおよその規準にしたがって種類があり，赤味噌と白味噌，甘味噌と辛味噌，米味噌と麦味噌と豆味噌などの分類がある。

味噌は熟成中こうじ菌の酵素による分解が進む一方で，乳酸菌や酵母の生育により新たな香味物質を生成して芳香や風味を与える。熟成は水分が醤油より少ないこともあって緩慢であり，分解も途中段階でとどまっている。

最近はプラスチックフィルムの袋に入れて販売されるが，その間炭酸ガスの発生で袋が膨化するのを防ぐため包装前に65℃程度に加熱するか，エチルアルコール添加を行ない，酵母を殺菌する必要がある。

(渡辺篤二)

【各種の味噌】

味噌はかつては各家庭でつくられ，土地の風土や食嗜好に適合したものが生み出されていた。大きくは米味噌，麦味噌，豆味噌に分けられるが，材料は同じでも，配合や土地に適した微生物が働くことで，地域特有の製品となっている。主要な味噌の分類を表10に示し，地域別分布を図11に示す。

米味噌　味噌の製法には微妙に差があるものの，現在工業生産されている味噌の80%を占めるのは，標準的な米辛口味噌である(写真9)。

麦味噌　麦味噌の製法は，米に比べて吸水時間が短い点を補って，こしきに蒸気を吹かせながら吸水したムギを少しずつ加える方法(抜けがけ法)をとる

表10) **主要な味噌の分類**[みそ健康づくり委員会,1993]

種類	味・色による分類		通称	主な産地	こうじ歩合(%)	塩分(%)	熟成期間
米味噌(79%)	甘味噌	白	白味噌,西京味噌	近畿,広島	22	6前後	5〜20日
			府中味噌,讃岐味噌	山口,香川			
		赤	江戸甘味噌	東京	15	6前後	5〜20日
	甘口味噌	淡色	相白味噌	静岡,九州	10	9.0	5〜20日
		赤	御膳味噌	徳島	14	13.0	3〜6か月
	辛口味噌	淡色	白辛味噌,信州味噌	関東・甲信越,北陸,その他全国的に分布	6	12前後	6か月以上
		赤	赤味噌,津軽味噌,仙台味噌,佐渡味噌	関東・甲信越,北海道・東北その他全国的に分布	6	13前後	1年
麦味噌(8%)	甘口味噌		麦味噌	中国,四国,九州	17	12前後	1〜3か月
	辛口味噌		麦味噌	埼玉,中国,四国,九州	10	12前後	3〜12か月
豆味噌(5%)			豆味噌,八丁味噌	愛知,岐阜	100	11前後	1〜3年
			三州味噌	三重			
調合味噌(8%)			調合味噌	愛知,福岡,熊本,大分	—	—	—

注:中央味噌研究所資料による

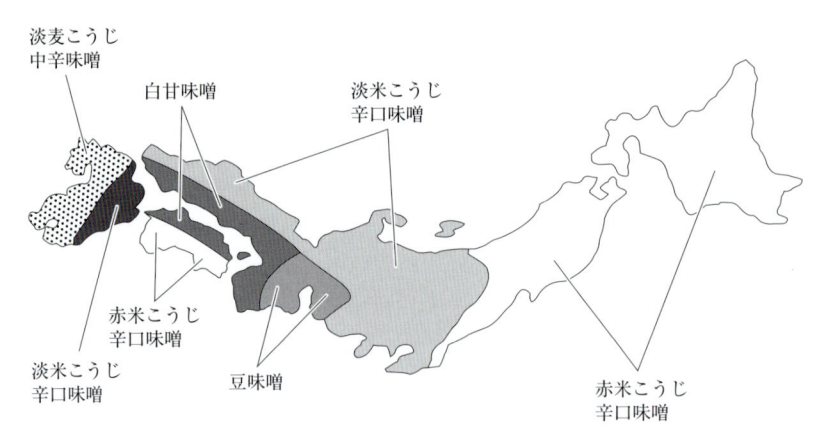

図中ラベル（地図）:
- 淡麦こうじ 中辛味噌
- 白甘味噌
- 淡米こうじ 辛口味噌
- 赤米こうじ 辛口味噌
- 淡米こうじ 辛口味噌
- 豆味噌
- 赤米こうじ 辛口味噌

これは製造される味噌の種類を単純に割り切って表わすとともに，そこに暮らす人たちの嗜好性を示すものでもある．実際には一地方で2種類以上の味噌をつくっているところが多い．また，合わせ味噌などの目安としても利用可能

図11）味噌の地域別分布図［みそ健康づくり委員会，1993］

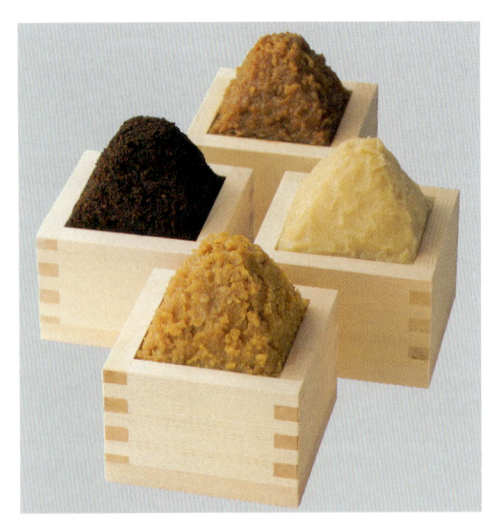

写真9）各種の味噌［写真：みそ健康づくり委員会］
奥より時計回りに，赤味噌，白味噌，淡色味噌，豆味噌

以外は，米味噌と同様である．

豆味噌 豆味噌は，昔はダイズを煮て，潰し，ボール状にして軒下あるいは囲炉裏下に吊し，乾燥させながら，自然の発酵菌を付けて味噌玉をつくった．現在は，水浸漬により吸水したダイズを加圧蒸煮し，味噌玉製造機にかけて味噌玉をつくる．この味噌玉に，オオムギをあらかじめ煎って粉末にした香煎（原料ダイズに対して0.8～2％）と種こうじを混ぜたものを散布し，約2昼夜熟成して豆こうじをつくる．この豆こうじを潰し，塩水の中に仕込んで発酵・熟成して豆味噌とする．

なめ味噌ほか 味噌には「なめ味噌」という，調味料としての味噌でなく，そのまま食するものがある．同様の製品として，ひしおみそ，金山寺味噌，ゆずみそ，ピーナッツみそ，鯛みそなどがあげられる．また，原料に，米，ムギ以外の穀物を用いたはとむぎ味噌，そば味噌などがある．さらに最近では，即席味噌汁用乾燥味噌，だし入り味噌なども販売されている．味噌を用いた調理製品は数え切れないほど多いが，味噌は魚や肉の臭みを除き，塩分で保存することができるので，味噌漬けに用いられる．

【味噌製造の原理】
いずれの味噌の場合も空気が遮断された中で，こうじ菌の働きにより，原料ダイズのタンパク質と脂質が加水分解され，炭水化物は糖化する（米，麦こうじを用いる場合は，澱粉が多いので，糖化速度が速い）．これら栄養成分を一部消費して，耐塩性酵母が増殖し，糖分やアミノ酸からアルコール類，有機酸類，エステル類などの独特なフレーバーを生成する．

また，糖とアミノ酸の反応（メイラード反応，メラノイジン色素）により，味噌の淡褐色，褐色の色をつくる．白味噌のような淡色のものの場合，浸漬時間を短くし，蒸さずに煮ることで，味噌原料から煮汁に糖など水溶性成分が移行し，メイラード反応が抑えられる．また，醸造中の温度や貯蔵期間に

よっても味噌の色は濃くなる傾向がある。一方で，乳酸菌の増殖はダイズ臭を取り除くとともに，酵母の繁殖を促進する。

（斎尾恭子）

＜納豆＞

【消費の動向】

納豆の消費は関東に多く，関西に少ないが，熊本，鹿児島でやや多い。最近は納豆に含まれる生理的有効成分，特にビタミンKの血栓症予防効果，イソフラボンの老化防止効果などが注目され，1990年代には全国的に消費が増え，生産額1,000億円前後になった。2000年以降では，原料ダイズで12万～14万tの水準で推移している（農水省大豆関連データ）。

納豆は，わが国独特とされる糸引き納豆と，中国の鼓に類似の唐納豆（または塩辛納豆）とがある。

【糸引き納豆】

商品としての納豆は，かつては稲わらの中の納豆菌を利用するため，煮たダイズをわらつとで包んで一夜保温させてつくっていた。最近は純粋培養による納豆菌を用い，雑菌の混入を防ぐため衛生的に管理された工場，機械，設備を用いて量産が行なわれている。

最も一般的な丸大豆糸引き納豆は，水洗いして浸漬したダイズを蒸煮してから，計量して容器に充填し，納豆菌を接種して，発酵熟成させたものである。製品の流通は低温下で行なうため販売範囲は拡大が進んでいる。

納豆にはあらかじめ米こうじを加えてつくったものがあり，東北地方で雪割納豆と呼ばれている。

糸引き納豆は，煮豆が保管中に納豆菌の繁殖で粘り気を生じて見出されたといわれる。納豆の名の由来は，寺院の，台所に当たる納所で作られていたためといわれる。

【唐納豆】

唐納豆は煮熟大豆に穀粉を混ぜ，こうじ菌を繁殖させ，食塩とともに桶に漬け込み，熟成後とり出して天日乾燥し，香辛料を添加して製品とする。

中国の鼓に相当するもので，「大宝律令」や，『本朝食鑑』にも鼓の記載がある。『新猿楽記』には，塩辛納豆がとりあげられている。また京都の大徳寺納豆（写真10），静岡県の浜納豆が有名で，いずれも今日製造が続けられている。

（渡辺篤二）

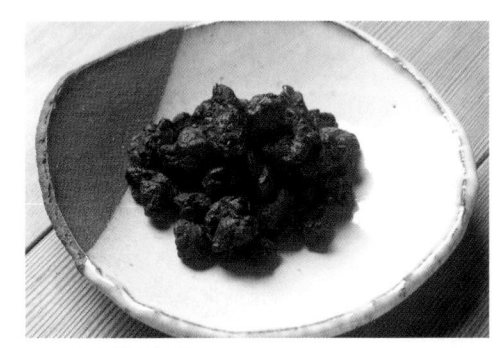

写真10）大徳寺納豆［写真：磯田佳宏］

【納豆菌】

納豆（糸引き納豆）は枯草菌の一種，納豆菌により発酵された食品で，丸大豆納豆，挽割り納豆，五斗納豆（挽割り納豆にこうじと塩を混ぜ熟成させたもの）がある。

納豆菌はきわめて強いので，無塩でも腐敗菌などが入り込みにくく，純粋培養した納豆菌を接種，発酵・熟成した後の製品中の菌相は，味噌や醤油などほかの発酵食品に比べて単純である。現在市販されている納豆は，3種ぐらいの選び抜かれた純粋培養菌を用いている商品が多い。しかし，需要が関西地方に伸びるのに伴い，糸引きが少なく，臭いの弱い菌を独自に培養して使用した製品も出回っている。

納豆とよばれる食品にはほかに，寺納豆（塩納豆）がある。寺納豆は納豆菌による無塩発酵食品ではなく，こうじ菌を中心とする豆味噌（中国の塩鼓）にちかい食品である。京都の大徳寺納豆，奈良の浄福寺納豆，浜松の浜納豆が知られている。

（斎尾恭子）

＜豆乳＞

日本農林規格では，豆乳を4つに分類し，豆乳，調整豆乳，豆乳飲料，大豆タンパク飲料としている。

【豆乳】

日本農林規格で豆乳と指定されているのは，豆腐の製造段階の中間生産物であり，ダイズを水挽きし，加水，加熱，ろ過しておからを除いたダイズの熱抽出物である。規格では大豆固形分が8％以上と規定している。このような豆乳消費は中国系社会では一般的であるが，日本での商業的販売は，北九州の一部に限定される。

【調整豆乳】

わが国で市販されている白い豆乳は，調整豆乳が

主である。調整豆乳を製造する原料豆乳は，豆腐用につくられた豆乳とは異なる。ダイズ臭を減らすため，組織破壊時に働くリポキシゲナーゼなどの酵素を失活する工夫が製造法に組み込まれ，また，豆乳に植物油脂，糖類，食塩などを加えて，貯蔵中の沈澱を防止し，風味を良くするための若干の成分調整を行なっている。調整後，均質化処理を行ない，無菌的に充填，密封して常温流通する。規格では大豆固形分6%以上とされている。原料に脱脂大豆を用いる調整脱脂大豆豆乳もこの分類に入る。

【豆乳飲料】

豆乳飲料は，上記調整豆乳あるいは調整脱脂大豆豆乳で，大豆固形分が4～5%のもの，または上記豆乳に粉末大豆タンパクを加えた乳状飲料である調整大豆粉末豆乳で，大豆固形分が4%以上のものも含むと定義されている。しかし市場に出回っている大半は，上記3種類の豆乳に，果汁，野菜汁，穀物粉末，乳または乳製品，ココア，コーヒーなど風味成分を加えて飲みやすくしている。やはり大豆固形分は4%以上であり，風味成分の固形分より多い必要がある。調整豆乳と同じく，均質化処理，無菌的充填，密封，常温流通する。

【大豆タンパク飲料】

丸大豆から製造した豆乳の代わりに粉末大豆タンパクを水に溶かし，乳状にしたものが大豆タンパク飲料である。調製豆乳と同様に，植物油脂，糖類，食塩などで風味を整える。また，豆乳飲料のようにさまざまな風味成分を加えた製品に加工されることが多い。果汁，ココアなど従来からのタイプに加え，ゴマ，アズキなど健康志向食材の添加飲料も市販されている。さらに最近は，大豆タンパク質の健康維持への寄与に関連し，大豆タンパク質のうち，特に血清コレステロール低下作用の強い画分を飲料化している。

(斎尾恭子)

＜豆腐＞

【豆腐の種類】

豆腐はつくり方によって木綿，絹ごし，充填，ソフトなどの種類がある。また油で揚げるものに油揚げ，厚揚げ(生揚げ)，がんもどきがあり，揚げ出し豆腐もそのひとつである。充填豆腐は比較的保存性があるが，それでも5～10℃で2週間くらいが限度である。豆乳を凝固剤と無菌的に充填後に加熱凝固する方式，あるいは充填後に高温殺菌する方式では，保存期間がかなり延長される。凍豆腐は硬めの豆腐を凍結，冷蔵後脱水，乾燥したもので，今日では冷凍機による工業生産が行なわれている。関西で消費が多い。

【消費の多様化】

豆腐の消費は全国的であり，年間消費されるダイズはすでに記したように油揚げ類を含めて49.5万tと，ダイズ食品のなかで最も多いダイズ消費量である。

豆腐は夏は冷やっこ，冬は湯豆腐が食べ方の定番とされているが，最近はマーボ豆腐，豆腐ハンバーグ，豆腐めんなど多様化の傾向が著しい。阿部・辻(1974)によると，中国の豆腐の食べ方は豆腐の本来の姿，味を変えてまったく違ったものに仕上げるのに対し，わが国では豆腐の姿，形，味を残そうとする傾向があるとしており，冷やっこ，湯豆腐はその例であるとする。しかし最近は中国的な食べ方も次第に浸透しているように思われる。

【保存の工夫が生んだ特産豆腐】

豆腐は元来いたみやすく，なるべく早く食用すべきものであり，商品としての表示事項には賞味期限ではなく消費期限を記載することになっている。豆腐の保存性を高める方法として古くから種々の方法が行なわれてきており，前記凍豆腐のほか，それぞれの地域特産物として今日でも引き続き種々つくられている。豆腐を魚のすり身と混ぜて加熱したものが豆腐かまぼこ(秋田県)，豆腐ちくわ(鳥取県)であり，豆腐の表面に食塩を塗って脱水を促し，圧搾，脱水，半乾燥する六浄豆腐(山形県)，豆腐を細長く切って並べ，脱水し，簀巻きにして茹で上げるつと豆腐(福島県)，豆腐を十分脱水後調味液とともに一夜煮込んだ豆腐羹(京都府)，豆腐の味噌漬(熊本県)，豆腐をカビ付け後こうじと泡盛の中で熟成させる豆腐よう(沖縄県)などがある。

(渡辺篤二)

【各種の豆腐製法】

ダイズの熱抽出物である豆乳から由来する各種の豆腐をはじめ，木綿豆腐の二次加工品(焼き豆腐，生揚げ，がんもどき)，製造法の変化により異なる形態をもつ製品(油揚げ，湯葉，凍豆腐)の標準成分と特徴を表11に示した。しかし，豆腐類は地域，季節，消費者の年齢，原料供給(品質)など多くの要素

ダイズ

表11) 豆腐類の標準成分とそれらの特徴

		化学成分					特徴
		水分(%)	粗タンパク質(%)	粗脂肪(%)	灰分(%)	カルシウム(mg%)	
生豆腐	調整豆乳	87.9	3.2	3.6	0.5	31	調整豆乳は白い飲料。少しダイズ臭と収斂味が残るが,低コレステロール
	木綿豆腐	86.8	6.6	4.2	0.8	120	圧搾が強く,ゆが十分に除去されるので硬い。表面が粗い食感
	ソフト豆腐	88.9	5.1	3.3	0.7	91	ゆを一部除去。木綿豆腐と絹ごし豆腐の中間的製品
	絹ごし豆腐	89.4	4.9	3.0	0.7	43	ゆを除去しない。軟らかで,滑らかな食感
	充填豆腐	88.6	5.0	3.1	0.8	28	ゆを除去しない。軟らかく,やや壊れやすい。高保存性
豆腐類似・由来食品	焼き豆腐	84.8	7.8	5.7	0.7	150	表面に焼きあと。硬い
	生揚げ	75.9	10.7	11.3	1.2	240	表面は油で色づき,内部は軟らかい
	油揚げ	44.0	18.6	33.1	1.8	300	生地は木綿豆腐より硬く,油揚げ後生地の表面面積が2〜3倍のびて組織化する
	がんもどき	63.5	15.3	17.8	1.8	270	木綿豆腐を堅く絞り,野菜・海藻等を混ぜた二次加工品
	干し湯葉	6.5	53.2	28.0	3.4	200	豆乳の表面にはる膜。柔軟な物性をもつ
	凍り豆腐	8.1	49.4	33.2	3.6	660	生地は木綿豆腐,油揚げ生地より硬く粗い。解凍後はスポンジ状の組織となる

注:五訂日本食品標準成分表による

により消費量および製造法が微妙に変わるので,製品の成分などもそれに伴って変動する。

　豆腐は淡泊な風味の食品なので,製品のテクスチャーが嗜好に大きく関与する。豆腐の硬さに影響する因子としては,原料ダイズのタンパク質含量,豆乳濃度,凝固剤の種類や添加量,凝固時の温度や攪拌の強さなどがある。ほかに炭水化物またはショ糖含量,リポキシゲナーゼやイソフラボン化合物含量も味や物性に影響する。

　木綿豆腐,ソフト豆腐　木綿豆腐の製造方法は以下のとおりである。まず原料ダイズに対して9倍程度の水を加えた磨砕物(ご)を加熱,ろ過して残渣(おから)を除き豆乳を得る。豆乳に凝固剤(一般には,にがり,塩化マグネシウム,硫酸カルシウム,グルコノデルタラクトン)を加えて凝固し,孔のあいた型箱に入れて上から押しをして,上澄み(ゆ)を除去する。こうして得られた凝固物が木綿豆腐である。ごを加熱前におからを除き豆乳にしてから加熱する場合もあり,生絞り法という。

　木綿豆腐はほかの豆腐由来加工品の原料にもなり,また消費量が最も高い種類である。凝固した豆腐の品質は,原料ダイズ中の成分(タンパク質濃度やリン酸含量など),貯蔵条件,また製造条件(加水量,加熱温度,凝固剤の量や種類,凝固温度や攪拌条件,押しの強さと時間,水さらし条件など)によって変動する。加水量を原料ダイズの5倍程度と若干少なくし,押しの操作をひかえてゆの除去量を減らし,凝固物をやや軟らかにしたものをソフト豆腐とよぶ。

　絹ごし豆腐　絹ごし豆腐は,原料ダイズに対して,5〜6倍程度の水を加えて得た豆乳を,孔のない型箱に流し込み,凝固剤を加えて全体をそのまま凝固させた豆腐である。木綿豆腐に比べて,凝固物の食感がなめらかで軟らかいので絹ごしとよんでいる。

　充填豆腐　絹ごし豆腐に分類されるが,豆乳の温度をいちど室温まで下げ,凝固剤と混合,容器に充填し密封する。その密封容器を熱水中で(90℃,40分程度)加熱して凝固させ,そのまま流通する。加熱後大気や人手に触れないので保存期間が長くなる。充填豆腐の凝固剤としてグルコノデルタラクトンが用いられることもある。

　滅菌豆腐　豆乳(130〜140℃,55秒程度),凝固剤(水に溶かしてから細菌ろ過器にかける)および容器を無菌にした後,無菌室で充填,密封してから,加熱,凝固させる。この条件では室温で3か月程度の保存性が見込めるが,加熱臭,凝固性の低下,褐変などを伴うことが多い。そのため,炭水化物の一部を除去するなど工夫がされている。主に輸出用である。

　焼き豆腐　焼き豆腐は水切りした木綿豆腐の両面を火で焼いて,焦げ目をつけたものである。

【豆腐の揚げ物類】

　厚揚げ(生揚げ)　水切りした木綿豆腐を,そのまま油で揚げたものである。

　がんもどき　木綿豆腐を崩して脱水し,すりつぶしたヤマイモ,ニンジン,アサの実,ヒジキなどを

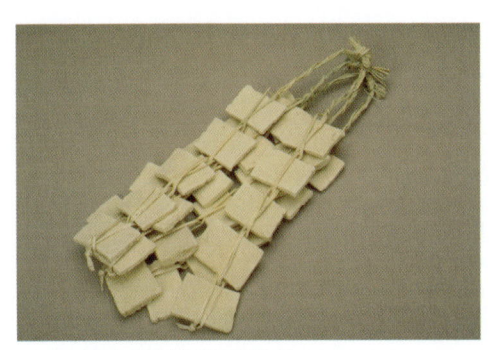

写真11）凍み豆腐（長野県諏訪市）［写真：小倉隆人］　　写真12）白山の堅豆腐（石川県白峰村）［写真：千葉 寛］

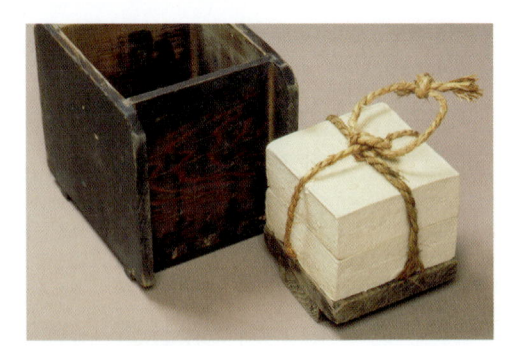

加えてよく練り，成形してから油で揚げたもの（二段揚げで内部は多孔質となるが，油揚げのようにのびない）である。関西地域では，ひりゅうずとよぶことが多い。

　油揚げ　原料ダイズの9〜10倍の水を加えて磨砕する。同じ揚げ物類でも，木綿豆腐の二次加工品である上記の厚揚げやがんもどきとは異なり，油揚げは豆乳の加熱温度を低くした独自の豆腐生地をつくらねばならない。

　このため，ごの加熱では90℃に達したら，ただちに冷水を加えて過剰の加熱を避ける（戻し水，びっくり水という）。凝固剤で固めた豆腐生地を成形後，圧搾して水分を切り，油で二段揚げする。最初の揚げ温度は110〜120℃（のびという），二度目の揚げ温度が180〜200℃（枯らしという）で，一段目の揚げ時に生地の約2.5〜3.5倍程度にのびて，内部が多孔質となる。こののびには，先に述べた控えめの加熱温度，凝固時の攪拌条件（細かい空気の泡が入ることが望ましい），カルシウム凝固であることなどが関連する。

【凍豆腐（凍み豆腐）】

　凍（こおり）豆腐は，初めは一夜凍りとしてつくられた。東北，信州地方でつくられる凍豆腐は凍（し）み豆腐とよぶ（写真11）。凍豆腐の起源といわれる高野豆腐は，高野山の近隣で，一夜凍りに端を発した凍豆腐である。工場生産方式による凍豆腐の製法は以下のとおりである。

　まず，15倍加水のやや薄めの豆乳に，反応性の速い塩化カルシウムを攪拌しながら添加し，木綿豆腐などより凝固物の大きい状態の豆乳をつくる。これを大型の型箱に移し，ゆを分離しながら成形して硬い豆腐をつくる。次に，その豆腐を冷却後，切断し，−10℃前後の冷風を当てて凍結させる。凍結した豆腐を−2℃前後の氷結点に近い温度で2週間程度熟成する（母屋；もやという）。この間，氷結晶の形成によって，濃縮されたタンパク質は凝集変性（凍結により氷結晶がタンパク質の網目内に成長し，タンパク質分子が濃縮，凝集すること）を起こし，解凍後も海綿状の組織を維持するようになる。

　熟成後，解凍，脱水してから膨軟加工を行なう。これは，水に戻したときに大きく膨らみ，食感をよくするための処理である。その方法は，鹹水（かん水；炭酸水素ナトリウムなどのアルカリ性塩類溶液）に浸漬する（またはシャワー散布する場合もある）処理，あるいは密閉してアンモニアガスを吸着する処理を行なう。最近はほとんどの製品が鹹水処理となっている。日本農林規格では，60℃前後の温湯に15分間浸漬したときに，吸水した凍豆腐重量が元のものの5倍以上にならなくてはならない。多孔質の豆腐は温湿度を調節しながら乾燥，包装して製品となる。

【湯葉】

　湯葉の豆乳は，木綿豆腐製造の際とほぼ同じである。加熱した豆乳を浅い銅またはステンレスで，湯煎がついて沸騰しない構造の鍋に移す。約80℃前後の温度で保熱を続け，表面に生じる皮膜を，適当な厚みに達した時期に竹串などですくい上げて干す。このまま食するのが生湯葉であり，半乾燥の状態で串からはずし，筒状に巻いたり（巻湯葉），蝶型に結んだり（結び湯葉）など，さまざまな形に成形する。最終的に鍋の底に残り，半乾燥したものを甘湯葉（糖分が多い）とよぶ。

【各地の豆腐食品】

　豆腐の加工品・調理品は，江戸時代の『豆腐百珍』

ダイズ

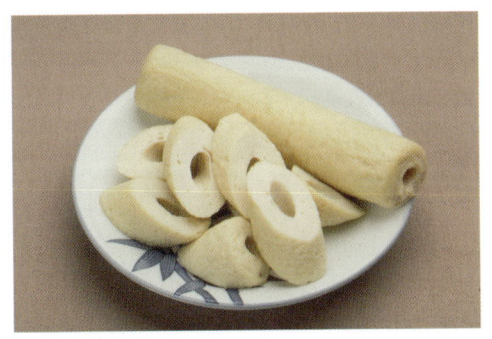

写真13) 豆腐ちくわ(鳥取県鳥取市)[写真：小倉隆人]

に紹介されたように枚挙に暇がない。そのほか豆腐類に入る製品としては，地域的で多様な製品がある。

ゆし豆腐　豆乳に海水(またはにがり)を加え，凝固物を成形せずにそのまま食する沖縄地域食品。成形しない製品は，沖縄以外でもよせ豆腐，くみ豆腐，おぼろ豆腐などがあり，最近需要が増えている。

しめ豆腐，堅豆腐　しめ豆腐(しま豆腐ともいう)は沖縄地域，堅(かた)豆腐は白山の麓など全国の山村地域でつくられる堅い豆腐(写真12)。凝固剤添加時に強く攪拌し，凝固物を崩して強く圧搾するなどして水分を減らす。

六浄豆腐　硬めの木綿豆腐の表面に塩をつけ放置後，乾燥した飴色の堅い製品を削って食する山形県の月山地域の食品。中央から月山の寺社に来た山伏が残したといわれる。

豆腐ちくわ，豆腐蒲鉾　脱水した豆腐と魚肉すりみとまぜたちくわは鳥取県の地域食品(写真13)，蒲鉾は秋田県の地域食品。しかし最近はこの種の加工品が多くの業者によって製造され，市販されている(人気商品の東京揚げも，魚肉すりみに豆腐粉と豆腐油をゾル状にして製造)。

豆腐よう　豆腐をある程度乾燥した後，紅麹と泡盛を含む漬け汁に漬け込んで熟成させた発酵食品。沖縄の宮廷料理に起因する沖縄の地域食品。

干し油揚げ　極めて薄い油揚げの生地からつくられた大型の油揚げで，通常の油揚げに比べて伸び比率が高く，水分が少なく(4%)，保存性も高い。香川県の地域食品。

豆腐羹　非常に硬い豆腐を煮さました醤油に入れ，弱火で味を十分にしみこませたもので，京都の黄檗山万福寺の精進料理のひとつ。

つと豆腐　豆腐を薄く切ってすだれ(あるいはつと)の上に重ね，堅く巻いて締め，蒸して(あるいは茹でて)つくる茨城県や福島県の地域食品(写真14)。

いぶり豆腐　硬くつくった豆腐を桜の木などで燻した豆腐で岩手，長野県の地域食品。

灰干し豆腐　布で包んだ豆腐を灰で覆い，押しをして一夜放置。チーズ風の味がする。京都の地域食品。

栃尾揚げ　重曹を入れてつくった肉厚の大きな油揚げで，新潟県栃尾地方の地域食品。馬の売り買いの盛んであった栃尾地方で，ばくろうが好んで食べたといわれる。

豆腐の味噌漬　水を切った豆腐を長時間味噌に漬けたもので，熊本県平家の落人の保存食であったという。豆腐の原型が残らず和製チーズともいえる製品。

【豆腐新商品の開発】

伝統食品とは異なり，最近は多くの豆腐製造者により多彩な豆腐がつくられている。まず，1)原料にこだわる商品(たとえば，有機大豆，地元生産大豆，色大豆，天然にがり，海洋深層水)，2)形状にこだわ

写真14) つと豆腐のつくり方(茨城県茨城町)[写真：千葉 寛]

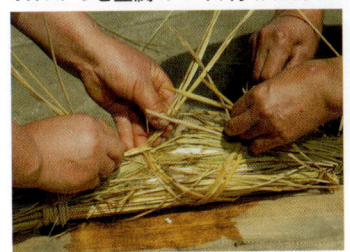

つっこ(わらづと)に茹でた豆腐を入れ，わらで巻く

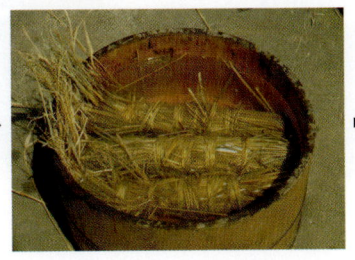

つっこのまま大釜でしばらく煮てから，水で冷やす。豆腐が固まったら，つっこをそっとはずす

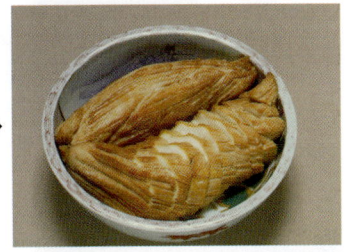

つっこ形にわらの筋のついた豆腐は，そのまま砂糖と醤油で煮こみ，輪切りにして皿に盛る

豆類

る商品(たとえば，小家族用の小型包装のミニ豆腐，小型二連包装，丸い豆腐など)，3)添加素材にこだわる商品(様々な野菜，海藻，黒米，トウガラシ，枝豆，おから，オリゴ糖)，4)地元にこだわる商品，5)保存性・衛生性にこだわる商品，6)豆乳あるいは豆腐からの新製品など，独自の製品が市場に登場している。

実際例を若干あげると，13種類の野菜や5つの黒い穀物を入れた広島県の豆腐。岐阜県産フクユタカ，天然にがり，活性ろ過天然地下水を用いた＜群上豆腐＞，京都府豆腐油揚商工組合を中心とする＜京＞ブランド商品，高野山精進料理胡麻豆腐・名物丸豆腐，青森県，栃木県，福井県，島根県など道の駅での地域食豊かな豆腐類，大手メーカーによるLL豆腐など多くのものがある。また，新製品として，豆腐マヨネーズ，豆乳入りおぼろ，もっちり豆腐(豆乳に澱粉を入れ練り上げ冷やして固める)，豆腐そうめん，ざる豆腐，豆腐団子と，将来とも製品が生き残るか否かは別として，多彩な食品が見られる。

(斎尾恭子)

＜その他のダイズ加工品＞

ダイズの加工食品のなかには，需給の関係などで大量生産が不向きのものがある。この種の加工食品は加工度があまり高くないため，原料ダイズの姿や風味がかなり残されているものが多い。以下に述べるダイズ加工食品は自家用，市販用を問わずこれまで触れていないものを対象とするが，今後これらの食品は，食生活の変化による人びとの価値観とともに自家用から市販品へ，また市販品から自家用へと入れ替わる可能性があろう。

【打ち豆】

ダイズを木槌などで平たく潰したもので(写真15)，このあとの煮炊きに要する時間を短縮できる(時にあらかじめ軽く炒る)。

【煎りダイズ】

ダイズを煎ったもので，風味をよくし，有害成分を破壊，分解する。煎り豆として市販される。

【きな粉】

煎ったダイズを脱皮後粉砕したものは，きな粉として市販される。緑色のダイズを用いれば，うぐいすきな粉が得られる。きな粉製造には回転式焙煎機で220℃で30秒程度加熱したあと，荒砕きで皮を除き衝撃式粉砕機で粉砕するが，仕上げの篩には0.4mmの網目を用いる。

【ご汁】

ダイズは油を多く含むため生で粉砕することはむずかしいが，一晩水に浸漬した後，石臼あるいは磨砕機を用いると容易に粉砕できる。磨砕物を生ご(ナマゴ)と呼ぶが，加熱すればご汁(ゴジル)となり，時に味噌を加える。東北地区で今日でもこれをつくる家庭が少なくない。

【しとぎ】

ダイズ(主に青大豆)を一晩水に浸漬，やや硬めに

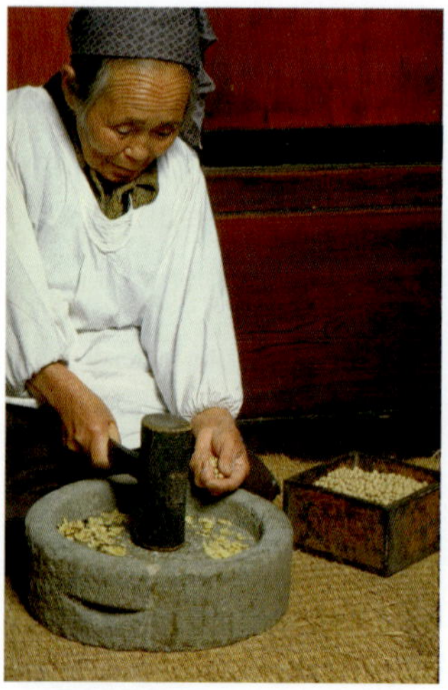

写真15)
佐渡の打ち豆
(新潟県畑野町)
[写真：千葉 寛]

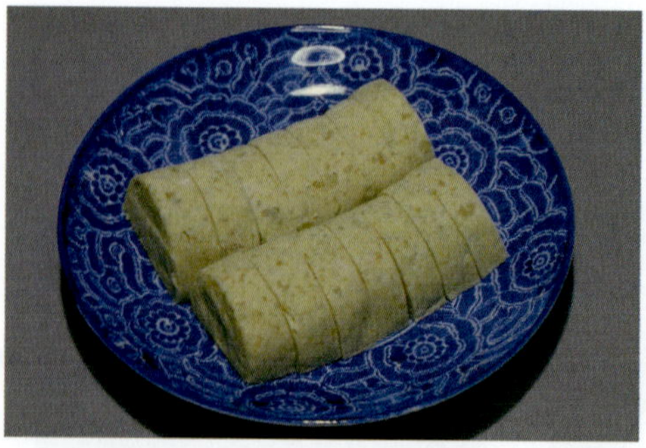

写真16)
豆しとぎ
(岩手県軽米町)
[写真：千葉 寛]

煮た後，臼で荒砕きする。別に米を水に浸漬し，水切り後臼で粉砕して粉にする。これを先の荒砕きのダイズと混ぜ，調味料と豆の煮汁を加え，再び臼で少し搗く。これをまとめて適当に成形し，神撰とする（写真16）。焼いて食用とすることがある。

【煮豆】

ダイズは一晩水に浸漬後煮熟，調味して煮豆にすることができるが，すでに記したように組織が硬く，ほかの豆より長時間を要する。それでもなお，普通の煮豆のような軟らかさは期待できない。ぶどう豆の名で市販されている。

また，浸し豆はダイズの一種であって，緑色あるいはこれに黒の模様が入った外観で長野県，東北地方に多い。一般のダイズと違って澱粉を含んでいるため，水に浸漬した場合水の吸収が早く，かつ煮熟の場合短時間で軟らかくなる特徴があり，来客用のお茶受けなどに用いられる。

【ずんだあえ】

未熟のダイズである枝豆は専用の品種を用いる場合が多い。茹でて食塩で味付けしてそのまま食用とするが，このほかに茹でたものをすりつぶし，砂糖と食塩で軽く調味し和え物に用いる。仙台市を中心とする東北地方では，もちや茹でナス用に普及している。浸し豆を用いることもある。

（渡辺篤二）

● 海外の加工・利用に学ぶ

＜中国のダイズ加工＞

中国のダイズ食品は発酵食品と非発酵食品に分けて考えられるが，いずれも今日まで中国で広くつくられている。

【発酵食品】

醤　中国のダイズ発酵食品は大部分がわが国の味噌，醤油の原型である。醤（ジャン）と呼ばれるものはダイズを蒸煮し，炒った穀粉を加えたものにこうじ菌を繁殖させ，これを塩水とともに壺の中に仕込んで発酵させたものである（朝日新聞社，1982）。あらかじめ穀物にこうじ菌を繁殖させたものを，蒸し大豆に加える場合もある。

醤は固形分を除いていないので，わが国の味噌と醤油の中間的なもので，もっぱら調味に用いられてきた。その後醤は液と固形分を分けて液状部を醤油と呼ぶようになり，現在この形で広く用いられている。

中国では昔から畜肉や魚類と食塩を原料にした塩辛様のものがつくられ，醤油を穀醤と呼ぶのに対し肉醤，魚醤の名が用いられている。

乾醤　乾醤は醤に似た方法でつくられるが，わが国の味噌と同じくらいの水分で，食塩量は醤より低く，やはり調味料として用いる。中国ではダイズは貴重品であったため，代わりに蚕豆（ソラマメ）を発酵食品の原料として用いた豆瓣醤（トウバンジャン）や，コムギだけを原料とした甜麺醤（ティエンミェンジャン）もある（朝日新聞社，1982）。

鼓　中国には鼓と呼ばれる発酵食品がある。これはダイズをよく蒸してうすく広げ，表面にかびが繁殖した時点で食塩を加えて混合し，容器中に密封，熟成させたものである。微生物はこうじ菌が主であるが，醤に比べて水分が少なく，長期の熟成期間を必要とする。調味料として用い，わが国の浜納豆，大徳寺納豆がこれに類似のものである。中国では納豆菌による納豆はほとんどつくられていないといわれているが，一部地域で野生の納豆菌を用いた糸引き納豆がつくられている。

【非発酵食品】

豆乳，豆腐　中国ではダイズを一晩水に浸漬後水挽きして加水加熱したものを豆漿とよび，わが国のご汁に相当するものである。ろ過しておからを除いたものが豆乳であり，飲料としての需要が多い。豆乳を原料にして豆腐がつくられるが，その起源は古く，紀元前100年頃，淮南王劉安の発明とされている。豆腐は広く副食として用いられ，総じて南の豆腐は軟らかく，北で硬い。

豆腐干（羹）　豆腐干は圧力を強くして十分脱水した豆腐を調味，煮込んだものである。わが国でも寺院の精進料理としてつくられている

豆頁（バイイエ）　豆頁は非常にうすく仕上げた黄色の豆腐で，重ねて細く切り，麺状にして前菜，炒め物，汁物などに用いる。

湯葉　湯葉は中国でもつくられ，副食に供される。素火腿（スーホータイ）は乾燥前の湯葉を何枚も重ねてつくる植物性ハムの一種である。

乳腐（腐乳）　豆腐加工品のひとつに，豆腐表面に微生物を繁殖させてかび豆腐にし，これをある程度乾燥した後，塩水中に漬けて熟成させたものがある。乳腐または腐乳と呼ばれる。酒のもろみに食塩を加え，この中で熟成させる場合もある。微生物はケカ

ビ（Mucor属）が主で，時にクモノスカビやベニコウジ菌が用いられる。

独特の風味と強い塩味（20%内外）で，日本人にはあまり馴染めない。この種のものは北方遊牧民が乳からつくったヨーグルトと関連づける説もあるが，確たる根拠はない。豆腐そのものがヨーグルトと関係があるとする説もある。沖縄の豆腐ようは食塩量がもっと低く，泡盛中で熟成させ，腐乳とはかなり違った風味であるが，腐乳を起源としているものかもしれない。

＜朝鮮半島のダイズ加工＞

朝鮮半島におけるダイズ栽培は中国から伝えられたものと考えられるが，一部には野生のツルマメから独自の栽培種を開発したともいわれている。今日まで豆腐，味噌，醤油などのダイズ食品が広く普及してきた。

豆醤 味噌と醤油は豆醤と呼ばれ，重要な調味料となっている。ダイズを軟らかく煮て，臼でよく搗きくずし，これを直六面体か球状に成形して数日間乾かし，室内に吊して表面にこうじ菌を繁殖させる。晩秋から春までの間にできあがったこうじを塩水とともにかめに仕込み，40～50日熟成させる。

液状部を汲みとったものが醤油で，残りが味噌である。わが国のたまり醤油と似通っている。最近はこうじづくりの繁雑さなどから工場生産が多い。

コチジャン コチジャンはとうがらし味噌ともいわれて朝鮮半島独特のものである。米飯かもちを主材料にして，上記豆こうじの粉末，粉とうがらし，塩水を壺に仕込み，3～6週間熟成させてできあがる。

清麹醤（チョングクチャン） 清麹醤はわが国の納豆に類似のもので，煮たダイズを稲わらで包み，暖かい部屋で発酵させ，納豆菌によって糸を引くようになってできあがる。これを食塩，ネギ，トウガラシなどと混ぜて臼で搗きまぜたものを汁にして供する。

＜東南アジア地域のダイズ加工＞

【インドネシア】

テンペ（Tempe） インドネシアは年間80万t内外のダイズを生産しており，もっぱら伝統的なダイズ食品に加工・利用されている。このなかには中国系住民による味噌，醤油，豆腐，豆乳の消費も少なくないが，この国独自のものも普及している。テンペはその代表的なものである。

ダイズを煮てくずし，成形し，バナナの皮で包装して30℃前後で発酵させる。バナナの皮に付着している微生物がスタータとして働き，2～3日で表面が白い菌糸に覆われてできあがる。微生物はリゾープス菌である。手持ちの製品の一部をスタータとして用いることもある。最近は工場製品も普及しており，この場合は純粋培養した菌をスタータとして用いる。脱脂ラッカセイを原料としたものはオンチョームと呼ばれる。テンペは調味後煮物，揚げ物などに料理され，ジャワ，スマトラの消費量が多い。

ケチャップ（Kechap） インドネシアには醤油に似た調味料であるケチャップがある。煮熟したダイズを放冷し，小麦粉を混ぜた種こうじを加え，3～4日保管後，天日乾燥，塩水に30日間浸漬し，次いでろ過，ろ液にヤシ糖，香辛料を加え，加熱，再ろ過して製品とする。

【タイ】

タオチョウ（Taochiw） タイでも年間50万t程度のダイズ生産があり，中国系住民による伝統的ダイズ食品のほかにタイ独自のものもつくられている（国際農林水産業研究センター，1996）。タオチョウは煮熟したダイズをスタータとよく混ぜ，27～28℃に50時間くらいおいてから食塩を加え，次いで2週間発酵させて製品とする。スタータはこうじ菌が主体で，熟成中には酵母も繁殖する。

トア・ナオ（Thua-nao） わが国の納豆にちかいもので，煮熟したダイズをバナナの皮で包み，竹簀の上に置いて室温で2日間発酵させ，ペースト状に磨砕し，これを薄いせんべい状に成形して天日乾燥して得られる。

これらのダイズ食品は副食や調味料として普及している。

（渡辺篤二）

ダイズ

調理での活かし方

調理素材としての特徴

　乾燥豆は組織が硬いので，あらかじめ水に浸漬する必要がある。水の温度が高いほど豆の吸水・膨潤は速くなるが，高温・長時間の浸漬は異臭や種皮の破裂の原因となる。吸水を早めるために，浸漬する水に重曹や食塩を加えることもある。重曹は0.2～0.3％，食塩は1％が適当である。重曹は加えすぎるとビタミンB_1の破壊を生ずるので注意する。

　乾燥豆の場合は，粒が丸くて色つやがよく，大きさがそろっているものがよい。黒大豆は白く粉を吹いたようなものが新鮮である。ポリ袋に入れて冷蔵庫に入れると1～2年くらいは保存できる。莢豆（枝豆）は枝付きのもの，できれば根付きのものを求める。莢の緑色が濃く，中の豆が大きいものがよい。莢に毛がたくさん付いているものが新鮮さの目安となる。

基本調理とポイント

　基本調理としては，煮豆，呉汁，煎り豆がある。

【煮豆】
　乾燥した豆を水に浸漬・膨潤させた後，調味料を加えて火にかける。煮汁の濃度を徐々に上げるように，中火で煮含めるように加熱する。消火後も豆は煮汁の中に置き，調味料の浸透を促す。強火で加熱すると煮汁の濃度が急速に高まり，豆から水分が奪われて硬くなる。黒大豆を煮るとき鉄鍋を用いるのは，熱に弱く褪色しやすい黒大豆のアントシアン系色素を鉄と結合させて安定化させるためである。黒大豆は甘みが強く仕上がりが美しい。

【呉汁】
　水につけた大豆をミキサーにかけて滑らかにし，味噌を入れただし汁と合わせてひと煮立ちさせる。大豆の臭みが気になる場合は，豆を浸漬した水と一緒に臭みがなくなるまで加熱する。これをざるにあげて冷まし，新たな水を加えてミキサーにかけるとよい。あらかじめだし汁で煮ておいた好みの材料を加えたり，ネギを散らしたりするのが一般的である。

【煎り豆】
　大豆調理の最も素朴なものである。水で手早く洗った豆を，フライパンやほうろくで，きれいなこげ色がつくまで弱火で煎る。煎り上がった豆を挽いて粉状にしたものがきな粉である。香りがよく，消化がよい。青豆からつくられる緑色のものが上等とされている。

【水煮ダイズ利用の留意点】
　水煮の大豆パック・缶詰などに豆と一緒に封入されている煮汁には大豆の旨味も溶出しているが，食塩，食酢，ビタミンCなどが添加されている場合が多い。煮汁も利用する場合は，味つけに配慮する。

おすすめの一品

【大豆飯】
　大豆を一晩薄い食塩水に浸し，煮豆よりやや硬めに煮て，米と混ぜて炊く。煎り大豆を塩味で炊くこともある（岡山県真庭郡中和村）。

【大豆のポタージュ】
　豆腐や納豆などの大豆加工品も手軽でよいが，少し目先を変えてみたいときに試してみたい一品。呉汁とはまた違った趣がある。こくをもっと出したいときは，仕上げに生クリームを，逆にさっぱりとさせたいときは，バターや生クリームの代わりにヨーグルトを用いてもよい。温かくても冷たくてもおいしい。離乳食にも利用できる。

材料　茹で大豆140g（1カップ），タマネギ100g，ニンジン50g，水300cc，固形スープの素1個，牛乳300cc，塩適量，バター適量，パセリ適量。

つくり方　タマネギとニンジンを薄切りにする。茹で大豆と薄切りにしたタマネギとニンジンを，分量の水と固形スープの素で軟らかくなるまで煮る。これを煮汁ごとミキサーにかける。クリーム状になったら鍋に移し，煮立ったら牛乳を加えて塩で調味する。仕上げにバターを加えて香りとこくを付け，パセリのみじん切りを散らす。

（石井智恵美）

アズキ

和名：アズキ
学名：*Vigna angularis* (Willd) Ohwi & H. Ohashi
英名：azuki bean, azuki, small red bean
地方名・別名：ショウズ
分類：マメ科ササゲ属
原産地：日本，朝鮮半島，中国，ネパール，ブータンなどに分布。定説はない
わが国への伝来時期：縄文時代前期の遺跡から出土
主な産地：北海道が代表産地。兵庫・京都の丹波大納言が有名。自家用は東北地方に多い
出回り時期：梅雨を越したアズキ（ひねと称する）が良質とされる。収穫直後は吸水ムラが多い

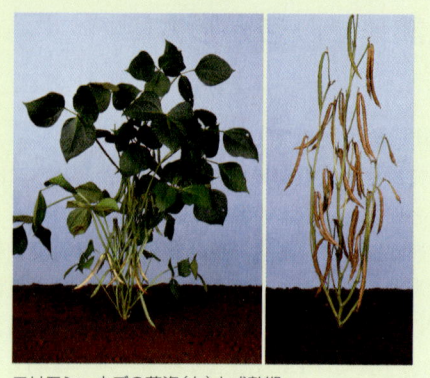

エリモショウズの草姿（左）と成熟期
［写真：北海道立十勝農試］

食材としての特徴

原産・来歴と利用の歴史

　アズキは日本，中国，朝鮮半島，ネパール，ブータンなどで利用されてきたが，アズキの起源地は特定されていない。わが国では縄文時代前期の遺跡から，アズキまたは野生種の炭化物が出土している。

　現在，中国から生産物のほか加糖あんが多量に輸入されている。また，近年はアメリカ合衆国，オーストラリア，アルゼンチンなどで主に日本への輸出用としての栽培がみられる。

　アズキは『古事記』『日本書紀』に五穀の一つとして記述されており，古くから小豆がゆに調理され利用されてきた。赤アズキ種子は，赤飯などとして通過儀礼・習俗に関連する食物，または薬として使用されてきた。一方，あんの利用は室町時代に始まったとされ，現在に至っている。

　アズキは日本全国で栽培され，各地で特有の品種が栽培・利用されている（写真1，写真2）。北海道では開拓当時から重要な商品畑作物となっている。北海道以外では特定銘柄品種（丹波大納言，能登大納言，備中白小豆）が栽培されているが，そのほかは，ほとんどが自給的栽培である。

　北海道産アズキは色沢，加工特性にすぐれており，わが国の銘柄品となっている。北海道では道立十勝農試が農林水産省の指定試験地として高品質，耐病虫性，耐冷性などを目標に品種改良に積極的に取り組んでおり，多数の優良品種が育成されている。

（村田吉平）

特徴と栄養・機能性
● 食材としての特徴と活かし方

　調理・加工に使用されるのは乾燥された種実で，種皮と子葉からなり，その割合はほぼ10：90であ

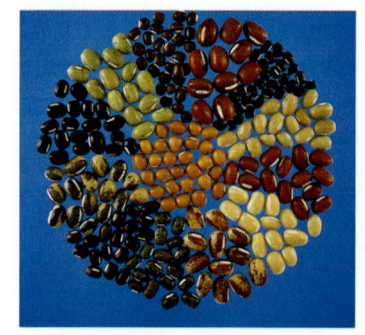

写真1）日本・韓国・中国でみられるいろいろな種子色［写真：北海道立十勝農試］

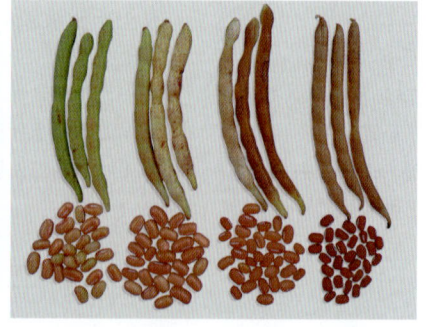

写真2）アズキの熟していく様子［写真：佐藤 仁］
莢が熟すと品種特有の色に変色し，葉も落ちる。
左から開花30, 33, 36, 40日目

アズキ

る。種皮には種瘤があり，そこから吸水が行なわれる。

加工用途はあん，茹であずき，煮豆，甘納豆，赤飯などであるが，製あんが約85％を占める。あんは汁粉やぜんざいなどに利用されるが，ほかに，羊羹のような和菓子にも再加工される。

● 栄養成分の特徴

成分は炭水化物（約59％）とタンパク質（約20％）が主なものである。タンパク質はグロブリンが70～80％を占めており，アルブミンがこれに次ぎ，以下プロラミン，グルテリンも少量含まれている。またアズキタンパク質は必須アミノ酸のリジン含量が高いことが特徴であり，そのほかにロイシン，フェニルアラニン，バリン，アルギニン，アスパラギン酸，グルタミン酸なども含まれている。脂質含量は約2％であり，その大部分はリン脂質である。

ビタミンはビタミンB_1，B_2，ナイアシンが含まれる。ミネラルではリン，鉄，カルシウムの含量が高い。

● 機能性成分

サポニンとフェノール成分が含まれており，前者は種々の薬理効果（消炎，利尿，緩下）がある。赤アズキではフェノール成分が種皮に含まれている。最近フェノール成分の抗酸化機能が注目されている。

赤アズキ種皮にはカテキンやプロアントシアニジンなどの縮合型タンニンが豊富に含まれており，渋味に関係するとされているが，赤アズキの調理・加工品の色調，あん粒子形成や風味にも関与している。

（畑井朝子）

種類・品種とその特徴

わが国各地では特有の品種が栽培・利用されているが，北海道以外の品種は自家消費目的に栽培されている例が多く，高級和菓子用に一部契約栽培されている（丹波大納言，能登大納言，備中白小豆）。品種は大粒・良質の大納言が多いが，加工特性は各地方の品種によりやや異なる。

アズキの商品生産の多くは北海道において行なわれており，そのために北海道では多くの優良品種が育成されている（写真3）。主な育成品種の加工特性と用途を表1に示す。

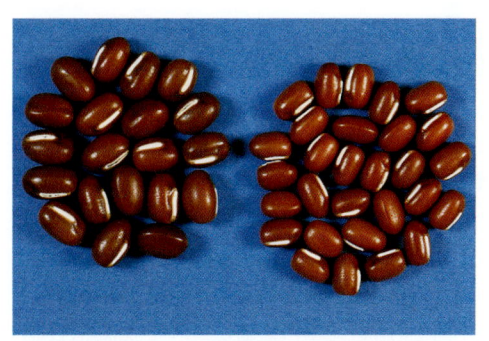

写真3）**代表的なアズキ品種** [写真：北海道立十勝農試]
左：大納言小豆のとよみ大納言，右：普通小豆のエリモショウズ

表1）北海道立十勝農試で育成された主要品種の加工特性と主な用途

種類	品種名	百粒重 (g)	生あん色			あん粒子径 (mm)	主な用途
			L*	a*	b*		
普通小豆	サホロショウズ	16.5	44.0	6.2	6.3	112	こしあん，粒あん
	きたろまん	16.9	42.6	6.7	6.0	108	こしあん，粒あん
	エリモショウズ	15.8	44.1	6.4	6.8	107	こしあん，粒あん
	きたのおとめ	15.5	44.0	6.6	6.8	108	こしあん
	しゅまり	16.7	43.9	6.4	6.0	106	こしあん
大納言小豆	アカネダイナゴン	18.0	37.7	5.9	5.2	123	粒あん，甘納豆
	ほくと大納言	23.0	41.2	6.2	7.2	133	粒あん，甘納豆
	とよみ大納言	24.0	42.4	6.3	7.7	135	粒あん，甘納豆
	ほまれ大納言	21.0	39.9	6.1	5.9	134	粒あん，甘納豆
白小豆	きたほたる	13.4	61.8	3.5	27.3	112	こしあん

注1：普通小豆；3か年平均，大納言小豆；4か年平均，白小豆；3か年平均（十勝農試産）
注2：あん色は東京電色社製TC-1800MK-Ⅱ（2度視野・C光源）。L*；明度，a*；赤み度，b*；黄み度
注3：製あん方法：オートクレーブを使用
注4：生あん粒子径；島津社製粒度分布計SALD-1100による

高級和菓子用としての白アズキの需要は全国的にあり，特に京都を中心とした関西地方，北陸地方，山陰地方に需要が強いが，栽培面積が少ないため，高価格で取引されている。白アズキあんの特徴は淡泊な香味にある。このことは，白アズキ種皮には赤アズキのような香味形成に関与している成分含量が低いことによるものと考えられる。一般の和菓子用白あんは種皮除去した赤アズキか，あるいは白金時，白インゲンマメからつくられ，品質の向上のために白アズキを混合加工することもある。

近年，北海道では生産物の調製技術が進歩し，JA，集荷業が地域ブランド，自社ブランドを販売している。また，冬の冷気を氷などで保存して，アズキを低温貯蔵する試みもされている。

〔村田吉平〕

栽培法と品質

●茹であずきの煮熟性を左右する要因

以下，アズキそのものではなく，入手しやすい茹であずきの煮熟性について述べる。

栽培条件 北海道十勝地区で4種類の土壌で栽培したエリモショウズの煮熟性の差異について検討した。その結果，沖積土産が最も高く，褐色火山性土産が最も低く，黒色火山性土産と泥炭土産は前両土壌の中間であり，土壌の種類がアズキの煮熟性に影響を与えることが明らかにされた。

貯蔵条件 原料アズキの貯蔵期間によっても煮熟性は変化し，さらに貯蔵温度と湿度によっても影響される。腹切れ粒の発生は，低温（5±2℃），室温および高温（35±2℃）で7～9か月間貯蔵した場合，低温貯蔵ではほとんど変化がみられないが，貯蔵温度が高くなるにつれて未煮熟粒が多くなり，そのことは高湿度により助長される。貯蔵中にみられる煮熟性の変化は古豆によるものであり，硬粒とは異なる現象である。

硬粒 硬粒は煮熟性が劣り，調理・加工分野では石豆として問題にされる。石豆とは水浸漬処理をしても吸水しないか，あるいは吸水不良の種実のことであり，加熱処理しても煮熟性が劣る。

生物学的にみると石豆は休眠粒と古豆との2つの現象が原因になっており，調理・加工にあたって区別して考える必要がある。休眠粒は硬粒ともいわれ，その発生は府県の品種では70～80％に達することもあるが，北海道の改良品種では5～10％である。硬粒は種瘤からの吸水が困難であり，その除去処理により吸水と煮熟性は非硬粒種実と差がなくなる。また，硬粒は収穫後1年程度の貯蔵によって終了し，調理・加工特性は正常種実と差がなくなるようである。

硬粒の発生率は品種により，同一品種でも栽培年次間差異がみられるので，気候条件も関与しているものと考えられる。播種期が早いほど，種実の成熟期が高温であるほど，硬粒の発生率が高くなるとされている。さらに硬粒発生は脱穀方法，種実の乾燥条件，刈取り時期の順に小さく作用している。実際には脱穀機で収穫し，急速乾燥を避けることにより，硬粒の発生は大幅に減少できるとされている。

古豆 古豆は長期間の不適当な条件下での貯蔵によって生じるものであり，種瘤除去による吸水不良の改善効果がみられない点が硬粒と異なる。したがって，古豆の吸水不良の原因は種瘤にあるのではなく子葉部にあり，子葉自体の煮熟性の劣化が関与しているものと考えられる。

霜の被害 完熟前に霜害を受けた種実は，吸水力が著しく劣り，煮熟性が低いので煮えむらとなる。この欠点は4時間の温水浸漬処理によってある程度改善できる。

●茹であずきの色調を左右する要因

普通小豆の7品種の比較では色調は茶殻早生が最も鮮麗で，宝→音更小豆・寿小豆→アカネダイナゴン・寿小豆の順に暗くなる。中国産・台湾産アズキは暗くなる傾向がみられた。

原料アズキの貯蔵条件も茹であずきの色調に影響を与える。貯蔵期間が長くなるほど，また貯蔵温度が高いほど製品の色調は鮮麗さを失い，暗化する傾向がある。

〔畑井朝子〕

加工品とその特徴

●おもな加工品

主な加工品には，生こしあん，練りあん，甘納豆などがあるが，茹であずきは各種調理・加工製品の予備的段階でつくられる。その操作は原料豆→浸漬→加熱（煮るまたは蒸煮）→渋切り→加熱の過程を経る。まず，茹であずきの品質に関わる点について述べる。

アズキ

【加工法と茹であずきの煮熟性】

煮熟性はアズキの調理・加工製品の品質と加工歩留りに影響を与えるので，きわめて重要な要因である。煮熟性は粒硬度，剥皮の難易度，腹切れ粒や崩壊粒の発生程度などから総合的に評価されるが，調理・加工操作による要因からみると，水浸漬処理，加熱方法，さらに煮熟を促進するための添加物が問題となる。

水浸漬処理　アズキ種実の吸水速度は他の豆類よりも遅く，平衡に達するまでに長時間を要する。高温・高湿条件下で貯蔵された古豆は吸水力が著しく低下し，煮熟性が低下することになるが，加熱前の水浸漬処理は煮熟性の向上に有効である。水浸漬処理の水温も種実の吸水速度に影響を与える。高水温ほど吸水速度は速くなるが，種皮の破裂や異臭が発生することがあり，調理・加工製品に悪影響を与えることがある。したがって，特に高温期には水浸漬処理を行なわないこともある。

水温が20℃で，約10時間の処理が適当であり，その条件下では種皮の破裂も少ない。なお，50℃の温湯に5～6時間浸漬処理後加熱することもあるが，古豆の煮熟性向上には効果的である。

加熱方法　茹であずきの加熱法には常圧加熱と加圧加熱がある。前者は通常50～60分間の常圧煮沸が適当である。それ以上の加熱時間では腹切れ粒とあん粒子の崩壊が多くなり，そのためあんの歩留りも低下するので，加熱時間は必要以上に長くしないことが肝要である。

加圧加熱は常圧加熱よりも煮熟性の向上に有効であり，汎用品の加工に適しているが，調理・加工製品の色調の劣化と粘性の強化を生じやすいことが難点である。

加熱中の渋切り処理は，腹切れ粒や崩壊粒の発生を抑制し，煮熟を均一にする効果がある。また，加熱途中で煮汁に冷水を添加する「びっくり水」は，種実の熱伝導の均一化，種皮と子葉との温度差の縮小，吸水速度の促進などの効果を通じて煮熟性を向上させる効果がある。

添加物　茹であずきの煮熟性を高めるための添加物としては，食塩0.7％，重曹0.3％が用いられる。添加時期は加熱前の水浸漬処理と加熱処理中のいずれでも利用され，種実の軟化促進と加熱時間の短縮に有効である。

【加工法と茹であずきの色調】

色調は以下の調理・加工操作，加熱容器の材質によって影響される。

水浸漬処理　色調は加熱前の水浸漬処理により淡くなり，その効果は処理時間が長いほど，浸漬水の温度が高いほど著しい傾向がみられる。

渋切り処理　茹であずきの加熱処理中に煮汁を交換する調理・加工操作があり，渋切り処理という。この処理は種皮の可溶性成分の除去を目的としており，製品の色調と風味に影響を与える。加熱処理開始後の処理時間，および処理回数に注意する必要がある。

加熱容器の材質　加熱処理に用いる容器の材質も茹であずきの色調に影響することが知られている。鉄鍋を使用すると製品の色調が暗赤色となるが，これは，鉄鍋から溶出した鉄イオンがアズキのフェノール成分と化合した結果による。鉄鍋は暗赤色の製品を得る目的に使用されることもある。

【生こしあん】

煮熟あずきをつぶし，あるいは煮崩したものから種皮を除去したものである。加工後の貯蔵については，0～2℃では4～5日が限度である。−20℃の冷凍貯蔵も試みられているが，氷結晶の生成と成長による水分含量の低下，あん粒子の崩壊などにより，色調と物性の劣化が進むので，保存期間は10～20日が限度のようである。冷凍された生こしあんは，冷凍あんともよばれる。

【乾燥あん】

生こしあんを含水量が6～7％になるまで熱風乾燥または焙煎乾燥したものである。生こしあんを乾燥あんにする目的は貯蔵であるが，長期間保存の乾燥あんは保存中に含有脂質の酸化により異味・異臭を生じ，練りあんの品質低下がみられる。この現象は高温条件下の保存により著しくなる。したがって，乾燥あんの保存は低温条件下で行なうようにする。なお，乾燥あんの異味・異臭は，水さらし処理によりある程度除去できる。

【練りあん】

生こしあん，解凍生こしあん，水でもどした乾燥あんに砂糖，食塩，水などを加えて，つやが出るまで加熱・練り上げたものである。加熱・練り上げ操作中に，添加砂糖の溶解，水分蒸発による砂糖濃度の上昇，あん粒子への砂糖の浸透が行なわれ，その

結果，甘味，特有の香味，色沢，貯蔵性が付与される。こうして得られた練りあんは菓子類に利用される。

練りあんの砂糖濃度は生あん重量の65～100％が目途であり，用途や好みにより加減される。低糖濃度では腐敗しやすく，逆に高糖濃度では砂糖が結晶化して，ともに練りあんの品質劣化の原因となる。加工現場では砂糖を水に溶解後，生あんを2～3回に分けて加え，加熱・練り上げているが，この場合，水分量が多すぎると崩壊粒が生じやすく，練りあんは硬くなり，製品の品質に悪影響を与える。練りあんは製品によって水分が分離することがある。原因は練り上げの不十分さにある。

油脂添加した練りあんは中華菓子に利用される。添加する油脂は豚脂がほとんどであるが，ゴマ油も一部用いられる。油脂を加熱前に添加した製品は加熱中に添加したものよりもあん粒子の形状が均一で，崩壊粒が少なく，練りあん中の油脂滴が微細であり，食感がすぐれている。

【練りあんの色調と風味】

生こしあんの製品品質と原料品質および調理・加工操作で，練りあんの色調と風味に関わる点について述べる。

色調 アズキの加熱前の水浸漬処理，渋切り処理の有無により影響される。一般に長時間の水浸漬処理は，色調を濃くする傾向がある。この傾向は高水温処理により助長される。また，渋切り処理は一般的に色調を淡くする効果があり，この効果は処理回数の増加により促進される。色調は原料アズキの品種によるが，高温・高湿条件下で貯蔵した原料アズキから得られた生あんは赤色が淡く，灰黄色になるなど，色調の劣化がみられる。

風味 色調と同様な処理により影響される。加熱前の水浸漬処理と渋切り処理はいずれも風味を淡白にする効果があり，それは高水温処理と渋切り処理回数の増加により促進される。種皮を除去した赤アズキから得られた生こしあんの風味は淡白であり，アズキ特有の香味がほとんど感じられない。このことは赤アズキの種皮に生あんの風味形成に関与している成分が含まれていることを意味している。

鍋の材質と風味 鉄鍋は瀬戸引き鍋より濃色，濃厚な味となる。これは鉄イオンの影響であるが，和菓子製造業者は，特徴ある練りあんを製造する目的で鉄鍋を使用している。練り上げ時の火力は，同一材質鍋では強いほうが弱い場合よりも濃色，色沢，食感のすぐれた製品が得られる。

●海外の加工・利用に学ぶ

中国，朝鮮，ネパール，ブータンでは，アズキは米またはコーリャンに混ぜて煮たり，あんにしたり，つぶしたり（ダル），粉にしてもちや菓子に用いられている。

（畑井朝子）

調理での活かし方

調理素材としての特徴

調理・加工に使用されるのは乾燥された種実で，種皮と子葉からなり，その割合はほぼ10：90である。種皮には種瘤があり，そこから吸水が行なわれる。豆類は吸水させてから加熱されるが，アズキの場合は飽和状態に達するのに水温19～24.5℃で約20時間も要することから，一般には吸水させずに直接加熱して用いることが多い。

基本調理とポイント

アズキ調理は粒のまま潰す，こしあんなどにして用いるが，それぞれに色調・風味がよく，さらに粒として用いるには腹切れせずに軟らかくするなどが求められる。アズキの加熱途中で，茹で水を捨て，新しい水を加えて再加熱する渋切り処理が行われるが，この渋切り処理により，アズキ製品の色調・風味，腹切れなどをコントロールする。渋切り処理の回数などは，その品種，貯蔵条件などにより異なってくる。

【小豆がゆ（その1）】

正月15日の朝に小豆がゆを炊く。これは，かゆかごはんかわからないくらいの固さで炊き，前日に搗いた若もちがどっさり入っている（写真4）。赤い小豆に白いもちがきれいである。

炊き方は，まず小豆1～2合を煮あがる程度に煮て，蒸らしておく。米3合，水1升ぐらいに，蒸した小豆を一緒になべに入れ，固い小豆がゆを炊く。おかいさんが煮えたら，切った若もちを上にのせ，ふたをして蒸す。この小豆がゆは，なぜか正月15日しか炊かず，平生の小豆がゆとは違って塩を入れず，

アズキ

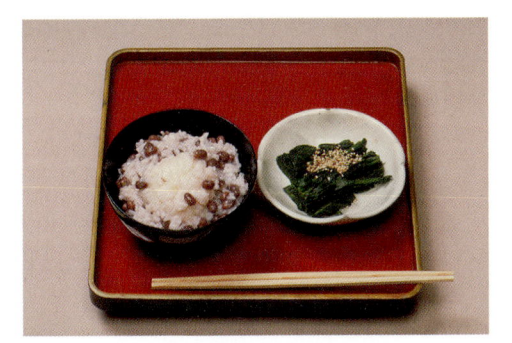

写真4）小豆がゆ（和歌山県）[写真：千葉 寛]

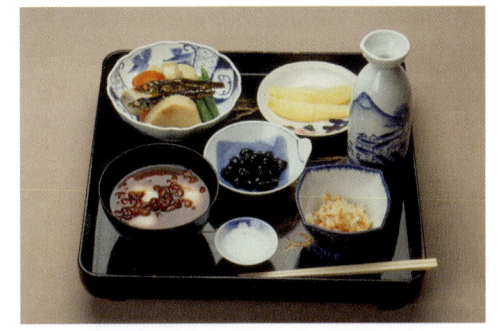

写真5）元日の朝の祝い膳と小豆の雑煮（左下）
（鳥取県）[写真：倉持正実]

焼かないもちを入れる（日本の食生活全集『聞き書　和歌山の食事』農文協より）。

【小豆がゆ（その2）】

大師溝様やお釈迦様の生まれた日に，また人が死んだ時に食べる。茹であずきをお椀に2杯，米5合，塩少々用いる。米をといで3時間くらい浸漬し，ざるにあけ水気を切る。米と茹であずき，塩少々を鍋に入れ，たっぷりの水を加えて弱火で静かにとろりと煮る。

【赤飯（おこわ）】

糯米をアズキの茹で汁を用いて赤く染めた後に，茹であずきを混ぜて蒸した飯であり，"おこわ"，"強飯（こわめし）"とも呼ばれる。米のつけ汁はそのまま振り水（手水，打ち水）として用いるが，振り水の量によって，炊き上がりの軟らかさを調節する。アズキの代わりに，赤ササゲを用いる場合もある。また，地域や行事によって黒豆，ササゲとアワ，アワとサツマイモなどを用いることもある。

材料（4人分）　もち米560g，アズキ80g，水（アズキの煮汁も用いる）560cc，塩8g，黒ゴマ8g。

つくり方　①アズキを洗い，約6～7倍の水を加えて20分くらい煮て，煮汁を取りさましておく。②もち米を洗い，アズキの煮汁に水を加えた中に2～3時間浸しておく。蒸す直前にざるにあげて水を切り，アズキと混ぜる。つけ水は取っておき，振り水に用いる。③蒸し器に布きんを敷き，②を入れ中央を少しくぼませて広げ，強火で蒸す。蒸気が上に抜けて約10分してから第1回の振り水をする。蒸気内の温度が下がるから，次回の振り水をする場合には，蒸気が上に抜けて10分以上経過してから行なう。振り水の回数は好みによって決める。蒸し時間は40分前後要する。④蒸し上がったら底の広い器に移し，あおいで急冷する。⑤ゴマを洗い，布きんにとって水けを切り，フライパンで煎る。火を止めて塩を加えて混ぜ合わせ，ゴマ塩をつくる。

【小豆の雑煮】

鳥取県の海岸部では多くの地域で元旦に小豆雑煮を食べてきた（写真5）。元旦は早起きして，男が井戸から若水をくむ。この水を小豆雑煮に使う。小豆は形がくずれない程度にやわらかく煮て，砂糖と塩も少し落として味をととのえる。これに丸い白もちを入れて煮る。お正月らしく飾られた神棚に，できあがった小豆雑煮を供えて拝み，この1年の無事を祈る。それから家族そろってお膳に向かい，お神酒をいただいて，小豆雑煮で祝う（日本の食生活全集『聞き書　鳥取の食事』農文協より）。

おすすめの一品

【小豆かぼちゃ】

1年じゅう病気をしないようにとの願いを込めて，冬至の日につくって食べる。小豆5合，カボチャ2個，黒砂糖1斤（600g）を用意する。カボチャの皮とわた，種を取って一口大に切る。鍋に水と茹でた小豆を入れ，軽く塩を入れ，さらに黒砂糖を入れ，カボチャが軟らかくなるまで煮る。

【小豆の味噌汁】

茹でた小豆を味噌汁の実として入れる。産脚気にならないよう，産婦に食べさせるが，日常的にもよく食べられる。盛りつけ時に，お椀の半分くらいまで小豆になるように，たっぷり小豆を使う。

【小豆入りポテトサラダ】

材料（4人分）　ジャガイモ（男爵）5個，ヒジキ

（乾燥）12g，A（和風だし200cc，みりん20cc，醤油10cc），小豆（水煮）120g，マヨネーズ100cc，塩少々，コショウ少々，醤油少々。

　つくり方　①ジャガイモは洗って皮付きのまま茹でる。②ヒジキは水に半日つけて戻す。③①が茹であがったら皮をむいて，木べらなどで潰し，塩・コショウ，醤油各少々を加えて下味をつける。④Aの和風だし・みりん・醤油で②を6～7分煮る。さらに小豆を加えて30秒ほど煮たら，しばらく置き冷まして，ざるに汁気を切って③に加え混ぜる。⑤マヨネーズ，塩・コショウ，醤油で味を調える。

〔畑井朝子〕

インゲンマメ

和名：インゲンマメ
学名：*Phaseolus vulgaris* L.
英名：snap bean, kidoney bean, common bean
地方名・別名：隠元豆，菜豆，三度豆，二度豇豆，唐豇豆，ゴガツササゲ
分類：マメ科インゲンマメ属
原産地：中央アメリカのメキシコ近辺
わが国への伝来時期：17世紀ころ，中国から伝わる
主な産地：種実用：北海道，莢用：福島，沖縄，千葉ほか全国
出回り時期：金時類は真冬に調製すると割れるので，11月までに調製して周年出荷。手亡は周年出荷。うずらは北九州の消費に合わせて1～3月に出荷

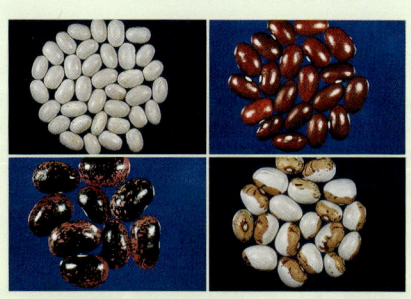

多彩な種実の色，形。上：手亡(左)，金時(右)，下：紫花豆(左)，虎豆(右)[写真：北海道立十勝農試]

食材としての特徴

原産・来歴と利用の歴史

　インゲンマメの原生地は中央アメリカの南メキシコ，グアテマラ，ホンジュラス，コスタリカにわたる地域であるとされているが，二次原生地と考えられる南アメリカで多様な品種分化がみられる。コロンブスによるアメリカ大陸発見の頃に，重要な食料として広く利用されていた。

　北米大陸へのコロンブスの東漸以後，16世紀にスペインとイタリアに伝えられ，17世紀にはヨーロッパ全域で広く栽培・利用されるようになった。北米大陸では，ヨーロッパから移住した人たちによって栽培・利用されるようになった。また，中国では16世紀末に栽培・利用の記載がある。現在，中国での栽培は北部と中部に多いが，南部では少ない。

　インゲンマメの利用方法には種実用と莢用がある。種実用は乾燥種実用と未熟生種実用に分けられるが，乾燥種実用の目的は炭水化物とタンパク質の給源としてであり，最も広く普及している利用方法である。また，未熟生種実用はフランス，ポルトガル，スペインにみられる，野菜としての利用方法である。

　乾燥種実用の品種は，草型によって矮性とつる性とに分けられ，この性状は栽培上重要である。前者は無支柱栽培であるが，後者は有支柱栽培である。また種皮の色調は白色，黄色，淡褐色，褐色，淡赤色，紫色，黒色などがあり，さらに着色様式も，一様に広がっているもの，斑点，縞様の区別のあるものなど，きわめて変異に富んでいる。種皮の色調は，国によって嗜好が異なっており，メキシコ，ベネズエラ，エルサルバドル，ブラジルでは黒色が，コロンビアとホンジュラスでは赤色が，ペルーでは黄色が，チリでは白色がそれぞれ好まれるとされている。わが国でも種皮色が異なる品種が栽培されており，それらの用途は利用者の嗜好による。

　わが国には1654年に中国からの帰化僧である隠元が伝えたとされており，それがインゲンマメの名前の由来となっている。明治初年に維新政府が欧米から多数の品種を導入し，栽培適地について検討した結果，北海道が乾燥種実用品種の適地であることが明らかにされ，わが国の主産地となった。

　日本では，種実用品種は主に北海道で栽培され，煮豆とあんの原料とされている。また，莢用品種は全国で栽培され野菜として利用されている。

特徴と栄養・機能性
●**食材としての特徴と活かし方**

　金時類や花豆類はおもに煮豆，甘納豆として，大福類は甘納豆にも用いられるが，手亡などと同様にあんにも加工・利用される。

●**栄養成分の特徴**

　種実用インゲンマメには，糖質が約58％，タンパク質が約20％含まれており，脂質含量は2％以下と少ない。コメやムギ類と比べるとエネルギー量はほぼ同様であるが，タンパク質，脂質，ビタミン類，灰分がかなり多く含まれ，インゲンマメを常食としているラテンアメリカ諸国では重要な食品である。

　インゲンマメタンパク質の消化率は52～60％であ

表1) わが国の主要乾燥種実用品種

品種群	粒形	種皮の色調	主な用途
手亡	小	白色	煮豆, あん
金時	中	赤紫色	煮豆, 甘納豆, あん
白金時	中～大	白色	煮豆, 甘納豆, あん
大福	中	白色	煮豆, 甘納豆, あん
鶉	中	赤紫斑点	煮豆
虎豆	中	黄褐色斑点	煮豆

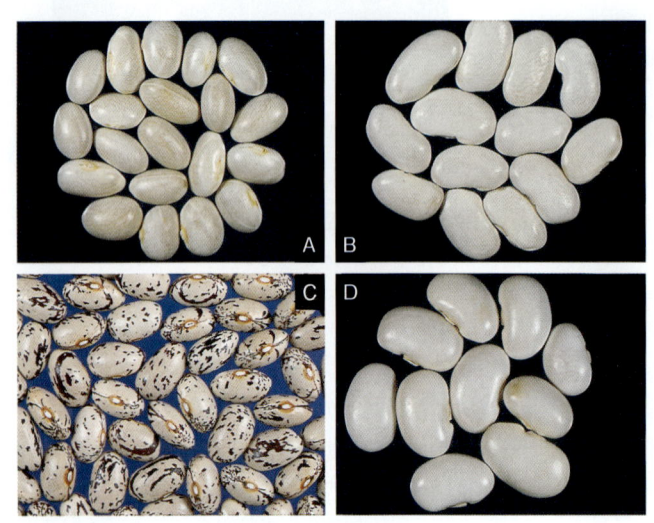

写真1) 品種のいろいろ(冒頭写真も参照)[写真:北海道立十勝農試]
A:白金時, B:大福, C:中長鶉, D:白花豆

種類・品種とその特徴

わが国の主な乾燥種実用品種の特性と用途を表1に示した。

わが国においてはインゲンマメの品種は大部分が北海道で広く栽培されているが,各地域によって独特のものも栽培されている(写真1)。

栽培法と品質

インゲンマメは収穫後から貯蔵中にかけて,種子発芽率が低下し栽培上問題となる。それに栄養特性と加工特性も変化することが知られている(Reddyら)。栄養的特性はとくにタンパク質消化率の低下が注目されており,これには前述のように種皮のタンニン物質の変化と関係があるとされている。一般に高温・高湿度条件下の長期貯蔵は種皮の色調が暗色化し,豆の硬度が上昇するために,調理特性は劣化する。しかし,軽度の場合には豆の水浸漬処理時に食塩を添加すれば,ある程度改善できる。

一方,金時では加工中の割れと亀裂粒が問題となる。そのため本品種子実は9月に収穫したあと11月までに脱穀,調製しておき,次の出来秋まで周年出荷する。

インゲンマメの貯蔵中にみられる悪影響は,5℃・湿度50%条件下の貯蔵により最小にとどめることができる(Sievwright)。

加工品とその特徴

●おもな加工品

ブラジルのピューレケーキが知られている程度で,世界的にはあまり重要ではない。わが国では甘納豆,あんが広く利用されているので,以下では甘納豆とあんについて説明する。

【甘納豆】

インゲンマメの煮豆を高濃度のショ糖液に浸漬し,豆に浸透させた後,乾燥させたものである。その後表面にショ糖をまぶしたものが甘納豆,その処理をしないものがぬれ甘納豆である。

【あん】

わが国では白色インゲンマメ品種の手亡と大福は

り,その他の種子タンパク質(80～90%)よりも低いとされているが,それにはトリプシンインヒビターが関与している。また,タンパク質の消化率は種皮の暗色品種が白色品種よりも低いとされているが,それには種皮中のタンニン物質含量が関与しているとされる。

インゲンマメの食用目的は,炭水化物とタンパク質の給源,惣菜,菓子の3種類に区分される。炭水化物とタンパク質の給源としてのインゲンマメは,ラテンアメリカと発展途上国においては重要な作物である。惣菜利用は世界各地で多様な方法で広く行なわれており,わが国の煮豆もこれに入る。また,甘納豆やあんなど菓子類への利用はわが国に限られており,このようなわが国のインゲンマメの利用は世界全体からみると非常に特殊である。

●機能性成分

インゲンマメの機能性成分の効果として,コレステロールの低下,抗腫瘍活性,ダイエット効果などが,動物実験により報告されている。

インゲンマメ

あんに加工されており、アズキと同様に和菓子やあんパンに利用される。その加工方法はアズキとほぼ同様である。

● **海外の加工・利用に学ぶ**

インゲンマメの煮込み料理があり、調理方法は国と地域によって多種多様である。メキシコ、ブラジルの例をあげる。

メキシコ（チリコンカン）：赤インゲンに牛ひき肉、トマト、タマネギ、ニンニクを加えて煮込み、これに油、塩、オレガノ、チリソース、クミン種子を加えて味を整える。最近はトマトケチャップ、トマトピューレをトマトの代わりに用いる。

ブラジル（シチュウ、フェジョアーダ）：黒インゲンマメにタマネギ、干しエビを加えて煮込み、油と塩で味を整える。

（畑井朝子）

調理での活かし方

調理素材としての特徴

インゲンマメは完熟乾燥豆であり、炭水化物とタンパク質を主成分とする。インゲンマメの可食部は主に子葉部分であり、その目的によって種皮付きのまま、種皮を除去する、粒形をそのまま保つ、または種皮付きのまま潰す、それらを混ぜ合わせる、などとして利用される。粒のまま用いるときは銅割れ（種皮が破れる）を防ぐため、吸水、加熱時間などをコントロールする必要がある。

茹でインゲンマメは、カレーやグラタンなどにも用いられ、そのほか煮物、きんとん、味噌汁の実などにも用いられる。

基本調理とポイント

種実用インゲンマメの調理品と方法は国によって多様である。ピューレ（ラテンアメリカ諸国）、スープ（ナイジェリア）、挽き割りインゲンマメのスープ（インド）などがあり、そのほかに茹で物（サラダ利用を含む）、揚げ物、炒め物などもあるが、ここでは煮豆ときんとんについて説明する。

【煮豆】

インゲンマメの煮込み料理は世界各国で行なわれており、これらはインゲンマメと鳥獣肉、魚貝類、野菜類との煮込みである。しかし、わが国の煮豆は原料がインゲンマメのみであることが特異点なので、以下一般的な手法を述べる。

水浸漬の処理時間は冷水中では5～6時間、熱水中では2時間が目安である。その後、煮熟、砂糖の添加、煮含め（10～20分）、煮汁浸漬などの過程を経て製品を得る。砂糖の濃度は15～20%、煮熟時間は約60分が適当である。糖の添加は熱水浸漬後の加熱前に行なったほうが色調、味わいともにすぐれる。

なお、煮熟中の火力が強い場合には種皮の破裂がみられ、また糖添加後の高温加熱は煮汁の浸透圧が急激に上昇するために煮豆が硬化しやすいので、中火以下で行なうようにする。煮豆の加熱には圧力鍋も利用できる。その場合には常圧加熱よりも加熱時間が短縮されることに加えて、製品の風味がすぐれ、それに糖の添加が加熱初期に行なえる利点もある。

【きんとん】

きんとんもわが国特有のインゲンマメ惣菜であり、インゲンマメを甘煮後、その一部を裏ごしして甘煮豆と混合したものである。正月料理に用いられる。

おすすめの一品

【ポタージュ・コンデ】

赤インゲンマメのポタージュ。コンデとはフランス王家のブルボン家系のひとつ。赤インゲンマメのピューレが入った料理をコンデ風と呼ぶことが多い。ポタージュは塩・コショウを控えめに。濃度は好みで調整。

材料（4人分） 赤インゲンマメ400g、ベーコン

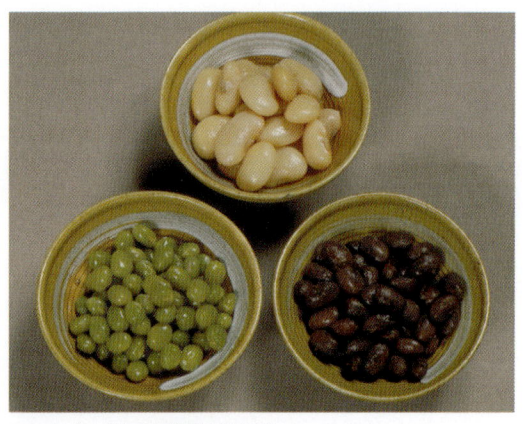

写真2）インゲンの煮豆（京都府）[写真：小倉隆人]
上：白インゲン、下右：金時インゲン、下左はエンドウ

（塊）150g，タマネギ1個，ニンジン1本，ポロネギ（白い部分）1本，セルリ1本，ニンニク1かけ，ブーケガルニ1束，クローブ1本，セルフィーユ1束，チキンブイヨン1.5l，赤ワイン250cc，バター100g，塩適量，コショウ適量．

　つくり方　①ボウルに赤インゲンマメと水を入れ，冷蔵庫で12時間浸け置く．

　②ココット鍋にバター50gを熱して泡立て，それぞれ刻んだタマネギとセルリとポロネギ，薄いいちょう切りにしたニンジン，半割にして芽を取り除いたニンニク，ブーケガルニを入れ，弱火で2〜3分炒める．焼き色をつけない．水を切った赤インゲンマメを加えてよく混ぜ，冷たいチキンブイヨン，赤ワイン，ベーコン，クローブ，塩少々を加えて煮たてる．煮たったら蓋をし，180℃に温めておいたオーブンで約3時間煮る．

　③鍋をオーブンから取り出し，ブーケガルニを取り除く．ベーコンは拍子木切りにして皿に取っておく．残りの具と汁を手動野菜ミルでピューレにする．きめ細かさは中程度．鍋に移して火にかけ，煮たてる．水を足して好みの濃度に調整する．味見をして塩・コショウを控えめに入れ，味を整える．細かく刻んだ冷たいバター50g弱を加える．

　④スープ鉢にポタージュを注ぎ，ベーコンとセルフィーユの葉をのせる．最後に残ったバターを加える．

　【インゲンマメのクリームスープ】
　材料（4人分）　インゲンマメ350g，ニンジン1本，タマネギ1個，ニンニク3かけ，クローブ1本，ブーケガルニ1束，ベーコン200g，チキンブイヨン300cc，生クリーム200cc，バター大さじ3，粗塩少々．

　つくり方　①よく洗ったインゲンマメを鍋に入れ，たっぷりの水で煮たたせる．煮たったら水を切り，再び鍋に戻す．皮をむいたニンジン，クローブを刺したタマネギ，半割して芽を取り除いたニンニク，ブーケガルニ，ベーコン，粗塩を加え，冷たい水をたっぷり注いで煮たたせる．煮たったら軽く沸騰する程度に火を弱め，約2時間半コトコト煮る．豆が煮えたら，ざるにあけて水気を切り，香味野菜を取り出す．ベーコンは細く刻んでスープ鉢に入れておく．

　②ミキサーにインゲンマメと熱いチキンブイヨン，生クリームを入れて撹拌し，シノワ（漉し器）で漉す．漉したスープを鍋に入れて温め，よく冷えた刻みバターを加えて泡立て器かハンドミキサーで撹拌する．

　③ベーコンを入れたスープ鉢にクリームスープを注ぐ（ビクターエンタテイメント編「1997，ジョエル・ロブションのシンプルフレンチ」より）．

（畑井朝子）

ラッカセイ

和名：ラッカセイ
学名：*Arachis hypogaea* L.
英名：peanut, ground nut
地方名・別名：ナンキンマメ（南京豆），ピーナッツ，地豆
分類：マメ科ラッカセイ属
原産地：アンデス山脈の東麓地域
わが国への伝来時期：江戸時代とされるが，実際の栽培は明治4(1871)年
主な産地：関東東海，南九州で栽培（収穫量は千葉75%，茨城15%）
出回り時期：茹で豆用の生莢は収穫直後の8月下旬から，煎り豆用などの乾燥豆は9月中旬から

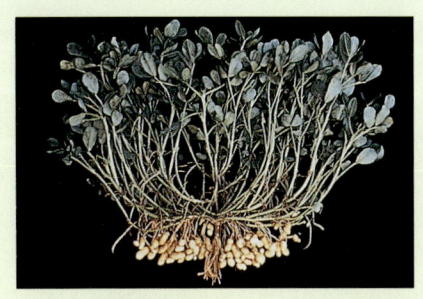

ラッカセイの茎葉と子実
[写真：千葉県農総研セ落花生試験地]

食材としての特徴

原産・来歴と利用の歴史
●原産地と世界での栽培利用

ラッカセイの原産地は南アメリカのアンデス山脈の東麓地域と考えられている。15世紀の新大陸発見後ヨーロッパに紹介され，その後アフリカ，アジアなどへ広まった。

アメリカへはアフリカから，黒人奴隷とともにもたらされた。導入当初は貧者の食物とされ，南部地域でわずかに栽培される程度だった。しかし南北戦争以後，高タンパク高カロリーの食品としての価値が高く評価されて需要が急増し，ラッカセイ産業はめざましく発展した。さらに，第一次世界大戦以降ラッカセイ加工業は設備，機械，組織のうえで急激に発展した。

アメリカでラッカセイが最も利用されているのはピーナッツバターである。19世紀の末頃から，ラッカセイを粉砕してペースト状にしたものが幼児や病人の栄養食として利用されるようになった。最近ではアメリカ国内の全生産量の40%程度がピーナッツバターとして消費されている。そのほかの利用法ではキャンディなどの菓子用へ約25%，塩味の煎り豆や煎り莢にされるものが10%程度である。なお，搾油用としては15%程度が利用されている。

アメリカ以外の国では，主に搾油原料として利用されるほか，調理材料や菓子などにも利用されている。

●日本への伝来と栽培利用

日本への導入は江戸時代とされるが，実際の栽培は明治4(1871)年に神奈川で始まり，その後各地に広まった。出回り始めた時期は，東京では明治10年頃，関西ではやや遅れて明治30年頃といわれている。

第二次世界大戦前の主たる加工品は煎り莢，煎り豆であった。煎り莢の消費は戦後一時減少していたが，莢の外側から間接的に焙煎された豆の素朴な味が好まれ，昭和30年代の後半から需要が増えた。40年には千葉県に煎り莢の加工工場が設立されるなどし，生産量は増加した。最近では国内産の半分以上が煎り莢用に加工されている（表1）。

現在煎り機の熱源としては主にガスが利用されているが，戦前は炭火→コークス→無煙炭の順に用いられてきた。

わが国における最近の年間需要量は11万～12万tで推移している。国内生産量は約1.5万t（むき実換算）で，消費量全体の10～15%程度である。国内で

表1) ラッカセイの用途別消費内訳（%）

	煎り莢	煎り豆	バターピーナッツ	揚げピーナッツ	豆菓子	製菓原料	計
国産	53	13	32	—	—	2	100
輸入	—	14	45	7	13	20	100
大粒種	—	55	45	—	—	—	100
小粒種	—	—	40	10	20	30	100
計	21.4	13.5	39.8	3.9	7.9	12.7	100

注：農水省畑作振興課推計

加工される生豆の輸入量は大粒種で1.5万～2万t，小粒種で2.5万～3万t程度（むき実換算）である。また，加工調製品については昭和48年に完全自由化され，その後は煎り莢やバターピーナッツを中心に輸入量は増加しており，最近では煎ったもので2万t，揚げたもので3.0万～3.5万t程度が輸入されている。

包装方法については最近，真空包装や窒素ガス封入など改良され，脱酸素剤も使用されるようになり，酸化による品質の劣化防止が図られている。

特徴と栄養・機能性

●食材としての特徴と活かし方

ラッカセイの利用形態は，莢のまま，豆のまま，豆を砕いたもの，粉末，ペースト，搾油などさまざまである。以前は農家で莢をむいて豆にして出荷することが多かった。手で莢を割って豆を取り出すことを「手むき」といい，手間のかかる作業で，女性の夜なべ仕事の一つだった。現在では莢のまま出荷され，加工業者が機械を使ってむき実にしている。

煎り豆にする場合は，豆がそのまま商品となるため，割れたものや小粒のもの，品質の悪いものなどが選別される。ふるい落とされたものは副素材や添加素材として製菓原料や刻み・粉末などに回されるほか，搾油用として利用される。

ラッカセイは，焙煎によって生じる独特な風味が好まれている。そのため主な加工品には焙煎されて利用されるものが多い（写真1）。一方，焙煎以外の利用では油で揚げるほか，茹でたり煮たりされる。また，含油量が多いため，搾油原料としても利用されている。ラッカセイ油は，生豆のまま搾油される場合が多いが，一部に焙煎した豆を使う場合もある。加工方法別の分類は表2のとおりである。

●栄養成分の特徴

カロリーは562kcal/100g，豆に含まれる主な成分は，脂質が約47.5％，タンパク質が約25％を占めており，そのほか炭水化物が約19％，灰分2.3％である。無機物としてカルシウムや鉄分が，ビタミン類としてB群（B_1，B_2，ナイアシン），E（トコフェロール）が多い。コレステロールは含まれず，脂質に含まれる主な脂肪酸はオレイン酸（脂肪酸組成比48％）やリノール酸（31％）などの不飽和脂肪酸である。

ラッカセイの風味（香気成分）は焙煎処理によって生じるもので，これまでに300種を超える多くの化合物が見出されている。主な香気成分は，ピラジン類のほかチアゾール類，オキサゾール類，フラン・ラクトン類，カルボン酸類，カルボニル化合物などである。

●機能性成分

【オレイン酸】

ラッカセイの脂質の脂肪酸組成は，飽和脂肪酸が約20％，不飽和脂肪酸が約80％と大部分が不飽和脂肪酸である。脂肪酸のなかでもっとも多いオレイン酸は，悪玉のコレステロールといわれるLDLを減少させ，動脈硬化の予防効果がある。また，オレイン酸含有率の高いものは酸化による品質の低下が少なく，商品の品質保持の効果が高い。なお脂質は多いが，動脈硬化の原因とされるコレステロールは含まれていない。

【必須アミノ酸】

ラッカセイに含まれるタンパク質はロイシン，リジン，バリン，トリプトファンなどで，ほとんどの必須アミノ酸が含まれており，ダイズが畑の肉と呼ばれるのと同様，穀類では不足しがちなタンパク質を補うことができる。

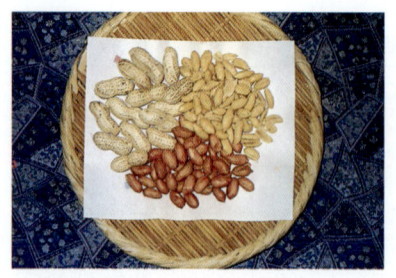

写真1）代表的なラッカセイ加工品
上左：煎り莢，上右：バターピーナッツ，下：煎り豆

表2）加工方法によるラッカセイ加工品の分類

加工方法	加工品
焙煎加工（油揚げを含む）	煎り莢，煎り豆，豆菓子，ピーナッツ味噌，粉末，ペースト，ピーナッツバター，せんべい，ピーナッツチョコ，マコロン，サブレ，クッキーなど
蒸煮加工（茹でる，煮る）	茹で豆（莢），レトルト，甘納豆，煮豆，蜂蜜煮（莢ごと），ラッカセイ豆腐，ようかん
その他	ラッカセイ油，脱脂ラッカセイ

ラッカセイ

【ビタミンB群・E】

ラッカセイに多く含まれるビタミンはB群とEである。ビタミンB_2は皮膚に潤いを与え、ビタミンEは人間の細胞膜や体脂肪の酸化・分解を抑える作用（抗酸化作用）があり、老化現象の防止やガン予防の効果がある。

【ポリフェノール類】

最近は各種のポリフェノール類の機能性が評価され、心臓病（動脈硬化）やガンの予防効果が高いとされる。ラッカセイにもレスベラトロールというポリフェノールが含まれており、赤ワイン同様に心臓病の予防効果が期待される。

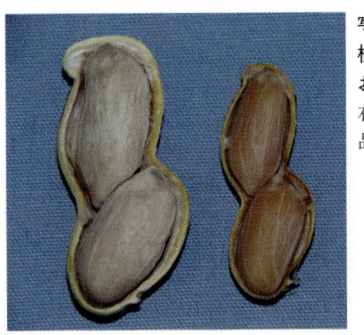

写真3）
極大粒の新品種
おおまさり（左）
右は従来の大粒品種，郷の香

種類・品種とその特徴

● おもな種類・品種

ラッカセイには多くの品種があるが、粒の大きさから大粒種と小粒種に大別される（写真2）。一般に大粒種は風味がよいことから食用に、小粒種は油分が多いため搾油用に用いられるが、これらの用途に限定されるものではない。アメリカで栽培されているランナータイプは主にピーナッツバター用に利用されている。一般に、大粒種は小粒種に比べてオレイン酸が多く、リノール酸が少ない。

現在国内で栽培されているラッカセイはほとんど大粒種で、煎り莢、煎り豆、バターピーナッツに加工される。生豆で輸入される大粒種も煎り豆やバターピーナッツに加工され、小粒種はバターピーナッツのほか菓子用や製菓原料に用いられる。

国内で栽培されている主な品種は、千葉半立（関東地方），ナカテユタカ（関東・東海・九州地方），タチマサリ（九州）のほか，サヤカ（茨城），改良半立（神奈川）などがあり，最近では茹でラッカセイに適した「郷の香」が千葉，神奈川，鹿児島で栽培されるようになった。また，アメリカの極大莢種を片親として育成された，従来の大粒種よりも極めて大きい「おおまさり」も今後の栽培が期待される（写真3）。

栽培法と品質

【干ばつによる空莢の発生】

乾燥に強い植物とされるが、夏の極端な干ばつは豆の肥大を不良にし、空莢の発生が増加する。マルチ栽培でフィルムを除去しなかった場合にはこの現象が一層助長される。

【収穫方法，時期と品質】

豆の品質は、収穫時期が最も大きく影響する。早く収穫しすぎた場合には、豆が小さくて充実が悪く、しわの多いものになってしまう。一方、掘り遅れた場合には豆が扁平になって種皮の光沢はなく、褐色のシミが多くなってしまう。収穫の適期は、開花してからの日数を目安にし、早生種では75日後、中生種では80〜85日後、晩生種で90〜95日後である。

食味の良否については、豆に含まれる甘さ（大部分がショ糖）の多少とも関係が深い。豆に含まれるショ糖の量は、豆の肥大が進むにつれて減少する傾向があり、収穫時期が遅れるほど少なくなる。収穫の適期は、前述したように品種によって異なるが、適期に収穫されたものはショ糖も多く、品質・食味ともに優れたラッカセイとなる。

【収穫後の調製条件と食味】

収穫直後にショ糖は一時的に減少するが、圃場などで乾燥されている間にショ糖の量は増加に転じる。乾燥の効率化のため、収穫後の水分の多い莢を

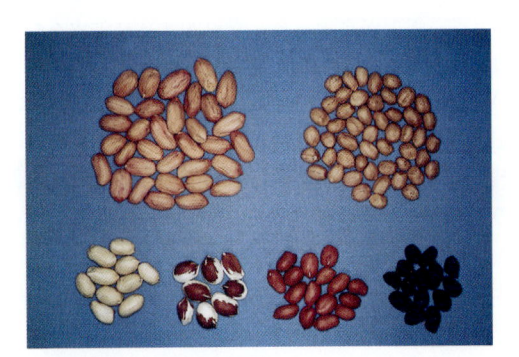

写真2）**品種による粒のちがい**
上左：大粒種（千葉半立），上右：小粒種（ジャワ13号）
下左から：種皮が白い（PI315608），種皮がまだら（Posadas6A），種皮が赤い（バレンシア），種皮が紫（Tarapoto）

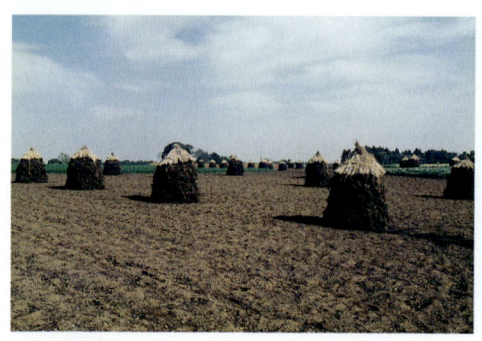

写真4）野積み乾燥
収穫後，地干しをしたのち莢を内側にして円筒状に積み上げ，上部を稲わらなどで覆い，乾いた北風にあててゆっくりと乾燥させる

熱風乾燥などをすると，乾燥後の豆のショ糖は通常に乾燥されたものに比べて少なく，また油の劣化も進み，食味は明らかに低下する。一方，常温または低温で湿度の低い条件下で乾燥させた場合もショ糖が減少して食味が低下するため，収穫後の豆を急激に乾燥させるような条件下では豆の食味が低下すると考えられる。そのため主産地の千葉県では，収穫したラッカセイを畑で莢を上にして地干しし，莢実の水分を50％から20％程度にした後，円筒状に野積み（ボッチ）にしてゆっくりと時間をかけて乾燥させている（写真4）。

【貯蔵条件】

莢での貯蔵のほうが豆で貯蔵する場合よりも品質の変化は少ないが，貯蔵中の温度と湿度は外観品質や食味の良否に大きく影響する。特に湿度の影響が強く，70％を超えるような場合にはカビが生じて品質が悪化する。このため，通常の保管方法では春先くらいまでが限界で，梅雨時期までの貯蔵は困難である。一方，湿度70％以下の条件では常温でも夏まで，低温（13℃）では1年間の貯蔵が可能である。また，－20℃での冷凍貯蔵は品質への影響が少なく，長期間の貯蔵が可能である。ただ，冷凍貯蔵されたものは加工の際に渋皮がむけやすくなる。

加工品とその特徴
●おもな加工品
【煎り莢，煎り豆】

莢のまま煎ったものは煎り莢と呼ばれ，莢がきれいなものを用いる。水洗いした後に乾燥させ，下莢などを取り除いてから煎る。煎り機には回転式のものと平型のものがあり，火力は普通ガスが用いられる。ラッカセイ独特の風味があり，吸湿による変質も少なく，消費者に喜ばれている。

豆の場合は，そのまま煎る「素煎り」と，塩水に漬けてから煎る「味付け」がある。「素煎り」はラッカセイ特有の風味があるが，塩味のついたほうが好まれるようで，煎り豆では「味付け」で加工されるものが多い。煎り莢とともに酒のつまみや間食などで利用される。なお煎りたての「素煎り」の豆に塩水を振りかけ，水が蒸発した後の豆の表面に塩の結晶がついた「塩ふき豆」（京都）も古くから販売されている。

【バターピーナッツ】

渋皮をのぞいたラッカセイを油で揚げて味をつけたもの。以前はバターで揚げていたが，現在ではほとんどが硬化油（ヤシ油）が使われている。150～160℃で淡褐色になるまで揚げ，油を切ったあとマーガリン（パーム油），食塩などをまぶして味をつける。2種類の油で仕上げることで，豆の表面に2層の膜ができ，豆の酸化と吸湿を防ぎ，食味の低下を抑える。

酒のつまみのほか，ミックスナッツや柿の種に混ぜられたりする。最近は中国から製品で輸入されるものも多い。

渋皮の除去は，熱湯に短時間浸けた後，水で急速に冷やし，刃で渋皮の一部に切れ目を入れてローラーにかけることで種皮を取り除く方法と，軽く煎ってから渋皮をむく方法の，2つの方法がある。

バターピーナッツは大正時代からつくられていたが，戦前は，その生産量は少なかった。戦後，酒場や食堂などで煎り莢や煎り豆からでるゴミが嫌われたことから需要が高まった。昭和30年代に渋皮をむく機械が開発されて，これまでの手むきに比べて作業が著しく効率化されたため，バターピーナッツの加工が飛躍的に増加し，30年代後半からは消費の中心となった。40年代後半以降需要はやや減少したものの，ラッカセイの用途別の消費量（国産品および輸入品）では現在もトップを占めている。

【ピーナッツバター】

戦前関東地方で生産されていたが，量的にはわずかだった。現在でも国内で生産される量は少なく，輸入されるものが多い。

アメリカでは国民的な食品として非常に多く消費されており，日本でもパン食の普及とともに消費が

ラッカセイ

増えてきた。煎った豆の渋皮を除去した後，チョッパーにかけて砕き，ロールで磨砕してペースト状にする。なお，豆を粉砕する際に，胚の部分は苦みを生じるため除去される。食塩を1〜2%加えるが，さらに植物油や乳化剤，砂糖を加えたものもある。ピーナッツクリームやピーナッツチョコレートの原料にも使われる。

【豆菓子】

ラッカセイの周囲に砂糖をからめたり，粉をまぶしたりしてさまざまな形や色，味をつける。関東では「おのろけ豆」，関西では「雀の卵」（戦前までは「ピーナット」）などともいわれる。

煎った豆の周囲に砂糖をからめることは，昔から農家でも自家用に行なわれていた。最近では，グラニュー糖や粉糖にチーズ，抹茶，カカオ・味噌などさまざまな食品を混ぜ，煎り豆やバターピーナッツのまわりに味付けや色付けする。なお小麦粉や寒梅粉をまぶす場合には生豆が使われる。寒梅粉とは焼いた餅を粉にしたもので，膨張してソフトな食感となり，あられの風味で落花生を包み込む豆菓子となる。

豆菓子には多種多様な商品があり，小袋の組合わせで贈答用に喜ばれている。また，ラッカセイの甘納豆や莢ごと蜂蜜で煮込んだものも売られている。さらに，地域の特産物との組合わせ（奄美大島のガジャ豆—黒糖まぶし）や名産物（南部煎餅など）のなかにも利用されている。

【茹でラッカセイ】

神奈川・静岡・九州などでは古くから掘りたてのラッカセイを塩茹でして食べる習慣があった。掘りたてを莢ごと塩茹でするか蒸すかしたもので，ラッカセイ独特の風味があり豆は柔らかく，煎り豆とは違った食感である。ただ，日持ちがきわめて悪いために，ラッカセイの栽培農家など地域に限られた食べ方であった。しかし，現在では冷凍して貯蔵・流通させることが一般化したため，各地で通年食べられるようになった。

以前は冷凍された茹でラッカセイが輸入されていたが，10年ほど前から国産の茹でラッカセイも販売されるようになり，現在では通年販売と広域での流通が可能となった。

最近，茹でて冷凍するもののほかに，空気の透過性の低い包材に入れ，高温高圧（121℃，12分）処理

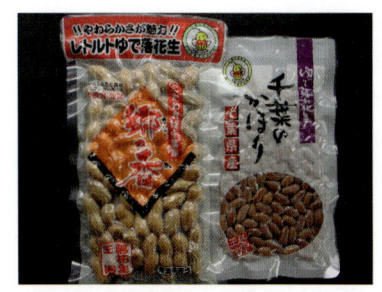

写真5) レトルト茹でラッカセイ
左：莢つき，右：むき実

するレトルト加工の開発によって，常温で流通できる茹でラッカセイが販売されている。これには，掘りたてのラッカセイを塩茹でしたもののほか，生莢に塩をまぶしたものや，乾燥させたラッカセイを水でもどして直接レトルト加工するものがある（写真5）。ともに常温での流通が可能であり，従来の冷凍されたものに比べて取扱いが容易で，流通コストも低減されるため，今後の販路拡大が期待される。

一方，一度乾燥させた莢，または豆を水にもどして茹でたものもあるが，掘りたての味とは異なり，むしろ煮豆のような食感で，販売されているものは，醤油などで味付けがされている。

【製菓原料】

むき実のうち割れたり傷がついたりしたもの，小粒のものなどは刻んだり粉末にしたりして，せんべい，ピーナッツチョコ，マコロン，サブレ，クッキー，ようかん，おこし，あめ玉，ケーキなど各種の菓子の原料として利用される。

【ピーナッツ味噌】

生豆を渋皮がついたまま油で炒め，味噌や砂糖を加えてよくからめる。蜂蜜，水あめ，酒，みりんなどを加えることもある。昔から農家の茶受けなどとして自家製で楽しまれていた。

【ラッカセイ油】

搾油の方法は圧搾法と抽出法があり，これらを組み合わせて行なうこともある。ラッカセイ油はオリーブ油に似て淡黄色で独特の香気がある。美味なため食用として，サラダ油，フライ油，油漬け用に利用されるほか，工業用にも用いられる。なお，国産のラッカセイ油の場合は食用として利用できないような等外品のラッカセイが使われ，主に工業用に利用される。

【脱脂ラッカセイ】

　国内ではあまり利用されないが，生豆のままプレスして脱脂したラッカセイで，80％程度まで脂質が除かれる。常温で長期間の保存が可能である。食味についてはやや劣るとの評価もある。

（鈴木一男）

調理での活かし方

調理素材としての特徴

　ラッカセイの調理への利用は，乾燥豆や煎り豆，あるいはそれらを粗く砕いたものや粉末，ペーストなどさまざまである。脂質がダイズの2倍以上も含まれているため，煎り上がった時は香ばしく，濃厚な風味に特徴がある。薄皮には苦味があるが，これも人によっては好まれる。クルミやゴマと同様に料理や菓子に用いられる。大粒のものよりは中実と呼ばれる小粒のもののほうが甘味が強い。

　和え物に用いる時は，十分すりつぶしてペースト状にするのも良いが，包丁で細かく刻んだり，布巾に包んですりこ木や包丁のみねでたたいて用いても良い。独特の臭いをもつ食材（鯨肉や羊肉など）を揚げる場合，揚げ衣にラッカセイの粉末や刻んだものを加えると，その濃厚な風味で臭みが抑えられる。また，粉末や刻んだものは，仕上げまぎわの味噌汁に加えると一層風味が増す。ラッカセイは湿気があると味や香りが悪くなるので，乾燥状態が保てるよう保存には気をつけたい。

基本調理とポイント

　基本調理としては煎り豆，茹で豆，揚げ豆がある。

【煎り豆】

　乾燥した生豆をフライパンで焦がさないように弱火で混ぜ続ける。塩と合わせて煎ると焦げ色がつかずきれいに仕上がる。電子レンジを用いる場合は，薄い紙の封筒を横にして，豆が重ならないように入れて加熱する。豆に塩味をつけたいときは塩水に浸けてから煎る方法もあるが，豆が吸水してしまうと煎りにくくなるので，濃いめの塩水（5％）に15秒前後浸けてすぐに引き上げ，水気を切って煎る。

【茹で豆】

　生豆を塩水で40〜50分ほど強火で茹でる。塩水の濃度は好みであるが2〜3％。茹で時間が長いので，適宜さし湯をする。茹で水が蒸発してしまって焦がしたり，濃縮されて塩辛くなったりすることは避ける。

【揚げ豆】

　乾燥した生豆を180℃の油で5分間揚げる。揚げ

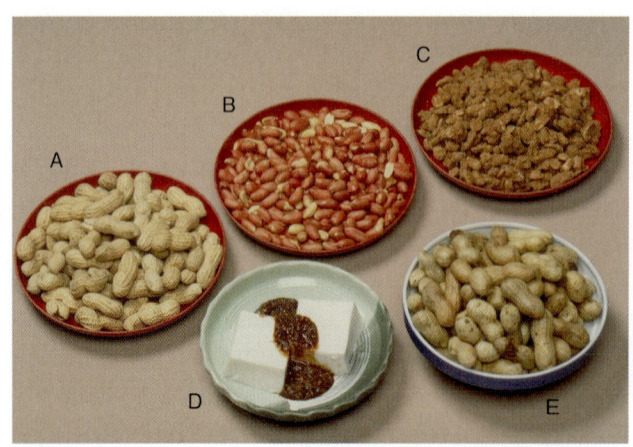

写真6）
落花生の食べ方（鹿児島県）[写真：千葉 寛]
A：乾燥したもの，B：むき落花生の煎ったもの，
C：りんかけ，D：落花生豆腐，E：煮落花生

ラッカセイ

た豆の油をよく切り，食塩をまんべんなく振りかける。フライパンに油と生豆を入れて，焦がさないよう弱火で煎る方法もある。

【一次加工済み食材との違いと使い分け】

調理には乾燥した生豆か煎り豆を用いる場合が多いが，塩味のついたものを用いる場合は味つけに配慮する。また，茹で豆は風味が落ちやすく腐敗しやすいため，必要な分量だけ生豆を購入してつくるか，あるいは茹でて冷凍保存しておいたものを適宜利用する。

おすすめの一品

【砂糖ころがし】

砂糖に水と少量の塩を加えて火にかける。はしを入れたら糸を引くほどに煮つめ，この中に煎って皮をむいたラッカセイを加えて木杓子で手早くかき混ぜながら冷やすと，全体にきれいに砂糖衣がかかる（千葉県印旛郡八街町，『日本の食生活全集 千葉の食事』より）。

【落花生豆腐】

少し手間はかかるが胡麻豆腐よりさらに濃厚な風味が楽しめる。煎り豆を使うと一晩水に浸ける操作が省けるが，風味が落ちる。酢味噌，甘味噌，わさび醤油，生姜醤油など好みのたれでいただく。

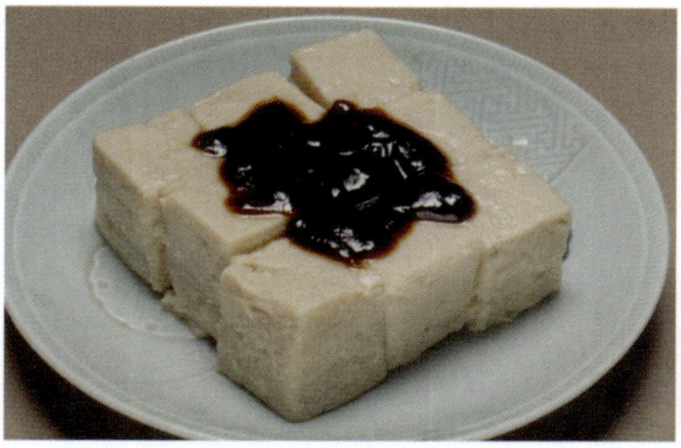

写真7）伝統的な落花生豆腐（千葉県）［写真：千葉 寛］
印旛郡八街町でつくられていた落花生豆腐。味噌だれをかけて食べる

材料 生ラッカセイ200g，水1*l*，水溶き澱粉（葛粉あるいはコーンスターチ80g，水200cc）。

つくり方 一晩水に浸した生ラッカセイをざるにあげて水気を切る。この豆を分量の水と合わせてミキサーで十分にすりつぶし，裏ごしする。さらに布巾でこせば，出来上がりの豆腐のなめらかさが一層増す。この豆乳に水溶き澱粉を加えて火にかけ，中火で絶えずかき混ぜながら煮つめる。木杓子でかき混ぜるとき，鍋底が見えるほどに粘りが出たら火から下ろし，水で濡らした流し箱に流し入れる。あら熱がとれたら冷蔵庫に入れて固める。

（石井智恵美）

ササゲ

和名：ササゲ，ジュウロクササゲ
学名：*Vigna* spp.
英名：common cowpea, asparagus pea
地方名・別名：虹豆，角豆，大角豆
分類：マメ科ササゲ属
原産地：熱帯アフリカ
わが国への伝来時期：正倉院文書などに大角豆の記載があるが不明
主な産地：豆は沖縄，若莢は愛知・岐阜を中心に栽培
出回り時期：豆は乾燥保存し周年出荷（晩秋に出る新豆の柔らかさと風味は格別）。若莢は夏期

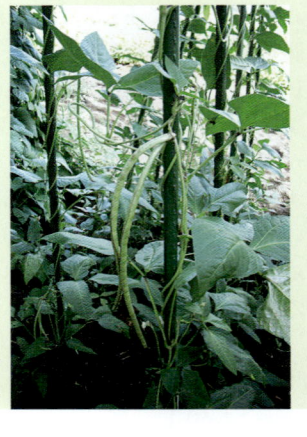

つる性のジュウロクササゲ
[写真：奥山昌隆]

食材としての特徴

原産・来歴と利用の歴史

　原産地は熱帯アフリカとされているが，インド北東部からカスピ海の南部沿岸，または南アフリカという説もある。古代に海路でインドに伝わり，ハタササゲとナガササゲに分化したといわれている。そこから地中海地域を経てヨーロッパへは紀元前3世紀にギリシャに伝わったのが最初といわれている。一方，インドから東南アジア各地に広まったササゲはシルクロードを通って中国にもたらされた。日本へは中国から伝わったとされるが，伝来の詳細はよくわかっていない。しかし，正倉院文書（758年）や東大寺の寛平年間（889～898）の日誌に「大角豆」の記載がある。

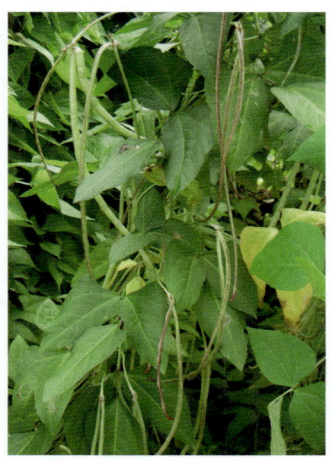

写真1）
矮性で莢先が反るササゲ
[写真：奥山昌隆]

　国内の主な栽培種には，ササゲ（*Vigna sinensis* (L.) Savi. et Hassk.）とジュウロクササゲ（*Vigna sesquipedalis* (L.) Fruw.）の2種類がある。ササゲは矮性の品種で，栽培種のササゲ属の代表であり，豆を利用する（写真1）。ジュウロクササゲは，「豆が16も入る」というところからこの名があるが，つる性で莢が長くなる品種の代表であり，莢を食用とする。そのほか，アフリカキリマンジャロ山麓に多く分布するヤッコササゲ（*Vigna. unquiculate* (L.)Walp）もあるが，日本での栽培は多くない。日本ではこれの豆を食用として利用するが，欧米では茎葉を家畜の飼料として用いる。

特徴と栄養・機能性

●食材としての特徴と活かし方

　ササゲは莢の先が反り返り，上を向いて物を捧げ持つ手の形に似ていることが名前の由来といわれている。豆がアズキよりはやや角ばった形をしていることから大角豆とも呼ばれる。大粒のものと小粒のものがあるが，通常ササゲという場合には小粒のものをさし，大粒のものはダルマとも呼ばれて区別される。赤ササゲは小粒でアズキに似ているが，へその周囲に輪状の目があるのが特徴である。アズキの代用として使われ，乾燥品として流通するほとんどが製あん用である。ササゲは煮ても皮が破れにくく，煮崩れしにくいことが特徴である。

●栄養成分の特徴

　若莢は他の豆のものと比べてカルシウム含有量に乏しいが，ビタミンAとビタミンKがとりわけ豊富である（表1-①）。また，葉酸も豊富に含んでいる。

ササゲ

種類・品種とその特徴

完熟した豆を利用するものには赤ササゲ，黒ササゲ，白ササゲなどがあり（写真2），これらは蔓なし矮性で草丈は30～40cmほどである。若莢を野菜として利用するものにはジュウロクササゲ，三尺ササゲ，五尺ササゲなどがあり，これらは蔓性で，草丈は2～4mほどである。豆の国内での生産は1960（昭和35）年の16,000tをピークに減少し，1975年には4,000tを下回り，1994（平成6）年以降は50t前後で推移している（農林水産省大臣官房統計部調査資料より）。昭和40年代までは全国的に生産されたが以後は生産地も減少している。地方品種では福島県の「花嫁ささげ」が有名である。赤と白があり，慶事に縁起物として炊きあわされる。

一方，近年は若莢の野菜としての利用が増えている。地方品種では愛知県の「黒種十六大角豆（くろだねじゅうろくささげ）」が有名である。

栽培法と品質

農水省の統計では，豆を利用する品種の7割程が沖縄県で，そのほかには福島県，秋田県，福岡県で栽培される。高温・乾燥を好み，日照りには強い作物であるが低温・過湿には弱く，霜にあうと枯れるなど，栽培適地が限られる。また，連作障害が出やすい作物であり，2年以上の輪作が必要となる。病害虫としては菌核病，うどんこ病，赤色斑点病，アブラムシなどがあげられる。

関東以南の温暖な地域では遅霜の心配のなくなった初夏に種をまき，秋に熟豆をとるのが普通である。5月中旬～6月上旬の播種では，8月中旬から収穫する。品種によってはふぞろいで，一斉収穫できないものもある。収穫後は乾燥，脱粒後選別し，出荷される。豆は乾燥状態で長く保存できるため周年出荷される。晩秋の新豆はやわらかくて風味も良い。

若莢の場合，愛知県や岐阜県を中心に栽培されているが，最も多い普通栽培は4月下旬から5月にかけて種をまき，7月中旬から9月の上旬まで盛夏の夏野菜として収穫される。蔓性なので支柱をしっかり立て，ネットを張って誘引する。

表1）ササゲと他の豆との栄養価比較

①若莢を利用するもの（可食部・生100g当たり）

名称	ビタミンA（カロテンとしてμg）	ビタミンK（μg）	カリウム（mg）	葉酸（μg）
ジュウロクササゲ	1,200	160	250	150
フジマメ	240	29	300	120
シカクマメ	440	63	270	29
サヤエンドウ	560	47	200	73
サヤインゲン	590	60	260	50
スナックエンドウ	400	33	160	53
（例）キャベツ	58	78	200	78

②豆を利用するもの（可食部・ゆで100g当たり）

名称	マグネシウム（mg）	鉄（mg）	亜鉛（mg）	食物繊維（g）
ササゲ	55	2.6	1.5	10.7
ダイズ	110	2	2	7
アズキ	43	1.7	0.9	11.8
インゲンマメ	47	2	1.1	13.3
エンドウ	40	2.2	1.4	7.7
（例）キャベツ	9	0.2	0.1	2

注：五訂日本食品標準成分表より

豆はアズキと同様，炭水化物とタンパク質が主な成分であるが，ミネラル（マグネシウム，鉄，亜鉛）や食物繊維が豊富である。特にササゲは鉄を2.6mg（ゆで・100g当たり）含み，これはキャベツの0.2mg，ホウレンソウの0.9mg（ゆで・100g当たり）と比べても，その多さがわかる（表1-②）。

また，他の野菜と比べてビタミンB_1，B_2やコリンも多く含まれる。

●機能性成分

ササゲの豆にはビタミンB_1とB_2が豊富に含まれている。これらは人の体内で糖質，脂質，タンパク質の代謝を行なうために必要不可欠な補酵素を形成する。漢方では，内臓の働きを円滑にして活力を高めるものとして，また脚気（ビタミンB_1欠乏症）の特効薬としても用いられる。

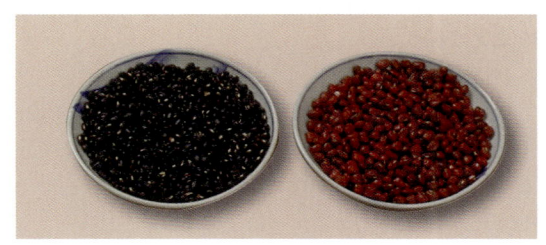

写真2）黒ササゲ（左），赤ササゲ［写真：岩下 守］

加工品とその特徴
●おもな加工品
【あん】
　アズキの代用品として加工されるが，皮が硬いので煮熟時間はアズキより長い。
●海外の加工・利用に学ぶ
　原産国の熱帯アフリカではササゲはタンパク質供給源として重要であり，様々に利用されている。豆を膨潤したのち皮を取り除き，潰してペースト状にしたものを蒸したり揚げたりする。乾燥した豆の皮を取り除いて粉に挽き，水を加えてこねる方法もある。組み合わせる材料や調味の仕方の違いにより，スープやスナック，ベビーフードなどに広く利用される。また，ササゲの莢の長さは品種にもよるが通常5～45cmほどであり，長いものは100cmになるものもある。若葉や若芽，未熟な軟らかい莢は生で，あるいは加熱して野菜として利用される。

　　　　　　　　　　　　　　　　（石井智恵美）

調理での活かし方

調理素材としての特徴
　未熟なものは莢ごと野菜として煮物，和え物にするが，サヤインゲンよりやや味が劣る。成熟した豆はアズキの代用として用いる。アズキはよく煮ると種皮が裂ける（腹切れ）という欠点があるが，ササゲは加熱しても腹切れしにくく煮くずれないので，赤飯に好んで用いられる。アズキと違って，へその周囲に輪状に目がある。3時間ほど吸水させた後，調理する。アズキと比べて組織が硬いので，加熱時間はアズキよりも長めにする。

【食材の見分け方と保存法】
　ササゲには赤，白，黒などの種類があり，アズキよりはやや角ばった形をしている。日本で乾燥豆として一般的に市場に流通するのは赤ササゲである。
　よく乾燥して色つやがよく，粒の大きさが揃っていて，ふっくらとしたものを選ぶとよい。水に入れたとき浮き上がるような粒はよくない。出荷されて少なくとも1年以内のものを購入する。保存する場合は，ポリ袋に入れて密封し，できれば缶に入れて冷暗所か冷蔵庫に。
　若莢の場合は緑色が鮮やかで張りがあるものを選ぶ。保存は冷蔵庫に入れて2～3日間。長期保存する場合は，硬めに茹でたものをポリ袋に入れて密封し，冷凍庫に入れる。

基本調理とポイント
　基本調理には赤飯，あん，甘納豆があるが，どの場合も下茹でして「渋切り」する必要がある。まず，吸水させた豆を水から茹で，煮立ったら茹で汁を捨てる。ササゲのサポニンを除去するためである。次に5～6倍の水を加え，軟らかくなるまで皮が裂けないように弱火で静かに煮る。ときどきササゲの粒を指でつぶして硬さをみる。赤飯用には硬めに，あん用には軟らかめに煮る。
　市販のあんは，一般に保存性を高めるために砂糖の添加量が多い。砂糖の量を控えたものは開封後の保存性が悪いためすぐに使い切る。

【赤飯】
　渋切りした豆を固めに茹で上げ，豆と茹で汁とに分ける。洗ったもち米の水を切り，冷ました茹で汁につけて吸水させるとともに色をつける。もち米と浸け汁とを分け，もち米を蒸し器で蒸す。浸け汁は，もち米を蒸す間にきり水として3回ほどに分けてもち米にまんべんなく振りかける。もち米に粘りが出るほどに軟らかくなったら火をとめる。

【つぶしあん】
　水洗いしてたっぷりの水につけたものを，そのまま火にかける。特に渋みを抜くために，沸騰したらざるに上げ，流水にさらす。豆がかくれるくらいの水の量で，豆が踊らないように弱火で軟らかくなるまで煮る。水が蒸発して豆が顔を出さないよう，ときどき水を加える。煮上がった豆はざるにあげて水を切っておく。白ザラメと水で蜜をつくり，水を切った豆を入れてひと煮立ちさせる。火を消してそのまま一晩置き，砂糖を浸透させる。翌日，豆と蜜を分け，蜜を煮詰めて豆を戻し，さらに煮る。水飴を加えて練り上げる。

【甘納豆】
　蜜の中に一晩おき砂糖を浸透させるところまでは，あんと同じ。翌日，豆と蜜を分け，豆の表面の余分な蜜を熱湯をさっとかけて取り除く。豆はざるにのせて乾燥させ，グラニュー糖をまぶす。

ササゲ

おすすめの一品

【ささげもち】

渋切りした豆に水を加えて火にかける。豆が腹切れしないように弱火でことこと煮る。軟らかくなったら塩を加えて味を整える。つきたての餅を食べよい大きさにちぎり，豆をまぶす。7月土用につくる夏の餅（写真3）。「ササゲのとびつき」ともいう（日本の食生活全集『聞き書　石川の食事』農文協より）。

【ササゲと豚肉の炒め物】

豆としてばかりではなく，若莢はサヤインゲンと同じように用いられる。炒め物にしてしゃきしゃきした食感を楽しみたい（写真4）。豚肉の代わりにさつま揚げやちくわを用いてもよい。

材料（2人分）　ササゲ（若莢）150g，豚肉50g，ごま油大さじ1/2，だし汁50cc，砂糖大さじ1，醤油大さじ1，酒小さじ1，みりん小さじ1，白ごま適量。

つくり方　ササゲは筋を取り斜め切りにする。豚肉は細切りにする。ごま油で豚肉を炒め，肉に火が通ったらササゲを入れてさらに炒める。油が全体にまわったら，だし汁と調味料を加えて，水分がちょうどなくなるまで煮る。器に盛り，仕上げに白ごまを散らす。

（石井智恵美）

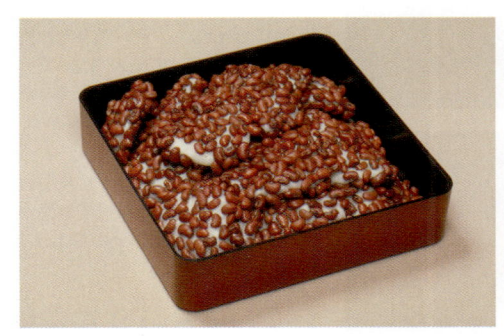

写真3）
夏土用のささげもち（石川県）［写真：千葉 寛］

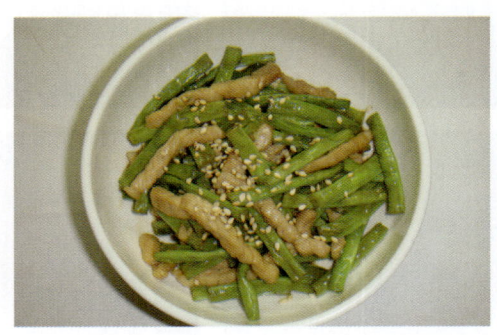

写真4）
ササゲと豚肉の炒め物

ナタマメ

和名：ナタマメ
学名：*Canavalia* spp.
英名：sword bean
地方名・別名：タテハキ（帯刀）
分類：マメ科ナタマメ属
原産地：熱帯アジア，西インド諸島〜中米
わが国への伝来時期：江戸時代
主な産地：中国，四国，九州地方
出回り時期：夏（若莢），秋（完熟種子）

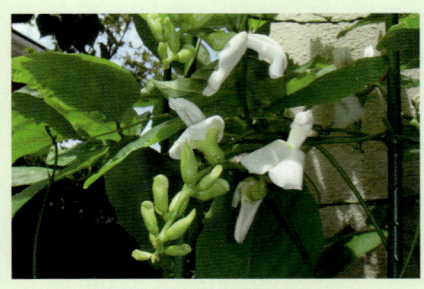

ナタマメの花［写真：石井智恵美］

食材としての特徴

原産・来歴と利用の歴史

●原産地と世界での栽培

ナタマメは食用や薬用目的で栽培されているマメ科植物で，仲間は多い（写真1〜4）。一般に栽培されているのは次の2系統が主流である。

ナタマメ（*Canavalia gladiata* DC.）：熱帯アジア原産。別名：タテハキ，生薬名・漢名：刀豆・鉈豆・大刀豆・刀鞘豆・白刀豆，英名：sword bean。シロナタマメ（var. *alba* Makino）を含む。

タチナタマメ（*Canavalia ensiformis* DC.）：西インド諸島〜中米原産。漢名：洋刀豆，英名：jack bean, horse bean。

このほか，インド洋から太平洋全域の海岸に広く自生するハマナタマメ（*C. maritima* Thou., 英名：wild jack bean），南米熱帯原産で南米の古い栽培植物であった *C. plagiosperma* Piper，アフリカの栽培種 *C. regale* Dunn. なども食用に栽培されている。

さらにアンゴラでは家畜の飼料用に *C. rosea* DC.，南米では薬用に *C. bonariensis* Lindley なども栽培されている。

タチナタマメは中・南アフリカ，南米，中米，インドから東南アジアでは多く，中国，韓国，日本では少量ではあるが，栽培されている。ナタマメはアフリカやインドから東南アジア，中国，日本にかけ

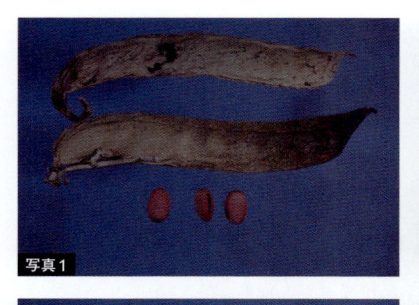

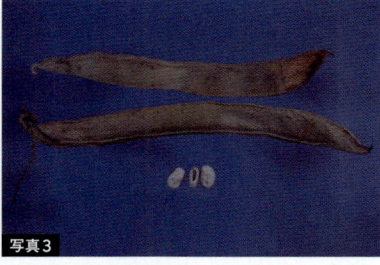

写真1）ナタマメ
他の植物にからみついて伸びる草本。ヘソの長さは種子の4分の3。薬用として利用され，九州地方での栽培が多い

写真2）シロナタマメ
種子に毒性はない。若い莢を福神漬や味噌漬にする。肉質が締まっていて歯切れがよい。若い莢を軽くゆがいてサラダなどへの利用も望まれる

写真3）タチナタマメ
直立する草本。ヘソの長さが種子の約2分の1になる。莢は小形で毒性が強く，完熟種子には毒成分が含まれる

写真4）ハマナタマメ
種子は小さく丸みを帯びている。ナタマメ，タチナタマメなどと区別はつきやすい

ナタマメ

て広く栽培されている。特にアフリカのアンゴラではよく利用されている。

● **種子の毒性について**

ナタマメ属植物の完熟種子には強い毒成分を含む種類がある。タカナタマメ（*C. microcarpa* Piper, 野生種）は食べると激しい嘔吐，下痢，腹痛を起こし，台湾で牛や馬がこの種子を食べて死んだという例もある。また，熱帯地方の砂浜に生育するカナバリア・ロゼア（*C. rosa* DC., *C. turgida* Grah.）なども有毒植物なので混用しないように注意したい。さらに *C. bonariensis* Lindleyのように少量では薬用に利用されるが，多量に使用すると中毒症状を起こすものもある。

栽培する場合は，近くにこうした野生種があると，交配して強い毒性を帯びる危険性がある。花期は違っても，開花時期がずれた花が自然交配する可能性も否定できないので，自生がないことを確認してから栽培し，交雑や混入を防ぐ必要がある。また，近隣に自生種があれば，それらの駆除から始めなければならない。

● **世界での多様な利用**

食用目的にはタチナタマメ，ナタマメ，ハマナタマメ，*C. regale* Dunn. が用いられる。また，これらの種および *C. rosea* DC.の生の茎葉やその乾燥物は，家畜の飼料や緑肥として栽培されている。薬用目的では，中国，インド，ジャワなどアジアではナタマメ，タチナタマメ，ハマナタマメ，アフリカではタチナタマメ，中南米ではハマナタマメ，*C. bonariensis* Lindleyなどが利用されている。

農産品としての利用をみると，熱帯や亜熱帯では豆利用が主で，煮たあと水に2～3回さらしてから食用にしたり，炒ってコーヒーの代用にしている。また，少数ではあるが，若莢を薄く切って食べるなど，野菜としての利用も行なわれている。

医薬品としても世界中で利用されている。たとえば，アフリカなどではタチナタマメを女性疾患の治療薬として利用したり，中国ではナタマメやタチナタマメを腎虚，腰痛，百日咳，副鼻腔炎，しゃっくり，嘔吐などに用いたりしている。ブラジルではハマナタマメの葉を潰瘍に，種子は下剤に，南米では *C. bonariensis* Lindleyの種子を下剤にしている。

● **日本での利用**

日本での記録は『多識篇』（1612年，林道春）が最初で，そのころから知られ，栽培も始まったものと思われる。同書では，ナタマメ（赤花種）は莢を利用し，ナタマメの変種であるシロナタマメ（白花種）は種子を利用するとしている。これは，シロナタマメの完熟種子には毒性はないが，ナタマメの完熟種子には毒成分が含まれていることによる。また，南洋ナタマメと呼ばれて栽培されていた莢が小形で毒性の強いタチナタマメは，一時影を潜めていたが，近年，少量であるが栽培され始めている。

おもしろいことに，九州地方ではナタマメを，四国・中国地方ではシロナタマメを多く栽培する習慣がある。これらは気象条件や食品加工への利用の違いによると思われる。また，一般に薬用としては紅～ピンク色をしたナタマメが，食用としてはシロナタマメが使われる傾向もあるが，それらも絶対的なものではない。

特徴と栄養・機能性

● **食材としての特徴と活かし方**

ナタマメとタチナタマメはいずれも長楕円形で形態的にきわめて類似しているが，簡単な見分け方は，ナタマメが他のものにからみついて伸びる草本であり，ヘソの長さが種子の4分の3もあるのに対し，タチナタマメは直立する草本でヘソの長さが種子の2分の1である点である。これらに比べて，ハマナタマメや *C. bonariensis* Lindleyなどは種子が小さく，丸みを帯びているので簡単に区別できる。

【若莢，成熟種子】

タチナタマメの完熟種子には毒性があっても若い莢には毒性はなく，シロナタマメの種子には毒性がないので，若い莢を熱湯にくぐらせ，薄く切ってサラダの材料にするなど，野菜として利用することができる。また，若い莢を湯通ししてから薄く輪切りにすると，福神漬やかす漬，ぬか味噌漬，味噌漬，塩漬など各種の漬物への応用が可能である（写真5）。漬物類は肉質が締まっていて歯切れがよいので好まれる。福神漬のなかに，よく細長く小さな剣に似た形のものが入っているが，これはシロナタマメの若い莢を小口切りにしたものである。

成熟種子は莢のまま塩水で十分に煮沸して，ソラマメのように食べることができる。

【完熟種子】

完熟種子には毒成分を含むものがあるので注意が

必要である。シロナタマメの種子には毒性がなく，ナタマメの赤い色の種子がそれに次ぐ。ナタマメの褐色の種子には毒成分があるが，ハマナタマメには毒成分がないといわれている。しかし日本に自生するハマナタマメの種子は有毒であるという説もあるので，使用には注意したい。タチナタマメの完熟種子には強い毒性があり，利用にはさらに注意が必要である。

しかしこれら毒成分は，青酸配糖体や，有毒性アミノ酸のカナバニンやコンカナバリンAなどに由来するものであり，調理する前に2日ほど水に浸して，ゆでこぼしを2～3回して水にさらした後，炒ったり発酵したりすれば毒性がなくなる。こうした処理をして，砂糖煮，炒り豆，煮豆やきんとんの原料としたり，カレーに用いたり，肉などと煮て食用にされている。

しかし商品化する場合には，毒性の心配が完全にないものにする必要がある。やはり若い莢を利用するか，どうしても完熟した種子を採集・利用しなければならないのであれば，最初からシロナタマメを植えるなどの配慮が必要である。

● 栄養成分の特徴と調理・加工品の価値

ナタマメ類の乾燥種子は約27％のタンパク質と42～57％の炭水化物を含んでおり，脂肪も約0.6％とわずかではあるが含まれている。脂肪の多くはカナバリンで，コンカナバリンAおよびBやカナバニンも含まれている。カナバニンを分解する酵素カナバーゼとともに，ウレアーゼ，アミラーゼ，ペクターゼ，リパーゼ，カタラーゼ，パーオキシダーゼなどの酵素も存在する。

● 機能性成分

ナタマメの機能性成分としてあげられるものには，第一にアミノ酸の一種のカナバニンがある。排膿作用，抗炎症作用があり，化膿性疾患の改善がはかられる。第二はコンカナバリンAで，抗腫瘍作用がある。この成分は，癌を抑える力が強いが，すでにある癌を改善する力はそれほどではない。したがって癌にならないための保険薬的なものと考えるのが正しいと思われる。第三はウレアーゼで，腎臓機能を活性化させ排尿を活発にするため，水毒より起こる各種の疾患に有効である。

第四はミネラルで，カルシウムやカリウム，鉄，マグネシウム，リン，亜鉛などを多く含んでいる。これらは新陳代謝を円滑に行なえるように働く。たとえば，カルシウムは体中の代謝のキー物質であり，鉄は血液中で酸素の運搬，筋肉中で酸素の貯蔵などを行ない，マグネシウムやリンは骨の形成に，カリウムは細胞の浸透圧や腎臓での老廃物の除去に，亜鉛はタンパク質の合成や代謝に影響を与える。

種類・品種とその特徴

ナタマメ類で，現在日本で栽培されているのは，ナタマメ，シロナタマメである。タチナタマメはほとんど栽培されていない。東南アジアを含む外国から輸入されたものには，タチナタマメが主流となっているものもあるので注意が必要である。

莢を見た状態では区別がつきにくいが，種子が莢についている，いわゆるヘソの部分の種子の長さに占める割合で違いを確認できる。ナタマメやシロナタマメはヘソの部分が長く，種子の長さの3/4にもなる。種子をみたとき，ほとんどヘソだけではないかと思うほどに長く見える。それに対してタチナタマメはヘソの部分が種子の長さの1/2程度であり，この点で確実に区別がつく。色はシロナタマメのみ白く，ナタマメ，タチナタマメ，ハマナタマメは褐色系統である。

ハマナタマメは日本では栽培されていないが，海岸などで自生しているところはたくさんある。

栽培法と品質

ナタマメの栽培はシロナタマメを中心に考えるとよいが，生育地の環境によっては品種を選ぶ。生育適温は25～30℃と高温性の種類なので，関東以西の暖地で，日当たりのよい温暖な場所を選んで栽培しなければならない。

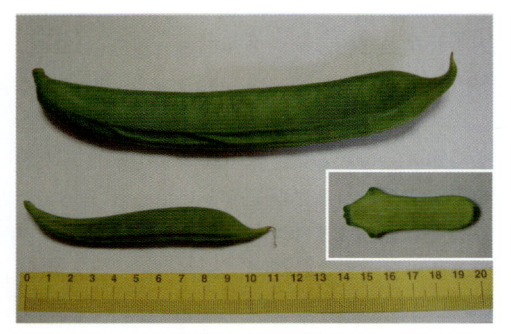

写真5) ナタマメの若莢と若莢の断面 [写真：石井智恵美]

ナタマメ

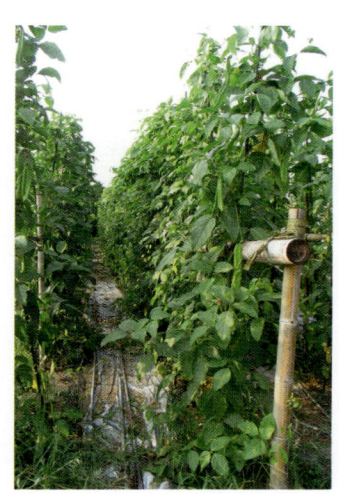

写真6) ナタマメの栽培

播種用の種子は前年度収穫したものを使うが，発芽力は3年程度ある。播種は4月中下旬～5月中旬頃。種皮が硬く吸水が遅いので，一昼夜水に浸してから播種するが，多量の水の中に浸けると発芽力を奪うので，一列に並べ種子の厚さの半分の深さの水に浸ける。普通は直播きするが，ナメクジなどの食害が予想されるときには苗を仕立て植える。

シロナタマメは3～5日，他の品種では7～15日ほどで発芽する。5月下旬に2mぐらいの支柱を立て，つるを誘引して育て，適当に生長した若い莢を摘む（写真6)。7月ごろから収穫できるが，ビニールのトンネルなどで保温すればもう少し早くから収穫できる。1株当たりの収量は10莢内外である。莢をふやせば短い莢しかできないので，この程度が目安になる。

加工品とその特徴
●主な加工品

ナタマメの花や若い莢を利用する場合は，どの種類も利用できる。しかし，完熟種子を用いるナタマメもやし，ナタマメ味噌，糸引き納豆，ナタマメコーヒーなどにはシロナタマメを用いるようにする。範囲を広げたとしてもナタマメまでで，他のものは毒性の出る可能性を考えて，使用しない。

毒性のあるナタマメも，前記の処理をすれば毒性がなくなるので，タンパク源や炭水化物源として使用できる。しかし，毒性と同時に薬効や風味などもなくなるため，煮豆や豆きんとんなどの増量剤にしか使えないので利用価値は小さい。

これまで，福神漬など漬物類の増量剤としての使用が主であったが，独特の歯触りや風味を生かした加工食品の出現が望まれる。

【花の酢漬】

花を酢漬として保存し，さらに青や紅色に染色して料理のつまとする。このとき着色料に植物染料を用いれば，食べられる花として，安全で美しい飾りをつくることができる。

【若莢の塩漬】

原料とするナタマメは15～20cm程度に生長した，まだやや若い莢を採集する。莢の10分の1量の塩と5分の1量の水を加えて2週間程度漬け，その10分の1量の塩で漬け替えをして塩漬をつくる。これを原料に，多くの加工食品をつくることができる。

【ナタマメもやし】

水洗いし，3～5時間おきに水を換えながら一昼夜水に浸けた豆を，すのこを置いた容器に入れる。30℃ぐらいの湯を入れ，豆と容器を温め，しばらくして湯を捨てる。この上に覆いをかけて放置するが，毎日2回ぐらい20℃の湯をかけ，しばらく後に捨てる操作をくり返して，発芽促進をはかる。14～15日程度で白い幼茎が伸びて，ナタマメもやしができる。

【味噌】

一昼夜水に浸けた豆を，途中で2～3回水を換えながら，親指と小指で挟んで豆がつぶれるようになるまで煮る（ゆでこぼしをする）。皮を丹念に除き豆の中だけにする。水1.8lに95gの塩を加えた種水で，種味噌（ゆがいた豆にこうじ菌を添加して，こうじ菌が毛羽立つように発酵しているもの）を溶かし汁状にする。

若こうじに塩を加えてつくった塩切こうじと，皮を除いた豆（つぶしてもよいし，粒のままでもよい）を混ぜ，種味噌を溶かした種水も加えてよく混ぜる。これを容器の中に空気を除くようによく詰め，表面を平らにし最後に塩をふり，中蓋をおき重石をする。中蓋の上にわずかに水があがる程度の重石がよい。

そのままおいてもよいが，3か月後にブドウの汁やビールを加えて攪拌し，さらに成熟させれば香りもよくなる。約1年後にナタマメ味噌ができる。熟成期間は夏を越す12か月が目安である。

量の目安はナタマメ1.8l，食塩5l，種水4l，種味噌50～100gであるが，各自工夫してもらいたい。

豆類

【糸引き納豆】

　味噌づくりと同じように浸漬した豆を，親指と小指で挟んで豆がつぶれる程度まで蒸すか煮る。皮を除いて適当に小割りにし，新鮮なわらづとをつくり詰める。つとを43℃ぐらいのところに5～8時間おくとできる。わらづとは新鮮なわらをしごいて，清水に1～2分浸けた後，むしろに4時間ぐらい寝かせて水分を均一に分布させる。これを束ねてつくる。

　わらづとを使わない場合は，煮て皮を除いた豆に納豆菌を溶かした水を散布し，よく混ぜて，経木やタッパーに詰め，室温40～50℃，湿度95%以上に保つ。12時間で盛んに熱が出るようになるので室温を下げて過湿を防ぐ。25時間後には徐々に冷却し，1日涼しい場所でアンモニア臭を除き，食用に供する。

【ナタマメコーヒー】

　妙って粉とすればコーヒーの代用となり，カフェインを含まないコーヒーをつくることができる。

けたものを薄切りにするが，これにはナタマメを用いる地方が多いようである。

【煮豆】

　前述の方法で十分有毒成分を除去した後，他の豆と同様に，砂糖，塩，あるいは醤油などで軟らかくなるまで煮る。

おすすめの一品

【福神漬け】

　基本調理でもあるが，出来合いのものを買ってくるといった感のある福神漬けを，好みの野菜を取り合わせて自分でつくってみよう。野菜のパリパリ感が格別である(写真7)。

材料　シロナタマメの若莢中(20cm程度)3本，ダイコン1/4本，ナス2本，ニンジン1/2本，シイタケ5枚，レンコン1/2本，キュウリ2本，ミョウガ4個，新ショウガ親指2個分，醤油250～300cc，みりん135cc，砂糖2カップ，酢90cc，トウガラシ(鷹の爪)1本。

つくり方　シロナタマメの若莢は薄切り，ミョウガは千切り，その他の野菜はいちょう切りにする。材料の重さの3～4%の塩をふって重石をする。水が上がってきたら絞って捨てる。軽く水洗いしてもよい。それに，調味料と野菜，あれば昆布を入れて煮る。野菜に十分火が通ったら，煮汁を濾し取り，鍋にもどして煮詰める。煮た野菜は瓶に詰め，煮詰めた煮汁を上からまわしかけ，密栓して冷蔵庫で1～7日ほどなじませる。

(村上光太郎)

調理での活かし方

調理素材としての特徴

　家庭の調理においては，莢，豆ともに毒性をもたないシロナタマメを用いたい。しかし毒性をもつナタマメも「加工品とその特徴」の項に示されるように，有毒物質を除去する処理をきちんとした後，用いられている。たとえば乾燥豆は，処理後，きんとんや煮豆に用いる。若莢は夏が旬であるが，処理後，福神漬けや味噌漬け，醤油漬け，かす漬けなどに用いる。花は酢漬けにして赤や青に染色し，料理のつまとして用いられる。サラダや若莢の塩茹でなどにはシロナタマメ(10cm程度)を用いる。シャキシャキした食感が好まれる。一般に流通することはあまりない。

基本調理とポイント

【味噌漬け(若莢)】

　長さ20cmくらいまでのさわって軟らかい莢を収穫し，洗って味噌に漬ける。生長した莢は包丁でも切れないほどに硬いので，調理には適さない。味噌には好みでサンショウの実やトウガラシ，シソの実などを入れても風味が異なる。3か月から1年ほど漬

(石井智恵美)

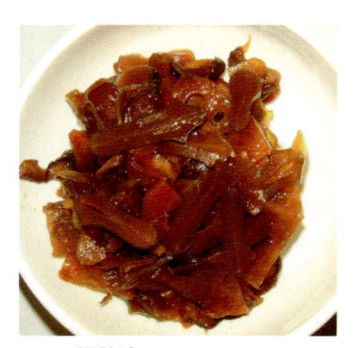

写真7) 福神漬け

種実

ゴマ

和名：ゴマ
学名：*Sesamum indicum* L.
英名：sesame
地方名・別名：―
分類：ゴマ科ゴマ属
原産地：南アジア，とくにインド
わが国への伝来時期：縄文時代以前。中国，朝鮮半島から伝来
主な産地：鹿児島，茨城，沖縄など。アジアではインド，中国，ミャンマーなど。アフリカではスーダン，エチオピア。中南米では，パラグアイ，グアテマラ
出回り時期：北半球では，おもに9～11月

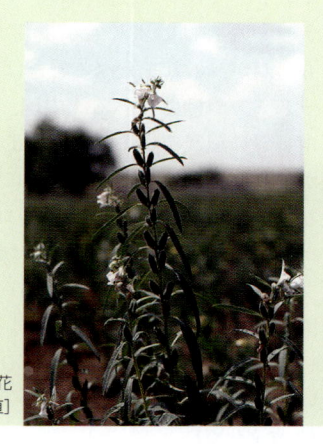

金ごまの萌と花
[写真：奥山善直]

食材としての特徴

原産・来歴と利用の歴史

●原産と来歴

南アジアの考古学研究では，少なくとも4,000年以上前から栽培されていたことが確認されているなど，ゴマは旧大陸の油糧植物として長い栽培の歴史がある。作物としての起源地についてはアフリカ説もあるが，野生祖先種の分布からおそらく南アジア，とくにインドが起源地と考えられている。

伝統的な利用法も多様である。ゴマ研究の権威であった故小林貞作は，①粒食，②粉食，③ペースト（ゴマだれ食），④油利用，⑤その他の利用，の5種類に大きく分類している（表1）。彼はまた，旧大陸の食文化を大きくコムギ食（粉食）文化圏，米食文化圏，雑穀食・イモ食文化圏に分類し，いずれの文化圏においてもゴマが古くから重要な作物であったことに言及している。この分類は厳密なものではないが，世界のゴマの利用の全体像を理解するためには便利なものであり，抜粋して紹介する。

●世界でのゴマ利用の歴史

【コムギ食（粉食）文化圏】

コムギ食（粉食）文化圏とは主に小麦粉をパン類（無発酵のチャパティや半発酵のナンを含む），めん類，饅頭類などに加工して利用している文化圏であり，今日全世界に広がっている。この文化圏では，ゴマペーストをパン類につけて食べることは広く行なわれているし，ドーナツ，カリントウや他の油菓子，フライ料理や天ぷらにゴマ油は欠かせないものである。

表1）ゴマの利用形態 [小林, 1989]

①粒食	〈例〉
イ. 煮るまたは炊く	○スープや飯とともに
ロ. 煎（炒）る	○ごま塩
ハ. 焼く	○煎餅類
ニ. まぶす	○餅菓子，開き魚
ホ. ふりかけ	○握り飯，赤飯
②粉食	
イ. まぶす	○菓子，餅，団子
ロ. ふりかけ	○菓子，惣菜，汁
ハ. あん（餡）	○菓子類
③ペースト（ゴマだれ）食	
イ. まぶす（つける）	○チャパティ，餅，団子
ロ. あえる	○各種ゴマあえ
ハ. あん（餡）	○羊かん，最中類，饅頭

④油利用	
イ. 煮る	○けんちん汁
ロ. 炒める	○炒飯，野菜いため
ハ. あえる	○サラダドレッシング
ニ. 揚げる	○てんぷら，コロッケ，油菓子類
ホ. 塗る（つける）	○めん類加工
⑤その他の利用	
イ. ゴマ味噌	
ロ. ゴマ豆腐	
ハ. ゴマ（セサミ）マーガリン，ゴマ（セサミ）バター	
ニ. 漬物用	
ホ. ゴマ酢，ゴマ味醂，ゴマラー油	
ヘ. ゴマ焼酎	

インドやイスラム教諸国のチャパティ，ナン，タンナワーなどはいずれも小麦粉をこねて薄く焼いたものだが，これを食べるときは手でちぎってゴマペーストをつけて食べる。中国，朝鮮半島，日本，東南アジアなどのめん類の製造工程では良質のゴマ油が使われたり，めん類の調理にもゴマが用いられたりする。中国料理には多くのゴマ油が用いられ，シュウマイやギョウザなどのゴマ風味の食品のほか，ゴマあん饅頭や油で揚げたいろいろな油餅もある。中国のピン（餅）類は小麦粉でつくったパン類である。「餅」とは書くが日本の餅とは全く異なり，ゴマ油で焼いてつくられる。

【米食文化圏】

東アジアを中心とする米食文化圏では，インディカ米のように米が細長くてポロポロして粘性の少ないものは，ゴマ油を入れて煮たり，炒めたりする利用が多い。それは，ゴマの油を入れて煮ることで香りが増し，また米粒の形が煮くずれせずパラパラした食感が保たれるためである。

これに対して粘りのあるジャポニカ米では，糯米を団子状にしてゴマ油で揚げたり（ミャンマー），油を入れてつくった団子を蒸したり（雲南省）して食べる。ゴマ飯はゴマを入れて炊くし，ゴマ餅，ゴマおはぎ，ゴマ団子などもある。

ミャンマーではおかずの肉のカレーは，具を植物油の中でコトコト煮るが，特にゴマ油やピーナッツ油が好まれる。

【雑穀食・イモ食文化圏】

アフリカのサバンナでは，雑穀は粉にして熱湯で練り上げ，手でちぎって調味料の入ったゴマだれなどをつけて食べる。また，豆類をゴマ油で揚げたり，炒めたりする。東南アジアや新大陸に起源したイモ類の調理にも植物油が多く用いられている。

● 日本でのゴマ利用の歴史

日本におけるゴマやゴマ油に関する記述は古く奈良時代からあり，その栽培はおそらく縄文時代に遡るといわれる。縄文時代の遺跡からゴマが発掘されており，おそらく中国や朝鮮半島から導入されたと考えられている。

ゴマ油は古代においても高級植物油であった。仏教の伝来により肉食への禁忌が始まるとともに，大陸からさまざまな料理が導入され，植物食材の調理法が発達した。肉類に代わる植物タンパク質源としてはダイズやその加工品が重要となったが，脂質源としてはゴマ油が広く用いられた。このような料理から日本独自の精進料理や懐石料理が発達した。油を引いて焼いてつくる中国のピン（餅）類やめん類がもとになっていろいろな形に変化したのは，その一例である。めん類の製造では表面にゴマ油を塗ることが多い。

日本で消費されるゴマの99.9％は輸入に依存している。2007年には約16万9,556tを輸入しているが，主な輸入元はナイジェリア，パラグアイ，ブルキナファソ，スーダン，タンザニア，中国，ミャンマーなどである。

なお，ゴマと同じように種子から油を搾るエゴマは，シソの変種でゴマとは科がちがう。エゴマの油は乾性油で塗料などにも用いられる。不飽和脂肪酸を多く含み酸化しやすいが，α-リノレン酸が多く含まれ，その健康機能性が注目されている。

特徴と栄養・機能性

● 食材としての特徴と活かし方

ゴマと普通呼んでいるのは，ゴマの種子である（写真1，写真2）。ゴマの種子は，普通見かけるものは長さ3mm程度であるが，品種によって変異が大きく，1.5mmほどのものから4mm程度のものまである。種皮（外種皮と内種皮）の色は黒色，褐色，黄色，灰色，白色などに大別され，用途に応じて使い分けられたりする。種皮はなめらかなものもあるが，

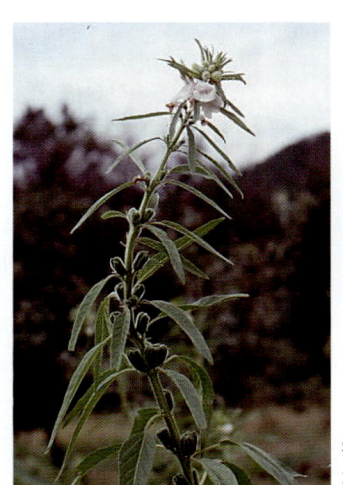

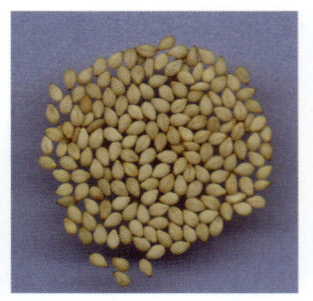

写真2）ゴマの種子
（インドのゴマ遺伝資源NIC-16365）

写真1）
ゴマの花

ゴマ

表2）新品種の特徴とセサミン，セサモリン含有量

区分	品種	粒色	千粒重(g)	セサミン(mg/種1g)	セサモリン(mg/種1g)
新品種	ごまぞう	褐	2.4	8.7	3.4
	ごまえもん	黒	2.6	10.4	0.3
	ごまひめ	白	2.4	6.6	3.6
比較品種	関東1号	白	2.4	3	2.2
	真瀬金	黄褐	2.4	3.6	2.3

注：(独)作物研究所の公表データより作成

よく見ると縞模様のあるものもある。黒色や褐色の品種では，種皮が厚くざらざらしたものもある。黒色の種皮にはアントシアン，黄色や褐色のものにはフラボン，白色や灰色のものにはシュウ酸カルシウムが含まれている。

種皮のすぐ内側には痕跡的な胚乳層（残存胚乳）があり，その内側に種子の大部分を占める子葉がある。ゴマは双子葉植物なので，発芽するときにはこの子葉が開いて双葉となる。この子葉の中に油脂が多量に含まれている。油脂含量は品種により異なるが，40～60％である。

ゴマの用途としては搾油，食品素材，調味料などがある。焙煎ゴマ油は香りが強いため，他の植物油に混合して揚げ物のための油（揚げ油）として利用されるし，調味料的な利用ができる。ゴマサラダ油は淡泊な風味であるため，そのまま天ぷらの揚げ油に用いられる。

● 栄養成分の特徴

ゴマは脂質を約50％，タンパク質と炭水化物をそれぞれ約20％含んでいる。脂質に含まれる脂肪酸は，リノール酸，オレイン酸が非常に多く，パルチミン酸，ステアリン酸も多い。また，トコフェロール類（ビタミンE類）も含む。

ゴマ種子にはさまざまな抗酸化物質が含まれている。ゴマ種子が多量の脂質を含むにもかかわらず長期間の貯蔵に耐え，ゴマ油が酸化的劣化に対してきわめて安定性が高いのは，この抗酸化物質のためと考えられる。

● 機能性成分

ゴマの油は半乾性油で，セサミノール，セサミン，エピセサミンなどのリグナン類が多く，これら抗酸化性成分の健康機能性が注目されている。

【ゴマリグナン類の抗酸化能】

ゴマの健康機能性として，近年注目を集めているのはゴマリグナン類である。ゴマ油やゴマサラダ油の酸化的劣化が少なく安定的であるのは，これらゴマリグナン類の働きによる。

ゴマリグナン類のなかでも，焙煎ゴマ油ではセサモール，ゴマサラダ油ではセサミノールという物質が主要な抗酸化性物質である。これらは焙煎，脱色の過程でそれぞれ生成され，それらの物質のもとになる物質（前駆物質）がゴマに含まれるセサモリンであることがわかっている。セサモリン含量に着目した成分育種の取組みが独立行政法人　農業・食品産業技術総合研究機構の作物研究所で続けられ，セサミン・セサモリンの含有量が高い褐色粒の新品種ごまぞう（2006年品種登録），黒ごま新品種ごまえもん，白ごま新品種ごまひめ（ともに2009年）が開発されている（表2）。

【ゴマリグナン類の生体調節機能】

これらの物質は油の安定・保存性に寄与するばかりでなく食物として摂取後，生体内における過酸化反応抑制，変異源に対する抑制効果などの機能性が認められている。セサモールやセサミノール以外にも多種類のゴマリグナン類が存在し，たとえばセサミンのもつコレステロール降下作用やアルコール代謝の促進など多面的な機能性が報告されている。ゴマリグナンは栄養補助食品としても販売されている。

種類・品種とその特徴

白ゴマ，黒ゴマ，黄ゴマなどと称するように，しばしば種皮の色で分類されるが，食品成分にはほとんど差異がないといわれている。ただし，黒ゴマには種皮の厚いものがあり，相対的に油脂含量が低いという報告もある。また，熱帯や乾燥地原産の品種は含油量が高く，温帯のものは低い傾向があるともいわれている。ゴマの色が残る加工品の場合には，種皮色に注意する必要がある。

一般に蒴果が2心皮の品種と4心皮の品種があるが，4心皮の品種のほうが種子は小さい。品種による加工特性や，逆に加工目的に合わせた品種育成などはこれからの課題である。なお，アメリカなどでは機械収穫向けに蒴果の裂開しにくい品種が育成されている。

日本各地にゴマの在来品種は残っているものの，その作付け量はわずかである。多様な色や莢の形のものが知られており，金ゴマ，ビロードゴマ，茨城黒，愛知白などさまざまな名前の在来品種が報告されている。

栽培法と品質

ゴマはもともと熱帯・亜熱帯地域から広まった作物であり，栽培の北限は北緯45度くらいまでが現実的といえよう。日本では，おおよそ青森までと考えてよいが，極早生の品種であれば北海道でも栽培可能である。それ以南では，実にさまざまな地域で栽培されているが，どちらかといえば降水量の少ないやや乾燥した地域に適している。

播種後5日程度で発芽が揃い，その後しばらく（約1か月）は成長が緩やかである。その時期には適度の水分が必要であるが，その後は乾燥しても強い。日本のように雨量や水分の多い地域では，畑地全体の排水をよくする，うねを高くする，緩傾斜地を利用する，といった配慮が必要である。

基本的に自殖性ではあるが，品種間で自然交配（虫媒）しやすい。種子は蒴果の中で熟するが（写真3），蒴果は熟すると裂開するので収穫適期をのがさないこと。また適期をのがすと種子の休眠性が弱いため，雨などの後発芽しやすいので注意する。収穫・乾燥後の過度の湿気も発芽の危険があるので避ける。

ゴマは種子が小さいため加工工程では必ず精選して用いており，夾雑物をなるべく避けて収穫・調製することが重要である。根は意外に浅く，風雨が強いと簡単に倒れるため，土や砂が混じりやすい。多品種栽培するときには，種子が混じりあわないように注意する。

加工品とその特徴
●おもな加工品

搾油を別にすると，ゴマは洗いゴマ，炒りゴマ，すりゴマ，むきゴマ，練りゴマなどに加工できる。洗いゴマはゴマを精選し水洗して乾燥させたもの，炒りゴマは水洗・乾燥後に焙煎したもの，すりゴマは炒りゴマをすりつぶしたものである。むきゴマと練りゴマは精選後皮をむき，水洗・乾燥するもので，そのままであればむきゴマ，すりつぶせば練りゴマとなる。

近年，特に1990年代に入って，健康や自然への志向の高まりとともにゴマのもつ健康機能性へ関心が強くなってきている。ゴマ単独ではなくアワ・ヒエ・キビといった雑穀などとセットにして，「五穀○○」といった商品にゴマが入っていることも多い。また科学的にはよくわかっていないが，中国の古典や日本での言い伝えでは黒ゴマのほうが健康に良いなどと言われており，他の黒い作物とセットにしたものもある。

一目でゴマとわかるものとしては，ゴマ塩，魚の干物や下ごしらえの済んだ焼き肉用の肉，海草類の加工品，漬け物，赤飯，おにぎり，弁当のご飯のトッピング，煎餅，おかき，クッキー，シュウマイ（焼売），ギョウザ（餃子），団子，ハンバーガー，パンなどのトッピング，焼き肉のたれにもゴマの粒がみえるなど，さまざまである。小分けされた惣菜コーナーではいろいろなものにゴマが振りかけられている。ゴマの形がなくなっているものとしては，ゴマ油，練りゴマ，ゴマ・バター（ペースト），ゴマだれなどがある。

ゴマ油の製油方法は大別して2種類ある。ひとつはゴマ種子を焙煎，蒸煮して圧搾してしぼり，得られた油を濾過して得る焙煎ゴマ油である。日本でゴマ油といえば焙煎ゴマ油で，江戸時代にはすでに立木式搾油（図1）など大型の器具が開発されていた。他方は焙煎をせずに圧搾し，夾雑物を除去して精製したゴマサラダ油である。ゴマ油独特の香りのする

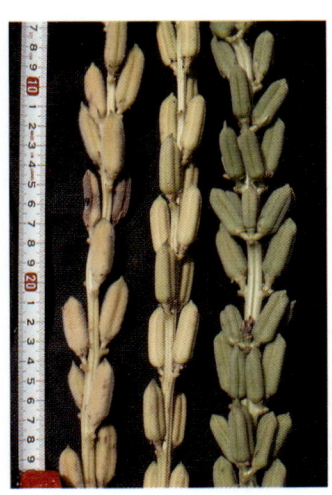

写真3）
蒴果のつき方
蒴果の中に種子が入っている

ゴマ

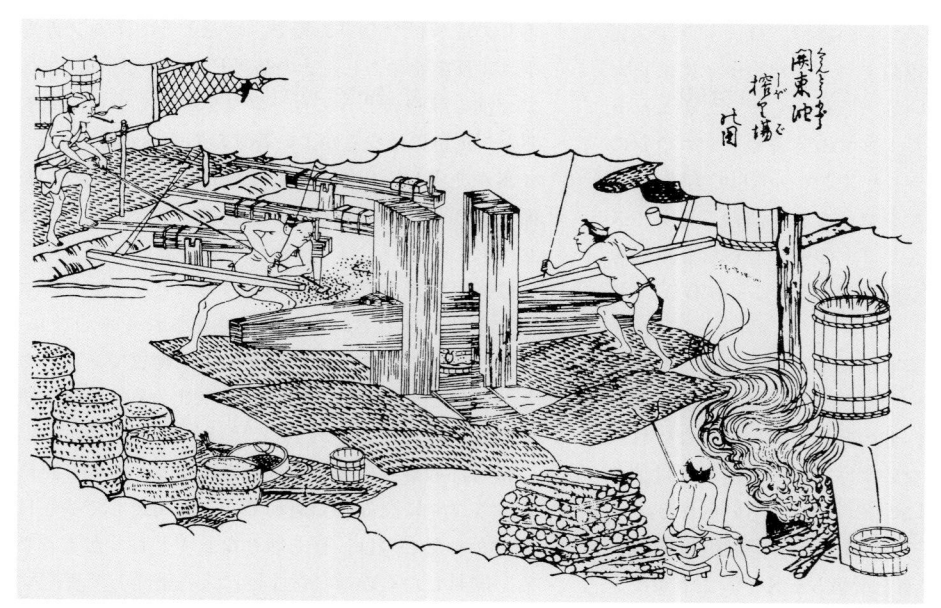

図1) 江戸時代の立木式搾油法
江戸時代中期に出版された『製油録』(大蔵永常)にみられる

のは前者である。

　日本料理にはゴマがさまざまな形で利用されている。小林は，伝統的な日本料理におけるゴマの基本的な利用法として，ゴマ塩，ゴマ味噌，ゴマ豆腐，いろいろな材料を使ったゴマあえ，ゴマよごし，ゴマだれ料理をあげ，さらに，きんぴらゴボウ，油揚げ，はんぺん，がんも，けんちん(汁)への利用，そして江戸時代からの天ぷら料理に言及している。天ぷらを添えた天丼，天そば，ゴマ油を多く使った中華丼，そしてゴマ風味のラーメンなどは今日では日常的な食べ物となっている。デパートの食料品売場を覗いてみると，ゴマはきわめて多様な料理に利用されていることがわかる。

● 海外の加工・利用に学ぶ

　ゴマは現在では世界中で食用油あるいは食品素材として愛用されている。長い栽培と利用の歴史をもつインドでは，ゴマは1月14日のサンクランテのお祭りとも結びつき，この祭りに欠かすことのできない食品素材となっている。ゴマと粗糖でつくった菓子やゴマ入りの甘い詰め物をした揚げパンを神に捧げ，そして家族やまわりの人々と分かち合う。このときの菓子は，いつもと同じようなつくり方でも違う名前で呼ばれたりする。この祭りの日には，つぶしたゴマやゴマ油を体に塗り，沐浴するところもある。

【インドの伝統的な食品利用】

　起源地の有力候補であるインドでの主な伝統的な食品利用を5種類ほど紹介する。

　ラッドゥ，ウンディ，レワディ　サトウキビからつくった粗糖にゴマを加えた甘い菓子。地方によって，あるいは大きさや形によって呼称が異なっているが，ラッドゥ，ウンディ，レワディなどと呼ばれている。

　ポーリ，ホルギ　ゴマを粗糖に混ぜ，カルダモンなどで味や香りをつけたものをドゥに詰め，油で揚げたり，焼いたりしてつくる菓子パン。ゴマ入りの甘い詰め物をした揚げパンは，ポーリとかホルギなどと呼ばれ，特に南インドで好まれている。

　チェットニィ(チェツネ)　ペースト状あるいは液状の調味料で，地域によって果物が入った甘いジャムのようなチェットニィもあるが，南インドの農村では豆類やいろいろな香辛料をすりつぶしてつくり，ゴマは欠かせない素材である(写真5)。

　マサラ　野菜料理や肉料理に広く使われるマサラ(香辛料ミックス)の材料。

　その他　ロティ(無発酵パン，チャパティ)や菓

子のトッピング。南インドの農村では，トウジンビエやソルガムなどの雑穀でつくったロティによくゴマをトッピングしている。それをちぎってチェットニィをつけて食べると，ゴマの芳香やトウガラシの辛味が焼きたてのロティとよくマッチして美味しい。

これら以外にも，マンゴーなどで漬けるピクルスにも加えられているし，ゴマの種子を炒って粗糖をつけて食べたり，生で食べたりすることもある。

【インドでの油利用】

インドのゴマ油は基本的に焙煎をしないゴマサラダ油である。マンゴーのピクルスにはゴマ油が選択的に使われているが，他の調理でゴマ油でなければいけないというのはないようである。調理には他の植物油やギー（本来は水牛の乳油）が用いられる。

加工食用油脂では，バナスパティ（植物性硬化油）を生産するときゴマ油を最低5％混ぜることがインドでは義務づけられている。インドの伝統的民間医療アユルベーダでは，ゴマ油をさまざまな薬草類と混ぜて体に塗るなどといった方法で用いている。

（河瀬眞琴）

調理での活かし方

調理素材としての特徴

ゴマには芳香成分はほとんど含まれていないが，炒ると特有のよい香りが生成され，料理の風味をよくし，食欲を増進させる効果が大きい。炒りゴマの香りの成分はピラジン類で，炒ることでアミノカルボニル反応をおこし，その結果ピラジンが生成する。ゴマ油の製造のときにも，ゴマを炒ってから搾油すると，褐色にはなるがよい香りのある油が得られる。

実が充実しふっくらとして粒のそろったもの，表面に張りとつやのあるものを選ぶ。また，よく乾燥したものがよい。ゴマは脂肪含量が高いので，保存には高温多湿や直射日光を避ける。とくに炒りゴマは，脂肪が加熱されることで酸化されやすくなり，また，ゴマに含まれる天然酸化防止物質であるビタミンEやセサモールが減少するので，保存期間が短くなる。カビ臭くなったものは使わないようにする。

市販品の炒りゴマは，そのまますりつぶすと簡単にすりゴマになるので便利である。開封して少し日数のたったものは，軽く炒りなおすと香りがよくなる。開封したものはビンなどに入れ密閉して保存する。

基本調理とポイント

ゴマ豆腐やゴマ和えなど手のこんだ料理は日本人の発明である。禅寺では肉や魚を避けた精進料理の中にゴマやゴマ油がよく使われる。一般的な食事では，これらの植物性タンパク質に不足しているアミノ酸は，動物性タンパク質を食べることで補っている。禅寺では動物性食品は食べないが，ゴマには必須アミノ酸であるトリプトファンが多く含まれていて補足しているからである。また，ゴマは無機質のカルシウムや鉄，ビタミンB_1も多い。

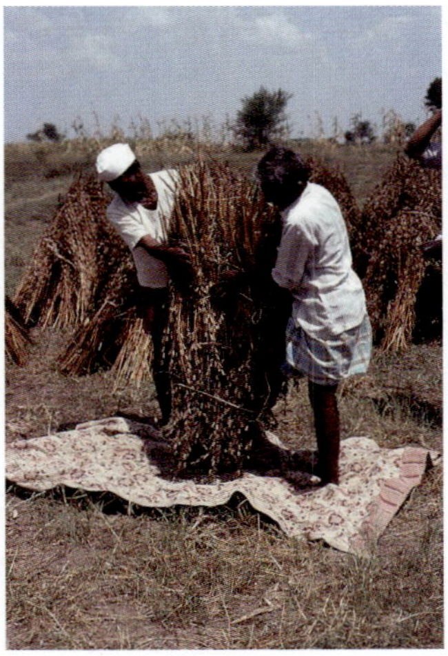

写真4)
インドでのゴマの収穫

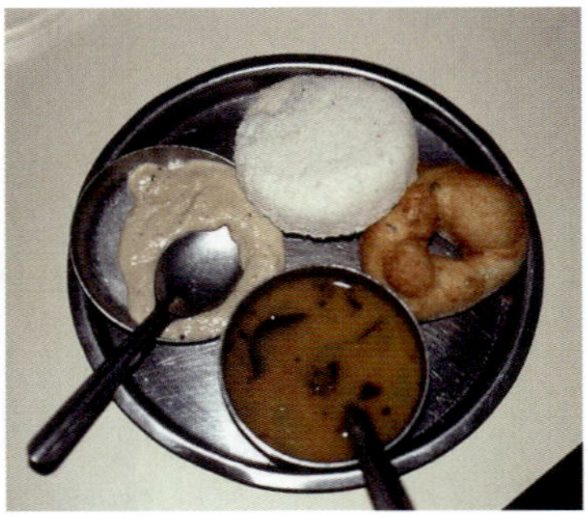

写真5)
チェットニィ
（左のスプーンをそえたもの）

ゴマ

【ゴマ和え】

　炒りゴマをすり鉢などでよくすりつぶし，塩・砂糖・醤油などで調味をし，野菜その他の材料をさっと茹でたものを和える。醤油の代わりに味噌をすりまぜてゴマ味噌をつくり，これで和えることもある。和える材料としては，サヤインゲン，シュンギク，ホウレンソウ，クレソン，ウド，ゴボウなど広範囲のものに利用できる。和え物は，和えてから時間をおくと材料の水分がでてきて，和え衣が水っぽくなる。ゴマ和えを美味しくいただくには，食べる直前に和えるのがポイントである。

おすすめの一品

【なすの黒光あえ】

　黒ゴマのたれをナスにからませるので，この名がある。

材料(4人分)　ナス6個(300g)，サラダ油(ナス重量の10～13％)大さじ3。ゴマだれ用：炒り黒ゴマ大さじ4，砂糖(ナスの10％)大さじ3，醤油(ナス重量の1.5％塩分，醤油大さじ1が塩分3g)大さじ1・1/2，清酒(醤油と同量)大さじ1・1/2。

つくり方　①ゴマだれをつくる。黒ゴマはすり鉢でねっとりとなるまでよく摺る。砂糖を加えてなじむまで摺り混ぜ，醤油と酒を少しずつ加えて，とろりと摺りのばす。

　②ナスはへたを切り，縦六つ切りにし，水に放す。あくが出て水が茶色っぽくなってきたら，水けをきる。さらに水けをふき取る。

　③フライパンにサラダ油を熱する。ナスを入れ，強火で切り口に焦げ色がつくまで焼き，ふたをして弱火にし，中に火が通って柔らかくなるまで蒸し焼きにする。

　④焼きたてのナスを次々にゴマだれに入れ，しばらくおいて味をなじませる。

　この料理のポイントは，とりたての若いナス以外は，水にさらすこと。ただし，水にさらしすぎると吸水量が多くなり，香りよく焼けず，味も水っぽくなる。

【珠光飯(じゅこうめし)】

材料(4人分)　米2カップ，水2.2カップ，絹ごし豆腐1丁，湯2カップ，塩小さじ1/2，かたくり粉大さじ1，水大さじ2，ゴマ味噌だれ(練り白ゴマ大さじ5，白味噌大さじ6，だし適量)，木の芽と炒り白ゴマ各適量

つくり方　①米は洗い，ざるにあげて水けをきり，分量の水と合わせて炊飯器で普通に炊く。

　②豆腐は1cm角に切る。なべに分量の湯を沸騰させて塩で調味し，水でといたかたくり粉を加えてとろみをつけ，豆腐を入れて温める。

　③なべに練り白ゴマと白味噌を混ぜ合わせ，だしを少量ずつ加えてのばし，弱火にかけてマヨネーズくらいの固さになるまで煮つめる。

　④器にごはんを盛り，②の豆腐を穴じゃくしですくい，汁けをきってのせ，③のたれをかけ，木の芽とゴマを散らす(写真6)。

(島崎とみ子)

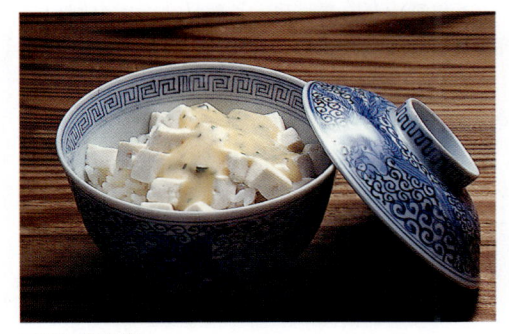

写真6) 珠光飯

ヒマワリ

和名：ヒマワリ
学名：*Herianthus annuus* L.
英名：sunflower
地方名・別名：―
分類：キク科ヒマワリ属
原産地：アメリカ北西部からカナダ南部，メキシコ北部
わが国への伝来時期：江戸時代の寛文年間（1666年）
主な産地：北海道，栃木，兵庫，島根など。水田転作・景観用作物，バイオマスタウン構想などで活用
出回り時期：夏に開花する地域が多く，ヒマワリ祭には油・加工食品などが直売所に並ぶ

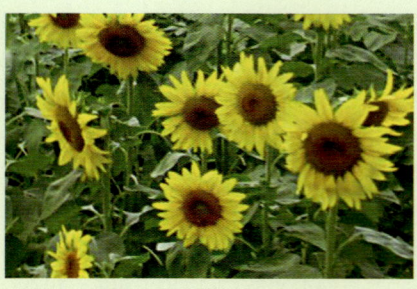

ヒマワリの花［写真：安本知子］

食材としての特徴

原産・来歴と利用の歴史
●原産地と世界での利用の歴史

　一年生ヒマワリはアメリカ北部を中心に野生型，雑草型そして栽培型が分布している。ヒマワリの野生型は，アメリカ西部のインディアンにとって重要な食物であった。主要な作物ではなかったが，そこでは種子のまま生食したり，炒めて塩をふって食したり，油を利用したりしていた。2,000年から3,000年前には，種子をインディアンが食していた記録がある。彼らによって，栽培種が選ばれていった。ヒマワリは人の移動にともない，中部へ，さらに南西部へと広がった。ヨーロッパの人たちがアメリカに到着したときには，カナダ南部からメキシコまで栽培しているのが見られたという。

　栽培型の野生状態は知られていないが，アメリカ北西部からカナダ南部，メキシコ北部に起源すると考えられている。

　ヒマワリがヨーロッパに入った最初の記録は16世紀初頭で，メキシコからスペインにもたらされた。ついでアメリカ北部からも入っていった。そこから18世紀にはロシアにもたらされ，家畜や小鳥のえさ，油の原料として利用されるようになった。ロシアでは1860年，高油分含量を目標にヒマワリの品種改良に着手している。ロシアではヒマワリは重要な油原料で，品種改良により油分含量を28％程度から50％にも高めている。

　また，耐病性の向上したわい性品種が開発され，大型種に代わって，より広く世界に栽培されるようになった。アルゼンチンでは，オリーブ油の代替品として重要な作物となった。さらに1969年に細胞質雄性不稔（CMS）が発見され，一代雑種品種が登場して収量が向上し，広く栽培されるようになった。

　20世紀初頭には，ヨーロッパの重要な油料作物となり，毎年100万haも栽培され，ヨーロッパ東部，さらにトルコにも広がった。ヒマワリ油は不飽和脂肪酸が豊富で香りがよいことから，サラダ油，マーガリン原料，調理用油として高く評価され，中国，温暖な南アフリカ，アルゼンチン，ウルグアイ，チリなど南米諸国で，さらに，オーストラリアでも栽培されるようになった。

　現在のヒマワリの主要生産国は，ロシア，アメリカ，カナダ，アルゼンチン，ウルグアイ，中国，フランス，オーストリア，ブルガリア，オランダ，スペイン，ウクライナなどとなっている。

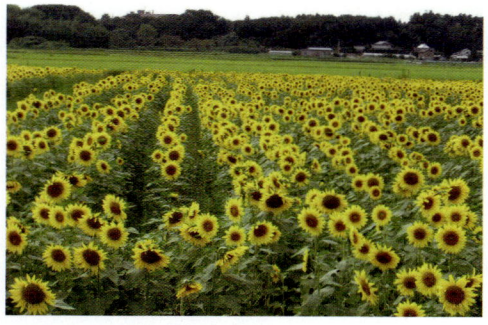

写真1）ヒマワリ畑（水田転換畑）［写真：安本知子］

ヒマワリ

●日本への伝来と利用の歴史

わが国へは江戸時代の1666年（寛文年間）に導入され，以後観賞用に栽培されてきた。北海道では，明治の末に飼料や油料の原料作物として，また昭和に入り同様の目的で欧米から導入・定着の試みがみられたが，成功しなかった。

昭和50年代には，一村一品運動に支えられてスナックや油の原料として栽培されるようになり，1986(昭和61)年には「ヒマワリの標準栽培法」が発表され，北海道で盛んに栽培されるようになった。

近年では景観用として，北海道以外でも水田転作などで作付けられ（写真1），ヒマワリの開花した畑を開放する事例が新聞に載せられるようになっている。

（奥山善直）

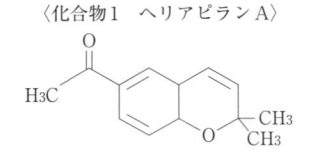

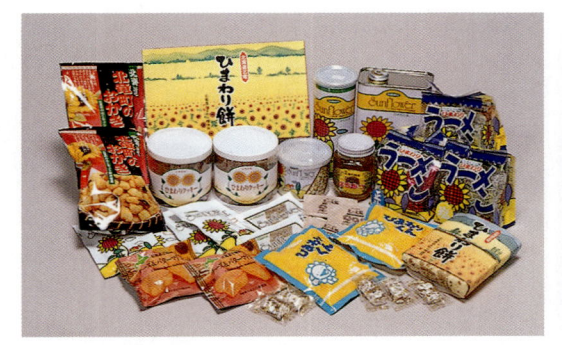

写真2）ヒマワリの加工品（北海道北竜町）
ヒマワリ油，もち，ラーメン，クッキー，おかきなど

特徴と栄養・機能性

●食材としての特徴と活かし方

国内では，ヒマワリを地域振興策の一つとして生産している例が多い（写真2）。代表例として北海道北竜町では，1982年に搾油，ナッツ加工施設を新設し，「ヒマワリ油」「ヒマワリナッツ」の製造と販売が行なわれた。油料用としては，天ぷら油やサラダ油として，ナッツ用としては黒または白のチョコレートをまぶした「ヒマワリナッツ」や乾燥小魚と組み合わせたスナック用サンフラワーフィッシュとして加工され，一方，種子を乾燥粉末化してヒマワリラーメンやヒマワリハチミツを製造している。

岩手県北上市では，ヒマワリパウダーを添加した味噌が生産販売されている。これらはビタミンEと有用な脂肪酸を含むため，健康食品として広く知られている。

●栄養成分の特徴

ヒマワリ種子には油料用と食品用があり，栄養成分の量も多少違いがある。両者の脂質やα-トコフェロール含量はほぼ同じだが，タンパク質や脂質中の脂肪酸オレイン酸含量が食品用（ナッツなど）のほうが多い。油料用はリノール酸含量が高い。

ヒマワリ油は，新鮮なものほどコレステロール値を安定にし，高血圧症に良いとされている。これは，オレイン酸やリノール酸のような不飽和脂肪酸によると考えられている。

●機能性成分

＜花托から発見された抗菌活性物質＞

収穫時には種子とともに，種子を除いた花托が大量に集まる。この未利用資源から有用な生理活性物質が見つかった。それが，カビなどに対する抗菌活性をもつ物質であるヘリアピランAとヘリアピランBと名付けられた2つの物質である。この物質の解析の結果，図1に示すようなベンゾピラン誘導体であることが明らかになった。食品製造で汚染が問題になっている黒カワカビだけでなく，いもち病菌など植物病原菌に対し抗菌活性を示し，特にヘリアピランBは低濃度でも活性を示すことがわかっている。

そのほか，ヒマワリの花托には，食中毒菌で知られる黄色ブドウ球菌に対しても抗菌活性をもつ成分の存在が確認されており，花托から抽出したエキスの食品への有効利用が期待される。

〈化合物1　ヘリアピランA〉　　〈化合物2　ヘリアピランB〉

図1）ヒマワリの花托から抽出された抗菌活性物質の化学構造式

<健康にかかわる薬理活性効果>

花・花托，茎・葉および搾油後の種子かすなどの未利用資源についても，健康を維持するための薬理活性効果を期待できることがわかってきた。実験はラットを用いて，飼料に各種未利用資源を混合して経口摂取させた。

【血清コレステロール・中性脂肪の降下作用】

アテローム性動脈硬化症や，冠状動脈性心臓病の主要な危険因子となるのが，コレステロールおよび中性脂肪である。高脂肪食の条件下で，「花・花托」，「茎・葉」，「種子かす」をそれぞれ給与したところ，種子かす区を除き，コレステロールおよび中性脂肪を有意に減少させた。特に血清中性脂肪は，花・花托与群で減少傾向を示した。より明確に調べるために，花・花托に含まれる脂溶成分中の不けん化物（アルカリ加水分解しても変化しない物質）およびフェノール抽出物を投与すると，基準食区，高脂肪食区とも血清中性脂肪を著しく低下させた。

【善玉HDL-コレステロールの上昇作用】

花に含まれる脂溶成分は，アテローム性動脈硬化症を予防するHDL-コレステロール値を上昇させることがわかった。つまり，花はジャムなどにして食用に供することで，薬理活性が期待できる。

【脂質コレステロールの降下作用】

肝臓コレステロールを硬化させることもわかってきた。花・花托の水溶性成分（フェノール抽出物），不けん化物を投与すると，肝臓コレステロールが約50%降下した。

【整腸作用】

整腸作用の指標である糞便中性ステロイド，特にコプロスタノール／コレステロール比では，高脂肪食区において，花・花托飼料投与1週目に対照群より高い値を示した。基準食区でも茎・葉飼料および花・花托飼料投与群が対照群より高い値に多く分布していた。これらの成績から，茎・葉，花・花托および種子かすの脂溶成分には整腸作用があることがわかった。

(西村弘行)

種類・品種とその特徴

1969年にフランスのLeclercq（ルクレール）が異種ヒマワリ族と栽培種とを交配して細胞質雄性不稔を発見して以来，一代雑種の品種改良が進んだ。マンモスロシアンなどの自殖性の品種が有名であったが，わが国では現在，油用あるいはスナック用には一代雑種品種が使われている。

アメリカからの輸入品種では，IS番号の付された品種で，油用のIS3311，スナック用のIS954，油用わい性種のSunwheat（サンホィート）101，これより草丈の高いDO-707や緑肥用のりん蔵（パイオニア社）などがある。日本品種では，北海道農業試験場（現・北海道農業研究センター）が育成したノースクィーンが知られている。

ノースクィーンは，表1に見られるように，DO-707に対し茎長が高く子実収量が多いのが特徴である。

油用ヒマワリの品種改良は，油分含量を高めるため，はじめに殻の割合を少なくし，次に実の油分含量を高める方策がとられた。気温の高い条件で栽培されるとオレイン酸が高くなるので，リノール酸含量が高く安定していることを品質の目標とした。ヒマワリ油は，構成脂肪酸のうちリノール酸が50～70%と多いのが特徴である。一方，オレイン酸を高める品種改良も行なわれ，80%を超える品種もあり，ハイオレインのヒマワリ油の原料となっている。

オレイン酸については，これを摂取すると善玉コレステロールと呼ばれるHDL（高比重リポ蛋白）コレステロールは低下させないで，悪玉コレステロールのLDL（低比重リポ蛋白）コレステロールを低下させる効果が報告されている。また，オレイン酸はリ

表1) F₁油用品種ノースクィーンの主要特性

品種名	播種期 (月.日)	発芽期 (月.日)	開花期 (月.日)	成熟期 (月.日)	茎長 (cm)	頭花径 (cm)	菌核病罹病株率 (%)	子実重 (kg/10a)	含油率 (%)	千粒重 (g)	主要脂肪酸 (%)		α-トコフェロール (mg/100g)
											オレイン酸	リノール酸	
ノースクィーン	5.10	5.25	7.28	9.4	171	17.3	15.9	284	47.3	47.7	22.3	68.3	86.7
DO-707	5.10	5.24	7.28	9.4	139	19.9	13.8	264	49.3	49.2	21.1	69.7	100.0
Sunwheat	5.10	5.24	7.23	8.28	87	15.3	23.3	188	41.9	53.7	27.1	62.5	88.3

注：北海道農業試験場（遠軽），1989～1993年の5か年平均

ヒマワリ

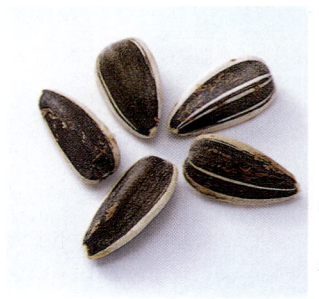

写真3)
スナック菓子用品種IS954の子実
[写真：小倉隆人]

ノール酸に比べ熱安定性も高いことから、ハイオレインのヒマワリ油は変性を受けにくい油であることも大きな利点である。

ヒマワリの品種は、観賞用、食用、油料用、緑肥用に大きく分けられる。観賞用は花が小さく八重咲きになる品種が多い。食用は花や種子が大きい品種が用いられ、種子は塩茹でや、炒ってスナック菓子や、パンなどに使用される（写真3）。油料用は油含有率が高い品種が用いられ、黒い種子をつける品種が多い。緑肥用は初期生育が旺盛で、土壌の被覆が早く、植物体が大きい品種が用いられる。

近年、ヒマワリの育種にも遺伝子導入技術が用いられるようになり、脂肪酸組成の改変や除草剤耐性の付与、耐病性の向上を目指した新しい品種の育成が進められている。

（奥山善直・安本知子）

栽培法と品質

●温度条件・作期と生育

ヒマワリは原則として温帯性の作物であるが、比較的低温や乾燥に耐え、日本ではどこでも栽培できる。開花に対する日長の影響は少ないが、短日で若干早まる。また、高温条件が短日的に働くこともある。種子は4℃でも発芽するが、最低でも8〜10℃必要である。

生育適温は20〜25℃である。播種時期をずらして試験した結果、平均気温が高ければ開花までの期間および全生育期間が短く、逆に低ければ長い。このことは、景観作物として開花時期の推定が可能なことを示唆している。

日照は十分必要で、自然光の40％が制限されると50％も減収することがある。

（奥山善直）

●栽培環境とリノール酸、オレイン酸含量の変化
【生育温度】

開花後から収穫までの平均最低気温により、ヒマワリ油の構成脂肪酸の一つ、リノール酸が49％から74％の間で変化することが知られている。国内の試験例でも、図2に見るように、結実期間の平均気温が低ければリノール酸の割合が高く、オレイン酸が低くなる結果が示されている。この例では、リノール酸が20〜80％、オレイン酸が70〜10％の範囲で変動しており、結実期間の平均気温が26℃前後のときに両者が同じになっている。

すなわち、開花から成熟期までの気温が低い場合はリノール酸の割合が増え、オレイン酸は反比例して減少する。また、油分含有率は、結実期間の積算気温と正の相関があり、最大含有率が52％で、そのときの結実期間の積算気温は1,150℃であった。

一般にリノール酸は自動酸化を受けやすく、酸化が進むと発がん性物質ができるため品質保持で問題になる。本来リノール酸は必須脂肪酸でコレステロールの低減が知られているが、食事で多量に摂取すると、体内の活性酸素で酸化され、変異原性物質や発がん性物質に変化する可能性がある。

（西村弘行）

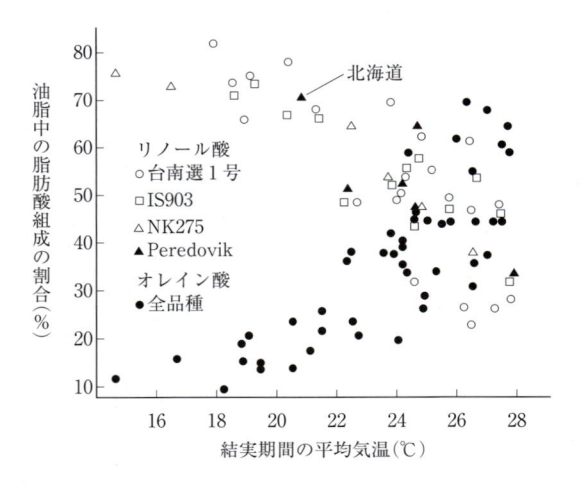

図2）登熟気温と脂肪酸組成の割合
（連絡試験検討会資料等より作成）[荻原, 1987]
栽培場所は北海道、秋田、栃木、茨城、岐阜、岡山、愛媛、佐賀県。ただし、品種および試験数は必ずしも同じではない。NK275は農業研究センターの播種期試験

表2) 播種時期によるヒマワリの生育，主要脂肪酸組成

品種名	播種期 (月.日)	開花期 (月.日)	成熟期 (月.日)	草丈 (cm)	葉数 (枚)	頭花重 (g/m^2)	主要脂肪酸(%)	
							オレイン酸	リノール酸
DO-707	5.26	7.26	8.22	155	21.2	392	48.7	40.6
	6.15	8.9	9.12	157	22.5	410	39.1	52.2
	6.24	8.17	9.25	131	24.7	414	30.2	60.6
	7.13	9.1	10.6	132	25.4	351	19.7	70.0
Sunwheat 101	5.26	7.21	8.11	88	20.2	318	56.0	30.4
	6.15	8.3	9.10	110	24.5	494	44.9	44.4
	6.24	8.17	9.21	103	25.8	376	36.8	52.3
	7.13	8.29	10.3	95	27.6	310	21.3	66.8

注：農業研究センター，1995～1996年の2か年平均

【土壌水分】

オレイン酸とリノール酸の比率については，平均気温の影響のほか，土壌水分条件も影響することが報告されている。高水分条件では，オレイン酸／リノール酸は減る傾向が示されており，これらの脂肪酸組成には，FAD（脂肪酸不飽和化酵素）の関与が報告されている。

（安本知子）

●水分と生育

生育中の水分欠乏は，葉の数，大きさ，茎長に現われる。生育が進むと，根が地中深く入って深部の水分をとるので，比較的水分欠乏が現われないが，生育期間中に300～350mm相当の水分が必要である。

一方，過湿条件でも生育は阻害され，収量が減ることが報告されており，特に発芽時の高い土壌水分条件は，発芽不良や立枯病などの原因になる。また，開花期や成熟期の高い土壌水分でも減収することが報告されており，これらの時期にあたる台風や秋雨に対しては排水対策を十分に行なうなどの注意が必要である。

（奥山善直・安本知子）

●土壌pHと生育

土壌のpHは中性から弱アルカリ性がよく，pH6.5からpH8.0でも生育するが，酸性の強い土壌には適さない。

（奥山善直）

加工品とその特徴

●おもな加工品

【ヒマワリ油】

ヒマワリの種子油を利用するのは最も知られたヒマワリの活用法である。ヒマワリ製油の方法は，機械を用いて行なう圧搾法と溶剤を用いる化学的な抽出法があるが，どちらも機械設備に経費がかかる大掛かりなものである。

地域特産的なヒマワリ栽培に適した，小規模な搾油法では，スクリュープレス型搾油機を使うとよい。この方式では，子実を煎ってから搾油するが，高温にすると搾油率は高まるが不純物も混入するので，あまり高温にしない。もちろん，蒸す工程も省略する。ヒマワリは油脂含有量が多く，油脂用として開発された品種では45％もある。スクリュープレス型搾油機のような単純な形式の搾油機でも，搾油量は

原料の約30％程度になる。

　一般には精製も，ごく簡単にろ布で不純物を取り除く程度にとどめた，原油的な扱いが主流と考えられる。

【ヒマワリ花抽出物によるドリンク】

　ヒマワリ花びらの熱水抽出物を限外ろ過（一定のメッシュをもつろ過膜を用いて不要な大きい分子粒子を除去する技術）により清澄化したヒマワリ花エキスを使用して，2種類のドリンクを試作した。

　ヒマワリ炭酸飲料　清涼感を売り物としたアップル果汁ベースのヒマワリイメージ飲料。エキスの配合量を，0.5％，1％，1.5％と検討した結果，0.5％のものが最適であった。エキスの配合量がこれ以上だと苦みと渋みがでてしまい，清涼感を売り物とする炭酸飲料には不適であった。

　ヒマワリウーロン茶　エキスをウーロン茶に配合した飲料。エキスの配合量は5％，10％，20％で検討した。5％配合のものがエキスの苦みがほとんど感じられなく良好であった。ウーロン茶自体の渋み・苦みとうまく調和したため，エキスの配合量は果汁ベースのヒマワリ飲料と比較して約10倍にしても，味にまったく問題がなかった。

【ひまわりナッツ】

　北海道北竜町では，原料種子の皮を剥いで比重や色彩などで機械選別し，サラダ油を用いて揚げてから簡単な塩味にするか，黒または白のチョコレートをまぶしてスナック用菓子としている。

（西村弘行）

●海外の加工・利用に学ぶ

　海外でも日本と同様に，塩味で他のナッツ類と同じくそのままスナック菓子として利用する例や，クッキーやパンに利用する例が知られているほか，種を炒った後，裏ごししチキン味ベースのリゾットに利用する例が紹介されている。

（安本知子）

ヒマワリ

種実

ナタネ

和名：ナタネ
学名：*Brassica* spp.
英名：rapeseed
地方名・別名：アブラナ
分類：アブラナ科ブラシカ属
原産地：在来ナタネは地中海近接の高冷なトルコ高原周辺，西洋ナタネは北欧の海岸あるいは古代ヨーロッパの菜園
わが国への伝来時期：明治時代初期（西洋ナタネ）
主な産地：北海道滝川市，青森県横浜町，福島県，鹿児島県
出回り時期：6～7月収穫。搾油は9月から（JA集荷が一般だが，この場合搾油は11～12月）

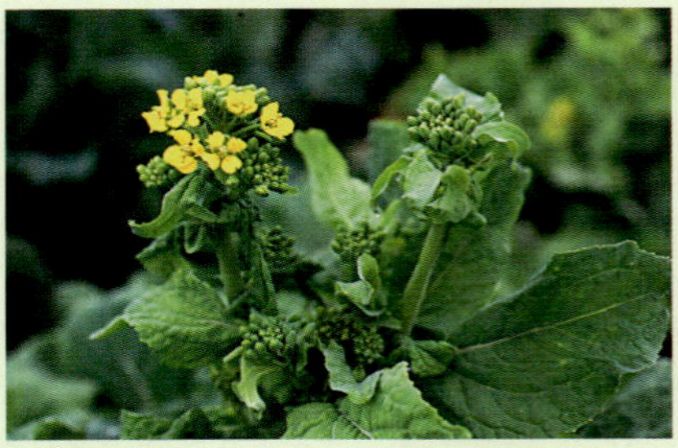

抽台・開花したナタネ［写真：石田正彦］

食材としての特徴

原産・来歴と利用の歴史
●植物学的分類と栽培種の起源

ナタネ（菜種）とは種子を利用するアブラナ科（Cruciferae）植物の総称である。そのなかで主要な種は，ブラシカ属ラパ種（*Brassica rapa* L.）の在来ナタネ（和種ナタネ，アブラナ）と，ブラシカ属ナプス種（*B. napus* L.）の西洋ナタネ（洋種ナタネ，ナタネ）である。

ラパ種の起源は地中海に近接した高冷なトルコ高原周辺と考えられている。一方，ナプス種の起源については種々の説がある。ナプス種はキャベツの仲間であるブラシカ属オレラセア種（*B. oleracea*）とラパ種との交雑に由来することが証明されていることから，本種はラパ種とオレラセア種の野生型が共存している北欧の海岸，あるいは栽培型ラパ種とオレラセア種のケールが栽培されていた古代ヨーロッパの菜園で自然交雑が生じて成立したものと考えられている。

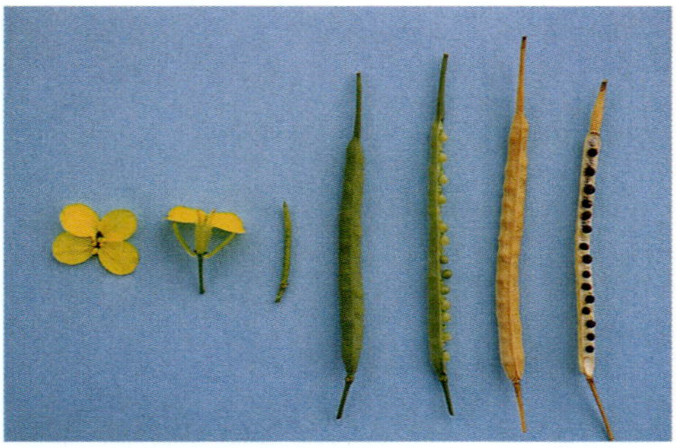

●世界の栽培・利用の歴史と現状

ヨーロッパでは自生のラパ種の種子が灯火用やスープ用の油の原料として古くから利用されていたようであるが，在来ナタネや西洋ナタネの栽培が圃場規模で行なわれるようになったのは，13世紀からとされている。初めにベルギーで栽培化され，その後オランダと北ドイツに普及し，16世紀には南ドイツでも栽培されるようになった。さらに，19世紀にはスイス，ポーランド，ロシア，そしてデンマークやスウェーデンにも広まった。ナタネ油はもともと灯火用や食用として利用されてきたが，蒸気機関の発明後は潤滑油としても重要視されるようになった。

その後，エルシン酸（エルカ酸と同じ）除去による食用油成分の改良や，グルコシノレート成分の低減による飼料用としての油かす成分の改良が求められるようになり，世界に先駆けてカナダでこれら成分のダブルゼロ（無エルシン酸で低グルコシノレート）品種の育成に成功した。カナダでは，このように品質改変したナタネを油料のほかに飼料用としても利用可能な新しいナタネとして位置づけ，キャノーラという名前を付けて販売している。

ナタネは栽培適応性が高いため，アジア，北米，ヨーロッパを中心に世界各国の3,081万haで栽培されている。2007年度における子実生産量は約5,058万tであり，この10年間で約30％増加している。ナタネの主産国は，中国（1,038万t），カナダ（953万t），

写真1）ナタネの花と種子の成熟
開花・受精後，50～60日かかって稔実する

ナタネ

インド(744万t)，ドイツ(532万t)，フランス(455万t)で，この5か国で全体の83%を占めている。2006年度のナタネ油の生産量は1,844万tで，パーム油(3,740万t)，ダイズ油(3,669万t)に次いで多く生産されており，全植物油脂12,653万tの15%を占めている。ナタネ油の需要は世界的に高まっており，生産量はこの10年間では70%増加している。

● 日本でのナタネの来歴と利用の歴史

現在わが国で使われる油脂原料としてのナタネは，ラパ種の在来ナタネとナプス種の西洋ナタネである(写真2)。

【在来ナタネ：ラパ種】

在来ナタネの来歴は明らかではないが，そのグループであるツケナ類は奈良時代以前から野菜用に栽培利用されてきた。このため，新たに大陸より伝来したものも含めて種子収量の多いタイプから在来ナタネが成立したと考えられる。

在来ナタネから油が搾られるようになったのは，江戸時代からあまり遡らない頃といわれている。しかし，在来ナタネの栽培が急速に増加したのは，江戸時代に入って「しめ木」と呼ばれるくさびを利用した圧搾器が考案され，油料種子として利用されるようになってからのことである。その油は主として灯火用に利用されたが，搾油技術や精製技術の進歩により食用としても使われるようになった。さらに，搾油後の油かすが肥料として尊重されるようになったことと相まって，在来ナタネの栽培は全国に拡大していった。そして，ナタネ油の灯火用としての利用は，明治中期に石油が輸入されるまで続いた。

【西洋ナタネ：ナプス種】

収量性の高い西洋ナタネ(以下の本文中では，西洋ナタネを特にナタネと表記する)は，明治に入ってアメリカやヨーロッパから導入された。これにより，耐病性に劣り，収量が不安定な在来ナタネの栽培は昭和初期頃から急速に減少していった。現在わが国では，搾油用種子生産のための在来ナタネの栽培は行なわれていない。

新たに導入されたナタネは草丈が高く，成熟期がきわめて遅いといった欠点があったが，多収で含油量が多く，耐病性や耐寒雪性に優れるなど，在来ナタネよりも優れた性質を多く備えていた。そこで，栽培技術の改善や日本の風土に適した品種の育成が進められた。その結果，ナタネは北海道から九州までの全国で栽培されるようになり，夏場に現金収入をもたらす大切な油脂資源作物となった(写真3)。

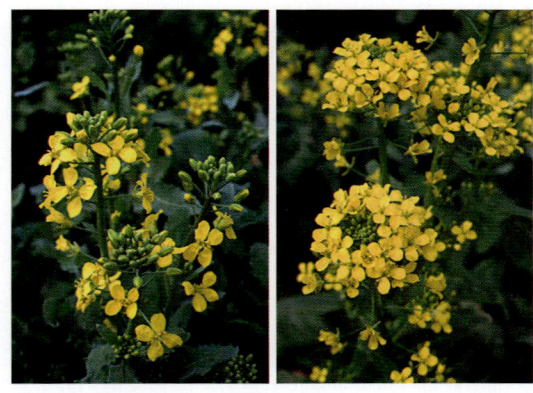

写真2) 西洋ナタネ(左)と在来ナタネ

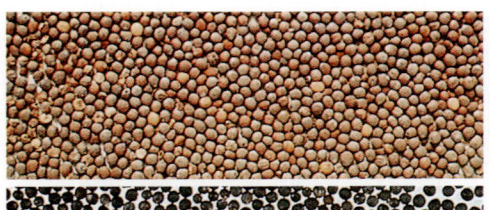

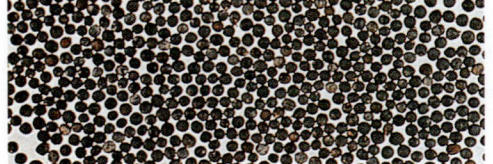

写真3) 赤種(上)と黒種
江戸時代からの在来ナタネは箒種，赤種とか呼ばれ，早生だが耐病性は弱く，含油率は低い。黒種は明治初期に導入され，朝鮮種，洋種とか呼ばれ，晩生だが耐病性が強く，含油率も高い

● 生産の推移と現状

【わが国における栽培の変遷】

明治以降のナタネ栽培は，その時代の社会情勢に大きく左右されてきた。明治時代の後半に盛んになったナタネ栽培は，日露戦争後に中国から安価な子実が輸入されるようになると次第に衰退していった。しかし，1930(昭和5)年に政府は農村不況の打開策として換金性の高いナタネの増産を大きくとりあげ，その栽培の拡大と生産の増加をはかった。ところが，第二次世界大戦に突入し，食糧自給をはかるために主要食糧の増産が求められたため，当時水田裏作として多く栽培されていたナタネは急激に減少してしまった。

戦後，食糧不足が解消し，食生活が向上するにつれてナタネは貴重な油脂源として栽培されるようになり，1957（昭和32）年には栽培面積26万ha，生産量32万tにまで達した。しかし，その後の農産物自由化と社会構造の変化に伴う畑作生産の衰退化によってナタネ栽培は再び急速に減少し，その作付けは水田裏作地帯，続いて畑作地帯から次第に姿を消してしまった。2006（平成18）年における全国の作付面積は799.7haである。

【国内でのナタネ油の需給動向】

油脂原料となるナタネ子実の平成19年度国内需要量は約220万tであり，91％をカナダから，7％をオーストラリアから輸入している。ナタネ油の国内生産量は94万tで，全植物油脂に占める割合は54％と最も多く，そのほとんどが食用に利用されている。過去10年間で植物油脂の生産量は5％減少しているが，ナタネ油は約10％増加している。その最大の要因として，消費者の健康志向の高まりを反映し，くせがなく脂肪酸組成のバランスが優れているナタネサラダ油の需要量が増大しているためと考えられる。搾油後のナタネ油かすの用途は飼肥料用に限られるものの産業的には重要であり，89万tが配合飼料用として，38万tが有機肥料用として利用されている。

日本での主要栽培地帯は青森県と北海道であり，全国生産量の70％以上を占めている。ここ数年は北海道（滝川市）における作付面積の増加が著しいのに対し，鹿児島県での減産が際立っている。単収をみると，平成11～15年までの5年間の平均収量は165kg/10aである。単収は地域間で大きな差があり，北海道（250kg）が最も高い。国産ナタネは軽度の精製ナタネ油やナタネサラダ油が安全・本物志向に関心の高い消費者に根強い人気があり，割高ではあるが差別化商品として販売されている。

【ナタネ栽培における新たな動き】

バイオマスとしてナタネを活用し，「資源循環型社会」の仕組みを地域から創り出そうとする「菜の花プロジェクト」（http://www.nanohana.gr.jp/index.php）が，日本全国100か所以上に広がりをみせている。「菜の花プロジェクト」は滋賀県環境生協が提案する環境ソフト事業で，化石燃料の代替燃料の利用とゼロエミッション地域づくり，農地保全を目的としている。具体的には，ナタネを栽培収穫し，搾油したナタネ油を食用に利用した後，廃食油を回収し，精製してバイオディーゼル（BDF）燃料として農耕機械や自動車などに利用する，また油かすを飼料や有機肥料として活用し，最終的に農地へ還元する，といったシステム化されたエネルギーの域内循環モデルづくりである。BDFの特性としては軽油と使い勝手が同じであり，燃焼時のNO_2生成量は若干高いもののSOxや黒煙が少なく，CO_2を一方的に増加させない。生分解性が高く，環境負荷が少ないといった利点が挙げられる。

滋賀県下で始まったこの取組みをきっかけに，全国の自治体・生協・NPOなどからなる地域横断的な「菜の花プロジェクトネットワーク」が組織され，各地でそれぞれの地域特性に応じた多様な取組みが実施されている。その主な内容は，地域内のエネルギー循環のほかに，休耕田を利用したナタネ栽培による農地保全や環境教育，さらに菜の花を利用した観光振興や，油や蜂蜜，菓子など新しい食品開発によるビジネス創出など，多岐にわたっている。

近年ではこのような取組みのなかで，従来の揚げ物や炒め物用ではなく，生で利用する食用油の開発が行なわれている。青森県横浜町で設立されたNPO法人「菜の花トラストin横浜町」では，生食用の付加価値の高い油（食用生油）の製造を行なっており，その原料用に，助成金を加えた従来の農家手取り価格と同程度の価格でナタネ子実を買い付けるなどし，横浜町のナタネ栽培を側面から支えている。また，長野県大町市のNPO「地域づくり工房」でも，プロジェクトの一環として同様の食用生油の製造販売を行なっている。

このように，「菜の花プロジェクト」は多面的で多目的なシステムであり，地域にもたらす効果が非常に大きいことから，これらの取組みは国や自治体においても注目されており，今後さらに各地に拡大していくと考えられる。しかし，1）ナタネの収益性が不安定である，2）BDF生産のために十分な原料を確保するシステム整備が不可欠である，3）現状では精製したBDFを軽油と混ぜて使用すると32.1円/lの軽油引取税（県税）が課税されるため，コスト面で割に合わないといった課題を抱えており，これらの阻害要因が普及の足かせになっている。このため，ナタネをバイオエネルギー給源として認知普及させるためには，生産者・消費者・行政間での連携，農政における明確な位置づけのもと，国による政策支援

ナタネ

表1) ナタネ（*Brassica napus*）の用途

作物名	利用部位	用途と加工品
ナタネ （西洋ナタネ，洋種ナタネ）	種子	［食用植物油］天ぷら油，サラダ油
	種子	［食用加工油脂］マヨネーズ，ドレッシング，マーガリン，ショートニング
	種子	［工業用油］潤滑油，表面活性剤，可塑剤，化粧品，ディーゼルエンジン燃料
	種子	［肥料］油かす
	種子	［飼料］油かす
	茎葉蕾	［野菜］ナバナ，干し菜，まんじゅう，揚げ麩（粉末添加）
ルタバガ （スウェーデンカブ）	肥大根	［野菜］郷土料理，切り干し，ふかし，漬物
	肥大根	［飼料］

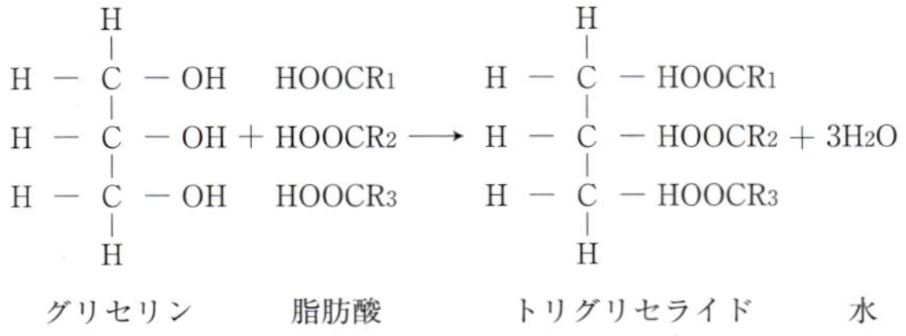

```
 H               H
 |               |
H-C-OH  HOOCR1   H-C-HOOCR1
 |               |
H-C-OH +HOOCR2 → H-C-HOOCR2 +3H2O
 |               |
H-C-OH  HOOCR3   H-C-HOOCR3
 |               |
 H               H
 グリセリン 脂肪酸  トリグリセライド  水
```

図1) グリセリンと脂肪酸からの油脂の生成
R_1～R_3：脂肪酸の単価水素鎖

などの環境整備が求められている。

特徴と栄養・機能性

●食材としての特徴と活かし方

わが国で現在，油脂原料として利用されるナタネは，ラパ種の在来ナタネとナプス種の西洋ナタネの2種であり，油料作物として種子を利用するほかに，それぞれ若い葉や花茎，蕾が"ナバナ"などの名称で野菜用としても流通している。

ナプス種の西洋ナタネは，大きく油用とナバナなどの生食用に分けられ，ほかに根がカブのように肥大するナタネの変種ルタバガが地方野菜として利用されてきた（表1）。生食用のナタネは「ルタバガ」（第2巻・野菜編所収）に詳しいので，ここでは油用ナタネについて述べる。

●栄養成分の特徴

ナタネで生成される油は，子実内の子葉中に油脂として貯蔵されており，その含量は35～45％の範囲にある。油脂とは3つの脂肪酸とグリセリンがエステル結合したトリグリセライドであり（図1），その性質は植物によって特徴づけられる脂肪酸の組成によって支配される。

従来のナタネ油にはエルシン酸が40～50％含まれていた。エルシン酸はナタネをはじめとするアブラナ科植物に特異的に含まれる不飽和脂肪酸であり，動物実験の結果，エルシン酸含量の多い油を多量に摂取すると心機能障害を起こす可能性が指摘された。このため，栄養的な見地から1977年にFAO/WHOよりナタネ油においてもその低減化が提唱され，エルシン酸を除去する育種が進められた。その結果，表2に示すとおり，現在多く流通しているナタネ油の脂肪酸組成は大幅に変化し，エルシン酸に代わってオレイン酸が約60％内外に増加している。なお，油脂にはトリグリセライドのほかに少量の油溶性物質（トコフェロール類，ステロール類，リン脂質，色素など）も含まれている。

油脂の栄養は，そのカロリー源としての役割，必須脂肪酸および脂溶性ビタミンの供給源としての機能にある。特に必須脂肪酸は体内で合成されないため，油脂食物からの摂取が不可欠である。ナタネ油には必須脂肪酸であるリノール酸とα-リノレン酸がそれぞれ約20％と10％含まれており，栄養学的にも組成バランスのよさが注目されている。

なお，ナタネ種子に含まれる含硫配糖体のグルコシノレートには甲状腺肥大作用があることから，搾油かすの飼料適性を向上させるためには種子中のグルコシノレート含量が低いことが望ましい。このため，カナダでは国を挙げてのナタネ種子の成分改良研究が展開され，世界に先駆けてエルシン酸が含まれない品種を，次いでエルシン酸が含まれずグルコシノレート含量が低い（30μmol/g以下）ダブルロー

表2) 主要植物油の脂肪酸組成(%)

作物名	パルミチン酸 (16:0)	ステアリン酸 (18:0)	オレイン酸 (18:1)	リノール酸 (18:2)	リノレン酸 (18:3)	エルシン酸 (22:1)
キザキノナタネ(無エルシン酸品種)	4.7	1.5	63.7	18.8	8.9	0.1
カミキタナタネ(従来種)	3.3	0.8	17.7	13.9	9.7	43.6
サフラワー	7.2	2.5	15.7	72.6	0.5	―
ヒマワリ	6.1	4.0	19.0	68.9	0.3	―
ダイズ	10.7	3.9	23.3	53.3	7.4	―
ゴマ	9.2	5.5	39.4	44.4	0.3	―
オリーブ	11.4	3.1	73.5	9.3	0.6	―
パーム	44.0	4.4	39.9	9.2	0.1	―

注1:農林水産省食品油脂課「我が国の油脂事情1998年版」資料を一部改変
注2:( )内の数値は,それぞれの脂肪酸の炭素数と二重結合数を示す

表3) 各植物油中のトコフェロール含量

	トコフェロール含量(mg/100g)				合計
	α	β	γ	δ	
粗なたね油	19.1 [1] 16.3〜21.7 [2]	0.3 Tr.〜0.9	43.2 30.5〜51.1	1.2 0.8〜2.2	63.8 51.5〜74.8
精製なたね油	15.2 11.9〜18.1	0.3 Tr.〜1.2	31.8 18.1〜40.0	1.0 0.4〜1.6	48.3 34.4〜60.2
粗大豆油	8.9 5.4〜15.6	1.7 1.0〜3.0	77.1 57.0〜92.9	27.3 21.7〜33.1	114.9 87.5〜96.3
精製大豆油	7.2 4.7〜12.3	1.2 0.9〜1.8	59.2 52.5〜77.9	18.8 15.3〜25.8	86.4 71.9〜116.7
粗コーン油	21.5 6.5〜30.8	1.1 0.8〜1.5	90.6 72.7〜111.3	3.7 2.4〜5.7	116.8 84.1〜147.5
精製コーン油	17.1 14.0〜20.8	0.8 0.4〜1.0	60.0 51.1〜73.9	2.5 1.7〜3.3	80.3 68.0〜97.0

注:兼松ら.1983.油化学.32,122より抜粋。1)平均値,2)最低値〜最高値

品種を開発した。今日ダブルロー品種は世界各国で開発され,グローバルスタンダードとなっている。なお,カナダではこのように品質改良したナタネを食用油脂のほかに飼料用としても利用可能な全く新しいナタネとして位置づけ,キャノーラの名称で普及させている。

● 機能性成分

【オレイン酸】

無エルシン酸ナタネ油に約60%含まれているオレイン酸は不飽和脂肪酸であり,酸化安定性に優れている。また,成人病の大きな要因となる血中のコレステロールについて,オレイン酸は高密度リポタンパク質(HDL:通称,善玉コレステロール)には影響がなく,低密度リポタンパク質(LDL:悪玉コレステロール)のみを低下させるといわれている。さら

に,ナタネ油では心疾患や脳疾患との関連性が指摘されている飽和脂肪酸のパルミチン酸とステアリン酸の合計が一般的な植物油のなかでは最も低く,必須脂肪酸であるリノール酸とα-リノレン酸が適度に含まれている。この脂肪酸組成のバランスのよさが,健康志向の高まりと相まって消費者に受け入れられている。

【トコフェロール類】

トコフェロール類(ビタミンEとその同族体)は植物油脂に含まれる代表的な抗酸化成分であり,油脂の酸化防止に寄与している。また,生体内においてはリノール酸などの不飽和脂肪酸の酸化を防ぎ,ホルモン系の働きの調節作用にも関与するとされている。ナタネ粗油中のトコフェロール含量は51.5〜74.8mg/100gで,大豆油やコーン油に比べて総量は

少ない（表3）。しかし，異性体のなかで生理活性が最も強いα体が約30％含まれているため，ナタネ油精製時に濃縮されるトコフェロール類は食品加工用の食品添加物として利用されている。

種類・品種とその特徴

ここでは油用ナタネ品種にしぼって紹介する。これまで国および独法により育成された品種は50あるが，このうち無エルシン酸品種はアサカノナタネ，キザキノナタネ，菜々みどり，ななしきぶの4品種である。また，無エルシン酸・低グルコシノレート品種としてはキラリボシが育成されている。現在，油用ナタネの品種開発は，（独）農業・食品産業技術総合研究機構　東北農業研究センターでのみ行なっている。民間では，タキイ種苗（株）がタヤサオスパン（T-830）を育成している。

平成18年度における品種別の作付面積は以下のとおりである（全国作付面積799.7ha，農林水産省特産農作物生産実績より）。キザキノナタネ（495.7ha, 62.0％），ななしきぶ（98.2ha, 12.3％），アサカノナタネ（96.0ha, 12.0％），オオミナタネ（32.0ha, 4.0％），キラリボシ（3.9ha, 0.5％）。

● 主要品種の概要

【アサカノナタネ】

チサヤナタネを母に，カナダから導入した無エルシン酸系統のZ・E・Nを父とした交配のなかから東北農業試験場で育成され，1990（平成2）年に命名登録された。現在，福島県の奨励品種に採用されている。アサカノナタネは南東北地方に適した多収の中生種であり，エルシン酸が含まれない日本初の無エルシン酸品種である。長期積雪地帯における越冬性はやや劣り，菌核病抵抗性は弱い。

【キザキノナタネ】

東北72号を母に，ドイツから導入した無エルシン酸のRaporaを父とした交配のなかから東北農業試験場で育成され，1990（平成2）年に命名登録され，青森県の奨励品種に採用された。1992（平成4）年の作付け開始以降，同県のナタネ品種はすべてキザキノナタネに統一され，栽培が続けられている。その後，キザキノナタネの優良性が再確認され，平成4年には北海道で奨励品種に採用されている。

キザキノナタネはアサカノナタネと同様にエルシン酸が含まれておらず，北東北地方や北海道の積雪地帯で越冬することが可能であり，多収の中晩生種である。また，耐倒伏性に優れ，寒雪害抵抗性や菌核病抵抗性も強い。なお，東北以南の冷涼地帯においても栽培は可能である。

【菜々みどり】

寒冷地向けの油用および野菜用の兼用種として，東北84号（後のキザキノナタネ）とカミキタナタネの交配後代から東北農業研究センターで育成され，2004（平成16）年に品種登録された。油料用としては無エルシン酸であり，多収品種のキザキノナタネと比べて収量性は同等で，耐寒雪性や菌核病抵抗性は強く耐倒伏性に優れているが，含油率は4～5％低い。野菜用としては，ナバナとしても利用されるカミキタナタネと比べて，調製後の一本重が重く，出荷荷姿が優れている。青森県野辺地町で地域特産野菜として生産されている。

【キラリボシ】

早生で多収の盛系188とスウェーデンの無エルシン酸・低グルコシノレート品種KARATとの交配後代から東北農業研究センターで育成された。実用上日本で初めて育成された無エルシン酸・低グルコシノレート（ダブルロー）品種である（2002年農林登録）。成熟期は中生であり，アサカノナタネに比べ，安定した多収性を示し，耐倒伏性や菌核病抵抗性，寒雪害抵抗性に優れる。グルコシノレート含量はこれまでの農林登録品種に比べて極めて低いことから，搾油かすを飼料として利用することができる。主に山形県で栽培されている。

【ななしきぶ】

オオミナタネに替わる温暖地向けの無エルシン酸品種として，無エルシン酸早生系統の盛脂148とオオミナタネの交配後代から東北農業研究センターで育成され，2002年に農林登録された。オオミナタネに比べて成熟期はやや遅く，草丈はやや長いが，耐倒伏性は強であり，多収である。菌核病には比較的強く，着莢位置が高いため機械化適性が高い。主に滋賀県で普及している。

【タヤサオスパン（T-830）】

タキイ種苗（株）が育成した，やや晩生の無エルシン酸・低グルコシノレート（ダブルロー）品種。寒雪害抵抗性が強く，多収で，成熟期はキザキノナタネに比べてやや遅い。ヨーロッパの秋播きナタネに合成ナプス（キャベツ類とハクサイ類との人工交配に

より得られたナタネと同じAACCゲノムを有する植物)を交配し，秋播きナタネを戻し交配した後代から選抜した2系統の雑種第1代(F_1)を母親とし，ヨーロッパの秋播きナタネの選抜後代を父親とする3元交配の雑種第2代(F_2)である。

●種子の入手法

アサカノナタネ，キザキノナタネ，菜々みどり，キラリボシ，ななしきぶの種子は一般の種苗店では販売されていない。必要の際には東北農業研究センターのHP（http://tohoku.naro.affrc.go.jp/seika/hinsyu/seed.html#natane）を参照のうえ，東北農業研究センターまたは関連機関に照会されたい。また，タヤサオスパン(T-830)はタキイ種苗(株)から販売されている。なお，旧来のエルシン酸が高い品種の一部については，種苗会社や地元の雑穀商などで取り扱われている。

栽培法と品質

●混植による自然交雑に要注意

ナタネはほかの品種やアブラナ科作物と自然交雑しやすい。一般にアブラナ科作物にはエルシン酸およびグルコシノレートが多く含まれているため，無エルシン酸品種や無エルシン酸・低グルコシノレート品種の栽培では，自然交雑によるエルシン酸やグルコシノレートの混入が問題となる。これら有害成分の移入を避けるためには，品質が保証された種子を準備するとともに，他の品種やアブラナ科作物との混植に留意する必要がある。

●輪作を励行して病気を防ぐ

ナタネ栽培で最も怖い病気は菌核病と根こぶ病である。菌核病は特に暖地での栽培で大きな被害をもたらし，病斑部が形成されるとその上部が枯れ上がったり，折れて倒伏したりして収穫量が著しく低減する。このため適期適作を心がけ，発病を少なくする必要がある。また，根こぶ病はハクサイやキャベツと同様にナタネ栽培でも発生する。このために，根こぶ病に汚染された圃場ではナタネ栽培を行なわないこと，根こぶ病を発生させないために輪作を励行することが必要である。

●播種時期と排水対策と品質

特に寒冷地では播種の適期が短く，1週間の遅れで越冬率がかなり変わってくるため，適期播種を守ることが大切である。また，ナタネは幼苗期や越冬直後は湿害を受けやすく，排水不良の圃場では生育不良や枯死することもあるため，排水対策が必要である。

加工品とその特徴

●おもな加工品

＜ナタネ油の特徴，製造＞

【ナタネ油の特徴】

油用ナタネは，もっぱら搾油用原料として利用される。ナタネから搾油・精製された油は，食用植物油あるいは食用加工油脂として利用される。食用植物油は天ぷら油とサラダ油に，食用加工油脂はマヨネーズ，ドレッシング，マーガリン，ショートニングに大別できる。

ナタネ油の風味は淡泊であっさりしており，酸化安定性や加熱安定性（コシの強さ），耐冷却性，耐光性を備え，コスト的にも優れている。このため，家庭用の天ぷら油として使用されるほかに，大豆油との調合によるサラダ油の原料に多く利用されており，キャノーラオイルなどの名称で，ナタネ油単独のサラダ油も販売されている。また，エキストラバージンオリーブオイルのように生で食べるタイプの油が近年開発されている。

業務用としては，惣菜や菓子類のフライ油として多く利用されている。また，その淡泊な風味や酸化安定性のよさからドレッシングやマヨネーズの原料として，単独あるいは他の植物油とのブレンドで使用されている。さらに，ナタネ油はマーガリンやショートニングへ配合する液体油として用いられることも多い。なお，油揚げ用には後述する軽度精製油の「赤水」が一部の加工業者で使われており，特有の香りと旨味が好まれている。

【一般的なナタネ油製造工程】

ナタネ油の製造法は，大別して原料から油脂を取り出す搾油工程と，取り出された原油を食用に仕上げる精製工程からなる。

搾油工程は，焙煎・圧扁粉砕→圧搾→抽出の各作業からなる。焙煎・圧扁粉砕は搾油効率を高め，良質の原油を得るためのもので前処理と称される。圧搾は物理的に非常な高圧をかけて油を搾り出すことで，総油分の50％以上が搾油される。抽出は圧搾による残油分を溶剤のヘキサンを用いて効率的に回収することで，圧搾＋抽出を略して「圧抽」と呼ぶ。

ナタネ

搾油直後の原油は，特有の臭いのほかにリン脂質やタンパク質，遊離脂肪酸，色素などが含まれており，食用に適さない。このため，①脱ガム，②脱酸，③脱色，④脱臭の精製工程が一般に施される。

脱ガムは主にリン脂質を除去するためのもので，原油に温湯または水蒸気を加えた後に遠心分離機にかけ，ガム質と油を分離させる。脱酸は原油中に含まれる遊離脂肪酸を除去するための工程で，水酸化ナトリウム水溶液が添加される。脱色は脱酸後水洗いした油に酸性白土や活性炭を加えて，クロロフィルなどの色素や脱酸工程での残存物を吸着除去する工程である。製油最終工程の脱臭では，脱色油を高温・真空・水蒸気蒸留により処理して，臭いを完全に取り除く。また，業務用の油には加熱安定性や消泡性を与えるために，通常シリコン樹脂が添加されている。

【伝統的「赤水」の製造工程】

中小の製油会社のなかには，ヘキサンを使わないで自然の圧搾法で搾油し，精製工程においても化学添加物を使用せずに，湯洗い，あるいは単にろ過・静置することで精製する，いわゆる昔ながらの「赤水」を製造しているところもある（写真4）。このような工程で製造されたナタネ油は大手製油会社の製品と区別化して販売されており，自然食品として人気がある。また，小型の家庭用搾油機を使用することで，「赤水」と同品質の油を自家製油することも可能である。なお，上述の食用生油は「赤水」のろ過行程を繰り返し行なうことで精製を高めたものである。

写真4）油用ナタネいわゆる「赤水」の伝統的な搾油工程

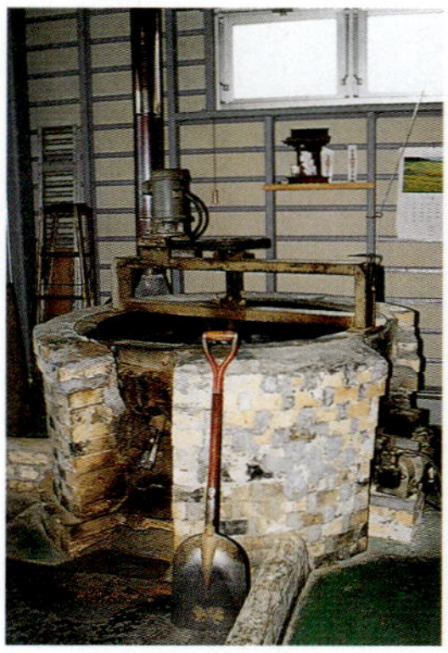

煎り窯による子実の焙煎

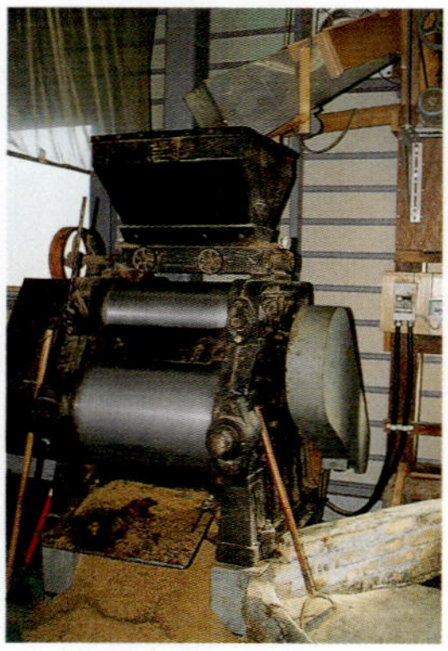

焙煎後の子実を圧扁機で細かく砕く

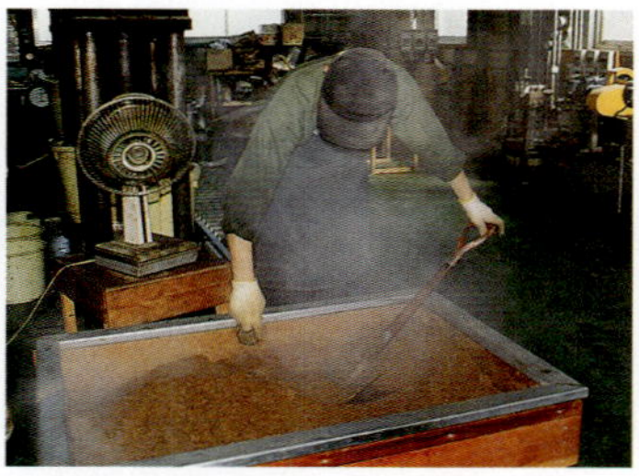

蒸し窯で蒸熱することで搾油効果が高まる

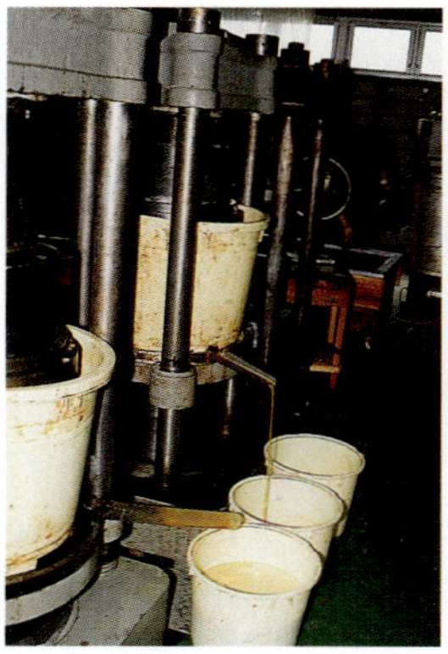

搾油プレス機で圧搾し油をしぼり出す

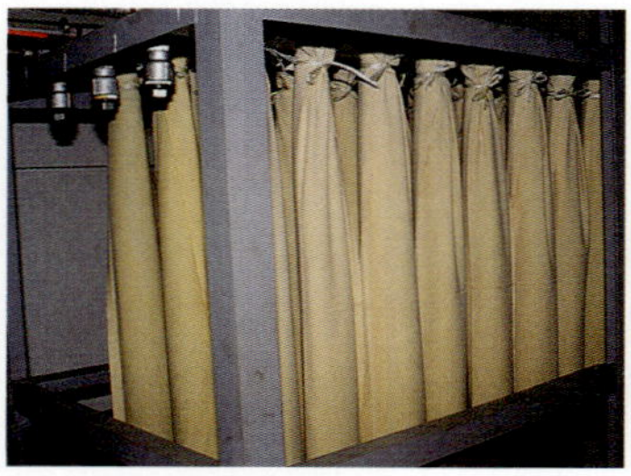

圧搾油をろ布でろ過し静置して不純物を除去する

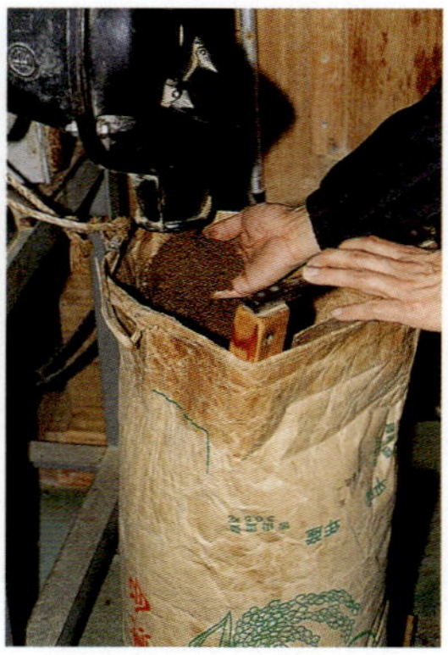

圧搾後の油かすは粉砕して肥料用に利用する

＜ナタネ油の加工品＞

【食用植物油】

　天ぷら油　加熱安定性に優れ，揚げ物の風味や色・香りがよいことが求められる。業務用のものは「白絞油（しらしめゆ）」とも呼ばれている。

　サラダ油　サラダとして生で食べるのに適するように新鮮な風味が安定して保たれるとともに，低温時でも透明性を保ち，フライ用に優れた加熱安定性を保持するように精製されている。通常，油精製時の脱色工程後に，油の冷却によって低温で固化析出する成分を取り除く脱ロウ処理が施されている。

　食用生油　圧搾して得た油を脱臭や脱ロウ，脱色などの処理を行なわず，その上澄みを繰り返しろ過することで精油した油である。ナタネ特有のほんのりとした甘みとコク，香りがあり，エキストラバージンオリーブオイルのように食材に直接かけたりつけたりして生で食べると，その豊かな風味を楽しむことができる。

【食用加工油脂】

　マヨネーズ　卵黄の乳化作用によってサラダ油を食酢の中に微粒化し，乳化させたもので，調味付けは塩や砂糖，スパイスが用いられる。一般にマヨネーズの油分は70％前後になっている。

　ドレッシング　サラダ油と食酢を主原料とし，マヨネーズと異なり卵黄以外にも着色剤や乳化剤，乳化安定剤を用いてもよい。乳化タイプとセパレートタイプに大別できる。

　マーガリン　食用油脂に水などを加えて乳化させたもので，通常は急冷練合わせを行なって製造される。油分は80％以上であり，副原料として乳製品，乳化剤，着色料，食塩，香料，ビタミンAなどが添加されている。

　ショートニング　パン・菓子・フライ用の油脂として利用され，製品の口当たりをよくし，サクサクとした食感を与える。マーガリンと異なり，水分や乳成分を含まない。製造法はマーガリンに類似するが，急冷固化する際に窒素ガスを吹き込み，均一分散化させたものもある。

（石田正彦）

ベニバナ

和名：ベニバナ
学名：*Carthamus tinctorius* L.
英名：safflower
地方名・別名：末摘花（すえつむはな）
分類：キク科ベニバナ属
原産地：インドやエジプト，ナイル川流域（エチオピアなど），中近東付近（アフガニスタンなど）と推定
わが国への伝来時期：4～6世紀頃
主な産地：山形県白鷹町，山形市，寒河江市，河北町など（生産量順）
出回り時期：7～8月摘取り。花弁乾燥品は周年

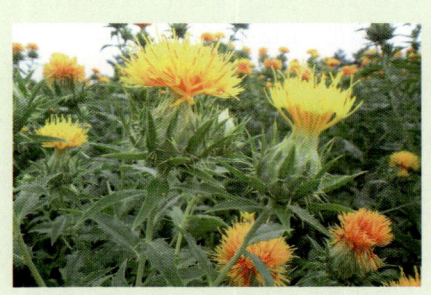

摘採期のベニバナ［写真：今野 周］

食材としての特徴

原産・来歴と利用の歴史

●原産地と世界での利用の歴史

　ベニバナはキク科の一年生草本で，葉はアザミに似ており，とげがある。初夏になると分枝の茎頂に橙黄色のアザミに似た花をつける。花弁から口紅や染料として色素がとれることから，古くから南西アジア・北アフリカを中心に栽培されてきた。エジプトでは紀元前2500年のミイラの着衣からベニバナ色素が認められ，この頃にはすでに利用が始まっていたと推定されている。

　原産地は確定されておらず，古くから栽培されてきたインドやエジプト，アザミ類の野生種が多いアフリカ・ナイル川流域（エチオピアなど）およびベニバナ近縁の野生種が多い中近東付近（アフガニスタンなど）と推定されている。

　古代から布や紙を染める染料，口紅や頬紅などの化粧料として使用されてきたが，現在の用途の主体は，油料作物としての利用である。ベニバナ種子からとる油脂はサフラワーオイルと呼ばれ，食用油やペンキ，印刷用インクの油として利用されてきた。サフラワーオイルには多くのリノール酸が含まれ，動脈硬化の原因となるコレステロールが血管に付着しにくくする働きがあるとされている。

　ベニバナの主たる栽培国（地域）と栽培面積を表1に示した。

　一方，エジプトの香辛料や着色料専門店ではベニバナの花弁（乱花）が，食品の着色に欠かせないものとして売られている。トルコでは食用油としてだけでなく，石けん，ワニス，磨き粉，軟こうなど多目的に利用されているという。

●日本への伝来と利用の歴史

　日本には4～6世紀頃，朝鮮半島を経て中国から伝来し，古くから上流貴族の間で染料や化粧料として使用され，『万葉集』『古今和歌集』などには多くの歌人たちが紅染めの美しさを詠んでいる。江戸時代後期になると，ベニバナの使用は庶民の間にも広がり，栽培も各地に広がり生産量が増加した。なかでも山形県内陸地方は全国有数の産地となり，「最上紅花（もがみべにばな）」が染料や口紅原料として京都方

表1）ベニバナの主たる栽培国と栽培面積

栽培地（地域）	栽培面積(ha)*
山形県	7
アメリカ合衆国	89,000
カリフォルニア州	52,000
アルゼンチン	12,000
インド	800,000
エチオピア	69,000
オーストラリア	23,000
カナダ	1,619
中国	35,000
パキスタン	3,000
旧ソビエト連邦	23,000
メキシコ	58,000
世界計	1,165,000

注1：J. R. Smith著 Safflower（The American Oil Chemists Society, 1996）より抜粋
注2：山形県は加工用乾花の栽培面積（山形県生産技術課調べ）
注3：＊栽培面積は山形県は2009年，それ以外は1994年推定値

面へ送られた。現在でも染料・観賞用などとして栽培され，県花にもなっている。

また，花弁を収穫後乾燥した「乱花」は薬用，ベニバナ茶，菓子類，漬物などの色付け用などとして使われている。

日本国内においてもベニバナ利用の中心は油脂原料であり，中国，インド，アメリカなどからの輸入ベニバナ種子が用いられている。国産ベニバナは一部の切り花用栽培を除くと，加工用の乾燥花弁の収穫用として山形県に7ha程度の栽培面積があるが，油料作物としての栽培はほとんどない。また，近年では地域おこしの取組みから，開花時期のイベントや花摘み体験などの観光農業資源や景観作物としても利用されている。

特徴と栄養・機能性

●食材としての特徴と活かし方

ベニバナの特徴は何といっても鮮やかな紅色（カルタミン）や黄色（サフロールイエロー）の色素であり，これらの活用が重要である。表2および図1にベニバナのおもな利用方法について示した。利用部位からは，①植物体全体，②若菜（幼植物体），③乾燥花弁，④種子に区分される。

全体をまるごと使う場合は，観賞用切り花やドライフラワーに利用する。若菜は食品として葉菜的に利用する。スプラウトは，種子をカイワレダイコンのように播種して出芽させ，モヤシ様の食材にする。また，間引き菜もおひたしなどとして食用にできる。

花弁を乾燥した「乱花」は，ベニバナの特徴である花弁色素とその機能性を活用した加工利用法である。後述する機能性を活かして，漢方処方，薬用酒の構成原料，ベニバナ茶，菓子類，漬物などに利用されている。また，赤色素カルタミン（carthamin）は，口紅などの化粧料，染色用，食品向け着色料として，黄色素サフロールイエローも特徴的な色素として着色料，染色用などに利用されている。

種子は，油脂としてサフラワーオイルに加工されるほか，薬用，塗料，「紅花墨」などに用いられ，搾油した残渣も飼料や肥料として活用される。

●栄養成分の特徴

ベニバナ赤色素の主成分はフラボノイド系のカルタミンである。高濃度タイプは化粧品（口紅，頬紅）用原料として用いられ，食品用としてはデキストリンや乳糖で色価を調整したものが，和菓子，チョコレート，糖衣菓子，めん類など各種食品の着色用と

表2）部位別にみたベニバナの主な利用法

部位	利用法
植物体全体	観賞用切り花，ドライフラワー
若菜（幼植物体）	スプラウト，葉物野菜的利用，乾燥粉末
乾燥花弁 （紅もち，すり花，乱花）	薬用，嗜好品，茶，酒，食品着色料 [紅色素]着色料，化粧料，染色用，薬用 [黄色素]着色料，染色用
種子（子実）	[油脂]食用油（サフラワー油），薬用，塗料，紅花墨 [搾油残渣]肥料，飼料

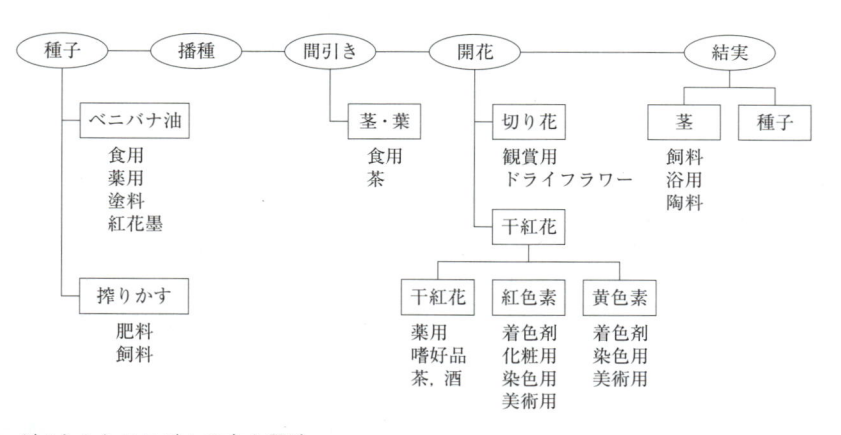

図1）生育ステージからみたベニバナの主な用途［結城，1983より］

ベニバナ

して広く使われている。

　黄色素はサフロールイエローと呼ばれ，カルタミンが水に溶けにくいのに対し，水溶性である。このため紅をとる際の水洗いで大部分が流出してしまうが，古くからその一部が木綿の染色用として子どもや妊婦の肌着に使われてきたという。黄色素も製菓，漬物，ゼリーなどに広く使用されている。

　山形県で選抜された品種もがみべにばなの粗脂肪含量は14～23％程度であり，年次や栽培地域による変動が認められた。一方，油料用として輸入されたアメリカ産ベニバナの粗脂肪含量は28～41％と高かった。これは，もがみべにばなは古くから色素用として選抜・利用されてきたこと，種子の殻が硬く，搾油しにくいこと，などによるものと考えられる。

● 機能性成分

　ベニバナは，中国医学書の古典である『開宝本草』(973年)に「紅藍花」という別名で薬として登場している。また，李時珍が著した中国の薬物書『本草綱目』(1590年)に同じく「紅藍花」という名で薬効について，「血を活し，燥を潤し，痛を止め，腫を散じ，経を通ずる」と述べられている。

　ベニバナは婦人病薬として主に血行障害の治療に用いられ，冷え性，更年期障害などに応用されていた。現在も漢方では，コウカ（紅花・ベニバナ）として通経，駆瘀血（くおけつ）など婦人病に用いられ，治頭瘡一方（ちづそういっぽう），通導散（つうどうさん）などとして漢方処方されている。

　種子はリノール酸を多く含んでおり，コレステロール低下作用が明らかになっている。花弁に含まれるカルタミンの効果として「血液の滞りを治す」効能効果に関する研究結果が報告されており，ラットに対する中性脂肪，LDL，過酸化脂質濃度，動脈硬化指数の低下が顕著に認められている。

　さらに最近の研究では，花弁や葉には脳梗塞など種々の病気の原因とされる活性酸素（フリーラジカル）を消去する働きや，抗酸化作用などがあることが報告されているほか，マウスに対するベニバナエキスの抗炎症作用や腫瘍発生に対する抑制効果が認められている。

種類・品種とその特徴

　山形県立農業試験場では，古くから山形県地方で栽培されていた出羽在来種から系統選抜を行ない，1968年（昭和43年）に3タイプを選抜して，もがみべにばな，葉にとげのないとげなしべにばな，淡黄白色のしろべにばなを育成した。

　もがみべにばなは葉身が剣葉状，花色は開花始めが黄色で，その後花筒部から紅色に変化する。とげなしべにばなは，葉身が丸葉状で棘がなく，もがみべにばなに比較し草丈が低く，分枝数は少なく，葉色が濃い。開花期は約1週間早く，花色はもがみべにばなと同様である。一方，しろべにばなは出羽在来種からの突然変異で，葉身は剣葉状，花色はクリーム色を帯びた黄白色となり，開花期はもがみべにばなよりやや遅い特徴がある。

　もがみべにばなは色素利用を中心に様々な利用が行なわれているが，とげなしべにばなは主として切り花用に利用されている。また，しろべにばなは，切り花や景観鑑賞用として利用されている。

　一般に市販されているカルタムス，丸葉紅花の特性は，とげなしべにばなとほぼ同じである。

栽培法と品質

　ベニバナは比較的耐寒性の強い作物であり暖地では秋播きも可能である。山形県のように積雪寒冷地では播種が遅れると生育量が不足するとともに，炭疽病の被害を受けやすくなるため，4月上中旬の適期播種が重要である。また，ベニバナは酸性土壌を嫌い，肥沃な土壌を好むため，土壌酸度の矯正や堆厩肥の施用など十分な土づくりを行なう。

　加工用花弁の収穫に際しては，その目的によって収穫時期が異なってくる。後述する「乱花」では七〜八分咲きで花弁が黄色を呈し上を向いている時期がよい。一方，黄色素を残す「乱花」に対し，赤色素を対象とする「すり花」や「紅もち」用としては，満開をやや過ぎて花弁下部が黄色から少し紅色に変わったころが適期である。

　いずれも収穫した花弁は当日のうちに処理しなければならないため，収穫後の乾燥・調製作業を考慮して作業体系を組む必要がある。

加工品とその特徴

● おもな加工品

【サフラワー油】

　ベニバナの種子をしぼったサフラワー油は，油臭さがないのでドレッシングやマリネなどの生食用と

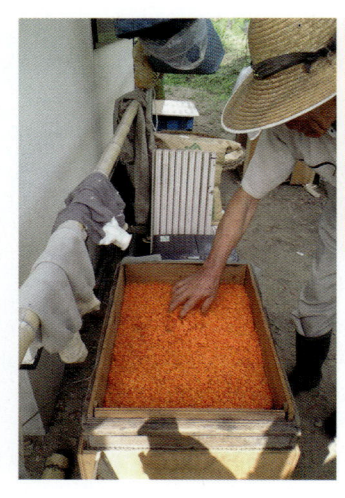

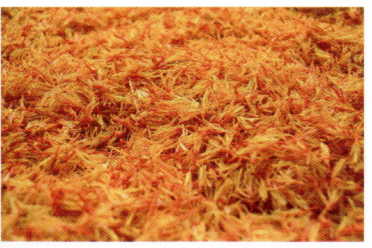

写真1)
「乱花」づくり
乾燥箱での乾燥(左)と仕上がり

してよく使われている。一方，酸化されやすく，揚げ物用途には不向きとされてきたが，最近，アメリカなど主要輸入国ではオレイン酸含有率の高いハイオレイック種が育成され，酸化されにくいベニバナ油が主流となっている。

農産加工でのベニバナ油製造は，原料コストや加工設備の面で現実的には難しいが，種子からの搾油方法は次のようである。

収穫した種子はていねいに選別を行なったのち，天日で十分乾燥させ，湿気や害虫発生がないよう密封保管しておく。ベニバナ種子は硬い外皮(殻)に被われているため，前処理として殻の破砕と加熱処理を行なう。加熱は水分含量の低減，酵素の失活，香り品質の向上に効果がある。ローラー式圧偏機などで子実を軽く潰したあと加熱し，圧搾機で搾油する。圧搾法では原料に含まれる油分の60％程度が回収できるといわれている。搾り取った油は，酸化しないよう密栓をして，日の当たらないところで保存する。

【ベニバナのスプラウトほか】

種子を対象とした利用法としては，サフラワー油のほかベニバナのスプラウト(モヤシ)製品や，若菜(幼植物)を葉物野菜としておひたしや和え物にする。また，若菜の乾燥粉末をこんにゃくや乾めんに練り込んだ商品開発などの取組みがみられる。

【乱花】

「乱花」は，摘み取った花弁をそのまま乾燥させたものである。晴天の日に収穫した花弁を風通しのよい直射日光下で，ときどき上下を入れ替えながら乾燥させる。防虫網を木枠の底に張りつけた風通しのよい乾燥箱を使い，完全に1日で仕上げたものは，ベニバナ特有の色鮮やかな製品となる。最近では乾燥機の利用も増えている。花弁の色調は橙色〜黄色に仕上がる(写真1)。主として食品加工用として使用されるほか，ベニバナを食素材とした料理などにも使われている。

同様に花を利用する「紅もち」と「すり花」は，おもに染料用としてベニバナ染めに使用される。花を練り機ですり潰し，布袋に入れて黄汁を完全に搾り取った後に乾燥させたものである。

●海外の利用法・食文化に学ぶ

エジプトでは「乱花」を食品に混ぜ込んだり，飲料水に入れたりするなど，食品の着色に欠かせない素材として使われているという。

パキスタンのある地方では摘み取った花を押し固めて「紅もち」をつくり，これを水にほぐして黄色色素を絞り出し，これをチャパティー(パン)に入れたり，花弁の乾燥粉末をチャパティーに入れるという。

(今野 周)

調理での活かし方

調理素材としての特徴

ベニバナは主材料とはならないが，全体の彩りをよくし料理を引き立てる役目をはたす。酢を使うことで赤色の発色がより鮮やかになり，酒を使うことで風味が増す。

ベニバナ

基本調理とポイント

「乱花」にはベニバナ特有のにおいがあるため，殺菌処理も兼ねて次のような下処理を行なう。

①「乱花」を80℃の湯に1分程度浸ける。②①を絞る。③②を3～4回水洗いする。④酢を振りかけ発色させる。保存する場合は乾燥または冷凍する。

おすすめの一品

『創作紅花料理レシピ集』（山形県村山総合支庁，2003年）より，古田久子氏（食文化料理研究家）による下記3品を紹介する。

【紅花ずし】

材料（4人分）　A（米3カップ，だし昆布20cm，酒30cc，水690cc），B（酢80cc，砂糖大さじ6，塩大さじ1），C（ベニバナ（乱花）3g，酢・酒各小さじ1，塩少々），クルミ1/2カップ，ミツバ1束。

つくり方　①米はよく洗って炊く。沸騰したら昆布を取り出す。②Bを混ぜ，合わせ酢をつくる。③ベニバナは80℃の湯で洗い，2～3回水を取り替える。かたく絞り，Cの下味をつける。④クルミは6～7mmの粗刻みにし，ミツバは2cmに切る。⑤①が炊けたら②の合わせ酢とクルミ，ミツバの茎を入れてすし飯をつくる。⑥⑤が冷えてから③のベニバナを散らし，ミツバをあしらう。

【紅花ジェリー】

材料（4人分）　A（ゼラチン大さじ2，水大さじ4），B（水2カップ，砂糖大さじ5），白ワイン1/2カップ，コアントロー小さじ1，ベニバナ（乱花）5g，キウイ1/2個，リンゴ1/4個，ブルーベリー少々，レモン汁大さじ1，生クリーム50cc，砂糖小さじ1，ミント。

つくり方　①Aのゼラチンは水でもどす。②Bの水と砂糖をあわせ，火にかけて煮とかす。白ワインを加え，ひと煮たちしたら火を止め①を加えて，人肌まで冷やす。コアントローとレモン汁を加える。③キウイとリンゴは1cm角に切り，電子レンジに1分かけておく。④②を2等分して一方に③とベニバナ（下処理したもの），ブルーベリーを加え，バットに流す。⑤④が冷えたらガラスの器に入れ，半分のゼリー液を流し平らにする。上にホイップした生クリームを絞る。

【紅花らくがん】

材料（20～25個分）　煎りもち米100g，砂糖70g，みりん20ml，ベニバナ乱花2g，押し型（盃）。

なお，煎りもち粉の代わりに，α化した米粉を用いてもサクサクした食感に仕上がる。

つくり方　①ベニバナは洗って乾燥させ，3～4回包丁で切っておく。②砂糖とみりんを合わせて，しっとりさせておく。③①に②を混ぜて，しっとりとなるくらいまでよくもみ合わせる。④押し型（盃）に詰め，強く押して抜き出す。

山形県ではベニバナを食素材として使用した料理コンテストを行なうなど，特産農産物としての活用を進めている。詳細は次のURL（創作紅花料理レシピ集：http://www.lib.yamagata-u.ac.jp/benibana/recipes/recipes.html）を参考にしていただきたい。

（今野 周）

種実

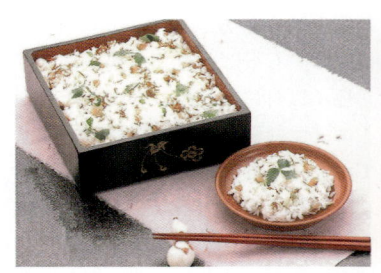

写真2) 紅花ずし（山形県）［写真：古田久子］

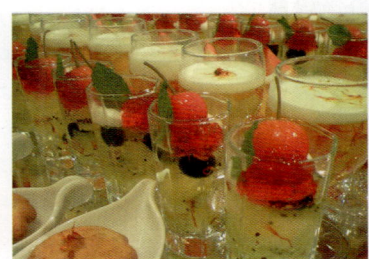

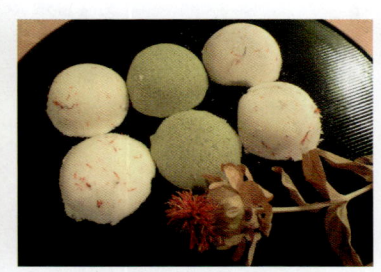

写真3) 紅花ジェリー（山形県）［写真：古田久子］

写真4) 紅花らくがん（山形県）［写真：古田久子］
中央は抹茶らくがん

エゴマ

和名：エゴマ
学名：*Perilla frutescens* var. *frutescens* (L.) Britton
英名：perilla
地方名・別名：じゅうねん，じゅうね，あぶら，あぶらつぶ，いくさ
分類：シソ科シソ属
原産地：ヒマラヤ山麓から中国南部にかけて
わが国への伝来時期：縄文時代以前
主な産地：福島，岐阜，広島など
出回り時期：10月以降

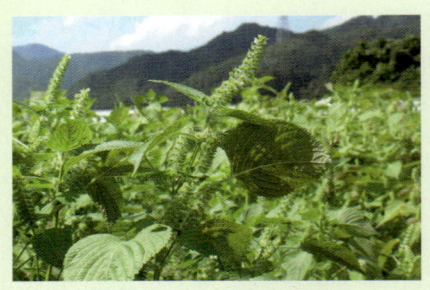

シソに似ているエゴマの花穂［写真：長峰 司］

食材としての特徴

原産・来歴と利用の歴史

　エゴマ（荏）はヒマラヤ，ビルマ，中国，日本までの南アジア，東アジアに広く分布するシソ科植物である。原産地はヒマラヤ山麓から中国南部にかけての地域とされるが，中国中部あるいは南部とする説や，インドを加える説もある。エゴマはイネ，ウルシ，カンキツ，チャと同じく照葉樹林文化を代表する作物の一つとされる。

　エゴマはシソ *Perilla frutescens* var. *crispa* の亜種であり，2つの作物には共通する特性が多い。エゴマはアジアではゴマよりも古くから栽培されてきた，灯用および食用の油料作物である。1920年代に中国東北部で冷温帯適応品種が選抜され，1930年代にはソ連のコーカサス，ウクライナおよび朝鮮，日本でも生産量を増した。アメリカでも戦前から栽培が始まり，約7万tの生産量をあげ，現在では南アフリカ，南米へも導入されている。韓国では1997年に3.2万ha栽培されており，2.5万tの生産がある。

　わが国におけるエゴマの栽培は非常に古く，縄文時代早期末から前期初頭にかけての各地の遺跡や貝塚から出土する。エゴマの種子は油を多く含有するので，搾油されて，かつては灯火用に供せられ，搾りかすは肥料として用いられた。

　幕末に水田裏作の奨励で冬作として栽培が盛んになったナタネにとって代わられるまで，エゴマは油料作物として，灯用，食用として利用され，そして乾性油の性質を利用して，合羽や雨傘，油紙の加工用にも大きな需要があった。その後，主役の座をナタネやゴマに奪われたエゴマは，かろうじて東北，北陸や山陰の畑や焼畑に残った。最近の栽培状況は，2006（平成18）年度の農林水産省の資料によれば，北は青森県から南は広島県まで17府県で154ha栽培され，そのうち福島県が62haと最も多く，次いで岐阜県，広島県で多く栽培されている（写真1）。

特徴と栄養・機能性
●食材としての特徴と活かし方

　わが国ではエゴマは，もっぱら種子が利用されている。韓国では，種子以外に葉がキムチに加工して利用されている。エゴマ種子は，その特徴である高含油性を活かして油を搾ったり，あるいは風味を楽しむためすり鉢ですった種子に味噌などを加えてつくるじゅうねん味噌などにしたり，うどんのつけ汁に用いたり，砂糖などとあわせておはぎやもちの衣として利用されてきた。また，最近では搾りかすを

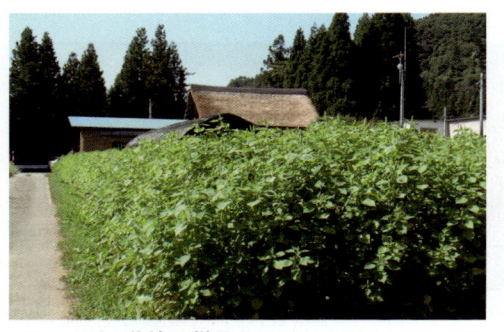

写真1）エゴマ栽培の様子（福島県田島町）

エゴマ

表1) 作物の脂肪酸組成の変異

作物名	パルミチン酸 (16:0)	ステアリン酸 (18:0)	オレイン酸 (18:1)	リノール酸 (18:2)	リノレン酸 (18:3)	エイコセン酸
エゴマ	6.3	1.7	13.0	14.8	64.0	
ゴマ	7.8	0.1	44.7	45.4	1.2	
ナタネ	4.5		57.8*	18.5	9.8	2.5
ベニバナ	7.1	2.4	16.0	72.4	0.3	
シソ	6.3	2.1	14.4	14.9	62.1	

注1：エゴマの品種名は新郷在来，ゴマの品種名はシロゴマ，ナタネの品種名はBN-2，ベニバナの品種名はトゲナシベニバナ，シソの品種名はシソ
注2：(　)内の数値は，それぞれの脂肪酸の炭素数と二重結合数を示す
注3：*はステアリン酸とオレイン酸をあわせた数値である

餅や麺に混ぜて，エゴマの新しい商品化を図っている。

●栄養成分の特徴

エゴマ乾燥種子の100g当たり栄養成分は，五訂食品成分表によると，次のようである。

エネルギー544kcal，タンパク質17.7g，脂質43.4g，炭水化物29.4g，灰分3.9g。このほか無機質として，ナトリウム2mg，カリウム590mg，カルシウム390mg，マグネシウム230mg，リン550mg，鉄16.4mg，亜鉛3.8mg，銅1.93mg，マンガン3.09mgが含まれている。成分表からわかるように，エゴマの種子には油（脂質）が多く含有されているのが特徴である。

●機能性成分

エゴマ種子の一番の特徴は，脂肪酸組成のうちα-リノレン酸含量が高いことである（表1）。α-リノレン酸（18：3）は，重要な生体調節機能をもつ脂肪酸として大切さが指摘されている。食品中に含まれるα-リノレン酸，エイコサペンタエン酸（EPA），ドコサヘキサエン酸（DHA）などのn-3系不飽和脂肪酸は血清中の脂質濃度を下げる働きがあり，成人病予防に効果がある。α-リノレン酸を豊富に含むのがエゴマ油で，エイコサペンタエン酸（EPA）やドコサヘキサエン酸（DHA）を豊富に含むのが魚油である。

エゴマにはポリフェノールが多く含まれており，アレルギーの治癒に効果があると考えられている。さらに，エゴマ脱脂かすにはルテオリン，ロスマリン酸メチルなどが含まれ，動脈硬化の一つの原因となるアラキドン酸リポキシゲナーゼを阻害することが明らかになっている。

シソの脂肪酸組成もエゴマと同じである（表1）。シソ油として市販されているのはエゴマから搾った油である。なおエゴマとよく似た食べ方があるゴマの脂肪酸組成はリノール酸，オレイン酸が多く，両者の脂肪酸組成には特徴的な違いがある（表1）。

種類・品種とその特徴

これまでエゴマの交配による品種改良は行なわれず，遺伝的変異は在来品種がもつ変異のみである。北は北海道から南は沖縄県までの日本各地で在来品種が収集されている。最近，在来品種から収量性や熟期などについて選抜がなされた種子が市販されている。

わが国のエゴマには主に灰黒色と灰白色の2種類（写真2）があるが，韓国の品種には茶褐色の品種もある。「ごまよごし」のように，茹でたササゲやコゴミなどにすりつぶしたエゴマを和える場合は，見た目のきれいな白い（灰白色）種皮色のエゴマが好まれる。灰黒色，茶褐色，灰白色種皮の間で油含量や油の組成に差はない（表2）。

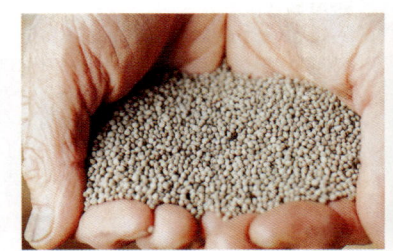

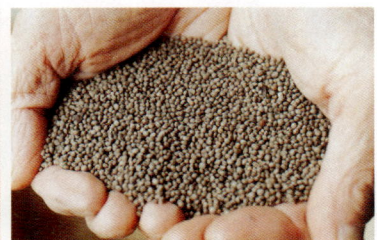

写真2) エゴマ種子の色
左：白種，右：黒種

表2) エゴマの種皮色による脂肪酸組成と種子重

原産	種皮色	品種数	パルミチン酸 (16:0)	ステアリン酸 (18:0)	オレイン酸 (18:1)	リノール酸 (18:2)	リノレン酸 (18:3)	100粒重 (mg)
日本	灰黒色	32	6.7	1.7	12.4	13.6	65.5	332
	灰白色	57	6.6	1.7	12.6	13.3	65.5	388
外国	灰黒色	12	6.8	1.8	13.2	13.4	64.7	286
	灰白色	35	6.8	1.8	12.4	13.1	65.8	426
参考	シソ	14	5.7	1.9	12.7	14.6	64.9	114

注1：外国産には韓国，中国，アメリカ，タイ，ブータンの品種を含む
注2：（　）内の数値は，それぞれの脂肪酸の炭素数と二重結合数を示す

　朝鮮半島のエゴマには，葉を利用する品種と種子を利用する品種が分化している。葉を利用するタイプは葉が広く大きく，葉の収量が多いが，種子の収量は少ない。
　中国産のエゴマ種子は日本産に比べて香りが少なく，また，種皮色は灰黒色の種子が多い。

栽培法と品質

　エゴマは耐湿性が強く，冷涼な地域でも栽培できる。果菜類と比べると害虫による食害は少ないが，メイガやヨトウムシによる被害があるので注意を要する。また，収穫期ごろには野鳥による食害が多い。病害ではさび病が多い。現在エゴマに使用できる薬剤はないので，病害虫をださない栽培が重要である。
　エゴマ葉をサラダ感覚で生食する場合，あるいはサンチュのように焼き肉を包んだり，千切りにしたりして一緒に焼き肉に巻いて食べる場合，生葉が食用となるので無農薬栽培が必要である。
　エゴマ種子の生産では，収穫の際混入することがある小石や泥の分別に十分注意する必要がある。また，練りじゅうねんやじゅうねん味噌のように種子をペースト状にして使う場合，異なる種皮色の種子が混入して外観品質を落とさないように，混種に注意し，種子を念入りに調製することが必要である。

加工品とその特徴
●おもな加工品
＜種子の利用法＞
【練りじゅうねん】

　福島県田村郡滝根町の商工観光課と観光振興公社は，約20年前に村おこし事業で「練りじゅうねん」を開発した（写真3）。この練りじゅうねんは，ゴマ和えのように茹でた野菜に和えたり，うすめてうどんのたれにしたりして食べる（写真4）。昔はじゅうねん味噌と呼んでいた。
　原料となるじゅうねん（この地域におけるエゴマの呼称）は，滝根町や周辺の大越町，常葉町で栽培されたものである。この周辺の品種は種皮色が灰白色の在来品種である。灰黒色の種子も時折混じることがある。在来品種の種子の大きさにはかなりの変異がある。「ガンゴラ」と呼ばれる大粒種は，種子が大きいわりには油がつまっていないという。つまり，粒の大きい品種は，かさばかりで油分が少ないという。小さい種子のほうが味が良く，また，種子は新鮮なほど香りが良い。
　練りじゅうねんには，甘口と辛口の2つの製品がある。つくり方は以下のとおりである。
　収穫の際，エゴマ種子に混入した小石や泥は水で洗って除き，洗ったのち十分に乾かす。つぎに，種子を鍋でこがさないように煎り，ミキサー

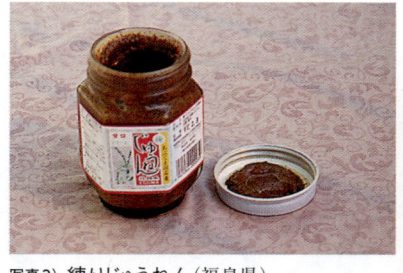

写真3）練りじゅうねん（福島県）
じゅうねん（エゴマ）をすって味噌などの調味料を加えた製品

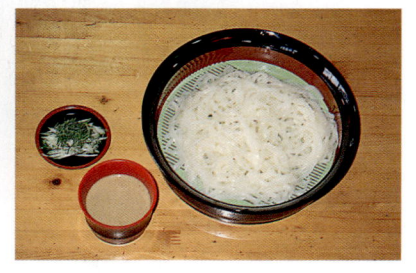

写真4）じゅうねん冷やしうどん（福島県）
練りじゅうねんをうどんのたれとして食する。手前の器に入っているのが，じゅうねんで作ったたれ

エゴマ

でつぶす。みりん，日本酒，醤油，赤味噌，砂糖を配合してつくった調味料をミキサーに入れ，つぶしたエゴマと混ぜる。甘みを強めたいときは砂糖を多めにする。殺菌を兼ねて80℃で煮て，びん詰めをする。びん詰め後6か月保存できる。8kgのエゴマ種子から，200g入りびんで72本とれる。辛口にはトウガラシ粉を加える。

【エゴマ油】

エゴマ種子から油を搾り，食用油として利用する。エゴマ油は乾性油としてヨウ素価が高く，良質とされる。エゴマ油は種子を圧搾してとる。しかし，その搾りかすにもまだ10％の油が含まれている。昔はエゴマの種子を蒸してから麻布で包み，油締め台に載せて，てこの原理を応用して油を搾った。エゴマの油は，5升の種子から3～4合しかとれなかった。エゴマ油を搾ったかすはニワトリのえさに使う。

現在，エゴマ油は有機溶媒のヘキサンで抽出されている。エゴマ油と，エゴマの亜種であるシソの油の脂肪酸組成は同じであり，シソ油として市販されているのは，ほとんどがエゴマ油である。エゴマ油はポリフェノールを多く含み，アレルギーの治療に効果があると考えられている。

韓国では干した海苔の表面にエゴマ油を塗ってから火であぶり，ご飯と一緒に食べる。

＜葉の利用法＞

葉の利用は，サラダ菜のように生食する，漬物にする，の2つの利用法がある。

【エゴマキムチ】

エゴマの葉を使ったキムチである。カンジャンケンニ（エゴマ葉の醤油漬け）とテンジャンケンニ（エゴマ葉の味噌漬け）の2つがある。

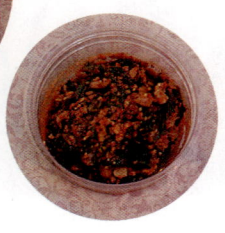

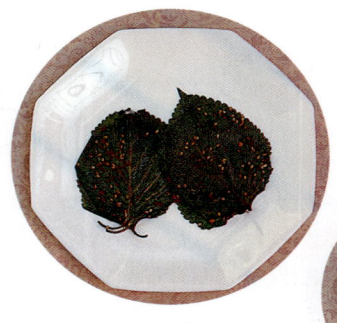

写真5) **カンジャンケンニ**
エゴマの葉を醤油などの調味料で漬けたキムチ

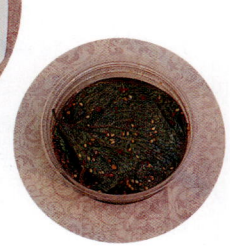

アリラン亭（東京都台東区上野）では，カンジャンケンニとテンジャンケンニの2つの製品を販売している。カンジャンは醤油，テンジャンは味噌，ケンニはエゴマの葉のことである。

カンジャンケンニ エゴマの生葉に醤油，ゴマ，トウガラシ粉を加えて漬ける（写真5）。エゴマ葉は韓国から輸入されたものを主に使っている。国内産も使うことがあるが，韓国産のほうが香りが強いという。韓国産と日本産で香りの質に違いはない。すべて韓国産の葉を使いたいが安定的な輸入に問題がある。製造後，冷蔵庫で2週間は葉が黒くならないで保存できる。カンジャンケンニはハクサイのキムチのようにこのまま食べる。ご飯をくるんで食べたり，焼いた肉を包んで食べたりする。

テンジャンケンニ 1枚1枚のエゴマ葉の間に自家製味噌を入れて漬ける（写真6）。食べ方はカンジャンケンニと同じである。

● **海外の利用法・食文化に学ぶ**

韓国や中国では，日本に見られないエゴマの利用がある。前述のように，その一つは葉である。すしに入れたり，サラダのように生食されたりしている。日本でシソ葉を刺身のツマなどに利用する感覚である。エゴマの葉は現在日本では食用として出回っていないが，焼き肉を包んで食べる韓国野菜のサンチュのように利用することができる。

もう一つの利用はエゴマ油である。韓国海苔のようにエゴマ油を表面に塗って，その独特の風味を楽しむ食べ方が考えられる。また，フレンチドレッシングとして他の香辛料などとあわせて利用することも考えられている。

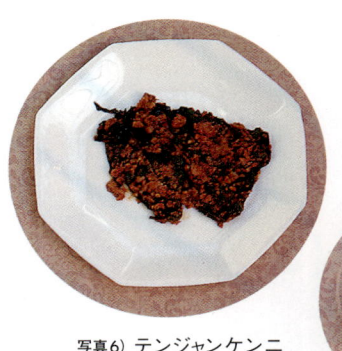

写真6) **テンジャンケンニ**
エゴマの葉を味噌で漬けたキムチ

（長峰 司）

調理での活かし方

調理素材としての特徴

近年,エゴマ種子に含まれるα-リノレン酸が健康によいと注目されている。炒ったじゅうねんをすりつぶし,味噌や砂糖などと練り合わせるとじゅうねん味噌ができる。また,ゴマと同じように,炒ったあとすりつぶして,和え物や料理のタレに用いる。長野県戸隠地方では,ソバ粉でつくった団子や手打ちソバのタレに使っている。五平餅で知られる長野県では,五平餅の味をひき立てるため,タレにエゴマを使用するという。

基本調理とポイント

群馬県ではエゴマをイクサと呼び,花豆(幅広インゲンともいう)をエゴマで和えた料理を,花豆のイクサ和えという。栃木県ではエゴマをじゅうねといい,エゴマを炒ってすりつぶし,砂糖と醤油で味つけして餅にからめたものをじゅうね餅という。

福島県会津地方の郷土食「しんごろう」は,米をかために炊き,半つきにして卵大に丸め,串に刺してじゅうねん味噌を塗り,炭火で焦げ目がつくまで焼いたものである(写真7)。宮城県では,じゅうねんを原料とした食用油やクッキーなどの加工品が製造,販売されている。

山形県では春の彼岸料理として,ぬるま湯でもどした干しアケビを切り,エゴマ(灰白色)をすり,醤油か味噌で味をつけあえて食べる(写真8)。長野県ではジャガイモを皮付きで茹でて皮をむき,串に刺していろりに串を立てて両面をこんがりと焼き,エゴマをすって味噌で味つけして食べる(写真9)。

(島崎とみ子)

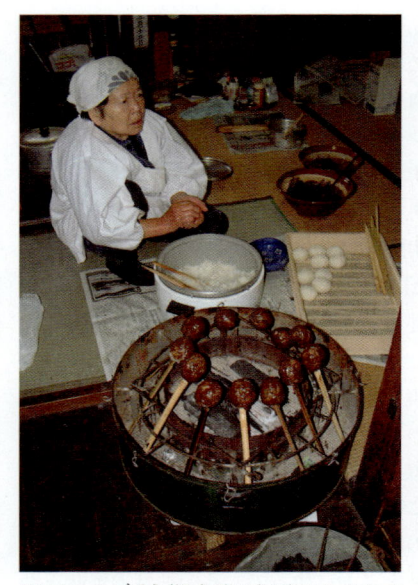

写真7) しんごろう(福島県田島町)[写真:長峰 司]

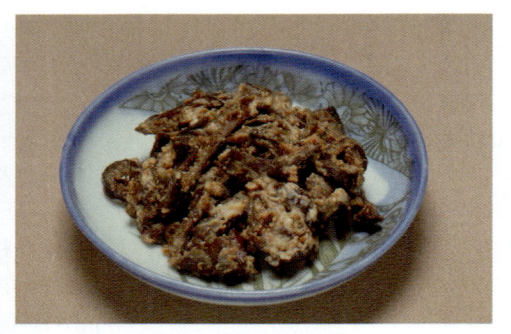

写真8) 干しアケビのあえもの(山形県)[写真:千葉 寛]

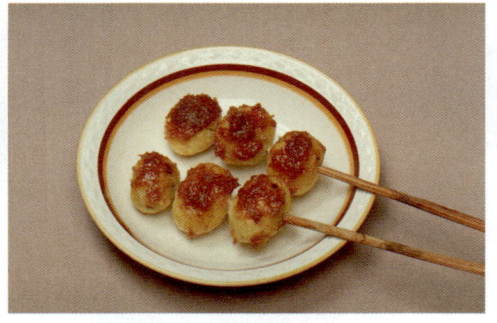

写真9) いもでんがく(長野県)[写真:千葉 寛]

いも類

サツマイモ

和名：サツマイモ
学名：*Ipomoea batatas* Lam.
英名：sweet potato, sweetpotato
地方名・別名：甘藷，琉球いも，唐いも
分類：ヒルガオ科サツマイモ属
原産地：メキシコ南部を中心とする中米～南米北部
わが国への伝来時期：1605年(琉球)，1609年(薩摩)
主な産地：鹿児島，茨城，千葉
出回り時期：鹿児島(5月中旬～11月)，茨城，千葉，貯蔵を含めると周年

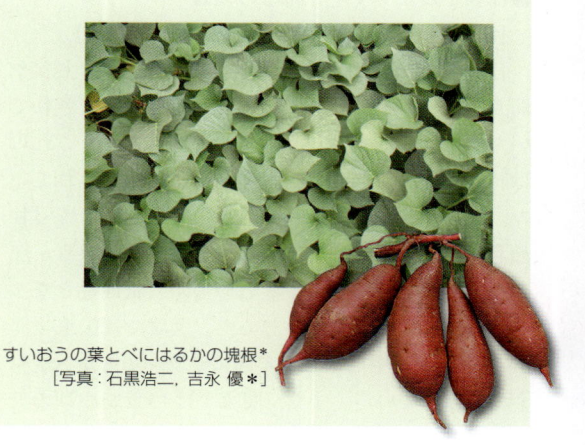

すいおうの葉とべにはるかの塊根*
［写真：石黒浩二，吉永 優*］

食材としての特徴

原産・来歴と利用の歴史
●栽培・伝播の歴史と利用の動向
【世界のいも生産の現況】

世界の主要ないも類の生産量は，FAOSTAT(2009年6月改訂版)によると，ジャガイモ3億934万t，サツマイモ1億767万t，キャッサバ2億1452万t，ヤム4623万t，タロ1127万tとなっている。ジャガイモの生産地帯がしだいに南下し，暖地でも栽培されるようになり，現在，いも類は世界中ほぼすべての国で生産されている(FAO統計でいも類の生産がゼロの国は163か国中5か国)。開発途上国での生産量の伸びが先進国での減少傾向よりも大きく，世界のジャガイモ生産量は徐々に増加している。

キャッサバについても世界的には生産量が徐々に増加している。60～80年代に生産量が首位であったブラジルの生産が停滞しているが，近年，アフリカでの生産拡大が中南米やアジアよりも大きく，特にナイジェリアの伸びが際だっている。

一方，世界のサツマイモ生産量はここ20年間減少傾向にある。これはかつて世界の約85％を生産していた中国の減少が特に大きく影響している。そして，アジアのほとんどの国で減少しているのに対し，近年アフリカ諸国では増加しており，サツマイモについてもナイジェリアの伸びが著しい。先進国では，米国の生産量が過去20年間に約1.6倍に増えている。これは，耐病性品種の育成やウイルスフリー苗などの普及による単位収量の増加の貢献が大きい。

【サツマイモの伝播】

北半球諸国において最も普遍的なジャガイモや，熱帯地域における重要な食料・飼料そして経済作物でもあるキャッサバとならんで，原産地である，中南米の新大陸農耕文化を育んだ作物がサツマイモである。近縁種には*I. trifida*がある。サツマイモは栽培地によく適応し，ジャガイモやキャッサバなどほかのいも類と異なって有毒成分を含まないので，日常的に食用とされた。

サツマイモは紀元前3000年頃にはすでに熱帯アメリカで広く栽培されていたことが，ペルーの古代史料などから明らかにされている。紀元前1000年頃には古代人によって西方のポリネシアの島々にもたらされ，タロやヤムなどの根菜農耕文化と融合しつつ，フィリピン辺りまで伝播した。一方，15世紀末期にジャガイモなどとともに新大陸から東方のスペインに伝えられたが，欧州の気候風土に適せず，当時のアフリカあるいはインド，さらには東南アジアの各植民地に持ち込まれて定着した。フィリピンは東西両ルートの接点といわれている。こうして，16世紀末期には中国福建に，17世紀初めには琉球に，そして薩摩に到達し，しだいに各地へ普及した。

サツマイモはいずれの地域でも救荒・代替食料や炭水化物資源として大きな役割を果たしてきたが，栽培・利用コストが穀類に劣るとされ，経済発展と穀類の生産拡大に伴って衰退するかにみえた。しかし近年，先進諸国では「機能性食品」として，さらに途上国でも「熱量，栄養食品」としての認識が高まって，生産や利用形態が見直される傾向にある。

いも類

●日本でのサツマイモ利用の変遷

【自家用の栽培・消費時代―経済作物となるまで】

日本各地に普及したサツマイモは長い間，主食や間食，役畜の飼料としてほとんどが自家消費されていた。生切干しや蒸切干しもつくられたが，これらは特に僻地や飢饉時の救荒食料として利用されていた。江戸時代には「甘いいも」としても珍重され，『甘藷百珍』などで多様な食べ方が紹介されている。江戸や大坂では焼きいもや蒸しいもが人気商品となって，商業的にも流通しはじめた。薩摩では伝来後間もない18世紀中期の享保年間にサツマイモから焼酎がつくられている。また，関東では19世紀中期の天保年間に千葉周辺でくず澱粉の代替商品としての製造が行なわれるようになった。

明治中期には長崎県や鹿児島県でも動力工場が建設され，水あめ製造や紡績業への販路が拡大し，サツマイモは畑作地帯での重要な経済作物として認識されるようになった。篤農家により自然変異株が選抜されて，各地で在来種として定着したのもこの頃である。代表的なものは赤皮の関東の'紅赤'，白皮の西日本の'源氏'で，これが今日の両地域における好みの違いの遠因といわれている。

【農村振興と燃料対策時代】

1930代中頃からは，農村振興と燃料自給が国策上の重要課題にとり上げられた。農家の現金収入源としてサツマイモやジャガイモの栽培が奨励され，各生産地帯では新設の国営工場や既存の民営工場によるアルコール生産体制が整備された。太平洋戦争開戦時の1941年には50万t余のサツマイモがアルコール発酵に使用されたが，これは製品約7万kℓに相当する。当時のガソリン需要は年間140万kℓ余で，20％の混入率ではアルコール29万kℓを要することとなる。当時のアルコール生産量はそのほかの原料分も合わせて16万kℓ余であり，サツマイモは当時の戦力増強に大いに貢献したことになる。一方食用については，大戦中から戦後における食料統制・配給制度のなかでサツマイモは代替主食として大きな役割を果たした。

この時代を支えたのは当初，源氏などの在来品種であったが，国家的育種事業によって育成された高澱粉高収量の沖縄100号や護国などが加わり，また農林1号や農林2号も普及し始めている。

【酒造用アルコール・甘味資源時代】

大戦後から1960年代初期にかけて，いも類からの発酵アルコールは，穀類不足を補うために，燃料用から合成酒，甲類焼酎，ウイスキーなどの酒造用に向けられた。戦時中に培われた発酵生産技術は抗生物質，酵素など，今日の「バイオ産業」に至る基盤となった。また，主食代替の役割から，しだいに「甘味資源特別措置法」(1964)のもとで澱粉製造用(甘藷はブドウ糖の原料と規定された)に向けられ，各生産地には澱粉工場やブドウ・水あめ工場が林立した。外貨事情で原糖の輸入が厳しい当時では，澱粉糖化製品のブドウ糖，水あめは重要な甘味料であった。しかし，大量に排出される高負荷廃水の処理が大きな負担でもあった。

この間の経済成長により，効率的で安価な原料が輸入されるようになり，原料はアルコールでは糖蜜，澱粉ではトウモロコシが主流となって，サツマイモの工業用途は1960年代初期をピークに1970年頃までに急速に収縮した。また，食生活が欧米化していも類の消費が減少し始め，農村でも自家消費や役畜飼料が急減して，サツマイモ作の前途が憂慮されるに至った。

原料品種は農林1号，農林2号が主流で，南九州ではしだいにコガネセンガンに切り替えられていった。

【用途転換期―澱粉原料から焼酎へ】

1970～1980年代には，それぞれの生産地域で需要に応じて他作目への転作が図られ，生産量が漸減する一方で，澱粉原料用から青果用や加工用への用途転換が進められた。しかし，気象・土壌環境上，サツマイモ作に依存せざるをえない南九州では特に原料用甘藷の比率が大きく，澱粉工場では廃水処理施設を整備して操業が継続され，また，いも焼酎など

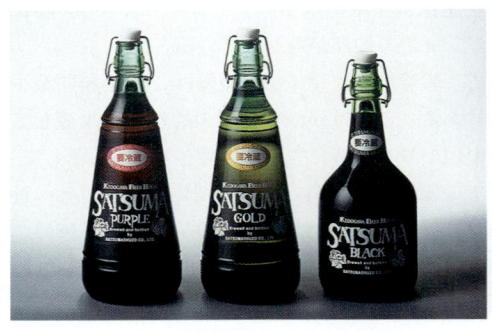

写真1) サツマイモの発泡酒 [写真：瀬戸口眞治]

サツマイモ

の本格焼酎が再認識されて，焼酎原料向けが増加した。

品種育成の目標も従来の高澱粉・多収の澱粉原料だけでなく，食味などの嗜好性を重視した青果用，あるいはチップなどへの加工適性品種など，利用目的に応じた品種の育成と普及が行なわれるようになった。このような趨勢下で，高系14号は食用・加工用として全国的に，コガネセンガンは南九州における万能選手として重用され，また加工時に糖化しにくいサツマヒカリも登場した。鹿児島県では農産物加工研究指導センターを新設して用途開発を始めた。

各地でサツマイモについての各種イベントが開かれるようになったが，全体的には，高度成長に伴う一般消費者の「いも離れ」を止めるに至らなかった。

【潜在的健康機能性の展開期】

1980年代後半頃から，諸成人病の原因が欧米型食生活にあるという認識が世界的に徐々に深まって，改めていも類のもつ「食物繊維の機能性」が再評価されるようになった。わが国でも，サツマイモの食物繊維や，カロテンやアントシアニン，ポリフェノールなどの機能性に関心が高まって，いろいろの調理法が提示され，多くの加工品が市販されるようになった。それぞれの機能性に関する基礎研究も活発化し，啓蒙・研究集会やアンテナショップも多くの市民で賑わうようになった。

加工品の多くはフレークやピューレを素材にしているが，工程の多くは米国の加工技術が基盤になっている。わが国における特徴は，別項「種類・品種とその特徴」に示されるように，利用目的に応じた多様な品種が効率よく育成され，その利用特性を生かした加工法や製品が開発されていることである。また，有色品種については，米国やフィリピンにおけるようなカロテン指向型の加工品もさることながら，アントシアニン系が在来種，育成品種ともに関心を集めて，各種の製品が開発されている。

いも焼酎も多様化，高級化を志向し，コガネセンガンのほか特定品種を原料として指定する傾向にある。また，ウルグアイ・ラウンド農業合意に対応して，いも類澱粉の政府買上げ制度の見直しが迫られる昨今，サツマイモ澱粉は糖化用だけにとどまらず，固有用途の開発が今後の課題である。そのなかで，各品種の澱粉特性を生かした利用法も研究されつつある。

ここ数年のいも焼酎ブームで，焼酎用が急激に増大し2005年度はついに澱粉用の需要を追い越すまでに至った。澱粉用として当初開発されたコガネセンガンだが，焼酎原料に用いた場合，いも焼酎らしい甘い香りの焼酎ができるといわれ重宝がられている。紫イモ系のサツマイモやカロテン系のサツマイモでつくると，また別の酒質の焼酎ができることが機器分析でも明らかになり，ジョイホワイトやムラサキマサリなどの焼酎原料用の新品種も，(独)九州沖縄農業研究センターで育成されるようになってきた。従来の原料用サツマイモ品種の育種目標は，高収量，高澱粉，耐病性と決まりきったものであったが，近年は焼酎原料として興味深い特性を発揮する育種選抜も行なわれるようになってきている。

製造されたサツマイモ澱粉は，その85〜90％が異性化糖をつくるための糖化用原料として消費されている。糖化用の主原料はトウモロコシ澱粉であるが，約1/10の割合で国産澱粉を使用すればトウモロコシの輸入関税が有利になる，いわゆる"抱き合わせ"政策によって，サツマイモ澱粉が糖化原料として主として消費されてきた。しかし，2007年度から保護政策が見直され，品目別経営安定対策という新制度に移行し，最低生産者価格が廃止されてサツマイモ農家は大きな転換期に立たされている。そして今後，価格的に優位に立つトウモロコシ澱粉やタピオカ澱粉などの輸入澱粉とどのように対抗していくかが課題となる。

このような状況のなかで，近年茨城県つくば市にある作物研究所で，低温糊化性をもつ青果用系統の品種クイックスイートが開発された。この新しい品種のサツマイモ澱粉はジャガイモ澱粉より低い温度で糊化でき，電子レンジの短時間加熱でも容易に調

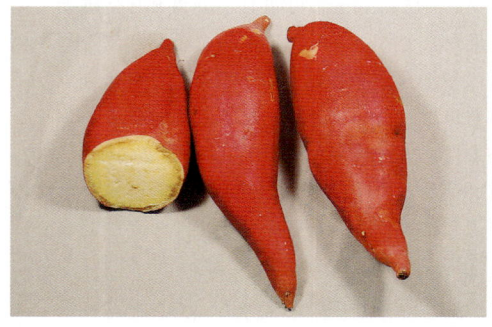

写真2）クイックスイート［写真：吉永 優］

理いもが甘くなる。糖化にしても製菓にしても，澱粉を二次加工する際にはほとんど糊化してから用いるので，省エネルギーの観点から非常に有利な性質をもつ。現在，このような低温糊化性澱粉をもつ表皮の白い原料用品種の選抜が進行中である。

〈永浜伴紀・菅沼俊彦〉

特徴と栄養・機能性
●食材としての特徴と活かし方
【植物としてのサツマイモの特性と利用】

サツマイモは栄養繁殖性作物であり，交配や枝変わり（自然突然変異）などで遺伝子の構成が変わっても，つるや塊根でそのまま繁殖できる。このため多くの品種が分化し，遺伝的な多様性が大きい作物である。いもの形状ひとつをとってみても，紡錘形，長紡錘形，短紡錘形のほか球形の品種がある。皮色や肉色など見た目の特性だけでなく，いもに含まれる各種成分の量や風味など内部品質も品種によって異なる。このような遺伝的な多様性は，新品種を生み出すための原動力となり，食品としてのサツマイモの可能性を大きく広げてくれる。

サツマイモは単位面積当たりのエネルギー生産量が多く，栽培が容易で気象災害に強い。炭水化物，ビタミン，ミネラルや食物繊維をバランスよく含む準完全栄養食品で，加工用途は広く，焼きいも，大学いも，蒸し切干し，焼酎，澱粉など身近な食品が多い。近年ではこれまでほとんど利用されてこなかった茎葉が注目されており，その豊富な栄養成分や機能性を生かして，夏野菜として食されたり，健康食品などの加工原料となったりしている。このように，いもと茎葉のすべてが食材として余すことなく使える点は他の作物との大きな違いであり，サツマイモの魅力でもある。

サツマイモは過去には主食，副食として重要な役割を果たしてきた。ところが飽食の時代になり，食生活の多様化が進むなかで，世帯当たりのサツマイモ消費量はしだいに減少してきた。甘味のあるサツマイモは，ジャガイモに比べると料理の幅が狭い。一方で消費者の嗜好は多様化しており，ホクホクの肉質より粘質で甘味が強いサツマイモが注目を浴びるようになったこともその例である。こうした消費者の多様なニーズをふまえ，おいしさ，食べやすさ，利便性や健康食材を訴求できる品種や加工品の開発が求められている。

紫肉サツマイモや橙肉サツマイモに含まれるアントシアニンやβ-カロテンはさまざまな健康機能性を有する。また，黄肉サツマイモにはβ-カロテンやβ-クリプトキサンチンの関連物質が含まれており，今後の機能性の解明が期待される。発酵などの加工技術を活用してサツマイモの栄養・機能性を強化し，生活習慣病の予防食，病院食や介護食などに広く利用できる可能性がある。

サツマイモ澱粉の加工適性や焼酎の品質の向上を目指した技術開発に期待が寄せられている。サツマイモ澱粉の付加価値を高め，高級な食用澱粉としても利用するため，澱粉ゲルの耐老化性に優れた低温糊化性澱粉をもつ系統が開発されている。また，いも焼酎には穀類の焼酎にはない独特の香味があるが，そうした香味に関与する香気成分の特性も明らかにされてきて，品種による香気成分の違いを活用して，いも焼酎の香味の多様化を図ることができる。工場から排出される澱粉かすや焼酎かすに含まれるタンパクや食物繊維などの有用成分を余すことなく利用する技術の開発も進んでいる。これらの技術はサツマイモ加工産業の持続的な発展にとってきわめて重要である。

〈吉永 優〉

【茎葉の利用】

サツマイモの茎葉は，わが国では太平洋戦争末期から終戦の食糧難の時代の食物であるような印象をもたれているが，中国や韓国，さらに東南アジアの国々では，つる先を利用するための専用品種があり，スープや野菜炒めの材料として頻繁に利用されている。サツマイモの茎葉はタンパク質，繊維，ミネラ

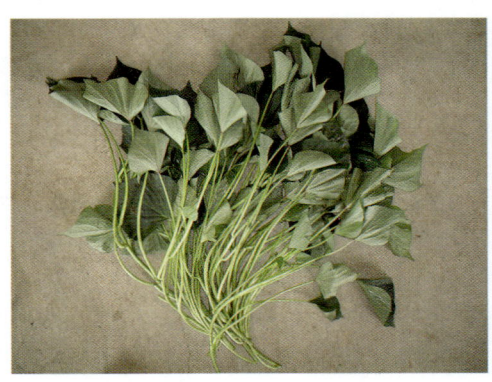

写真3）すいおう茎葉部

サツマイモ

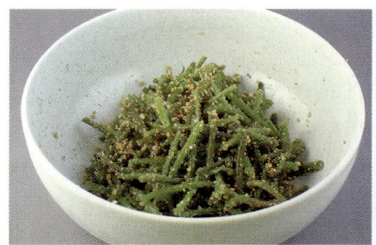

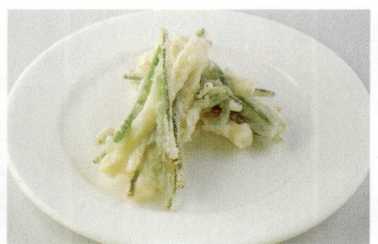

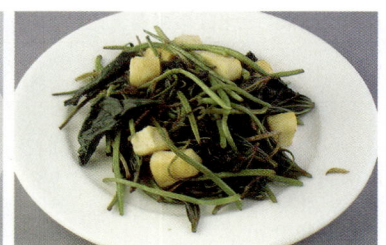

写真4) 茎葉と柄を利用した料理　ごま和え(左)と天ぷら(中)，葉・葉柄・いもの炒めもの(右)

ルおよびビタミン含量が多いことが知られており，夏の暑い時期でも旺盛に生育することから，わが国でも夏の野菜としてもっと利用されてもよいと思う。また中国では茎葉が食用としてばかりでなく，薬用としても用いられており，茎は子宮出血や急性胃腸炎の防止，葉は夜盲症や便秘の改善に役立つといわれている。

茎葉がこれまでわが国であまり利用されてこなかったのは食味の悪さに一因があるが，近年では茎葉を利用する専用品種が開発され，夏野菜や青汁などの加工原料として栽培されている。

エレガントサマーは，茎葉部の葉柄を野菜として利用する品種であり，従来の品種と比べ，葉柄は太く，長く，皮をむかずに茹でても歯触りがよく，食味は良好である。葉柄は生でも，茹でても，揚げても苦味が少なく食味が良い。珍味，和え物などの総菜の原料に適する。

すいおうは，茎葉部全体を利用する品種であり，主に青汁加工用として栽培されているが，お茶様飲料，佃煮，野菜ジュース，洋菓子原料としても利用が可能である。生鮮野菜としても販売されており，葉身は茹でるとややぬめりがあり，えぐ味や苦味が少なく様々な料理に適する。葉身と葉柄は野菜炒めやスープ，和え物，佃煮，天ぷらなど他の葉菜と同様に調理して食する。茎葉部全体を乾燥した粉末はアイスクリームやゼリー，プリン，和菓子や洋菓子の原料となる。青汁は苦味が少なく飲みやすい。

開発に伴って，茎葉に含まれる成分研究やその機能性研究が精力的に遂行された。茎葉の栄養成分や機能性成分は葉身部が最も高く，葉身部には鉄，カルシウム，カリウム，ビタミンE，ビタミンK_1，タンパク質，食物繊維が豊富でバランスよく含まれる。また，ポリフェノールやルテインは野菜や果物のなかでトップクラスの含量である。

サツマイモ茎葉に含まれるポリフェノールは，高い抗酸化性や抗変異原性を示し，ヒトガン培養細胞(胃，大腸，白血病)の増殖を抑制する。また，サツマイモポリフェノールは血糖値上昇や糖尿病合併症に関連する$α$-グルコシダーゼやアルドースレダクターゼを阻害し，'すいおう'粉末を与えた糖尿病モデル動物試験およびヒトによる臨床試験で，血糖値の改善作用が認められた。さらに，高血圧症についてもサツマイモポリフェノールはアンジオテンシンI変換酵素の働きを阻害し，'すいおう'粉末を与えた高血圧モデル動物試験において高血圧を緩和させる作用が認められた。

ルテインは黄斑変性症や白内障などの眼病を予防するカロテノイド(キサントフィル)成分である。すいおうの葉身部には，これまで最も高含量とされているケールと同等以上のルテインが含まれる。

このようにサツマイモ茎葉は，高栄養・高機能性食材であり，今後利用の増加が期待される。

(石黒浩二・山川 理)

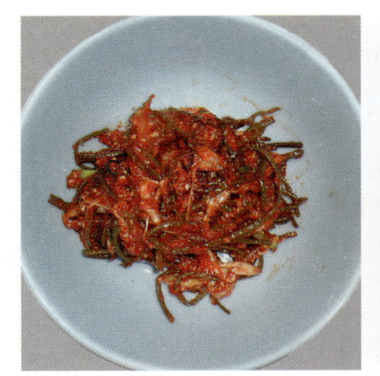

写真5) 茎葉を使ったキムチ

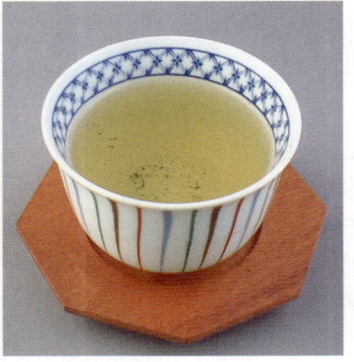

写真6) 茎葉を利用したお茶

表1) 焼きいもと米飯の栄養素比較（100g当たり）

項目	焼きいも（可食部）	米飯（精白米）
エネルギー(kcal)	163	168
タンパク質(g)	1.4	2.5
脂質(g)	0.2	0.3
炭水化物(g)	39.0	37.1
食物繊維(g)	3.5	0.3
カリウム(mg)	540	29
カルシウム(mg)	34	3
β-カロテン当量(μg)	6	0
ビタミンE(mg)	1.3	Tr
ビタミンB_1(mg)	0.12	0.02
ビタミンB_2(mg)	0.06	0.01
ビタミンC(mg)	23	(0)

注：五訂増補日本食品標準成分表2005年より

【サツマイモ生産・利用の現状】

2007（平成19）年度における全国のサツマイモの作付け面積は4万700ha，生産量は96万8,400tである。農家の高齢化による労働力不足などにより，全国的に作付けが減少する一方で，焼酎用の需要は堅調であるため，近年の作付け面積はほぼ横ばい，生産量は100万t前後で推移している。用途別消費は，澱粉用が減少する一方，市場販売用の比率が増加してきた。また，2005年度には初めて焼酎用の消費が澱粉用を上回った。2006年度の用途別消費量の割合は市場販売用38％，澱粉用18％，アルコール用21％，加工用9％である。

地産地消や焼酎ブームなどを背景にサツマイモの生産や加工に関心が高まっている。農業生産法人などが流通加工業者と連携し，サツマイモの付加価値を高め，販路を拡大する取組みが多く見られる。用途ごとに適品種を選択し，素材の特徴を理解したうえで，良質な加工原料の生産を行ない，多様な消費ニーズに対応した加工品を提供していくことがますます重要になっている。

（吉永 優）

【加工用途の広がり】

1985（昭和60）年頃までの加工用サツマイモは，関東の蒸し切干しやいも羊羹，鹿児島のかりんとうなど，おもに伝統的な食品に消費され，その量はサツマイモ全消費量の4％に当たる約6万tであった。その後，橙肉のベニハヤトや紫肉の山川紫により，スナックやアイスクリームなどの需要が開拓された。1995（平成7）年にはアヤムラサキが育成され，色素，ジュースなどの新たな加工品が続々登場した。こうして1996年には，加工用として全消費量の約9％に当たる10万tが仕向けられるまでになった。しかし，その後の加工用の消費は横ばい状態である。

一方，中国などから蒸し切干し，蒸しいも，ペーストなど冷凍調製品の輸入が増加し，2006年は生いも換算で約8万tが輸入されている。中国では紫サツマイモの色素やパウダーの生産が進められており，より安価な加工品の輸入が増加する可能性がある。

（吉永 優）

●栄養成分の特徴

【準完全食品としてのサツマイモ】

サツマイモは一見，地味で素朴に見えるが，栄養学的にこれほど優れた食品はそう多くない。サツマイモは主成分の澱粉のほか，質の良いタンパク質，ビタミン，ミネラル，食物繊維を含むので，脂質が少ない点を除くと比較的バランスのとれた「準完全食品」である。特にビタミンC，ビタミンE，カリウムが多いのが特徴である。タンパク質は量的に少ないので魚・植物油・牛乳と組み合わせると完全食品になる。戦後の食糧難時代，ご飯の代用食として食べられていたことからもわかるように，サツマイモは栄養学的にみても十分に主食になる。表1の米飯との栄養素比較からも明らかなように，むしろサツマイモのほうが栄養素のバランスがとれていて，副食との組合わせで完全食品になることがわかる。

ビタミン　サツマイモには五訂増補日本食品標準成分表によるとビタミンCが100g中29mgも含有され，加熱中に澱粉が糊化して溶出するのを防ぐため，ビタミンCの残存率が高く，焼きいもでも23mgと生トマト以上のビタミンCが期待できる。いもかりんとうなども，こうした特徴を生かした加工品といえる。また老化防止のビタミンといわれるビタミンEは胚芽精米より多く含まれている。ビタミンAについてはプロビタミンAであるβ-カロテンとして，特に橙黄色のサツマイモに，ニンジンに匹敵する量が含まれている。以上のビタミンC，ビタミンE，β-カロテンは生体内で抗酸化作用をもつビタミンで，動脈硬化症予防にも重要なビタミンである。

なお，エネルギーの利用を助ける働きのあるビタミンB_1はエネルギー当たりに十分含有されているが，ビタミンB_2がやや少ないので，ビタミンB_2を多く含む動物性食品と組み合わせて摂取するのが合

サツマイモ

理的である。

カリウム サツマイモに含まれるミネラル分のなかで，とりわけ多く含まれるのがカリウムである。その量はご飯が100g中29mgに対して，サツマイモは焼きいもにした場合，100g中540mgと19倍も多く含まれている。カリウムはナトリウム排泄作用があるため血圧低下に効果的である。また，食物繊維のナトリウム吸着作用や便秘予防効果も加わるので，サツマイモは高血圧症の予防食品として欠かせないものである。

またサツマイモを切った時に出てくるヤラピン(乳白色液)には緩下作用があり，サツマイモが便秘に効くのはヤラピンの効果の一つと考えられている。このヤラピンは，皮ごと使われる「蒸し切干し」などに多く含まれている。

【病院食としての活用】
病院には乳児からお年寄りまであらゆる年代の人が入院している。サツマイモは病院食にも安心して使用できる食品で，素材のもつ軟らかさ，自然の甘さ，調味料いらずであり，エネルギーもほどほど，食物繊維が豊富で運動不足になる入院生活の便秘予防にも効果的である。特に調味料なしで素材のままで使用できるので，自然の味覚を育てる離乳期に大切な食品である。

なお，サツマイモの甘味は，澱粉分解酵素アミラーゼの作用によるもので，加熱過程で澱粉に作用して麦芽糖にまで糖化し甘くなる。焼きいものように適度な温度でじっくり焼き上げたものは甘味が強く(アミラーゼは加熱時間が長いほど澱粉によく作用して糖化がすすみ甘味が増す)，電子レンジなどで短時間で加熱したものは甘味が少なくなる。

【生活習慣病予防食品としての活用】
サツマイモは主成分が澱粉であるという点で，穀類として主食の要素をもち，ビタミンCやカリウム，食物繊維を含むという点では野菜と共通した面をもつ食品である。サツマイモは水分が多く脂質が少ない低エネルギー食品でもあり，肥満防止にも効果的である。このようにサツマイモは，高血圧症，糖尿病，脂質異常症などの生活習慣病予防のための貴重な健康食品である。

(立川倶子)

● **機能性成分**
サツマイモは準完全栄養食品といわれるほど，ビタミンおよびミネラルのバランスがとれた作物である。なかでも，九州沖縄農業研究センターで開発された高色素品種は，一般品種のもつ栄養成分，機能性成分プラス色素に起因する機能性が期待できる(表2)。

【抗酸化能および肝臓機能障害軽減作用】
脂質は人間にとって必須な栄養成分であるが，酸素により自動酸化された過酸化脂質は，細胞の機能低下や動脈硬化，肝疾患や網膜症などの原因として，またガンの発生や老化にも関与しているものと考えられている。脂質の過酸化反応からみたサツマイモの抗酸化能は，肉色が白，黄，橙，紫のいずれの品種でも認められるが，アヤムラサキをはじめとするアントシアニン色素を含む紫サツマイモで特に強い(図1)。アントシアニン色素を欠損したアヤムラサキ変異体の抗酸化能は正常体に比べ弱いことから，紫サツマイモの抗酸化能がアントシアニン色素によることを示唆している。さらに，紫サツマイモジュースの飲用が肝機能障害の軽減に効果のあるこ

表2) サツマイモの機能性とその主要成分

機能性	機能性成分		
	一般品種	アヤムラサキ	サニーレッド
抗酸化能	ポリフェノール類	ポリフェノール類, アントシアニン色素	ポリフェノール類, β-カロテン
抗変異原性	ポリフェノール類	ポリフェノール類, アントシアニン色素	ポリフェノール類, β-カロテン
抗腫瘍性	ガングリオシド類	ガングリオシド類	ガングリオシド類, β-カロテン
抗高血圧作用	ポリフェノール類	ポリフェノール類, アントシアニン色素	ポリフェノール類
抗菌活性	食物繊維	食物繊維	食物繊維
抗炎症作用	食物繊維	食物繊維	食物繊維
整腸作用	食物繊維, ヤラピン	食物繊維, ヤラピン	食物繊維, ヤラピン
抗う蝕(虫歯)作用	食物繊維	食物繊維	食物繊維
紫外線防御作用	ポリフェノール類	ポリフェノール類	ポリフェノール類

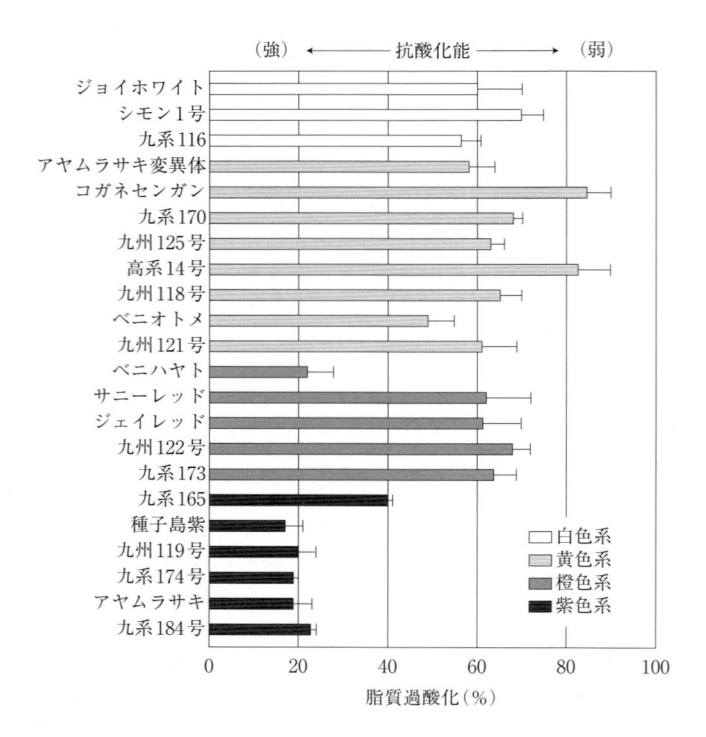

図1) サツマイモエタノール抽出液の抗酸化能
反応液に添加された各エタノール抽出液はサツマイモ塊根0.2mg（新鮮重）に相当する。試料無添加時の値を100%として表示した

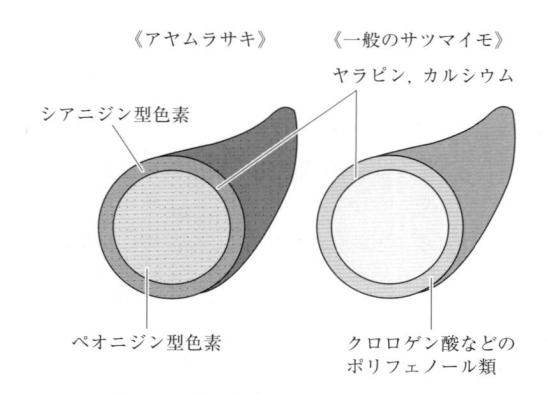

図2) サツマイモ塊根の機能性成分の分布

とが明らかにされている。

【抗変異原性】
　発ガン過程におけるイニシエーション（化学発ガン物質を投与してガン関連遺伝子DNAに変化を生じさせる操作）は，ガン遺伝子やガン抑制遺伝子に生じるさまざまな突然変異であることが知られている。したがって，発ガン物質により誘発される突然変異を抑制することは発ガンの抑制につながる。紫サツマイモのアントシアニン色素は各種発ガン物質の遺伝子への作用を抑制することが判明した。

【アンギオテンシンI変換酵素阻害活性】
　高血圧症の約80％を占める本態性高血圧（原因不明の高血圧症）は，自律神経系やアンギオテンシンを中心とした体液性因子（血液やリンパ液などに存在する成分）が複雑に関わりあっており，そのなかで，アンギオテンシンI変換酵素（以下ACEと略す）阻害剤が本態性高血圧に有効であることが，多くの研究および臨床の場で明らかにされてきている。
　生と蒸煮処理したサツマイモの塊根の抽出物の阻害活性について比較すると，蒸しいもで阻害活性が強くなる傾向がみられる。紫サツマイモのACE阻害活性はアントシアニン色素によることが明らかである。ACE阻害活性は紫サツマイモ以外の品種でも認められ，筆者らはこれらの成分が，主としてクロロゲン酸などのポリフェノール類であることも明らかにしている。

【その他の機能性】
　サツマイモのしぼり汁に含まれるガングリオシドが，培養したヒトのHela細胞（子宮頸ガン）やB-16細胞（皮膚ガンの一種でメラニンを産生する色素細胞の悪性腫瘍由来の細胞）の増殖を抑えるばかりでなく，ガン細胞を正常細胞にもどす作用のあることが報告されている。佐丸は82種類に及ぶ各種野菜ジュースや植物成分のガン細胞の分裂・増殖に及ぼす影響を調べ，サツマイモは特に高いガン化抑制率を示すことを明らかにしている。

【機能性成分の分布】
　サツマイモの機能性成分は塊根内に均一に分布しているのではなく，表皮を含めた約5mmの部分に多く含まれている（図2）。サツマイモ塊根のアントシアニン色素はシアニジン型とペオニジン型に分類されるが，抗変異原性や抗酸化能などでより強い活性を示すシアニジン型色素は外側部分に多く存在す

サツマイモ

る。クロロゲン酸などのポリフェノール類や便通をよくするヤラピン，カルシウムも塊根の外側部分に多く含まれている。

このように機能性成分や栄養成分が外側に含まれていることから，塊根全体を利用することがサツマイモの機能性を十分活かすうえで重要である。

紫サツマイモの機能性成分として明らかとなったアントシアニン色素は，熱にも比較的安定であり，調理による機能性の失活も少ない。現在，サツマイモを丸ごと利用するパウダー製造法が実用化されている。このようにサツマイモに限らず畑作物のすべての部分を加工・利用することは，その機能性を十分活かすうえからも，また資源の有効利用，環境負荷軽減の観点からも望ましいことである。

（吉元　誠）

種類・品種とその特徴

●おもな種類・品種

＜焼きいも，ペースト用＞

高系14号　ナンシーホール×シャム。1945（昭和20）年高知県農業試験場育成。いもの形状は紡錘形，皮色は紅，肉色は黄白。蒸しいもの肉質はやや粉質〜中，食味は中〜やや上で調理後黒変が少ない。青果用のほか，ペースト，焼きいもや大学いもなどの加工に使われる。関東以西で栽培されており，紅高系，千葉紅，五郎島金時，大栄愛娘，土佐紅，なると金時，ことぶき，紅さつまなどは高系14号から選抜された系統である。貯蔵中に肉質の変化は少ないが，糖含量は増加して食味がよくなる。適度なホクホク感のある焼きいもやペーストに最適。スイートポテトなどの洋菓子に用いると，滑らかさや甘さの点で劣ることがある。

ベニアズマ　関東85号×コガネセンガン。1984（昭和59）年農業研究センター（現：作物研究所）育成。いもの形状は長紡錘形，皮色は濃赤紫，肉色は黄。掘取り直後の蒸しいもは極粉質であるが，貯蔵中の澱粉の糖化が速いため，粉質から粘質になりやすい。早掘り時から食味は比較的良好。関東を中心に栽培されており，青果用のほか焼きいも，ペーストやいも羊羹などの加工用にも使われている。

べにまさり　九州104号×九系87010-21。2001（平成13）年九州沖縄農業研究センター育成。いもの形状は紡錘形，皮色は赤，肉色は淡黄。蒸しいもの肉色の黄色みが濃く，肉質はやや粘質。糖含量が高く，早掘り栽培でも食味がよい。焼きいもは甘味が強くしっとりとした肉質で，ホクホク感の強い高系14号やベニアズマと異なる。茨城県のJAなめがたが主産地で，大手スーパーに焼きいも用として出荷されている。熊本県の農業生産法人は，特産品の「いきなり団子」に加工している。

べにはるか　九州121号×春こがね。2006（平成18）年九州沖縄農業研究センター育成。いもの形状

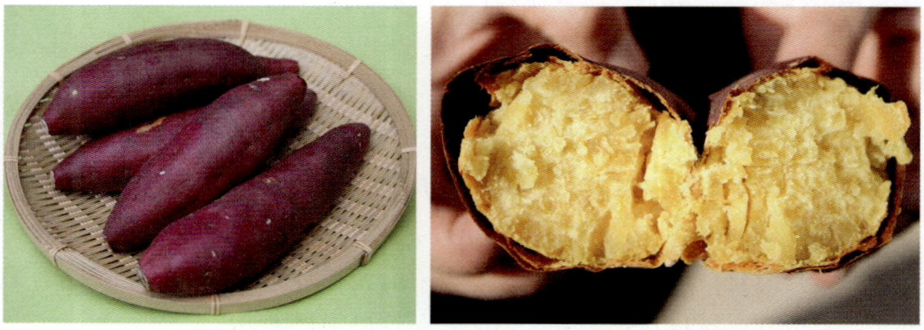

写真7）ベニアズマとその焼きいも

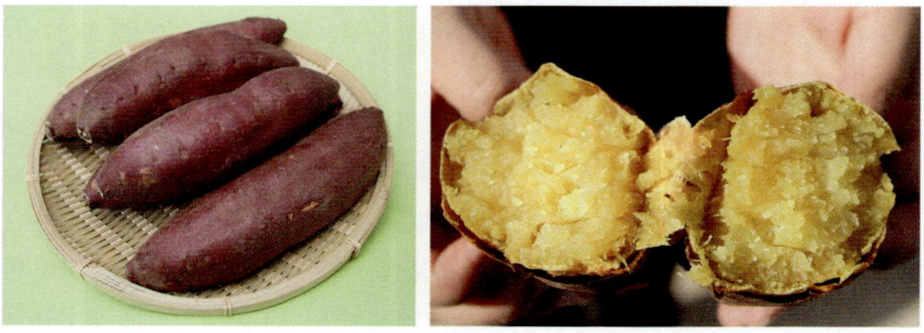

写真8）べにまさりとその焼きいも

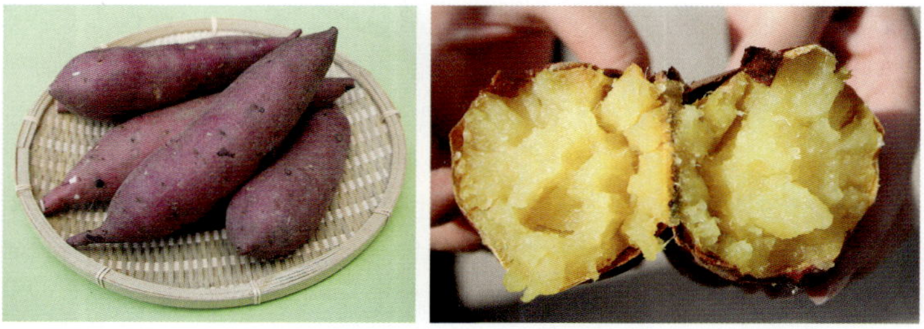

写真9）べにはるかとその焼きいも

は紡錘形，皮色は赤紫，肉色は黄白。蒸しものの肉質はやや粘質で，糖度が高く，食味が優れる。β-アミラーゼの活性が高系14号の約2.5倍あり，麦芽糖の生成量が多い特徴をもつ。調理後黒変は少なく，焼きいもやペーストに利用できる。貯蔵中に糖化が進みやすく，肉質が粘質化しやすい点に注意を要する。2008（平成20）年度から鹿児島県，千葉県，大分県などで普及が開始された。

クイックスイート　ベニアズマ×九州30号。2002（平成14）年作物研究所育成。いもの形状は紡錘形，皮色は赤紫，肉色は黄白。蒸しものの肉色は淡黄，肉質は中，食味はベニアズマ並。低温糊化性の澱粉を有するため，調理の早い時期からβ-アミラーゼが働き，麦芽糖を多く生成する。そのため通常は電子レンジで調理したサツマイモは甘味が少ないが，クイックスイートは甘い。加工時の投入エネルギーが少ない，調理時間が短くてすむなど，今までにない加工適性も魅力。千葉県のJA成田で産地化され，青果用のほか蒸し切干しにも使われている。静岡県や鹿児島県では焼酎や澱粉原料に利用されている。

パープルスイートロード　九州119号×（関東85号など5品種の混合花粉）。2001（平成13）年作物研究所育成。いもの形状は紡錘形，皮色は濃赤紫，肉色は紫。アントシアニン含有量は種子島紫と同程度。蒸しもの肉質はやや粉質，食味は種子島紫並であるが，掘取り直後は甘味が少ない。貯蔵性は中。千葉県，茨城県で青果用および冷凍焼きいも用として生産されている。

＜食用色素，パウダー用＞

アヤムラサキ　九州109号×サツマヒカリ。1995（平成7）年九州農業試験場（現：九州沖縄農業研究センター）と三栄源エフ・エフ・アイ株式会社の共同育成。初の高アントシアニン色素用品種。いもの形状は長紡錘形，皮色は濃赤紫で肉色は濃紫。色素含有量は山川紫の約4倍と高い。色調や安定性に優れた食用色素であり，飲料，菓子や漬物などの着色に利用されている。また，パウダー，ペースト，ジュース，飲用酢など幅広い用途に加工されている。

アケムラサキ　アヤムラサキ×九系174。2005（平成17）年九州沖縄農業研究センター育成。いもの形状は長紡錘形，皮色は濃赤紫，肉色は濃紫。アヤムラサキよりいもの外観は優れ，収量性や澱粉歩留りはアヤムラサキと同程度。貯蔵性はやや易。色素含有量は紫サツマイモ品種のなかで最も高い。宮崎県都城市で色素，ペースト，パウダー用として生産が開始されている。

サニーレッド　九系79×ベニコマチ。1998（平成10）年九州農業試験場（現：九州沖縄農業研究センター）育成。いもの形状は長紡錘形，皮色は赤紅，肉色は橙でありβ-カロテンを含む。貯蔵性はやや難。橙肉品種のなかでは切干し歩合が最も高く，蒸しもの変色が少ないため，パウダーやペーストに利用できるが，現在，需要はほとんどない。

＜飲料（ジュース，飲用酢）用＞

アヤムラサキとジェイレッドが主原料である。宮崎県農協果汁株式会社などが製造する濃縮搾汁液は，紫やオレンジの野菜ジュースに使われている。濃縮搾汁液は凍結可能で保存期間が2年と長いうえ，健康食品や菓子などさまざまな食品に利用できる可能性があり，今後の重要な一次加工品になると思われる。アヤムラサキは飲用酢の原料にもなっている。

ジェイレッド　シロユタカ×86J-6。1997（平成9）年九州農業試験場（現：九州沖縄農業研究センター）育成。いもの形状は短紡錘形，皮色は淡赤，肉色は橙でβ-カロテンを含む。貯蔵性はやや易。低澱粉で水分が多く搾汁率が高い。また，搾汁液の変色や独特のニンジン臭が少ない。ジュースに適するほか，チップス，フレンチフライなどのスナック製品，ジャム，ケーキやプリンに使われている。鹿児島県のJAあおぞらは味噌やドレッシングを販売している。

＜蒸し切干し用＞

タマユタカ　関東33号×クロシラズ。1960（昭和35）年関東東山農試千葉試験地（現：作物研究所）育成。澱粉原料用として育成されたが，蒸し切干し加工適性や収量性が認められ，茨城県を中心に蒸し切干し用の主力品種になっている。いもの形状は下膨れ短紡錘形，皮色，肉色はともに黄白色。貯蔵性は易。蒸し切干しの色は灰色で暗いが，甘味や光沢があり，ねっとりとした歯ざわりが高く評価されている。

タマオトメ　九系70×ベニオトメ。2001（平成13）年九州沖縄農業研究センター育成。いもは短紡錘形，皮色は赤紅，肉色は淡黄。貯蔵性は，やや易。蒸し切干し加工適性はタマユタカより優れ，蒸しい

サツマイモ

もの繊維が少ないため，剥きやすく，色上がりがよい。蒸しもの食味もよく濃黄色の美しいペーストができる。茨城県で蒸し切干し用に栽培されている。

ハマコマチ 86J-6×ベニオトメ。2003（平成15）年九州沖縄農業研究センター育成。いもの形状は短紡錘形，皮色は淡赤，肉色は橙で，カロテン含量はサツマイモ品種のなかで最も高い部類に入る。貯蔵性は易。蒸し切干しは良食味で，濃橙の美しい製品になる。静岡県御前崎市を中心に地産地消が盛んに進められており，蒸し切干し(写真10)，菓子や焼酎などに加工されている。

ヒタチレッド（ヘルシーレッド） キャロメックス×(L-4-5，テニアン，ナンシーホール，高系14号の混合花粉)。1993（平成5）年農業研究センター（現：作物研究所）育成。いもの形状は紡錘形，皮色は濃赤紫，肉色は薄橙でβ-カロテンを含む。貯蔵性は中。茨城県で蒸し切干し用に栽培されている。

九州137号 九系165×種子島紫。2005（平成17）年九州沖縄農業研究センター育成。いもは紡錘形，皮色は白，肉色は淡紫。紫サツマイモのなかでは最も蒸し切干し加工適性が高く，シロタ（蒸し切干しに白くて硬い部分が生じるもので，商品価値が低下する）もほとんどなく，色，肉質や食味も良好である。青果用としても利用できる。茨城県水戸市などで普及している。

＜焼酎用，澱粉用＞

コガネセンガン 鹿系7-120×L-4-5。1966（昭和41）年九州農業試験場（現：九州沖縄農業研究センター）育成。いもの形状は下膨紡錘形で，皮色および肉色は黄白。貯蔵性はやや難。鹿児島県の焼酎原料用の奨励品種。食味がよく，肉質が粉質で滑らかなことから，かりんとう，いもあめなどにも加工されている。

ときまさり 九州111号×コナホマレ。2006（平成18）年九州沖縄農業研究センター育成。いもの形状は短紡錘形，皮色は極淡紅で，肉色は淡黄白。コガネセンガンより澱粉含量が高く，原料当たりの純アルコール収得量が多い。いもの香りが強く，軽快な甘味とこくを特徴とする焼酎ができる。宮崎県北郷町の焼酎メーカーが商品化している。

コナホマレ ハイスターチ×九系82124-1。2000（平成12）年九州農業試験場（現：九州沖縄農業研究センター）育成。いもの形状は短紡錘形，皮色は淡褐で，肉色は淡黄白。澱粉歩留りはコガネセンガンやシロユタカより2～3ポイント高い。軟腐病に弱く貯蔵性が劣る。鹿児島県の澱粉原料用の奨励品種。宮崎県では焼酎原料になっている。

ダイチノユメ 九系117×ハイスターチ。2003（平成15）年九州沖縄農業研究センター育成。いもの形状は紡錘形，皮色，肉色はともに淡黄白である。澱粉歩留りはコナホマレと同程度で高い。貯蔵性はやや易。焼酎は柑橘系の香りを特徴とし，軽快な酒質である。鹿児島県の澱粉原料用の奨励品種。宮崎県や熊本県では焼酎原料に利用されている。

ジョイホワイト 九州76号×九州89号。1994（平成6）年九州農業試験場（現：九州沖縄農業研究センター）育成。いもの形状は紡錘形で，皮色，肉色はともに白。貯蔵性はやや易。澱粉歩留りはコガネセンガンよりやや高い。焼酎は柑橘系の芳香を放ち，淡麗にして飲みやすい。パウダーへの加工適性が高く，滑らかで弾力のあるめんができる。主に宮崎県で焼酎用として生産されている。パウダーとしての需要はほとんどない。

ムラサキマサリ アヤムラサキ×シロユタカ。2001（平成13）年九州沖縄農業研究センター育成。いもの形状は紡錘形，皮色は濃赤紫，肉色は濃紫。貯

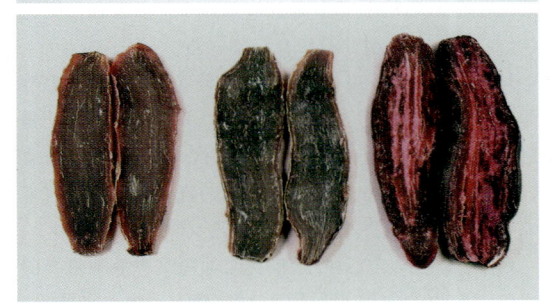

写真10) 蒸し切干し用品種
上：左からハマコマチ(九州122号)，泉13号，しんや
下：左から九州137号，種子島紫，パープルスイートロード

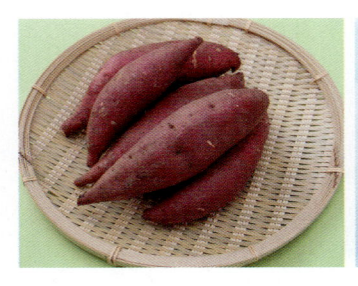

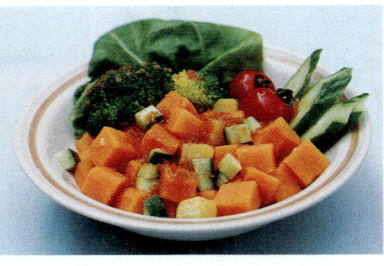

写真11)
アヤコマチとそれを
利用したサラダ

蔵性はアヤムラサキ並のやや易。アントシアニン含有量はアヤムラサキと同程度で、色素やペースト用にも使えるが、焼酎原料としての評価が高い。焼酎はワイン風の香味を特徴とする。鹿児島県のJAあおぞらが味噌やドレッシングを販売している。

＜調理用＞

　オキコガネ　ベニワセ×サツマヒカリ。2004（平成16）年九州沖縄農業研究センター育成。いもの形状は短紡錘形、皮色は淡黄褐、肉色は淡黄白。β-アミラーゼ活性がないので、加熱調理しても甘くならない。また、乾物率が低いことからコロッケ、サラダ、チップスやフレンチフライなどジャガイモのような料理に利用できる。今後、地域おこしなどの食材として期待される。

　アヤコマチ　サニーレッド×ハマコマチ。2003（平成15）年九州沖縄農業研究センター育成。いもの形状は紡錘形、皮色は赤、肉色は橙でカロテンを含む。貯蔵性は易。蒸しいもはくせのない味で、ドレッシングなどで味つけしやすい。また、調理後の変色やニンジンのような独特のカロテン臭が少ないことから、色鮮やかで栄養豊富なサラダなど惣菜に利用できる（写真11）。千葉県では食用のほか、スイートポテトに利用されている。

＜茎葉を利用する品種＞

　エレガントサマー　関東99号×九州92号。1996（平成8）年農業研究センター（現：作物研究所）育成。いもの形状は長紡錘形で、皮色は濃赤紫、肉色は淡黄白、食味は中である。葉柄は太く、長く、色素の沈着や毛が少ない。葉柄の食味は苦味が少なく良好で、サラダ、佃煮、炒め物に適する。神奈川県、福岡県などで地域特産物として栽培されている。

　すいおう　ツルセンガン（飼料用）の芽条変異。2001（平成13）年九州沖縄農業研究センター育成。いもの形状は紡錘形で皮色は黄白、肉色は淡黄白。葉にはホウレンソウなどの葉菜に匹敵するビタミンやミネラルが含まれ、特にカルシウム、鉄分、β-カロテン、食物繊維が豊富。活性酸素を消去するポリフェノールや眼病予防に効果があるルテインの含量も他の野菜に比べて高い。JAちばみどりが夏野菜として東京青果市場へ出荷している。鹿児島県などでは、青汁の原料、レストランの料理やデザート類に使われている。岡山県や熊本県などの農業生産法人では、茎葉を健康茶に加工したり、ゼリーなどの色づけに使用したりするほか、いもは焼酎にしている。

　シモン1号　昭和50年代（1975年〜）にブラジルから四国に導入されたが、詳細は不明。いもの形状は紡錘形、皮色や肉色は黄白。収量性がきわめて低く、食味は悪い。塊根や茎葉はパウダーや健康茶の原料になり、葉柄は佃煮に加工されている。各地で生産や加工が見られるが、なかでも熊本県倉岳町が有名な産地。白サツマイモやカイアポなどはシモン1号と同様な特性をもつ類似品種。

●伝統的な品種，地方品種

　山川紫　1985（昭和60）年に鹿児島県山川町で発見された。来歴は不詳。いもの形状は短紡錘形、皮色は紫で肉色は濃紫。当時の品種としては高アントシアニンで、アヤムラサキなどの交配親に用いられた。収量性が低く、食味が劣るため、アイスクリームやパウダーなどの加工用として使われた。現在は指宿市など鹿児島県内で生産されており、京阪神へ出荷されるほか、焼酎原料になっている。

　宮農36号　ハワイ種×中国紅。1950（昭和25）年沖縄農業試験場宮古支場育成。いもの形状は紡錘形、皮色は赤紫、肉色は紫。いもの外観や食味はよいが、収量性はやや低い。沖縄の紅いもとして焼きいもやペーストなどに用いられる。

　備瀬（びせ）　1950〜70年代に沖縄県本部町備瀬区で農家が自然交雑した種子から選抜。皮色は黄白、肉色は薄紫。宮農36号より収量性は高いが、アントシアニン含量がやや低く、食味も若干劣る。沖縄県

サツマイモ

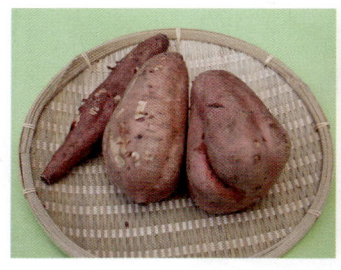

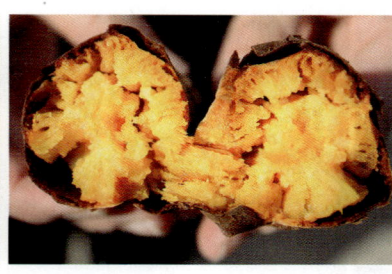

写真12)
安納いもとその
焼きいも

で最も多く栽培されている紅いも品種で，読谷村を中心に焼きいも，ペースト，フレークや菓子類に加工されている。

種子島紫　種子島で古くから自家食用として栽培されてきた紫肉の在来種で，皮色が淡紫と白の2種類がある。いずれも蒸しいもの肉質は粉質，舌ざわりが滑らかで食味はよい。鹿児島県は種子島で収集した紫サツマイモを比較，選抜して，皮色が淡紫のものを種子島ろまん，白のものを種子島ゴールドとして品種登録した。鹿児島県を中心に冷凍焼きいも，ペーストやチップスの原料として生産されている。

安納(あんのう)いも　種子島の在来種でカロテンを含み，肉色は淡橙。皮色が褐と淡黄褐の2種類があり，鹿児島県は前者を安納紅，後者を安納こがねとして品種登録した。東京では粘質で甘味の強い焼きいもが高級品になっており，全国的にも注目を集めている。

八重山カズラ　沖縄で栽培されている茎葉利用品種。来歴は不明。エーマカンダバーと呼ばれ，沖縄料理には欠かせない食材。若い葉を摘んでジューシー(雑炊)や汁物の具，和え物などに利用する。

〈吉永　優〉

栽培法と品質

●いも利用のための栽培

サツマイモの用途は澱粉用，青果用，加工用(焼酎用，食品加工用)に大別され，栽培法もそれぞれの用途によって異なる。加工用は澱粉原料用と異なり，いもの形状が揃い，滑らかで丸みを帯びた加工しやすい原料を生産することが必要である。

【育苗】

これまで，種いもを伏せ込んで育苗する方法が主流であったが，青果用サツマイモの産地では，ほとんどバイオ苗(茎頂培養苗)が使用されている。バイオ苗の利用によって通常の苗に比べて茎葉の伸長が速く収量が20％程度増加する。また帯状粗皮症の発生を防ぎ，いもの皮色や外観・形状がよくなり品質が向上するので，加工用にも使用することが望まれる。

バイオ苗の育苗法は，鉢上げした茎頂培養苗(基苗)を購入し，生産者個々の育苗床に挿して増殖する方法である。バイオ苗はウイルスに再汚染するので，アブラムシの防除を徹底することが重要である。

【施肥量】

施肥量は品種，土壌の肥沃度，前作の種類，生育日数によって異なる。いもが大きくなるためには窒素とカリの割合が重要で，その割合は窒素1に対してカリ3がよいとされている。窒素分を必要以上に与えると地上部と地下部の栄養のバランスがくずれて「つるぼけ」となり，いもの肥大が悪くなる。特に在来品種の種子島ゴールド，種子島ろまん，山川紫などは窒素の施肥量が多いと「つるぼけ」しやすいので注意する。

【植付け本数，植付け方法】

植付け時期によって異なり，4月植えは10a当たり2,500本，5月植え3,000本，6月植え3,500本程度植える。ただし，焼きいも用は疎植にすると1個重が大きくなり，優品歩留りが低下するので，植付け本数はやや多く4,000～4,500本程度とする。また，品質の良い原料を多く生産するには植付け方法が大きく影響する。加工用として形状の揃った良質の原料を生産するためには，できる限り水平植えにする。

【病害虫防除】

ハリガネムシやコガネムシ類による被害いもは原料として利用できないので防除する。農薬は使用基準を守り，安心安全な原料を生産する。

【収穫調製，出荷】

収穫は傷をつけないように，ていねいに行なう。いもは低温に遭遇すると腐敗しやすいので降霜前に行なう。収穫した原料は傷いも，病害いも，形状の悪いいもは除去し，それぞれの用途別出荷規格にあわせて選別し調製する。収穫調製後，長く放置する

写真13) 用途別品種（○の中はいもの断面）

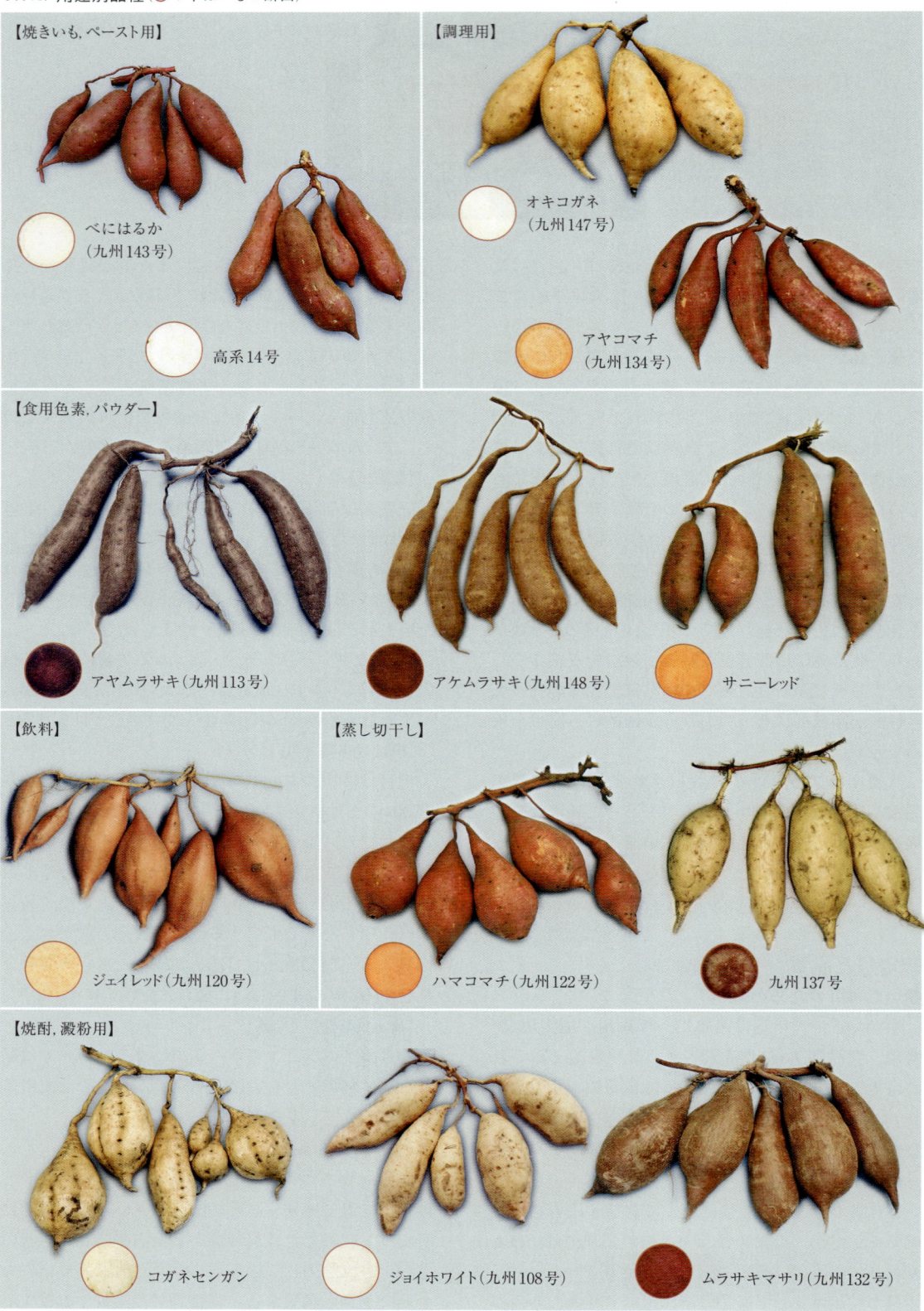

【焼きいも, ペースト用】

べにはるか（九州143号）

高系14号

【調理用】

オキコガネ（九州147号）

アヤコマチ（九州134号）

【食用色素, パウダー】

アヤムラサキ（九州113号）

アケムラサキ（九州148号）

サニーレッド

【飲料】

ジェイレッド（九州120号）

【蒸し切干し】

ハマコマチ（九州122号）

九州137号

【焼酎, 澱粉用】

コガネセンガン

ジョイホワイト（九州108号）

ムラサキマサリ（九州132号）

サツマイモ

と鮮度が落ち，また腐敗の原因になるので速やかに工場に搬入する。

（上妻道紀）

●茎葉利用のための栽培

一般のサツマイモ栽培に準じるが，茎葉を利用するので一般のサツマイモよりも窒素分を多めに施しても良い。九州沖縄農業研究センターでは，品種すいおうの栽培において，10a当たり堆肥を1t，化成肥料(8-12-20)を60kg（窒素-リン酸-カリ＝4.8-7.2-12kg）施用し，茎葉収穫ごとに硫安を畝間に20kg程度追肥する。畝は一般のサツマイモのように高畝を標準とするが，平畝でも栽培可能である。

露地では4月下旬〜6月上旬に苗を植え付ける。苗の間隔は30〜40cm，条間は70〜100cmとし，収穫作業のための通路をとると作業性が良くなる。つるが伸びてきたら（60〜100cm），株元から少し上部で株ごと切って，収穫する。残った茎の節から再びつるが伸びてくるので，温暖地では10月頃まで3〜4回程度は収穫できる。家庭菜園の場合は必要な量だけ茎を切り取ると良い。生育中の管理は一般のサツマイモ栽培と同様である。夏から秋にかけては芋虫（ナカジロシタバやハスモンヨトウ）が増えてくる。「かんしょ（茎葉）」に適用可能なチオジカルブ剤などの農薬を全面に散布する。

種いもをジャガイモのように直接圃場に植え付ける直播栽培をすることもできる。この場合，種いもからの萌芽には高温を必要とするので，あらかじめ種いもの催芽処理（25〜30℃で数日間保存）を行ない，地温上昇効果に優れる透明マルチを使用し，4月上旬〜5月上旬に植え付ける。また，一般的なサツマイモの育苗と同様にビニールハウス内で栽培することもできる。3月上旬から種いもを伏せ込み，年間5〜6回の収穫が見込める。圃場や苗床での直播栽培は省力的だが，多くの種いもが必要となる。いずれの栽培方式でも，すいおうで10a当たり合計10t以上の茎葉が収穫できる。

（石黒浩二）

●原料品質を左右する要因

原料サツマイモの加工特性が品種によって異なることはもちろんであるが，栽培地の土壌・気象条件によっても成分含量は異なる。品質の安定した原料を確保するため地区を指定した契約栽培も行なわれている。また，掘取り時期やその後の取扱い，貯蔵条件も，サツマイモの原料品質に大きな影響を及ぼす。したがって，加工特性の変化を十分に認識した，工程や製品歩留りおよび製品品質の管理が必要である。

【生育温度】

サツマイモは，塊根の肥大期には固形分が増加し，細胞内では澱粉粒が数，粒径ともに増大してくる。収穫期に向けて可溶性糖類がやや増加し，全窒素中の可溶性窒素の割合も高まる。また，生育温度環境は澱粉粒の糊化特性に影響することが知られている。低温下で成長した澱粉は粒径が大きく糊化されやすいが，高温下のものは小粒で糊化されにくい傾向にある。

【ストレス感受性】

サツマイモは傷害や低温に対して感受性が強く，表3に示すように澱粉の減少に伴う可溶性糖類の増加のほか，さまざまな障害反応を示す。

表3) サツマイモのストレス感受性

傷害(打撲，擦過など)	澱粉	減少	関連酵素活性化*，異常2次代謝物生成，ポリフェノール，クマリン，フラノテルペンなど
	還元糖	増加	
	タンパク質	低分子化	
	水溶性ペクチン	増加	
低温(10〜13℃以下)	澱粉	減少	生体膜変性，膜輸送変化，細胞液流出，組織軟化，抵抗性減少
	ショ糖	増加	
	タンパク質	低分子化	
高温	澱粉	減少	発芽，アセチルCoA→フラノテルペンなど，フェニルアラニン→ポリフェノール，クマリン
感染，虫害 (例：黒斑病，アリモドキゾウムシ)	澱粉	減少	
	タンパク質	低分子化	

注：＊高湿・適温下では傷害部周辺に治癒組織が形成され，異常反応を抑制

掘取りや輸送時に受けた傷害部位では，高湿条件下（RH90～95%，15～30℃）では治癒組織が急速に生成されて一般成分の変化や異常反応が抑制され，その後の保蔵（10～15℃）が容易になる。このような前処理はキュアリング処理と呼ばれている。しかし，低湿条件下では治癒組織の生成が遅く，組織の剛性の低下，異常2次代謝によるポリフェノールの増加，イポメアマロンなどのファイトアレキシンの特異的生成により品質が劣化する。

　また，生育中や貯蔵中の黒斑病菌などの感染やアリモドキゾウムシの食害も同様な品質劣化を引き起こす。さらに，低温障害としては特にショ糖の増加が著しく，生体膜の変性による組織の劣化と，これに起因する2次的感染が生じやすい。

【貯蔵】
　加工原料の長期貯蔵は，加工場の操業率と生産性を高めるためには不可欠の要件である。しかし，健全な原料を適正条件下においても，コルク層が発達して皮層が硬くなる一方，内部組織の剛性が弱まり，剥皮や切削がやりにくくなる。また，長期貯蔵では，澱粉の減少，非還元糖や還元糖の増加が認められる。β-アミラーゼ活性は横ばい状態であるが，α-アミラーゼはしだいに活性が認められるようにな

る。これはβ-アミラーゼ欠損品種でも同様である。遊離アミノ酸も，2～3か月で2～3倍に増加する。さらに，ポリフェノール（PP）やポリフェノールオキシダーゼ（PPOase）活性も貯蔵期間が長くなると増加する傾向にある。この現象を利用して，収穫後のサツマイモを低温管理して，ショ糖含量を意図的に高める試みも行なわれている。

（永浜伴紀）

加工品とその特徴
●加工工程における変色の要因と対策
【褐変，黒変とポリフェノール】
　サツマイモの加工に際しての変色は製品の品質評価を左右する。その要因と機構を図3に示した。変色要因の一つであるポリフェノール（PP）含量やポリフェノールオキシダーゼ（PPOase）活性は皮層部に多く，また，品種によっても異なる。PP含量やPPOase活性の低いシロユタカでは，対照品種のコガネセンガンより明らかに剥皮，成形時や調理時の黒変が少なく，調製澱粉の白度も高い。

　PPOaseが関与する酵素的褐変は，組織切断により活性化されたPPOaseが酸素存在下で速やかにPPを酸化してキノン誘導体に変え，これが重合して褐

(1) ポリフェノール

　カフェー酸(C)　　キナ酸(Q)

　クロロゲン酸, CA (3-CQ)

　3,4-ジカフェイルキナ酸 (3,4-diCQA)
　3,5-ジカフェイルキナ酸 (3,5-diCQA)
　4,5-ジカフェイルキナ酸 (4,5-diCQA)

　イソクロロゲン酸, (diCQA)

```
                    ポリフェノール（PP）
                           │
        ┌──────────────────┴──────────────────┐
   オキシダーゼ(PPOase), O₂              金属塩（特にFeイオン）
        │                                     │
   キノン誘導体 (A420nm, pH7.0)         青黒色複合体 (A570nm, pH6.2)
        │
      酸化重合                              [調理黒変]
        │
     褐色物質
        │
    [酵素的褐変]
```

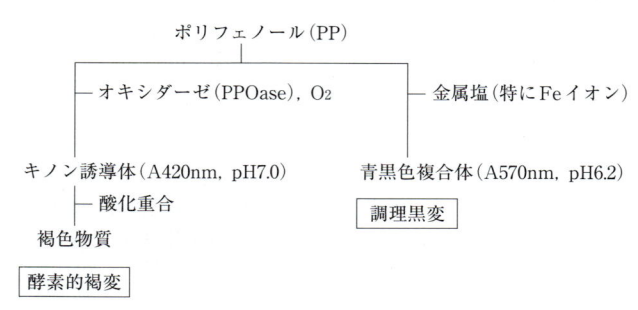

(2) アミノカルボニル反応
　　カルボニル化合物＋アミノ酸→脱水・縮重合生成物
　　　　　　　　　（メラノイジン, A450～550nm）

図3) サツマイモの変色の要因と機構

サツマイモ

色物質が生成されることによるとされている。一方，PPの主要成分はクロロゲン酸(CA)で，イソクロロゲン酸(diCQA)としては3,5-diCQAが見出されているが，加熱により，diCQAが増加し，新たに3,4および4,5異性体も生成される。

調理黒変は，これらの異性体の酵素特異性や鉄イオンとの青〜黒色複合体形成能が高いことに起因する現象である。したがって，原料品種の選定や収穫後の適正管理とともに，皮層の除去や酵素からの遮断，器具や用水の鉄イオン除去，加熱条件の適正化などが必要である。

【褐変とアミノカルボニル反応】

このほかの褐変要因として，還元糖などのカルボニル化合物とアミノ酸がある。両者を加熱すると，アミノカルボニル反応により脱水・縮重合して褐色のメラノイジン色素が生成される。加熱する過程でβ-アミラーゼにより生成するマルトース，貯蔵中に増加する還元糖や遊離アミノ酸も着色度を高める要因である。β-アミラーゼ欠損品種では加熱時のマルトース生成が見られないので，製品の着色度は著しく小さい。

いずれにしても，スライスを水浸して酸素との接触を防ぎ，変色要因の溶出を図る一方，酸化防止やキレート効果のある着色防止剤の使用が有効である。

● 加工製品の食感とその向上

サツマイモは一般に，澱粉含量が多く，細胞・組織が強靭であることが特徴とされる(写真14)。加熱により澱粉は糊化・膨潤し，蒸気圧とともに細胞内圧を高めるが，細胞膜壁が強固なため破れにくい。そのため，サツマイモを利用した加工製品のうちペースト，あんや，これらのフレークはベトつきのない食感となるが，ザラつき感の原因ともなる。また，β-アミラーゼの有無にかかわらず，加熱中にα-アミラーゼ活性によりデキストリン化が進行するとベトつきが強まる。生切干し粉にはこれらの酵素活性が残っているので，加熱過程で澱粉の粘度が低下することがある。特に貯蔵原料を使用する場合にはこの傾向が著しい。

サツマイモのかりんとうやチップなどのフライ製品が硬く口溶け感に劣るのは，切片内部の細胞内圧が高まっても細胞分離が起こりにくく，組織の一部分に大きな空隙を形成して硬化組織と空隙が不均一に分布するためである。切片表層では組織が破壊されることなく脱水収縮して硬化層ができる。ポテトチップでは細胞が膨張・分離しやすいので，組織内の脱水が均等に行なわれて多孔質構造となり，口溶けがよい。このため，サツマイモを原料にして多孔質構造をもつチップを製造するには，ブランチングした切片を一時凍結して細胞膜壁の結合を弱めてフライする方法が提案されている。

また，サツマイモの細胞膜壁にセルラーゼ(特にアビセラーゼ活性)を作用させると，構造の一部が破壊されるので，加工特性や製品の食感の改善に有効である。さらに，澱粉のアミロース含量が品種によって異なることに着目して，好ましい食感をもつ製品のための原料選定も試行されはじめている。

特に低水分加工食品原料として，サツマイモ片をブランチング，凍結脱汁，減圧乾燥して製造した粉末は，製品の白度や食感が著しく向上することから，実用開発が進められている。

(永浜伴紀)

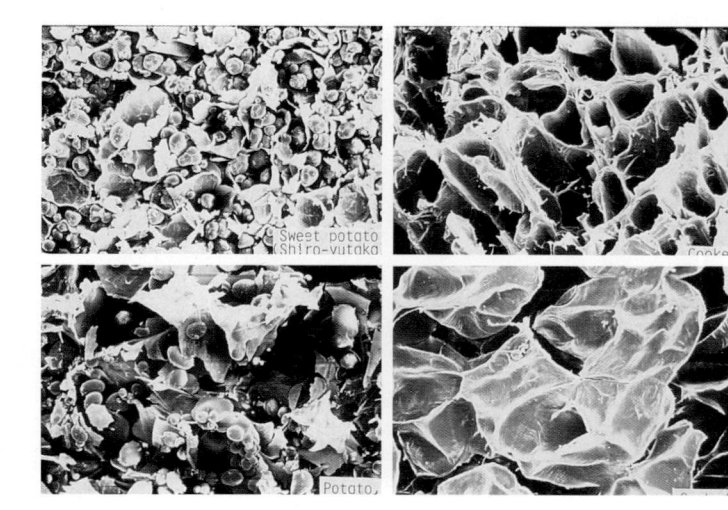

写真14)
サツマイモとジャガイモの組織(電顕200倍)
左上：サツマイモ(生)，右上：サツマイモ蒸煮後
左下：ジャガイモ(生)，右下：ジャガイモ蒸煮後

● おもな加工品
＜加工食品＞
【切干しいも】
　収穫時のいもは水分が多いので，昔から乾燥させて貯蔵する。生いもを切片にして乾燥（生切干し）したり，丸のまま蒸したり煮たりしてから熱いうちに竹べらで皮を剥き，小さいものはそのまま，大きいものは半分または三枚くらいに切って風の通る日陰で干す（蒸し切干し，煮切干し）。いも切干しは端境期の食材としていも生産地では自家生産されていた。
　加熱処理する干しいもは，手間と時間のかかる工程であり，家内作業が主であったが，食料事情が好転してからは干しいも消費量が減少した。しかし近年，自然食品が，健康的な安全食品であり，懐かしいふる里の趣味食としてその価値が見直され，今では地方の特産品となっている。茨城，静岡，三重，岐阜県のほか，各地で特産品が生まれている。一般的な干しいもの食べ方は，軽くあぶって食べるのが多い。地方によっては惣菜料理や菓子用に利用している。
　茨城県は干しいもの生産量が全国第1位である。特に，ひたちなか市と東海村が主産地である。原料いもの生産農家は現在約600戸で，たまゆたかが主流で，泉13号はわずかである。1972（昭和47）年に「茨城ほしいも対策協議会」が発足し，加盟業者は農協を含めて現在十数軒である。この地域の特産品として，品質の向上に積極的に取り組んでいる。
　三重県志摩地方のキンコ（カロテン系のベニハヤト，ハヤトイモの煮切り干しのことで，製品の色や形がナマコに似ていることから名付けられた）は，以前は遠洋漁業や漁村の人々の重要な黄緑色野菜の常備食品であった。新鮮な魚介類との組合わせ食材として重宝され，一般家庭では，細く切って天ぷらや魚介類とキンコのみぞれ和え，少量の塩を加えたキンコ飯などがつくられていた。現在はカロテン系のいものほか，紫色のいもや黄色いもも原料としている。
　静岡県の遠州灘海岸地方の御前崎市，掛川市，大東町，大須賀町では，サツマイモの生産と干しいも加工の歴史が古い。原料いもは，現在は泉13号が主流である。
　岐阜県恵那市岩村町では，農家の主婦が1990（平成2）年に「愛菜グループ」を結成し，泉13号の蒸し切干しを地域の特産品として売り出した。「芋姫様」の商品名は町民公募により，岩村城址の歴史にちなんで名付けられた。

（小野眞知子）

【フレーク】
　蒸したいもを潰し，ドラムドライヤー（加熱ドラムの伝導熱による乾燥機）で乾燥した製品である。蒸煮したいもを瞬時に乾燥するため澱粉はアルファ化されており，水戻りが速い。しかし澱粉粒が壊された状態であり，水戻ししたものが粘るのが欠点である。
　使用する品種によって特徴のある製品がつくられている。最も製造量が多いのはコガネセンガンを原料としたフレークで，鮮明な黄色を呈するため「ゴールドマッシュ」と称されている。風味は良好で，スナック類，めん類（いもめん），菓子素材として幅広く使用されている。アントシアニンを多く含む品種でつくられたフレークは，菓子類の色付け材として重宝されている。また，カロテンを多く含んだ品種

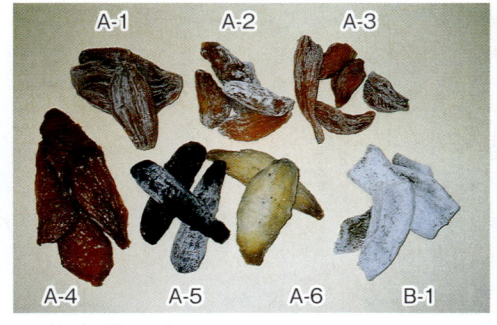

写真15）切干しいものいろいろ
三重県志摩のキンコ（A1〜A4），紫いも（A5），黄色いも（A6）と岐阜県岩村町の芋姫様（B1）

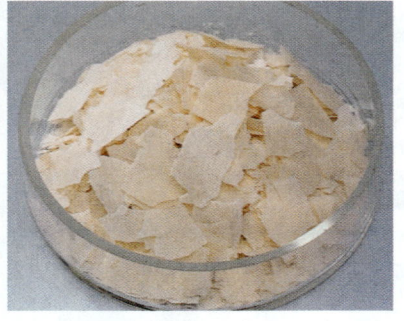

写真16）フレーク（品種：コガネセンガン）
[写真：鹿児島県農産物加工研究指導センター]

サツマイモ

のフレークは鮮やかなオレンジ色で，アントシアニン系フレークとともに，機能性，色彩を添える食品素材として評価できる。澱粉に富む品種はシングルドラムドライヤー，水分含量の多い有色サツマイモはダブルドラムドライヤーで乾燥するといった使い分けがなされている。

【グラニュール】

フレークの欠点を補う商品として開発されたのがグラニュールである。サツマイモを蒸した後，顆粒化しやすくするための水分調整ならびにコンディショニングの工程がとられる。コンディショニングでは蒸したサツマイモを冷所（5℃前後）に置き，澱粉の老化を促進させる。フレーク中の澱粉はアルファ化澱粉であるのに対しグラニュール中の澱粉は老化澱粉であり，水戻ししたときにサラサラした状態になるのが特徴である。サツマイモにはアミラーゼが含まれるため，調理加熱段階で澱粉が酵素分解を受け，甘くなるのが一般的であるが，酵素分解を受けたサツマイモは老化しにくく，グラニュールの原料とならない。グラニュール製造に使用するサツマイモは β-アミラーゼ欠損品種に限定され，そのためにサツマヒカリという品種が開発された。

【いも粉】

天日乾燥品と火力乾燥品がある。天日乾燥品は，洗浄したサツマイモを皮付きのまま細断し，自然乾燥した後粉砕した製品で，その歴史は古い。火力乾燥の場合は，乾燥効率の良いといわれるロータリースロー乾燥機が用いられる。いも粉は高温加熱していないので酵素が生きた状態で存在している。そのため食品素材として使うにはマイナス面が多い。いも粉の最も嫌われる現象は黒変であるが，これはポリフェノールオキシダーゼの作用による。九州農試ではいも粉にしても変色しない品種（カロテン系，アントシアニン系）を開発し，商業ベースでの製造がなされている。

特徴は，皮付きのまま乾燥するため廃棄物が出ないことである。また，サツマイモの機能性成分は皮部に多いとする報告がなされていることを考慮すると注目される製品である。栄養強化や色彩に訴える製品開発が行なわれており，パンやいもめんなどに使用されている。

熊本県の天草で見かけるカンコロモチは，いも粉を使った特産品である。

【冷凍品】

サツマイモの冷凍品として冷凍ペースト，冷凍ダイス，冷凍焼きいもがある。冷凍用に使われるサツマイモは約1万5,000tと推測される。いも本来の風味を保持しているため，高級菓子類の素材として使われる。

冷凍ペースト　高級菓子類のベースとして使われるため，味，色，香りが良好でなければならない。そのため使用品種は高系14号が主となる。有色サツマイモの冷凍ペーストの生産も伸びてきており，アイスクリーム，ジュース，あんのベース，菓子類の色付け素材として用いられる。サツマイモの一次加工品（素材）のなかでは最もウエイトが高く，年間約4,500tが製造されている。

冷凍ペーストのなかで注目されたのが冷凍焼きいもペーストである。特に香り，味が蒸煮いもと異なるため，差別化食材として評価を得ている。サツマイモを皮付きのまま200℃前後で約1時間焼成した後，果肉分離機で皮と果肉に分け，果肉部をフィルム充填し冷凍貯蔵する。皮部は再度焼成し，粉砕機で粉末にして焼きいもの香りを強化する素材として使われている。

成形冷凍サツマイモ　最終の使用形状（ダイス状，短冊状，輪切り，乱切りなど）にカット整形したサツマイモを，酵素失活のため熱湯中で数分間加熱した後，急速冷凍した製品である。ダイスは蒸しパン，いも飯，いもがゆに使用される。乱切りしたものは大学いもの原料となる。薄くスライスしたものはスイートポテトチップ用である。また，ダイスに糖液を浸透させた蜜漬けダイス（加糖ダイス）も製造されている。使用される品種は味の良い高系14号，コガネセンガンである。

冷凍焼きいも　200℃で約60分焼成した焼きいもを急速冷凍した製品で，需要増が期待されている。冷凍焼きいもの問題点は，形状の揃った原料の確保が困難なことで，焼きいも用サツマイモの栽培技術の確立が望まれている。焼きいもの品質に及ぼす貯蔵の影響も無視できない。収穫直後のサツマイモを焼きいもにすると，ほくほくしている（粉質である）が，甘味が少ない。貯蔵されたサツマイモでは，澱粉からスクロース（ショ糖）への変換が起こっており，その焼きいもは甘くて香りが良好である。また粉質からいくぶん粘質性のある肉質に変わる。

冷凍焼きいもの原料は貯蔵いもに限定され，貯蔵

中に澱粉からスクロースへの変換が起こりやすい品種が好ましい。このように原料の選定に留意しなければならないことが、冷凍焼きいも生産増の阻害要因となっている。製品として約1,500t（原料としては2,000t使用）が流通している。

【いもかりんとう，いもチップス】

フライにしたいもを砂糖などで調味した製品で、サツマイモの加工品としては最も生産量が多い。これらの製造に使われるサツマイモの量は約1万2,000tである。

いもかりんとうはサツマイモを0.7cm角の短冊状にカットし、フライした後に蜜掛けする。蜜の調合には、砂糖、黒糖、水あめなどを用い、116～118℃に加熱しておく。蜜掛けの方法として、糖衣機を用いる、糖液（蜜）中に浸す、などがとられる。蜜掛けの技術に各工場の工夫がみられ、個性のある製品が市販されている。

いもチップスは、約2mmの厚さに薄切りしたサツマイモをフライした後、砂糖味、塩味、辛味、ビーフ味などに調味する。ポテトチップスに類似しているが、ジャガイモに比べると硬いのが欠点ともいわれる。いもチップスをソフトにする方法として、薄切りした後、軽く湯通しし、冷凍したものをフライにする方法が考案されている。

いもかりんとうの原料としてはコガネセンガンが用いられるが、いもチップスにはコガネセンガンのほか、高系14号や有色サツマイモ（アントシアニン、カロテン含有）が用いられている。

【レトルト焼きいも】

冷凍焼きいもは冷凍輸送、解凍、再加熱の手間がかかる。そこでより簡便性をもたせるために開発された製品がレトルト焼きいもで、常温で流通させ電子レンジなどで簡単に再加熱する。

この技術のポイントは、含気包装と殺菌条件である。焼きいもを空気中にさらしておくと変色（褐色）し、酸化臭が発生する。焼きいもを常温で長期間良好な品質に保つためには酸素のない条件下での貯蔵が必要である。そのためガス透過性の少ないフィルムによる窒素ガス置換包装を行なっている。殺菌は、その温度が過剰に過ぎると焼きいも本来の香りが消滅するので、110℃前後で緩やかなレトルト殺菌を行なう。この方法によって、常温で3か月以上にわたって焼きいもの色、香りを損なうことなく貯蔵できる。しかし、原料面で冷凍焼きいもと同様の問題を抱えている。

【いも甘露煮，いも納豆】

いもを糖液中で煮詰めてつくる甘さを強調した製品である。

甘露煮ではサツマイモを皮付きのままカットする。そのため、皮の色が赤紫で、内部黒変のない高系14号が用いられる（内部黒変とは加熱調理したいもの肉質が灰色～黒色に変わること）。いも納豆では、高系14号のほか、有色サツマイモが用いられ、黄色、オレンジ、紫の色彩豊かな製品がつくられる。

技術的なポイントは砂糖置換と乾燥工程である。砂糖置換とは、カット、湯通ししたサツマイモを砂糖液中で煮立ててから、火を止め、砂糖を染み込ませるため砂糖液中に一昼夜以上放置するものである。濃度の低い砂糖液から始め、最終的には沸騰温度が120℃前後の砂糖液で仕上げる。砂糖を染み込ませるのに十分な時間をとることが重要である。

いも納豆の場合、砂糖を染み込ませてから乾燥して仕上げるが、乾燥を急速に行なうと、表面だけが乾燥した硬い製品ができる。したがって乾燥工程中にテンパリング操作を行なうとよい。すなわち、表面が乾燥したら、熱風を止め、室温に戻す。この間内部の水分が表面に移動し、表面が濡れた状態となるので、再度乾燥工程に移る。この操作を繰り返し、常温に戻しても表面が濡れた状態にならなかったら終了する。

【からいもあめ】

数あるサツマイモ加工品のなかで、唯一ふるさと認証食品として認証されている。このふるさと認証食品とは、地元の原料を使用したりして、製造方法などに特徴のある加工食品で、地域の特性に合わせて定められた基準に適合していることが確証された食品である。食料の不足していた時代には、農家でも個人消費用につくられていたが、その伝統はなくなりつつあり、専門業者によってつくられた製品が主流となっている。蒸したサツマイモを麦芽のアミラーゼで糖化してできた糖液を煮詰めて水あめをつくり、それをあめ引きという独特な手法でソフトな製品に仕上げてある。

磨砕した蒸しいもに麦芽を添加し、約60℃で、糖化を行なう。布袋でろ過した糖液を大釜に入れ、直火で釜炊きするが、この間カラメル化が起こり、からいもあめ特有の香ばしさが付与される。できた水

サツマイモ

あめをあめ引きして製品とする。あめ引きは，水あめを長く伸ばし折り畳む操作を何回も繰り返し，あめに空気を抱き込ませ，気泡を形成させるために行なう工程で，からいもあめのソフト性はこのとき付与される。あめ引きは熟練を要する作業であり，そのよしあしが，からいもあめの品質を決めるといわれる。現在は機械化されているが，手作業の製品に比べると品質は劣るようである。

【いも飲料】

サツマイモの用途拡大の一環として開発された。機能性成分のアントシアニンやカロテンを含む有色サツマイモが飲料の原料に使われる。

製法に若干の違いがあり，特徴のある製品が市販されている。生いもを直接搾汁する方法では，剥皮したいもを磨砕，圧縮搾汁，脱澱粉処理して搾汁液を得，果汁などで調味する。この場合，水分含量が高く，搾汁率の高い品種が使われる。代表的な品種としては，カロテン含量の高いジェイレッドがある。

アントシアニンを含む紫いもでは浸漬法などによって色素を抽出し，澱粉などを除去した抽出液に酸，甘味料，果汁などを加えて調味する。また，サツマイモに含まれる澱粉を麹のアミラーゼで糖化してから搾汁するケースもある。

剥皮したいもを直接搾汁することで飲料化している製品の場合，水分含量が多く，搾汁率の高い品種でなければならないが，ジェイレッドというカロテン含量に富む品種が開発されている。調味に果汁を使い，透明感のある製品で，瓶詰めしてある。

蒸煮したいもを磨砕したうえで酵素処理を行ない飲料化している製品もある。甘味成分がサツマイモ由来のものであるとともに，繊維も多く含んでいるのが特徴である。いも全部を利用するため，混濁しており缶詰にして販売されている。繊維成分のためざらつきを強く感じるが，この欠点も酵素処理や物理的手法で解消できることがわかっている。使われる品種はアントシアニン，カロテンを含んだ有色サツマイモである。

（下園英俊・田之上隼雄）

＜発酵食品＞

サツマイモを原料とする発酵食品で最もよく知られているものは本格いも焼酎である。戦後の食糧難の時代には，ダイズの代替としてサツマイモを用いたいも味噌もつくられていた。最近はサツマイモの健康イメージを生かした各種の発酵食品の開発が進められ，一部は商品化されて注目を集めている。

【本格いも焼酎】

サツマイモの主産地である鹿児島県（奄美大島地区を除く）と，宮崎県の平野部のほか東京都下の伊豆諸島などでもつくられている。平成19酒造年度で鹿児島県が約13万3,000kl（平成9年には約4万2,000kl），宮崎県が8万3,000kl（同約1万5,000kl）となっている。

酒質は蒸したサツマイモの芳香があり，原料の特徴が製品に現われている。その風味はサツマイモ特有のソフトでキレの良い甘味があり，お湯割りで飲用すると，さらにその特徴が引き出される。最近では嗜好の変化に応じて酒質も多様化し，オンザロックでも飲まれている。

歴史的には1700年代にサツマイモが全国に普及されたのと時期を同じくして，いも焼酎づくりが始まったと推測されており，穀類焼酎やカストリ焼酎に比べて新しい焼酎といえよう。

製麹，一次仕込み，二次仕込みおよび蒸留の四工程で構成されている。製麹は蒸した米に焼酎用こうじ菌（白こうじ菌もしくは黒こうじ菌）を添加して米こうじをつくる。米こうじは原料の溶解に必要な酵素類と，雑菌の汚染防止に必要なクエン酸とを供給する役割を担っている。一次仕込みでは米こうじに水と酵母を添加して一次もろみをつくる。このもろみは酒母とよばれ，純粋で強健な酵母を多量に培養するとともに，二次もろみに必要な酵素類および酸類の溶出を行なう。

二次もろみは一次もろみに主原料である蒸したサツマイモと水を加えてアルコールと風味成分をつくる。ここで用いられるサツマイモは主にコガネセン

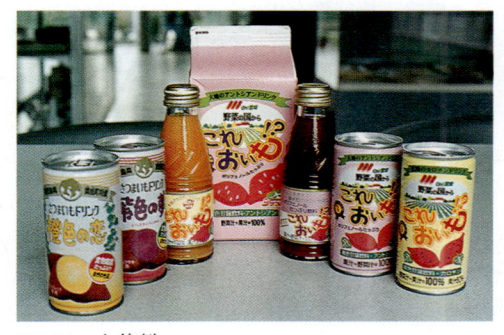

写真17）いも飲料［写真：宮崎県経済連・鹿児島県さつまいもの館］

ガンであるが，最近は高系14号やベニアズマなどの紅いも系統も増えてきている。そのほか焼酎用に開発されたジョイホワイト，澱粉用のトキマサリ，ダイチノユメ，紫いも系統のアヤムラサキ，ムラサキマサリ，種子島紫，カロテンを含む系統の安納いもなども一部のメーカーで使用されている。

また，最近では都会向けいも焼酎用の原料として選抜されたジョイホワイトも徐々に使用され始めている。蒸留は熟成した二次もろみを加熱・気化させてアルコールと風味成分を抽出する工程である。通常は水蒸気をもろみに吹き込む直接吹き込み式の蒸圧蒸留が行なわれるが，最近は酒質の多様化を目指して，低温で蒸留する減圧蒸留法も採用されている。

また，いも焼酎粕を原料とするもろみ酢も販売されている（田苑酒造・株）。

【純いも焼酎】

本格いも焼酎には米こうじを用いる。最近はごく一部の特殊製品であるが，サツマイモこうじを用いたサツマイモ100％のいも焼酎（純いも焼酎）が製造販売されるようになった。純いも焼酎は香味ともにスッキリとした淡麗な酒質である。米に比べてサツマイモは脂肪分が少ない。このためサツマイモだけでつくる純いも焼酎は，旨味成分といわれる高級脂肪酸エチルエステルの含量が少ない。また，本格いも焼酎の特徴香とされるモノテルペンアルコール類が，純いも焼酎は多いと報告されているが，実際の香りはスッキリとして，いも臭くない。サツマイモ100％のイメージとは逆の酒質である。

【有色サツマイモの発酵食品】

サツマイモにはアントシアニンやカロテンなどのように紫や橙の色素を含む系統があることから，最近ではこの色素を利用した発酵食品の研究開発が行なわれている。

【発泡酒】

発泡酒としては，コガネセンガンあるいは紫系サツマイモを利用した「サツマゴールド」あるいは「サツマパープル」が開発，市販されている（薩摩酒造・株）。製造方法はまず蒸したサツマイモを粉砕して麦芽と混合して糖化，そしてろ過する。得られたろ液にホップを加えて煮沸する。オリ分離，冷却後，酵母を加えて発酵する。コガネセンガンを用いたものは黄金色，紫系サツマイモを用いたものはきれいな赤紫色の発泡酒となる。

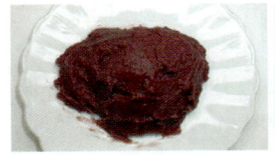

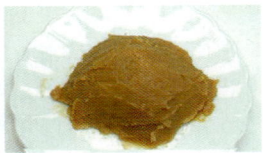

写真18）味噌様食品
左は紫色系，右は橙色系のサツマイモを利用

【乳酸発酵食品】

有色サツマイモを用いた乳酸発酵食品も開発されている（熊本県食品加工研究所）。サツマイモ，水，スキムミルクおよび砂糖を混合して乳酸発酵させたヨーグルト風味の製品である。「おさつヨーグルト」の名称で業界に紹介されている。

【味噌様食品】

サツマイモにはアントシアニン色素（紫色系）やカロテン（橙色系）を高濃度に含有する品種がある。これら有色素サツマイモとダイズ粉を用いて味噌様食品が開発されており（写真18），その食品を材料にしてドレッシングが販売されている。

紫色系サツマイモを用いた食品は焼酎用の白こうじ菌を使用しているため，白こうじ菌が生産するクエン酸で酸っぱく，また，鮮やかな赤色で梅干しのペーストを想像させる風味があり，味噌とはかけ離れた食品である。また，紫色素のアントシアニンが多く含まれるためDPPHラジカル消去活性（抗酸化性機能評価）が高いという特徴がある。

橙色系サツマイモを用いた食品は味噌用の黄こうじ菌を使用しており，仕上がりは黄色でわずかにサツマイモの香りがする味噌様の風味である。血圧降下作用をもつ機能性物質GABAは，67.2～128mg/100g含まれており，麦味噌27mg/100gや関東地方の市販米味噌49.6mg/100gと比較すると多量に含まれているという特徴がある。これら味噌様食品の色，風味，機能性を生かしたドレッシングが商品となっている（JAあおぞら：鹿児島県志布志市有明町野井倉1373-1）。

（瀬戸口眞治）

【紫いもアヤムラサキの醸造酒】

いもからできる酒は焼酎であるが，アントシアニンを含む焼酎はできなかった。なぜならばアントシアニンは沸点が高いために，蒸留すれば焼酎かすには残るが，蒸留酒側には移行しないからである。アヤムラサキ以外の紫サツマイモである九州119，九

サツマイモ

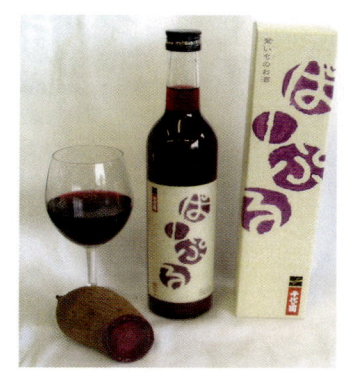

写真19) 市販されている紫いも醸造酒「ぱーぷる」

系165, 九系174, 九系194, 九系195などに比較して, アヤムラサキを原料とした発酵酒は高級アルコール類の濃度が高く, 香りが良好で赤ワインの香りに類似して飲みやすいことがわかった。そこで熊本県にある崇城大学の大庭研究室では, アヤムラサキを主原料にしてクエン酸を産生する白こうじ菌で褐変・減色を防ぎながらpHも調整し, 協会ワイン4号酵母で醸す清酒のような醸造酒, すなわち, 蒸留せずにもろみをしぼって造る酒を開発した。この紫いも「アヤムラサキ」醸造酒の製造技術は, 特許化され熊本県山鹿市にある千代の園酒造株式会社に技術移転されて, 熊本県西原村で栽培される原料のアヤムラサキを原料に本醸造酒「ぱーぷる」として完成した。なお酒箱のデザインも崇城大学芸術学部学生の手によるものである。2004年4月から熊本県限定品として発売されている(写真19)。

(大庭理一郎)

【その他の発酵食品】

伝統食品「ミキ」　奄美大島の伝統食品のひとつ「ミキ」は現在でも愛用者が多い。米のかゆに生のサツマイモをすりおろしたものを加え, 一夜室温で糖化し, 甘味が足りない場合は若干の砂糖を加え, ミキサーでよく混合し, 牛乳パック様の容器に詰めて市販されている。通常はそのまま甘い状態で飲用するが, 数日間おき酸発酵させて甘酸っぱくなってから飲用する場合もある。

食酢　サツマイモからこうじをつくり, 食酢の試作も行なわれている(鹿児島県経済連)。さつまいも酢として, 本格いも焼酎の二次もろみを希釈したものに酢酸菌を添加して発酵させる製造方法も開発されている(薩摩酒造・株)。

(瀬戸口眞治)

<澱粉>

【原料の特徴と製造工程】

サツマイモはジャガイモなど他のいも類よりも澱粉含量が高く, 細胞間組織が丈夫なので, 切断や磨砕に大きな力が必要となる。また, 汁液中には糖類, タンパク質, その他の栄養成分やポリフェノールが含まれるので, 発酵や褐変を起こしやすく, 澱粉粒の汚染や品質劣化の原因となる。したがって, 澱粉粒を早急にこれらの可溶性成分から分離する必要がある。かつて農家では売り物にならない屑いもや傷いもの利用法として澱粉をつくっていたが, 原料は新鮮なものにこしたことはない。

1960年代からの国内澱粉合理化事業により大型・合理化工場として稼動してきた工程の概要を図4に示した。磨砕にはおろし金を円筒状にしたローラーが用いられる。磨砕汁は平篩(120メッシュ), シーブベンド(1段目0.6mm, 2段目0.5mm)にかけて澱粉かすと澱粉乳を分離する。澱粉乳の濃縮と水洗にはノズルセパレーターが使用されている。この間, 微細かすの分離には高メッシュ回転篩(250～300メッシュ)も用いられる。精製された濃縮澱粉乳は遠心脱水機で脱水(水分45％), 向流型気流乾燥機で製品化(水分18％)される。すり込み期間は50～60日で短期間に集中するため, 労務管理上, 中間製品をタンクに一時貯溜することもあるが, 澱粉の品質保持には好ましくなく, 一貫工程が望ましい。歩留りは30％前後である。

原料にはコガネセンガンやシロユタカが用いられている。その後, ウルグアイ・ラウンド対策あるいは, 国内澱粉保護対策などの見直しによって, 澱粉工場再編整備事業が段階的に実施され, 原料サツマイモの生産調整と生産地域への工場再編整備が進められた。それによって, サツマイモ澱粉生産は鹿児島県だけとなり, 農協系7, 工組系16, 計23工場, 澱粉向けサツマイモ14.8万t, 澱粉生産量は4.5万t(2007年現在)である。なお, 再編整備事業当初の1997年では47工場であった。

原料いもも従来のコガネセンガンやシロサツマ, シロユタカから, 高澱粉多収の新品種ダイチノユメ, コナホマレに転換しつつあり, 歩留り2～3％の増加が期待されている。

また, 工程の合理化計画のなかで, 歩留りや品質の向上を目指して, 磨砕や粕分離への馬鈴薯方式の

いも類

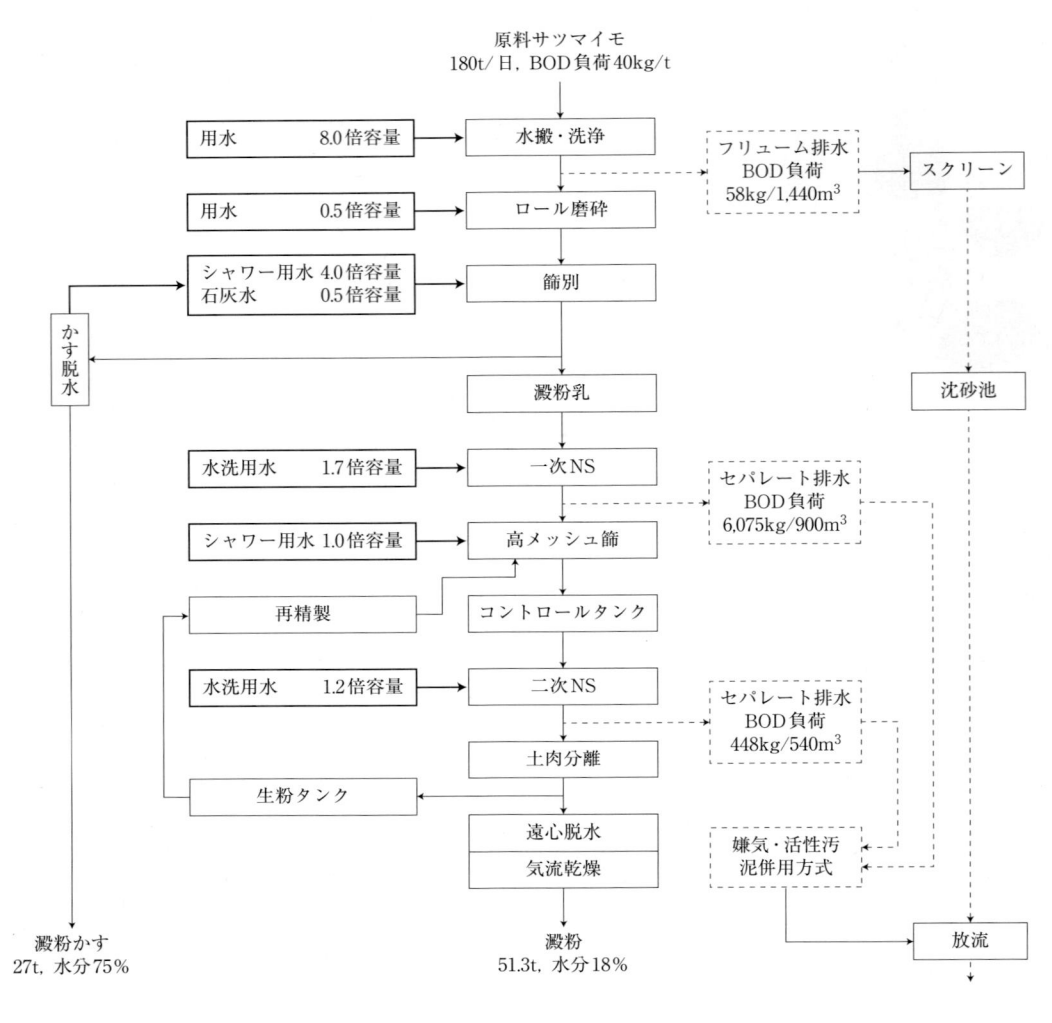

```
                        原料サツマイモ
                        180t/日, BOD負荷40kg/t
                              │
   ┌─────────────┐            ▼
   │ 用水  8.0倍容量 │─────▶ 水搬・洗浄 ┄┄┄▶ ┌フリューム排水┐    ┌スクリーン┐
   └─────────────┘            │          │BOD負荷      │───▶│       │
                              ▼          │58kg/1,440m³ │    └────────┘
   ┌─────────────┐            │          └─────────────┘         │
   │ 用水  0.5倍容量 │─────▶ ロール磨砕                               │
   └─────────────┘            │                                   │
                              ▼                                   │
   ┌─────────────────────┐                                         │
   │シャワー用水 4.0倍容量  │─────▶ 篩別                              │
   │石灰水     0.5倍容量  │      │                                 ▼
   └─────────────────────┘      │                             ┌────────┐
          ▲                    ▼                             │沈砂池   │
   ┌──────┴──┐              澱粉乳                             └────────┘
   │かす脱水 │◀──                │                                 │
   └─────────┘                 ▼                                  │
                                                                  │
   ┌─────────────┐                                                 │
   │水洗用水 1.7倍容量│─────▶ 一次NS ┄┄┄▶ ┌セパレート排水┐             │
   └─────────────┘           │           │BOD負荷       │            │
                             ▼           │6,075kg/900m³ │            │
   ┌─────────────┐                       └──────────────┘            │
   │シャワー用水 1.0倍容量│─▶ 高メッシュ篩                              │
   └─────────────┘           │                                       │
                             ▼                                       │
                     ┌──再精製──┐── コントロールタンク                   │
                     │          │                                    │
   ┌─────────────┐   │          ▼                                    │
   │水洗用水 1.2倍容量│─┼──▶ 二次NS ┄┄┄▶ ┌セパレート排水┐               │
   └─────────────┘   │       │          │BOD負荷       │              │
                     │       ▼          │448kg/540m³   │              │
                     │    土肉分離       └──────────────┘              │
                     │       │                                        │
                     └─生粉タンク◀──                                    │
                             │                                        ▼
                             ▼                              ┌──────────────┐
                          遠心脱水                            │嫌気・活性汚  │◀┘
                          気流乾燥                            │泥併用方式    │
                             │                              └──────────────┘
                             ▼                                       │
                                                                     ▼
   澱粉かす                 澱粉                                   ┌─────┐
   27t, 水分75%           51.3t, 水分18%                          │放流  │
                                                                 └─────┘
```

図4) サツマイモ澱粉の製造工程と用水・排水フロー(処理量1万t/60日の例)
フリューム排水：生いもの輸送・洗浄排水, BOD値が低いので希釈水に用いる
NS：ノズルセパレーター(澱粉乳を濃縮乳と排水に分離する遠心機)
BOD：生物化学的酸素要求量, 数値が高いほど汚染度がすすんでいる

導入が検討, 試行されてきたが原料の組織特性の違いにより実現しなかった。しかし, 最近の機器の性能が進歩して, サツマイモにも適用が可能となり, すでに設置が進みつつある。工程の改善とともに, 今後のサツマイモ澱粉の低コスト化や品質向上による用途拡大が期待される。

【特性と用途】
　澱粉はその原料植物により粒の形, 大きさ, 糊化特性などすべて異なった性質を示す。一般に, トウモロコシ, コムギなど種子として地上にできる澱粉は粒径が小さく, 糊化温度が高く, 糊化したあとの粘度があまり高くならない。一方, ジャガイモなど塊根または塊茎として地下部にできる澱粉は粒径が大きく, 比較的低温で糊化しやすく, 糊の粘度が高いが, 加熱撹拌をつづけると粘度低下が大きいという特徴をもつ。

　しかし, サツマイモ澱粉は地下澱粉であるが, 表4に示すような澱粉特性を示し, 両澱粉の中間に位置づけられる。すなわち, サツマイモ澱粉は, トウモロコシ澱粉やジャガイモ澱粉に比べて糊化特性などにあまり特徴がなく極めて平均的であるうえに, 価格が高く品質にもバラツキがあり, このことがサツ

サツマイモ

マイモ澱粉の固有用途の開発を困難にしている。

サツマイモ澱粉の最盛時には糖化原料のほか，表5に要約した利用特性を生かして，食用，工業用に広く用いられた。その後，各用途で，安価で安定した品質のトウモロコシ澱粉にシェアを奪われ，現在では総需要の3％弱にとどまり，その大部分は政府の買上げ制度により糖化用に向けられている。しかし，約1万～1.5万tは表6に示すような固有用途に用いられ，そのなかで，特に天日乾燥製品が高い評価を得ている。

現在，排出される約1万t余の澱粉かすのうち，30％はクエン酸発酵の原料，そのほかは飼料，堆肥に向けられているが，最近は食物繊維をはじめとする機能性が注目されている。

サツマイモ澱粉は，糊化後長く加熱しても粘度が比較的安定しているということ以外に，澱粉の性質にあまり目立った特性がなく，品質にもバラツキが多く，価格も高い。そのため固有用途の食品用が15％程度と伸び悩み，抱き合わせ政策の保護のもとで，もっぱら糖化用に消費されてきた原因となっている。しかし，そのような状況を打開するものとして，以下の新品種が注目される。

低温糊化性，耐老化性澱粉をもつ新品種 つくば市にある作物研究所の片山らは，九州127号よりもさらに低温糊化性澱粉をもつ青果用系統（関東116号，現品種名：クイックスイート）を報告した。鹿児島大学応用糖質化学研究室でクイックスイートの澱粉の性質を詳細に調べたところ，澱粉ゲルにして，低温で放置したとき老化しにくいことを見出した。これらの発見により，サツマイモ澱粉にも従来にない特徴的な性質を示すものが存在することが明らかになった。

表4) サツマイモ澱粉の特性と需要

形状	多面形ツリガネ複粒	X線図形		CA
粒径	2～40μm (13μm)	6％糊液	糊化温度	72℃
			最高粘度	520BU
			最高温度	79℃
水分％	18		ブレークダウン	120BU
タンパク質％	0.1		セットバック*	250BU
リン(P_2O_5)％	0.01	需要**		糖化用 7.3万t
アミロース％	19			その他 1.0万t

注1：*50℃におけるBU値
注2：**平成8年度，詳細は表6参照

表5) サツマイモ澱粉の利用特性

項目	利用特性
澱粉粒	粒度分布の幅がせまい，アミラーゼにより消化されやすい
糊液	透明度：大，粘度：中，耐熱性：大，曳糸性：中，老化性：小
ゲル	透明度：大，ゲル強度：大，離水性：小
もち	膨化性：大
短所	ロットごとの品質差，高コスト（白度，臭気，不純物，黒変など）

表6) サツマイモ澱粉の用途

利用形態	加工用途
糖化利用（固有用途）	ブドウ糖，水あめなど，発酵基質
直接利用（1.0～1.5万t推定値）	はるさめ，スナック菓子，さつま揚げ，くず粉やわらび粉代替，落花生豆腐など，建材接着剤など

クイックスイートの澱粉は，一般のサツマイモ澱粉に比べて，アミロペクチンを構成するブドウ糖の枝が短いものが多く，澱粉に結合しているリン酸基が約3分の1と少ないことが構造上の特徴である。また，①50℃付近の低温かつ低エンタルピー（熱エネルギー）で糊化する，②耐老化性を示す，③酸や酵素に対して高い感受性（分解性）を示す，などの優れた利用特性を併せもっている。

通常では，澱粉を食品用または工業用に利用する前には，ほとんど糊化して利用する。したがって低温低エンタルピーで糊化する特性は，省エネルギーにつながる。時間経過とともに白濁し固くて脆くなる，澱粉ゲルの物性の劣化，いわゆる老化が遅いと

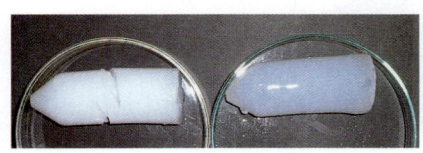

写真20)「クイックスイート」の澱粉の耐老化性
1週間低温放置したコガネセンガンの澱粉ゲル（左）とクイックスイートの澱粉ゲル（右）。透明感が残り老化しにくいことがわかる

いう二つ目の性質は，くずまんじゅう，くずきり，わらび餅などの菓子や，ごま豆腐などの食品として利用するとき非常に期待される性質である（写真20）。さらに，三つ目の酸や酵素への感受性については，糖化酵素による生澱粉の分解性が高いといわれているコーンスターチよりもさらに分解性が高い。これは澱粉粒に亀裂が入っており，酵素による澱粉粒の溶解が助長されることによるもののようである。

近年バイオエタノール生産が増大し，日本でも導入されることが国策として決定した。澱粉資源をエタノールに変えるためには，無蒸煮原料の糖化発酵が省エネ技術として重要である。この高い酵素消化性を示す澱粉を含むサツマイモは，バイオエタノール生産原料としても魅力的な性質をもっている。

クイックスイートの澱粉は，現在鹿児島県内の2社が契約農家に委託して栽培したものから食品用として製造販売している。しかし，表皮が紅色タイプの青果用として開発されたサツマイモ品種なので，抽出した澱粉はやや着色しやすいという欠点をもつ。鹿児島県では白色タイプの原料用品種のほうが普及しやすい。現在，単位面積当たりの収量も高い第2世代の低温糊化性澱粉をもつ原料用品種（九州159号）が，九州沖縄農業研究センター都城研究拠点で育成されている。

一般的なサツマイモ澱粉は，ジャガイモ澱粉のような特徴的な性質に乏しいために糖化用以外の固有用途がなかなか見出せないが，低温糊化性のように新しい特性をもつ澱粉が見出されれば，新しい用途開発が生まれ，サツマイモ澱粉の需要増が期待される。

アミロース含量を抑制した新品種　サツマイモの最新の研究動向として，アミロース含量を遺伝子操作で抑制したサツマイモの創出例を紹介する。サツマイモの遺伝子組換え体の創出技術は，穀類やジャガイモなどと比べて非常に遅れている。

サツマイモの遺伝子発現操作では，石川県立大学のグループがパイオニアである。サツマイモ澱粉のアミロース含量を多様化するために，澱粉の合成にかかわる酵素のうち2種類の酵素，粒結合型澱粉合成酵素または枝づくり酵素の発現をRNA干渉法で抑制した遺伝子組換え体を作成した。その結果，見かけのアミロース含量が0〜30％の範囲にあるサツマイモ澱粉を創製することができた。これらの澱粉は，アミロース含量に加え，アミロペクチンの枝分かれ構造も変化しており，様々な粘度特性を示した。サツマイモ澱粉の多様化が一気に進んだことになる。すぐに市場投入はできないが，今後の育種目標に指針を与えるものとしてとても有意義と考える。

（永浜伴紀・菅沼俊彦）

＜茎葉の加工＞
【パウダー】
収穫した茎葉全体をよく水洗し，ブランチング，乾燥，細断，殺菌，粉砕などの工程を経て製造する。ブランチング処理は，重曹などによりpH8.0程度に調整した十分な量の熱水（90℃以上が望ましい）の中で数分間保持し，急冷する。この処理により鮮やかな緑色を呈し，高いポリフェノール含量および抗酸化性を維持できる。乾燥は70〜80℃の温風で段階的に乾燥温度を上げる。遠赤外線乾燥機やドラムドライヤーでも乾燥できる。粉砕はボールミルやハ

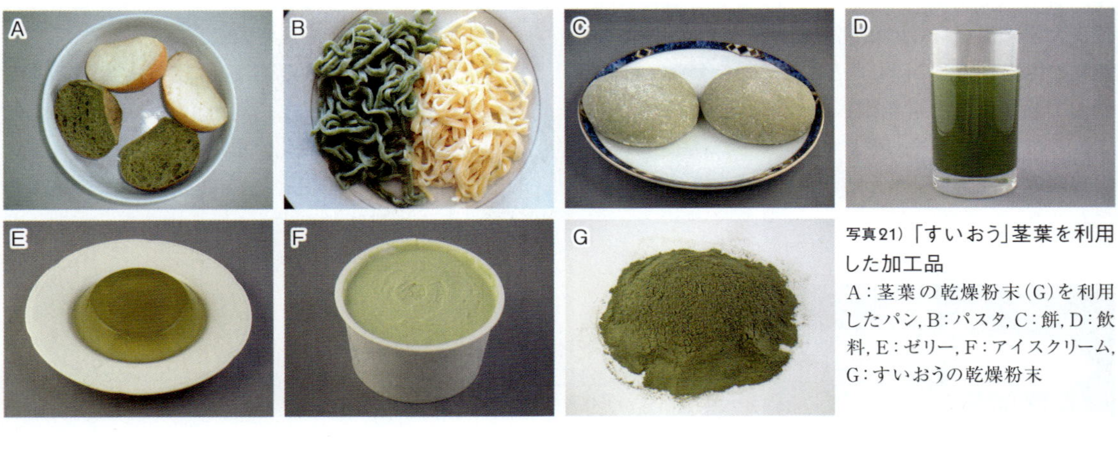

写真21）「すいおう」茎葉を利用した加工品
A：茎葉の乾燥粉末（G）を利用したパン，B：パスタ，C：餅，D：飲料，E：ゼリー，F：アイスクリーム，G：すいおうの乾燥粉末

サツマイモ

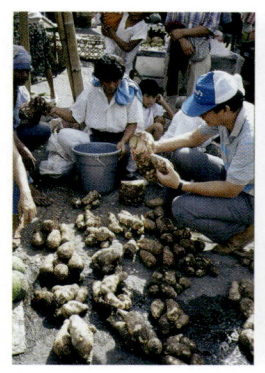

写真22）
青空市場でのいも類販売
（フィリピン・レイテ島）

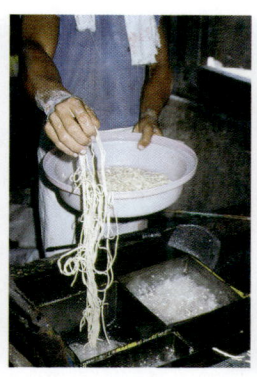

写真23）
農村での「いも麺」づくり
（フィリピン・レイテ島）

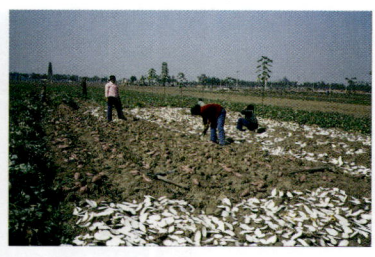

写真25）
サツマイモの収穫風景
（1990年代,中国・山東省）

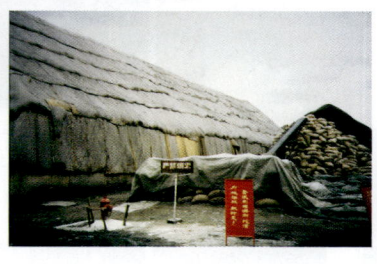

写真26）
サツマイモの野外堆積場
（1990年代,中国・安徽省）

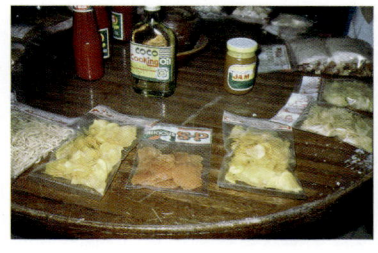

写真24）
高カロテン品種を利用したスナック，ジャムなどの加工品（フィリピン・ヴィサヤス農科大学）

ンマーミルで微粉砕する。青汁，洋菓子，パスタ，麺など多様な食品に利用できる。

【ペースト】

ブランチング処理，冷却後の茎葉をフードプロセッサーや磨砕機を用いて粉砕しペースト状にする。'すいおう'入り洋菓子に利用されている。

（石黒浩二）

●海外の加工・利用に学ぶ

生産諸国におけるサツマイモの利用形態は，次の4つのタイプに分類される。

【タイプⅠ；アフリカ・東南アジア型】

アフリカや東南アジアの途上国では，現在もほとんど自家用としての栽培と利用にとどまっている。すなわち煮る，蒸す，焼くなどして主食や補助食料にされ，ブタなどの飼料にしている地域も多い。地方市場では周辺から持ち寄られた多種多様のいも類をみることができる（写真22）。この地域では茎葉も食用にされる。全体的に，ゾウムシ類の被害や流通体制の不備などから工業的生産にはほど遠い現状であるが，サツマイモの有用性が再認識され，適性品種の育成や病虫害コントロール，加工技術の開発などが行なわれている。

先進的一例としては，フィリピン・レイテ島のフィリピンいも類研究所（PRCRTC）における遺伝資源の収集・保存，耐病虫性・高収量性などの品種育成，農村指導者の育成と農民の啓蒙などがあげられる。同じくフィリピンのヴィサヤス農科大学（ViSCA）では，農村工業振興のために農民組合の加工場をつくり，サツマイモを原料とした醬油やめん類の製造（写真23）を指導している。また，育成品種の加工適性を評価し，高カロテン品種の加工品としてジュース，ケチャップ，スナックなども開発している（写真24）。

【タイプⅡ；中国型】

中国は，明時代の『農政全書』に「甘藷所在，居人便足半年之糧」と記されているほどの生産大国である。現在でも世界の87％を生産し，工業的利用においても注目すべき存在である。栽培地域は南部沿海各省からほぼ全省に及び，中心は山東，四川，河南，安徽の各省である。

加工形態は主として「切干し」である。地域にもよるが，収穫物の大部分を畑でスライスして日干して

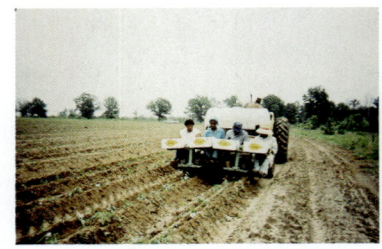

写真27) 大農場でのサツマイモの苗植え作業（1990年代，米国・ノースカロライナ州）

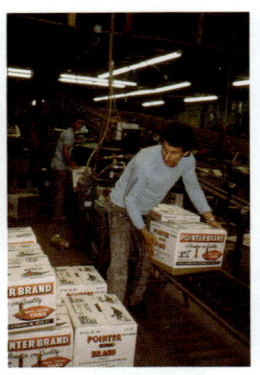

写真28) サツマイモ出荷作業（1990年代，米国・ノースカロライナ州）

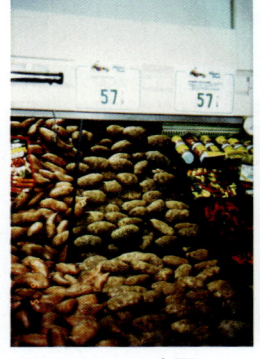

写真29) スーパー店頭での販売。ジャガイモ（右）とサツマイモ（1990年代，米国・ジョージア州）

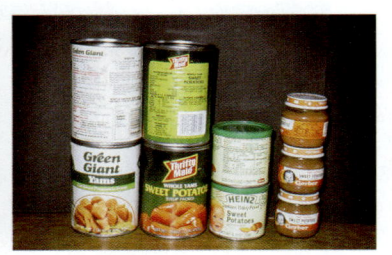

写真30) 米国のサツマイモ加工品 缶詰とベビーフードのフレークの缶詰，ペーストびん詰

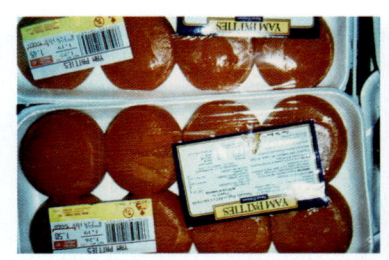

写真31) 米国のサツマイモ加工品であるパティ。バターを練りこんだサツマイモの裏ごしピューレ

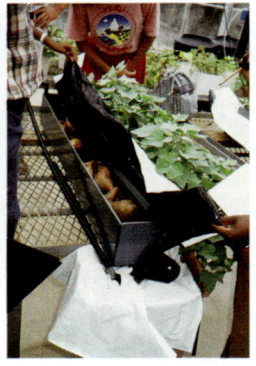

写真32) サツマイモの水耕栽培システム（1990年代，米国・タスキギ大学）

持ち帰る（写真25）。穀類同様に年間利用の素材であり（写真26），食用，飼料のほか，白酒，酒精，クエン酸などの発酵工業や澱粉工業の重要な原料となっている。澱粉製造は農村工業から近代工業までさまざまなレベルで行なわれていて，澱粉は糖化工場その他で付加価値の高い製品になっている。貯蔵も竪穴式から山洞や溝窟式，貯蔵庫などで行なわれている。農村レベルで，いも粉から麺やクッキーなどもつくられている。南部沿海各省では周年栽培されていて，茎葉も食用や飼料にされている。

サツマイモは今後とも食料・飼料のほか，工業原料としての重要性が増す方向にあり，勝利100号（旧：沖縄100号）に代わる新しい耐病虫性，高澱粉高収性の食用あるいは原料品種の育成が進み，用途開発も活発に行なわれている。数量の把握が難しいが，高系14号を加工した大学いもやペースト製品などが輸入されていて，今後の動向が注目される。

【タイプⅢ：米国型】

米国では，早くから黄緑色野菜としての機能に着目した商業的生産と利用がなされている。大規模栽培（写真27）が進み，シッパーが苗の生産・配布，キュアリング・貯蔵，適時出荷の管理をする例が多い（写真28）。南部の一部では農民組合主導の小規模栽培もみられる。最大の生産地はノースカロライナ州で，ルイジアナ州，カリフォルニア州，ミシシッピー州と合わせて全体の80%あまりが生産されている。加工品のほか生でもスーパーで売られている（写真29）。

サツマイモは米国には17世紀初期にメキシコや西インド諸島から伝わり，南部や東部の開拓民にとって重要な食料であった。当初は東部の「ほくほく」型と南部の「粘質」型に嗜好が分かれていたが，20世紀にはいると黄緑色野菜の栄養価値が認識され，導入品種プエルト・リコに代表される高カロテンで甘く水分の多い系統が普及し，調理の簡便化を図って素材缶詰が市

サツマイモ

販されはじめた。今でも当時の商品名ヤムがサツマイモの通称となっている。缶詰用に多くの品種が関係各州で育成されたが，最近は貯蔵性のよいビューティガードが使われている。温めてステーキの付け合わせや，伝統的デザートであるパイの材料に使われている。

第二次世界大戦中は，カロテンやその他のビタミンを含む黄緑色乾燥野菜として年間2万tあまりが軍用食に使われた。大戦後は，裏ごしピューレや，それをドラム・ドライヤーで乾燥したフレーク製品が開発され，幼児食や各種のファーストフードとして市販されている（写真30）。また冷凍食品や調理済み食品（写真31）も普及し，フレンチカットその他で約9,000tとみられている。スナック食品の製品化も試みられている。

各種成人病対策の啓蒙資料であるアメリカの食生活改善献立集には高カロテン，食物繊維，低カロリー食品として焼きいもが加えられている。最近，レストランのメニューに，従来の「ベークド・ポテト」に加えて「ベークド・スイートポテト」があるとのことであるが，普及には，原料処理や適正品種などの研究を必要とするとの指摘もある。増加する中南米やアジア諸国系の人びとの嗜好に対応して，黄白色の「ホクホク」型品種の育成と栽培も増える傾向にあり，カリフォルニアでは日本の品種が導入されて栽培されている。

工業資源としては，1930年代に南部の農民対策として澱粉製造が行なわれた。その後は代替燃料としてエタノール生産も計画されたが，一時的試行に終わっている。さらに，来たるべき宇宙基地における環境植物として，地上部，地下部ともに食べられるサツマイモが選ばれ水耕栽培システムの開発（写真32）と，これに関連して，若葉の栄養価や成人病治療効果なども研究されている。

【タイプⅣ：日本・韓国型】

わが国では，かつての自家用としての栽培・消費形態から脱し，澱粉や焼酎・酒精などの工業的利用や市場・加工における多面的な利用が行なわれるようになっている。また，利用形態には時勢に応じた著しい変遷がみられる。韓国も量的には少ないがこのタイプに属し，澱粉の大部分は冷麺製造に向けられているのが特徴的である。

（永浜伴紀）

調理での活かし方

調理素材としての特徴

【肉色別調理特性と活かし方】

近年，用途に適する多様な新品種のいもが育成されてきた。そのなかで，肉色でみると高カロテン系の橙色のいも，アントシアニン色素を含む紫色のいも，そのほか黄色系や白色系などがあり，それぞれ特異な性質をもっている。これらの特性を活用した効果的な調理法を行なうと，いも料理の価値が高くなる。

【橙色のいも—高カロテン系】

一般に高カロテン系は澱粉含量が少なく，貯蔵中にショ糖やデキストリンが増加する傾向があり，焼きいもや蒸しいもを放置しておくと，ベタベタした食感になる。カロテンは水に不溶で脂溶性のため，炒め物など油脂を使う調理をするときは，炒め汁を澱粉でまとめたり，衣をつけたりするとカロテンの損失が少ない。このいもは，加熱してからペーストにし，仕上げの調理に活用するとよい。たとえば，ポタージュ，パイやパン，おやきやまんじゅうの餡などに利用できるし，また冷菓の材料にもできる。

【紫色のいも—高アントシアニン系】

高アントシアニン系は澱粉含量が普通より多い傾向にあり，どちらかといえば粉質いもが多い。また，沖縄では在来品種の紅いもを蒸して「もち」をつくるが，これは澱粉の性質も関係することと思われる。アントシアニン色素は水溶性であり，酸性で鮮紅色になる。切ったいもを水に浸けたり茹でたりすると脱色し，他の材料と混ぜると紫色が移る。水溶性の性質を生かした赤飯風のいも飯，レモンを加えた鮮紅色のジュースやゼリーなどは，色素を有効に使う方法である。サラダや酢の物にする場合は料理の上部にのせると色調がよい。また，ペーストや餡，菓子材料にも使われるようになった。

【黄色系・白色系のいも】

黄色系や白色系のいもは，澱粉，水分，糖などの含量に幅があり，高色素を含まないので用途が広い。

基本調理とポイント

● サツマイモの調理特性

サツマイモ（以下いもと略す）を調理する場合，い

表7) 東海・関東地方の伝統料理と加工品(一部)

区分		調理品名・加工品名	
		東海地方	関東地方
主食	姿のまま	蒸しいも, 茹でいも, 焼きいも	蒸しいも, 焼きいも
	飯	いも飯, いもがゆ	いも飯, いもがゆ
	もち・だんご	ほところもち, いんどぼち(芋ぼち), いももち	さつまだんご, いももち
主菜・副菜	汁物	味噌汁の実	味噌汁の実
	煮物	甘辛煮, 揚げ煮, レモン煮, おでんの具	
	茹で物	酢の物, 和え物, サラダ	
	揚げ物	天ぷら, から揚げ	天ぷら
	練り物	ねりくり, きんとん	栗きんとん
	焼き物	塩焼き	
菓子		鬼まんじゅう, 大学いも, いも蒸しようかん, 蒸しまんじゅう, スイートポテト, かりんとう, サツマイモのおかき, いも納豆, 菊づくし, 茶巾絞り	大学いも, いもようかん, スイートポテト, いもせんべい, いも納豆

注:昭和期を対象とした

も本来の性質や品質による特徴をふまえて,用途に適する調理操作を行なうことが望ましい。

澱粉, 水分 共通の性質として澱粉(15〜29%)と水分(64〜82%)が多い。澱粉が多く水分の少ない粉質いもはホクホクいもといわれ,天ぷら,煮いも,大学いもなど,いもの形態を残す調理に適する。一方,澱粉が少なく水分の多い粘質いもは,切ってから加熱すると粘りが出て形が崩れるので,きんとん,いもようかん,パンやおやきのあん,ポタージュなどに適する。

甘味成分 いもはブドウ糖やショ糖を2〜3%含んでいる。また,生いもの貯蔵中も糖化が進む。さらに,70℃前後の加熱時間が長いと,β-アミラーゼによって澱粉から麦芽糖を生成する。石焼きいもやオーブン焼きが電子レンジで加熱したいもよりも甘いのは,水分の減少も一因であるが,この現象による。甘味を活用した調理(きんとん,いもあんなど)を行なう場合は,少量の塩を加えると適度な塩味との対比効果があるので,甘味が強調される。砂糖を多量に加えるとき,糖がいも水分と置き換わるので保存性が高くなる。しかし調理品によっては,いも本来の甘味や匂いを利用することが好ましい。

サツマイモがジャガイモより甘いという特性は,調理の幅を狭くしている。近年β-アミラーゼの含有量のきわめて少ないサツマヒカリ,ジョイホワイトなどの低糖品種が育成された。加熱しても甘くならない品種の出現は,調理技法の範囲を大幅に拡大できるので,主食,副食(主菜,副菜)の用途拡大につながる。

タンパク質, 脂肪 いもの成分は,タンパク質,脂肪が少ないので,乳類,魚肉,鳥獣肉類などと組み合わせると味の調和,栄養のバランスがよくなる。チーズ,鶏肉,白身魚入りのコロッケや練り物,蒸し物がある。油脂を使った揚げ煮,バター焼き,中国料理の伝統的な抜糸甘薯(砂糖を140〜150℃に加熱した濃厚溶液を結晶させないで,揚げたいもに糖衣させる)がうまいのもうなずける。

ビタミンC ビタミンC(約30mg)は皮つき丸のまま蒸しいも,焼きいもにすると,空気に触れないのでかなり安定(約70%保持)である。

匂い いもには特有の匂いがあるが,フルーティな果物と組み合わせたレモン煮,リンゴといもの重ね揚げやサラダ,和えものなどは,匂いを活かすうえで好ましい。いも入りのクリーム,スプレッド,ディップスなどにリキュール類を添加すると,よりいっそう味わい深くなる。

色合い 生いもを切ると,切り口から白色乳状の粘液が出る。これは樹脂配糖体の一種であるヤラピンで,便通改善効果があるといわれる。空気に触れると黒変し水洗しても除きにくい。

生いもを切って放置すると,切断面が褐変する。これは,いもの中の酸化酵素がクロロゲン酸やその

サツマイモ

他のポリフェノール物質に作用してキノン型となり，アミノ酸またはタンパク質と結合して褐変物質ができるためである。また，鉄分も黒褐～黒変の原因である。ポリフェノールや酸化酵素は皮層部とその下の形成層部に多い。調理の前処理としてこれらの層を剥いたり，スライスした直後に水洗したりすると，褐変はかなり防止できる。

小麦粉に重曹を加え，皮つきのいもダイスを混ぜて水を加え加熱すると，いもの周りの生地に鮮明な緑色を示すことがある。皮に含まれるクロロゲン酸がアルカリに反応したためで，鬼まんじゅう（名古屋を中心とした東海地方の蒸し菓子）や石垣まんじゅうにみられる。

きんとんや栂尾煮（とがのおに）をつくるとき，切ったいもを0.5％のミョウバン溶液で茹でると，いものフラボノイド色素に作用して塩をつくり，美しい黄色となる。また，茹で汁の浸透圧を高め食品を引き締める。黄色にするには，昔からクチナシの実を用いる方法がある。

おすすめの一品
●伝統料理にみる利用の多様性

サツマイモの主産地である九州地方では，いもは長い年月の間生きるための基本食材であった。そのため青果物，乾燥品，抽出した澱粉，煮汁の活用など工夫を重ねた貴重な食文化がみられる。また，米の生産量の少なかった瀬戸内の宇和島地方にも，つめ飯（切干しいもを砕いたものを煮たもの），めひかり（いもの粉を水で練っただんごに生エンドウを散らして押し込んだもの），あんばり（めひかりのように生エンドウを散らさずあんにしたもの）など伝統料理がみられる。

これらのなかには昔から普遍的に伝承されているもの，すでに消失したもの，今はほとんどみられないが，ぜひ復活させたい価値のある料理がみられる。新しい品種のいもの活用，葉や葉柄の利用も併せて，栄養的にも調理技法的にも価値のある美味しいサツマイモ料理の継承を願う。なお，東海地方と関東地方の伝統的な料理の一部を付記する（表7）。

【つめ飯，つめがゆ】

ひしゃくに4～5杯の水を羽釜にわかし，沸騰したところにおつめ（干しいもを砕いたもの）2升を入れ，混ぜてふたをする。ほどよく煮えたら，つりじょうけ（手のついたかご）に移す。これでつめ飯ができあがる。熱くても冷めても味は変わらない。

つめがゆは，羽釜にひしゃくで2～3杯の水を入れ，おつめ1升に一口大に切った生いもを加えて一緒に炊く。ぐつぐつ，ぐつぐつと炊くとおつめがやわらかくなり，いものねばりが出る。焦げつかないよう，ときどき大しゃもじで混ぜ，加減をみながら炊く（日本の食生活全集『聞き書　愛媛の食事』より）。

（小野眞知子）

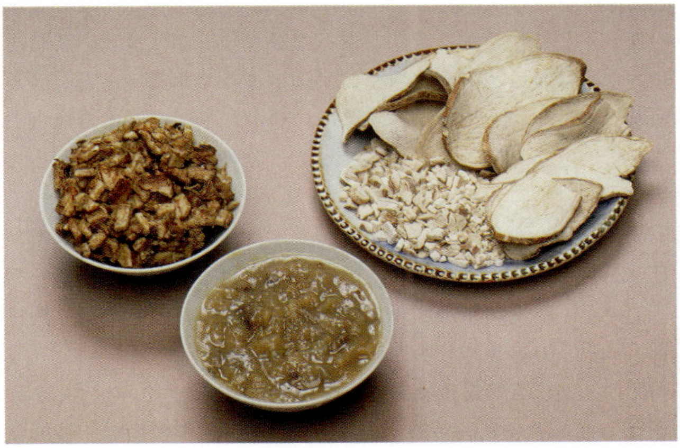

写真33）つめ飯，つめがゆ（愛媛県）[写真：千葉 寛]
つめ飯（左），つめがゆ（中），からいも（サツマイモ）の干しとそれを砕いたおつめ

サトイモ

和名：サトイモ
学名：*Colocasia esculenta* (L.) Schott
英名：taro
地方名・別名：芋の子
分類：サトイモ科サトイモ属
原産地：東南アジア
わが国への伝来時期：縄文後期（約2,500年前）
主な産地：千葉，宮崎，鹿児島
出回り時期：8月上旬（早掘り）から始まり10月中旬から年内が最も多い。芋茎（ずいき）は夏。ハウス栽培や沖縄産は8月前から

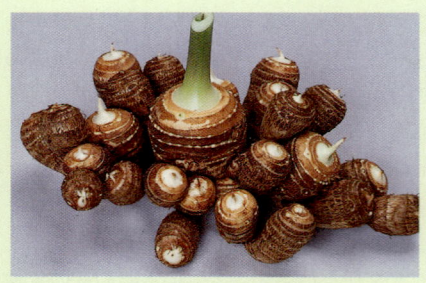

親いもと子いも，孫いものつき方［写真：赤松富仁］

食材としての特徴

原産・来歴と利用の歴史

　サトイモはサトイモ科に属する多年生の単子葉植物である。サトイモ科植物のうち食用となるのは5属18種で，*Colocasia esculenta* に属するものをタロと呼んでいる。タロは，親いもが大きく子いもが小さい親いも用品種（*C. esculenta* var. *esculenta*：英名 dasheen）と，子いもが大きく親いもが小さい子いも用品種（*C. esculenta* var. *antiquorum*：英名 eddoe）に分けられ，そのほか葉柄を食用にする地上部専用種がある。なお，地上部専用品種のなかの蓮芋は *C. gigantea* で，*C. esculenta* とは特性を異にする。

　食用となるサトイモの原産地は，インドからマレーシアにかけての東南アジアで，今から2,000～2,500年前にはアメリカ大陸を除く湿潤な熱帯から温帯に伝播し，16～17世紀には熱帯アメリカにも広がった。いもは貴重な炭水化物源として，葉身・葉柄は野菜として広く利用された。

　伝統的な加工食品としては，ハワイなどの南洋諸島におけるPioという練り物食品や酒があり，いずれも，いもを煮て潰し，水と混ぜて発酵させてつくったものである。わが国の加工食品としては「干しずいき」が最も代表的なものであるが，一部では蒸したいもを和菓子の材料としている。

　「サトイモ」がわが国に伝わったのは，縄文後期とされており，食べ方も同時に入ってきたと推察される（詳しいことは不明）。ちなみに，塩および味噌は縄文時代にすでに存在したようで，煮たり焼いたりしての食べ方は現在と変わりないと考えられる。

　サトイモという名は，山地に自生していた「ヤマイモ」に対し，里で栽培されていたことに由来し，親いもに多数の子いも・孫いもが付着することから，「いもの子」とも呼ばれている。

　なお，サトイモは，『万葉集』に歌われ，「和名抄」（931～938年）にはいもと葉柄が食用になることが，『延喜式』（927年）には栽培方法が記載されていることから，当時から食料として重要な位置を占めていたと考えられる。

特徴と栄養・機能性
●食材としての特徴と活かし方

　親いもに寄り添うように，子いも，孫いもと，たくさんのいもができることから，子孫繁栄の縁起物として正月料理に欠かせない。また，稲刈りが終わった頃，日本各地で芋煮会やいもたき（または芋だき）が行なわれている。これは，米や野菜の収穫に感謝する祭りであったが，今日では地域の親睦を図るという意味あいが強いようである。また，煮っ転がしやのっぺい汁は，秋から冬にかけての代表的な家庭料理である。また，居酒屋などでも「おふくろの味」として根強い人気がある。

　サトイモの粘りを利用した食品もある。蒸したサトイモを潰し，小豆あんと混ぜてつくった和菓子や小麦粉やそば粉と練り合わせてつくった麺類，餃子の皮などであるが，比較的量は少ない。

　葉柄の皮をむき，乾燥させた干しずいきは，かんぴょうと同様，わが国の伝統保存食品で，長期保

サトイモ

存したものは飢饉に備えた食材として，短期保存したものは中山間地の冬の野菜として大いに利用されていた。

●栄養成分の特徴

サトイモは澱粉を主成分としているが，他のいも類に比べ低カロリーで食物繊維も豊富である。カリウムやビタミンA（カロテン）が多く，ヘルシーで機能性に富んでいる。

なお，いも部分は，形態的には地下茎であり，親いもから側枝が発生するように子いもが発生し，さらに子いもから孫いもが発生する。葉身中で合成された光合成産物も，親いもから子いもへ，さらに孫いもへと転流する。収穫期の子いも専用品種では，親いも中の炭水化物のほとんどが子・孫いもへ転流し，含量が著しく低下するので，親いもは食用としない。

サトイモのもう一つの特徴は，生ではえぐ味が強いことである。これは，ある種のタンパク質が付着したシュウ酸の針状結晶が多数あるためで，その結晶が口腔内に刺さることにより引き起こされる。しかし，加熱などでタンパク質を変性させることによりえぐ味は消えるので，加工の際に注意が必要である。

●機能性成分

サトイモの独特の「ぬめり」はムチン，ガラクタンという成分による。ムチンには消化促進，ガラクタンには免疫力向上作用があるとされる。また，食物繊維と，高血圧防止（Naを体外に排出する）効果の高いカリウム含量も多い。

種類・品種とその特徴

中国の『斉民要術』（532～549年ごろ）に，現在とほぼ同様な品種がすでに存在したことが示され，現在わが国で栽培されている品種のほとんどが中国でも栽培されていることから，中国から渡来したものと考えられている。しかし，石川早生種は，大阪の石川村で突然変異により生じたとされている。古い記載がないこと，同種のものが他国に存在しないことが，それを裏付けている。

以下，わが国で栽培されているサトイモ品種の特徴と利用法を示す。

【石川早生】

わが国固有の子いも専用極早生種。収穫を遅らせるほど，孫いも収量が増加する。しかし，他の品種に先がけて子いもが肥大するので，子いも収穫を目的とした早掘り栽培に利用されている（8月上中旬に収穫）。お盆用食材として欠かすことができず，全国で広く栽培されている。夏の京料理として有名な絹かつぎは，本品種を用いる。

【早生蓮葉（わせはすば）】

石川早生に次ぐ子いも専用の早生品種。葉色は濃く，葉柄は緑色で，葉柄に対する葉身の着生はほぼ直角で，ハスの葉のように上向きになるのでこの名前がある。子いもより孫いもの発育がよく，主に孫いもを食する。長丸型で形がよく，いものえぐ味が少ない。埼玉県や愛媛県で多く栽培されている。

表1) サトイモ塊茎の有機成分含量［栗波・河野，1988］

		粗タンパク質 (g/100gd.w.)	澱粉 (g/100gd.w.)	澱粉中アミロース 含量(%)
石川早生	親いも	8.9	43.4	8.4
	子いも	9.2	52.4	9.5
	孫いも	10.5	49.4	10.5
愛知早生	親いも	14.7	50.5	9.5
	子いも	9.1	55.2	11.6
	孫いも	10.3	55.1	—
八つ頭	親いも	7.0	66.4	12.1
	子いも	9.2	62.3	13.7
	孫いも	9.2	63.6	—
唐いも	親いも	12.3	50.5	11.1
	子いも	12.6	50.5	13.2
	孫いも	12.8	51.9	5.9
大野在来	親いも	11.6	58.8	9.5
	子いも	9.5	60.5	11.1
	孫いも	9.4	58.6	12.1

表2) サトイモ品質の品種別特徴［栗波ら，1988］

	乾物率	カリウム	粗タンパク質	澱粉	可溶性糖類	アミロース
大(多)	八つ頭	石川早生,唐芋	愛知早生,唐芋	八つ頭	石川早生	八つ頭
小(少)	石川早生	八つ頭	八つ頭	石川早生,唐芋	大野芋,八つ頭	石川早生

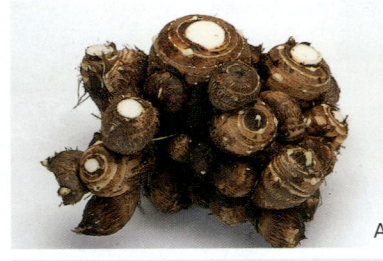

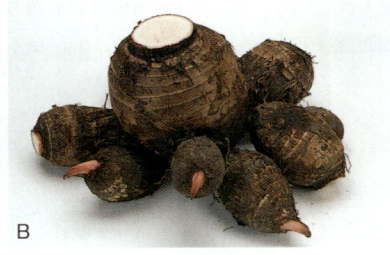

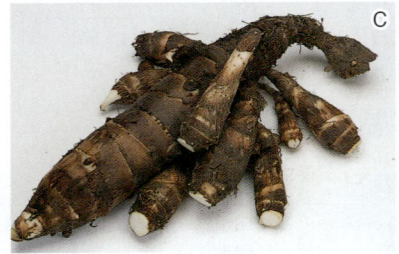

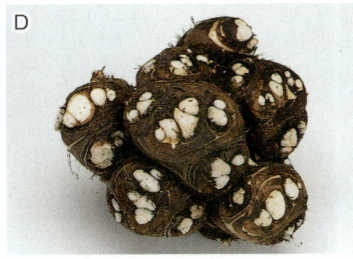

写真1) 品種のいろいろ
A. えぐ芋(小いも用品種)：たくさんの小いも、孫いもがつく
B. セレベス：赤芽のえぐ芋。芽が赤い
C. たけのこ芋(親いも用品種)：おもに真ん中の大きな親いもを利用する
D. 八つ頭：いも茎も利用する

【土垂(どだれ)】
　早・中・晩生がある。いもは長丸型で、子いもの数が多く豊産性で、葉柄は淡緑で、長く垂れるのでこの名前が付けられている。丸型の中性種が収量が多く、粘質で品質がよい。子および孫いもを食する。各地に、地域で優良系統を選抜した地方品種がある。日本一の生産量を誇る千葉県で栽培されているのはこの品種である。

【えぐ芋】
　中生の子いも用品種。収量は最も多いが、やや軟質で、食味は必ずしもよくない。しかし、耐寒性と耐乾性に優れていることから、山畑の乾燥地での栽培が多い。

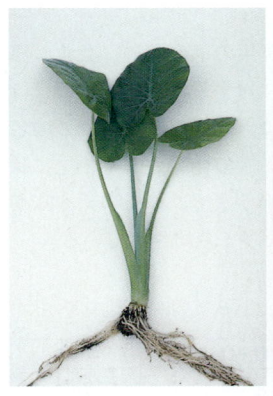

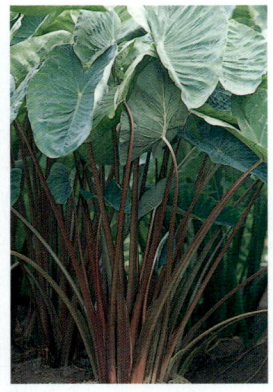

写真2) いも茎(ずいき、葉柄)を利用する品種［写真：小倉隆人］
(左)蓮芋：葉柄利用の専用種、(右)八つ頭：いもも利用する兼用種

【烏播(うーはん)】
　中生の子いも用品種。子いもは大きく、収量が多い。肉質良好で粘質である。芽は白色であるが、葉柄は黒色で、耐乾性は最も強い。いも用品種であるが干しずいき加工も可能である。

【赤芽(あかめ)】
　晩生で親いも・子いも兼用種。芽は赤く、いもは長形で粉質である。葉柄の首部は濃紅赤色で、基部は淡紅赤色を呈するが、黒紫色のものもある。赤芽品種の大吉はセレベスとも呼ばれ、子いもが丸型、肉質はやや粉質、収量が多く、品質も良好である。九州での生産が多い。

【唐芋(とうのいも)】
　晩生の親いも・子いも兼用種。肉質は粉質で、えび型の子いもを着ける。京都近郊では巧みな土寄せにより大型のいも(えび芋)を収穫し、伝統的京料理の材料として利用している。葉柄は赤褐色で、北陸では干しずいき専用種として栽培している。

【八つ頭(やつがしら)】
　葉柄・いも兼用種。いもは親いもと子いもとが分離せず塊状となり、孫いもがえび状となって分裂する。葉は小さく、葉柄は短く、叢状となる。葉柄は赤紫色で、夏にいも茎といもを共に煮て食べるほか、外側のいも茎を刈り取り、皮をむいて酢を入れて加熱し(いも茎が赤変する)、砂糖と醤油で味を調え冷やして食べる。夏に涼を感じる味わいである。

サトイモ

【蓮芋】
　葉柄用種であるが，他の食用サトイモと種が異なり，葉柄は青い。子いもは匍匐枝の先に小球となって着生する。えぐ味はなく葉柄は青果として出荷され，そのまま煮物にしたり，乾燥して干しずいきにしたりする。高知県が主産地である。

栽培法と品質

　サトイモは栽培方法によって粘りや硬さが異なる。地下水位が低い土壌で栽培した場合，長鎖のアミロペクチンに対し短鎖割合が増加することから，サトイモ特有の粘りが少なくなるとされている。また，水煮サトイモは，乾物率が高かったり澱粉含量が多かったりすると硬くなる。これらの食味と栽培の関係は以下のとおりである。

　畑の準備　土壌に対する適応性は広く，火山灰土，開墾地などにも栽培できるが，粘質土壌で栽培したいもは特に美味しいとされる。粘質土壌は砂質土壌に比べ土壌水分の変動が少ないことが関係していると考えられる。また，水田で栽培する（土壌が乾燥しないよう）ことにより，いもの中のシュウ酸カルシウムの結晶が減少する。

　植付け　栽植密度は通常3,000株/10a程度であるが，2,600株/10a程度まで下げても収量が減少せず，子いも・孫いもが大きくなり，そろいもよくなり，乾物率（澱粉含量）が高くなる。受光体勢が向上したためと考えられる。

　施肥法　地上部の大きさは8月中旬でほぼ一定になる。この時期以降は，窒素の供給不足により葉は小型化して収量が減少し，一方，供給過剰により栄養成長過多になり，収量が減少して澱粉含量が低下する。

　収穫・出荷時期　最も多い秋冬タイプは10月中旬から年内出荷され，春先に種いもの残りが出荷される。石川早生は，8月上旬（早掘り）～9月，八つ頭の芋茎（ずいき）は，お盆用食材として出荷される。なお，8月以前にもハウス栽培されたものや沖縄産が出回る。

加工品とその特徴

●地上部の加工

【ずいき利用と品種】
　サトイモに含まれるシュウ酸カルシウムの結晶は，食べたときに舌や食道粘膜を刺激し，皮膚に触れるとかゆみを感ずる。この成分は，光合成の副産物なので，強日射や乾燥条件で栽培すると含量が増加する。

　赤いもの葉柄が干しずいきに加工されるのは，青い葉柄に比べ，シュウ酸カルシウムの結晶が少ないこと，肉質がやわらかいことによる。なお，シュウ酸カルシウムの結晶は，乾燥処理や調理（過熱）によりさらに減少する。

　なお，蓮芋は，他品種とは種が異なる。そのため，葉柄は青いが，シュウ酸カルシウムの結晶は少ないので，刺激がなく美味しくいただける。

【干しずいきのつくり方】
　干しずいきの加工過程は以下のとおりである。
　①「赤いも（葉柄長1～1.5m）」を9月下旬～10月中下旬に収穫し，加工する。収穫方法は，地上部を全部切り取り，葉身を除去して圃場から搬出する（1株5～6本の葉柄が得られる）。
　②収穫した葉柄は，屋外の風通しのよい日陰で2～3日乾かした（葉柄が萎びて，皮が剥きやすくなる：前処理乾燥）後，葉柄の皮をむく。皮が残ると

表3) 産地による生いも中の成分含量比較 [鹿島, 1998]

成分	産地名（品種名）							
	富山a（大和）	富山b（大和）	富山c（大和）	富山d（大和）	富山e（大和）	富山f（大和）	福井（大野）	宮崎（赤芽）
水分（％）	16.5	18.2	16.4	15.6	16.4	16.4	24.1	22.3
食物繊維（g）	12.7	11.5	13.0	12.7	11.8	12.1	9.2	9.4
澱粉含量（g）	62.1	64.8	60.9	59.7	53.9	57.4	66.6	63.8
アミロース含量（％）	22.8	24.1	24.3	23.6	21.9	24.1	25.8	26.4

注：水分以外は，乾物100g当たりの含量を表示，アミロースは澱粉総量中の割合（％）

乾燥が不均一になり，品質が低下する。

③皮をむいた葉柄は，ほぼ一定の太さになるよう縦割りする（親指程度の太さ）。

④縦割りした葉柄は，直射日光を避け，風通しのよいところで3日程度で乾燥させて（本乾燥）できあがり。水分は10％以下。かつては藁で編み込んで軒下につるして乾燥させていたが，現在では古い網戸などを利用し，平置きで乾燥させている。

なお，干しずいきは，水分含量10％以下で貯蔵性は著しく向上するので，加工後も水分を再吸収しないように注意する必要がある。

【干しずいきの食べ方】

干しずいきは表面を軽く水洗いし，ぬるま湯で1時間程度かけて戻す。十分に戻ったら，かたく絞って，粕汁や甘辛煮，白和えなどに調理する。

粕汁 水で戻した干しずいきを1cm程度に刻む。沸騰した湯に酒粕を溶かし，刻んだ干しずいきを入れ，さらに沸騰させ，味噌で味を調えて出来上がり。ネギなどの薬味を加えると美味しい。

甘辛煮 干しずいきとシイタケは，長さ・太さを揃えて切り，醤油，味醂，調理酒さらにトウガラシを少量加えて煮込む。

白和え 干しずいきは1.5～2cm程度に，ニンジン，シイタケもほぼ同じ大きさに切り，甘辛く煮る。火を止めた後，緑の野菜（茹でたホウレンソウもしくはインゲンなど）を加え，荒熱をとる。十分に水切りをした豆腐は，つぶして先の野菜と混ぜて出来上がり。

高度成長期に，こうしたスローフードの利用が著しく減少した時期があったが，今日再び増加傾向にある。

●いもの加工

【サトイモ澱粉】

サトイモの皮をむいて圧力鍋で蒸し，すり鉢ですり潰した後，小豆あんと混ぜていも饅頭など和菓子に利用したり，卵白，ラード，片栗粉などとよく混ぜて団子の皮や，餃子，肉饅頭など，こだわり食品に加工されたりしている。

わが国では，サトイモを乾燥澱粉に加工するだけの生産量がないので，製品は流通していないが，タロの生産量の多い熱帯の国々では，精製した乾燥粉末がつくられ，ケーキやクッキーなどの菓子類や，調理にも使われている。

【水煮，レトルト食品】

サトイモは，収穫後水車を利用して簡単に皮がむけることから，産地周辺では，洗い芋として販売されている。すぐに調理できるので重宝であるが，時間の経過とともに，表面が褐変して，硬くなる欠点がある。褐変防止には，過酸化水素水が有効であるが食品衛生上使用できないので，加熱により酸化酵素を失活させた後，冷凍したり袋詰めしたりして販売している。

以前は中国から多量の冷凍サトイモが輸入されていたが，農薬残留が問題となり，近年輸入量が減少し，国産サトイモの需要が増えてきた。

（松本美枝子）

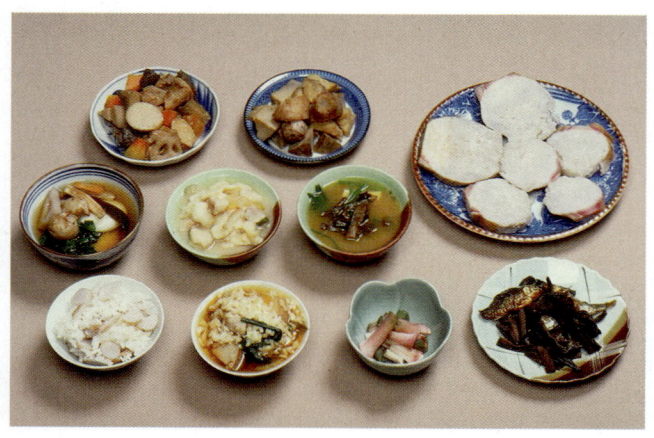

写真3)
さといも料理のいろいろ（福岡県）[写真：千葉 寛]
上：左から，がめ煮，煮しめ，塩いも
中：左から，雑煮，だご汁，いも汁
下：左から，いも飯，ぞうすいまま，ずいきの酢のもの，干しいもがらの煮つけ

サトイモ

調理での活かし方

調理素材としての特徴

●調理上の特性

サトイモは親いもに子いもができ、それに孫いも、さらにひこいもが生じる珍しい増え方をする。このため子孫繁栄の象徴として、正月料理をはじめ、年中行事には欠かせないものとされている。

サトイモの皮をむくとき、手に汁がかかるとかゆくなる。これはサトイモに含まれる微量のシュウ酸塩が皮膚を刺激するためである。加熱や酸によってこの性質はなくなる。

サトイモのぬめりは糖とタンパク質の結合したものである。食塩水（1％）で煮ることにより糖タンパクはある程度凝固し、ぬめりはなくなる。食塩濃度を上げると煮汁は濁らなくなるが、塩味が強すぎ味付けしにくくなる。糖タンパクは起泡性があるので、サトイモを煮るときに泡がたつ。

煮汁の粘度はぬめりと同じもので、これがあるとサトイモへの熱の伝わり方が弱まり、調味料の浸透も妨げる。また、ふきこぼれの原因ともなる。これを防ぐためには、塩もみして粘りを除くか、一度茹でこぼすか、茹で汁に食塩または食酢を加えるとよい。

ぬめりのもとであるサトイモの粘物質はガラクタン（ガラクトースの重合体）が主体である。ガラクトースはエネルギー源として利用されることは少ない。

●食材の見分け方と保存法

泥つき、こぶなどがなく、丸くふっくらした形で重量があり、固いものがよく、模様がくっきりしており、しっとりとしたこげ茶のものを選ぶ。乾燥に弱いため、日がたつにつれて、ひび割れをおこすこともある。低温・乾燥に弱いため冷蔵庫はさけ、ぬらした新聞紙や紙袋に泥つきのまま入れて、風通しのよい場所に保存するのがよい。

皮ごと生で冷凍してもよい。常温で少し溶かすと皮がするりとむけ、煮物や汁物に使える。

また、皮をむいて1cmに切ってブランチング（湯通し）したものを冷凍にすると、凍ったまま汁物に使える。マッシュしてから冷凍し、自然解凍してコロッケに使うこともできる。

基本調理とポイント

【ふきこぼれの防ぎ方】

サトイモの粘物質は糖タンパクであるが、煮物などのふきこぼれの原因になり、食味や調理操作に影響する。ふきこぼれを防ぐためには、①水から煮て沸騰の状態で2分ほど茹でこぼしたあと、あらためて水から煮る。②茹で汁に食塩、食酢、みょうばんを入れると、粘物質の溶出を抑えられる。茹でこぼしをすることで、澱粉が糊化するので汁が濁らなくなる。③粘度が上昇しないために、最初から調味料中で煮る、などの方法がある。

食塩を入れるなどして酸性で煮ると表面が固くなるので、煮くずれ防止になる。また、八つ頭を煮るときは、みょうばんなどを使うと煮くずれを防ぐことができる。これはペクチンがみょうばんのアルミニウムイオンなどと結合して不溶性の塩をつくるためである。

【下ごしらえ】

サトイモをラップで包み、電子レンジで加熱しても、皮は手でたやすくむける。この方法は簡単で、手がかゆくならない。

ぬめりを取るとサトイモに味が入りやすい。ぬめりは茹でこぼして除く。手早くしたい場合は、塩をまぶして手でもみ、水洗いするだけでもよい。

皮をむいて加工され、真空パックなどに入っているものは、赤黄色や緑があるものは避ける。

【煮物：含め煮】

炊いている間に煮くずれしやすいので、弱火で炊くとよい。灰汁（アク）が含まれているため、皮をむいた後に茹でこぼし、水から煮るとよい。薄味で煮含めるとおいしくできあがる。

【揚げ物：素揚げ】

一度ゆがいたいもを、揚げ油であげる。キノコの形にむくと、マツタケもどきのようになる。低温でじっくりあげるとよい。最後に塩をふりかける。

おすすめの一品

【さといもでんがく】

桶にサトイモを入れ、ごろごろと板でこぐと皮がむける。皮をのむけた子いもを一口大に切り、少量の塩をふり、形がくずれないように茹でる。すり

いも類

鉢で味噌と砂糖をよくすり,冷ましておいたサトイモを入れ,木しゃもじで,いもがつぶれないように混ぜる(日本の食生活全集『聞き書 香川の食事』より)。

【さといも飯】

材料は,サトイモ3個,米1.5合,塩少々。サトイモはゆがいておく。米は塩味でたき,ゆがいたいもを蒸す直前に入れる(江戸時代の百珍料理書のひとつ『名飯部類』より)。

(増田真祐美)

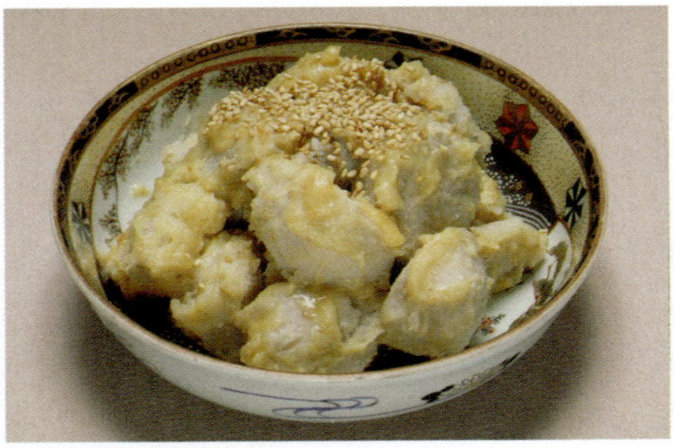

写真4) さといもでんがく(香川県)[写真:千葉 寛]

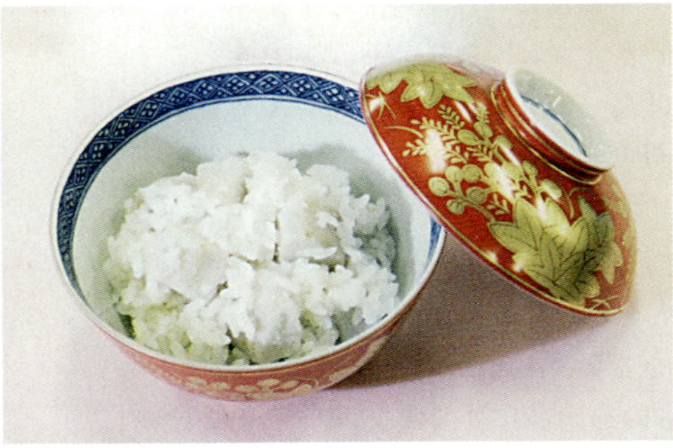

写真5) さといも飯[写真:江原絢子]

ジャガイモ

和名：ジャガイモ
学名：*Solanum tuberosum* ssp. *tuberosum*
英名：potato
地方名・別名：馬鈴薯, ジャガタライモ, ニドイモ, ゴショウイモ, ハッショウイモ, キンカイモ
分類：ナス科ナス属
原産地：南米アンデス高地
わが国への伝来時期：17世紀初頭
主な産地：4～6月に収穫する春作（長崎ほか）と, 8～10月に収穫する夏作（北海道ほか）
出回り時期：周年

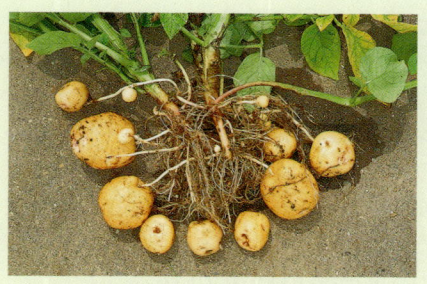

塊茎（いも）の着生［写真：安場 修］

食材としての特徴

原産・来歴と利用の歴史

●起源と原産地

ジャガイモはナス科に属し, 澱粉が蓄積して肥大した地下茎をいもとして利用する。その起源は, 南アメリカ大陸のアンデス山脈中央高原地帯にあるチチカカ湖周辺で, 少なくとも7,000年前から栽培されていたと推定される。このアンデス地域では7種の栽培種（二倍体種：*Solanum stenotomum*, *S. phureja*, *S. ajanhuiri*, 三倍体種：*S. chaucha*, *S. juzepczukii*, 四倍体種：*S. tuberosum*, 五倍体種：*S. curtilobum*）があり, そのうち四倍体種 *S. tuberosum* の亜種 *tuberosum* のみが世界中で栽培されている。

アンデス原産の四倍体栽培種（*S. tuberosum* ssp. *andigena*）が16世紀後半にヨーロッパにもたらされ, 高緯度の長日日長条件下でも塊茎が形成されるよう人為的な選抜が加えられた結果, 植物学者リンネの記載した *S. tuberosum* ができたと考えられている。

19世紀初頭までにはヨーロッパ全域で栽培されるようになっていたが, 19世紀半ばにジャガイモ疫病菌がヨーロッパに入り, 当時の栽培ジャガイモは壊滅状況となった。とくにアイルランドではジャガイモを主食としていたため大飢饉（1845～1849年）となり, 餓死・病死者は150万人に達した。国外への移民者も100万人を超え, 人口は激減した。米国のグッドリッチは, 疫病に強い新品種を育成するためパナマの市場からいくつかのチリ原産の四倍体栽培種（*S. tuberosum* ssp. *tuberosum*）を入手し, その一つに「ラフパープルチリ（Rough Purple Chili）」と名付け, その自殖種子中から「ガーネットチリ（Garnet Chili）」を選抜した。さらに「アーリーローズ（Early Rose）」が育成され, これが世界中の基幹品種となった。

●世界への伝播

ジャガイモの原産地であるアンデス地域の高地で栽培化され, 長期間保存できるチューニョ（冷凍乾燥加工品）の開発により, 富の蓄積が可能となって文明が発達した。インカ文明につながるいくつかの文明が存在し, その食生活を支えた。スペイン人のピサロが1532年に上陸し, わずか200人たらずの軍隊でインカ帝国を征服し, この際にジャガイモをヨーロッパ（旧世界）へ持ち帰った。世界伝播の旅は, 優れたインカ文明の滅亡とともに始まったのである。導入の当初は珍奇な植物として観賞用に栽培されていたが, 冷涼な気候でも丈夫に育つことからヨーロッパ全域に広がった。つまり17世紀にヨーロッパ全土を巻き込んだ30年戦争をきっかけとして, その後の普仏戦争やナポレオン戦争などを経て, 聖書に記述のない悪魔の食べ物から優れた救荒作物に変身した。

ところでジャガイモの導入と普及には, 当時の支配者階級にまつわる逸話が多い。イギリスでは, 道路のぬかるみに高価なマントを広げてエリザベス1世をお通したという伝説をもつローリー卿が普及に関わったとされる。プロシア（ドイツの前身）のフ

いも類

リードリッヒ大王が料理の小冊子や栽培上の注意書きなどを配布して栽培を強制することにより，ジャガイモはプロシア料理の基礎となり，兵士の重要な食糧となった。一方，フランスでは王妃マリー・アントワネットがジャガイモの花を髪や豊かな胸に飾ったり，日中はいも畑に兵隊の監視をつけたりして夜はわざと居眠りをさせ，住民がイモを盗むに任せた，ジャガイモ栽培を広げるための「パルマンチエの奇策」が語り継がれている。

ジャガイモの普及は戦争と縁が深く，加工品の隆盛もまた第二次世界大戦をきっかけとしている。アメリカ合衆国は参戦により，膨大な数の軍隊を世界中に動かすことになった。その食糧を確保するために，長期保存と長期輸送ができ，かつすぐに調理できる脱水ポテトが開発されて生産が拡大した。ついで冷凍フライドポテトが開発され，アメリカの経済発展とともに世界中でフライドポテトが食べられるようになった。

● 世界の生産・消費状況

世界の主産地は年平均気温が5～10℃，真夏の気温が21℃を超えない冷涼な地域にある。しかし最高気温が30℃を超えても夜温が低ければ栽培可能であり，生育期間が3か月程度と短いため，高温期を避けて栽培することにより，寒帯から熱帯までの広い範囲で栽培されている。

世界の栽培面積は約1,675万ha（2007年，FAO）であり，世界全体では漸減している。ヨーロッパおよび北アメリカでの減少が大きいが，アジアやアフリカでは漸増である。全面積のうち，中国30％，ロシア17％，インド10％，ウクライナ9％の順である。10a当たり収量は，中国1.4t，ロシア1.3tと世界平均の1.9tより少ないのに対し，西ヨーロッパ諸国や北中アメリカでは，カナダ3.1t，オランダ4.5tと世界平均の2倍以上である。ちなみに，日本での10a当たり収量は3.3tである。

1人1年当たりの消費量（2003年，FAO）は世界平均が32.9kgであり，旧ソ連邦のロシア125kg，ベラルーシ173kgで多い。世界全体の傾向は，ヨーロッパ94kgおよび北中アメリカ48kgで消費が多く，起源地の南アメリカは29kgで意外に少なく，アフリカは13kg，アジアは24kgと少ない。日本は23kg（澱粉原料を含む）であり，アジアの平均とほぼ同じである。

● 世界での利用

【南米アンデス高地】

ジャガイモの原産地である南米アンデスの高地では，チューニョとパパセカという加工品がコロンブスの北米大陸発見以前からつくられ，現在も生産・消費されている。

チューニョは世界最初の凍結乾燥食品とされ，4,000m以上の高地で自然の凍結，解凍，乾燥を繰り返してつくられる。パパセカは加熱したいもを刻んで乾燥した食品で，硬くてそのままでは吸水せず，砕いてから料理に使う。これは，アンデス地域全体としてはジャガイモを通年供給することは可能であるが，特定の地域内では供給できない時期があり，それに対応するためである。

【ヨーロッパ】

ヨーロッパのジャガイモは生食されることが多く，冬期間の貴重なビタミン供給源となっている。澱粉に加工されるようになったのは歴史的には最近である。他の野菜と違って貯蔵しやすく，また自家利用ないし近隣の町への供給であったため，加工の必要がなかったからであろう。

【北アメリカ】

北アメリカでは，産地が西に移るにつれて，輸送費を軽減するため加工されるようになった。缶詰，フレーク，チップスからコールドチェーンシステムが完成して冷凍ポテトが主力になり，北アメリカの大ポテト産業を支えている。

結果としてアメリカ合衆国では，生いもの消費量は全体の10％に満たない。

【アジア】

中国の東北部から内モンゴル自治区にかけては，市場販売向けの生食が多い。また小規模の澱粉工場で澱粉を製造し，太い春雨のような麺状の加工品もあり，北アメリカ型のポテト産業が芽生えつつある。中国の雲南，ネパール，インドネシアなど海抜1,000m以上の熱帯・亜熱帯高地では，自家用もしくは市場販売向けの生食が増加している。インドでは，水田裏作など冬期間の作付けが増加し，生食として利用されている。

● 日本への導入と利用

日本へは17世紀初頭に，当時オランダの植民地であったインドネシアのジャワ島からオランダ船に乗って北九州の港に伝来した。このため「ジャガタ

ジャガイモ

ライも」の名がつき，これから今日のジャガイモの名になった。その後本州を北上して栽培・利用されたが，本州には加工品は生まれなかった。サツマイモが干しいも，蒸し切り干し，いも羊羹などの菓子に加工されたのとは対照的である。水分が多くてまずく，甘味のなかったのが理由であろう。また，ロシア人によって北方から北海道へ渡来した説があり，アイヌ語の呼び名で「ヌチャトマ（ロシア人のいも）」などがある。北海道での栽培は，漁場での食糧として貴重なビタミン供給源となっていた。

明治時代，北海道で本格的な栽培が始まり，開拓当初は入植者の重要な食糧として定着した。ジャガイモは最初，いももちに加工された。本州からの開拓者がもちを食べたくてつくり始めたといわれている。しかしこれは保存食品あるいは商品としての加工ではなかった。大正期に澱粉加工が始まり，第一次世界大戦をきっかけに国際商品として輸出されるようになり，作付けが急増した。波はあったが，北海道では澱粉加工向けの比率は今でも生産量の50％であり，最大のジャガイモ加工産業である。

戦後の復興期はマッシュポテトの加工に始まり，1970年に大阪で開催された日本万国博覧会のレストランで生いもを油で揚げたポテトフライが飛ぶように売れ，日本におけるジャガイモの新しい食形態の幕が開けた。1975年以降の加工食品用の増加は著しく，ポテトチップスは1985年までの10年間に消費量が10倍になり，その後ほぼ横這いとなっている。

冷凍フライドポテトはハンバーガーショップのチェーン展開とともに消費が増加したが，米国産などの輸入製品が安価・安定供給の理由により多くの割合を占めている。1990年以降，冷凍コロッケやパック詰めサラダの消費が増加し，皮剥きやプレカットなどの一次加工品として業務向け需要が増加した。これらはファーストフード店などの外食産業や，コンビニなどのテイクアウト惣菜産業での消費が主である。1960年にはほとんどなかった加工食品用の消費量（輸入を含む）は，1997年には約130万tを超え，その後は横這いになっている。

（梅村芳樹・森 元幸）

特徴と栄養・機能性
●食材としての特徴と活かし方

ジャガイモは多様に調理されて使われる生食用のほかに，以下のような加工品として利用されている。

油加工タイプ 澱粉加工向けを除いたジャガイモ加工品の最も大きなシェアを占める。ポテトチップス，フライドポテト，コロッケなどである。

一次加工タイプ 以前は業務用が中心だったが，最近は家庭用にも市販されるようになった。都市では野菜くずの処理ができなくなっており，主婦の家事時間の不足とともに，今後需要が確実に伸びる加工品である。

即席料理タイプ サラダ，コロッケ，肉じゃが，揚げいも，シチュー，カレー，いももちなどあらゆるジャガイモ料理，菓子，デザートがつくられている。小規模工場などで惣菜としてつくられ直接小売店に供給されるものから，大工場でレトルト，冷凍，チルドなど保存性のある製品としてつくられ流通しているものまであり，競争の激しい加工品である。

澱粉加工品 ジャガイモ澱粉は片栗粉として広く家庭で利用されているが，コーンスターチに押されて消費は減少している。加工原料としては，保水力が高い特性から蒲鉾などの水産練り製品や，即席麺の食感向上などに利用されている。しかし近年は，化学的に特性を改変した化工澱粉と競合し，これら固有用途はコストと輸入自由化で存亡の危機にある。なお，後述する加工品では，農村での澱粉の加工品として可能性の大きいものを紹介した。

●栄養成分の特徴

ジャガイモの主成分は澱粉であり，他の成分ではビタミンCとミネラル（カリウム），食物繊維に特徴がある。

澱粉は粒の大きさと粘性が他のいも類や穀物澱粉より優れ，特殊用途が多い。タンパク質はアミノ酸スコア（必須アミノ酸の量の比率）が高く食品としては優れるが，含有量が少ないためこれを活用した加工品はない。

糖分は少なく，サツマイモと異なりβ-アミラーゼをもたないので，加熱してもマルトース（麦芽糖）が生成されない。この甘さのないのがジャガイモの特徴であり，料理，加工品の範囲を広げている。

ジャガイモの糖分（還元糖）は，収穫直後は少ない（0.1～0.5％）が，低温貯蔵で増加（0.5～2.5％）する。ポテトチップスなどの油加工では還元糖の少ない原料いもが求められるため，特定品種（トヨシロ，スノーデンなど）と貯蔵法（やや高温貯蔵とリコンディ

ショニング）が特化されている。
●機能性成分
　民間療法では各種の機能性がとり上げられているが，科学的に実証された例は少なく，それを利用した加工品で普及しているものはないようである。近年育成された赤紫肉のアントシアニン含有品種および濃黄肉のカロテン含有品種は，色素成分の抗酸化能などが確認されている。またジャガイモに特有なアントシアニン色素は，抗インフルエンザ活性が試験管レベルで，胃ガン細胞に自然死を誘発するアポトーシス誘導効果がマウス食餌レベルで確認されている。機能性成分を含有する新品種を利用した加工品の開発と普及が待たれる。

　　　　　　　　　　　　　（梅村芳樹・森 元幸）

種類・品種とその特徴
　ジャガイモは用途別に品種が育成され，適性の優れた品種がある。しかし現状は供給不足，情報不足のため農村加工では適品種の利用が少ない。表1を参考にした適品種の生産，利用が望ましい。

●油加工タイプ
【油加工に適した特性】
　最も重要な特性は糖分（還元糖）が少ないことである。糖分が多いと，高温でフライするとき糖が褐変して製品の色が劣化し，販売できなくなる。また，発ガン性成分として問題となるアクリルアミドの生成はフライ時の焦げ色と相関が高く，明色の製品はアクリルアミドの含有抑制においても重要である。
　一般には収穫直後は糖含量が少ないのでどの品種も使えるが，低温貯蔵中に増加しやすい品種（メークイン，キタアカリ，男爵いもなど）は使えない。糖含量の増加しにくい品種（トヨシロ，スノーデン，きたひめなど）でも極低温では増加するので，やや高温で貯蔵し，加工3週間前から18℃に移して糖を減少させている（リコンディショニング）。
　この特性はチップスでは最も重要になる。フライドポテトではそれほどでなく，風味，食感を重視するのでやや高澱粉（16～18％）がよい。コロッケは衣を付けるため糖含量はあまり問題にならない。参考に主な品種の澱粉価を表2に示した。

表1) 国内ジャガイモ品種の調理特性

品種名	形	大きさ	目の深さ	休眠性	澱粉価	肉色	剥皮褐変	調理後黒変	煮崩れ	肉質	主用途
男爵いも	球	中	深	長	中	白	多	中	やや多	やや粉	煮物, 蒸し
メークイン	長卵	やや大	浅	やや短	やや低	黄白	少	少	やや少	やや粘	煮物
トヨシロ	扁卵	大	やや浅	長	中	白	少	少	中	粉	チップス
ホッカイコガネ	長楕円	大	浅	中	中	淡黄	無	微	微	粘	フライ, 煮物
キタアカリ	扁球	中	中	やや短	やや高	黄	微	微	多	粉	蒸し, サラダ
とうや	球	大	やや浅	やや長	やや低	黄	少	微	少	やや粘	サラダ, 煮物
ベニアカリ	扁卵	やや大	やや浅	長	高	白	中	少	多	粉	コロッケ
さやか	卵	ごく大	浅	やや長	やや低	白	微	微	少	中	サラダ, 煮物
ワセシロ	扁球	大	中	中	中	白	少	少	やや多	やや粉	チップス
スノーデン	球	やや小	やや浅	長	やや低	白	少	少	やや少	中	チップス
きたひめ	球	大	やや浅	やや短	中	白	微	少	少	中	チップス
らんらんチップ	倒卵	中	浅	中	やや高	黄白	少	微	中	やや粉	チップス
こがね丸	楕円	大	浅	やや長	やや高	淡黄	微	微	中	中	フライ, 煮物
シンシア	楕円	中	浅	ごく長	低	白黄	微	微	微	やや粘	煮物, サラダ
十勝こがね	楕円	やや大	浅	ごく長	中	白黄	微	微	中	やや粘	煮物, フライ
はるか	倒卵	やや大	やや浅	やや長	中	白	微	微	少	やや粘	煮物, サラダ
インカのめざめ	卵	ごく小	浅	ごく短	やや高	濃黄	微	微	微	粘	煮物, フライ
キタムラサキ	倒卵	大	浅	長	やや高	紫	微	少	少	やや粘	フライ, サラダ
ノーザンルビー	長楕円	やや大	浅	やや長	中	赤	微	少	少	やや粘	フライ, サラダ
マチルダ	卵	やや小	浅	中	やや低	淡黄	少	少	少	中	煮物
デジマ	楕円	大	浅	短	低	淡黄	中	少	少	中	煮物
ニシユタカ	扁球	大	浅	短	低	淡黄	少	少	微	粘	煮物
レッドアンデス	球	中	中	短	中	黄	少	少	中	やや粉	蒸し, 煮物
レッドムーン	卵	やや大	浅	短	やや低	黄	微	少	微	粘	煮物, サラダ

ジャガイモ

表2) おもなジャガイモ品種の澱粉価

品種名	平均値(%)	範囲(%)	備考
キタアカリ	14.3	12.8〜16.1	ニセコ減農薬, M下いも
男爵いも	13.7	11.6〜15.7	産地混合減農薬
男爵いも	9.2	7.5〜11.2	十勝減農薬
混合	13.8	11.7〜16.1	産地混合減農薬
ワセシロ	12.5	12.2〜12.8	10月納入*
ワセシロ	13.4	13.0〜14.5	10月納入
キタアカリ	13.7	12.9〜14.6	10月納入
ワセシロ	13.5	13.4〜13.6	10月納入
男爵いも	13.4	12.9〜14.1	10月納入
キタヒカリ	13.8	13.4〜14.6	10月納入
トヨシロ	15.2	14.7〜15.7	10月納入
男爵いも	14.2	14.0〜14.3	10月納入
キタヒカリ	15.0	14.4〜15.4	10月納入
とうや	14.3	—	10月納入
トヨシロ	15.0	13.6〜16.4	10月納入

注：＊一次加工場に納入されたM下の小いも, 約2,000tの大コン（1.3tコンテナ）別測定値（1997年産）

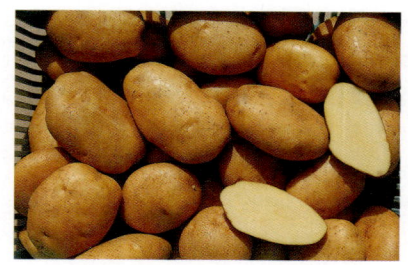

写真1) トヨシロ
中生品種, 糖分が少なくてフライやチップス向き

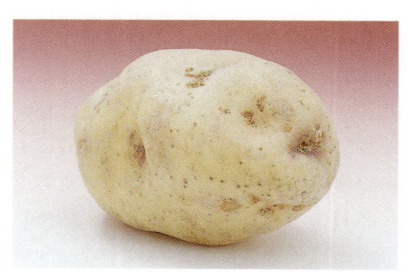

写真2) ワセシロ
大きいのできれいなポテトチップスができる

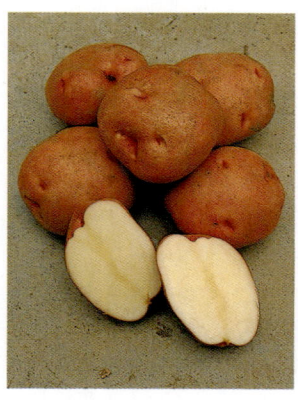

写真3) ベニアカリ
晩生品種, 澱粉が多いのでコロッケやお好み焼きにむく

【おもな品種】

トヨシロ チップス用の主要品種。中生, 多収で貯蔵性もよく, 9月から翌年3月まで使用されている。皮付きのフライドポテトにも使われる。澱粉価が15〜17%あり, 粉質で食味は男爵いもに似る。目が浅くて剥皮効率がよく剥皮褐変が少なく, いもの均質性に優れるので, 一次加工適性にも優れ, チルド, 冷凍加工にも使われている。M規格以下のいもでも澱粉価が14〜15%のものが多く, 煮くずれしやすいので煮物向けには使えない

ワセシロ 早生でいもの肥大が早く, 北海道でも道南地方なら7月上旬から収穫可能で, 7, 8月のチップス原料に使用されている。貯蔵性がやや不良である。

スノーデン チップス専用品種。中晩生でやや低収であるが, いもの粒揃いがよい。トヨシロより低温貯蔵が可能で, 翌年6月まで使用されている。

きたひめ チップス専用品種。中生でトヨシロ並の収量があり, シストセンチュウ抵抗性である。トヨシロより低温貯蔵が可能で, 翌年5月まで使用されている。

らんらんチップ トヨシロ並の熟期と収量で, シストセンチュウ抵抗性である。食味が優れ, チップス原料として翌年3月まで使用可能。暖地春作の収量はトヨシロに勝る。

ホッカイコガネ 晩生, 多収だが, 粒揃いがやや不良。澱粉価が16%以上のいもはフライドポテトに最適。煮くずれが少なく煮物向けの一次加工にも適する。

こがね丸 晩生多収で, シストセンチュウ抵抗性である。澱粉価が18%以上ありフライドポテトに最適。食味が優れ, 水煮では粉質で煮くずれるが, 蒸すと粘る肉質となる。

ベニアカリ コロッケ, マッシュドポテト向けに育成された新品種。晩生, 高澱粉, 煮沸時間が短く, 歩留りが高い。

いも類

● 一次加工タイプ

【一次加工に適した特徴】

一次加工特性は目の深さ（剥皮歩留りと効率），剥皮褐変程度，調理後黒変程度が最重要であり，用途によっては煮くずれ程度，肉質，肉色，糖含量などが関わってくる。主要品種の剥皮褐変程度を表3に示す。

目の深さは加工場のトリミング労力にきわめて大きく影響し，目の深さ「深」の男爵いもから「やや浅」いトヨシロへの切り替えによって労力が半減している。さやかは，さらに剥皮しやすく，一次加工業界の期待が大きい。

剥皮褐変は男爵いもが最も激しく，この規格外いもを使っている加工場では，剥皮後ピロリン酸による洗浄，カットいもでの水浸け出荷などで褐変防止をしているが，品質の劣化は避けられない。品種の変更が望ましい。調理後黒変は防止対策がなく，黒変の激しい品種はチルド，冷凍ポテトには使わないほうがよい。

そのほかの特性は一次加工品の用途によって適性が異なる。煮くずれ程度・肉質は，おでん，ポトフなど煮物向けでは粘質でまったくくずれない，低澱粉，やや小粒のいもが適する。汎用では少し粉を吹く程度が美味しく見えるので，メークイン，ホッカイコガネが好まれるようである。

肉色は今までは白が好まれていたが，キタアカリの普及以降，黄色も人気が出てきている。

糖含量は一般にはやや甘い（1～2％）ものが美味しいといわれているが，本来のジャガイモ料理には甘味のないほうが使いやすい。

工場で最も問題になっているのがいもの澱粉価の不均質性，すなわちいも間のバラツキといも内部の水分（澱粉価）の偏在である。比重の異なる塩水を使ってチェックすると，いも間で5％以上のバラツキのある原料は普通にあり，2Lサイズのいもでは表面と内部とで澱粉価に5％以上の差がみられることが多い。5％の差は煮沸時間，煮くずれ，食感，食味にきわめて大きく影響し，製品の質を大きく低下させる。対策は加工前に澱粉価（比重）で選別すればよいが，実際には難しく，とくにダイスカットでは不可能であろう。栽培法の改善による対策が望ましい。

【おもな品種】

生産量はごく少なくても，特殊な特性を有する品種も紹介した。

表3) おもなジャガイモ品種の切断後褐変程度

品種・系統名	いも数	平均値	標準偏差	最小値	最大値
北海68号	25	0	0.1	0	-1
ホッカイコガネ	40	0.1	0.3	0	-1
とうや	27	0.5	0.5	0	-1
キタアカリ	28	0.8	0.5	0	-2
コナフブキ	24	0.9	0.9	0	-2
ベニアカリ	41	1.3	0.9	0	-4
農林1号	36	2.2	1.2	0	-5
男爵いも	41	2.7	1.2	0	-5

注：切断30分後の調査，0（無褐変），-5（褐変甚）

男爵いも 生産量が多く入手しやすいため最も多く使用されているが，目が深く剥皮褐変が激しいので不適である。トヨシロ，さやかなどへの切り替えが望ましい。男爵ブランドで販売している場合は食味，食感の似たトヨシロへの切り替えがよい。

キタアカリ 男爵いもに似た形，肉質，食味の淡黄肉色のいも。ビタミンC含量が多く，貯蔵後は甘味が増す。サラダの人気が高い。やや低澱粉のいもは肉ジャガにも向く。

マチルダ 疫病に強く，土壌病害のない畑なら，無農薬生産が可能。いもはやや小さく卵形で，目が浅く剥皮しやすい。北海道では高温年に二次生長しやすいのが欠点。

メークイン 一次加工に使われるのは少ないが，未熟ぎみの小粒いもは関西以南のおでん向けに加工すれば潜在需要が拓けよう。

ニシユタカ 新ジャガとして知られる暖地向け品種。いもの肥大が早い晩生，大粒多収である。二期作向けのため休眠期間が短い。澱粉価は低く，煮くずれが少ない。

さやか 一次加工に最も適した新品種。極大いもで内部異常がなく剥皮効率がよい。ダイス，カットいもに適する。低澱粉（低カロリー），高ビタミンCでサラダ向き。

とうや イモの肥大が早く，疫病の蔓延前に成熟させることにより減農薬生産が可能。球形の大いも，淡黄肉色，肉質が滑らかでサラダ，煮物向き。

シンシア フランス生まれの滑らかな肉質の品種。中生で多収，卵形で目が浅く外観が美しい。澱粉価が低く，煮くずれが少ない。バターとの相性もよい。

十勝こがね 調理品が冷めても美味しい良食味品

ジャガイモ

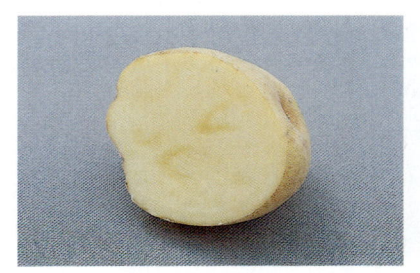

写真4) キタアカリ
肉色もきれいで味もよく,サラダ用で人気がある

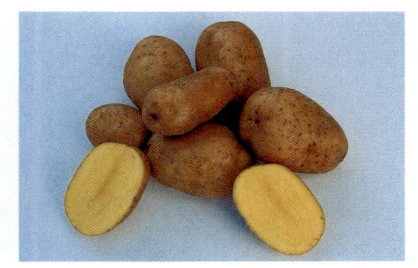

写真5) インカのめざめ
早生品種。濃い黄色の肉色を生かしてカラフルなサラダができる

種。早生で粒揃いがよく,シストセンチュウ抵抗性である。疫病に弱く,中心空洞が発生しやすい。

はるか サラダ適性の高い良食味品種。白皮で芽の回りが赤い特徴的な外観。中生で大粒多収,シストセンチュウ抵抗性で青枯病にも強い。

レッドムーン 長卵形の紅皮,黄肉色,粘質のいも。収穫後の管理で曝光対策を十分にしてグリコアルカロイドの生成を抑えれば,鮮やかな色を生かした皮付きの加工品をつくることができる。

インカのめざめ 二倍体のソラナムフレハ($Solanum\ phureja$)種に由来する小粒品種。卵形,目は浅く濃黄肉色,肉質はきわめて滑らか,ナッツの香りがあり,低温貯蔵後は糖(ショ糖)が7%まで増加し,きわめて甘くなる。欠点は収量が少なく,収穫に手間がかかることと休眠がごく短いこと。高値販売が生産の決め手である。

キタムラサキ アントシアニン色素を含有する紫肉品種。スナック原料や彩りのある調理に利用可能で,特有な機能性を有する。晩生多収で,シストセンチュウ抵抗性である。

ノーザンルビー アントシアニン色素を含有する赤肉品種。スナック原料や彩りのある調理に利用可能で,特有な機能性を有する。中早生で,シストセンチュウ抵抗性である。

●即席調理タイプ

用途(料理)により求められる特性が異なるが,加工工程では一次加工特性が重要であり,製品(料理)の食味,食感は消費者の嗜好にもよるが,一般には関東以北ではやや粉質,名古屋以西ではやや粘質のいもが好まれている。各種品種の特性は表1(国内ジャガイモ品種の調理特性)を参照されたい。

(梅村芳樹・森 元幸)

栽培法と品質
●栽培の考え方

加工・利用目的に適した品種を導入する。品種だけでなく栽培法も同様。粉質,高澱粉いもを原料とする加工品では窒素減肥,初期生育の促進に努める。消費ニーズを考慮すれば減農薬栽培は不可欠である。大規模に栽培する場合は,畑の石礫を除去して播種床へ植え付けるソイルコンデショニング・システム,萌芽前に砕土装置付培土機で培土内の土塊を破砕する早期培土など,規格歩留りを向上させ打撲(皮下黒変)を軽減させる体系を導入する。

●収穫,調製時の留意点

収穫はできれば曇天の日の午後に行なう。これは,いもが曝光してグリコアルカロイドの生成(苦味がつき有毒)を防ぐのと,掘取り時の傷を少なくするためである。晴天時は早めに収納し,遮光シートをかけて曝光を防ぐ。とくに皮付きで加工するいもの場合は注意したい。収穫が遅れ,地温が10℃以下になると打ち傷が治らず,黒変として残る。北海道ではできれば10月上旬までに収穫を終える。

調製にあたっては加工目的に適したいもを選別する。大きさだけでなく澱粉価(比重)にも注意したい。高澱粉のいもは煮くずれしやすく,低澱粉は水いも,石いもが出やすい。栽培技術が重要であるが,原料いもの澱粉価の均一性を高める工夫も大切である。

(梅村芳樹)

加工品とその特徴
●おもな加工品

＜油加工タイプ＞

【チップス】

チップスは完成された加工品であり,差別化製品

の開発は難しいと思われる。大手の業者はシーズニング（風味付け）で商品数を増やしているが、これも出尽くした感じである。

【フライドポテト】

品種、形で食味、食感が異なるので、新製品の開発の余地は十分あると考えている。たとえば本場のフランスでは十数種の形の違うフライがつくられており、ボンヌフ（拍子木状），パリジェンヌ（ホール），パイユ（麦わら状）など名前まで異なる。Sサイズの小いもまで完熟させる栽培法を習得し、特殊な品種の小いもを利用すれば、ホールポテトフライは期待が大きい。

【新スナックフライ】

蒸したジャガイモをマッシュ成型後にフライするスナック，生いもをカットし，加熱後に冷凍工程を経て特別なフライ加工するスナックなど，新しい製法による新規スナック類が開発されている。

<一次加工タイプ>

【特殊フィルムパックを利用した一次加工品】

ジャガイモの加熱調理では，いもの水分の調整が可能である。一般には焼き，電磁波，ふかし，ボイルの順に水分をとばすことができる。

生いもを特殊なプラスチック製の袋に詰めて加圧調理し，蒸気を抜いて真空に近い状態でシールすると水分が10％減少し，粉質の粉吹きいもができる。従来のチルド，冷凍いもより高品質であり，消費者の評価が高い（写真6）。難点は脱気，シールが手作業でコスト高になる点である。

【ホールポテト】

原料いもの品種，品質を吟味して特定用途（需要先）に供給する。インカのめざめが最適である。キタアカリの高澱粉（16％）ならガロニに，ホッカイコガネ，メークインの低澱粉（13％以下）ならおでん，ポトフに向く。

【プレサラダ】

ダイスカットのジャガイモに，ニンジンなどの副材料を混ぜて軽く味付けしてパッキングし，チルドで出荷する。外食，惣菜業向けである。

同様にコロッケ，ロスティ，ハッシュドブラウンなどの一次加工品もおもしろい。味付けに担当者のセンスが求められる。

<即席料理タイプ>

【コロッケ】

大手の製品は安い規格外いもを原料とし，輸入品のマッシュドポテトを水分調整に使ったものが多い。食味は化学調味料で補う。手づくりコロッケに行列ができるのは，大量生産品とは比べものにならない美味しさにある。原料いもを吟味し（澱粉価16〜18％の粉質いも），ベニアカリのような高澱粉品種ならタマネギなど野菜ソテーの水分はフルに利用できる。

肉，魚は熟成が進んで旨味の出たものを使う。風味付けは，できれば露地栽培のハーブを利用したい。肉であれば，セージ，コリアンダー，バジルの乾燥品（フリーズドライがよい），魚ならディル，タイムがよい。筆者らの試作品では調味料はほとんど不要であった。好評だったのはブナ（銀）サケの山漬け（熟成するよう工夫した塩サケ）のコロッケである。

【サラダ】

マヨネーズを使うポテトサラダでなく，低カロリーのとうや，さやかのシャキシャキサラダが人気である。セルフィーユ，ディル（フレッシュ）で風味を付け，酢味噌，和風ドレッシングで和えるのがよい。ドレッシングは小袋に詰め，食卓で和えるようにする。

【ロスティ，ハッシュドブラウン】

こがね丸など高澱粉のジャガイモを細い千切りにして粉チーズ，粒状コンソメをまぶし，フリーズドライハーブを混ぜて加熱（調理）し，レトルトかチルドとする。輸入品に勝る製品になろう。

【いももち】

北海道で昔からつくられているが，風味，食感をデザート風に工夫する。健康志向に合わせてハーブ風味もよい。

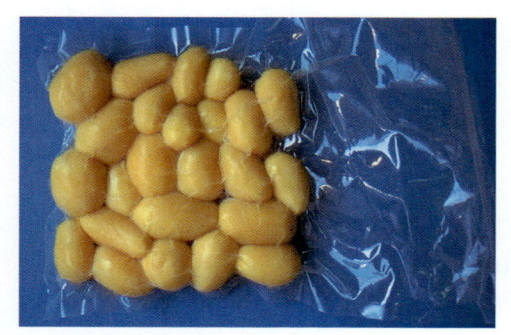

写真6）インカのめざめのチルドポテト
鮮やかな黄肉，低温貯蔵後は糖化して栗に似た風味になる

ジャガイモ

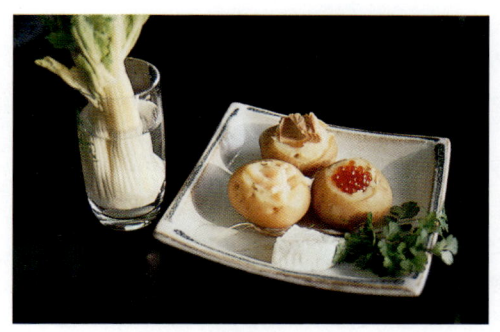

写真7) レンジドポテトの調理例
二つに切ってトッピングする

昔からのつくり方，食べ方（十勝地方での例）　皮をむき，大切りにして茹でる。やわらかになったらゆで汁をすて，熱いうちにつぶし，この中に澱粉と塩少々を入れてよくこねる。これをのし棒でのして切りもちのように切り，熱湯で茹でるか，網で焼く。醤油をつけたり，きな粉をまぶしたりして食べるが，熱いうちがうまい。また冷えたのは厚なべに油を塗ったところで焼くと，香ばしい味がしてくる。つなぎの澱粉のかわりにそば粉を使うと，そばの香りがいもの香りとも合って，なんとも親しみやすい味になる（日本の食生活全集『聞き書　北海道の食事』農文協より）。

【レンジドポテト】
皮付きの生いもをボール紙のケースに詰めたもの。10年ほど前に開発し，数社が売り出している。品種はキタアカリ，澱粉価16％以上の80～100gのいもを3個詰める。

電子レンジで8～9分加熱して取り出し，2つに切って塩から，サケの切り込み，柔らかなチーズ，マヨネーズ，バターなどをトッピングして食べる（写真7）。ボール紙は加熱時にでてくる水蒸気を吸いとり，ケースの中を高温に保ち皮まで火を通す。プラスチックや普通紙は適さない。課題は最適いもの供給，萌芽防止（低温貯蔵と店頭時間の短縮），収穫後の曝光防止などである。

＜澱粉の加工品＞

【パンデケージョ】
ブラジルの澱粉パン。現地ではマンジョカ澱粉（キャッサバ澱粉）とケージョ（チーズ）を使用，コロンビアでは同じものをパンデユカ（キャッサバパン）と呼んでいる。数年前から日本でも人気が出て，全国の主なパン屋で販売している。

筆者がコロンビアで食べていたのは澱粉にチーズ，バター，卵，ベーキングパウダーを混ぜて焼いたパンデユカ，チーズとベーキングパウダーの代わりに砂糖を加えたパンデーロスであり，どちらも結構美味しかった。日本で売られているパンデケージョは小麦粉を加えて日本人向きにしてある。

【冷麺】
韓国，北朝鮮の代表的な麺で，日本では盛岡冷麺が有名である。現地ではジャガイモ澱粉を溶き，熱湯中に突き出して固める。そば粉，小麦粉を混ぜることもあるが，澱粉だけのほうが食感がよいといわれる。数年前の酷暑の夏に冷やしラーメンとともに全国的にヒットしたが，それ以降消費は伸びていない。味付けと簡便性が改良されれば期待できる加工品である。

● **海外の加工・利用に学ぶ**

ジャガイモの原産地アンデス地方には素晴らしい加工品が数多くあり，食文化の発達したヨーロッパにも主として家庭で加工される食品がある。ここではアンデスの伝統的加工食品を2つ，ロシアの加工食品を1つ紹介する。

【パパセカ（アンデス地方）】
日本語にすると，乾燥ジャガイモ。茹でたジャガイモを，5mmほどにスライスして干した加工品である。石のように硬く，そのままでは吸水しないので臼で砕き，粉状にして利用する。村の食堂などでは，日本の揚げ玉のようにテーブルに出してあり，スープ，シチューなどにトッピングして食べることが多い。

これを日本人向きに改良，ふかしたいもをマッシャーで潰して乾燥したものを試作した。吸水性がよく，サラダ，スープのトッピングのほか，コロッ

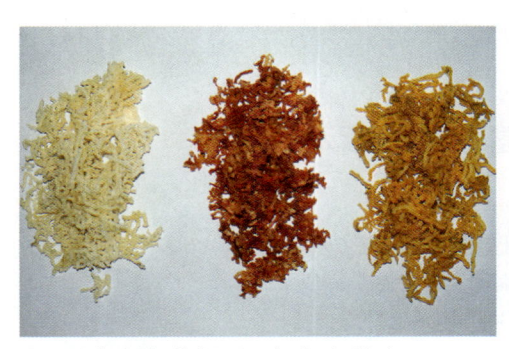

写真8)　3色のジャガイモでつくったパパセカ

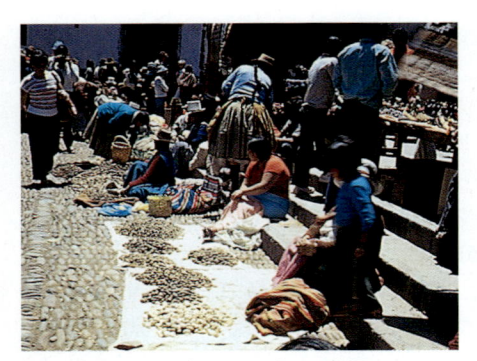

写真9) チューニョを売るアンデスの市場

ケ，パン，各種デザートに混入する。キタアカリ，インカのめざめなど良質の品種の製品は好評であった。

【チューニョブランコ（アンデス地方）】

アンデス高地の伝統加工食品。自然凍結したいもを解凍時に水にさらして漂白，乾し上げて製品にする。そのまま湯で戻しても美味しく，料理に使っても独特の風味がある。本来はジャガイモに含まれるグリコアルカロイド（α-ソラニン，α-チャコニン）の毒抜き法として工夫されたといわれているが，新しい付加価値を付けたといえよう。北海道の冬であれば，同じ方法で（屋外と室内で）製造が可能である。いもはSサイズがよい。

解凍時に水に浸けてあく抜きしたものはチューニョブランコと呼ばれ，白くて軽く，吸水しやすくて美味しい。あく抜きしないものはチューニョネグロと呼ばれ，黒くて硬く，粉砕してから使われている。

【クレッケリー（ロシア）】

ジャガイモでつくるロシアのあられ。沖縄の伊江島では紅イモでつくられている。蒸かしたいもを練り，薄くのばして1×2cmほどに切ったあられ。揚げると成形チップスのような食感と風味がある。

（梅村芳樹）

調理での活かし方

調理素材としての特徴
●調理上の特性
【切り口の褐変】

ジャガイモはサツマイモに比べて，糖分や繊維が少ないため貯蔵性があり，また，白色で淡白な味のため他の食品との調和がよく，調理の範囲が広い。ジャガイモは，切って放置すると，切り口が褐変する。切ることにより細胞が破壊され，細胞中のチロシン（アミノ酸の一種）が空気に触れ，チロシナーゼによって酸化され，褐色のメラニン色素が生成されるためである。これを防ぐためには，切った後に水や薄い食塩水にさらす。切り口が空気と遮断され，水溶性であるチロシナーゼが切り口から溶け出して褐変を防ぐことができる。

【芽や緑の皮の有毒物質ソラニン】

発芽時には，有毒な配糖体であるα-ソラニンなどグリコアルカロイドが含まれていることがある。これは，芽の部分や日光に当たって緑色になっている皮の部分に多く含まれている。そのまま食べると中毒を起こし，加熱によっても分解されにくい。苦味があり，味のうえからもよくないので，調理の際にはきれいに取り除かなければならない。

【揚げいもの褐変】

揚げいもの調理の際に褐変を起こすのは，アミノカルボニル反応によるものである。揚げる前に水につけ，糖（主に還元糖）やアミノ酸を除去する。いもを低温貯蔵すると還元糖が耐凍性を維持するために増加し，揚げいもの褐変が促進する。

【加熱方法による軟化のちがい】

いもの加熱途中に60〜70℃で加熱温度が降下すると柔らかくなりにくいことがある。これは，細胞壁組織内のペクチンメチルエステラーゼの作用により，ペクチン質の脱メチル化が起こって，ペクチン鎖のカルボキシルの間にカルシウム（Ca^{2+}）やマグネシウム（Mg^{2+}）との結合が形成されるからで，この変化によって軟化しにくくなるのである。

【ペクチンと煮くずれ】

ジャガイモの細胞壁構成分のひとつであるペクチンは，煮くずれに関係する。ジャガイモ中のペクチンの大部分が不溶性のプロトペクチンで，加熱によって水溶性のペクチンに変化する。加熱によるペクチンの可溶化は，新じゃがやメークインなどで進みにくく，細胞の結着がゆるまず，煮くずれしにくい煮物にむいている。ペクチンの可溶化が高い男爵いもなどは，粉ふきいもやマッシュポテトのように組織をくずしたり，細胞を分離させたりする料理に適している。

ジャガイモ

●見分け方と保存法

　形がふっくらして、重量感があるものを選ぶ。芽が出ているものやデコボコしすぎているもの、皮に傷や斑点があるものは古い。大きすぎると中にス(中心空洞)が入りやすい。皮が薄くきれいな茶色のものがよい。緑がかったものは日光に当たりすぎていることがある。日光に当たると、皮の色が変化したり芽が出やすくなったりする。

　厚手の段ボール箱などに入れ、日光の当たらない真っ暗な状態にして、涼しいところで保存する。冷蔵庫などで冷やしすぎると乾燥し味も劣る。

　春先に出回る新じゃがは皮が薄いため、たわしなどで洗いこそげるだけで調理できる。また、この時期だけは皮付きでも美味しく調理ができる。マッシュして冷凍し、自然解凍して、サラダやコロッケ、グラタンなどに使う。

　缶詰などの水煮は、色の黒くなっているものや緑がかったものは避ける。

基本調理とポイント

【マッシュポテト】

　ジャガイモの細胞壁のペクチンは、熱いうちは流動性があるが、冷えると流動性を失うため、無理に力を加えると、細胞壁が破れて澱粉粒が流出し、粘りのあるマッシュポテトになる。粉質でよく成熟したものを用いる。熱いうちに一気に裏ごしすることが大切である。

【汁物】

　牛乳中で煮ると、カルシウムがペクチンと結合するために煮くずれしにくい。

【肉じゃが】

　粘性の少ないメークインは、煮くずれしにくいため煮物にむいている。

【ポテトフライ】

　褐変はアミノカルボニル反応によるため、揚げる前に水に浸し、還元糖やアミノ酸を取り除く。

おすすめの一品

●注目したい伝統料理

【じゃがいももち(栃木県)】

　地元でとれる赤ジャガイモを茹でてから皮をむき、少々冷えてきたら臼に入れて搗いてつくる。ジャガイモだけで搗く場合と、小麦粉あるいはそば粉を混ぜて搗く場合とがある。川俣地区では、混じり気のない純粋なものを「いっそ」ということから、ジャガイモだけでつくったもちをとくに「いっそもち」と呼んでいる(写真10)。

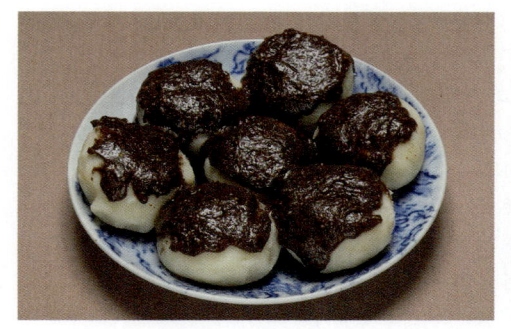

写真10)　じゃがいももち(いっそもち)(栃木県)[写真:千葉 寛]

　搗きたてをにぎって丸め、じゅうね(えごま)味噌をつけて食べる。冷めたジャガイモもちをほうろくに入れ、いろりの火で焼いてからじゅうね味噌をつけて食べてもうまい(日本の食生活全集『聞き書　栃木の食事』農文協より)。

【青森県下北半島の伝統的なじゃがいも料理】

　寒い地方に適したジャガイモは、青森県下北半島では早くからご飯がわりに重宝され、貯蔵され年中食べられてきた。いもをそのまま調理したり、粉にしてさまざまに加工して利用されたりしたが、そのいくつかを写真11に紹介する。

　はちまき　茹でたいもの中心部の皮をむいたもの。

　ばおりもち　粉を練ってのばしたものに、味噌と黒砂糖を混ぜたあんを入れ、半分に折ったもの。茹でて熱いうちに食べる。

　じゅうねあえ　ジャガイモの粉をこねて、あめ玉大にまるめて木の葉形につぶし、茹でて熱いうちにじゅうね(えごま)味噌であえて食べる。

　はっと　粉を練ってのばし、そばはっとのように三角形に切り、茹でて熱いうちにねぎ味噌で食べる。

　いももちまんじゅう　ジャガイモのもちに、小豆あんを入れたまんじゅう。

　おづけばっと　茹でたジャガイモをつぶして、味噌味のだし汁に入れて食べる(日本の食生活全集『聞き書　青森の食事』農文協より)。

●アイディア料理

【なしもどき】

　材料　ジャガイモ300g(酢50ml、水70ml、砂糖

小さじ1,塩小さじ1/4,薄口醬油10m*l*,かつお節3g),クコの実8粒,白ゴマ小さじ1。

つくり方　①クコの実を水に戻して,さっと湯通ししておく。②ジャガイモを千切りし,水につける。③水気をきり,さっと茹でる。④ざるにとり,水気をきる。⑤鍋に砂糖,水,塩,薄口醬油を加え煮る。沸騰直前に,かつお節を入れ,ひと煮たちさせ濾す。酢を混ぜ,冷ましておく。⑥ジャガイモとクコの実,⑤を和える。器にもり,白ゴマをふりかける。

(増田真祐美)

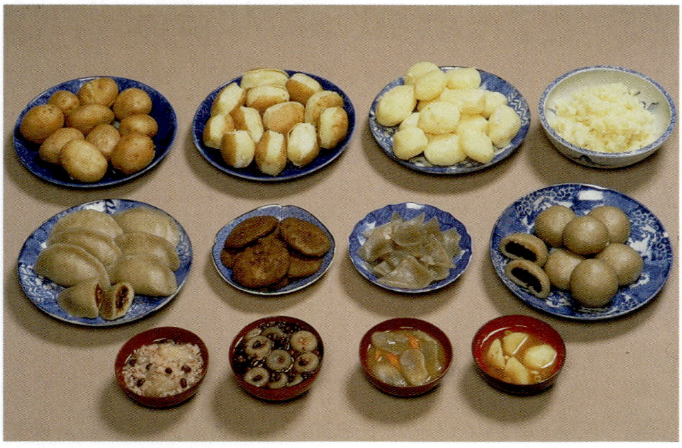

写真11)
ジャガイモを使った伝統料理(青森県)
[写真:千葉 寛]
(上左から)ごろ煮,はちまち,塩煮,煮っころがし,(中左から)ばおりもち,じゅうねあえ,はっと,いももちまんじゅう,(下左から)小豆けっこ,へちょこもち,おづけばっと,いも汁

ヤマノイモ（アラタ）

和名：アラタ
学名：*Dioscorea alata* L.
英名：yam
地方名・別名：ダイジョ
分類：ヤマノイモ科ヤマノイモ属ダイジョ種
原産地：南アジア（沖縄，鹿児島にも在来種あり）
わが国への伝来時期：1974年（昭和49年）
主な産地：鹿児島
出回り時期：収穫は11月下旬〜12月上旬。生芋は市場流通しない。冷凍トロロは周年流通

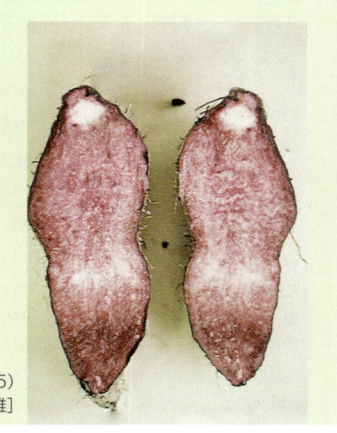

紅ヤム（KaU-15）
［写真：田之上隼雄］

食材としての特徴

原産・来歴と利用の歴史

アラタ（*Dioscorea alata* L.）はダイジョともいわれ，東南アジアを原産とする。沖縄県や鹿児島県の温暖な地域では，古くから自家消費用に栽培されてきた在来種といわれているものが存在している。

昭和49（1974）年に鹿児島大学の石畑らが東南アジアから多数のアラタを採集，導入して鹿児島県農産物加工研究指導センターにおいて品質評価を行ない，品質の優れたKaU-09（通称ソロヤム）を選定し，産地導入を図ってきた（写真1）。アラタのなかで唯一商業規模での栽培がなされており，その生産量は200〜300tと見込まれる。

ヤマノイモ属の分類と栽培の現況については，ナガイモの項（369ページ）参照。

特徴と栄養・機能性

●食材としての特徴と活かし方

ソロヤムは粘りが強く，α-アミラーゼを多く含むのを特徴とするので，トロロとして生食すると消化性の良い食材になりうる。十分な量のだし汁で溶いても粘りを確保でき，納豆，ナメコなどヌルヌル食材との相性も良い。お好み焼き，ソバのつなぎ，卵焼き（ふんわり焼き）にも利用される。一方α-アミラーゼを含むため，その利用が限定される。澱粉が主原料であるかるかん，じょうよまんじゅうでは製品の膨らみが少なくなり，たこ焼きでは成形が困難となる。ソロヤムのα-アミラーゼは60℃で1時間加熱で，失活することが明らかにされている。ソロヤムの新たな活用法への道が開かれている。

●栄養成分の特徴

表1に各種ヤマノイモの粘質多糖含量を示した。ソロヤム（KaU-09）はジネンジョに次ぐ粘質多糖含量である。水分含量が82％前後で，ジネンジョ，ツクネイ

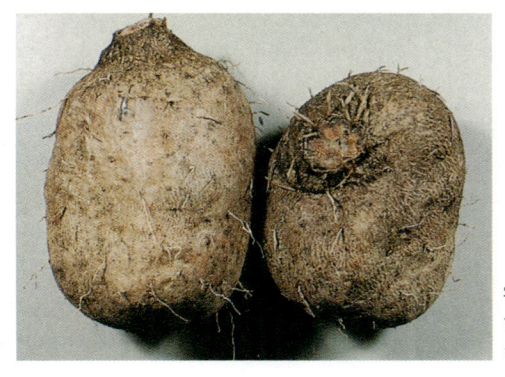

写真1）
ソロヤム（KaU-09）の外形
ジネンジョに次ぐ粘性をもつ

表1) 各種ヤマノイモの水分, 粘質多糖含量

			水分(%)	粘質多糖(%)
ジネンジョ		-1	69.3	0.911
		-2	69.8	0.563
ナガイモ		-1	86.3	0.126
		-2	86.2	0.142
ツクネイモ		-1	70.1	0.527
		-2	69.2	0.207
アラタ	KaU-01		82.7	0.487
	KaU-02		83.7	0.583
	KaU-04		80.5	0.424
	KaU-05		77.5	0.274
	KaU-08		75.0	0.325
	KaU-09(ソロヤム)	-1	83.5	0.600
	KaU-09(ソロヤム)	-2	81.3	0.610
	KaU-10		78.9	0.258
	KaU-14		79.2	0.624

注1：粘質多糖含量はゲル濾過法によって求めた
注2：-1は新いも, -2は貯蔵いも
注3：KaU番号は鹿児島大学における整理番号

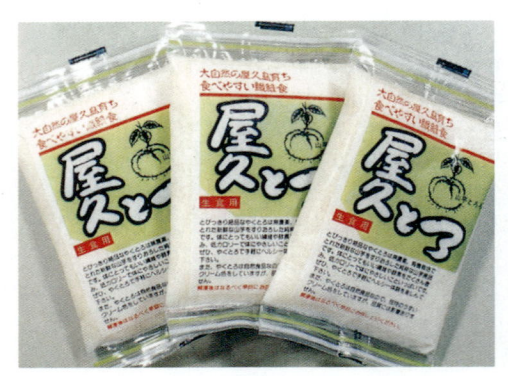

写真2) ソロヤムの冷凍トロロ

モに比べると10％多い。この差は澱粉含量によってもたらされるもので, ソロヤムの澱粉含量が5％であるのに対し, ツクネイモ, ジネンジョには15％程度含まれる。ショ糖が約5％（貯蔵いもでは減少する）含まれ, トロロに甘さを感じるのも特徴である。

種類・品種とその特徴

アラタのなかには紫色素を含んだものがあり, 紅ヤムと称されている。フィリピンでは紅ヤムのアイスクリームが市販されており, その粉末が日本にも輸入されている。石畑らが導入したアラタのなかにも紅ヤムが数系統あり, そのうちの一つは栽培されている（冒頭写真参照）。紅ヤムを使った紫かるかんも市販されているが, 量的には少ない。最近アントシアンの機能性が明らかにされつつあり, 紅ヤムを使った加工食品の開発もなされている。

栽培法と品質

アラタには, 線虫被害を受けにくい, 多肥を好まない, 無支柱栽培できるといった栽培上の利点があるが, 低温には弱い。いもは10月下旬頃から急速に肥大するが, 霜にあわせると低温障害を引き起こす。したがって産地は初霜が12月中旬以降となる場所に限定される。4月以降, 霜の心配のない時期に植え付け, 12月中旬頃収穫する。収量は2〜3t/10aである。

アラタの貯蔵適温は15℃である。いもが乾燥しやすいので, 貯蔵庫内は多湿状態を保持する。貯蔵3か月間において粘質多糖含量が貯蔵前の約70％まで減少するが, その後の変化は緩慢で極端な粘度低下は起こらない。ソロヤム（アラタ）加工場は貯蔵いもを使ってほぼ年間操業している。

加工品とその特徴

●粘質性を左右する要因
ナガイモの項（370ページ）参照。

●おもな加工品

【蒸気による皮むき】
ソロヤムは形状が丸形なので, 蒸気剥皮が可能である。4kg/cm^{2}の高圧蒸気を使うピーラーの場合2〜5分間かけて剥皮する。剥皮の時間は新いもの場合は短くし, 貯蔵いもの場合は長くする。

【冷凍トロロ】
ソロヤムは粘りが強いだけでなく, トロロの味が良好でかつ冷凍したときの粘度低下がきわめて少ないために, もっぱら冷凍トロロとして商品化されている（写真2）。ソロヤムは摺りおろしたトロロの変色進行が他のヤマノイモに比べて速いので, 剥皮, トリミング, 摺り, 計量, 充填, 包装の工程での変

ヤマノイモ(アラタ)

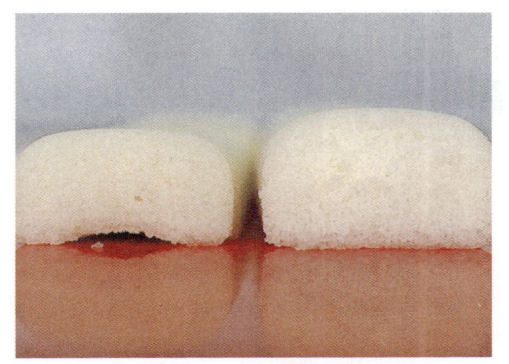

写真3) ソロヤムを使ったかるかん
熱処理したソロヤムを使った右が、ふくらみが大きい

色防止技術の導入が不可欠である。

【凍結乾燥粉末】

　ヤマノイモを凍結乾燥すると粘度低下が著しいが、ソロヤムは粘度低下が少なく、高品質の乾燥粉末が得られる。冷凍耐性は、ソロヤムは他のヤマノイモより高いようである。この原因は解明されていないが、ソロヤムの粘質多糖の電荷密度が他のヤマノイモ粘質多糖より高いといった構造上の違いが確認されている。

【菓子素材】

　ソロヤムにはα-アミラーゼが含まれ、澱粉を分解してしまうため、菓子素材としては適さない。しかし、ソロヤムのα-アミラーゼの耐熱性が低いことに着目し、トロロを60℃で1時間処理することで、粘度の低下を伴うことなくα-アミラーゼをなくす方法が発見されている。このように熱処理して酵素を失活させたソロヤムは、かるかん原料としても優れた素材となる(写真3)。

(田之上隼雄・下園英俊)

調理での活かし方

調理素材としての特徴

　ナガイモの項(371ページ)参照。

ヤマノイモ（イチョウイモ）

和名：ヤマノイモ
学名：*Dioscorea polystachya* Turcz.
英名：Chinese yam
地方名・別名：ヒライモ，仏掌イモ，ヤマトイモ
分類：ヤマノイモ科ヤマノイモ属ナガイモ種イチョウイモ群
原産地：中国
わが国への伝来時期：奈良時代との説あるが確かなことは不明
主な産地：関東・東海の火山灰土地帯
出回り時期：周年

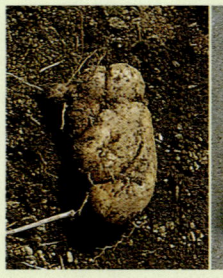

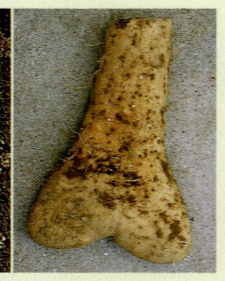

イチョウイモ（左）とヒライモ（右）*
[写真：岡本 毅，澤 正樹*]

食材としての特徴

原産・来歴と利用の歴史

　イチョウイモの粘りは一般にナガイモとツクネイモの中間であるとされ，ナガイモよりも粘りが強く乾物率も高いが，ツクネイモにはやや劣る。しかしツクネイモは西日本の水田土壌で，イチョウイモは関東の火山灰土壌でそれぞれ発達した品種群であり，栽培様式にも地域性がみられる。したがって両者は必ずしも用途や加工特性によって選択されているわけではない。
　ヤマノイモ属の分類と栽培の現況については，ナガイモの項（369ページ）参照。

特徴と栄養・機能性
●食材としての特徴と活かし方

　加工利用としては，食感向上，加工適性改良を目的に副原料として添加される例が多い。用途は，農産練製品（がんもどき），水産練製品（はんぺん），めん類（そば，うどん，即席めん），菓子類（かるかん，薯蕷〈じょうよ；「上用」の字を当てることも多い〉まんじゅう），ミックス粉（たこ焼き粉，お好み焼き粉，蒸しパン粉）など，多岐にわたっている。

種類・品種とその特徴

　育成経過が明らかな品種として以下のものが知られている。しかし，育成地以外の場所で栽培したものや収穫したいもを形状の選抜を行わずに翌年の種いもとして使用すると，特性が変化する可能性がある。

【相模原選抜1号】
　当時の神奈川県園芸試験場相模原分場で収集した系統から，いも基部が短く，イチョウ形のいもを選抜して1973年に育成された。多収でバチ形，イチョウ形の割合が多く，形状のばらつきは少ない。横ヒダ症のような二次成長の発生は少ない。肉が厚いため，表面の凹凸が若干目立つ。

【ふさおうぎ】
　当時の千葉県農業試験場によって，埼玉県から導入した系統から1985年に育成された。晩生種である。形状はイチョウ形が中心でばらつきは少なく，いも基部が短く，横ヒダ症や表面の凸凹も少ない。

栽培法と品質
●求められる品質

　イチョウイモに求められる特性基準を表1に示した。

表1）イチョウイモに求められる特性基準［三浦，1974を一部改変］

項目	基準
系統の固定	固定率70％以上
品質	形状：基本形で形が整い，変形少ないこと 肉質：肉厚であること 上もの：1個重250g以上で，良質のものが70％以上 横ヒダ：発生数が少ないこと センチュウ：ネコブセンチュウの寄生率が低いこと そろい：形状，大きさがそろっていること
収量	2,300kg/10a以上
掘取り労力	省力的で損傷少ないこと

ヤマノイモ（イチョウイモ）

イチョウイモにはイチョウ形，バチ形，棒形など，さまざまな形状のものがあるが，同じ品種の種いもを植えても形状は一定しないのが普通である。おそらくは棒形のいもが基本形であり，帯化など二次的な要因でイチョウ形になるものと考えられる。一般的にはバチ形やイチョウ形のほうが高級とされるが，すり下ろしなどの際は棒形のほうが扱いやすいため，最近では棒形も好まれている。

●栽培方法と品質

【優良種いもの維持】

ほとんどの産地が独自に種いもを維持・増殖している。しかし，ひとつの種いもからさまざまな形状のいもが出現するので（冒頭写真参照），不良なものは種いもから淘汰し常に選抜し続ける必要があり，これは優良系統選抜の側面も兼ね備えている。毎年，種いもを選抜することによって，好ましくない形状の発生率は減少し，形状が揃うといわれる。ただし，この種いもを別の産地で栽培するとまったく違った形状になるという現象は珍しいことではなく，形状の選抜が遺伝的な固定を意味するわけではないように思われる。

【土質・土壌水分の影響】

イチョウイモは形状，品質に土質や土壌水分の影響を受けやすい作物であり，栽培に適した「いも地」が存在する。このため，適地を選び，砕土を十分に行なうとともに，水分管理に注意することが肝要である。

一般に水はけのよい畑や砂質土壌ではいも表皮が白くなめらかで形状よく，多収となるが，粘りはやや弱い。対して水はけが悪い畑や粘土質土壌では，逆にいも表皮が茶褐色で形状が悪く，低収であるが粘りは強い。

【乾燥防止と施肥】

根が地表面に沿って浅く伸長するため，表面の乾燥を嫌う。いもの伸長期に畑が乾燥すると表皮に亀裂が発生して二次成長し，「横ヒダ症」「コブ」「リングいも」などと呼ばれる，いもの胴周に沿って裂け目がはいった奇形となる。

皮を剥きにくく，土を巻き込むため，調理上は嫌われる。もっとも，乾燥粉末などの大量生産現場では水酸化ナトリウム水溶液で剥皮することが多いため，それほど問題にはならない。

施肥は追肥の効果が高いが，7月中に終えるようにする。窒素施肥量は粘りに関係し，施肥量が少ないほど低収であるが粘りは強くなる。

【完熟いもの収穫で褐変を防ぐ】

イチョウイモは生食用としても相応の価格であることから，乾燥粉末の場合，生食品の選果段階で発生する規格外品の利用が主であり，形状や収穫時の損傷や折損などはそれほど問題にならない。利用上もっとも嫌われるのは，いもの褐変である。これは，いもを切断したりすり下ろしたりしたときに茶褐色や黒褐色に変色するもので，用途によってはまったく利用できないこともある。

褐変はいもが未熟であるうちに掘り取ると発生が多い。すなわち早掘りや，窒素過多や追肥が遅れるなどして茎葉が枯凋しないうちに掘った場合にその発生が懸念される。

この現象は新いもの呼吸が盛んな時期に室温，有酸素下におかれるとポリフェノール類であるドーパミンとポリフェノール酸化酵素が生成し，組織が破壊された際に両者が反応して変色することが，ナガイモの研究で明らかになっている。したがって掘り取った未熟いもを室温で保管した場合に発生が多くなる。

●いもの貯蔵と品質

未熟ないもは先端部が黄白色でとがっている。完熟前にいもを収穫した場合には，褐変を避けるため，土付きのいもをビニール袋などで密封して4℃程度の低温で保管するとよい。酸素を遮断することが重要なので，簡便には土中に埋設してもよい。また，使用する直前に水洗，調製すると品質の変化が少ない。

収穫直後から春先までの品質変化は小さいが，いもの休眠が明けると，新芽の形成，伸長が始まり，また粘りも低下するので，夏から秋にかけては良品を得ることがむずかしい。少量の利用であれば小売りのパック入り品を使うこともあるが，時間がたつと酸臭が発生するので，鮮度に留意する。

加工品とその特徴

●粘質性を左右する要因

ナガイモの項（370ページ）参照。

●おもな加工品

【乾燥粉末】

最近，大口利用には粉末加工製品を用いることが

多い。これは生いもを乾燥，粉砕後，成分調整されたもので，用途に応じて多くの製品が開発されている。第一次加工品として製造され，各種食品の副素材として広範に用いられる。粉末加工品利用の利点として，規格化されていること，貯蔵，保管が容易なこと，製造工程が大幅に短縮できることなどがあげられる。しかし，小規模な製造現場ではなお生いもの利用も多い。

　泥付きのいもを洗浄，剥皮，スライスした後，真空凍結または低温除湿乾燥し，粉砕して粉末化する。用途に応じて粘度，粒度，風味などを調整し，出荷される。

【山芋そば】

　めん類では，つなぎとしての利用が主である。小麦粉，そば粉に数％添加することによって，麺帯圧延時の機械耐性向上が顕著に認められる。さらにコシの強化や食感のなめらかさの向上も認められ，特に「山芋そば」「とろろそば」のような名称で販売されることもある。

　生いもを大量に使用するため，現在では乾燥粉末を利用することが多い。そば粉，小麦粉を7：3，5：5など所定の割合で混合した後，つなぎとして2～4％の乾燥粉末を添加する。

【がんもどき】

　絞り豆腐に対し，数％のすり下ろしたイチョウイモを加えることで生地のなめらかさを引き出し，油揚げ時のふくらみをよくし，ふっくらとした食感が得られる。はんぺんでも同様に食感の改良に用いられる。

　つくり方は，あらかじめ重石を載せて水を絞った豆腐（絞り豆腐）5kgに対して，イチョウイモ100gをすり下ろして加え（写真1），ミキサーで攪拌する。きざみ昆布，さくらえびなどの具を添加し，ピンポン玉大に丸めて120℃（のばし），160℃（からし）の二度揚げにする。

（佐藤達雄）

調理での活かし方

調理素材としての特徴

　ナガイモの項（371ページ）参照。

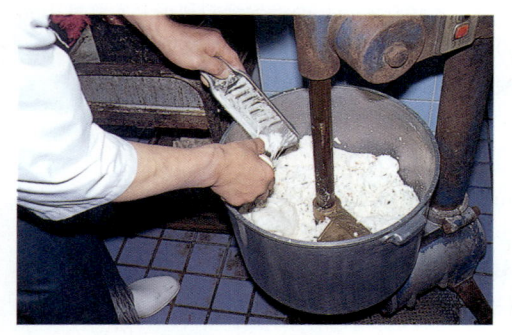

写真1）イチョウイモのがんもどき製造

ヤマノイモ（ジネンジョ）

和名：ジネンジョ
学名：*Dioscorea japonica* Thunb.
英名：Japanese yam
地方名・別名：ヤマイモ，ヤマノイモ
分類：ヤマノイモ科ヤマノイモ属ヤマノイモ種
原産地：日本。本州〜沖縄に自生
わが国への伝来時期：—
主な産地：—
出回り時期：—

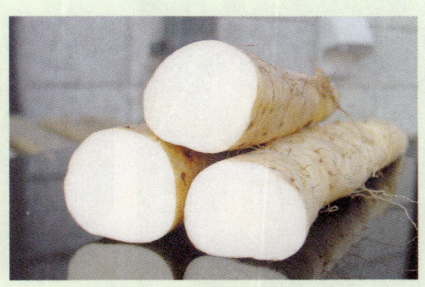

「かるかん」には不可欠の素材［写真：農文協］

食材としての特徴

原産・来歴と利用の歴史

ジネンジョ（*Dioscorea japonica* Thunb.）はわが国の山野に自生しており，ヤマノイモのなかでも最も重宝され，高値で取引されている。

雌雄異株。つるは左巻きで，葉腋に着生するむかごも食べられる。似た植物に有毒のオニドコロ（トコロ）があるが，これのつるは右巻きであることで区別できる。

ヤマノイモ属の分類，栽培の現況については，ナガイモの項（369ページ）参照。

特徴と栄養・機能性

●食材としての特徴と活かし方

粘質多糖を最も多く含み，粘りが強いので，鹿児島県を中心とする南九州の特産的な菓子である「かるかん」の原料としてなくてはならない素材である。

かるかんの生産量は増加傾向にあるが，原料となるジネンジョの供給は絶対的な不足状態にある。その不足分を補うため，ツクネイモなどが使われるが，かるかんの品質低下は避けられない。中国から外観形状はジネンジョらしきものが持ちこまれているが，筆者の調査した限りでは国産のジネンジョに匹敵するものは見当たらない。

●栄養成分の特徴

五訂食品標準成分表でヤマノイモ類として括られたいも類の可食部100g中の炭水化物（いずれも生の塊根）を比べると，イチョウイモ22.6g，ナガイモ13.6g，ヤマトイモ27.1g，ジネンジョ26.7g，ダイジョ25.0gである。ジネンジョはヤマトイモに次いで炭水化物が多いことがわかる。

食品標準成分表で炭水化物として表現される粘質多糖類の含量が多いジネンジョは，粘度も強い。また澱粉を分解する酵素であるα-アミラーゼを含まない。このため，かるかんやじょうよまんじゅうのような蒸し菓子では，蒸煮中に澱粉が分解されないので，ふんわりとした製品に仕上がる。

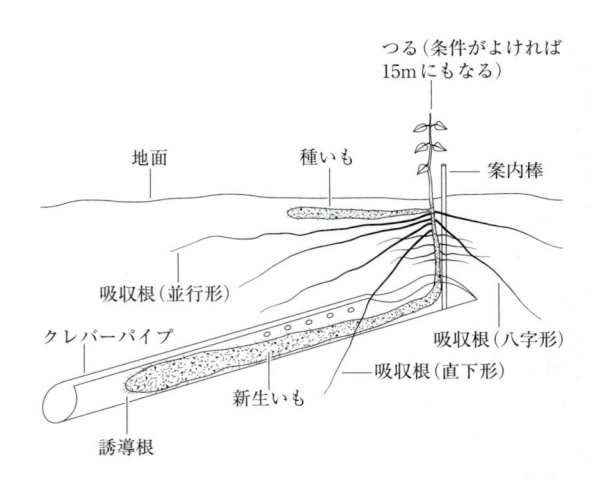

図1）ジネンジョのパイプ栽培［原図：政田自然農園］
いもは茎が肥大したもの。種いもから伸びた茎の下端から8〜12本発生する吸収根は，3分の1が地面に並行に伸びる並行形，3分の1は地面に対して45°くらいに伸びる八字形，残りの3分の1が真下方向に伸びる直下形となる。案内棒にそって直下に伸びた茎がパイプの中に新生いもとして伸びていく

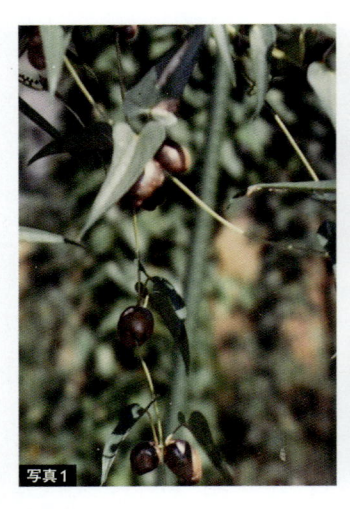

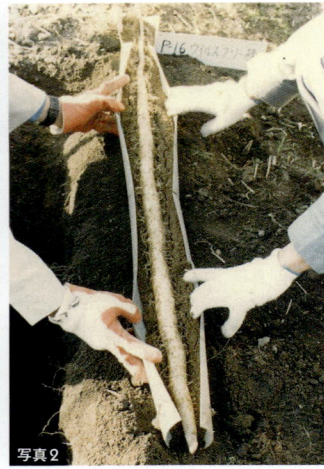

写真1）
つる（葉腋）に着生したむかご
［写真：飯田孝則］
いもと同じく食用にされる

写真2）
パイプ栽培で収穫されたジネンジョ
［写真：飯田孝則］

栽培法と品質
●栽培の広がりと課題
　ジネンジョは高値で取引されるため，その栽培は30年以上前から試みられている。昭和57年には，政田式ジネンジョ栽培法が紹介されている。この栽培法は，パイプの中でいもを肥大させるもので，形状が良好，線虫被害を軽減できる，収穫が容易であるといった特徴がある（図1）。パイプからより簡便な雨樋方式に変わるなどの変遷を経て，産地は拡大している。当初は栽培ジネンジョの品質が不安定で，かるかん業者は敬遠していたが，最近では粘りの高い栽培ジネンジョが生産されている。
　ジネンジョの栽培で最も重要なことは，ウイルスフリーのむかご（写真1）から育成した種いも（遺伝的に純粋なジネンジョ）を種子として確保することである。里に近い山野に自生するジネンジョにはナガイモの血が混ざっており，粘りが低いといわれている。種子の入手には各産地とも工夫しており，3年ぐらいで種子を更新しているようである。

●貯蔵方法
　ジネンジョは，水を含ませた鋸屑とともに0℃近くで貯蔵されるが，菓子素材として年間貯蔵を行なう場合は，トロロにした後，等量の砂糖を加えて凍結貯蔵する。凍結乾燥粉末にすると，凍結乾燥工程における粘度低下は避けられない。また凍結乾燥粉末は吸湿と高温貯蔵によって急速に粘度低下が起こるので，水分を通さないフィルム（アルミ蒸着フィルムなど）で密閉包装し，なるべく低温下（理想的には凍結貯蔵）で管理する。

加工品とその特徴
●粘質性を左右する要因
　ナガイモの項（370ページ）参照。
●かるかん製造とジネンジョの役割
【かるかんの製法】
　かるかんの原料配合は次のとおりである。トロロ100g，砂糖250g，米粉200g，水150～300ml（水はいもの粘りに応じて加減する）。製造法は，①まずジネンジョをすりおろしたトロロのみを1分間混練する。②次に所定量の半分の水を加えてさらに2分間混練。③これに砂糖を加えおよそ1分間混練する。④残りの水を加えさらに1分間混練する。⑤米粉（かるかん粉）を加え，約1分間混練する。⑥型枠に流し込み，約40分間蒸煮する。

【かるかん製造に不可欠なジネンジョ】
　ジネンジョがかるかん原料として重宝されるのは次の理由による。
　粘りが強い　ヤマノイモは，かるかん生地を調製

ヤマノイモ（ジネンジョ）

表1）各種ヤマノイモのアミラーゼ活性

種類	α-アミラーゼ（units/g）	β-アミラーゼ（units/g）
ジネンジョ	—	—
ツクネイモ	0.3	11.5
ソロヤム	0.9	1.2

する段階で，生地に気泡を形成させる役割を担う。生地に安定した気泡がたくさん形成されることで，スポンジ構造のよく発達したふんわりしたかるかんができる。生地に水を加えすぎると不安定となり2層に分離するが，水の量はヤマノイモの粘りによって決まる。粘りの強いジネンジョでは50％まで水を加えても安定した生地となるが，粘りの低いツクネイモでは40％以上加えることはできない。

　水分含量の多いかるかんはみずみずしく，かつ老化（かるかんが硬くなる）も遅くなるため，賞味期間の延長につながる。市販されているかるかんの水分含量は35～45％の範囲にあり，35％では賞味期間は2日以内であったが，45％では7日間であった。

　アミラーゼを含まない　α-アミラーゼを含んだヤマノイモをかるかん原料にすると，蒸煮過程で原料として加えた米粉が分解されるため，かるかん特有のスポンジ構造が発達せず，過度に粘つく製品となる。ジネンジョはα-アミラーゼを含まないので，ふんわりとしたかるかんに蒸し上がる。

　なお，ツクネイモはα-アミラーゼ含量が少ないのでかるかんに使えるが，ソロヤム（アラタの優良系統，355ページ参照）にはα-アミラーゼが多く含まれているので使えない（表1）。ただし，ソロヤムのα-アミラーゼは熱処理でなくなるので，こうした処理をして使えば優れた素材となる（357ページ参照）。ちなみに，β-アミラーゼは米粉分解には関与しない。

　β-アミラーゼは主にツクネイモに含まれるが，α-アミラーゼが澱粉をランダムな位置で寸断してしまうのに対し，β-アミラーゼは澱粉の末端からマルトースを生成するという作用の違いがあり，かるかんの物性に与える影響も少ない。

　かるかん特有の風味が付与される　かるかんはヤマノイモ，米粉，砂糖を混合した生地を泡立て蒸しあげただけで，素材構成としては単純である。それだけに製品品質への素材の影響は大きい。たとえば米粉の場合，新米と古米ではかるかんの風味はまったく異なったものになる。

　ジネンジョ，ツクネイモ，ダイジョでつくったかるかんを食べ比べてみると，味，香りが微妙に異なっている。理由は不明であるが，ジネンジョのかるかんは高貴な風味をもつ。

（田之上隼雄・下園英俊）

調理での活かし方

調理素材としての特徴
　ナガイモの項（371ページ）参照。

ヤマノイモ（ツクネイモ）

和名：ヤマイモ
学名：*Dioscorea opposita* Thunb.
英名：Chinise yam
地方名・別名：ヤマノイモ，ヤマトイモ
分類：ヤマノイモ科ヤマノイモ属ヤマイモ種ツクネイモ群
原産地：中国
わが国への伝来時期：縄文時代と推定される
主な産地：兵庫，京都。水田地帯での栽培が多い
出回り時期：周年

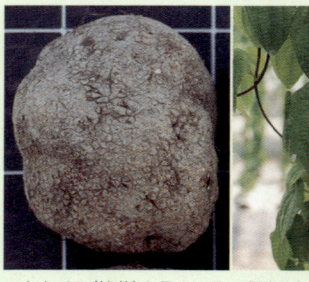

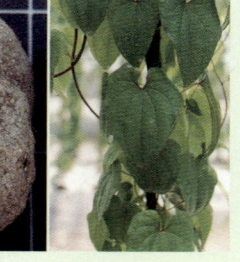

ツクネイモ（塊茎）とそのつる。球形で大きいほどよい
[写真：岡本 毅]

食材としての特徴

原産・来歴と利用の歴史

　ツクネイモはヤマイモ（*Dioscorea opposita* Thunb.）の一品種（群）である。ナガイモやイチョウイモと同じヤマイモに分類される。ヤマイモの原産地は中国雲南地方で，ヒマラヤから東南アジアの山林地に自生したものが栽培化され，アジア各地に広まったとされる。日本への渡来はイネより早く，縄文時代に伝わったと推定される。ツクネイモとしての栽培記録は江戸時代初期のものが最も古い。

　ツクネイモはいもの形が球形または塊形であるが，ナガイモは長円筒形，イチョウイモは扇形または短棒形である。また，ナガイモがほぼ雄株であるのに対して，ツクネイモとイチョウイモが雌株のみという違いがある。栽培適地も異なる。比較的低温に強いナガイモは，北海道・東北地方の砂丘地帯や火山灰地帯などでの栽培が多いのに対し，ツクネイモは暖地の水田地帯での栽培が多い（写真1）。ツクネイモの栽培面積は500ha，生産量は5,000t程度と推計される。

特徴と栄養・機能性
●**食材としての特徴と活かし方**

　利用部位のいもは，塊茎である。いもは，ちょうど茎と根の境い目が肥大したもので通常1株に1個収穫される。むかごは着生数が少なく，ほとんど利用されない。ツクネイモの品質の特徴は，ナガイモやイチョウイモに比べて，いもの水分含量が少なく，肉質がち密で粘りが強い点にある（表1）。

　料理法には，とろろ汁や山かけ，酢の物，揚げ物，蒸し物，お好み焼き，吸い物などがある。青果以外に加工原料としての用途も多い。具体的な加工用途は表2に示した通りである。なかでも高級和菓子の

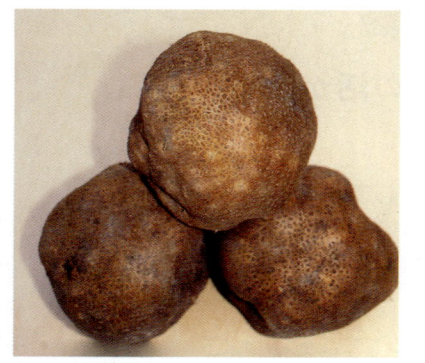

写真1）丹波ヤマノイモの特秀品

表1）ヤマノイモの品種群別の品質 [埼玉園試, 1969改]

種類	産地	全固形分(%)	澱粉(%)	粗粘質物(%)	粘度(SCC)
ツクネイモ	兵庫	34.1	23.6	3.33	474
ナガイモ	長野	17.3	10.6	1.30	56
イチョウイモ	埼玉	30.5	20.5	2.64	268

注：SCC；粘度測定計器の単位。値が高いほど粘度が高い

ヤマノイモ(ツクネイモ)

表2) ツクネイモの加工品とその用途

加工品名		用途
和菓子	上用まんじゅう	主素材
	ねりきり(生菓子)	主素材
	その他のまんじゅう	副素材
製麺(そば)		副素材
ひろうす(がんもどき)		副素材
麸		副素材
水産練り製品(はんぺん)		副素材
一次加工品	むきいも・冷凍とろろ	業務用
	粉末(パウダー)	業務用・家庭用

注：主素材；必須材料，副素材；使用が必須でない

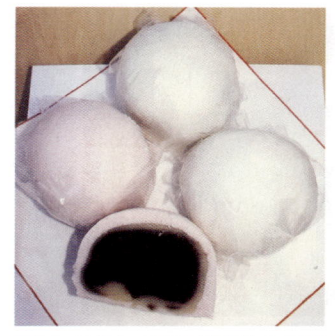

写真2) ツクネイモの代表的な加工品「上用まんじゅう」

原料として欠かせない。写真2の上用まんじゅう(薯蕷まんじゅう)が代表例である。

ツクネイモには素材自体に膨張力があり，適量の添加により製品に軟らかな食感を加えることができ，風味が佳良となり，より美味しくなる。ただし材料としては高価なため，付加価値を高めて高級品として扱われる場合に利用が可能となる。

● 栄養成分の特徴

水分含量は67％程度である。主成分は澱粉で，特徴的な成分としてムチンなどの多糖類にタンパク質が結合した粘物質を含む。そのほかカリウム，マグネシウム，カルシウムなどのミネラル類や，ビタミンB_1，B_2，Cなどを含む。

● 機能性成分

澱粉消化酵素のジアスターゼを多く含み生食できる。米・麦飯や麺類などの澱粉質の食材と組み合わせることで消化を助け，胃もたれや胸やけを防ぐ。水溶性食物繊維のひとつであるムチンは，消化を促進するほか，胃潰瘍の予防効果をもつ。

種類・品種とその特徴

丹波ヤマノイモ系の品種が多く栽培されている。丹波ヤマノイモは，アオヤマ，ミタケ，タカシロなどの複数の品種を含む総称である。ただし，品種名が同じでも地域や農家ごとに系統が異なることが多いので，注意が必要である。

もともとは純系であったはずの品種でも混系が進んでしまい，在来種として扱われることも多い(写真3)。加賀丸イモや大和イモも，丹波地方から導入された品種がおのおのの産地でつくり続けられてきたものと考えられる。唯一伊勢イモのみが丹波系の品種とは明らかに異なる特性をもち，いもが凹凸の

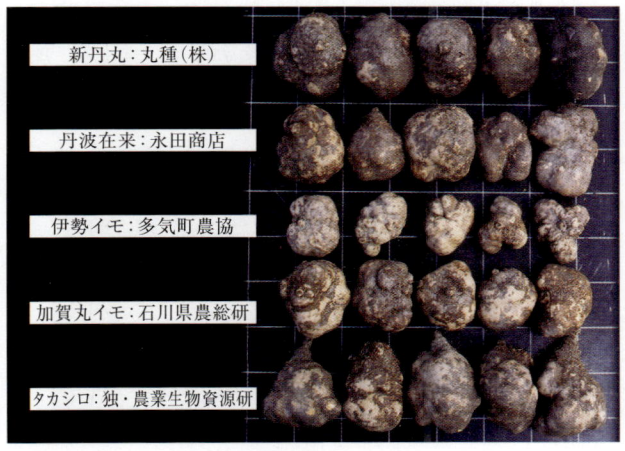

写真3) ツクネイモのおもな品種比較

表3) 収穫いもの重量と形状の品種間差異
[岡本ら, 1999]

品種名	いも重 (g/個体)	形状評点
新丹丸	522	3.6
伊勢イモ	137	2.5
加賀丸イモ	379	3.3
ミタケ	263	3.5
タカシロ	459	2.8
丹波在来	342	3.1
大和黒皮	357	3.2

注：営利栽培条件に準じた産地試験の結果である。形状評点：優5〜劣1

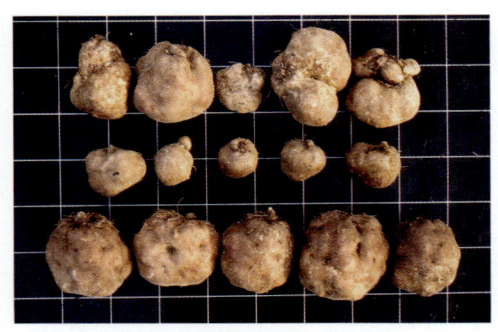

写真4) ツクネイモの在来種と選抜系統
上段：丹波在来，中段：低収系統，下段：多収系統

表4) ツクネイモの標準的な出荷調製基準

等級	階級(g)		調製基準
特秀 (特)	3L	500〜	丸形で凹凸がないもの
	2L	400〜500	
	L	300〜400	
	M	250〜300	
秀	特秀に準じる		丸形で凹凸がないもの
優	特秀に準じる		やや変形か凹凸があるもの

注：京都府亀岡市永田商店による。変形や凹凸が著しいものは規格外とする

多い塊形で表皮色が淡く，肉質は優良であるが収量は低い(表3)。

近年，在来種を改良した斉一な新品種として新丹丸，青波などが育成されている。過去に育成された多収品種のなかには粘りが弱く加工品質の劣るものもあったが，新丹丸は，まんじゅう加工の際の品質も在来種に劣らない(写真4)。品種特性に応じた栽培法も併せて開発されている。

栽培法と品質

●加工原料として求められる品質

加工品質にかかわる特性をみると，外部的な品質としてはいもの形状と大きさ，内部的な品質としては粘度，水分含量，あくの多少，肉色があげられる。いもの形状と大きさはむきやすさと歩留りにかかわる。より大きく球形に近いいもが好まれる。小さすぎると歩留りが下がり皮むきの手間もかかるため，300g以下のいもは好まれない。また，皮むき後の歩留りは秀品なら70〜80％あるが，凹凸の多い優品以下では60％程度に下がる。内部品質としては粘りが強く，色が白く，きめ細かな肉質をもついもが好まれる。

和菓子加工の専門業者に品質に関するアンケート調査を実施したところ，「粘りが少ないと蒸し上げ後の皮の膨らみが悪い」，「あくが多いと製品の色合いが劣る」，「形状の凹凸が少なく大きいいもが皮むきの手間が少なく，歩留りが高い」などの回答が寄せられた。とろろの粘度不足やあくの程度がまんじゅうの仕上がりに大きく影響することや，500g以上の秀品の需要が高い理由が理解できる。なお製麺やひろうす(がんもどき)，焼き菓子の加工などでは，和菓子ほどの高い要求はない。

●ツクネイモの規格

規格は，主に形状の優劣に基づく等級(特秀，秀，優，良，外)と，重さに基づく階級(3L〜S)に区分され，とくに等級間で大きな価格差を生じる。そのため特秀品や秀品の比率を高めることが栽培上の優先課題になっている。標準的な出荷調製基準を表4に示す。秀品率には品種も影響するが，環境条件や栽培技術の影響がより大きく現われる。

●時期，産地と品質

周年出回る以前は夏場に品質がかなり低下したが，貯蔵技術が発達した現在では，適切に貯蔵されたいもなら品質低下は少ない。主な生産地は，兵庫を筆頭に京都，岡山，愛媛，秋田などである。新しい産地としては北海道十勝地方がある。品質に優れた丹波産，なかでも兵庫県篠山産が高級品として扱われている。

●栽培方法と品質

【利用目的で変わる植付け密度と種いも重】

青果用栽培では10a当たり4,000株程度の密植として種いも重を40gにするとよく，収穫されるいもはやや小さくなるが面積当たりの収量が高まる。加工

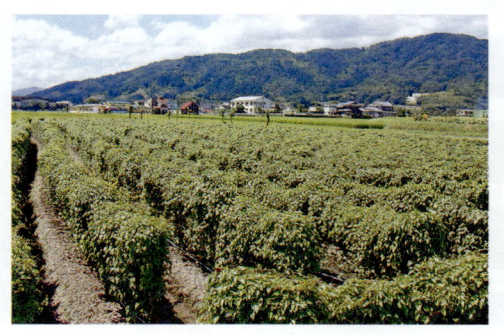

写真5) ツクネイモの栽培圃場(京都府亀岡市)

ヤマノイモ（ツクネイモ）

用栽培では10a当たり3,000株程度の疎植として種いも重を80g程度にするとよく，加工用に好まれる大きないもがより多く収穫できる。

【品質を左右する栽培のポイント】

形状の整ったいもを収穫するためには灌水管理が重要である。いもの肥大最盛期は8月中旬から9月下旬までだが，この時期に十分灌水できるかどうかが良品生産を大きく左右する。肥大期に土壌の乾燥が強いと変形が著しくなるし，土壌の乾湿差が大きいといもの表面に亀甲状のひび割れが入る。その点からもツクネイモには灌水が容易で，保水力の高い水田での栽培が有利である。マルチの利用も効果的である。また，収穫直前まで肥料が効き続けると変形を助長してあくも残りやすいので，9月末〜10月上旬には肥効が切れるように追肥の時期と量を調節する。

いもの粘りには土質が大きく影響する。粘りの強いいもを生産するには粘質の強い土壌が適している。砂質土壌ではいもは大きくなりやすいが粘りが弱まる。隣り合った圃場でも，ツクネイモ栽培への適否が異なる例も少なくないので注意が必要である。

【意外にむずかしい優良種いもの入手】

ツクネイモでは種いもの生産・供給体制が整っていないため，現状では，素性が明らかで優良な種いも入手が困難である。入手可能な種いもは青果用を種いもに転用したものが少なくないが，地域や農家ごとに品種や系統が異なることが多いため，青果用として集荷されたいもには形状や品質，肥大性などが遺伝的に異なるものが混じり合っている。

純系の優良品種が入手でき自家採種を行なう場合も，ツクネイモは比較的変異を起こしやすい点に留意する。品種特性を維持するには変異を起こした不良個体を取り除く作業が欠かせない。

● 品質を落とさない貯蔵法

小規模な栽培で3月までの越冬貯蔵であれば，排水のよい圃場の一角にいもを積み，厚さ10〜20cmに土を被覆してこもなどで覆えば，比較的簡便で安全に貯蔵できる。貯蔵中の腐敗防止のためには，収穫時についた傷のキュアリング（コルク化）を十分に行なってから埋めるとよい。腐敗の拡大を防止するためには分散貯蔵を励行する。なお，氷点下の温度にさらされると凍害を受けるので，倉庫などに放置しないように注意する。

4月以降は3〜5℃の低温冷蔵庫に貯蔵する。5℃以上になると芽が伸び出して品質が低下する。また乾燥すると目減りするうえ品質も低下するので，湿らせたおがくずとともに耐水性の段ボール箱などに入れて貯蔵するとよい。低温で適湿を保てば長期間貯蔵できる。

加工品とその特徴

● 粘質性を左右する要因

ナガイモの項（370ページ）参照。

● おもな加工品

代表的な加工品として和菓子を紹介したい。ツクネイモを材料に使用する和菓子には，上用まんじゅう，ねりきり（生和菓子の材料），田舎まんじゅう，そばまんじゅう，酒まんじゅうなどがある（表5）。上用まんじゅう，ねりきりには，ツクネイモが欠かせない材料である。残りの品目では必須でないが，ツクネイモを使用した場合は高級品として扱われる。

製品加工の現場では，生いも以外に一次加工品のむきいも（写真6）や冷凍とろろ（いもみつ），粉末とろろ（凍結乾燥）を使用する場合もあり，これらは専門

表5）ツクネイモを材料に使用する和菓子

種類	材料
上用まんじゅう	上用粉（粳米粉），ツクネイモ，砂糖，あん
ねりきり（上生菓子）	ツクネイモ，糯米粉，砂糖，白あん
田舎まんじゅう	浮粉，ツクネイモ，砂糖，膨張剤，あん
そばまんじゅう	上用粉，ツクネイモ，そば粉，砂糖，あん
酒まんじゅう	小麦粉，酒種，ツクネイモ，砂糖，あん

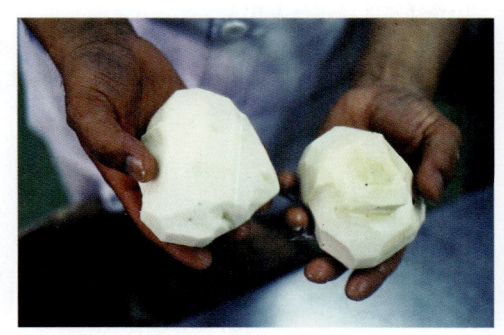

写真6）ツクネイモの一次加工品のむきいも

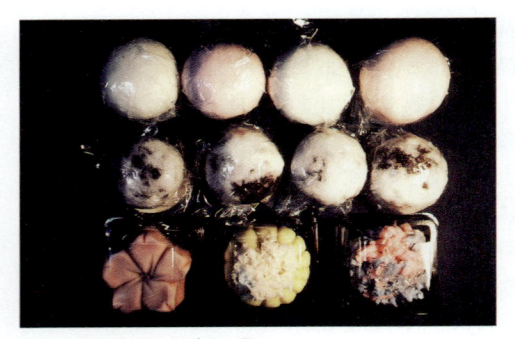

写真7) ツクネイモの加工品
上段：上用まんじゅう，中段：田舎まんじゅう，下段：上生菓子

表6) 田舎まんじゅうの生地（まんじゅう小，約200個分）

いもみつ（ツクネイモ300g，砂糖600g）	900g
砂糖	150g
浮粉（小麦澱粉）	400g
卵白	2個分
膨張剤	20g

業者から購入できる。生いもは時期により品質が変わり，とくに夏場に粘りが不足する点が問題になりやすい。業務用には製品の品質を一定に保つ必要があるため，むきいもや冷凍とろろの利用がかなり一般的である。粉末とろろの使用例はあまり聞かない。

【上用まんじゅう】

ツクネイモを材料に使用する和菓子に上用まんじゅうがある（写真7）。紅白まんじゅうとしてもよく知られ，慶弔事に付き物の品として関西地方では馴染み深く，婚礼の引き出物や内祝いの品として重用されている。

【ねりきり】

ねりきりは，細工を施して生菓子に加工するための材料である。ねりきりにツクネイモを添加すると舌触りが滑らかになる。ツクネイモの使用割合が増すほど食味は向上する。通常のねりきりよりツクネイモの使用割合が多いものをとくに上用ねりきりとよぶこともあるが，高価なため市販品にはあまり使われない。上用ねりきりは地色が白く，着色した際の発色がよいが，軟らかすぎて細工がややむずかしい。

【田舎まんじゅう】

田舎まんじゅうは上用まんじゅうと同じ生地でもできるが，1個当たりの生地の使用量が上用まんじゅうの半分程度と少ない。上用まんじゅうの生地を使用した場合は高級品扱いになる。通常の生地の材料は表6のとおりである。

(岡本 毅)

調理での活かし方

調理素材としての特徴

ナガイモの項（371ページ）参照。

料理法は，基本的にナガイモやイチョウイモと同じである。豊富に含まれる澱粉消化酵素の働きを活かす調理法としては，とろろ汁，山かけご飯（米飯，麦飯），とろろそば，とろろうどんがあげられる。短冊切りや千切りにして酢の物にするのもよい。すりおろしたとろろは，そのままでは粘りが強すぎるので，とろろ汁にする場合は冷ましただし汁などを適量加えてのばすとよい。また，とろろをお好み焼きの生地に加えると食味・食感を高める。ポテトチップもおいしい。

(岡本 毅)

ヤマノイモ(ナガイモ)

和名：ナガイモ
学名：*Dioscorea polystachya* Turcz.
英名：Chinese yam
地方名・別名：ヤマイモ, トックリイモ
分類：ヤマノイモ科ヤマノイモ属ナガイモ種ナガイモ群
原産地：中国
わが国への伝来時期：奈良時代との説あるが確かなことは不明
主な産地：北海道, 青森, 長野, 鳥取
出回り時期：10月下旬～4月。温度5～8℃, 湿度80～90%で低温貯蔵して周年出荷

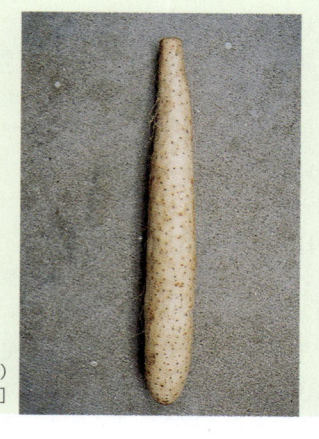

ナガイモ群(ナガイモ)
［写真：澤 正樹］

食材としての特徴

原産・来歴と利用の歴史

ヤマノイモ属はナイジェリア, ガーナなどの西アフリカから, インド, タイ, フィリピンなどの東南アジアや太平洋諸島, そしてカリブ諸島を含む中南米地域まで, おもに熱帯, 亜熱帯の多雨地域に分布している。これらの地域は発展途上国が多く, 統計資料も十分でないため収穫量の実態はさだかでない。ほとんどがその生産地において蒸し焼きにするなど簡単な調理で食べられている。植物学的にはダイジョ(*Dioscorea alata*)に属するものが多く, ヤム(yam)と総称される。

日本で栽培されているナガイモ(*D. polystachya*)やジネンジョ(*D. japonica*)のように温帯地方に起源をもつものは珍しい。なお, ダイジョ, ナガイモ, ジネンジョはいずれもヤマノイモ属である(図1)。

●ヤマノイモ属の分類と日本での栽培

ジネンジョ(自然薯)は古くから日本の山野に自生していたものであり, ナガイモは中国から渡来したものといわれているが, その時期は書物によって異なっている。また, 奈良時代に渡来したとの説もあるが, 平安時代まではジネンジョとナガイモの区別がさだかでないため, 確かなことはわかっていない。しかし, 栽培作物としては最も古い部類に属することについては異論がない。ジネンジョもナガイモも同じヤマノイモ属ではあるが, 分類学的には染色体数を異にし, 異種である。

ジネンジョの染色体数は2n = 40, ナガイモは2n = 140であり, ダイジョは2n = 80である。植物学上の呼び名と野菜としての通称が混同されたり, 地域によっても呼び名が異なったりするなど混乱しているが, 日本での栽培種は分類学上ではすべてナガイモ種に属する。ナガイモ種は形状により, 長形型(こん棒型)のナガイモ群, 扁平型(ひら型, ばち型, いちょう葉型)のイチョウイモ群, 塊形型(丸型)のツ

```
ヤマノイモ科
  ヤマノイモ属─┬─ナガイモ種
              │    ナガイモ群(ナガイモ, トックリイモ)
              │    イチョウイモ群(イチョウイモ, 仏掌イモ, ヒライモ)
              │    ツクネイモ群(ヤマトイモ, 伊勢イモ, 丹波ヤマノイモ)
              ├─ヤマノイモ種(ジネンジョ)
              └─ダイジョ種(greater yam ほか)
```

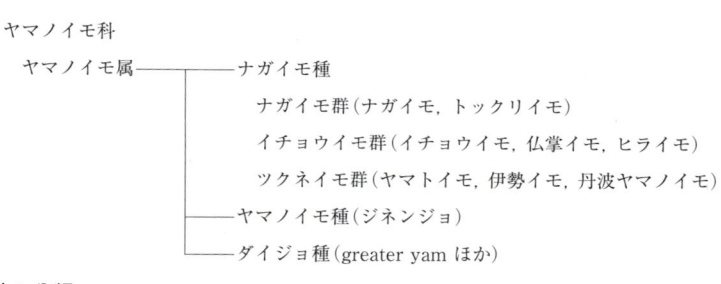

図1) ヤマノイモ科の分類

クネイモ群に分けられる。
　栽培面積はナガイモ，イチョウイモ，ツクネイモの順に多く，北海道，青森，長野，鳥取など冷涼，積雪地域では生育の速いナガイモが，関東地方ではイチョウイモが，近畿地方ではツクネイモの栽培が多い。最近はジネンジョをパイプ栽培するところも増えている。

●日本での利用

　いもは，すりおろして米（麦）飯，ソバ，マグロの切り身などにかける山かけ，だし汁と混合したトロロ汁での利用が多い。ヤマノイモ類は澱粉の消化を助けるアミラーゼ活性が高いので，麦飯にかけた麦とろは昔から疲労回復や体力増強になるといわれてきた。また，イチョウイモは練製品やめん類のつなぎ，菓子に，ツクネイモは伝統的な和菓子などにも利用されている。

　ナガイモ種以外のヤマノイモ属にはステロイドやサポニン，そのほかアルカロイド類を含むものがあり，薬の原料として使われてきた歴史がある（経口避妊薬に使われる副腎皮質ホルモンの一種コルチゾンの原料としてのディオスゲニンなどがある）。

（澤　正樹）

特徴と栄養・機能性

●食材としての特徴と活かし方

　おもに生食用として栽培・利用されてきた。加工用途としては，粘性が低いことからトロロとしての利用価値は低いとされている。一般的に知られている加工品としては，じょうよ（薯蕷）まんじゅう，じょうよあんに，他のヤマノイモ類と併用される程度である。

●栄養成分の特徴

　ナガイモを他のヤマノイモ類と比較した場合の最も大きな特徴は，水分含量が10％程度多いこと，澱粉や粘質物（糖質とタンパク質を主成分とする）含量が低いため，粘性が著しく低いこと，があげられる。このため，小麦粉をベースとして各種ヤマノイモ類を1％添加し，蒸しまんじゅうの皮を製造して比較すると，水分量が高めになるだけでなく，水分活性も高くなる。水分活性が高いとカビの発生が促進されやすいので，こうした利用をする場合には何らかの対策が必要になる。

（松田弘毅）

種類・品種とその特徴

　ナガイモは栄養繁殖野菜であるという特性から，特に品種という明確なものはない。通常は従来の在来系統で，農家で栽培されてきたもののなかから選抜された系統が栽培されてきた。近年粘性が低いという欠点を補う目的で，ほかのヤマノイモ類と比較して中間的な粘性を有する品種の育成と，用途開発が検討されている段階にある。

（松田弘毅）

栽培法と品質

　以前は収穫期が9月初旬からと，かなり早い時期から始まっていたために，一部褐変するものが見られた。しかし近年，収穫開始は10月に入ってからとかなり遅くなっているため，その心配はほとんどなくなっている。

（松田弘毅）

加工品とその特徴

●粘質性を左右する要因

　ヤマノイモ属に共通する特徴は，その粘質性にある。粘質物は糖（主にマンナン）にタンパク質とリン酸が結合したものといわれている。粘度は以下のような要因によって左右される。

　いもの種類　粘りの強さはいもの種類によって異なり，ジネンジョ，ツクネイモ，イチョウイモ，ナガイモの順に強い。そのためツクネイモは菓子など加工用に多く使われている。

　貯蔵　ツクネイモでは1年間貯蔵しても粘度の低下はみられず，むしろ水分の減少分だけ粘度の高くなる傾向がみられる。ナガイモでも同じことがいえるが，1年間の貯蔵は難しい。

　凍結　野菜に限らずすべての冷凍品は，急速凍結して細胞破壊を最小限にすることをよしとする。しかし，ヤマノイモのように，すりおろして使うものでは，凍結温度による粘度への影響はなく，むしろ緩慢凍結のほうが粘度が高くなる傾向がみられる。

　加熱　70℃を超えると粘度変化を始める。生の食感を失わない加熱限界は，70℃では約20分である。

　pH（酸度）　保存性を高めたり殺菌効果を上げたりするためには酸の添加が有効であるが，pHが下がる（酸性になる）ほど粘度も低下する。

　食塩　トロロ汁などでは，だし汁と合わせ塩味を

ヤマノイモ（ナガイモ）

付けるが，塩分もpHほどではないが粘度を下げる原因となる。

　乾燥　水を加えるだけで復元する乾燥粉末製品が市販されているが，凍結乾燥以外の方法では粘度の低下が著しい。また，粉末製品は保存中に粘度が低下するので，吸湿を避けガス置換包装されているものが多い。

（澤　正樹）

●おもな加工品
＜素材の形を活かした加工品＞
【かまぼこ，せんべい】

　鳥取県中部地域の伝統的な加工品として，生食用出荷に適さない小径のナガイモの周囲をスケトウダラのすりみで巻いた，ナガイモかまぼこがかなり昔から製造されてきた。蒸したものと焼いたものの2種類があり，以前はたいへん貴重なものとされていた。小規模練製品メーカーによって製造・販売されており，現在でも土産品としての流通がかなりある。

　同様の趣向で，ナガイモの周囲をせんべい生地で巻いて焼きあげたせんべいが，地元の加工グループによって製造されている。

【漬物】

　鳥取県ではナガイモの味噌漬が手づくりで販売されているが，他県には醤油漬・甘酢漬などがある。規格外品の有効利用の一例といえる。

＜素材の形が残っていない加工品＞
【まんじゅう，パイ】

　鳥取県のナガイモ加工品として最も多いのが，ナガイモまんじゅうである。蒸したナガイモを添加して白あんを調製し，まんじゅうとして焼きあげた製品である。

同様にパイの生地にナガイモを添加したナガイモパイも，土産品として製造・販売されている。

【焼酎】

　すこし変わった加工品の例としては，鳥取県でつくられているナガイモ焼酎があげられる。これは主原料をナガイモとし，それに米，酒粕を加えて醸造したもので，アルコール分は30度である。全国的にも例をみないもので，やはり地域の中小酒造メーカーで製造されている。

（松田弘毅）

調理での活かし方

調理素材としての特徴

【ヤマノイモ属共通の特徴】

　栽培種と山野に自生するものとがあるが，ヤマノイモ類の特徴として，いずれも強い粘性をもっている。この粘りは，グロブリン様のタンパク質に糖質のマンナンが結合したものであるといわれている。野生種に比べ栽培種は水分が多く，粘りが少ない。

　マンナンやムチンは精力強化の性質があり，昔から強壮食とされてきた。ビタミン類，鉄，カルシウムも多い。ジアスターゼも多く含まれており消化によい。澱粉も多く含まれているが，同じいも類で粘性をもつサトイモなどと比べ，加熱せずに生で食べられるところが特徴である。粘性を利用して，生のいもをすりおろしてトロロをつくるところからトロロイモとも呼ばれている。

　いもの種類により使い分けされるが，すりおろしてトロロにしたり，ナガイモなどのように刻んで食べることが多い。トロロは，だし汁などで割ってご飯にかけトロロ飯にしたり，そばに用いトロロそばにしたりする。特に麦飯との相性がよく，トロロをかけることで消化によいとされている。まぐろのさしみにかけた，まぐろのやまかけもある。

　また，粘性を利用して，すりおろして魚のすり身やはんぺん，しんじょ，がんもどき，そばなどのつなぎに使われる。

　加熱することで粘性が薄れるので，砂糖や塩で煮物（白煮）にされたり，蒸し物にもされる。また，粘質物は加熱によってふくらむ性質がある。この気泡性を利用して，まんじゅうの皮に加えられ，軽い皮

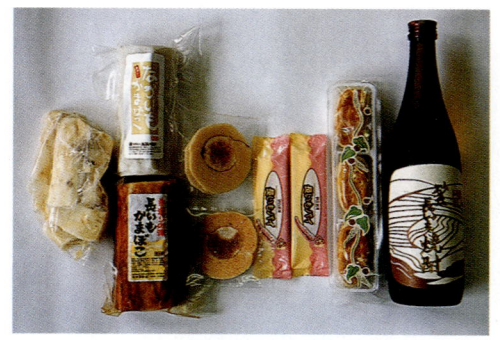

写真1）ナガイモの加工品
右から焼酎，まんじゅう，パイ，せんべい，かまぼこ，漬物

の感触をつくる薯預まんじゅうやかるかん、葛や寒天でよせた菓子の薯預羹などがつくられている。色が白く、いも臭が少ないので、和菓子のねりきりなどにも使用されている。

葉の付け根にできるむかごも利用されており、蒸し煮や炒ってそのまま食したり、ご飯に入れたむかごご飯にしたりする。

ヤマノイモ類にはチロシンが含まれているので、すりおろして空気にふれると、酵素の作用により、同じヤマノイモでもいもにより灰色に変わる場合もある。酸性にして酵素の働きを止めると褐変しにくくなるため、調理の前に酢水につけるとよい。

【種類による調理上の特徴】

ナガイモ 全国的に栽培されており、形状は長く野球のバットに似た形をしている。生育が速く寒さや病虫害にも強い。水分が多く粘り気が少ない。サクサクした感触があり、トロロよりも刻んで和え物などサラダ感覚で食することが多い。

ツクネイモ(大和いも) 白皮のものと黒皮のものがあり、白皮は三重の伊勢いもに代表される。黒皮のものは大和いも、丸いも、豊後いもと呼ばれている。大和いもの名称はもともと奈良に多くみられたことからついた。粘り気が強いのが特徴で、料理店や製菓原料としての需要が多い。

イチョウイモ 関東では通常、イチョウイモのことを大和いもと呼んでいる。形状は手のひらや扇状、棒状などいろいろある。皮が薄く白っぽい色をしており、肉質も白く粘り気があり、あくが少ない。

基本調理とポイント

【生食用:トロロ料理】

いもをすりおろし、だしや卵、そばつゆなどで割って用途により使い分ける。トロロ汁や山かけ、麦飯にかけて食べる。ナガイモなどは刻んで和え物や酢の物にするとよい。

【煮もの:白煮など】

いもの白さをそのままに、だしとともに砂糖と塩を加えて煮る。色が変わるが、醤油味で煮てもよい。食紅を薄く溶いて煮ると淡いピンク色に煮上がる。

【揚げもの:磯辺揚げ】

いもをすりおろし、すり鉢でよくすりなめらかにして、一口大に丸めてのりをまき、180℃くらいの油で揚げる。

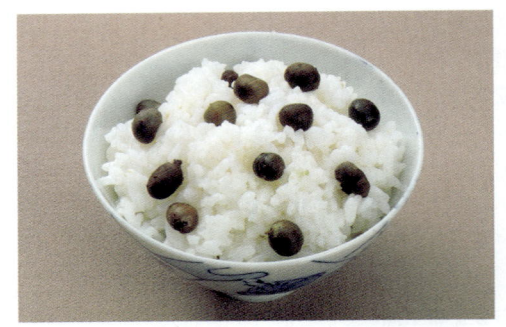

写真2) ぬかごご飯(むかごご飯)(滋賀県)[写真:小倉隆人]
滋賀県では、むかごを「ぬかご」とよんでいる

【むかご】

から炒りや油で揚げたりしたものに、塩を振って食べる。米と一緒に炊いて塩味のむかごご飯にする(写真2)。

おすすめの一品

【ながいものきんとん(岩手県)】

きんとんは正月や仏事の精進料理として、ふつうは白ささげやさつまいもでつくるが、ながいもでつくると寒の雪のように輝いて豪華なきんとんができる。これに、ゆり根や栗の甘煮を入れると「ゆりきんとん」「栗きんとん」になり、いっそう珍しく貴重な一品となる。ゆりきんとんは法事の精進料理、栗きんとんは勝ち栗とともにおめでたい日の料理になる。

つくり方は、ながいもの皮をむいて適宜な大きさに切り、蒸し器で柔らかくなるまで蒸す。すり鉢に移しよくすりつぶし、砂糖を加えさらによくする(日本の食生活全集『聞き書 岩手の食事』農文協より)。

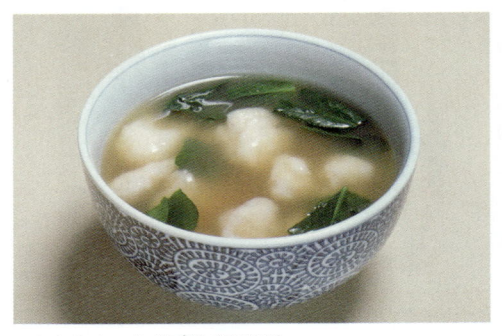

写真3) やまいもだご汁(長崎県)[写真:千葉 寛]

ヤマノイモ（ナガイモ）

【やまいもだご汁】

長崎県で秋祭りや稲刈りのしめ祝によくつくる（写真3）。地鶏をつぶして、そのがらでだしをとり、薄い醤油味をつける。やまいもを陶器のおろし金でおろし、手を水でぬらしながら、煮えたっただしの中へ一口くらいの大きさにちぎりこむ。ひと煮たちしてから、ホウレンソウ、ネギを浮かせてどんぶりに盛り、しょうがのすりおろしをおとして熱いのを食べる。しこしこして、自然薯の味がする（日本の食生活全集『聞き書　長崎の食事』農文協より）。

【やまのいも茶きん絞り】

やまといも（イチョウイモ）を茹でて裏ごしをして、淡いピンク色に甘納豆の黒色がところどころに入り、ねりきりのような菓子に仕上がる。加熱することで、粘りのあるいもも、さらりと白あんのような感触になる。乾物の豆のように浸漬したりしなくてすみ、すぐに火にかけることができ、簡便で上品な菓子になる（写真4）。

材料（5～6個分）　やまといも200～250g、砂糖60～75g、食紅少々、甘納豆少々。

つくり方　①やまといも（イチョウイモ）は皮をむき、3cmくらいの厚さに切り、酢水に浸けてあくをぬく。②鍋に入れ、水から柔らかくなるまで茹でる。③柔らかく茹でたやまといもを熱いうちに裏ごしにかける。④裏ごししたいもを鍋に入れ、火にかけながら砂糖を何回かに分けて加え、白あんのように練る。⑤④に水で溶いた食紅を少しずつ混ぜ込み、好みのピンク色に色づけする。⑥ぬれ布巾に少量とり、甘納豆をところどころに散らし、布巾で茶きんにしぼる。

（櫻井美代子）

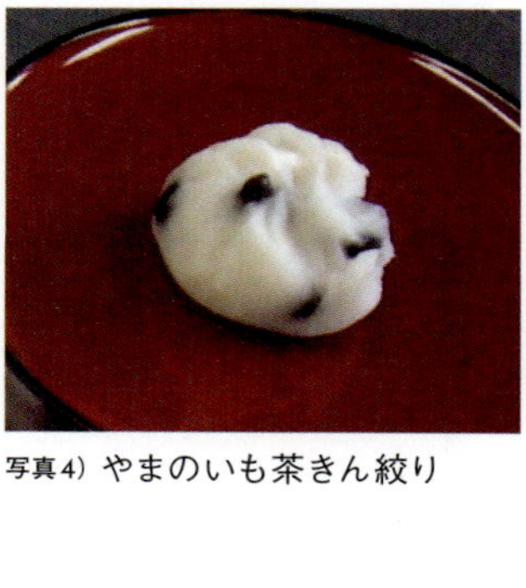

いも類

写真4）やまのいも茶きん絞り

ホドイモ

和名：ホドイモ
学名：*Apios* spp.
英名：groundnut（アメリカ産），potato bean
地方名・別名：ホド，アピオス
分類：マメ科ホドイモ属
原産地：日本各地（北海道から九州），中国大陸南部，北アメリカ
わが国への伝来時期：アメリカ産ホドイモは明治中期
主な産地：東北地方で小規模栽培
出回り時期：秋

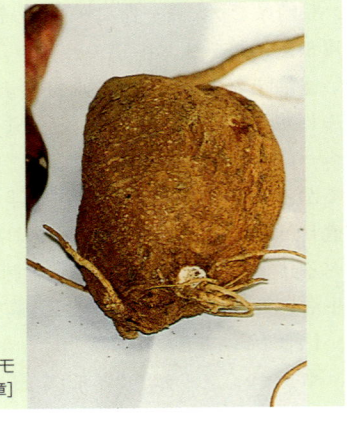

日本産ホドイモ
[写真：大澤 章]

食材としての特徴

原産・来歴と利用の歴史

　ホドイモはマメ科の多年生つる性草本で，日本各地と中国大陸南部に自生する。この仲間にはホド（日本産ホドイモ）*Apios fortunei*，中国産ホドイモ「土欒児（ドラゴンジ）」*Apios fortunei*，アメリカ産アピオス（ホドイモ）*Apios americana* がある。現在おもに栽培・利用されているのは，明治中期にアメリカから導入された，アメリカ産ホドイモ「アピオス」である。

　中国では食用，薬用（解毒剤，解熱剤）に利用されてきており，機能性に富んだ食品として最近注目されている。栽培された日本産ホドイモには，年数が多くなると1個重が600gちかいものもある。

特徴と栄養・機能性

●食材としての特徴と活かし方

　中国では古い時代から食べられ，薬食として活用されてきたが，近年，健康食品として見直され，新しい農産物として脚光を浴びるようになった。焼いも，てんぷら，甘辛煮は野性味が抜群で，最高の珍味で一度食べると忘れがたい風味がある。

　加工開発はすすんでいないが，甘辛煮，ポテトチップス，石焼いも，きんとんなど，開発途上にある。粉末にして，ケーキやアイスクリーム，羊羹，パン，そば，うどんなどに混ぜ，今までにない食材としての加工もおもしろい。

　ホドイモの利用形態は図1のようである。

種別	自生環境など	利用
日本産ホドイモ	山林内，一部栽培	生食。不眠，腸内改善
アメリカ産アピオス	導入作物で栽培	生食。てんぷら，機能性食品
中国産ホドイモ	日当たりがよい林縁	薬用。解毒，鎮咳，解熱

加工用途
- 生食用 ── てんぷら，焼いも，きんとん
- 加工 ─ 今後
  - 花酒（花の芳香を生かす）
  - 乾燥いも，甘辛煮，焼き菓子，水煮，機能性食品多数（粉末化）
  - 滋養酒

図1）ホドイモの種類と利用方法

ホドイモ

●栄養成分の特徴

いも類でも栄養価は抜群で、カルシウムは100g当たり150mg含み、サツマイモの5倍で丸干しイワシより多い。食物繊維はゆで小豆程度、鉄分は牛レバー程度含まれ、ビタミンはカロテン、ビタミンB_1、B_2、E、ナイアシン、Cなどが他のいもより多く含まれ、機能性食品のトップクラスである。

●機能性成分

中国では粉末にして解毒、鎮咳、解熱などの薬として活用されている。多く含まれているカルシウムは、健康な骨づくりに役立ち、神経の興奮を鎮める精神安定作用があり、不眠を防ぐ効果もある。食物繊維は腸内の有用細菌を増やし整腸作用や解毒作用があるし、鉄分は貧血予防になる。

種類・品種とその特徴

【日本産ホド(ホドイモ)】

ホドイモ属の多年草で、茎は細いつる性で2m以上に伸びる。排水がよい半日陰地に自生する。夏に淡黄緑色か紫色をおびた蝶形の小型の花が咲き、種子の入った莢をつける。地中に球状の塊根(いも)が数個つく。いもは毎年大きくなり、管理がよいと500gくらいにまでなるが、自生しているものは50gくらいと小さい。

【アメリカ産アピオス(ホドイモ)】

日本産のホドイモに似ているが、複葉で小葉が若干長く花は褐紫色で芳香が強い(写真1)。根茎が地下に長く伸びて20個以上のいもがつく。西洋ナシ形なのでアピオス(Apion)と呼ばれる(写真2)。最近、塊根が数節くびれたものが導入されているので、品種改良されているのかもしれない。

【中国産ホドイモ(土欒児、山紅豆花)】

中国南部原産で、日本産のホドイモに似ているが、葉が1回奇数羽状複で花は緑黄色である。中国には似た仲間がある。

【タイワンホドイモ(*Apios taiwamianus* Hosokawa)】

中国のホドイモに似ており、食用や薬用(解熱剤)に利用されている。資源量は少ない。

栽培法と品質

つる性草本で、茎が2m以上になるので、栽培には支柱が必要である(写真3)。適地はやや傾斜があり、排水がよく、半日陰の場所がよい。インゲンマメやキュウリなど、つる性作物と混植すると、作物どうしが競争して育ち、つるが日覆の役割をして空中湿度を保ったり、土壌の乾燥を防いだりするので、大きないもがとれる。また、花がたくさん咲くので、摘んで、いもに養分が回るようにしてやる。

ホドイモの収穫は、茎葉が黄変してから掘り上げる。秋に全部掘り上げないと、残したものが野ネズミに食害される。大きなものは種いもとして貯蔵し、小さなものを食用・加工用とする。特に大きいものは、直売用として人気がある。

掘り上げたらすぐ水洗いして広げて乾かす。加工するときは、皮をむき水にしばらく浸けて水洗いし、水を切ってから使う。

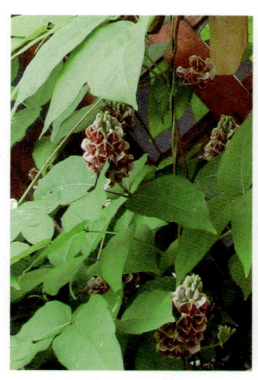

写真1) アピオスの花
[写真:四季菜にんにく(株)]

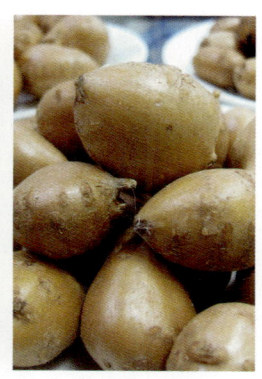

写真2) アピオスの塊根
[写真:四季菜にんにく(株)]

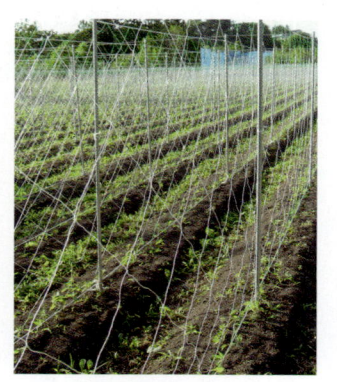

写真3) 支柱による栽培
[写真:四季菜にんにく(株)]

加工品とその特徴

●おもな加工品と食べ方

【滋養強壮酒】

ホドイモはよく水洗いして，細かく立て割りにする。これをむしろに広げ，天日乾燥すると固いいもになる。

ホドイモの滋養強壮酒の材料は図2のとおりである。各材料の効用は，当帰（生薬）は鎮静，血行促進，強壮，枸杞子（くこし；生薬）は滋養強壮，甘草（生薬）は甘味料，鎮咳，排膿作用がある。これらをよく混合してホワイトリカー（35度）1.8 l に漬け込む。生薬は漢方薬局から購入する。

密封して冷暗所に保存し，2か月後に中身を全部引き上げてそのまま熟成させる。熟成後3か月で飲用できる。酒税法で自家用が認められているが，販売はできない。

【蒸しいも】

いもを蒸し器で蒸して，砂糖醤油で食べると，風味抜群である。

【若芽の利用】

若芽を茹でて和え物にしても珍味である。他の野菜と組み合わせてもよい。

（大澤 章）

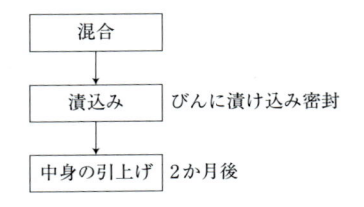

《材料》
- ホワイトリカー（35度）················1.8 l
- ホドイモ（乾）··························50g
- ホドイモの花（乾）······················25g
- 当帰（生薬）····························20g
- 枸杞子（生薬）··························30g
- 甘草（生薬）····························50g
- ※原料ホドイモは細かく割って天日乾燥 原酒には果実酒用ブランデーを使ってもよい

```
┌─────────┐
│  混合   │
└────┬────┘
     ↓
┌─────────┐
│ 漬込み  │ びんに漬け込み密封
└────┬────┘
     ↓
┌──────────┐
│中身の引上げ│ 2か月後
└──────────┘
```

図2) ホドイモの滋養強壮酒のつくり方

キクイモ

和名：キクイモ
学名：*Helianthus tuberosus* L.
英名：Jerusalem artichoke, girasole
地方名・別名：からいも，しょうがいも，はないも，
　いもひまわり，ぶたいも
分類：キク科ヒマワリ属
原産地：カナダ東部〜アメリカ北東部
わが国への伝来時期：文久年間（1861〜1864年）
主な産地：岐阜，福島
出回り時期：秋

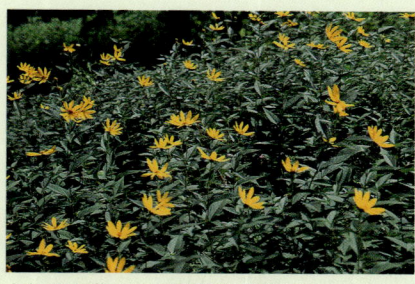

キクイモの花。いもは果糖製造の原料に
［写真：大澤 章］

食材としての特徴

原産・来歴と利用の歴史

　キク科の多年草である。原産はカナダ東部・アメリカ北東部とされており，文久年間（1861〜1864年）に渡来し，第二次世界大戦中に全国に広まった。もともと家畜の飼料や食料源として植えられた作物で，今でも栽培されている。また，各地の道路沿いや荒地に自然繁殖している帰化植物でもある。

　生食利用のほか，いもに含まれるイヌリンを利用して果糖の原料にされたことがあるほか，各種の工業用加工も行なわれている。キクイモの果糖は糖尿病，アルコール依存症などの注射薬にもなっている。

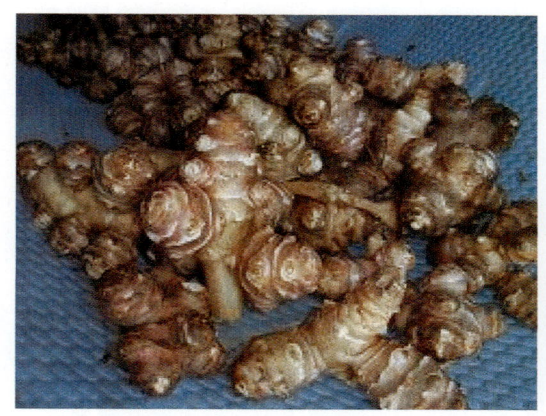

写真1）秋掘りし水洗いされたキクイモ［写真：農文協］

方法は図1のようである。キクイモの乾燥加工品は新しい試みで，利用の開拓がこれからの課題である。乾燥品はあめ色に仕上がる。他のいも類の多糖は澱粉質であるが，キクイモはイヌリン物質なので上品な味に仕上がり，耐熱性が高く，菓子類，健康食，めん類などの二次加工が有望と思われる。

特徴と栄養・機能性
●**食材としての特徴と活かし方**
　生食には若芽といもが利用される。キクイモは甘味がさわやかで上品な味をもち，耐熱性が高く酸にも強いので，今後の加工品開発に適している。利用

●**栄養成分の特徴**
　イヌリンは果糖がたくさん集まってできている。

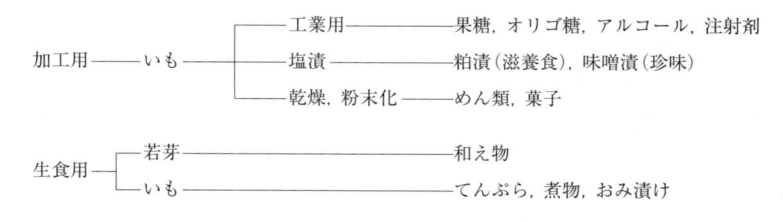

```
加工用 ── いも ┬─ 工業用 ───── 果糖，オリゴ糖，アルコール，注射剤
              ├─ 塩漬 ────── 粕漬（滋養食），味噌漬（珍味）
              └─ 乾燥，粉末化 ── めん類，菓子

生食用 ┬─ 若芽 ──────────── 和え物
       └─ いも ──────────── てんぷら，煮物，おみ漬け
```

図1）キクイモの利用方法

このイヌリンがいもには12〜13％含まれ（（独）農研機構　食品総合研究所分析），果糖製造の原料にされている。また，酵素の力でオリゴ糖をつくる技術が研究されている。

● 機能性成分

キクイモには，ヤーコン，チコリ，ゴボウより多くのイヌリンが含まれ，消化器内で消化されずに排出されるので，ダイエットに適している。またキクイモを食べると，繊維分の残りかすが腸内で発酵し，腸内ガスを発生させて腸粘膜を刺激し，排便を促す効果がある。また，ビタミンCは12mg（ヤマイモの2倍），ナイアシン1.7mg（ヤマイモの4.25倍）を含み，大腸ガンの予防でも脚光を浴びている。

種類・品種とその特徴

キクイモの品種系統には白いも系，紫系，ピンク系がある。紫系やピンク系はいもが大きいので洗いやすい。白いも系は洗いにくく，収量は少ない。

栽培法と品質

収穫は秋に茎が枯れた頃に掘り取る。翌春まで掘れるが，冬期間にネズミに食われたりするので，秋掘りがよい。栽培は，排水のよい日当たりの休耕地などがよく，土質は選ばない。種いもを残しておくと，毎年同じ場所で収穫できる。

加工品とその特徴

● おもな加工品

【塩漬け】

原料いもを採取後水洗いしてから1日天日干しすると，実がしまって品質のよい製品ができる。キクイモ10kgに対して食塩は1.5kgが目安である。食塩をふりながら漬け込み，最後に差し水をする。差し水は食塩400gを水1.6kgに入れる。重石は12kgとするが，漬け上がったら1/3に減らす。下漬けは10日間ほどでできるが，本漬け加工がすぐできず保存期間が長くなるときは，食塩を2kgぐらいに増やすとよい。漬け上がったキクイモを梅汁に漬けたり，他の野菜漬とミックス漬にしたりすると独特の歯ざわりがあって美味しい。

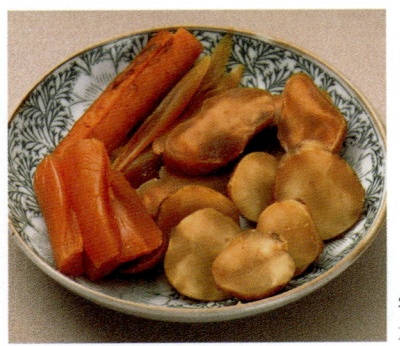

【粕漬け】

粕漬けにはいろいろの方式があるが，数品目を組み合わせたり，数回漬け替えたりすると良品ができる。下漬けの段階で10kgのキクイモは6kgになっている。これの塩抜きは風味を左右する作業で，原料の塩抜き程度によって仕上がりに差が出る。食べてみて塩味が感じられる程度がよい。塩を抜きすぎると風味が変わり，保存できる期間も短くなる。大きいいもは切断すると漬上がりがよくなる。塩抜きは原料6kgに対し，みりん300g，酒粕4.8kg，砂糖1.2kg，食塩300g，35度のホワイトリカー300gで漬け込む。1.2kgの重石をする。漬込み後15日で食べられる。

キクイモの粕漬けはビタミンB_1，B_2，ナイアシン，Cを多く含み，血行を良くし，冷え性改善，免疫力を高めて風邪を予防し回復を早める効果がある。

【味噌漬け】

原料は10日間ほど塩漬けしたキクイモを塩抜きして使う。大きいいもは切断し，木綿の小袋に詰めて袋ごと漬け込むと後で食べやすい。味噌漬けには当座漬けと長期漬けがあるが，残塩濃度が10％以下だと早く酸味が出る。最近は減塩味噌が出まわっているので，塩抜きをやりすぎないようにする。

漬込みの基準量は，キクイモの塩抜き原料1kgに対して，味噌1kg，砂糖100g，水あめ150g，みりん120gとする。漬け床の表面にポリ袋をかけ，押しぶたをして200gの重石をのせる。味噌の含有塩分濃度13％以上がよい。漬け込んでから15日目に1回目の漬替え，さらに15日して2回目の漬替えを行なったあと，20日間で食べられる。漬替えの際の漬込み基準量は，最初に漬け込む時と同様にする。保存は低温で行なう。

写真2）味噌漬けのいろいろ（徳島県）［写真：小倉隆人］
左上から時計回りに，ゴボウ，ウド，はないも（キクイモ），ダイコン

キクイモ

【乾燥加工】

選別のときは大きいものだけを選び，荒皮を剥いてよく水洗いする。秋は乾燥時間が短いので，1日程度天日干しする。秋以外の季節で晴天が1日続くときは，半日ぐらい干して水分がやや乾けばよい。蒸す作業はジャガイモを蒸す程度でよいが，蒸しすぎないようにする。蒸したら熱いうちにざるに移し，天日干しする。むしろでは乾燥中にわら毛がついて良い製品ができない。

乾燥するといもは硬くなるので，粉末機にかけて粉末にして貯蔵し，二次加工品をつくる。

(大澤 章)

調理での活かし方

調理素材としての特徴

根茎は秋に収穫され，形状は二次生長によりいろいろな形になり，からいも・しょうがいも（佐賀県・山形県），はないも（徳島県）などとよばれている地方もある。

食用とする時期は秋から春である。イモと名称があるが，生食できるせいか，野菜と同じように扱われる。表面ででこぼこしているため洗う手間がかかる。生いもには特有のキクイモ臭があるが，独特の歯ごたえがある。

キクイモの成分は水分が80%あまりを占め，そのほか糖質のイヌリンを多く含んでいる（生いもで約10%）。イヌリンは人間の消化酵素ではほとんど消化されないが，水溶性のため，茹でたり水につけたりすることで溶け出す。消化できないイヌリンを含むため，成人病，特に糖尿病予防の血糖値低下も期待され，機能性食品としてオリゴ糖（甘味料）の抽出，果糖原料などとして注目されている。キクイモジュースなども販売されている。

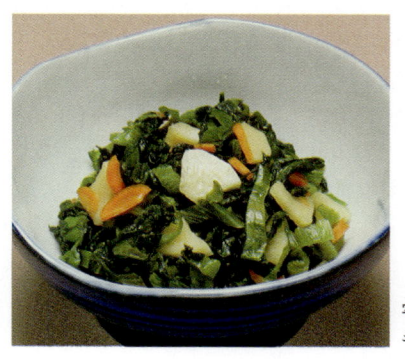

保存は，いもの乾燥を防ぐため土がついたまま行なうが，収穫しないでそのまま畑で保存し，収穫したてを利用するのが最もよい。なお，寒さに強いため，低温で保存するのが理想的である。

基本調理とポイント

利用法は漬物がほとんどである。

【塩漬け】

生のいもを洗い皮をむき，塩漬けにして漬物として保存食としたり，薄く切って塩分の少ない浅漬けにしたりする。他の野菜と一緒に漬けてもよい。

【味噌漬け】

皮をむき，下処理として塩漬けにした後に味噌漬けにするものと，皮をむいて直接味噌に漬けるものとがある。一夜漬けや，長期に漬け保存食にする。味噌に漬けることで，独特のキクイモ臭が薄れる。

おすすめの一品

【おみ漬け】

干した青菜と，その2割ほどの大根葉と，ダイコンやキクイモの干したもの，それにニンジンを少し用意する。

青菜と大根葉は大きめのみじん切りにし，塩をふってよくもみ，一晩おいて固くしぼる。ダイコンとキクイモはそぎ切り，ニンジンはせん切りにし，青菜などと合わせる。味噌，醤油，赤砂糖に水をいれて煮たてた漬け汁（しょっぱい味噌汁）に，材料をよく混ぜ合わせて漬ける。10日ころから食べられる。キクイモから甘みが出て，かりかりとした歯ざわりがおいしい（日本の食生活全集『聞き書　山形の食事』より）

【天ぷら】

おすすめの一品として天ぷらがある。生のまま天ぷらの衣をつけてさっと揚げたり，キクイモ臭が気になるときはさっと塩茹でをしてから揚げる。油で揚げることでキクイモ臭が薄れ，さっと揚げることで，独特のしゃきしゃきとした歯ごたえがある。

(櫻井美代子)

写真3）おみ漬け［写真：千葉 寛］
キクイモの干したものと，干した青菜，大根葉，ダイコン，ニンジンを混ぜてつくる

コンニャク

和名：コンニャク
学名：*Amorphophallus konjac* K. Koch
英名：elephant foot
地方名・別名：―
分類：サトイモ科コンニャク属
原産地：インドまたはインドシナ半島
わが国への伝来時期：縄文時代説と仏教渡来頃説とがある
主な産地：群馬，栃木，茨城，福島
出回り時期：イモの出回りは晩秋，製品としては通年。粉こんにゃくは通常，いも収穫後の冬期間に製粉

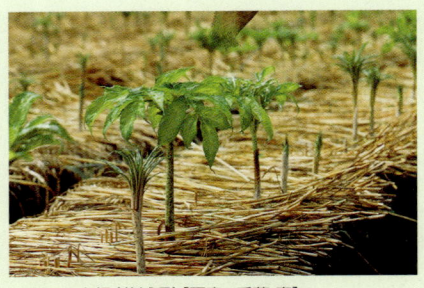

コンニャク畑（茨城県）［写真：千葉 寛］

食材としての特徴

原産・来歴と利用の歴史

●コンニャクの種類

日本に生育するコンニャク以外のコンニャク属の植物は，四国・九州に分布するヤマコンニャクだけである。しかし，東南アジアにはムカゴコンニャク，ツリガネコンニャクなど多数の種類がみられるし，中国には19種分布する。しかし，食用こんにゃくの原料であるグルコマンナンを含む種類は，イロガワリコンニャク，ジャワムカゴコンニャクなどが知られている程度であり，こんにゃくをつくることができる種類は少ない。

●世界と日本での利用

こんにゃくは東アジア地域のかなり広い範囲で食べられているようである。中国の雲南省，四川省などではかなり一般的な食べ物として食べられている。中国ではこんにゃくを「魔芋豆腐」（もういとうふ）とよぶが，豆腐とはまったく関係ない。中国では山野に自生する「魔芋」（コンニャク）を採取して加工しているという。アルコール精製も行なわれている。

日本でも平安時代の『倭名類聚抄』につくり方が紹介されており，かなり古くから利用されていたものと思われる。

江戸時代に書かれた『蒟蒻百珍（こんにゃくひゃくちん）』という本には82種類ものこんにゃく料理が紹介されている。さしみ，田楽，白あえなど現代でもなじみの深いものから，手の込んだものまでさまざまである。五色こんにゃく（青菜，くちなし，紅などで色つけしたもの），「蕎麦したて」などは現代でも同じようなものがある。松尾芭蕉の句にも「こんにゃくの刺身も少し梅の花」というのがあるが，保冷庫などない時代，魚介類の刺身に近い食感を味わえるこんにゃくは，今よりももっと貴重であり，かなり一般に親しまれた食品であったことをうかがわせる。

写真1）
葉を広げ，生育中のコンニャク
（あかぎおおだま）［写真：小倉隆人］

葉
葉柄
吸枝（生子になる）
根（基根と支根）
新いも

コンニャク

●コンニャクの生産

コンニャクは全国で栽培されていたが，1960年代から群馬県の生産が急速に伸び，他県の生産の減少もあり，今では生産量の90％近くを群馬県が占めている。

1980年代はコンニャクの新品種が登場し，生産性が一段と上がるとともに産地も下仁田に代表される山間地から，群馬県北部(北毛)の大規模圃場へと移った。新興の北部地域では，生産性の高いあかぎおおだま，はるなくろが栽培されている。これに対し，富岡，下仁田などの「旧産地」は在来種と支那種の比率が高いのが特色である(在来種の割合は群馬県全体の1％であるが)。

1980年代のこうした原料産地の移動とほぼ同時に，こんにゃくの加工・貯蔵技術の進歩・普及など大きな技術革新が起こり，生産効率は大いに上がった。しかしこれらは，こんにゃく製造業界に多くのメリットをもたらした反面，製品の画一化を促進した。

(滝口 強)

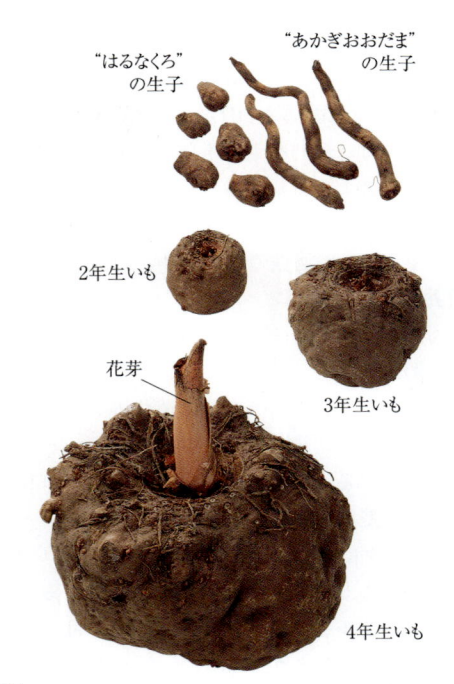

写真2)
生子とコンニャクいもの生長 [写真：小倉隆人]

特徴と栄養・機能性

●食材としての特徴と活かし方

【いもこんにゃくと粉こんにゃく】

こんにゃくは，いもから直接つくるいもこんにゃくと，精粉(こんにゃく粉)からつくる粉こんにゃくがある。

いもこんにゃくは，いもから直接つくるため，いもの中の種々の成分(微妙な味や香りに関係する)を含むため，特有の風味がある。粉こんにゃくは精製されたこんにゃく粉(精粉)からつくるため，風味はなく基本的には無味でクセがないともいえる。いもこんにゃくは，コンニャクマンナン以外の成分を含むため，腐敗は粉こんにゃくよりも速い。

【調理素材としての開発はこれから】

こんにゃくは味しみが悪いというのはよく聞くことであるが，決してそんなことはない。こんにゃくを一晩水さらしするとアルカリ分が抜ける。これと同様に，一晩(実際にはもっと短時間で可)調味液に浸けておけば味は完全にしみこむ。また，調味液中の成分によってこんにゃくの物性が左右され，もろくも硬くも自在に調節できる。

こんにゃくは調理という面からはまだまだ未開拓の素材である。こんにゃくの調理を，物性や組織，さらに種々の成分が組織とどう関わっているかなどの研究が不足していたのがその原因と思われる。しかしその方面へもようやく関心が向くようになった。今後，調理用素材として大いに注目されるようになると思われる。また，それを大いに期待したい。

【食材としての新しい可能性】

こんにゃくには基本的にどんなものでも練り込むことができる。市場で見かけるものにも，青のり入り，野菜粉末入り，野菜フレーク入り，きのこ入り，スジコ入りなど種々のものがある。これら副素材のなかにはpHに影響を与えるもの，酵素をもつものなどがあり，こんにゃくとの相性となると微妙に異なる。各素材の特性を把握し有効に使い分ける必要がある。

今まではこんにゃくを主体に考え，それに何かを混ぜるという発想であったが，これを変えてはどうだろうか。こんにゃくそのものを中心にせず，脇役的にとらえたら面白いものができそうである。つまり，こんにゃくは「接着剤」のようなものと見なし，むしろ練り込んだものを主体にし，それを食べるようにしたら，もっと可能性は広がるのではなかろうか。

こんにゃくは高齢者に好まれる食品のひとつであるが，植物タンパク，コレステロールや中性脂肪を低下させる効果のあるDHA，ビタミンEなどを添加すれば，ぼけ予防や老化も防げる優れた健康食品となる。このように，高齢者が必要とする成分を食品の形で補給できるのは，高齢化社会の食材として，こんにゃくのもつ適性のひとつといえる。

● 栄養成分の特徴

こんにゃくは昔からノンカロリー食品の代表のようにいわれている。確かにこんにゃくの主成分であるコンニャクマンナンは人間の消化酵素では消化されず，腸内にいる細菌によって分解され，その分解物が吸収されるだけである。まさにノンカロリー食品とよんで差し支えない。

コンニャクは以前はノンカロリーとされていたが，腸内細菌によって一部が分解され吸収される。吸収されればエネルギーになるので，厳密にはノンカロリーとは言わないようになった。栄養成分表でも暫定値ながらカロリーが記載されている。

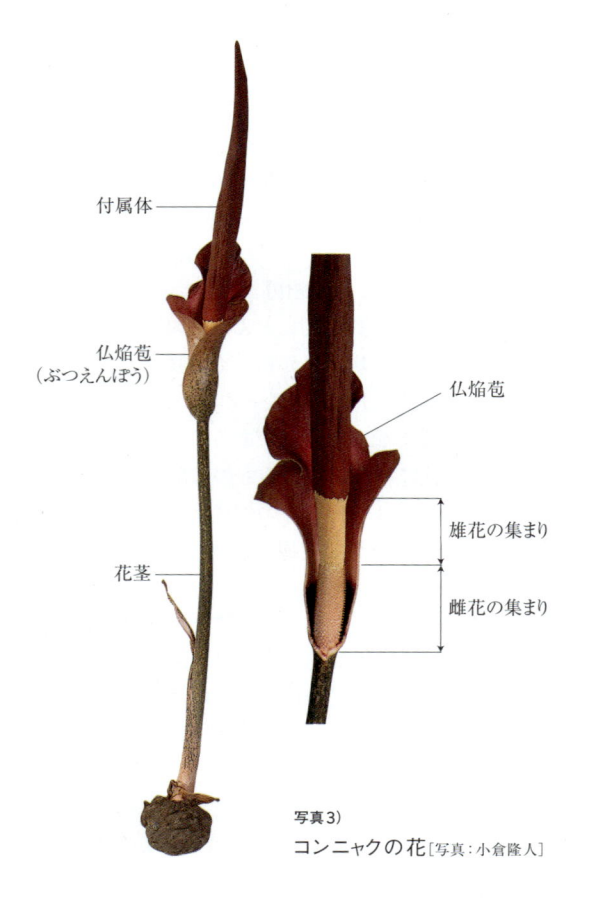

● 機能性成分

【食物繊維のかたまり】

こんにゃくは昔から「お腹の砂払い」などといわれるとおり，腸の中を掃除する機能がある。便秘のときのように腸に「宿便」がたまると大腸ガンの原因になるとされているが，こんにゃくが腸内の老廃物を押し出してくれるのである。日本人に大腸ガンが増えてきているのも，食物繊維の摂取が減ったことと大いに関係がある。食物繊維のかたまりのようなこんにゃくは健康維持に大いに役立っている。

【とび粉に含まれている機能性成分】

こんにゃくには単に食物繊維としての機能だけでなく，血圧降下，コレステロール低下などの機能もあるとされている。しかし，これらの機能はコンニャクマンナンそのものではなくて，むしろとび粉（生いもからこんにゃく粉を製粉したときの残留物）中の成分にあるといわれている。とび粉とこんにゃく粉を混ぜた状態で造粒したこんにゃく製造原料も開発されているほどである。この点で，とび粉を除かずにこんにゃくにする生いもこんにゃくは，粉こんにゃくをしのぐ生理的効果があると考えられる。

（滝口 強）

種類・品種とその特徴

● コンニャク品種の動向

わが国で栽培されているコンニャクの品種は，古くから国内で栽培されてきた在来種，備中種のほかに，大正時代に中国から原料用として輸入された支那種がある。これらの品種の交配から，はるなくろ，あかぎおおだま，みょうぎゆたか，みやままさりの4品種が育成された。

これら7品種とも，食用こんにゃくの加工原料用として栽培・流通しており，加工用途別の使い分けはない。しいてあげるとすれば，生いもから直接製造される生いもこんにゃく用途である。この製法では，生いもを長期間低温下で保存する必要があるため貯蔵コストがかさむので，歩留りの高い品種が求められている。おもに用いられてきた品種は在来種であり，みょうぎゆたか，みやままさりも，歩留りの高さからこの用途にも向くものと考えられる。

さらに，精粉の魚臭の原因の一つとしてトリメチルアミンが指摘され，魚臭のしない品種の育成が必要であるが，まだ着手するまでには至ってない。今

写真3）
コンニャクの花 ［写真：小倉隆人］

（付属体／仏焔苞（ぶつえんぽう）／花茎／仏焔苞／雄花の集まり／雌花の集まり）

コンニャク

後，不用な成分とともに，有用な成分の機能性が解明されれば，もっと多くの品種が各種用途向きとして必要になると思う。

● おもな品種とその特徴

【在来種】

来歴・特徴 わが国で古くから栽培されてきた品種であるが，伝来については縄文時代という説や仏教伝来とともに入ったという説があり，定かではない。赤茎，白ヅル，平玉，和玉，大玉種などの地方名で呼ばれてきたが，現在は在来種の名称に統一されている。

栽培は，夏の気温が比較的温和な山間地で，地力に富み，古くからコンニャクの適地といわれている地域に限られ，平坦地には適さない。

品質 荒粉歩留り，精粉歩留り，精粉粘度とも高く，品質は最も優れる。

【備中種】

来歴・特徴 在来種と同様，古くから栽培されてきた品種で来歴も定かではない。青茎，黒ヅル，長玉，石玉などの地方名で呼ばれ，備中種という名称は関東地方で付けられたものである。現在では他の品種に更新され，姿を消しつつある。

病害や気象災害に対し，在来種より強い傾向がある。適地は，在来種と同様の地域であるが，気温がやや高く，日射の強いところでも栽培できる。

品質 精粉歩留りがきわめて低く，精粉粒子は小型で，精粉粘度が低く，品質は劣る。

【支那種】

来歴・特徴 南洋種，ビルマ種などとも呼ばれた。群馬県の貿易会社が大正時代に中国の湖南省から原料用として輸入したことに始まり，おもに群馬県甘楽郡下で広まった。

晩生なので，秋遅くまで生育できる低標高地帯に適する。腐敗病には最も弱い。

品質 荒粉からの精粉歩留り，精粉粘度はやや高いが，荒粉歩留りがきわめて低いため，生いもからの精粉歩留りも低い。

【はるなくろ】

来歴・特徴 群馬県農業試験場で支那種を母とし在来種を父として交配したもので，昭和41(1966)年に命名登録された。気象災害には在来種より強いが，葉枯病，根腐病に弱い。標高200～400mの中間地帯が適地。

品質 荒粉歩留りは在来種と支那種との中間，荒粉からの精粉歩留りはやや低い。

【あかぎおおだま】

来歴・特徴 群馬県農業試験場で支那種を母とし，在来種の一系統である金島在来種を父として交配したもので，昭和45(1970)年に命名登録された。標高300～600mの中山間～山間地帯が適地。

品質 荒粉歩留りは支那種に次いで低いが，荒粉からの精粉歩留りは高く，精粉粘度も強い。

【みょうぎゆたか】

来歴・特徴 群馬県農業試験場で群系26号を母とし，支那種の一系統である富岡支那種を父として交配したもので，平成9(1997)年に命名登録された。気象災害および葉枯病，根腐病には在来種より強い。適地は標高100～300mの平坦～中間地域。

品質 荒粉歩留りは在来種に次いで高く，荒粉からの精粉歩留りも高いため，生いもからの精粉歩留りは在来種並に高い。精粉粘度は最も強い。

【みやままさり】

来歴・特徴 群馬県農業試験場で支那種と備中種の交配系統である群系55号を母，支那種の一系統である富岡支那種を父として交配したもので，平成14(2002)年に命名登録された。葉枯病，根腐病，腐敗病に比較的強い特性をもつ。適地は標高100～600mの平坦～山間地帯。

品質 荒粉歩留りはあかぎおおだま程度であるが，荒粉からの精粉歩留りがきわめて高いため，生いもからの精粉歩留りはみょうぎゆたかと同程度に高い。精粉粘度も強い。

(内田秀司)

栽培法と品質

● 製粉時期と品質

コンニャクは通常晩秋に収穫され，冬の間に製粉される。収穫されたまま春先までおき，その後製粉されたものを春切り粉とよぶが，コンニャクも春先になると，次の出芽の準備を始め，いもの内部では変化が起こってくる。いもの貯蔵多糖類であるコンニャクマンナンの品質も影響を受けるため，必然的に原料としての品質は低下する。

● 保管法と品質

こんにゃく粉は，通気性のない材質の袋に入れるか脱気して包装し(酸素との接触を防ぐ)，低温倉庫

に保管する。開封後のこんにゃく粉は湿気を吸わないよう注意が必要。粉が湿気を吸い水分15％以上になるとカビが発生する危険性があり、高温での保存は粘度の低下が起こる。

　生いもこんにゃくをつくる場合も同様で、貯蔵期間の長いいもは品質に注意する必要がある。また貯蔵条件によっては腐敗の危険もあるが、腐敗した原料は当然避けるべきである。同様に、腐敗していなくても生育のとくに悪いいもは何らかの欠陥があったと思われ、原料として適さない。

（滝口　強）

加工品とその特徴

●加工条件と製品の品質

　こんにゃくは基本的には、水、こんにゃく粉、凝固剤のみからできる単純な食品であるが、こんにゃく粉の品質および製造条件によって製品の品質は大きく異なったものになる。

　こんにゃくの品質については、やや曖昧であるが「弾力があり、適度な硬さをもつ」ものが良いとされている。逆に「もろく、硬さの足りないもの」は低く評価される。

　一般に粉の使用量が多いほどしっかりした物性のこんにゃく（これを品質の目安とする）になる。しかし、こんにゃくの粘度の出方は、撹拌方法や撹拌羽の形状、粉の粒子の大小によっても左右される。また、撹拌のどの時点で凝固剤を添加するかによって、できるゲルの物性には当然差が生じる。たとえば、十分に膨潤していない状態で凝固剤を添加すると軟らかく粘りを帯びた物性になり、十分撹拌し、膨潤している状態にしてから加えると硬く弾力ある物性になる。

　筆者らが毎年行なっている市販板こんにゃくの品質調査でも、こんにゃくの固形分（粉の使用量を反映したもの）と物性測定値との間の相関性はさほど高くないが、それは各メーカーによって撹拌に関する諸条件（膨潤にする程度と凝固剤添加時期）が異なるためと思われる。つまり、粉の使用量がある程度少なくても、よく撹拌し膨潤を完全にするなどの工夫により、そこそこの物性に仕上げることができるのである。

●おもな加工品

<いもこんにゃく>

【こんにゃくづくりの原理】

　こんにゃくは、こんにゃくいもの中のコンニャクマンナンが、アルカリの作用で不可逆的にゲル化したもので、ゲル化の原理自体はしごく単純であるといえる。したがって、こんにゃくづくりも原理的には単純であるが、逆に単純であるからこそむずかしい面がある。

　ここでは最も基本に戻って、手づくり的なこんにゃくの製造方法について解説する。こんにゃくづくりとは、端的にいえばコンニャクマンナンをできるだけ膨潤にさせ、そこに効率よくアルカリを接触させることにつきる。しかし細かい部分でさまざまな方法があり、一概にいえない。つまり、こんにゃくづくりにも定法があるわけではなく、種々の変法がある。

【つくり方の手順】

　著者らが家庭で個人的にいもこんにゃくをつくる場合の例を紹介する。こんにゃくいも300g、家庭用ミキサーを用いる場合である。

　①表面をよく洗い、土などの汚れを落とす。土が残存すると食感が悪くなるだけでなく、土壌細菌のために後々の腐敗が懸念される。

　②いものまま（丸ごと）、約30分間（中心まで箸が通る程度まで）、茹でるかふかす。加熱することにより酵素の働きをストップさせる。また、皮がむけやすくなる、加熱によっていも中のシュウ酸カルシウムが分解し、すりおろしたあと手についても痒くならなくなる、などのメリットもある。

　③スライス、または角切りにする。大きさはミキサーに入る程度。傷んだり黒く変色したりしている部分はここで取り除く。

　④水1,200～1,500mlを加えながら、どろどろになるまでミキサーで磨砕する。時間は1～2分。加える水は、いも重量の4～5倍が目安。

　⑤1～2時間放置する。途中何回か手でこねると「のり」が均質になり、最終的にしっかりしたこんにゃくになる。なお、磨砕不足のまま放置するとコンニャクマンナン粒子と液が分離してしまい、底部でかたまりをつくってしまう。コンニャクマンナン粒子はいったん沈澱すると、液と均質にこね合わせるのがきわめて困難になる。

コンニャク

⑥石灰水（3gの水酸化カルシウムを50～100mlの水に懸濁させたもの）を加え，1～2分のうちに全体が均質になるように一気にこねる。こねが不足すると物性にムラができ，日持ちも悪くなる。逆に，こねすぎるとボソボソになるので注意する。こねる時間は長くても2分が限度。

⑦別の容器（何でもよい）に移し，約1時間放置する（表面にさわっても手につかなくなるまで）。

⑧かたまりのまま大量の水でゆがく。表面がかたくしまってきたら，半分，さらに半分と徐々に切って適当な大きさのブロックにする。このまま冷蔵庫に置くか，1日1回くらいの割合でゆがいているとかなり日持ちする。

【失敗しないための注意点】

以上がいもこんにゃくつくりの工程であるが，失敗しないためには次のような点に注意する。

①コンニャクマンナン粒子は，いもの組織の中で細胞の皮膜に包まれている。そのため，こんにゃく粉を使う場合よりも，「目開き」（コンニャクマンナン粒子がほぐれること）に時間を要する。

②コンニャクマンナン以外の種々の栄養成分（澱粉，タンパク質など）が除去されずに残っているので，凝固剤の効力はそれらの存在で減殺される。つまり，粉こんにゃくの場合よりも凝固剤の効きが悪い。それを見越してある程度多めに（いも重量の1%を目安とする）凝固剤を使う。

③粉こんにゃくよりも栄養成分を多く含み腐敗が早いので，殺菌については注意を払う必要がある。通常の250g程度の包装であれば，80℃，30～40分間加熱殺菌する。開封後も粉こんにゃくよりは腐敗しやすいことを念頭に扱うことが必要。

④いもを加熱せずにすり下ろす場合には，いもの中のマンナナーゼ（コンニャクマンナン分解酵素）の活性が失われていないので，すった後は長時間おかない（酵素の作用でコンニャクマンナンが加水分解されてしまうことがある）。

なお，凝固剤については石灰に限らず，炭酸ナトリウム，木灰なども使えるが，いもこんにゃくの場合，pH（酸度）や日持ちの点から石灰がよいといえる。

＜粉こんにゃく＞

粉こんにゃくを家庭でつくる場合の注意点は，いもこんにゃくの場合と基本的には同じであるが，石灰の使用量はより少なくてすむ。また，コンニャクマンナンの目開きを確認しながら，任意の硬さのこんにゃくをつくることができる。さらに，凝固剤も透明感を求める場合には炭酸ナトリウムを用いるとか，自在に工夫することができる。

以下に，こんにゃく粉を使ったこんにゃくで，ちょっと特殊な方法を紹介しよう。

【半凝固こんにゃく】

こんにゃく粉を水に加え攪拌するが，目開きを中途でストップさせ，まだ粒が残っている段階で凝固剤を加え，ゲル化させたこんにゃく。水に分散しているコンニャクマンナンの密度が低いため，組織がやっと形状を保っているような状態で，通常のこんにゃくのように硬くしっかりしたものにはならず，軟らかくてよく伸びるような物性になる。

【ダブルこんにゃく】

しらたきや板こんにゃくを任意の大きさに切り，あるいはミンチ機にかけてソボロ状にし，これを通常のこんにゃくに練り込んで固める。こんにゃくの中にこんにゃくが分散しているというダブル構造のこんにゃくが得られる。

また，しらたきを一定方向に並べ，周囲を別のシート状こんにゃくでくるむようにしてゲル化させたものもつくることができる。

【半凍結こんにゃく】

こんにゃくは冷凍してしまうと組織が変わってしまい，ガジガジになってしまう。完全に凍らせると「しみこんにゃく」になってしまうが，さしみ風にゆくかため薄切りしたこんにゃくを表面がわずかに凍った程度で取り出すと，表面がしっかりしていて中身がとろりとした一風変わったこんにゃくができる。

＜色ものこんにゃく＞

こんにゃくに他の種々の素材を練り込んでつくる色ものこんにゃくの場合，練り込もうとするものによって若干の注意が必要である。

練り込むものが酸性の場合，特に梅干しなどは酸性がきついので，凝固剤はpHを確認しながら適正・十分な量を加える必要がある。つまり，加えた凝固剤のアルカリ分が酸で中和されてしまい，なかなか効いてこないことを承知しておくことである。

梅干し，梅漬けなどを練り込む場合，ペースト状などあまり細かくしてしまうと，酸がゾル（のり）の

中に分散しゾル全体が酸性に傾くことになり，pHを上げるにはかなり多めの石灰を加えなければならないなど，固めるのに苦労する。梅干しなどは，ある程度形がわかる程度の大きさのほうが，加工しやすいし見た目も美しい。また，色も赤く残りやすい。

色については，まんべんなくアルカリに接触するため変色しやすくなる点にも注意したい。梅などの天然の赤い色素はアントシアニンと呼ばれるが，熱やpHに不安定である。酸性下では美しい赤色でも，アルカリ性のもとでは暗緑色に変色してしまう。こんにゃくをあく抜きしてアルカリ性を除いてから着色すれば，きれいに色が出る。

＜こんにゃくゼリー＞

このところの食全般をめぐる新製品で脚光を浴びたものに「こんにゃくゼリー」がある。こんにゃくゼリーとは，こんにゃく粉の主成分であるコンニャクマンナンと別の増粘多糖類（キサンタンガム，カラギーナンなど）とを組み合わせてつくるもので，複合ゲルと呼ばれる。コンニャクマンナン単独では凝固せず，また，他の増粘多糖類だけでも凝固しないのに，両者を合わせると凝固するという反応を基礎にした製品である。「こんにゃく畑」「こんにゃく家族」など，「こんにゃく○○」という名称で市場をにぎわせた。

こんにゃくゼリーの消費は，幼児が喉に詰まらせて亡くなるという事故があって，一時は落ち込んだようであるが，形状を変え食感を変えるなどの工夫によりピンチを乗り切った。

＜こんにゃくの新製法＞

コンニャクマンナンの繊維が，水を含んで徐々にほどけてくるまでに時間が非常にかかる。これをできるだけ早くすすませるため，こんにゃく工場では高速でかき混ぜたり，加熱したりする。しかし，コンニャクマンナン粒子が完全に溶けて「のり」（ペースト）のような状態になるまで数時間かかるのが普通である。それが，できた製品の品質が微妙に異なったり，腐敗の危険が増すこと，さらに工場の生産効率が下がったりすることにつながり，望ましくない。

群馬県工業試験場が中心になって開発した新しい方法は，工程の簡略化をねらったものであり，こんにゃく粉あるいはこんにゃくいもを特殊な装置（マスコロイダー：電動石臼）で組織ごと超微粒子まで砕き，そのまま水和させて，瞬時にペースト状にしてしまう。

この装置は以前豆腐の製造に用いられていた石臼にヒントを得てつくられたもので，上下の臼の間隙をぎりぎりまで挟めて高速回転させ，中心部に投入した試料を遠心力と臼の磨砕力でペーストにするというものである。この方法ではいわゆる待ち時間はゼロになり，腐敗する危険性あるいは酵素による液化の危険性はずっと減る。また，もし原料の投入と同時にアルカリ水を入れてやれば，出口ではこんにゃくになっており，原料の投入から製品まで1分足らずですむ。

＜しらたき，糸こんにゃくなど＞

しらたきと糸こんにゃくは別のものとの意見もあるが，一般的には同じと見られている。しらたきとは，こんにゃくのノリ（目開きさせペースト状にしたもの）にアルカリを加え，目皿から熱水中に押し出してつくる。押し出されてすぐに熱水にふれるため短時間でゲル化して，互いに結着することがない。

食材としての特色は，板こんにゃくよりも味がしみやすいことにある。そのため，しらたきをスープに浸けて「こんにゃくラーメン」としたり，焼きそばのかわりに用いたりする例がある。

●海外の加工・利用に学ぶ

中国でも日本と同様に，こんにゃく粉を適度な濃度のアルコールで洗浄し，においの元になる不純物を除いて精製する手法がとられているとの報告がある。こうした精製により，製菓，製麺などこんにゃく以外の用途にも可能性が広がる。

（滝口　強）

調理での活かし方

調理素材としての特徴

●調理上の特性

こんにゃくいもは，こんにゃくやしらたきに加工され，使用される。こんにゃくは97％が水分で，主成分であるグルコマンナン（コンニャクマンナン）は食物繊維の一種で，グルコースとマンノースの縮合重合体である。グルコマンナンの濃度が高いほど歯ごたえのよいこんにゃくができる。

ゲル状になっているこんにゃくは，水分が少ない

コンニャク

状態になればなるほど、コリコリした口当たりになる。調理の際に塩でもむことにより脱水させたり、乾煎りにより脱水させたりすれば、口当たりをコリコリさせることが可能である。

こんにゃくの主成分であるこんにゃくマンナンには匂いや味はないが、えぐみの原因になるアクが含まれている。また、凝固剤として水酸化カルシウム、卵殻カルシウムを使用すると、カルシウムとこんにゃくが反応した特有の臭みやヌルヌル感がでる。これを少なくしてアクを抜く下ごしらえが必要である。

こんにゃくをゴボウと一緒に煮ると、ゴボウが緑色になることがある。これは凝固剤として石灰が使われている場合で、石灰のアルカリ性による。ゴボウに含まれるクロロゲン酸から酵素の作用によりキノンまたはオキシキノンができ、これらがアルカリ性になると、アミノ酸やタンパク質などからアンモニアを出す。このアンモニアがキノン成分と結びついて緑色色素をつくる。

インゲンマメを茹でた湯でこんにゃくを茹でると、茹で汁や白こんにゃくが赤色に変色することがあるが、インゲンマメ中に含まれる天然色素がこんにゃくの凝固に使用した石灰と反応して赤くなるためである。

こんにゃくをアルミ鍋で調理したときに、黒くなることがある。調理物に含まれている強い酸性や強いアルカリ性成分により、アルマイトが浸食されたためである。こんにゃくはアルカリ性の強い食品のため、アルマイトが浸食される。鍋にレモン水を入れ、しばらく沸騰させるとかなり黒変がとれる。

●食材の見分け方と保存法

こんにゃくは古くなるにつれて離水といわれる、水分が抜けてゆく現象が起こる。これがすすむと全体が小さくなり、表面が突っ張ったようになり、食感がかたくなるので使用は避ける。

よいこんにゃくとは、さわって適度に弾力があるもので、水っぽくないもの、軟らかすぎないもの、食べるとシコシコとした食感があるもの、煮た場合に小さくなりすぎないものがあげられる。

必ずしも冷蔵庫で保存しなくてもよい。直射日光などが当たらない、最も涼しいところに保存する。しかし、開封後は水を張ったボウルに入れ、冷蔵庫で保存し数日以内に食べる。そのまま冷蔵庫に保存していると乾燥する。

基本調理とポイント

手でちぎったり、たずなこんにゃくなど、表面積を広げて味がしみ込むようにして使う。使い残しのこんにゃくの保存期間は、そのまま冷蔵すると2～3日だが、パックされていたときの水につけておけば、冷蔵庫で1週間ぐらい保存が可能である。

こんにゃくはアクが強く、味に大きくかかわるためアク抜きをする必要がある。水から茹で、2～3分煮たててから、ざるに上げる。フライパンで炒りつけてもよい。

【煮物：煮しめ】

塩でもみ、一度ゆがいてアクをとってから、表面に切り込みをいれたり、手でちぎるなどして、表面積をひろげて調味料をしみ込みやすくする。

【刺身】

こんにゃく粉に石灰を少なくしてつくったもので、あおのりやユズを混ぜたものもある。プルプルした食感を楽しむために、厚く切りすぎない。酢味噌や醤油などで食べる。

おすすめの一品

【味噌でんがく，他】

きび粉（はなご）を混ぜた「がすごんにゃく」と、こんにゃくいもだけでつくるものの2種がある。味噌でんがくにするのは、がすごんにゃくである。

がすごんにゃくは適当な大きさに切り、竹串にさして味噌をつけ、いろり火のまわりに立て並べてでんがくにしたり、大根などと一緒に煮しめにしたりする。

こんにゃくいもばかりのものは、すり鉢でつぶし

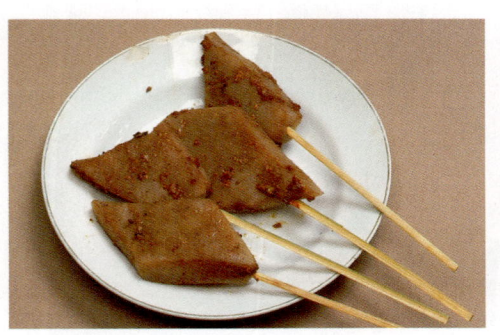

写真4) 味噌でんがく（高知県）[写真：千葉 寛]

た豆腐と一緒にして白あえにする。こんにゃく料理はハレの日のごちそうであり、常のときにはつくらない（日本の食生活全集『聞き書　高知の食事』農文協より）。

【煎出し】

材料　揚げ油（できればごま油），こんにゃく1枚，たかのつめ半分，白髪ねぎ1/3本，大根おろし150g，醤油。

つくり方　①こんにゃくを下茹でし、切り込みをいれる。下まで切らないようにする。②四角に切る。③水気をよく拭き取り、ごま油で揚げる。④少し色づくまで揚げる。⑤揚げたこんにゃくを器に盛りつけ、たかのつめの輪切りと、大根おろし、白髪ねぎをのせ、熱いうちに醤油をかける（『素人庖丁』・『蒟蒻百珍』から）。

（増田真祐美）

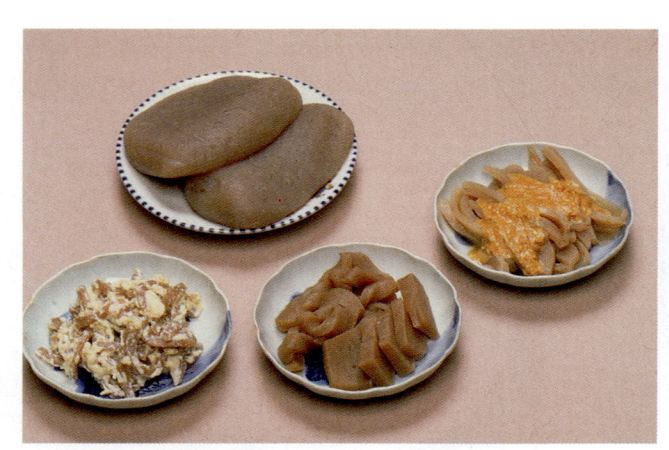

写真5）伝統的なこんにゃく料理（和歌山県）［写真：千葉 寛］
上：手づくりこんにゃく，下：左から，白あえ，煮物，酢味噌あえ

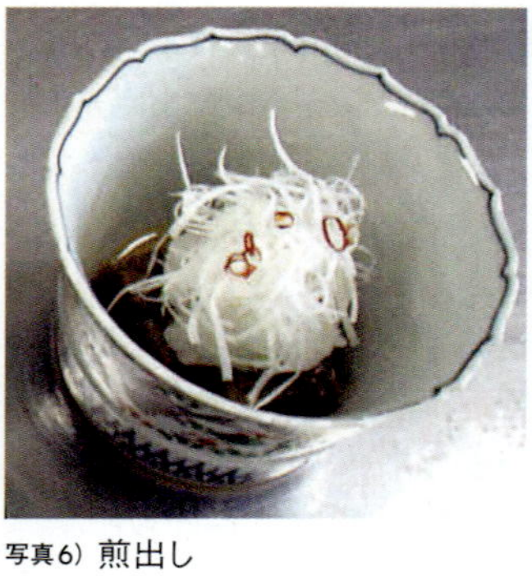

写真6）煎出し

ヤーコン

和名：ヤーコン
学名：*Smallanthus sonchifolius* (Poeppig & Endlicher)
　H. Robinson
英名：yacon
地方名・別名：―
分類：キク科スマランサス属
原産地：アンデス高地（東斜面）
わが国への伝来時期：1984年，ニュージーランドから導入
主な産地：茨城県阿見町，北海道池田町，栃木県塩谷町，岩手県陸前高田市，福島県天栄村
出回り時期：秋～冬（10月下旬～2月）

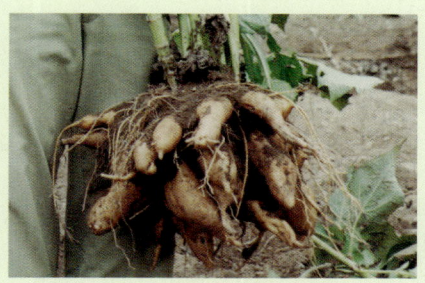

掘り上げたヤーコン塊茎［写真：中西建夫］

食材としての特徴

原産・来歴と利用の歴史

●原産はアンデス高地

　ヤーコンはアンデス高地原産のキク科の多年生植物で，ベネズエラからアルゼンチンにいたるアンデス高地で栽培されてきた。インカ帝国時代のはるか以前，2,000年もの昔から栽培されている。しかしインカ帝国滅亡後は，スペイン人などの移住者にインディオの伝統作物が蔑視されたこと，カロリーが低いことなどから，栽培は減少した。近年，ブラジルで栽培が増加しているが，アンデスを越えての栽培はきわめて少ない。

　アンデスの人たちには，サラダあるいは果物のように利用されてきた。また，煮たり焼いたりしても用いられてきた。水分が多く澱粉が含まれないためか，加工品としての利用は少なく，ジュースに利用される程度であった。時には，チャンカカとよばれる粗糖の固まりにまで濃縮され利用された。

●塊根を利用

　草姿はダリアやキクイモに似て，地下部に塊根と塊茎の2種類の肥大器官をつくる。塊茎には芽の原基があり繁殖に利用するが，食用には適さない。食材に利用する塊根は根が肥大したもので，形態はサツマイモやダリアの根に似る。通常100～300gの大きさだが，1kgを超すものもある。繁殖には利用できない。水分が多く生食が可能で，ほのかな甘味と，ナシとレンコンをあわせたような爽やかな食感をもつ。水分以外の大部分はフラクトオリゴ糖を主とした糖質からなる。

　塊根にフラクトオリゴ糖が多量に含まれていることが日本で発見された経緯もあり，加工の研究や取組みは，日本が最も進んだ状況にある。しかし，ごくごく小規模であるが，北朝鮮・韓国でめんに添加し，利用されている。

●日本への導入と利用

　日本へは1984年にニュージーランドから導入された。導入当初はいもの成分が不明で，低カロリーのダイエット作物として宣伝・販売された。塊根にフラクトオリゴ糖が含まれることがわかり，その健康機能性が注目された。新作物の可能

写真1）ヤーコンの地上部　　写真2）ヤーコンの地下部

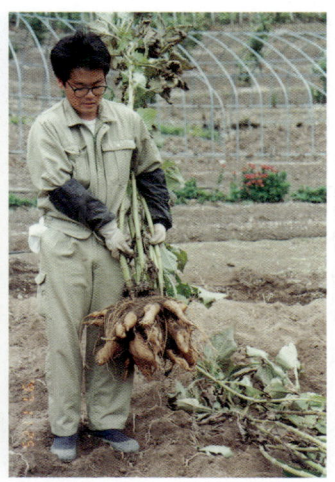

性を求める各地の農家で栽培に取り組まれた。しかし，塊根を利用すること，アクが多いこと，澱粉の多いサツマイモやジャガイモと利用・保存法が異なることなどから，食材としての利用にとまどいがあり，消費者への浸透が遅れ，栽培は停滞した。

自治体や農協等による組織的な取組みのもとに，各地で栽培が始められ，加工品の開発が試みられている。歴史が浅く，市販にまで完成された加工品は少ないものの，徐々にではあるが加工品の開発が進み，栽培・生産が軌道に乗りつつある。商品化されている主な加工品はきんぴら，漬物，ジュース，茶などである。

特徴と栄養・機能性

●食材としての特徴と活かし方

ヤーコンの塊根はフラクトオリゴ糖を多量に含有し，食物繊維も多いなど，低カロリーで健康機能性に富んだ特性をもつ。水分が多く生食が可能で食感が良い。また，炒める，煮るなど，多様な調理が可能で，ジュースにも利用できる。このため，食感を生かした，また，フラクトオリゴ糖などの機能と特徴を生かした多様な加工品が作製できる。葉と茎にも健康機能性があり，茶の販売も可能である。

ヤーコンの調理特性については詳細な官能評価が行なわれ，生，茹でる，炒める，煮る，揚げるのいずれの調理法でも食材として高い評価が得られている。生と茹でるの場合は中華風ごま味，炒める場合は醤油を用いること，煮た場合はきんぴら，揚げる場合ははさみ揚げが最も高い評価をうけている。

栃木県塩谷郡塩谷町の料理コンテストで，ヤーコンのフルコースが最優秀賞を得たことからも，その幅広い調理・加工特性が確認できる。各産地で料理コンクールが開催され，陸前高田市では味噌漬けが最優秀賞となり，北海道中川郡池田町ではきんぴらが最も好評であった。シャキシャキした食感が調理・加工した後も残り，これがヤーコンの食材としての最大の良さと考えられる。

今後有望と思われる加工品にはミックスされたサラダ，惣菜，ジュースがあり，パンやめん，そして菓子生地への利用などが考えられる。

表1) ヤーコン塊根の栄養成分（可食部100g当たり）

成分	含有量
水分(g)	83.1
タンパク質(g)	1.0
脂質(g)	0.1
糖質(g)	13.8
繊維(g)	0.9
灰分(g)	1.1
カルシウム(mg)	12
リン(mg)	34
鉄(mg)	0.2
ナトリウム(mg)	0.4
カリウム(mg)	344
β-カロチン(μg)	130
ビタミンB_1(mg)	0.07
ビタミンB_2(mg)	0.31
ビタミンC(mg)	5
食物繊維(g)	2.6
ポリフェノール(mg)	203

注：愛媛県工業技術センターの調査による

表2) ヤーコン葉の栄養成分一覧（乾燥100g中）

項目	含有量
ナトリウム(mg)	10.7
カリウム(mg)	4,970
カルシウム(mg)	905
リン(mg)	416
鉄(mg)	24.5
銅(ppm)	6.40
亜鉛(ppm)	30.7
マンガン(ppm)	66.3
マグネシウム(mg)	651
総クロム(ppm)	2.4
タンニン(g)	2.99
タンパク質(g)	12.8
脂質(g)	2.9
糖質(g)	36.8
繊維(g)	18.3

注：(財)日本食品分析センター第48100248-001号より

●栄養成分の特徴

塊根と葉の成分を表1，表2に示した。ヤーコンの特徴は，いも類としては水分・糖質が多く，澱粉を含まない点にある。タンパク質，脂肪は少ない。糖質の約90％がフラクトオリゴ糖からなる。キク科植物はフラクトオリゴ糖，イヌリンを多く含有するが，そのなかでも最も多く，作物のなかではずば抜けて多いフラクトオリゴ糖を含有している。

市販のフラクトオリゴ糖の大部分がフラクトースの少ない低重合度（GF2～4）のものなのに対し，ヤーコンには高重合度（GF5～9）のフラクトオリゴ糖が比較的多く含まれている。

ヤーコンは健康機能性にきわめて富んだ低カロリーの食材であり，栄養過多の傾向にある現在の日本人にとって有用でユニークな食材である。

●機能性成分

＜塊根部＞

ヤーコンの塊根部に多く含まれている健康機能性成分は，フラクトオリゴ糖，ポリフェノール，食物繊維である。

【フラクトオリゴ糖】

フラクトオリゴ糖の機能性には，難消化性（胃や小腸で消化されない，低カロリー），整腸作用（ビフィズス菌が増加する），便秘改善，肝臓の解毒に

ヤーコン

対する負担の軽減，血糖値の上昇が少ない，血清脂質の改善などが報告されている。フラクトオリゴ糖の摂取により腸内菌相を改善し，便通を良くし，体調を整え，大腸ガンの予防効果が期待できる。

フラクトオリゴ糖の健康機能性を損なわずに加工するためには，強酸性下で高温状態の時に急速に分解することに留意する必要がある。しかし，中性付近ではきわめて安定しており，ヤーコン汁液を121℃・15分で殺菌をしても，中性〜アルカリ性ではフラクトオリゴ糖の分解はきわめて少ない。

また，ヤーコンオリゴ糖を各種飲料に添加し，加熱殺菌後，室温で1か月保存しても，弱酸性のオレンジジュースなどで若干分解されたが，麦茶ではまったく分解されなかったうえ，飲料の風味に変化はなかったと報告されている。したがって，ヤーコンのオリゴ糖は高温を加えても，強酸性下におかないかぎり機能性をかなり保持できると推定される。

【食物繊維，ポリフェノール類】

食物繊維は摂取により食後血糖を低下させ，血清脂質を改善し，血圧に好影響を与え，また，糖尿病に対する予防・治療効果が期待されている。

ポリフェノールには強い抗酸化性が報告され，老化や発ガン性の抑制効果が示唆されている。ヤーコンの強い活性酸素消化能（表3）はポリフェノールにより，おもな抗酸化性成分としてクロロゲン酸とアミノ酸1種が同定されている。また，動脈硬化，血栓，アレルギーなどを引き起こす酵素を阻害する作用をもつことも発見されている。

＜茎葉部＞

ヤーコンの葉と茎には，食後過血糖抑制作用，脂質代謝改善作用のあることが報告されている。食後過血糖抑制作用は，インスリンの分泌を伴わないインスリン様作用として注目されている。このため，茶としての利用がはかられている。

ヤーコン茶そのものは若干の臭みがあり，飲みにくさ解消のため，ウーロン茶などとの混合も試みられ，ヤーコン単独あるいは他の素材とブレンドした茶が販売されている。特に，ウーロン茶とのブレンドでは味が改善されるだけでなく，脂質代謝改善作用が著しいことが発見されている。

種類・品種とその特徴

日本には4つの系統群がペルー，ボリビア，エクアドルから導入されている。系統群により塊根の肉色，水分含量，糖度，フラクトオリゴ糖含量などは異なるが差異は小さく，加工特性の差は小さいと考えられる。

現在栽培されている導入品種は，ニュージーランド経由で導入されたペルーA群系統だけである。ペルーA群系統は多数輸入されたが，遺伝的にはほぼ同一の系統と推測されている。四国農業試験場（現近畿・中国・四国農業研究センター）の試験では，4系統群のなかではペルーA群系統が収量性が最も高く，食味もよいが，裂開する塊根が多く，長期間の貯蔵性に乏しいとされている。

品種改良は，四国農業試験場でサラダオトメ，アンデスの雪，サラダオカメが育成されており，特性は下記のとおりであるが，いずれも地上部収量はペルーA群系統より多いので，葉を原料とする製茶用に適している。なお，2009年にも新品種が登録されるとのことである。

【ペルーA群系統】

収量は多く，塊根の形状はいいが裂開が多い。裂開は北海道や東北など夏季涼しい地域では少なく，暖地・温暖地で多い。甘味はやや強い。生食に適し，淡いオレンジ色の肉色は，キムチなどに適している。貯蔵すると品質の低下が他品種より早く，フラクトオリゴ糖の減少も早い。

【サラダオトメ】

収量はペルーA群系統と同じ程度。塊根の形状がよく，巨大になる割合も少ないので，商品化率が高い。裂開も少ない。肉色は黄白色で貯蔵性はよい。

【アンデスの雪】

収量はペルーA群系統より多い。塊根の形状がよく，裂開も少なく程度も軽いが，巨大いもが出やす

表3) 野菜の活性酸素消去能とポリフェノール含量 [藤野, 1998]

種類	消去活性SOSA (u/g)	ポリフェノール活性 (mg/g)
ヤーコン（根）	1,625	1.88
アオジソ	1,259	4.58
サントウサイ	873	1.59
ダイコン	628	1.59
ニンジン	650	1.59
レタス	473	0.75
ホウレンソウ	555	1.31
ネギ	533	1.15

い。肉色は白く，貯蔵性はサラダオトメよりさらに
すぐれている。
　【サラダオカメ】
　収量はペルーA群系統より多い。塊根は裂開が少
なく程度も軽いが，形の悪い不整形塊根の発生が多
い。肉色はペルーA群系統よりオレンジ色が鮮やか
で甘味が強いので，ペルーA群系統とともに甘味と
オレンジ色を活かした調理・加工に適している。貯
蔵中のフラクトオリゴ糖の分解はペルーA群系統よ
り遅いが，品質は低下しやすい。

栽培法と品質
●栽培適地と植付け時期
　ヤーコンは北海道から沖縄（茶材料の茎葉を目的）
にいたるまで，全国的に栽培されている。夏季の高
温・乾燥により生育が著しく阻害されるため，夏の
涼しい北海道・東北などの寒冷地，特に温暖地の標
高の高い地域が栽培に適している。適地では多収に
加え，加工しやすい大きないもの割合が高く裂開も
少ない。いずれの地域でも霜を避けて早植えにする
ほど多収となる。
●収穫適期の判断
　塊根の成熟につれフラクトオリゴ糖が増加し，重
合度の高いものが多くなる。そして，地上部が枯れ
上がったころに最も増加し，高重合度のものの比率
も高くなって，収量も多くなる。このため，フラク
トオリゴ糖の利用を中心とする場合は，収量が最大
に達する地上部が枯れ上がった時期がよく，収穫後
できるだけ早く加工する。
　しかし，温暖地の平場地帯では収穫が遅くなると，
塊根の裂開が激しくなる。裂開すると外観を悪くし，
調製に手間どるので，塊根の裂開の厳しい地では，
この点を考慮して収穫時期を早めたり，裂開の少な
い品種を利用したりする。
●調製・保存の方法と留意点
　塊根は乾燥しやすく，乾燥すると貯蔵性が著しく
低下し品質が悪化する。短期間の保存でも，塊根を
湿らせポリ袋などに入れて乾燥を防ぐ。
　貯蔵中にフラクトオリゴ糖は分解され減少するが，
低温で抑制される。このため，乾燥を避け，低温貯
蔵（約5℃）すれば1～2か月の保存なら健康機能性効
果に問題はないと考えられる。貯蔵性は品種間差が
大きいので，貯蔵して利用するときは貯蔵性の高い
品種を選ぶ。
　外観は健全でも，内部が腐敗している塊根があ
る。このような塊根は押しつぶされやすく腐敗物が
拡散するので，袋などに入れて貯蔵するときはあま
り積み上げないようにする。
　暖地・温暖地では年を越しての収穫が可能であ
る。3～4月ころまでは腐敗も少なく，甘味が強くア
クの少ない食味がよい塊根が収穫できる。これらの
地域では畑の事情が許せば，最も簡便な保存方法で
ある。この場合も貯蔵性のよい品種が適している。

加工品とその特徴
●調理・加工時の褐変・変色を防ぐ
　調理・加工での留意点は，剥皮・切断した時の褐
変・変色（黒化）である。変色は，切断後すぐに水ま
たは酢水にさらすことにより一時的に防止できる。
生のまま利用する酢漬けやサラダの場合は，酢やド
レッシングの添加により変色を抑制できるが，サラ
ダでは抑制は不十分で，商品化する場合は加熱して
ポリフェノール酸化酵素を不活化させる。
　すりおろした場合も同様で，前処理として塊根を
加熱したり，すりおろしの前後にアスコルビン酸（ビ
タミンC）などを添加したりして脱色をはかることも
ある。脱色しないでパンに利用すると，ほのかな緑
色を帯びる。菓子への添加の場合も変色が大きな問
題で，変色防止にいろいろな工夫が行なわれている。
ジュースでも酸化酵素による変色と青臭み，濁りな
どが生じるが，変色・青臭みを制御した製品が現在
数か所で販売されている。
　ポリフェノールは塊根の皮相部に多く中心部には
少ないので，厚く剥皮すると変色の程度を軽くでき
る。
●おもな加工品
　加工用途と加工品は表4のとおりである。加工品
には塊根を直接利用したものとすりおろして利用し
たものがある。
　【直接利用】
　直接利用したものは食感・食味がよく，北海道置
戸町で商品化されたきんぴらは東京へも出荷されて
いる。主素材として利用した加工品にはほかに，粕
漬や味噌漬などの漬物やわさび漬が製造・販売され
ている。またサラダも商品化されている。
　副素材，添加素材としてはギョウザの具や菓子

ヤーコン

表4) 加工用途と加工品

素材	加工用途	加工方法	加工品
主素材	惣菜	調理（短冊状）	きんぴら, サラダ, わさび漬
	漬物	調理（全, 輪切り）	粕漬, 味噌漬, 梅酢漬
	ジュース	すりおろし	ジュース
	ゼリー	すりおろし	ジュース
	茶	乾燥	茶
副素材	パン	すりおろし	パン
	めん類	すりおろし	うどん, ラーメン
	菓子	すりおろし	カステラ, まんじゅう
	調味料	すりおろし	焼き肉のたれ
	惣菜	乾燥	切干し
添加素材	菓子	調理（さいの目）	マドレーヌ他
	惣菜	調理（さいの目）	ギョウザの具
	アイスクリーム	調理（さいの目）	アイスクリーム

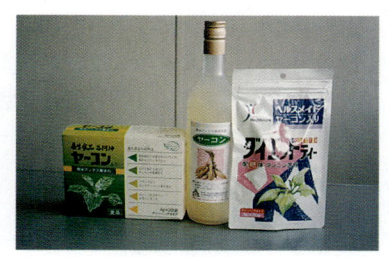

写真3) ヤーコン製品

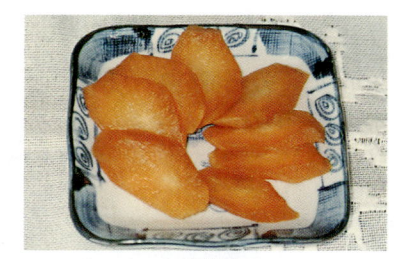

写真4) ヤーコンの味噌漬け

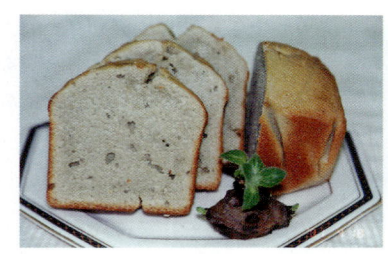

写真5) ヤーコン入りのパウンドケーキ

（マドレーヌ・ムースなど）に利用され，販売されている。これらはヤーコンを刻み入れ，その歯ざわりを食品のポイントとしている。

【すりおろしての利用】

パン，草もちの皮，めん類がある。パンではしっとり感が増し，草もちは硬くなるのが抑制され，めんではコシの強さが長く保たれる。おそらく，フラクトオリゴ糖の保湿性による効果と考えられる。

(中西建夫)

調理での活かし方

調理素材としての特徴

生食でき，水分も多く，ナシのような食感であるが，加熱しすぎると食感が悪くなる。また，掘りたてには甘味がないが，追熟するとショ糖と果糖に分解し甘味が増す。

生で果物のように味わうには追熟させた甘いもの，料理に使う場合には甘味の少ない新鮮なものと，甘味と歯ざわりをうまくいかすことが調理の基本である。なお，切り口は空気にふれるとポリフェノール類の酸化により褐変するが，すぐに水，酢水，塩水などに浸けるか，熱湯で下茹でする。なお，ポリフェノールは皮の近くに多く含まれるので，少し厚めに皮をむくと褐変が少ない。

生食するには太いもの，料理に使うなら，少し苦味があるが細いものがよい。冷暗所で保存すると，長期間甘くならず掘りたての味が持続する。また，乾きやすいので，少し水を打ってポリ袋に入れる。

基本調理とポイント

水分の多さ，歯ざわり，果物のような甘味をいかし，皮をむいてそのままか，調味料，ドレッシングなどをかけて浅漬け，サラダや酢の物など生食に適している。ほかに和え物，炒め物，揚げ物，煮物などと広く利用できる。

【サラダ, 酢の物, 和え物】

皮をむき，せん切り，短冊切り，薄切りなどにしてアク抜きし，生で，あるいはさっと茹でて，好みのソース，和え衣，合わせ調味料などで和える。やや酸味の強い味つけが合う。たとえばせん切りにして，ほかの野菜のせん切りとともにドレッシングで和える。また拍子木切りにして茹で，セロリ，サヤインゲンなどとマヨネーズで和える。茹でるとソースとよくなじむ。

【炒め物:きんぴら,酢豚】
　きんぴらは，太めのせん切りにしたヤーコンのアクを抜き，水気を切って用いる。また酢豚には，乱切りにしてアクを抜き下茹でしたヤーコンを用いる。中国料理の甘酢あんと合う。

【揚げ物:天ぷら,フライ,かき揚げ,他】
　皮をむいてアク抜きし，サツマイモの場合と同様に調理する。揚げたり炒めたりすると，レンコンに似た歯ざわりになる。

おすすめの一品
【はさみ揚げ】
　材料(4人分)　ヤーコン16枚(3mm厚さ薄切り)，豚挽き肉100g，タマネギみじん切り40g，片栗粉大さじ1，塩，胡椒，薄力粉，卵，パン粉，揚げ油適量。
　つくり方　①タマネギ，挽き肉，片栗粉，塩，胡椒を粘りがでるまでよく混ぜる。②ヤーコンは皮をむき薄切りにしてアクを抜き，水気をふき取る。③①をヤーコン2枚で挟み，小麦粉，溶き卵，パン粉をつけて180℃の油で揚げる。

　　　　　　　　　　　　　　　（橋爪伸子）

各地の地場・伝統食材

各地の地場・伝統食材

香り米 万石〈熊本県水俣市〉

コメ

「日本の棚田百選」に選ばれ，たいまつを並べる「棚田のあかり」でも知られる熊本県水俣市。その山間にある久木野地区の棚田では，昔からうるち（粳）ともち（糯）の2種の香り米がつくられてきた。うるちは普通の米に1割くらい混ぜて炊いて食べられ，もちは米に混ぜるほか，赤飯やおこわにして食べられた。香り高く，甘酒にしても絶品である。

また，うるちは草丈が2mと高く，長いわらがとれるため，細工用としても栽培されていた。ただし，背が高いということは倒れやすいということでもあり，栽培は難しい。

水俣市が所有し，地域振興会が管理・運営する愛林館では，棚田環境と食文化を守り，伝承していこうと，活動を展開中である。つくり手のいない水田を預かって香り米を栽培し，物産館や道の駅での販売，ホームページでのPRなどに取り組んでいる。

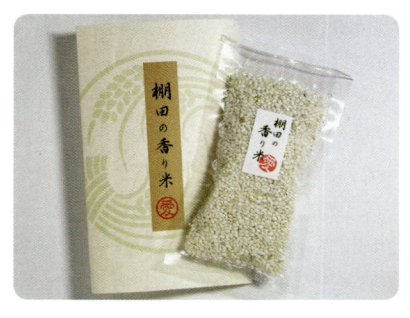

商品化された香り米 万石
[写真：愛林館]

種籾は自家採種。栽培は普通のイネとほぼ同じで，5月下旬に田植えする。9月下旬～10月初めの収穫期が近づくと，棚田にいい香りがただよう。

栽培地／熊本県水俣市久木野地区

入手連絡先／久木野地区のふるさとセンター愛林館で販売するほか，水俣市の物産館まつぼっくり，芦北町の道の駅たのうらでも扱う。ネット販売も行なっている。

（ローカルジャンクション21）

金子ゴールデン〈東京都練馬区〉

オオムギ

明治時代になるとわが国でもビール醸造が始まったが，使われた麦は外国からきた品種だった。1900（明治33）年，現在の練馬区豊玉の金子丑五郎は，六条オオムギ品種の「四国」と米国ビールムギ品種の「ゴールデンメロン」の自然交雑でできた雑種のなかから，「金子ゴールデン」をつくりだした。

早生で草丈が低いため倒れにくく，少ない肥料でもよく育ってつくりやすいため，一時は関東一円に栽培が広がり，エビスビールなどの原材料に使われた。また，この品種を親に数々の国産ビールムギ品種が育成され，わが国ビール醸造に大きく貢献した。

東京都練馬区はダイコン産地（たくあん用の「練馬大根」など）で名をはせたが，収穫前のダイコン畑にムギをまいて，ダイコンが吸い残した肥料で育て，春にはムギがキュウリなどの寒さよけ・虫よけになるというように，ムギはエコファーミング・パーマカルチャーの大切な一角をなしていたのである。

地域の有志が，歴史的な品種による地ビールづくりを夢見て，2003（平成15）年に農水省生物資源研究所

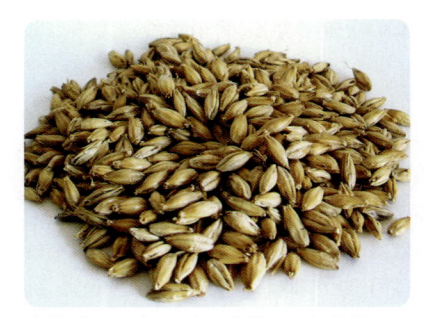

金子ゴールデンによる麦芽。やや細長い粒形が特徴

からタネを70粒譲り受け，増殖・栽培を開始した。2006年秋には40kgにふえたタネを播き，翌年収穫した金子ゴールデンで，原点の味「練馬ビール」を味わうことができた。現在はさらにタネをふやし作付けを広げながら，ビールの生産量もふやすために取り組んでいる。

栽培地／東京都練馬区　**入手連絡先**／JA東京あおば
（まだ試作段階で販売はされていない）

（JA東京あおば）

柳久保小麦〈東京都東久留米市〉　コムギ

　江戸時代の嘉永4(1851)年，現在の東久留米市柳窪(やなぎくぼ)の奥住又右衛門が，旅先から持ち帰った1本の穂から見つけ出した品種。良質の小麦粉がとれ，うどんにすると非常においしく，香りがよいと人気があり，第二次大戦前まで東京各地や神奈川県などでも栽培された。また，ムギの草丈が長いので，麦わらは「わら屋根」にも利用された。戦時中の食糧増産のなかで，収量が少なく倒れやすいことなどから姿を消したが，昭和の終わりに，四代目にあたる奥住和夫氏が，農水省生物資源研究所に保存されていたタネを譲り受けて栽培を復活した。現在，市内の柳久保小麦生産者の会で限定栽培されている。

　柳久保小麦は現在，JA，生産者，加工業者が協力して栽培や商品開発を進め，伝統的なうどんのほか，まんじゅう，かりんとう，パンなどに利用されている。

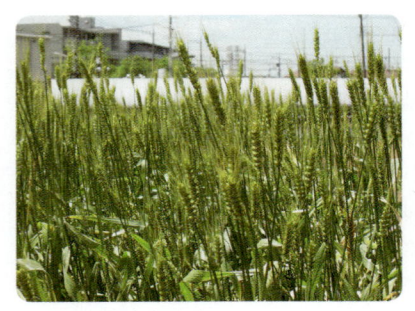

立毛中の柳久保小麦

　東久留米を代表する特産品として，今後も新たな活用の可能性をひめた食材である。

栽培地／東京都東久留米市内
入手連絡先／東久留米市（市民部産業振興課）

（東久留米市産業振興課）

みどよ〈奈良県奈良市〉　アワ

　奈良県十津川村や大塔村などの山間地では，乾燥地や痩せ地，寒い土地でもよく育つ雑穀が大事に栽培されてきた。みどよは，十津川村在来の糯性のアワの一種で，おもに餅にされ，神社仏閣へのお供えにもされた。

　粒の色は黄色みをおびており，黄色い餅になる。茎の節や葉の先が紫色になるのが特徴である。中生の品種で，播種は，山間地では4月中旬，大和盆地では4月中旬から6月上旬で，収穫は10月中旬ころとなる。収穫は，穂だけ切り取り，乾燥・調製する。

　NPO法人「清澄の村」が，奈良市高樋町の生産農家とネットワークを組んで，タネの保存活動，および地域特産化を進めている。

栽培地／奈良県奈良市高樋町

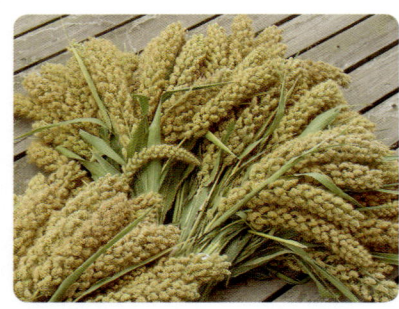

収穫されたみどよ。穂だけを切り取る
[写真：(株)栗]

入手連絡先／一般流通は行なわれていない。問合わせは，奈良県奈良市 NPO法人「清澄の村」（代表：三浦雅之）

（NPO法人「清澄の村」）

各地の地場・伝統食材

むこだまし〈奈良県十津川村〉　アワ

　急峻な地形の十津川郷で栽培されてきた糯性アワの一種で，独特のねばりと白色が特徴。肥力のない土地での生産に適し，他の雑穀とともに代々栽培されてきた。栽培期間が長く，3回の土用を越さないと良いものは収穫できないともいわれ，草丈も高く脱穀は他のアワより手間がかかる。

　「むこだまし」の名称は，水田の少ない十津川郷で米を手にすることは難しく，正月に婿さまに，せめて米でつくった餅を食べさせてあげたいと，嫁と姑が仕方なくこの「むこだまし」で餅をつくって食べさせ，当時の薄暗い明かりのもと，婿は米の餅だと思って喜んで食べたことによるといわれている。一方，婿は気遣って，だまされた振りをしていたとの話もある。

　近年，十津川郷でも生産は皆無の状態であったが，一部の篤農家が種子を絶やさないために少量生産していたものが村役場に提供された。現在，地域の伝統資源として栽培されるとともに，観光施設などに提供されている。

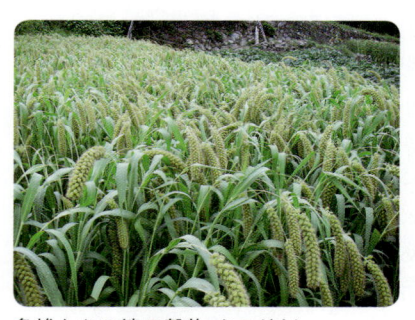

急峻なやせ地の穀物，むこだまし

栽培地／奈良県吉野郡十津川村
入手連絡先／十津川村役場農林課

（奈良県）

タカキビ（高黍）〈岩手県県北〉　キビ

　タカキビ（高黍）はモロコシのことで，普通のキビはイナキビ（稲黍）と呼ばれる。タカキビ，イナキビ，ヒエ（稗），アワ（粟），ソバなどの雑穀は，冷害に強いことから，古来，山間地が多く真夏でも時おり冷たく湿った風（ヤマセ）が吹く冷涼な気候の土地に住む人びとにとって，重要な主食として栽培・利用されてきた。

　タカキビは，団子（赤い色あい）にして，農作業の間食や子どものおやつにされた。また神仏の行事や，秋作業が一段落した庭仕舞には，タカキビの「へっちょこだんご」をつくった。たかきび粉やいなきび粉，あるいはもちあわ粉をそれぞれ捏ねて団子にし，真ん中に親指でくぼみをつけて，煮立っているあずき汁に入れる。「へっちょこ」とはへそ（だんごのくぼみ）のことで，農作業のねぎらいの意味もあるという。へそに味がしみておいしく，汁粉をすするから「すすりだんご」ともいう。また，あずき汁の中で煮えると，浮き上がってくることから「うきうきだんご」とも呼ばれる。

　親しみのこもったいろいろな呼び名が象徴するように，雑穀の利用は，地域の暮らしの文化そのものである。タカキビの栽培は1970年代に急速に減っていったが，地元や県などによる郷土食の見直しの努力によって保全され，現在はわずかながら収穫量が増加傾向にあり，「食の匠」の人たちが料理の技を伝えている。

へっちょこだんご

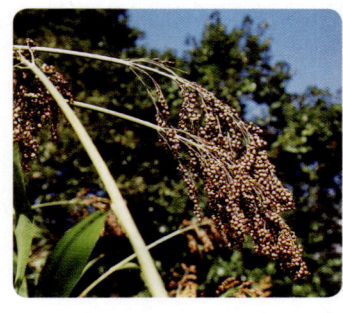

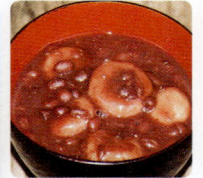

タカキビの穂

栽培地／岩手県二戸市，滝沢村，大東町
入手連絡先／北岩手古代雑穀（岩手県二戸市，代表：高村英世），尾田川農園（岩手県軽米町，代表：尾田川勝雄），北いわて農業協同組合営農経済部農産課（二戸市），(有)高常商店（岩手県軽米町），サイトウ食品（岩手県九戸村，代表：斉藤健一）。二戸市では地元直売所や通販で全国各地に販売している。滝沢村ではJAの窓口で販売。

（岩手食文化研究会）

信濃霧山ダッタンそば〈長野県長和町〉

ソバ

ダッタンソバは「普通ソバ」と違い、種子が麦や米のような丸形で小さく、花も緑色で小さい。また、別名「苦蕎麦(にがそば)」とも呼ばれているとおり、苦味成分の含有量が多い。そば粉は淡黄色をしており、栄養成分も「ルチン」の含有量が普通そば粉の約100倍含まれているなど、その機能性への注目が高まっている。

長和町でのダッタンソバの栽培は、2004(平成16)年に霧山集落で遊休農地対策の新たな栽培品目を検討するなかで、北海道から「北海T8号」の種子を導入して、翌年から試験栽培されたのが始まりである。2006年には「信濃霧山ダッタンそば生産者組合」を設立。本格的な栽培がスタートし、標高800～1,200mの地域で年々栽培面積が増えている。

他産地のダッタンソバに比べ長和町産の特徴は、苦味が少なく食べやすいうえ、成分分析の結果からルチン含量も豊富であるとのデータが得られた。また、商品としては、そば粉、そば茶、クッキー、ケーキなど

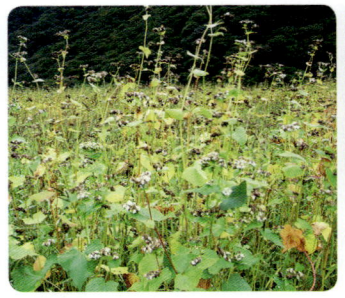

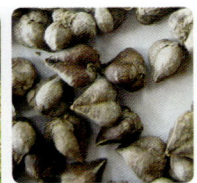

信濃霧山ダッタンそばの開花・結実

信濃霧山ダッタンソバの玄ソバ

が開発されて、町内の蕎麦屋や直売所などで販売され、知名度も上がってきている。今後も消費拡大や宣伝活動を積極的に行ない、町の特産としてより一層の定着化が図られている。

栽培地／長野県小県郡長和町
入手連絡先／信濃霧山ダッタンそば生産者組合

(長野県)

そば〈青森県南部地方〉

ソバ

春から秋にかけて、オホーツク海から吹きつける冷たく湿った北東または東からの風(ヤマセ)によって凶作に見舞われることが多い青森県南部地方、主に八戸市南郷区、南部町(旧名川町)では、ヒエ(稗)、アワ(粟)、キビ(黍)などとともに、ソバが重要な主食だった。ソバは栽培期間が短く、順々に花が咲き実るため、低温がきても一気に全滅にはならないからである。

重要食材だけに、そばもち・ほど焼き・そばがきなど日常食から、ハレの日のそば切りまで食べ方は多彩で、「そばかっけ」は典型的な農家料理のひとつ。そば粉に水を入れて捏ね、麺棒で厚さ3mmほどにのばして、食べやすい大きさの三角形に切り、汁に入れて煮て、にんにく味噌やねぎ味噌などをつけて食べる。汁に大根や豆腐などを入れて楽しむことも多い。

ソバは夏と秋の2回収穫ができるが、この地方では夏播き・秋収穫である。八戸市南郷区(南郷村)では「そば振興センター」が、南部町(旧名川町)では「そばの里 けやぐ」が、栽培から収穫、加工、製粉やそば打

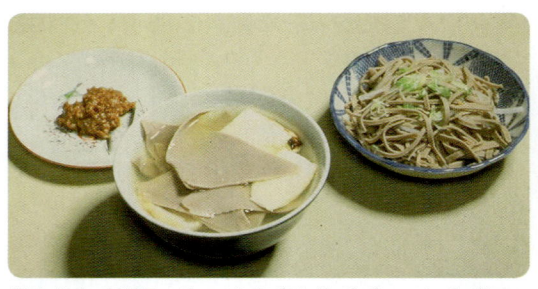

代表的そば料理。(左から)そば味噌、そばかっけ、そば切り
[写真：千葉 寛]

ち、販売などを行ない、ふるさとの味を伝えている。

栽培地／青森県南部地方、おもに八戸市南郷区、南部町(旧名川町)
入手連絡先／八戸市南郷区産は通販、市内百貨店、道の駅南郷内三稜荘でそば切り、そばかっけとして販売。名川産は「そばの里けやぐ」で加工され食べられる。そば粉も同店で購入可能。

(八戸スローフード協会)

各地の地場・伝統食材

戸隠そば〈長野県長野市〉

ソバ

　長野市戸隠（とがくし，旧戸隠村）は古くから山岳密教の地である。平安時代この地を訪れていた修験者の携帯食からそばが発見されているので，当時すでにソバが栽培されていたと考えられる。また，江戸時代の安永4(1775)年に書かれた「そば手引書」には，そばの産地として戸隠の名が記されており，当時から「戸隠そば」の評価は確立していたと考えられる。栽培が始まったころのそばの食べ方は「そばがき」や「そば餅」であり，現在の「そば切り」の形で食べるようになったのは江戸時代初期ではないかといわれている。

　戸隠では，「ぼっち盛り」と呼ばれる独特の盛り方がある。これは特産品のネマガリタケを使用したざるに5～6束の開口部のつぶれた馬蹄形状に盛る方法で，箸で取りやすく食べやすい盛りつけ方である。

　戸隠ではアサ（麻）のあとに秋ソバ（夏播きソバ）が栽培されていたが，葉タバコの普及に伴ってソバの栽培面積は減少し，1979(昭和54)年には14haとなった。その後，観光資源としてソバが見直され栽培に対する助成が行なわれた結果，2004(平成16)年には約75haまで増加した。面積増加に伴い，長野県の奨励品種「信濃1号」などが導入された一方で，ソバ栽培

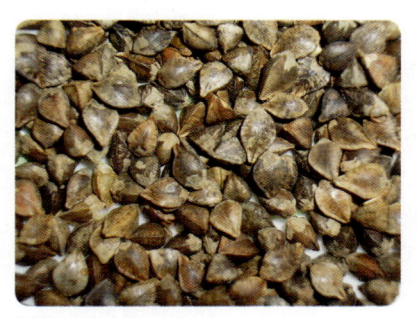

戸隠そばの玄ソバ

の歴史の長い戸隠では多数の在来種が農家の間で受け継がれ，栽培されていた。2006年5月には地域に残された複数の在来種のなかから収量・食味の優れるものを選抜し，安定的に供給することを目的に，「戸隠そば再興大作戦会議」が地区内6名のソバ栽培者により組織され，栽培試験，食味評価などの活動が実施されており，今後優良な在来品種の地域への普及が期待されている。

栽培地／長野市戸隠
入手連絡先／そば屋についての問合わせは戸隠観光協会，栽培に関しては「戸隠そば大作戦会議」まで

（長野県）

甲州もろこし〈山梨県富士山北麓ほか県内全域〉

トウモロコシ

　山梨県ではトウモロコシのことを「もろこし」と呼ぶ。甲州もろこしは，富士北麓地域を中心に古くから栽培され，江戸時代の文献にも記述が見られるほど，栽培の歴史は古い。

　現在出回っているスイートコーンとは異なり，実が固く，甘みは少ないが，しっかりとしたトウモロコシ本来の味がする。特に，焼きもろこしにして食べると，香ばしく焼き上がり，実はモチモチ感があって非常においしいが，栽培性が悪いことなどから，現在ではほとんど栽培されていない。収穫時期は通常は10月中旬となる。

　昔の一般的な食べ方としては，完熟させた実を粉にして湯などで練り，かまどの灰の中で焼いたり，まんじゅうにしたりと，保存食として活用していた。

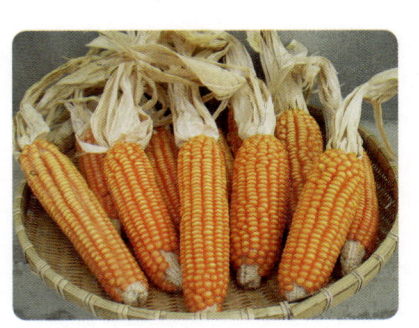

保存食として重用された甲州もろこし

栽培地／山梨県富士山北麓ほか県内全域
入手連絡先／NPO法人「都市農村交流支援センター」

（山梨県）

八列とうもろこし〈北海道空知・十勝地方〉

トウモロコシ

　石川啄木が「しんとして幅廣き街の秋の夜の玉蜀黍（とうもろこし）の焼くるにほひよ」と詠んだのは,「昔とうきび」の「八列とうもろこし」のこと。これは,明治中ごろ札幌農学校教師のアーサー・A・ブリガムが米国から導入した「ロングフェロー」や,「札幌八行」を中心とした硬粒の品種群で,明治から昭和の初期にかけて北海道で最も多く栽培された。「八列」というのは,実が8列に並んでいることによる。

　スイートコーンに比べ甘味が少ないが,トウモロコシの香りと食感が素晴らしく,塩や醤油をつけて焼いて,独特の香ばしい香りを楽しみながら食べる。北海道の風物詩である「札幌大通公園のとうきび屋台」もかつてはこの品種を使用していた。

　5月中旬に播いて,8月中旬から9月下旬に収穫する。収穫してから2日ほどで硬くなってしまうため,直売所やイベントでの限定販売となる。逆に乾燥させた実は硬く貯蔵性に富む。昔は農家の軒下に吊るして乾燥させる景色がよく見られた。また,開拓時代には,粉を粥にして冬場をしのいだ。

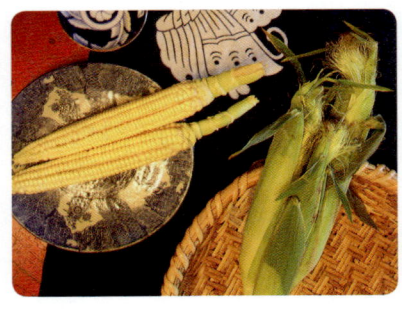

収穫直後の八列とうもろこし

　タネは農家で自家採種されてきたが,トウモロコシは5世代で弱くなるので,タネの交換による強度維持が必要である。最近ではこのタネを扱う種苗会社もある。

栽培地／北海道三笠市,岩見沢市など空知中南部および芽室町,清水町など十勝中西部

入手連絡先／及川農園（三笠市）,森田農場（上川郡清水町）,川合農場（河西郡芽室町）

（北海道スローフード・フレンズ帯広）

丹波大納言〈兵庫県丹波地域〉

アズキ

　アズキはまんじゅうや最中,羊羹,ぜんざいなどの和菓子用を中心とした食材である。なかでも「丹波大納言」は,丹波地方で生産される極大粒のアズキである。特性は一般のアズキに比べ,①皮が薄く,②大粒で,③煮ても皮が破れないとされ,煮ても腹の割れないアズキを「殿中で抜刀しても切腹しないですむ」大納言にたとえ,名付けられたといわれている。

　丹波大納言は,霧の発生日数が多く,昼夜の温度較差が大きい,重粘土質土壌であるなど,丹波特有の気候を活かして栽培されてきている。

　『氷上郡誌』に「宝永2年（1705年）亀山藩主の青山下野守が国領村東中（現在の丹波市春日町東中）で採れる小豆が優れていることから,庄屋に命じて納められたアズキをさらに精選して幕府に献納し,以後も明治維新に至るまで献納を続けた」との記載があり,現在でも高い評価を得ている。

　2008年現在,兵庫県の主産地の丹波地域では

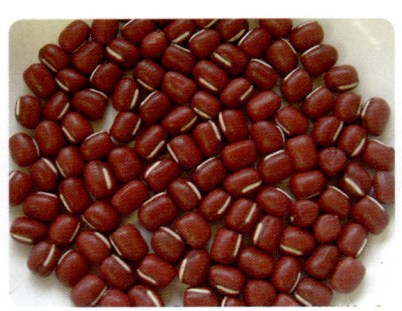

極大粒の丹波大納言

349haの作付けがあり,お祝い事にはもちろん,彼岸のおはぎなど1年を通じて食されている。丹波地域でもかつては吉事の日と毎月1日,15日には,その年に採れたアズキを使って赤飯や小豆飯をつくる風習があり,その伝統は現在も一部で守り継がれている。

栽培地／兵庫県丹波地域

入手連絡先／JA丹波ひかみ販売施設課

（兵庫県）

各地の地場・伝統食材

能登大納言〈石川県珠洲市〉　アズキ

　昔，冬に関西地方への出稼ぎにいった能登の人が丹波大納言を持ち帰って栽培を始め，それがこの土地に適応し定着したとされる。断崖続きで海風が吹きつけるやせた土地であるがゆえに，大粒で色・形・艶のよい小豆が収穫できるとされ，粒あんなど高級和菓子に珍重されてきた。

　これにJAすずしが注目し，純正な種豆の生産や，その使用による栽培の奨励を行なって，「珠洲大納言」として普及をはかってきた。現在はJAすずし，JAあおぞら，JA町野町が「能登大納言小豆」として販売している。また，国営農地開発パイロット事業で造成された耕地を利用して，意欲的な生産者がこのアズキの栽培研究にチャレンジしており，試行錯誤を重ねている。能登大納言は風通しのよい環境を好み，病害虫や雑草に弱いため手間暇をかけて少量栽培されてきたが，大規模栽培でも，水はけの改善や，風の通り道を考えた植付け，粒の熟度を十分高める収穫・調製法などのきめ細かい工夫によって，機械化に対応した栽培方法が確立されつつある。

　タネは，JAすずし，JAあおぞら，JA町野町の3つ

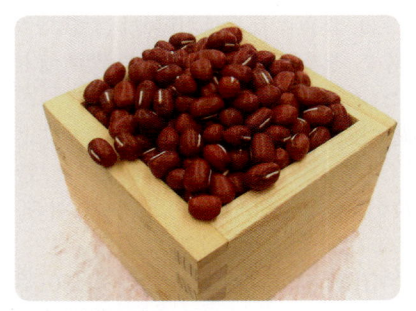

能登大納言（枡は1合升）

が，高い技術を持つ生産者に種豆生産を委託し，一括して買い上げ，一般生産者に供給している。いっぽう，生産者リーダーと加工業者，流通販売業者が連携して製品づくりのプロジェクトを立ち上げ，そのなかから『栗ぜんざい』『生きんつば』などが誕生し，広く注目，歓迎され，能登大納言の知名度を高めている。

栽培地／石川県珠洲市，輪島市，能登町，穴水町
入手連絡先／JAすずし，JAあおぞら，JA町野町

（ローカルジャンクション21）

青大豆・黒豆〈青森県南部地方〉　ダイズ

　その年の米の収穫に感謝して神様に供える「しとぎ」に使われるのが，青大豆や黒豆である。もともと「しとぎ」は米の粉を水で溶いて棒状にしたもので，神様に供えるならわしは全国各地にあった。オホーツクから吹く東北東ないし東の冷たい風（ヤマセ）による冷夏の年が多い南部地方は，米が貴重なため，大豆をつぶしたものを米粉に混ぜて増量した「豆しとぎ」をつくり，年末の大黒様の年取りに供えた。

　今日では，食べて楽しむために，好みで味付けされるが，普通すりつぶした青大豆に米粉，砂糖，塩を加えてよく混ぜ，棒状・かまぼこ状にしたものを厚さ1cmほどに切って食べる。焼いて食べるのも美味しい。

　青大豆や黒豆のタネは自家採種によって保存されている。昔ながらの方法でしとぎをつくっている人は，大豆の収穫後の11月から4月上旬にかけて「豆しと

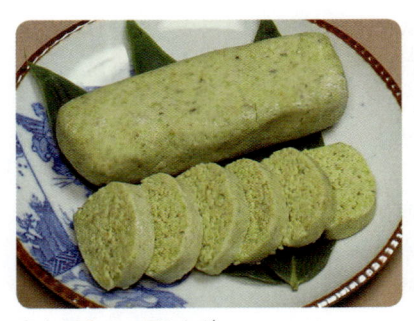

青大豆入りの豆しとぎ［写真：千葉　寛］

ぎ」に加工し，地域の直売所や，小売店，スーパーで販売されるようになる。

栽培地／青森県八戸市南郷区，南部町など
入手連絡先／西塚幸子（青森県三戸郡南部町上斗賀）

（八戸スローフード協会）

403

あけぼの大豆 〈山梨県身延町〉

ダイズ

　あけぼの大豆は、南巨摩郡身延町曙地区で栽培されていたダイズで、その起源は明治時代に、関西地方から導入されたものといわれている。

　粒を十粒並べると六寸になるほど粒が大きいことから、古くは「十六寸」という名称が使われていた。特徴としては、粒が大きいために食べ応えがあり、甘み、コクが強く、風味の良いことがあげられる。

　エダマメとして出荷されるようになったのは1970(昭和45)年頃からである。以降、食味の良さから消費者の需要も高く、面積を増やしてきたものの、近年では収穫・出荷に労力がかかることから出荷量が減少しており、希少価値が高い食材となっている。出荷時期は10月中旬～11月上旬である。

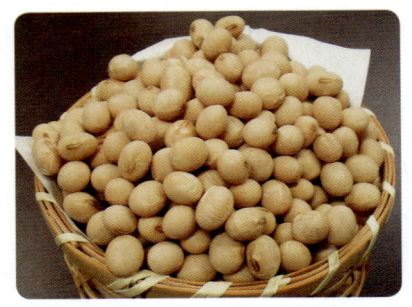

あけぼの大豆。「十六寸」の別名をもつ

栽培地／山梨県南巨摩郡身延町曙地区ほか
入手連絡先／JAふじかわ経済部

(山梨県)

あやみどり 〈長野県長野市・上水内郡(西山地域)〉

ダイズ

　青豆(ダイズ)は以前からひたし豆やきな粉として利用されていたが、近年豆腐の原料として使用されることも多い。豆腐の原料には在来種の青豆が使われていたが、普通ダイズに比べ、倒れやすく病気にも弱いなど栽培しにくく収穫量も不安定であった。

　そこで長野県野菜花き試験場(旧中信農業試験場)では、普通ダイズ並みに栽培しやすく病気にも強い青ダイズ「あやみどり」を育成した(平成21年8月現在品種登録出願中)。あやみどりは種皮と子葉が鮮やかな緑色のダイズで、葉の形状は長葉、在来種の青ダイズの臍色が黒なのに対し緑色であることが外観の特徴である。

　善光寺の西側に位置する長野市七二会・信州新町・中条、上水内郡小川村の西山地域では古くからダイズづくりが行なわれ、「西山大豆」としてブランド化にも力を入れている。あやみどりは西山大豆ブランドの一つとして栽培され、初冬から各地の直売所の店頭に鮮やかな緑色の豆として彩を添える。

　特に、上水内郡小川村ではあやみどりの生産拡

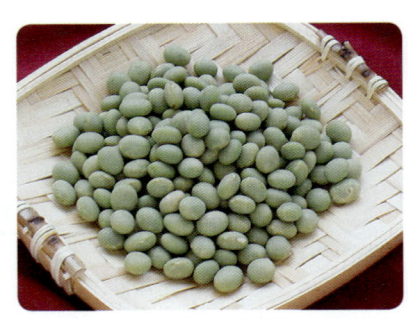

豆腐用の青ダイズの新品種「あやみどり」

大に力を入れており、村内で生産されたあやみどりは加工施設「豆福亭おがわ」で豆腐に姿を変え、高い評価を得ている。あやみどりを使用した豆腐は、淡い緑色をしており、食感は柔らかく甘味があるのが特徴である。

栽培地／長野県長野市、上水内郡小川村
入手連絡先／ダイズあやみどりについてはJAながのさいがわ営農センター、あやみどりの豆腐については豆福亭おがわ。

(長野県)

各地の地場・伝統食材

大白大豆〈群馬県片品村〉　ダイズ

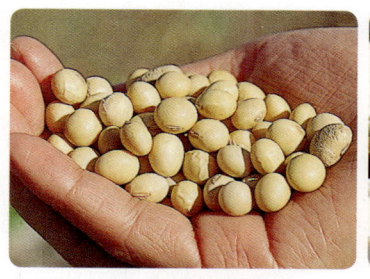

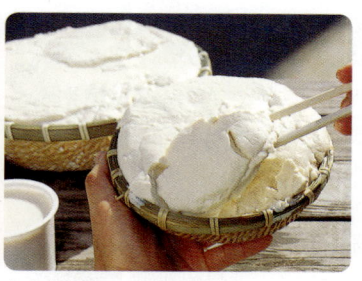

大白大豆。特産豆腐を開発

大白大豆による寄せ豆腐

　養蚕王国群馬県，尾瀬の郷として知られる片品村では，養蚕とならぶ特産品として大白（おおじろ）大豆が50年くらい前までさかんにつくられ，東京方面で高値で取引されていた。大粒でおもに煮豆用だったが，味噌，醤油，納豆，豆腐用にも使われ，豆腐にするとやわらかな甘味とこくのあるのが特徴である。

　その話を地域の古老から聞いた(有)尾瀬ドーフは，2001（平成13）年から自社農場で栽培を復活。大白大豆に，尾瀬の湧き水と天然にがりを使った「尾瀬豆腐」の製造・販売を開始した。

　大豆生産は，自社農場での栽培に加え，尾瀬ドーフが地元の高齢者を中心とした契約農家に品質確保のためのタネを提供し，栽培してもらって買い取る方式で行なっている。6月上旬に苗を植え，10月中旬から収穫する。有機無農薬栽培である。

　できた豆腐は，店先販売のほか，地元の宿や温泉へ食事用・土産用として納め，一般家庭にも配達するほか，圏外への宅配便による発送もしている。

栽培地／群馬県利根郡片品村
入手連絡先／(有)尾瀬ドーフ

（ローカルジャンクション21）

小糸在来〈千葉県君津地域〉　ダイズ

　千葉県房総半島南部を流れる小糸（こいと）川流域の農家が，昔から「田のくろ豆」として栽培し，タネを守ってきたダイズで，粒は淡緑色，枝豆で食べると甘味があって芳醇な香りがうれしい逸品だ。また，味噌や黄粉に加工するのにもよい。

　晩生種で，播種が7月とおそいため，害虫防除が少なくてすみ，多収できるという特徴もある。タネ生産は，小糸在来愛好クラブ会員が取り組んでいる。

　生産推進のための組織として「小糸在来愛好クラブ」を立ち上げて活動中である。また行政やJAきみつ，研究機関などが一体となって支援している。君津農林振興センターでは，各種事業を通じ，関係機関と連携して，栽培技術の向上，商品開発による付加価値向上の取り組みや販売促進活動支援を展開している。

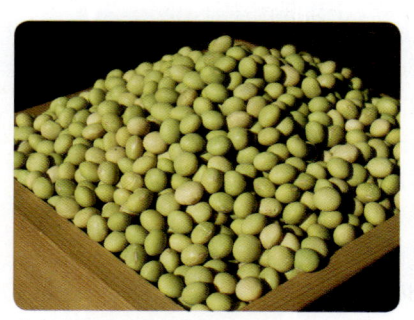

小糸在来の大豆。枝豆もうまい［写真：齋藤秀一］

栽培地／千葉県君津市上湯江地区
入手連絡先／枝豆は枝付き，莢もぎで市場流通している。東京市場，地元市場（木更津市場，JA直売所，地元スーパー），宅配（フレッシュBOX）での販売など。連絡は小糸在来愛好クラブ（代表：山下秀彌　千葉県君津市）

（食育を考える会）

信濃鞍掛〈長野県長野市〉　ダイズ

　豆を軽く茹でた「ひたし豆」は南東北や東山地方の各地に伝わるダイズ料理であるが，こうした伝統的料理に使用されているダイズには在来の品種が多い。

　各地でひたし豆として栽培されているダイズは緑色の平豆型と，粒が比較的扁平で鞍掛（くらかけ）状の斑紋のあるものの2つに大別される。「信濃鞍掛」はその名のとおり鞍掛状の斑紋の入るダイズで，長野県長野市信州新町（旧上水内郡信州新町）で栽培されていた在来種から選抜され，1981年に長野県の普及品種とした。「あやみどり」（404ページ）と同様に「西山大豆」としてブランド化され，西山地域の中山間地域で広く栽培されている。

　信濃鞍掛は晩生で，やや丈が伸びやすく倒伏しやすい欠点があるものの，裂皮や障害粒の発生が少なく，粒揃いが良くて海苔のような香りがするのが特徴

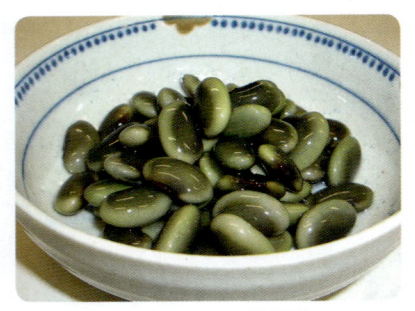

海苔に似た風味をもつ信濃鞍掛

である。この独特の風味があるため，煮豆にすると調味料を加えなくてもそのままおいしく味わえる。地元では，お茶うけとして日常的によく食されている。

栽培地／長野市七二会地区

入手連絡先／JAながのさいがわ営農センター

（長野県）

丹波黒〈兵庫県 淡路を除く県内全域〉　ダイズ

　黒大豆は正月のお節料理に欠かせない食材であるとともに，近年では菓子や飲料，豆腐，調味料など様々な加工食品に活用されている。そのなかでも「丹波黒」は，百粒重が80〜90gになる世界に類を見ない極大粒黒大豆であり，球形，黒色，種皮にろう粉を生じ，その品質の高さから煮豆用大豆の最高級品に位置づけられている。

　「丹波黒」という名称は，兵庫県農事試験場が古くから兵庫県の丹波地方で栽培されていた黒大豆の在来種から試験を行ない，1941（昭和16）年に「丹波黒」と命名し，奨励品種にした品種名である。

　丹波地方の黒ダイズは1799（寛政11）年の丹波国大絵図に「黒大豆（くろまめ）」と記載されているから，栽培の起源はもっと古い。

　『多紀郡誌』（1918年）には，黒大豆の原産地は南河内村川北（現在の篠山市川北）であることや，江戸時代後期から明治時代にかけて，日置村（現在の篠山市日置）の波部六兵衛らにより優良な黒大豆の種がつく

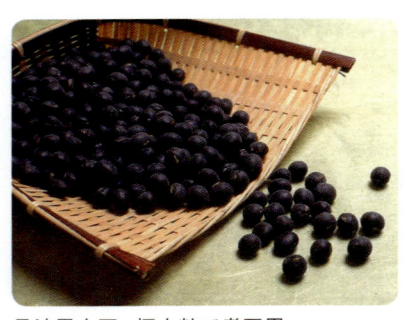

丹波黒大豆。極大粒で煮豆用

られたことなどが記されており，現在でも「川北」や「波部黒」は品質の高い系統として評価されている。

　2008年現在，兵庫県では1,342haの作付けがあり，12月から新豆が家庭のお節用として店頭に出回り始め，年を越すと加工業向けとともに出荷が本格化する。

栽培地／兵庫県内全域

入手連絡先／JA丹波ささやま直営店特産館ささやま

（兵庫県）

各地の地場・伝統食材

漆野いんげん〈山形県金山町〉

インゲンマメ

　1939（昭和14）年に山形県村山地方から来た訪問者が，荒木家にこの種子を置いていったのがこのインゲン栽培の始まりであるという。金山町漆野（うるしの）地区の荒木家では3代にわたりこのインゲンを大切に保存・栽培してきた。近年，金山町の農家数軒に栽培が広がった。
　このインゲンの最大の特徴は完熟した莢豆を莢ごと保存し，莢がやわらかいので，そのまま甘く煮て食べることができる点である。透き通った莢から見える涼しげな豆の煮姿が美しい。さらに若どりのサヤインゲンとしての利用も可能である。完熟豆の収穫は8月上旬から下旬で，新庄市の製餡業者が甘煮に加工して出荷している。和洋菓子の材料としても利用の可能性は広い。加工品は入手可能だが，加熱前の莢豆や種子の販売は行なわれていない。

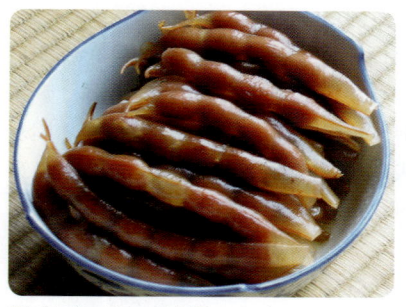

莢ごと食べられる漆野いんげん

栽培地／山形県最上郡金山町漆野
入手連絡先／（加工品）新庄市佐藤製餡所

（江頭宏昌）

銀不老〈高知県大豊町〉

インゲンマメ

　昔からこの地域の山畑で採れ，ほとんど自家用で消費されてきたインゲンで，黒大豆の旨味と金時豆の甘味を併せもつやさしい風味である。銀不老（ぎんぶろう）の「ぎん」は，この黒い豆に光が当たると「いぶし銀」の艶を出すさま，「ふろう」は「不老」で，多くの機能性成分が体に活力を与え，若さを保つことにちなむと考えられている。
　豆の皮が軟らかなため，煮付けると味がよくしみておいしく適度の塩分もとれるため，昔は弁当のおかずに入れると，これ一品で昼食になった。また，旧暦9月の菊の節句には銀不老入りおにぎりをつくり親戚などへの土産にしたが，これが嫁の腕の見せどころだった。
　現在は地域の女性たちによって，銀不老寿司（五目ずし），なべもち（おはぎ）など，レパートリーが広がり，また，若莢は五目ご飯，まぜ飯などにするとたいへん美味である。
　7月上旬までに播くと，つるばかりが繁茂して開花・結実しないため，7月12日頃以降に播種し，9月中旬～11月下旬の収穫となる。以前は，トウモロコシの株元に播いて，つるを絡ませて育てると，両方の作物がよく育ち，間作作物として一挙両得栽培が行なわれていた。
　これまで自家用がほとんどで，町外の親戚や子供に送る程度だったが，近年少しずつ良さが認められ，一部消費者から注文もあり，高知市内のアンテナショップで販売され消費が広がり始めた。また，保育園や小・中学校の食育の郷土食素材としても提供されている。

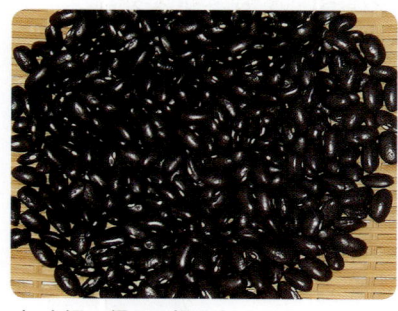

味，光沢に優れる銀不老

栽培地／高知県長岡郡大豊町
入手連絡先／土佐れいほく農協太田口支所

（土佐伝統食研究会）

桑の木豆〈岐阜県山県市〉

インゲンマメ

　古くから農家の自家用として栽培されてきた。来歴などは不明。養蚕が盛んだった旧美山町で，桑の木の根元に種を播き，つるを木に這わせて栽培したことからこの名前がついた。完熟すると莢や子実に赤いかすり模様が入る。完熟莢は，乾燥させて長期保存ができることから，山間地の貴重なタンパク源として重宝されてきた。

　10月下旬から若莢を収穫し，煮びたしなどにして食べる。完熟し，かすり模様のはいった莢はそのまま乾燥させ保存する。乾燥莢は水で戻し，おこわや煮豆，フライなどにして食べる。ほくほくした食感が特徴である。平成14年度「飛騨・美濃伝統野菜」認証。

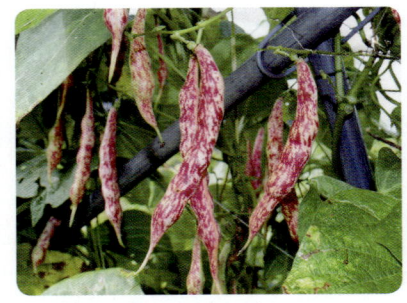

乾燥莢で保存できる桑の木豆

栽培地／岐阜県山県市（旧美山町）
入手連絡先／桑の木豆生産組合

（岐阜県）

てんこ小豆〈秋田県秋田市・山本郡八峰町〉

ササゲ

　「てんこ小豆」とは，秋田県での黒ササゲの呼び名である。

　秋田県では伝統的に，祝い事や祭りの日はもちろん，盆や法事などの仏事にも，てんこ小豆の赤飯をつくる。赤飯の色は，黒紫色がかった赤色である。

　近年，値段の安いタイ国産の黒ササゲが多く使われるようになったが，赤飯にしたときの色の濃さ，艶のよさは，なんといっても秋田産てんこ小豆である。名前の由来は明確ではないが，雑穀を販売する鈴和商店（秋田市）によると，「てんこ小豆は，漢字で"天甲小豆"と書かれることが多く，莢が天に向かって伸び，莢が強固である様子からこの呼び名が付けられたのではないか」とのこと。

　播種は4〜5月，収穫は9〜10月。生産はごく少なくなったが，豆類販売業者がタネを保存・供給して，生産者に栽培委託し，講習会の開催，および収穫した豆の店頭販売と，インターネットホームページによる広報，通販を行なっている。

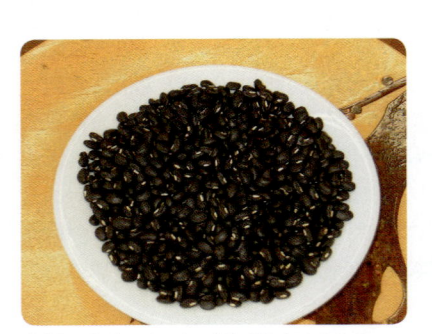

赤飯に入れると，色が濃く艶もよくなるてんこ小豆

　ふるさとの行事食・伝統食である「秋田の赤飯」のほんものの色艶を伝えていきたい。

栽培地／秋田市雄和女米木地区，山本郡八峰町峰浜地区，仙北市
入手連絡先／JA秋田おばこ角館支店（女性部），(有)鈴和商店

（スローフード秋田）

各地の地場・伝統食材

みとり豆 〈大分県宇佐地方〉

ササゲ

赤みとり豆　　黒みとり豆

「莢から実だけを取るからみとり」「三度取れるから」など、「みとり豆」の名前の由来や起源については、いろいろな説があり定かではない。マメ科の一年草ササゲの一種で、粒の大きさは小豆くらいである。色は黒紫色と赤紫色の2種類があり、「黒みとり」「赤みとり」とも呼ばれている。小豆よりも皮が固く、炊いても煮くずれることなくふっくらと仕上がり、ご飯にきれいな紫色がつくので、仏事には黒みとりおこわを炊いて近所に配る風習が、宇佐地方には今でも残っている。また、みとり豆で餡をつくり、その餡でまんじゅう、ゆでもちをつくってお供えにするならわしがあり、子どもからお年よりまでが楽しみにしている行事の一つとなっている。

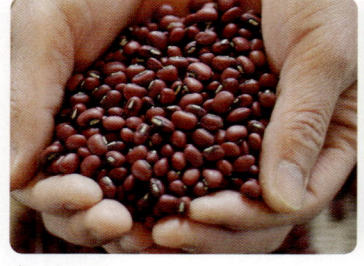

みとり豆は、大分県北部地域で暑い夏に栽培が容易なこともあり、昔から庭先や田んぼの畦に自家用としてつくられてきた。熟しすぎると莢が開いて豆が落ちてしまうため、茶色になった莢をそのつど収穫していくので、手間のかかる作業となる。宇佐地方で古くから受け継がれてきたみとり豆は、自家用のつるなしササゲであり、黒みとり豆は、お盆に間に合わせるため、5月に播種して7月末〜8月上旬に収穫する。タネは各農家が採種し保存している。

栽培地／大分県北部地域、特に宇佐市長洲
入手連絡先／地元の直売所での販売。問合わせは生活工房「とうがらし」（主宰：金丸佐佑子）

（大分県農林水産部おおいたブランド推進課）

豆落花生 〈千葉県市原・海匝・山武・長生地域〉

ラッカセイ

小粒であるため、呼び名は「豆落花生」。肉質がやわらかくサクサクして味のよい豆で、高齢の農家女性たちのなかでは「嫁入り前からつくっていた」と語る古老も多い。千葉県の市原、海匝、山武、長生地域に根ざした品種である。

市場出荷用の栽培こそ大粒品種にとって替わられたが、味がよく小粒なので落花生味噌などに調理するとおいしい。このために自家用として大事にされてきた地域の味といえる。

タネは農家による自家採種が続けられ、おもに自家用に栽培されている。5月中下旬から6月にかけて播き、9月中下旬に収穫。その後しばらく、島立てやボッチ積み（野積み）で乾燥させる。地域の秋の風物詩である。

一部の農家で自家採種して、自家用ではあるが、地域の人々にファンを広げたい豆である。千葉県市原、

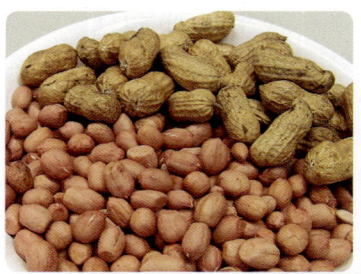

豆落花生の莢とむき実

落花生みそ

海匝、山武、長生を中心とした地域の一部の直売所などで販売されている。

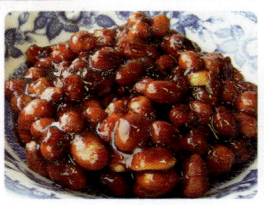

栽培地／千葉県の市原、海匝、山武、長生を中心とした地域
入手連絡先／食育を考える会

（食育を考える会）

じゅうねん〈福島県県内全域〉　エゴマ

「じゅうねん」は福島県におけるエゴマの別名で、古くから県内全域で栽培されており、白種と黒種がある。白種は表皮が大きいため、すりつぶした料理に多く用いられ、黒種は含油量が多いため、おもに搾油に用いられている。

栄養成分として必須アミノ酸であるα-リノレン酸が多く含まれており、機能性食品として注目されている。

収穫は秋だが、種実として食するため周年供給可能である。

調理法は、すりつぶして味噌やしょうゆをあわせた和え衣にしたりする。会津地方の郷土料理である「しんごろう」には、じゅうねん味噌を塗って焼いて食べる。また、エゴマ油として、あらゆる調理に活用される。

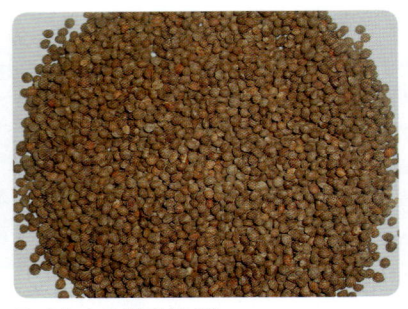

じゅうねんの種実（白種）

栽培地／福島県内全域
入手連絡先／株式会社まちづくりふねひき

（福島県）

きくいも〈岐阜県恵那市〉　キクイモ

原産国がアメリカであるキクイモは、江戸時代末期に渡来した。その後、飼料用や食用として栽培されていたものが野生化し、全国に広がったといわれている。食用にする根茎部分の切り口の模様が、菊の花に似ていることから「きくいも」と呼ばれるようになった。

岐阜県において栽培が本格化したのは、1987（昭和62）年。旧恵那郡岩村町に設立された、農事組合法人菊芋コーポレーションが休耕田での栽培を開始し、加工品製造に取り組んだことに始まる。

11月に収穫されたいもは、主に味噌漬けや粕漬けなどに加工され、地域特産品として県下各地の直売所などで販売される。平成14年度「飛騨・美濃伝統野菜」認証。

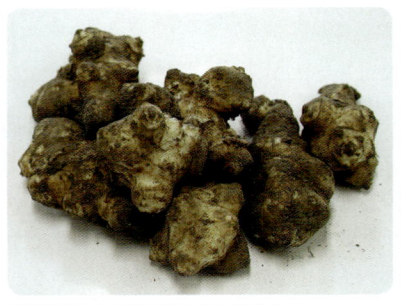

味噌漬けなどに加工されるきくいも

栽培地／岐阜県恵那市（旧恵那郡岩村町）
入手連絡先／農事組合法人菊芋コーポレーション

（岐阜県）

各地の地場・伝統食材

川越いも(紅赤)〈埼玉県三芳町・川越市・さいたま市など〉　サツマイモ

　1898(明治31)年，木崎村針ヶ谷(現さいたま市北浦和)の農家，山田いち氏により発見され，甥の吉岡三喜蔵氏により「紅赤(べにあか)」と命名・普及された。明治時代末から本格的な栽培が始まり，鮮やかな紅色の外観とホッコリした食感，そして当時の品種にはない甘さが消費者に受け，「金時いも」の名で高値で取引された。熱のとおりが早く舌触りが滑らかなことから，天ぷらやきんとんの材料に最適である。贈答向けの宅配や庭先での直売のほか，地元加工業者への契約出荷や，川越いも焼酎「富の紅赤」の原料として利用されている。

　ベニアズマなどに比べて甘みがうすく収量も低いが，三芳町上富地区のさつまいも生産農家で組織された三芳町川越いも振興会の熱意によって，「富(とめ)の川越いも」(商標登録)のひとつとして生産されている。平地林の落ち葉を用いた土づくりや，踏込み温床での育苗が一部農家で行なわれているなど，先人たちの知恵によって培われた循環型農業が今も生きている。

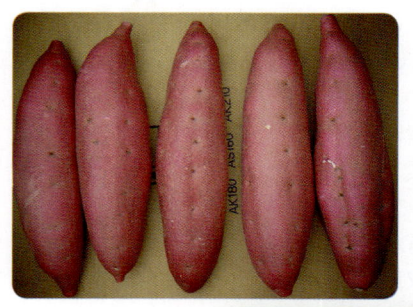

紅赤

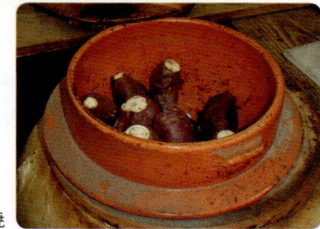

つぼ焼

栽培地／埼玉県三芳町，川越市，さいたま市など
入手連絡先／三芳町川越いも振興会(事務局：三芳町産業振興課)

(川越農林振興センター梶田裕介)

五郎島さつまいも〈石川県金沢市〉　サツマイモ

　青木昆陽が江戸小石川で試作する1734(享保19)年よりもさらに数十年前の元禄時代に，石川県五郎島村の住民が薩摩から種いもを持ち帰ったのが始まりといわれる。昭和30年代後半にスプリンクラーが整備され，生産は倍増し品質も向上し，「五郎島さつまいも」として全国に知られるようになった。1984(昭和59)年に「五郎島金時」と命名された。

　金沢市の五郎島，粟崎地区の砂丘地を中心に栽培される。ほとんどの農家はスイカ，ダイコンとの複合経営で，ダイコンの連作障害回避のための輪作作物でもある。

　1975(昭和50)年頃からキュアリング貯蔵が始まり，8月中旬〜翌年6月上旬までの10か月間の出荷が可能となった。4月下旬〜5月上旬定植，8月中旬収穫の透明ポリマルチ早掘り栽培と，5月中旬〜6月上旬定植，10月収穫の無マルチ普通栽培の2つがある。

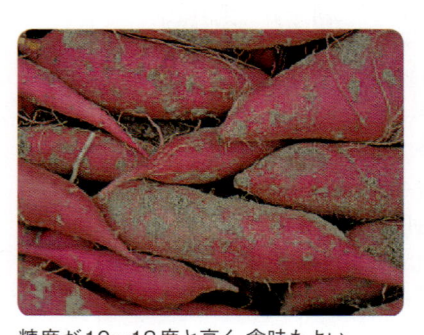

糖度が10〜12度と高く，食味もよい

　「五郎島さつまいも」は糖度が10〜12度と，普通のサツマイモより4度ほど高く，食味も良い。おやつや総菜など幅広く利用されている。

栽培地／石川県金沢市粟崎地区
入手連絡先／JA金沢市五郎島さつまいも部会

(大江碩也)

赤だつ〈岐阜県中濃・東濃地域〉　サトイモ

　親いも・子いもとずいき（葉柄部）を食べる，捨てるところのないサトイモで，品種は「八つ頭」。ずいき（だつ）が赤いから「赤だつ」と呼ぶ。秋9〜10月に刈り取って，酢漬けや酢炒り，汁の実にし，また乾燥・保存しておいて冬のおかずの煮物にするなどたいへん重宝な食材で，岐阜県中濃・東濃を中心に県全域で栽培されてきた。

　おもに自家用としてつくられ，地元の直売所などに並び，一部が女性起業の一つとして「赤だつ漬け」にして売られている。

　種いもは，農家それぞれが畑や納屋の土間などに芋穴を掘って保存している。発芽時の霜害がなくなる4月の中下旬に植え付け，途中2〜3回中耕・土寄せして，9月中旬から霜の下りる前までに収穫する。生で料理するには細めのほうがおいしいが，いもを肥らせることも考えて，周囲の葉から刈っていくのが，いもとずいきの両方を楽しむためのコツである。

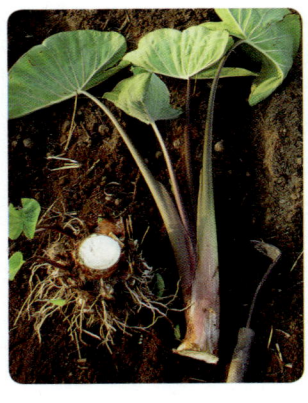

赤だつの茎葉と塊根 [写真：福田美津枝]

栽培地／岐阜県全域（おもに中濃・東濃地方）
入手連絡先／JAめぐみの郡上本部 常設農産物販売コーナー
（岐阜—食を考えるみんなの会）

烏播〈奈良市高樋町〉　サトイモ

　およそ60年前に奈良県の奨励品種となったサトイモで，土の乾燥に強いため，吉野や宇陀などの山間地を中心に栽培された。できる子いもは卵のような楕円形で，最大の特徴は粘りが非常に強いこと。そのため，煮物に美味しいほか，かき餅にもされた。

　種いもの植付けは奈良盆地で4月中旬ころ，収穫は，晩生品種のため10月中旬以降とおそい。そのため，味は抜群ではあったものの，販売用としては早生品種のサトイモに対抗できなかった。40年くらい前までは市場流通していたが，急減して姿を消していき，近年では自給用にだけ保存，栽培されてきた。

　この伝統品種に注目したNPO法人「清澄の村」が，奈良市高樋町の生産農家とネットワークを組んで，現在，種いもの保存活動と地域特産化を進めている。

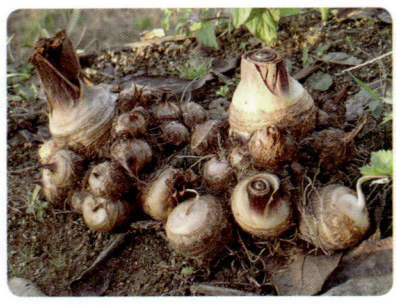

粘りが抜群の烏播（うーはん）[写真：(株)栗]

栽培地／奈良市高樋町
入手連絡先／市場流通はされていない。連絡はNPO法人清澄の村（奈良市高樋町843，代表：三浦雅之）
（清澄の村）

各地の地場・伝統食材

海老芋〈静岡県磐田市〉　サトイモ

　海老芋はサトイモの品種の一つである。独特な方法で栽培をし、海老のような形に湾曲させることから、「海老芋」と呼ばれるようになった。海老芋栽培は18世紀後期に京都で栽培されたのが始まりとされている。静岡県では、1927(昭和2)年頃、現在の磐田市付近において、昭和不況対策の一環で、新作物として導入したことから栽培が始まった。天竜川河口付近の肥沃な土壌と畑地灌漑施設の整備により、良質の海老芋が生産されるようになったことで、栽培は急速に広がり、全国シェア約8割にまで拡大した。

　海老芋が出回るのは10月から翌年2月頃まで。海老芋は肉質のキメが細かく、少しの甘みがあり、食味はいも類のなかでも最高クラスである。また煮くずれしにくく、色も変化しないことから高級食材として扱われるとともに、縁起ものとしておせち料理にも珍重されている。煮物や揚げ物をはじめ、おでん、田楽などの料理にも最適である。

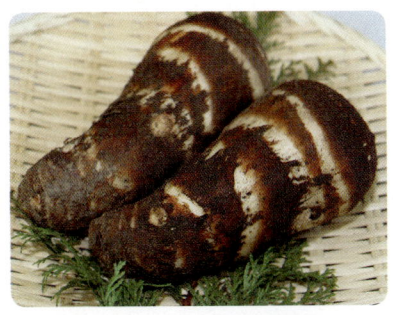

エビのような美しい形をした海老芋

栽培地／静岡県磐田市(天竜川河口付近)
入手連絡先／JA遠州中央　園芸指導課

（静岡県）

大野さといも〈福井県大野市・勝山市〉　サトイモ

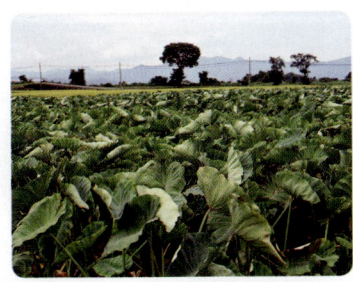

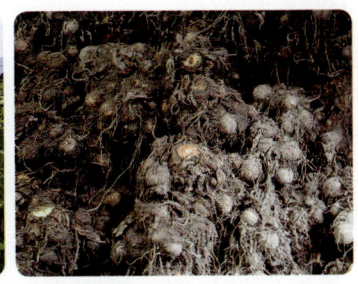

大野さといも。栽培圃場と掘り上げたいも[写真：松田宗一]

　古くから福井県奥越地域(大野市、勝山市)でつくられ、特に真名川が大野盆地に注ぐ扇状地帯、大野市上庄地区でつくられるサトイモが品質に優れ、上庄サトイモとして全国的に著名である。作付面積は奥越地域で約160ha、主力品種は在来品種の土垂系「親責」。晩生で、子いも、孫いもを食べるが、丸型の孫いもが多く出荷される。

　転作作物として水田でつくられ、田いもとも呼ばれるが、忌地現象が強く、一度作付けすると最低5～6年は同じ場所でつくれない。植付けは4月中旬～5月上旬、マルチ深植え栽培が普及し、収穫は10月中旬～11月下旬、出荷は12月中旬まで行なわれる。種いもは生産者各自が芋穴などに貯蔵する。

　大野さといもは美味で、肉質緻密、煮くずれせず、ホクホク感に特徴がある。調理方法は、報恩講の料理や、正月の雑煮用の素材となるほか、ころ煮、田楽、おでんなどによく使われ、ほかにも地元家庭料理は、のっぺい汁、いも赤飯、小豆煮、いもぼたもちなど多彩である。

栽培地／福井県大野市、勝山市
入手連絡先／テラル越前農業協同組合

（玉井道敏）

からとりいも〈山形県庄内地方全域〉

サトイモ

　山形県庄内地方に伝わる唐芋(とうのいも)の一種。地元では「からどり」と濁って発音される。『羽州庄内領産物帳』(1735：享保20年)に記述がある。50年以上前から，最上川のやや南側を境に，北側に青茎，南側に赤茎の2系統が分布する。

　親いも，子いも，葉柄が食べられる。いもの澱粉質はきめ細かく，親いもにはクリのような風味があり，食味がよい。出回り時期は10月中旬から11月中旬。

　寒冷地でありながら，伝統的には亜熱帯地方と同様の湛水栽培が水苗代で行なわれてきた。現在は普通畑栽培も増えたが，ほのかな甘みとねっとりした食感が出るとして水田で湛水栽培も行なわれている。気温が冷え込む季節に酒粕入りの味噌汁でゆっくりコトコト煮込んだ，からどり汁は体が温まる。干した葉柄(いもがら)は保存がきき，納豆汁や正月の雑煮の具として欠かせない。

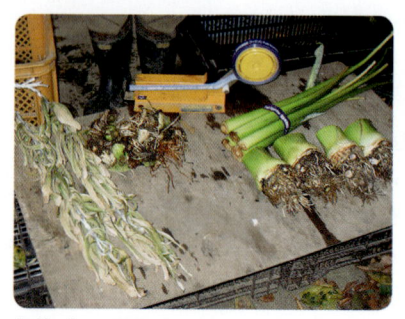

部位ごとに調製される，からとりいも

栽培地／山形県庄内地方全域(生産量が多いのは酒田市，庄内町)
入手連絡先／庄内地方一円の直売所やスーパーマーケット

(江頭宏昌)

日田一号〈大分県日田地域〉

サトイモ

　大分県日田(ひた)市や天瀬町など，日田地域で自家用に栽培されてきた，やや細長い形をしたサトイモである。他品種との明らかな違いは，葉柄の地ぎわ部に，中から伸びてくる新しい葉柄を抱くように縁どりができることである。その縁どりが着物の襟に似ていることから，「襟かけ」と呼ばれる。

　いもの肉質は，粘りがあってきめ細かく，色は真っ白で，熱しても紫変しないで白さを保つことが特徴である。粘りがあるのに，皮をむくとき痒くならないというよさもある。煮付けに美味しく，地元では味噌汁の実にも使われる。

　種いもは地元の種苗店の販売もあるが，各農家で保存している。春に植え付けて，9〜10月に収穫する。

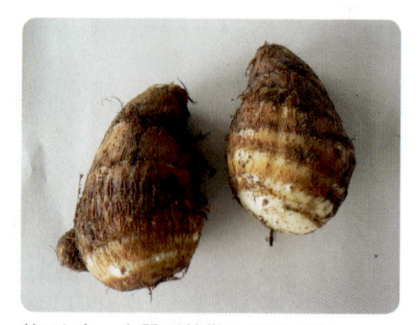

粘りと白い肉質が特徴の日田1号

栽培地／大分県日田地域
入手連絡先／自家消費がほとんど

(大分県農林水産部おおいたブランド推進課)

各地の地場・伝統食材

といもがら，みがしき 〈鹿児島県甑島ほか〉

サトイモ

　いずれも夏場の野菜が少ない鹿児島では，その葉柄は味噌汁の具に利用された。

　「といもがら」は，ハスイモ群の葉柄専用種で，菜園の片隅に植えられ，大きな葉を広げる。収穫は6月から始まる。草丈は1.5～2mにもなり，最盛期の8月ごろは茎数6～8枚，葉幅50～70cm，葉長70～90cm，地際の茎径は最大で10～13cmに達する。葉は淡緑色，葉柄は淡緑白色で，葉柄全体にブルームを発現する。

　皮をむいて煮しめや薄切りにして三杯酢で食べる。シャキシャキしておいしい。良質なダイコンのない夏場には，刺身のつまとして代用される。

　「みがしき」は，葉柄種，葉柄・いも兼用種があり，一般には葉柄を利用する。甑(こしき)島では兼用種を栽培し，親いも，子いも，葉柄などすべてが利用される。草丈70～130cm，葉幅20～35cm，葉長30～40cm，茎径3～3.5cmと小さい。葉，葉柄は淡緑色でやや開張型である。葉柄の淡赤紫色の着色は抱合部上端まであるが，首部にはない。いもは粉質で，口ざわりがよく，味噌汁，吸物，煮しめに使われる。葉柄は時にはえぐみがある。

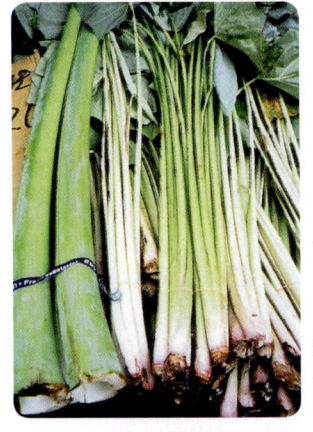

直売所などで見かける「といもがら」(左)と「みがしき」の葉柄

栽培地／鹿児島県甑島ほか
入手連絡先／鹿児島県内の直売所，道の駅

（田畑耕作）

西方いも 〈岐阜県中津川市〉

サトイモ

　中津川市旧加子母村小郷地区で古くから栽培されている。この地区は以前，東方地域と西方(にしがた)地域に分かれており，西方へ嫁いだお嫁さんは，代々嫁ぎ先に伝わったサトイモを栽培した。これを西方いもと呼ぶようになったという。

　肉質は粘質で貯蔵性に優れる。地元では味噌焼きや里芋田楽のほか，米と一緒に炊き込み，軽くつぶしてにぎった芋もちにして食べられている。収穫時期は11月下旬頃。地元の直売所などで購入できる。平成14年度「飛騨・美濃伝統野菜」認証。

栽培地／岐阜県中津川市旧加子母村小郷地区
入手連絡先／ファンファーミング(有)

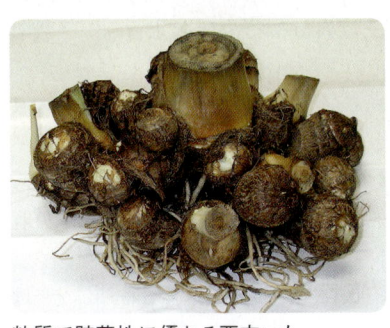

粘質で貯蔵性に優れる西方いも

（岐阜県）

はすいも〈高知県室戸市・須崎市・津野町〉

サトイモ

　はすいもはサトイモ科の植物で葉柄を利用する系統である。高知県では古くから食されており、しゃきっとした食感とさわやかな味から、すし、酢のもの、煮物、薬味などに利用される。また、近年、刺身のつまとしても利用されている。高知県では、はすいものことをリュウキュウと呼ぶ。これは、はすいもが琉球から伝来したとされることに由来する。

　はすいもは夏野菜の代表格で、従来は6～8月の利用が主であった。しかし近年は露地栽培に加えて、ハウス栽培も行なわれており、周年供給されている。関東、関西では継続的な消費拡大PRを行なってきており、今後消費の伸びが期待できる食材である。

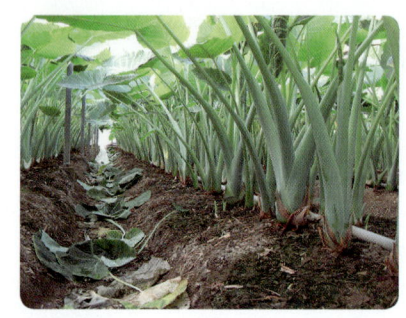

葉柄専用のサトイモ、はすいも

栽培地／高知県室戸市・須崎市・津野町
入手連絡先／高知県園芸農業協同組合連合会

（高知県）

二子さといも〈岩手県北上市〉

サトイモ

　岩手県北上市二子(ふたご)地区(北上川流域)の肥沃な土壌で数百年前から栽培され、維持されてきた在来種。現在は二子地区を中心に、良質な土壌に恵まれた地域を選定し栽培が行なわれている。

　東北地方では珍しい赤茎系のサトイモで、土垂(どたれ)(白茎)系とは異なる独特の粘りと旨みが特徴である。その食味のよさを活かした「いもの子汁」が一般的な料理であるが、地域では小さないもを茹でてクルミやゴマ、大根おろしなどと和えて食する通称「ずぼいも」(茹でたいもの皮から中身を押し出す時に"ズボッ"という感触がするためそう呼ばれる)料理が親しまれている。

　子いもを主に収穫する品種で、収穫時期は9～11月。一部は年末用として貯蔵され、12月出荷にも対応

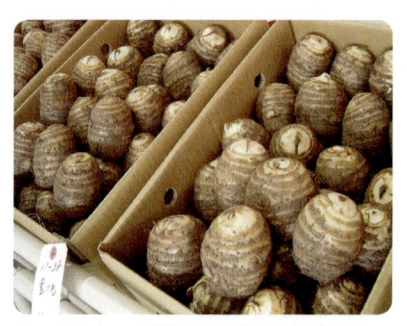

子いもを主に利用する二子さといも

する。岩手県内を中心に販売されているが、JAでは宅配により全国発送も実施している。

栽培地／岩手県北上市二子地区(北上川流域)
入手連絡先／花巻農業協同組合

（岩手県）

各地の地場・伝統食材

やはたいも〈山梨県甲斐市〉 サトイモ

　やはたいもは，甲斐市八幡地区に栽培されているサトイモのブランド名で，江戸中期から栽培されていたとされる。

　肥沃な砂質壌土が堆積した土壌によって，地肌が白く，他の産地にはない，きめ細かい繊維と粘り気をもったサトイモである。また，とろけるような舌ざわりは天下一品で，食味の評価は極めて高い。収穫は9月上旬〜11月上旬までで，出荷時期は9月上旬〜3月中旬となる。

　地元では，「きぬかつぎ」という料理法で食べるのが主流である。皮付きのまま茹でるか，蒸すかして，手で皮をむきながら，ショウガ醤油などでいただく。

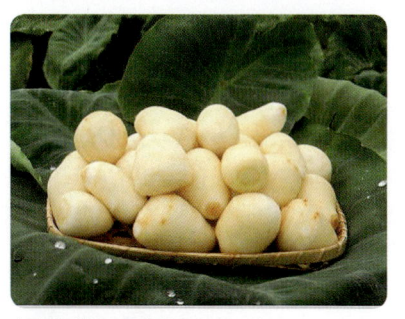

白く舌ざわり良好，やはたいも

栽培地／山梨県甲斐市八幡地区
入手連絡先／JA中巨摩東部竜王直売所

（山梨県）

大和〈富山県南砺市・砺波市・上市町・滑川市〉 サトイモ

　粘りがあってやわらかなサトイモで，郷土料理に欠かせない一品。

　富山県でのサトイモ栽培の始まりは定かではないが，萬治年間（1660年頃）には栽培されていた記録が残っている。また，現在の主力品種の「大和（やまと）」は昭和30年代に導入され，丸〜俵型で，粘りがあってやわらかく，煮物や田楽に向く。

　水田率が高い富山県では，水を好むサトイモは容易に灌水できる転作田で栽培し，また，連作を回避するため毎年圃場を変えている。4月下旬〜6月上旬に植え付け，10月中旬〜11月上旬が収穫最盛期となる。近年では生育初期の地温確保や雑草防除のため，マルチ栽培もみられる。

　種イモは農家が生育や品質のよいものを自家で貯蔵して，翌年の栽培にあてている。「大和」を使った田楽，いもがい餅，いとこ煮などの郷土料理を，後世に伝えるため，富山県が匠の技をもった人を「とやま食の匠・伝承の匠」として認定し，食文化などの情報発信に努めている。

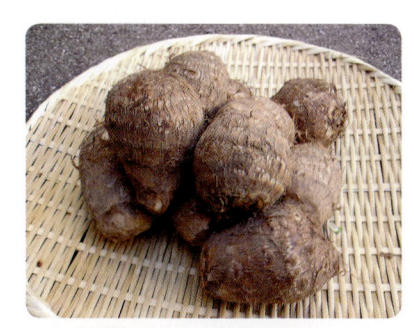

転作田で栽培，郷土料理で伝承される大和

栽培地／富山県南砺市・砺波市・上市町・滑川市
入手連絡先／山野さといも組合（富山県南砺市 JAとなみ野・井波中央店内）

（富山県農林水産部農産食品課）

おちあいいも〈山梨県丹波山村〉

ジャガイモ

　おちあいいもは，北都留丹波山村で栽培されているが，もともと隣接する甲州市塩山落合地区から伝えられたジャガイモであるため，そう呼ばれている。
　武田信玄の時代からつくられていたとさえいわれるほど栽培の歴史は古いが，現在栽培者はほとんどなく，種の保存程度につくられているだけとなっている。出荷時期は7月である。
　表皮は薄く赤みを帯びており，肉質はさらっとしているが煮くずれしにくい性質があるのが特徴である。また，冬を越すと甘みが増し，しっとりした舌ざわりが地域の人に好まれている。
栽培地／山梨県北都留郡丹波山村

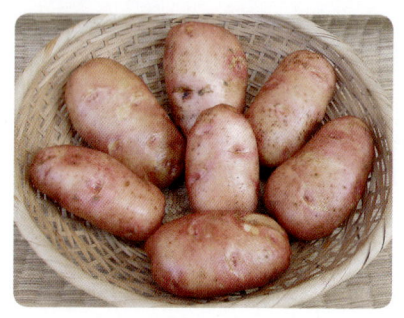

おちあいいも。山間地でわずかに伝承

入手連絡先／入手不可

（山梨県）

ごうしゅういも（祖谷いも）〈徳島県三好市〉

ジャガイモ

　徳島県の山間，祖谷（いや）地方で古くから自家用に栽培されてきたジャガイモで，都を追われてこの地方に落ちのびた平家の一族が伝えたのが始まりと言われている。小型のいもではあるが，食べたときにクリと間違うほどその味が濃く，煮崩れしにくいのが特徴である。煮炊きしたいもに，合わせ味噌と山椒をいためたたれをつけた田楽は絶品だという。
　肌の色が白と赤と2系統があるので，近年，源氏と平家の旗の色にちなんで「源平いも」の名で販売が始まっている。
　春3月中旬ころに植え付け，7月中下旬に収穫。傾斜地での栽培のため，植付けも掘取りもすべて手作業で行なう。収穫後，貯蔵する期間が長くなるほど糖度が上がり，赤系のいもほどそれが著しい。
　種いもは生産者による自家採種で，JAでも購入希望者に配布している。またJA内に「源平いも生産者

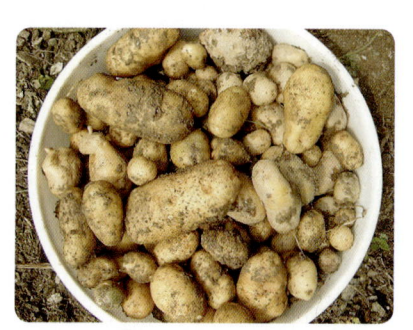

貯蔵により糖度が上がるごうしゅういも
（祖谷いも）

部会」を設けて生産指導を行なっている。
栽培地／徳島県三好市（旧東祖谷山村，旧西祖谷山村）
入手連絡先／JA阿波みよし山城支店。主に京阪神へ出荷。個人からの注文には直接農協から発送

（とくしま総合的な学習研究会）

各地の地場・伝統食材

下栗芋〈長野県飯田市上村下栗地区〉　ジャガイモ

　下栗（しもぐり）芋は下栗二度芋とも呼ぶ。詳細な歴史は定かでないが，信州大学農学部の調査では，当地域へ伝えられたのは江戸時代後期で，オランダ人がもたらした欧州由来の品種であるとされている。肉色は白く，粒の小さなジャガイモで，粘質でありながら澱粉価は高く，締まった肉質に豊富な旨味成分を併せもつ美味な品種である。

　エゴマ味噌を付けて囲炉裏端で炙って食べる「いも田楽」が有名で，2001（平成13）年3月には長野県選択無形文化財の指定を受けている。味に癖がなく，皮付きのまま茹で上げたいもにネギ味噌を付けて食べるなど，素朴な料理方法が似合う。

　標高800〜1,000mの下栗地区は急傾斜に人家が点在する集落で，近年，収穫量低下が問題となっていたが，下栗里の会が中心となり，信州大学農学部の協力を得てウィルスフリー化に取り組み，2009（平成21）年

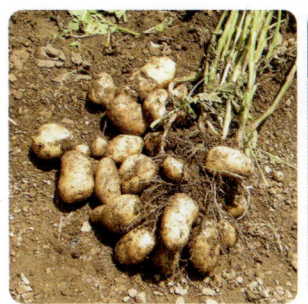

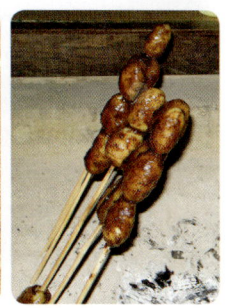

収穫された下栗芋とその田楽 [写真：飯田市上村自治振興センター]

より下栗地区の68戸の家庭に植え付けられた。2009年産からの収穫量の増加を見込み，下栗里の会特産部会を中心に，都内や東海方面に販路を拡大している。流通時期は8月上旬以降になる。

栽培地／長野県飯田市上村（旧下伊那郡上村）下栗地区
入手連絡先／下栗里の会

（長野県）

とっくりいも〈福島県いわき市平赤沼地区〉　ナガイモ

　とっくりいもは，昭和30年代（1955〜64年）に平下神谷の赤沼地区の生産者が，天然のヤマノイモ（ジネンジョ）の根を採取し栽培しているうちに，偶然発見したのが始まりである。現在では，赤沼地区のほか四倉町大浦細谷地区でも栽培されている。

　とっくりいもの名前の由来は，酒を飲むときに使う「徳利」に形が似ているところにある。食味・食感はナガイモとジネンジョとの中間のほどよい粘りで，クセやアクも少なく変色しにくい。すりおろして，クセのない風味とほどよい粘りを，きざんだり，角切りにしたりすればシャリシャリとした独特の歯ごたえがあり，加熱すると，ホクホクとした違う食感も楽しめる。旬は11月下旬から1月中旬。

　いわきとっくりいも赤沼生産部会の生産者は，連作障害回避のため，緑肥作物やネギとの輪作体系をつ

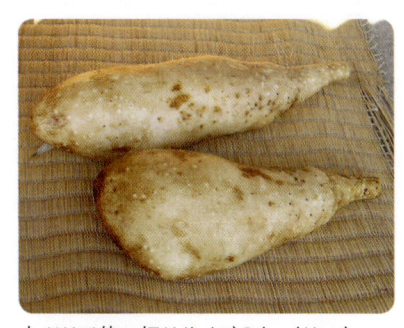

小ぶりで使い切りサイズのとっくりいも

くり栽培している。また土づくりにもこだわり，生産組合員全員がエコファーマーに認定されている。

栽培地／福島県いわき市の平下神谷赤沼地区・四倉町大浦細谷地区
入手連絡先／JAいわき市草野支店

（福島県）

天栄ヤーコン〈福島県天栄村〉

ヤーコン

　天栄村では，地域の特産物として，2001（平成13）年からヤーコン生産組合を結成し，生産・販売に取り組んでいる。生ヤーコンばかりでなくドライ，うどん，葉はお茶に加工するなど，加工品の充実も図っている。

　ヤーコンにはフラクトオリゴ糖が多く含まれ，それ以外にもクロロゲン酸やフラボン類などのポリフェノールが含まれており，機能性食品としても注目されている。皮をむくとアクで黒っぽく変色するので，水あるいは酢水に浸ける。掘りたてのいもはあまり甘みを感じず，皮のあたりは少し苦味があるが，掘ってから1週間くらいおくと，フラクトオリゴ糖が分解してできた糖により甘みが強くなる。収穫は10月から12月。ほぼ周年出荷が可能である。

　食感は生ではシャキシャキして，ほのかな甘さがあり，サラダや漬物にむく。また，炒め物や揚げ物などは，軽く加熱する程度で食感を活かせる。

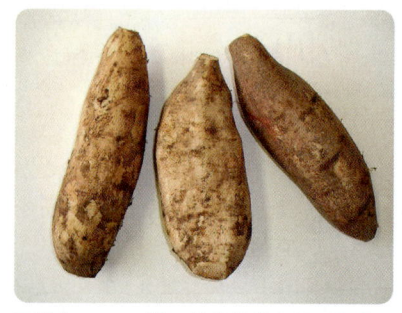

天栄ヤーコン。村の特産品化に取り組む

栽培地／福島県岩瀬郡天栄村
入手連絡先／財団法人天栄村振興公社

（福島県）

品目名索引
(地方名・別名含む)

＊色文字が本書でタイトルとして取り上げた品目名称

アカビエ	164
アズキ	242
アピオス	374
あぶら	298
あぶらつぶ	298
アブラナ	284
アマランサス	184
アマランス	184
アラタ	355
アワ	153
いくさ	298
イチョウイモ	358
イナキビ	167
イネ《粳米》	3
イネ《香り米》	72
イネ《酒米》	63
イネ《新形質米》	82
イネ《糯米》	50
イネ《有色米》	76
イネ《陸稲米》	60
芋の子	336
いもひまわり	377
隠元豆〔いんげんまめ〕	249
インゲンマメ	249
粳米〔うるちまい〕	3
エゴマ	298
エゾビエ	164
エンバク	121
大粟〔おおあわ〕	153
オートムギ	121
おおまめ	211
オオムギ	127
オカイネ	60
オカボ	60
鬼粟〔おにあわ〕	153
香り米	72
角豆〔かくまめ〕	260
かばしこ	72
カマシ	164
カモマタビエ	164
からいも《キクイモ》	377
唐いも《サツマイモ》	305
唐豇豆〔からささげ〕	249
カラスムギ	121
甘藷〔かんしょ〕	305
キクイモ	377
キヌア	191
キノア	191
キビ	167
キミ《キビ》	167
きみ《トウモロコシ》	198
キンカイモ	343
キンワ	191
クロムギ〔黒麦〕	116
毛粟〔けあわ〕	153
コウボウビエ	164
コーリャン	175
ゴガツササゲ	249
コキビ	167
ゴショウイモ	343
古代米	76
こぬか	91
ゴマ	271
コムギ	97
米ぬか	91
コンニャク	380
菜豆〔さいとう〕	249
酒米〔さかまい〕	63
ササゲ	260
大角豆〔ささげ〕	260
サツマイモ	305
サトイモ	336
三度豆〔さんどまめ〕	249
色素米	76
シコクビエ	164
シコクムギ	180
ジネンジョ	361
地豆〔じまめ〕	253
ジャガイモ	343
ジャガタライモ	343
麝香米〔じゃこうまい〕	72
じゅうね	298

じゅうねん	298
酒造好適米	63
しょうがいも	377
ショウズ	242
醸造用玄米	63
新形質米	82
末摘花〔すえつむはな〕	293
雀麦〔すずめむぎ〕	121
センニンコク	184
ソバ	138
ソルガム	175
ダイシビエ	164
ダイジョ	355
ダイズ	211
タカキビ	175
タテハキ〔帯刀〕	264
チョウセンビエ	164
チョウセンムギ	180
ツクネイモ	364
トウキビ	175
とうきみ	198
トウモロコシ	198
トックリイモ	369
ナガイモ	369
ナタネ	284
ナタマメ	264
ナンキンマメ〔南京豆〕	253
匂い米〔においまい〕	72
虹豆〔にじまめ〕	260
ニドイモ	343
二度豇豆〔にどささげ〕	249
ねずみ米〔ねずみまい〕	72
ノイネ	60
野麦〔のむぎ〕	121
ハッショウイモ	343
ハトムギ	180

はないも	377
馬鈴薯〔ばれいしょ〕	343
ピーナッツ	253
ヒエ	159
ヒマワリ	278
ヒライモ	358
ぶたいも	377
仏掌イモ〔ぶっしょういも〕	358
フトムギ	127
ベニバナ	293
ホド	374
ホドイモ	374
マカラスムギ	121
まむぎ	97
みそまめ	211
糯米〔もちごめ〕	50
モロコシ	175
ヤーコン	389
ヤツマタ	164
ヤマイモ《ジネンジョ》	361
ヤマイモ《ナガイモ》	369
ヤマトイモ《イチョウイモ》	358
ヤマトイモ《ツクネイモ》	364
ヤマノイモ（アラタ）	355
ヤマノイモ（イチョウイモ）	358
ヤマノイモ（ジネンジョ）	361
ヤマノイモ（ツクネイモ）	364
ヤマノイモ（ナガイモ）	369
有臭米	72
有色米	76
ヨクイ	180
ライムギ	116
ラッカセイ	253
陸稲米〔りくとうまい〕	60
琉球いも〔りゅうきゅういも〕	305
ロゾク	175

執筆者(収録順)

石谷孝佑(社・日本食品包装協会, 元 農林水産省農業研究センター)
三浦清之(独・農研機構中央農業研究センター北陸センター)
堀末 登(独・国際農林水産業研究センター熱帯・島嶼研究拠点)
丸山幸夫(筑波大学)
櫻井美代子(東京家政学院大学)
平澤秀雄(元 茨城県農業総合センター)
平山正賢(茨城県農業総合センター)
世古晴美(元 兵庫県立中央農業技術センター)
池上 勝(兵庫県農林水産技術総合センター)
猪谷富雄(県立広島大学)
谷口久次(財・わかやま産業振興財団)
奥薗壽子(料理研究家)
柴田茂久(元 農林水産省作物研究所)
高田兼則(独・農研機構近畿中国四国農業研究センター)
谷口義則(独・農研機構東北農業研究センター)
瀬尾弘子(東京家政学院大学)
中田 昇(鳥取大学)
李再貴((中華人民共和国)中国農業大学食品科学栄養工程学院)
小口悦子(東京家政学院大学)
土井芳憲(元 農林水産省四国農業試験場)
長嶺 敬(独・農研機構近畿中国四国農業研究センター)
遠藤好司(株・はくばく)
柳沢貴司(独・農研機構近畿中国四国農業研究センター)
大澤 良(筑波大学)
河瀨眞琴(独・農業生物資源研究所)
山口裕文(元 大阪府立大学)
加藤 肇(日本植物防疫協会, 元 神戸大学)
木俣美樹男(東京学芸大学)
樽本 勲(元 大阪府立大学)
手塚隆久(独・農研機構九州沖縄農業研究センター)
根本和洋(信州大学)
小西洋太郎(大阪市立大学)
戸澤英男(元 農林水産省四国農業試験場)
渡辺篤二(元 農林水産省食品総合研究所)
齋尾恭子(愛国学園短期大学, 元 東京都食品技術センター)
番場宏治(元 農林水産省北海道農業試験場)
国分牧衛(東北大学)
石井智恵美(文教大学)
村田吉平(北海道立十勝農業試験場)
畑井朝子(函館短期大学, 元 北海道教育大学)
鈴木一男(元 千葉県農林総合センター)
村上光太郎(崇城大学)
島崎とみ子(女子栄養大学)

奥山善直(元 農林水産省四国農業試験場)
西村弘行(北海道東海大学)
安本知子(独・農研機構中央農業研究センター)
石田正彦(独・農研機構野菜茶業研究所)
今野 周(山形県農業総合研究センター)
長峰 司(独・農研機構作物研究所)
永浜伴紀(元 鹿児島大学)
菅沼俊彦(鹿児島大学)
吉永 優(独・農研機構九州沖縄農業研究センター都城研究拠点)
石黒浩二(独・農研機構九州沖縄農業研究センター都城研究拠点)
山川 理(社・農林水産先端技術研究所, 元 九州沖縄農業研究センター)
立川俱子(社・鹿児島県栄養士会)
吉元 誠(独・農研機構九州沖縄農業研究センター都城研究拠点)
上妻道紀(南種子町役場, 元 鹿児島県農業試験場)
小野眞知子(元 名古屋女子大学)
田之上隼雄(元 鹿児島県農産物加工指導研究センター)
下園英俊(鹿児島県農産物加工研究指導センター)
瀬戸口眞治(鹿児島県農産物加工指導研究センター)
大庭理一郎(崇城大学)
松本美枝子(財・花と緑の銀行花総合センター)
増田真祐美(成立学園高校)
梅村芳樹(故人, 元 農林水産省北海道農業試験場)
森 元幸(独・農研機構北海道農業研究センター)
佐藤達雄(茨城大学)
岡本 毅(独・農研機構野菜茶業研究所)
澤 正樹(澤技術士事務所, 元 兵庫県食品流通協会)
松田弘毅(元 鳥取県産業技術センター)
大澤 章(福島県ふるさと産業おこしアドバイザー)
滝口 強(群馬県繊維工業試験場)
内田秀司(元 群馬県農業技術センター)
中西建夫(元 独・農研機構近畿中国四国農業研究センター)
橋爪伸子(香蘭女子大学)
ローカルジャンクション21
JA東京あおば
東久留米市産業振興課
NPO法人「清澄の村」
奈良県
岩手食文化研究会
長野県
八戸スローフード協会
山梨県
北海道スローフード・フレンズ帯広
兵庫県

食育を考える会
江頭宏昌（山形大学）
土佐伝統食研究会
岐阜県
スローフード秋田
大分県
食育を考える会
福島県
岐阜県
梶田裕介（埼玉県川越農林振興センター）

大江碩也（元 石川県農業総合研究センター）
岐阜─食を考えるみんなの会
静岡県
玉井道敏（ふくいの伝統野菜・るるぶ、元 福井県農業試験場）
田畑耕作（鹿児島県園芸振興協議会）
岐阜県
高知県
岩手県
富山県
とくしま総合的な学習研究会

写真提供者（収録順）

中村幸一
全国穀類工業協同組合
山下秀行
JA佐渡
小倉隆人
千葉 寛
田中康弘
株・かじわら米穀
中島法子
岩手県花泉古代稲生産組合
株・ファインフーズ
農産工房金沢大地
島 家春
シロクマ・北海食品・株
松中 仁
岡 三徳
嘉納辰彦
岩下 守
日穀製粉・株
林 久喜
氏原暉男
古沢典夫
山根六郷研究会
岩手県大東町タカキビ生産組合
大日本明治製糖・株

高尾哲也
氏家和広
カネコ種苗・株
赤松富仁
中村茂樹
日本醤油協会
みそ健康づくり委員会
磯田佳宏
北海道立十勝農試
JA秋田おばこ角館支店
佐藤 仁
齋藤秀一
石川県珠洲農林事務所地域農業振興課
倉持正実
千葉県農林総合研究センター落花生試験地
奥山昌隆
JA宮崎経済連
鹿児島県さつまいもの館
江原絢子
飯田孝則
政田自然農園
四季菜にんにく・株
熊本県水俣市愛林館
松田宗一

地域食材大百科 第1巻
穀類, いも, 豆類, 種実

2010年3月10日　第1刷発行

編者　　社団法人　農山漁村文化協会

発行所　　社団法人　農山漁村文化協会
郵便番号 107-8668　東京都港区赤坂7丁目6-1
電話　03(3585)1141(営業)　03(3585)1147(編集)
FAX　03(3585)3668　　振替　00120-3-144478
URL　http://www.ruralnet.or.jp/

ISBN978-4-540-09261-9　　DTP制作／(株)新制作社
〈検印廃止〉　　　　　　　印刷・製本／凸版印刷(株)
© 農山漁村文化協会 2010
Printed in Japan　　　定価はカバーに表示

乱丁・落丁本はお取り替えいたします。

風土の発見と創造 〜三澤勝衛著作集 全4巻〜

A5判・上製, 各340〜450頁　揃価28000円＋税

現代の地元学, 地産地消, 葉っぱビジネスに通じる発想。
「風土」の正しい理解が, 郷土への誇りと新しい産業を生み出す

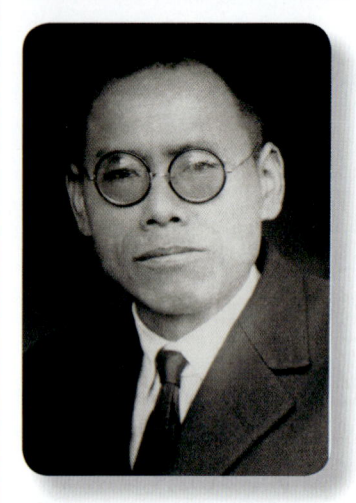

三澤勝衛 1885（明治18）年〜1937（昭和12）年

長野県更府村（現長野市）の農家に生まれる。検定試験で地理科教員免許を取得。県立諏訪中学の教師として「自分の目で見て自分の頭で考える」教育を実践しながら独自の「風土学」と「風土産業論」を構築。

〈風土〉とは…
大気と大地が触れ合い化合した独立の接触面で, この特徴こそ地域の個性, 地域の力の源泉となる。これは分析科学的には解明できない総合的なもので, その独自な「地表現象（植物の生え方・姿・作物の出来・不出来など）」を「野外凝視」により読み解く。

〈風土産業〉とは…
風土が秘めた自然力は, 持続的で個性的な産業を生み出す。冬季の低温乾燥を活かした諏訪盆地の寒天製造など実例を挙げ, 微細な風土の特徴を活かした農業生産, 産業づくりを提唱。

本書を現代に活かす視点

▷ 地域に秘められた力＝風土力の発見と活用の手法
▷ 風土に根ざした地域振興, 産業・景観づくり, 災害対策
▷ 自然力を活かした高品質・低コストの農業生産, 特産開発
▷ 風土の正しい把握から地域への誇りを育む教育創造

全4巻　巻構成

1　地域個性と地域力の探究 ◉ 6500円＋税
● 収録文献「地方振興と地理学」「農村の地理学的研究」『郷土地理の見方』「八ヶ岳火山山麓の景観型」「諏訪製糸業発達の地理学的意義」

2　地域からの教育創造 ◉ 8000円＋税
● 収録文献『新地理教育論—地方振興とその教化』「前編　学校における地理教育論」

3　風土産業 ◉ 6500円＋税
● 収録文献『三澤先生講演速記風土産業について』『農業と気象との交渉』他

4　暮らしと景観 ◉ 7000円＋税
● 収録文献「自力と他力—風土生活」「地方開発と郷土的意識」「諏訪地方の温泉—温泉地諏訪建設の提唱」「坂城の地理的観察—農村経営と地理学との交渉」ほか
● 三澤「風土学」私はこう読む
　——各界論客が読み込む現代に活かす視点
　池田玲子, 井上弘司, 岩崎正弥, 内山節, 宇根豊, 勝野美江, 楠本雅弘, 栗原浩, 里見実, 下育郎, 鳥越皓之, 中村和郎, 藤井聡, 藤本憲二, 藤森照信, 山下裕作, 結城登美雄, 吉本哲郎

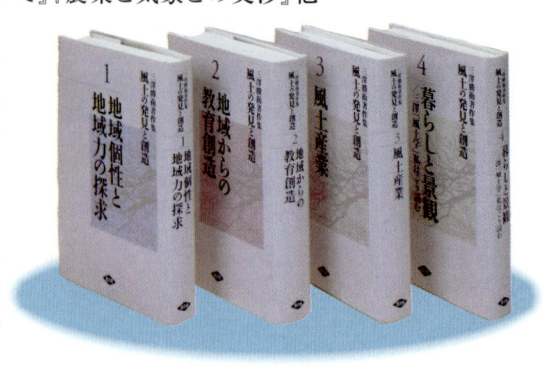

農文協創立70周年記念出版

シリーズ 地域の再生 全21巻

四六判・上製,平均280頁　各2600円+税

地域に生き,地域を担い,地域をつくる人びとのための実践の書

未曾有の不況と言われる今,都市に先んじてグローバリズムと新自由主義に翻弄された農山漁村はすでに元気と自信を取り戻しつつある。持続的な生き方,自然と結んだ生活文化・生産技術,伝承の見直し。集落営農や直売所,手づくり自治区など,近代的"所有"や"業種"の壁を乗り越えた,流域連携や農商工連携による新しい仕事おこしの始まり。こうした農山漁村における地域再生の芽が意味するものを学ぶことで,都市における地域の再生への手がかりもつかむ——人びとがそれぞれの場所で,それぞれの共同的な世界としての"地域"をつくる——私たちは,そこに希望を見出す。

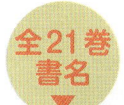

全21巻書名▼

自治体,農協職員,地域リーダー,NPO,教育関係者,企業など地域づくりの現場からの課題にこたえる全巻書き下ろしの提言・実践集。

■地域と世界を往復する
① 地元学からの出発（既刊）　この土地を生きた人びとの声に耳を傾ける　結城登美雄
② 共同体の基礎理論　「個人の社会」から「関係の社会」へ　内山節
③ 自治と自給と地域主権　グローバリズムの終焉,農の復権　関曠野・藤澤雄一郎
④ 食料主権のグランドデザイン　溶解するWTO体制と反貿易至上主義運動の諸相　村田武・久野秀二ほか

■施策と組織を生かす
⑤ 手づくり自治区の多様な展開　コミュニティの再生で元気な地域づくり　小田切徳美・田村尚志ほか
⑥ 自治の再生と地域間連携　大小相補の地方自治とむらまちづくり　保母武彦・村上博ほか
⑦ 進化する集落営農　地域社会営農システムと農協の新しい役割　楠本雅弘
⑧ 地域をひらく多様な経営体　農業ビジネスをむらに生かす　秋山邦裕
⑨ 地域農業再生と農地制度　日本社会の錘=むらと農地を守るために　原田純孝・田代洋一・棚沢能生ほか
⑩ 農協は地域に何ができるか　販売を核に,4つの特質を現代に生かす　農文協編

■暮らしを伝承・創造する
⑪ 家族・集落・女性の力　集落の未来をひらく　徳野貞雄・柏尾珠紀
⑫ 農の教育力　「地の教育」から「場の教育」へ　岩崎正弥・高野孝子
⑬ 遊び・祭り・祈りの力　現代のコモンズとローカル・アイデンティティ　菅豊・安室知・藤村美穂
⑭ 農村の福祉力　福祉の原点をここにみる　池上甲一

■風土に根ざした生業をおこす
⑮ 雇用と地域を創る直売所　人間復興の地域経済学　加藤光一
⑯ 水田活用新時代　減反・転作対応から地域産業興しの拠点へ　谷口信和・梅本雅・千田雅之
⑰ 里山・遊休農地をとらえなおす　現代に生かす伝統の知恵　野田公夫・九鬼康彰
⑱ 森業—林業を超える生業の創出　関係性の再生が森を再生させる　家中茂ほか
⑲ 海業—漁業を超える生業の創出　海の資源・文化をフル活用する　婁小波
⑳ 有機農業の技術論
　「つくる農業」から「できる農業」へ
　中島紀一
㉑ むらをつくる百姓仕事
　「技術」では地域をつくれない
　宇根豊

*執筆者は変更する場合もあります

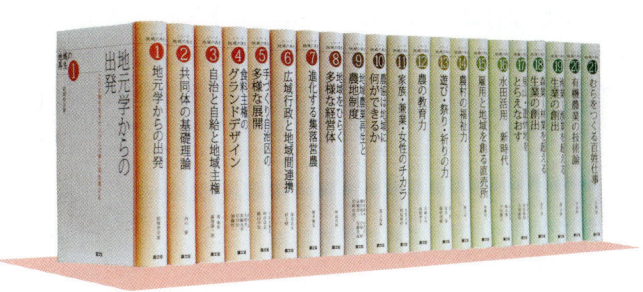

おもしろふしぎ 日本の伝統食材

奥村彪生・作　中川学・絵，萩原一・写真
AB判・上製，各32頁　各1800円＋税，揃9000円＋税

つくって 食べて 感じる　日本の食べもののおいしさ
「食わずぎらい」を直すおいしい知恵

★わかる！　食材と日本人のかかわり
　調理法で変わるおいしさ，漬けたり干したりして出る味わい，他の食材との出合い。

★なっとく！　地域性と季節性
　その土地ならではの食材，食べ方とその背景。期間限定のおいしさ。

★チャレンジ！　伝統的な家庭料理
　下ごしらえ，切る，煮る，焼く，蒸す…なぜそうするのか，理由もおさえて楽しく作る。

★アイデアいろいろ　現代的アレンジ
　伝承を発展させたオリジナル創作料理で，食文化を未来につなぐ

◆第1集　全5巻
　①なす　②さといも　③だいこん　④にんじん・ごぼう　⑤だいず

◆第2集　全5巻
　⑥いわし　⑦さば　⑧さけ　⑨いか　⑩海そう

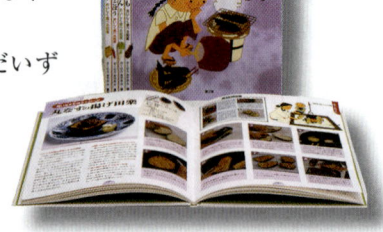

ふるさとの家庭料理
オールカラー　全国郷土食図鑑

各巻解説・奥村彪生，A5判・上製　各2381円＋税（別巻2857円＋税），揃価50476円＋税

「日本の食生活全集」の姉妹編。料理ごとに巻編成。
その地ならではの一品一品を，暮らしの「物語」とともに
全国五千人の古老から細やかに聞き書き

【料理別編】
①すし なれずし／②混ぜごはん かてめし／③雑炊 おこわ 変わりごはん／④そば うどん／⑤もち 雑煮／⑥だんご ちまき／⑦まんじゅう おやき おはぎ／⑧漬けもの／⑨あえもの／⑩鍋もの 汁もの

【テーマ別編】
⑪春のおかず／⑫夏のおかず／⑬秋のおかず／⑭冬のおかず／⑮乾物のおかず／⑯味噌 豆腐 納豆／⑰魚の漬込み 干もの 佃煮 塩辛／⑱日本の朝ごはん／⑲日本のお弁当／⑳日本の正月料理

【別巻】
祭りと行事のごちそう

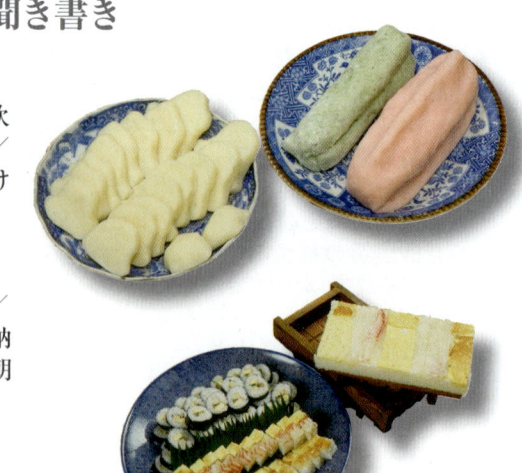